Karl-Joachim Rostock

Herzrhythmusstörungen in Theorie und Praxis

Herzrhythmusstörungen in Theorie und Praxis

von
Karl-Joachim Rostock

unter Mitarbeit von
Karin Rathgen und
Dietrich Pfeiffer

Mit 163 Abbildungen und 136 Tabellen

Akademie-Verlag Berlin 1988

Prof. Dr. sc. med. Karl-Joachim Rostock
Dr. sc. med. Karin Rathgen
Dr. med. Dietrich Pfeiffer

Zentralinstitut für Herz-Kreislauf-Forschung
der Akademie der Wissenschaften der DDR
1115 Berlin-Buch

ISBN 3-05-500443-4

Erschienen im Akademie-Verlag Berlin, DDR-1086 Berlin, Leipziger Str. 3—4

Lizenznummer: 202 · 100/484/88
Printed in the German Democratic Republic
Gesamtherstellung: VEB Druckhaus „Maxim Gorki", 7400 Altenburg
Lektor: Christiane Grunow
Einbandgestaltung: Martina Bubner
LSV 2075
Bestellnummer: 763 759 4 (9081)
07000

Geleitwort

Herzrhythmusstörungen gehören trotz der Fortschritte in Diagnostik und Therapie weiterhin zu den Problemen der klinischen Kardiologie. Die Einführung zahlreicher neuer Antiarrhythmika, komplizierter Schrittmachersysteme, transvasaler Ablationstechniken und der Arrhythmiechirurgie sowie die Erweiterung der diagnostischen Möglichkeiten durch His-Bündel-Elektrographie, programmierte Stimulation, intrakardiales Mapping und Langzeit-EKG-Speicherung haben zu einer Wissensexpansion geführt. Diese Entwicklungen haben auch gesundheitspolitisch und ökonomisch große Bedeutung durch die Vielzahl von Verfahren und differenten Therapiestrategien. Aus den genannten Gründen benötigt der klinisch tätige Kardiologe und Internist für eine pathogenetisch orientierte Diagnostik und Therapie diffizile Kenntnisse.

Die von meinem Mitarbeiter Dr. K. J. Rostock verfaßte Monographie will dieser Entwicklung Rechnung tragen. Sie stellt die aktuellen Kenntnisse und Trends auf dem Gebiet der Herzrhythmusstörungen vor.

Ich wünsche der Monographie interessierte Leser und hoffe, daß sie zu einem vertieften Verständnis der gegenwärtigen diagnostischen und therapeutischen Möglichkeiten zum Wohle unserer Patienten beiträgt.

Berlin, im Februar 1987

Horst Heine

Vorwort

Die Kenntnisse zu Diagnostik und Therapie von Herzrhythmusstörungen sind in den vergangenen 15 Jahren sprunghaft angewachsen. Diese Entwicklung wurde eingeleitet durch die Einführung der His-Bündel-Elektrographie und die Langzeit-EKG-Speicherung. Das Korrelat auf therapeutischem Gebiet ist die Schrittmachertherapie, die Entwicklung zahlreicher neuer und hochwirksamer Antiarrhythmika und die Erweiterung des Methodenspektrums um transvasale und chirurgische Verfahren.

Die vorliegende Monographie will den derzeitigen Erkenntnisstand aufzeigen. Gleichzeitig ist sie eine Darstellung der eigenen Ergebnisse und Erfahrungen einer rhythmologischen Arbeit über 15 Jahre und invasiver Untersuchungen mittels His-Bündel-Elektrographie an insgesamt 1800 Patienten und deren Vergleich mit dem internationalen Schrifttum.

Die Gliederung der Monographie folgt den Interessen des klinisch tätigen Kardiologen und orientiert sich an Diagnosegruppen von Arrhythmien. In jedem Kapitel wurde von den elektrokardiologischen Grundlagen ausgegangen, um über die Darstellung des Mechanismus einer Arrhythmie und das elektrokardiographische und klinische Erscheinungsbild möglichst einfache Schlußfolgerungen für Diagnostik und Therapie abzuleiten. Alle Aussagen sollen, soweit wie möglich, durch Datenmaterial in Tabellen und Abbildungen belegt werden. Hierdurch ist eine Kontrolle der Aussagen für jeden Interessierten möglich. Auch können eigene über die Darstellung hinausgehende Schlußfolgerungen abgeleitet werden. In dieser Konzeption wendet sich die Monographie sowohl an den spezialisierten Elektrokardiologen als auch an den klinisch tätigen Kardiologen und Internisten. — Wir sind für Korrekturen und Verbesserungsvorschläge dankbar.

Die Erstellung einer derartigen Monographie ist ohne die indirekte Hilfe durch zahlreiche Kollegen kaum denkbar. Für ihre kooperative Tätigkeit bei der stationären und ambulanten Versorgung der Patienten danke ich allen Ärzten und Schwestern unseres Zentralinstitutes.

Mein besonderer Dank gilt den Mitarbeitern meiner Abteilung, Frau Dr. sc. med. Karin Rathgen, den Herren Dr. med. D. Pfeiffer und Dr. med. A. Schirdewan sowie der ehemaligen Mitarbeiterin Frau Dr. med. Ulrike Krünes. Alle sind an der Erarbeitung der Ergebnisse beteiligt und haben durch aktive Mitarbeit bei der Erstellung des Manuskriptes und durch viele kritische und konstruktive Diskussionen Anteil an dieser Arbeit. Ich danke ferner den Schwestern des Herzkatheterlabors, Anita Bender, Sabine Winkler, Eva-Maria Porep und Karin Ritzmann für ihre unermüdliche und sorgfältige Unterstützung bei invasiven Untersuchungen und Frau Brigitta Schön für die Beratung

und Ausführung statistischer Analysen des umfangreichen Datenmaterials.
Einige Abbildungen wurden mir durch die Herren Prof. Dr. sc. B. OTTE, Dr. sc. med. H. J. FLEISCHMANN, Dr. med. H. J. KLEINER und Dr. med. S. JENSSEN überlassen; ihnen sei Dank gesagt.

Dem Akademie-Verlag und der Lektorin Frau Christiane GRUNOW danke ich für eine kollegiale und fruchtbringende Zusammenarbeit und Unterstützung.

Berlin, im Februar 1987

Karl-Joachim ROSTOCK

Meinen ärztlichen Leitbildern

Herrn OMR Prof. Dr. sc. med. **Martin Gülzow**
ord. Mitglied der Akademie der Wissenschaften
ehem. Direktor der Medizinischen Klinik der Wilhelm-Pieck-Universität Rostock

und

Herrn OMR Dr. sc. med. **Siegismund Möckel**
ehem. Ärztlicher Direktor und Chefarzt der Medizinischen Klinik
des Bezirkskrankenhauses Dessau

zum Gedenken gewidmet

„Die richtige Deutung von Rhythmusstörungen erschließt sich häufig genug nur langen Bemühungen und einer liebenden Vertiefung in Einzelheiten. Dadurch kommt der Analyse ein großer erzieherischer Wert zu. Sie stellt eine Anleitung zur Genauigkeit in der Beobachtung dar und schärft die Sinne auch für andere Bereiche. Die Freude, eine Naturerscheinung richtig verstanden zu haben, ist oft der einzige, allerdings hinreichende Lohn für die aufgewandte Mühe. Unerläßlich ist die kombinierende Phantasie. Der Kurvenzug stellt die scharfe Grenze zwischen ihr und der Wirklichkeit dar.“

Konrad SPANG (1957)

INHALTSVERZEICHNIS

Zusammenstellung der gebräuchlichsten Antiarrhythmika und Betarezeptorenblocker XVI

ALLGEMEINER TEIL

1. **Anatomische und pathomorphologische Grundlagen von Reizbildung und Erregungsleitung**
1.1. Der Sinusknoten 1
1.2. Das spezifische Myokard der Vorhöfe 2
1.3. Der Av-Knoten 2
1.4. Das distale Erregungsleitungssystem 3
1.5. Akzessorische Leitungsbahnen 3
Literatur 4

2. **Elektrophysiologische Grundlagen**
2.1. Das Membranruhepotential 5
2.2. Das Aktionspotential 6
2.3. Bedeutung der Ionenkanäle 8

3. **Elektrophysiologische Grundlagen der Arrhythmogenese**
3.1. Störungen der Automatie 10
3.2. Störungen der Erregungsleitung 12
3.2.1. Leitungsverzögerung und Leitungsblock 12
3.2.2. Erregungskreisen (Reentry) 12
Literatur 13

4. **Allgemeine Diagnostik von Herzrhythmusstörungen**
4.1. Anamnestische Angaben des Patienten 14
4.2. Der somatische Befund 15
4.3. Konventionelle EKG-Registrierung 16
4.4. Provokationsmethoden 17
4.5. Pharmakologische Tests 20
4.6. Langzeit-EKG-Registrierung (Holter-Monitoring) 21
4.7. Ösophagus-Elektrokardiographie 22
4.8. Signalmittelungstechnik zur Registrierung von Mikropotentialen 23
Literatur 24

5. **Spezielle Diagnostik von Herzrhythmusstörungen — His-Bündel-Elektrographie und programmierte Stimulation**
5.1. Technische und apparative Voraussetzungen 27
— Kathetermaterial
— Registriereinheit
— Stimulationsgerät
5.2. Kathetertechniken 29
— Elektrographie des rechten Vorhofes 31
— Elektrographie des linken Vorhofes 31
— His-Bündel-Elektrogramm 32
— Elektrographie der Ventrikel 34
5.3. Meßtechnik von His-Bündel-Elektrogrammen 35
5.4. Komplikationen der His-Bündel-Elektrographie 36
5.5. Funktionsanalyse von Reizbildung, Erregungsleitung und Refraktärität 37
5.5.1. Die Sinusknotenfunktionsprüfung 38
5.5.1.1. Die normale Sinusknotenfunktion 42

5.5.1.2. Die gestörte Sinusknotenfunktion 47
5.5.2. Die Analyse der Funktion der Vorhöfe 51
5.5.3. Die Av-Knotenfunktionsprüfung 54
5.5.3.1. Die normale Av-Knotenfunktion 57
5.5.3.2. Die gestörte Av-Knotenfunktion 57
5.5.4. Die Funktion von Bündelstamm, Schenkeln und Faszikeln des intraventrikulären Leitungssystems 58
5.5.4.1. Das normale His-Purkinje-System 60
5.5.4.2. Die gestörte Funktion des His-Purkinje-Systems 60
5.5.5. Die Funktion des ventrikulären Myokards 62
5.5.6. Invasive elektrokardiologische Untersuchungen zur Diagnostik tachykarder Herzrhythmusstörungen 67
5.5.6.1. Methodik zur Diagnostik paroxysmaler supraventrikulärer Tachykardien 67
5.5.6.2. Methodik zur Diagnostik paroxysmaler ventrikulärer Tachykardien 69
5.5.7. Zusammenstellung der elektrokardiologischen Parameter und ihrer Normal- und Grenzwerte 72
5.6. Indikationen zur His-Bündel-Elektrographie 73
Literatur 74

6. Allgemeine Grundlagen der Therapie von Herzrhythmusstörungen

6.1. Pharmakotherapie von Arrhythmien 81
6.1.1. Elektrokardiologische Probleme der Antiarrhythmikatherapie 82
6.1.2. Klassifikation von Antiarrhythmika 83
6.1.3. Pharmakokinetik von Antiarrhythmika 85
6.1.4. Maßstäbe zur Wertbestimmung eines Antiarrhythmikums 89
6.1.5. Klinische Pharmakologie der Antiarrhythmika 90
6.1.5.1. Antiarrhythmika der Klasse I nach VAUGHAN WILLIAMS 90
— Chinidin 90
— Procainamid 93
— Ajmalin 95
— Disopyramid 97
— Diphenylhydantoin 100
— Lidokain 102
— Mexiletin 105
— Tocainid 108
— Lorcainid 109
— Propafenon 111
— Flecainid 114
— Ethmozin 117
6.1.5.2. Antiarrhythmika der Klasse II nach VAUGHAN WILLIAMS — die Beta-Rezeptorenblocker 118
6.1.5.3. Antiarrhythmika der Klasse III nach VAUGHAN WILLIAMS 122
— Amiodarone 122
— Bretylium tosylate 125
6.1.5.4. Antiarrhythmika der Klasse IV nach VAUGHAN WILLIAMS — die Kalziumantagonisten 126
— Verapamil 126
— Gallopamil 129
— Diltiazem 129
6.1.6. Rhythmusstabilisierende Pharmaka 130
6.1.6.1. Parasympathikolytika 130
6.1.6.2. Sympathikomimetika 132
6.1.6.3. Herzglykoside 133
6.1.7. Abschlußbemerkungen zur medikamentösen Therapie von Herzrhythmusstörungen 135
6.2. Schrittmachertherapie von Herzrhythmusstörungen 137
6.2.1. Prinzipien der Elektrostimulation 138
6.2.2. Die temporäre Elektrostimulation 150
6.2.2.1. Die mechanische Reizung des Herzens 151
6.2.2.2. Die transthorakale Stimulation über großflächige Elektroden 151
6.2.2.3. Die transthorakale Stimulation über Einstichelektroden 152
6.2.2.4. Die transösophageale Reizung 152
6.2.2.5. Die transvenös-intrakavitäre Elektrostimulation 152

6.2.3. Die permanente Elektrostimulation 158
6.2.3.1. Technische Voraussetzungen 158
6.2.3.2. Implantationstechniken 158
6.2.3.3. Komplikationen der Schrittmachertherapie 159
6.2.4. Dispensaireüberwachung von Schrittmacherträgern 162
6.2.5. Indikationen zur Schrittmachertherapie 164
6.3. Defibrillation und Kardioversion 165
6.3.1. Wirkungen des elektrischen Stromes 165
6.3.2. Durchführung der Elektroschocktherapie 166
6.3.3. Effektivität und Risiken der Kardioversion 167
6.3.4. Methodenentwicklungen 168
6.4. Die transvasale intrakardiale Ablationstechnik 168
6.4.1. Indikationen zur His-Bündel-Ablation 168
6.4.2. Methodisches Vorgehen 169
6.4.3. Wertigkeit und Risiken der His-Bündel-Ablation 170
6.4.4. Methoden und Indikationserweiterungen der Ablation 171
6.5. Chirurgische Therapie von Herzrhythmusstörungen 174
6.5.1. Diagnostische Voraussetzungen zu einer chirurgischen Intervention 174
6.5.2. Chirurgische Therapie supraventrikulärer Arrhythmien 176
6.5.3. Chirurgische Therapie maligner ventrikulärer Arrhythmien 177
Literatur 177

SPEZIELLER TEIL

7. Epidemiologie, klinische Bedeutung und Einteilung der Herzrhythmusstörungen 195

8. Die supraventrikuläre Bradykardie — Das Sinusknoten-Syndrom

8.1. Definition des Sinusknoten-Syndroms 200
8.2. Elektrokardiologische Befunde 201
8.3. Klinische Befunde bei Patienten mit Sinusknoten-Syndrom 209
8.3.1. Ätiologie des Sinusknoten-Syndroms 209
8.3.2. Klinische Symptomatik des Sinusknoten-Syndroms 210
8.4. Klinische Diagnostik des Sinusknoten-Syndroms 211
8.5. Besondere Erscheinungsformen des Sinusknoten-Syndroms 213
8.5.1. Das Karotissinus-Syndrom 213
8.5.2. Das Bradykardie-Tachykardie-Syndrom 215
8.5.3. Generalisierte Störungen von Reizbildung und Erregungsleitung 217
8.6. Schweregradbeurteilung des Sinusknoten-Syndroms 218
8.7. Die Therapie des Sinusknoten-Syndroms 221
8.7.1. Die konservative Therapie des Sinusknoten-Syndroms 221
8.7.2. Die Schrittmachertherapie des Sinusknoten-Syndroms 224
Literatur 225

9. Die atrio-ventrikulären Leitungsstörungen

9.1. Der atrio-ventrikuläre Block mit schmalem QRS-Komplex 231
9.1.1. Der Block auf Vorhofebene 231
9.1.2. Der Av-Knotenblock 231
9.1.3. Der His-Bündelstammblock 234
9.1.4. Elektrokardiologische Befunde beim proximalen Av-Block 241
.2. Der atrio-ventrikuläre Block mit breitem QRS-Komplex 247
9.2.1. Elektrokardiologische Befunde beim distalen Av-Block 248
9.2.1.1. Die isolierten Faszikelblocks und der Rechtsschenkelblock 248
9.2.1.2. Die „bifaszikulären" Leitungsstörungen und der Linksschenkelblock 251
9.3. Klinische Befunde bei Patienten mit atrio-ventrikulären Leitungsstörungen 260
9.3.1. Ätiologie atrio-ventrikulärer Leitungsstörungen 260
9.3.2. Symptomatik bei atrioventrikulären Leitungsstörungen 262
9.4. Die Prognose von Patienten mit atrio-ventrikulären Leitungsstörungen 263

9.5. Der plötzliche Herztod bei Patienten mit Av-Leitungsstörungen 266
9.6. Schweregradbeurteilung zur Therapieentscheidung bei atrio-ventrikulären Leitungsstörungen 267
9.7. Therapie atrio-ventrikulärer Leitungsstörungen 268
9.7.1. Konservative Therapie der Av-Leitungsstörungen 270
9.7.2. Schrittmachertherapie der Av-Leitungsstörungen 271
Literatur 272

10. Die extrasystolischen Dysrhythmien

10.1. Definition, Ursachen und Einteilungsprinzipien 278
10.2. Elektrokardiologische Phänomene der Extrasystolie 280
10.3. Klinische Bedeutung der supraventrikulären Extrasystolie 285
10.4. Klinische Bedeutung der ventrikulären Extrasystolie 286
10.5. Therapie der Extrasystolie 288
Literatur 289

11. Die supraventrikulären Tachykardien

11.1. Klinische Diagnostik paroxysmaler Tachykardien 290
11.2. Häufigkeit der verschiedenen Tachykardieformen 295
11.3. Das paroxysmale Vorhofflimmern und -flattern 297
11.3.1. Elektrokardiologische Grundlagen 297
11.3.2. Elektrokardiologische Befunde bei atrialen Dysrhythmien 301
11.3.3. Klinische Befunde bei tachykarden atrialen Dysrhythmien 308
11.3.4. Die Therapie von Vorhofflimmern und -flattern 309
11.3.4.1. Bedeutung der Grundkrankheit und ihres Schweregrades 309
11.3.4.2. Bedeutung der Dauer der Arrhythmieanamnese 310
11.3.4.3. Bedeutung der Stabilität des Sinusrhythmus 311
11.3.4.4. Konversion von Vorhofflimmern und -flattern 313
11.3.4.5. Rezidivprophylaxe von Vorhofflimmern und -flattern 314
11.3.4.6. Pseudorhythmisierung von Vorhofflimmern und -flattern 315
11.4. Die paroxysmalen supraventrikulären Tachykardien 317
11.4.1. Das Av-Knoten-Reentry 317
11.4.1.1. Elektrokardiologische Befunde 318
11.4.1.2. Anamnestische und klinische Befunde 331
11.4.1.3. Die Therapie des Av-Knoten-Reentry 332
11.4.2. Das Lown-Ganong-Levine-Syndrom 336
11.4.3. Das James-Faser-Reentry 336
11.4.3.1. Elektrokardiologische Befunde 337
11.4.3.2. Klinische Befunde beim James-Faser-Reentry 342
11.4.3.3. Therapie des James-Faser-Reentry 342
11.4.4. Das Wolff-Parkinson-White-Syndrom 344
11.4.4.1. Elektrokardiologische Befunde 344
11.4.4.2. Klinische Befunde beim WPW-Syndrom 364
11.4.4.3. Therapie und Rezidivprophylaxe 364
11.4.5. Das sinu-atriale Reentry 369
11.4.5.1. Elektrokardiologische Befunde 370
11.4.5.2. Klinische Befunde beim Sinusknoten-Vorhof-Reentry 375
11.4.5.3. Die Therapie des sinu-atrialen Reentry 375
11.4.6. Die fokalen supraventrikulären Tachykardien 377
11.4.6.1. Elektrokardiologische Befunde 377
11.4.6.2. Klinische Befunde bei fokalen Tachykardien 383
11.4.6.3. Die Therapie der fokalen Tachykardien 384
11.4.7. Differentialdiagnose paroxysmaler supraventrikulärer Tachykardien 384
11.4.8. Das Therapiekonzept bei paroxysmalen supraventrikulären Tachykardien 389
Literatur 391

12. Die malignen ventrikulären Tachyarrhythmien

12.1. Einteilungsprinzipien ventrikulärer Tachyarrhythmien 401
12.2. Diagnostisches Vorgehen bei malignen ventrikulären Tachyarrhythmien 409

12.2.1. Diagnostik der gesteigerten Kammervulnerabilität 410
12.2.2. Diagnostik der Triggermechanismen von Kammertachykardien 420
12.3. Elektrokardiologische Befunde bei Patienten mit malignen ventrikulären Arrhythmien 422
12.4. Klinische Befunde und Symptomatik bei Patienten mit malignen ventrikulären Arrhythmien 427
12.5. Therapie und Rezidivprophylaxe ventrikulärer Tachyarrhythmien 432
12.5.1. Therapeutisches Vorgehen bei akuter ventrikulärer Tachyarrhythmie 434
12.5.2. Rezidivprophylaxe von malignen Kammerarrhythmien 435
12.5.3. Nichtmedikamentöse Therapie maligner ventrikulärer Tachyarrhythmien 444
12.5.3.1. Kardiochirurgische Therapie 444
12.5.3.2. Elektrotherapie maligner Kammertachykardien 445
12.5.3.3. Ablationstechniken zur Therapie von Kammertachykardien 446
12.6. Langzeitprognose von Patienten mit malignen ventrikulären Tachyarrhythmien 446
Literatur 449

13. Hämodynamik bei Herzrhythmusstörungen

13.1. Die Bedeutung der Vorhofsystole 458
13.2. Hämodynamik bei supraventrikulärer Extrasystolie und Tachykardie 458
13.3. Hämodynamik bei ventrikulärer Extrasystolie und Tachykardie 459
13.4. Hämodynamik bei Schrittmachertherapie 460
Literatur 461

14. Spezielle Probleme der Therapie von Herzrhythmusstörungen

14.1. Therapie von Arrhythmien in der Schwangerschaft 462
14.1.1. Pharmakologische Besonderheiten während der Gravidität 462
14.1.2. Embryotoxizität von Pharmaka 463
14.1.3. Antiarrhythmika-Therapie 463
14.1.4. Allgemeine Grundsätze der Antiarrhythmikatherapie in der Schwangerschaft 467
14.2. Therapie von Herzrhythmusstörungen in der Akutphase des Myokardinfarktes 467
14.2.1. Prophylaxe und Therapie maligner ventrikulärer Arrhythmien 468
14.2.2. Prophylaxe und Therapie supraventrikulärer Arrhythmien 470
14.2.3. Therapie bradykarder Herzrhythmusstörungen beim Myokardinfarkt 471
14.3. Herzrhythmusstörungen und Narkoserisiko 472
14.3.1. Vorgehen bei bradykarden Herzrhythmusstörungen 472
14.3.2. Vorgehen bei extrasystolischen und tachykarden Herzrhythmusstörungen 473
14.3.3. Narkosestrategie bei Herzrhythmusstörungen 474
Literatur 475

15. Herzrhythmusstörungen und Sport

15.1. Diagnostik von Arrhythmien beim Sportler 479
15.2. Kongenitale Anomalien der Erregungsleitung 480
15.3. Erworbene Herzrhythmusstörungen 480
15.4. Extrasystolie bei Sportlern 481
Literatur 481

16. Risikoerkennung und Prophylaxe des Herztodes

16.1. Definition von Risikoträgern nach Myokardinfarkt 485
16.2. Prophylaxe des plötzlichen Herztodes 489
Literatur 492

Nachtrag: Neuere Antiarrhythmika 494
— Encainid 494
— Sotalol 497
Literatur 499

Sachregister 501

Zusammenstellung der gebräuchlichsten Antiarrhythmika und Beta-Rezeptorenblocker
(INN = International Nonproprietary Names)

INN	Generica (geschützte Markenbezeichnung)
ANTIARRHYTHMIKA:	
Ajmalin	Tachmalin, Tachmalcor, Neogilurytmal
Amiodarone	Cordarone, Cordarex
Chinidin	Chinidin longo, Chinidin retard, Chinidin Duriles, Kinilentin, Optochinidin
Disopyramide	Norpace, Palpitin, Rythmodul, Rytmilen
Diphenylhydantoin	Phenytoin, Phenhydan
Diltiazem	Dilzem
Ethmozin	Ethmozin
Flecainid	Tambocor
Gallopamil (D 600)	Procorum
Lidocain	Lidocor, Xylocain, Lidocain
Lorcainid	Remivox
Mexiletin	Mexitil
Propafenon	Rytmonorm
Procainamid	Procainamid, Novocamid
Tocainid	Tonocard, Xylotocan
Verapamil	Falicard, Isoptin, Veramox
BETA-REZEPTORENBLOCKER:	
Acebutolol	Neptal, Prent
Alprenolol	Aptin
Atenolol	Tenormin
Bunitrolol	Stresson
Betaoxolol	Kerlone
Bupranolol	Betadrenol, Panimit
Carazolol	Conducton
Carteolol	Endak
Durapindol	Durapindol
Mepindolol	Corindolan
Metipranolol	Disorat
Metoprolol	Lopreseor, Beloc
Nadolol	Solgol
Oxprenolol	Trasicor
Pindolol	Visken, Pectobloc, Pinbetol
Penbutolol	Betapressin
Propranolol	Obsidan, Dociton, Indobloc
Talinolol	Cordanum
Timolol	Temserin
Sotalol	Sotalex

ALLGEMEINER TEIL

1. Anatomische und pathomorphologische Grundlagen von Reizbildung und Erregungsleitung

1.1. Der Sinusknoten

Die erste anatomische Beschreibung des Sinusknotens erfolgte 1907 durch KEITH und FLACK. Wenige Jahre später erkannte LEWIS die funktionelle Bedeutung seiner Automatiefunktion. Die wesentlichen Erkenntnisse zur Anatomie und Feinstruktur des Sinusknotens wurden durch JAMES (4) erarbeitet; eine aktuelle Zusammenfassung des derzeitigen Erkenntnisstandes geben ANDERSON et al. (1) und KNIERIEM und MECKING (7).

Der Sinusknoten liegt subepikardial an der Einmündungsstelle der V. cava superior in den rechten Vorhof. Bei einer großen spezies-abhängigen und interindividuellen Variationsbreite von Form und Größe hat er die Figur eines Kegelstumpfes, dessen Basis zum Vorhof weist. Seine Parameter betragen 15 × 5 × 2 mm. Die Blutversorgung des Sinusknotens erfolgt über eine solitäre große zentralverlaufende Arterie, die wechselnd aus der A. coronaria dextra bzw. dem Ramus circumflexus der A. coronaria sinistra entspringt.

Der Sinusknoten ist reich an Bindegewebe, das makroskopisch eine Abgrenzung zum Vorhofmyokard erschwert. Histologisch lassen sich 3 Zelltypen differenzieren (1, 4, 7, 12):

— Die für die Automatie verantwortlichen blassen („pale") P-Zellen sind radiär um die Sinusknotenarterie gelagert. Sie sind durch einen großen Zellkern, kleine Mitochondrien und ein gering ausgeprägtes sarkoplasmatisches Retikulum charakterisiert. Auffällig ist die enge Nachbarschaft der P-Zellen zu den Nervenendigungen der adrenergen und cholinergen Fasern.

— Die T- oder Transistorialzellen beherrschen das histologische Bild des Sinusknotens. Sie sind kleiner als die Zellen des Arbeitsmyokards und haben enge Beziehungen zu den Purkinje-Zellen; sie gelten als die Überträger der in den P-Zellen gebildeten Aktionspotentiale.

— Die *Purkinje*-Zellen liegen überwiegend am Rande des Sinusknotens und sind untereinander und mit den Myokardzellen End-zu-End oder End-zu-Seit angeordnet.

Das pathomorphologische Bild des Sinusknotens ist unspezifisch (1, 7). Abstrahiert betrachtet findet sich bei Rarefizierung der typischen Sinusknotenzellen eine Zunahme von Bindegewebe oder Einlagerungen von Fett bzw. Amyloid. Zusätzlich scheinen arteriosklerotische Veränderungen der Sinusknotenarterie bedeutungsvoll. Die enge Nachbarschaft des Sinusknotens zum Epikard erklärt die entzündliche Mitbeteiligung bei Perimyokarditis. Neben diesen pathologischen Prozessen ist auch altersabhängig eine Abnahme der P- und T-Zellen und eine Zunahme des Bindegewebes nachweisbar (7).

1.2. Das spezifische Myokard der Vorhöfe

Die Kontinuität des Sinusknotens wird unterbrochen durch einzelne Faserzüge bestehend aus Transistorial- und *Purkinje*-Zellen, die sich teilweise von Arbeitsmyokard durchsetzt, bis zum Av-Knoten verfolgen lassen (1, 3, 11). Die Bedeutung der internodalen Bahnen ist jedoch umstritten (1, 3, 6, 8, 12). Morphologisch lassen sich mehrere Faserzüge nachweisen:

— Der anteriore Internodaltrakt (James-Bündel) verläuft vom vorderen Rande des Sinusknotens um die V. cava superior und teilt sich dort in eine interatriale Kommunikation (Bachmannsches Bündel) mit Verlauf zum linken Vorhof, während andere Faserzüge innerhalb des Vorhofseptums von hinten und unten den Av-Knoten erreichen.

— Der mediale Internodaltrakt (Wenckebachsches Bündel) beginnt am oberen und hinteren Rande des Sinusknotens, umschlingt die V. cava superior nach dorsal, kreuzt den Sinus intercavernosus, um zum Av-Knoten zu gelangen.

— Der posteriore Internodaltrakt (Thorelsches Bündel) entspringt in den dorsalen Anteilen des Sinusknotens und verläuft innerhalb der Crista terminalis und der dorsalen Vorhofwand zum Av-Knoten.

1.3. Der Av-Knoten

Der Av-Knoten liegt neben der Mündung des Sinus coronarius etwas oberhalb des septalen Segels der Valvula tricuspidalis an der unteren, rechten und hinteren Vorhofwand; er hat die Dimension von $6 \times 4 \times 2$ mm. Er besteht aus einem Netz spezifischer Myokardfasern, die von Bindegewebe umgeben sind. Bei Untersuchungen am Kaninchenherzen fand sich histologisch eine Aufgliederung des Av-Knotens in drei Abschnitte (1, 2, 5, 9). Diese ließ sich auch am menschlichen Herzen nachweisen. Die obere „offene" Zone ist schwer vom Vorhofgewebe abgrenzbar und besteht aus einem Netzwerk von Übergangszellen. Diese AN-Region wird für den Hauptanteil der Leitungsverzögerung der Erregungswelle im Av-Knoten verantwortlich gemacht. In der mittleren Zone (N-Region) findet sich eine Anhäufung dicht liegender Muskelzellen. Diese werden von einem fibrösen Ring umschlossen und formieren den eigentlichen kompakten Av-Knoten. Unterhalb davon (NH-Region) befindet sich eine Gruppe schmaler Knotenzellen, die miteinander verbunden liegen und longitudinal orientiert sind.

Im Av-Knoten finden sich gleichfalls P-Zellen, die jedoch im kompakten Teil nicht oder nur selten und häufiger in den Randzonen anzutreffen sind. Der Hauptteil der spezifischen Zellen besteht aus Transistorial- und *Purkinje*-Zellen. Die Fasern des Av-Knotens sind teilweise ring- oder mäanderförmig und in der NH-Region parallel zueinander angeordnet. An der Übergangszone zum Bündelstamm finden sich große *Purkinje*-Zellen in enger Nachbarschaft zu T-Zellen. Die Verzögerung der Erregungsleitung und die Filterfunktion des Av-Knotens ist durch das Fehlen von kompletten Glanzstreifen mit „tight junctions" bedingt.

Die Gefäßversorgung des Av-Knotens erfolgt über die A. coronaria dextra durch die Rami septi fibrosi. Die nervale Innervation ist in Analogie zu der des Sinusknotens sehr reich. Für die parasympathische Innervation ist überwiegend der linke N. vagus verantwortlich. Ferner läßt sich im Av-Knoten ein hoher Gehalt an Dopamin finden, der eine ausgeprägte adrenerge Innervation vermuten läßt.

Störungen der Av-Knotenfunktion können kongenital sein oder traumatisch, entzündlich, degenerativ oder operativ erworben sein (7). Der angeborene Av-Block tritt

familiär auf; totale Aplasien wurden beobachtet. Ferner wird ein kompletter Block in etwa 0,5% der Patienten mit kongenitalen Vitien nachgewiesen.
Der histologische Befund entzündlicher Veränderungen ist abhängig von der Art der Grundkrankheit. Während bei postdiphtherischen, rheumatischen und tuberkulösen Erkrankungen sowie der Sarkoidose Nekrosen und granulomatöse Infiltrate überwiegen, finden sich nach viralen Infektionen (*Coxsackie*-Viren, Adeno- und Influenca-Viren der Gruppen A und B) lymphozytäre Veränderungen mit multiplen Herzmuskelnekrosen.
Die degenerativen Prozesse des Av-Knotens sind charakterisiert durch einen Verlust spezifischer Muskelfasern, eine ausgeprägte interstitielle Fibrose und Sklerose, herdförmige Degenerationen, Infiltrate von Fettgewebe und Verkalkungen des Anulus fibrosus (7).

1.4. Das distale Erregungsleitungssystem

Das *His*sche Bündel ist eine Fortsetzung der unteren Zone des Av-Knotens. Es verläuft unmittelbar subendokardial von der rechten Seite des Vorhofseptums über die Pars membranacea und liegt dem interventrikulären Septum auf. Es besteht aus parallel angeordneten *Purkinje*-Zellbündeln, die von Bindewebe umschlossen sind. Das *His*sche Bündel ist etwa 10 bis 20 mm lang und verzweigt sich in die *Tawara*-Schenkel.
Die heutigen Vorstellungen von der intraventrikulären Erregungsleitung basieren auf dem Konzept der trifaszikulären Struktur nach ROSENBAUM. Er schlußfolgerte aufgrund experimenteller und klinischer Untersuchungen, daß das spezifische Myokard innerhalb beider Ventrikel aus dem rechten Schenkel und den beiden Faszikeln des linken Schenkels besteht. Morphologische Studien (5, 7, 10) konnten die Richtigkeit dieser Vorstellungen bestätigen, obgleich mit einer großen interindividuellen Variationsbreite gerechnet werden muß.
Der linke TAWARA-Schenkel gliedert sich bereits nach wenigen Millimetern in zwei Faszikel auf, von denen der dünnere und längere anteriore Faszikel in der Vorderwand unterhalb der Aortenklappe verläuft und der dickere und breitere posteriore Faszikel sich über die Hinterwand erstreckt. In einigen Fällen zweigen vom Hisschen Bündel unmittelbar beide Faszikel ab. Ferner finden sich Hinweise auf die Existenz eines zusätzlichen medialen Faszikels.
Der rechte TAWARA-Schenkel liegt sehr dicht unter dem Endokard auf der rechten Seite des Kammerseptums und setzt sich unmittelbar aus dem *His*schen Bündel fort (1). Er teilt sich erst an der Spitze des rechten Ventrikels in weitere Äste und liegt über eine lange Strecke als schmaler geschlossener Strang vor. Daher wird er bei ischämischen oder entzündlichen Prozessen oder auch als Folge einer intraventrikulären Drucksteigerung leichter geschädigt als der linke Schenkel. Die Zellen des intraventrikulären Leitungssystems haben eine große Ähnlichkeit mit Zellen des Arbeitsmyokards.
Die Blutversorgung des rechten Schenkels und des linksanterioren Faszikels erfolgt über die A. coronaria sinistra über Rami limbi dextri und Rami perforantes posteriores, während der linksposteriore Faszikel über die rechte Kranzarterie versorgt wird.

1.5. Akzessorische Leitungsbahnen

Das Vorhandensein zusätzlicher, den Av-Knoten umgehender, erregungsleitender Fasern wurde primär auf der Grundlage des elektrokardiographischen Befundes postuliert und erst durch KENT (zit. nach 7) morphologisch gesichert. Die Möglichkeit, derartige Leitungstrakts chirurgisch oder durch Ablationstechniken artifiziell zu unterbrechen, hat die Beteiligung dieser Strukturen an kreisenden Erregungen zusätzlich bestätigt.

Die sog. KENT-Fasern verbinden die Vorhöfe unter Umgehung des physiologischen Av-Leitungssystems mit dem Kammermyokard. Sie durchbrechen den Anulus fibrosus und können sowohl rechts als auch links atrio-ventrikulär sowie septal gelegen sein. Diese Fasern bestehen überwiegend aus normalem Arbeitsmyokard in dem *Purkinje*-ähnliche Zellen enthalten sind.

Akzessorische Bahnen vom Typ der JAMES- oder MAHAIM-Fasern sind bedeutend seltener und konnten bislang nur ausnahmsweise morphologisch verifiziert werden.

Zur ausführlichen Information über die Anatomie und Pathologie des Reizbildungs- und Erregungsleitungssystems wird auf fachspezifische Literatur verwiesen (2, 4, 5, 7, 11, 12).

Literatur

1. ANDERSON, R. H., A. E. BECKER, J. TRANUM-JENSEN u. M. J. JANSE: Anatomicoelectrophysiological correlations in the conduction system — a review. Brit. Heart J. **45** (1981), 67—82
2. CHILDERS, R.: The Av Node: Normal and abnormal physiology. Prog. Cardiovasc. Dis. **19** (1977), 361—384
3. HOFFMAN, B. F.: Fine structure of internodal pathways. Amer. J. Cardiol. **44** (1979), 385—386
4. JAMES, T. N.: The sinus node. Amer. J. Cardiol. **40** (1977), 965—986
5. JAMES, T. N.: Structure and function of the av junction. Jap. Circulat. J. **47** (1983), 1—47
6. JANSE, M. J., u. R. H. ANDERSON: Specialized internodal atrial pathways — fast or fiction? Europ. J. Cardiol. **2** (1974), 117—136
7. KNIERIEM, H.-J., u. D. MECKING: Anatomie und pathologische Anatomie des spezifischen Reizbildungs- und Erregungsleitungssystems sowie des kontraktilen Myokards. In: LÜDERITZ, B. (Hrsg.): Herzrhythmusstörungen. Springer-Verlag, Berlin—Heidelberg—New York 1983, 1—64
8. LIEBMAN, J.: Are there internodal tracts? Yes. Int. J. Cardiol. **7** (1985), 174—185
9. ROSSI, L.: Anatomopathology of the normal and abnormal av conduction system. Pace **7** (1984), 1101—1107
10. SHERF, L., u. T. N. JAMES: A new electrocardiographic concept: Synchronized sinoventricular conduction. Chest **55** (1969), 127—140
11. SHERF, L., u. T. N. JAMES: Fine structure of cells and their histologic organisation within internodal pathways of the heart: Clinical and electrocardiographic implications. Amer. J. Cardiol. **44** (1979), 345—369
12. STRAUSS, H. C., E. N. PRYSTOWSKY u. M. M. SCHEINMAN: Sino-atrial and atrial electrogenesis. Prog. Cardiovasc. Dis. **19** (1977), 385—404

2. Elektrophysiologische Grundlagen

In den vergangenen Jahren ist die Literatur zur Elektrophysiologie der Herzzelle sprunghaft angewachsen und auch für den klinischen Elektrokardiologen nicht mehr überschaubar. In den beiden folgenden Kapiteln sollen daher nur die Grundbegriffe dargestellt werden, soweit sie für den Kliniker zum Verständnis verschiedener Phänomene der Arrhythmien und der Wirkprinzipien von Antiarrhythmika erforderlich sind. Für spezielle Informationen wird auf die entsprechenden Kapitel des Handbuchs für Innere Medizin (9, 10) bzw. Übersichtsreferate (1, 3, 4, 11, 12) verwiesen.

2.1. Das Membranruhepotential

Während der elektrischen Diastole findet sich zwischen Innen- und Außenseite der Herzzellmembran eine elektrische Potentialdifferenz, das Membranruhepotential (MRP). Die für diese Ladungsunterschiede verantwortlichen Ionen werden durch aktive und passive Transportmechanismen so verteilt, daß ein spezifisches Konzentrationsgefälle zwischen Intra- und Extrazellularraum vorliegt (Tab. 2.1.).

Vorgänge der Diffusion: Die Zellmembran der atrialen und ventrikulären Myozyten und der *Purkinje*-Zellen ist relativ leicht permeabel für Kalium- und relativ undurchlässig für Natrium-, Kalzium- und Chloridionen. Auf diese Weise wird die Höhe des MRP fast vollständig durch den Konzentrationsgradienten der Kaliumionen bestimmt. Entsprechend der Permeabilität der Kaliumionen, entlang ihres Konzentrationsgradienten aus dem Zellinneren nach außen zu diffundieren, entsteht an der Zellmembran eine Potentialdifferenz mit negativer Ladung der Innenseite.

Das Transmembranpotential tendiert dazu, das Kalium-Äquilibriumpotential zu erreichen, d. h. eine Höhe des MRP, das bei ausreichend negativer intrazellulärer Ladung zu einem Sistieren des Kaliumstromes führt. Diesem wirken jedoch eine gewisse Permeabilität für Natrium (Einwärtsstrom) und Chloridionen (Auswärts-

Tabelle 2.1. Ionenverteilung im Intra- und Extrazellularraum

	Intrazellularraum	Extrazellularraum
Natrium-Ionen	15 mmol/l	145 mmol/l
Kalium-Ionen	150 mmol/l	4 mmol/l
Kalzium-Ionen	10 mmol/l	2 mmol/l
Chlorid-Ionen	5 mmol/l	120 mmol/l

strom) entgegen. Damit erreicht das mittels Mikroelektrodentechnik im Experiment meßbare MRP für die o. g. Zellen Werte zwischen −75 und −95 mV. Die Zellen des Sinus- und Av-Knotens haben ein diastolisches Potential, das in einem etwa 30 mV weniger negativen Bereich liegt. Es ist jedoch bislang nicht geklärt, ob die Ursache hierfür eine erhöhte Natrium- oder eine verminderte Kalium-Permeabilität ist.

Die *Natrium-Kalium-Pumpe:* Neben der Diffusion als passivem Ionentransportmechanismus ist zur Aufrechterhaltung des MRP ein bestimmter Ionenkonzentrationsgradient erforderlich, der als aktiver Transport entgegen dem Konzentrationsgradienten über die Natrium-Kalium-Pumpe realisiert wird. Dieser aktive Pumpmechanismus ist eine membrangebundene, Natrium- und Kalium-abhängige ATP-ase, die Natrium aus und Kalium in die Zelle schleust. Über einen Carrier werden pro Molekül ATP 3 Natriumionen von der Membraninnenseite an die Außenseite im Austausch mit Kaliumionen abgegeben. Das Verhältnis von Natrium- zu Kalium-Ionen ist dabei von der intrazellulären Natriumkonzentration abhängig. Demgegenüber beeinflußt die extrazelluläre Kaliumkonzentration die Aktivität dieser Pumpe direkt proportional.

2.2. Das Aktionspotential

Das Aktionspotential (AP) als elektrophysiologisches Substrat jeder Herzaktion resultiert aus einer reizbedingten Induktion transmembranärer Ionenströme. Ein zumeist elektrischer Stimulus bewirkt über diesen Ionenstrom eine Reduktion des MRP im Sinne einer Depolarisation, die bei Erreichen eines kritischen Wertes (Schwellenpotential) ein AP auslöst.

Der Ablauf des AP wird in 5 Phasen eingeteilt (Abb. 2.1.). Die Phase 0 entspricht der schnellen Depolarisation und wird überwiegend durch den schnellen Natriumionen-Einstrom bewirkt. Ihr folgen die Phasen 1 bis 3 der Repolarisation. Bei Erreichen eines Netto-Transmembranstromes von Null ist die Repolarisation abgeschlossen. Ihr folgt die elektrische Diastole, das MRP (Phase 4), bzw. eine erneute diastolische Depolarisation.

Beim Zustandekommen eines AP wirken Permeabilitätsänderungen, Spannungsverschiebungen und Ionenströme in komplizierter kausaler Verknüpfung zusammen. Der Erregungsbeginn ist mit einem sprunghaften Anwachsen der Membranpermea-

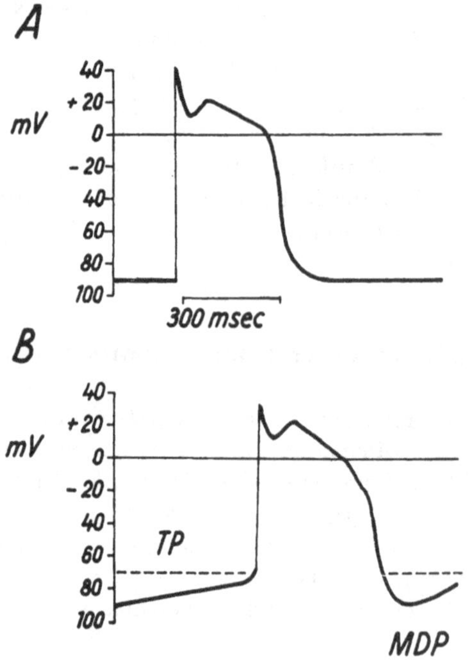

Abb. 2.1. Schematische Darstellung eines passiv (A) und eines aktiv initiierten Aktionspotentials (B).
Ein Aktionspotential kann passiv unter einer fortgeleiteten Erregung entstehen. Besitzt eine Zelle die Fähigkeit zur spontanen Membrandepolarisation der Phase 4 (MDP), klinkt ein Aktionspotential ein, wenn das Schwellenpotential (TP) erreicht ist.

bilität für Natriumionen verbunden. Dadurch wird ein schneller Natriumionen-Einstrom entsprechend dem Konzentrationsgefälle möglich, der sich innerhalb weniger Millisekunden in einer steilen Depolarisation ausdrückt. Die Repolarisation geht mit einer Abnahme des Natriumionen-Einstroms und mit einer Zunahme des Kaliumionen-Ausstroms infolge einer erhöhten Kaliumleitfähigkeit einher. Zu Beginn der Erregung wird unabhängig vom schnellen Natriumionen-Einstrom ein langsamer Kalzium-Einstrom ausgelöst, der vorwiegend in der Plateauphase eine Verzögerung der Repolarisation bewirkt (1, 2, 7, 8, 12).

Aufgrund unterschiedlicher elektrophysiologischer Verhaltensweisen unterschieden Cranefield et al. (3) zwei Fasertypen: Die Fasern der „*fast response*“ leiten die elektrische Aktivität mit relativ schneller Geschwindigkeit (5 m/s). Hierzu zählen die Fasern des Arbeits- und des spezifischen Myokard von Vorhöfen und Kammern. Die schnelle Reizantwort wird in erster Linie vom schnellen Natriumionen-Strom bestimmt. Charakteristische Merkmale der Fasern vom Typ der fast response sind ein hohes MRP (−80 bis −90 mV), ein hohes Schwellenpotential (−70 mV), eine schnelle steile Depolarisation und eine hohe Amplitude des AP (25 bis 35 mV). Eine normale Reizantwort wird dann ausgelöst, wenn nach abgelaufener Repolarisation das MRP wieder erreicht ist. Hat das Membranpotential bei Applikation eines Stimulus nur die Höhe von −55 mV erreicht, kommt es zu einer unterschwelligen Reizantwort (Abb. 2.2.).

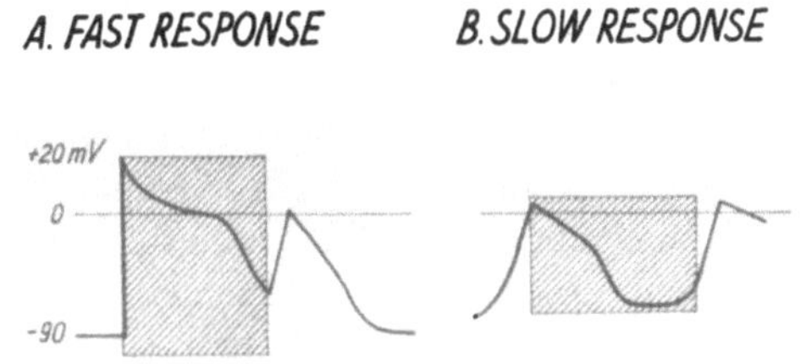

Abb. 2.2. Erregungsablauf und Erregbarkeit von Fasern der fast und slow response. Der schraffierte Bereich zeigt die absolute Refraktärität der Faser an (in Anlehnung an Wit et al.).

Die Fähigkeit dieser Fasern zur schnellen Erregungsleitung erklärt sich aus ihrem elektrophysiologischen Verhalten (Tab. 2.2.). Die schnelle Reizantwort zeigt einen hohen Sicherheitsfaktor, so daß die Erregungsleitung üblicherweise bei kleinen anatomischen oder elektrischen Hindernissen nicht unterbrochen wird.

Die Fasern der langsamen Reizantwort („*slow response*“) leiten die elektrische Aktivität mit einer Geschwindigkeit von 0,01 bis 0,1 m/s. Hierzu zählen die Fasern in der Ventilebene, in den Av-Klappensegeln und die Fasern von Sinus- und Av-Knoten. Die Depolarisation erfolgt im Gegensatz zu den Fasern der „fast response“ sehr langsam und ist auf einen langsamen Einstrom von Kalziumionen oder Natriumionen durch langsame Kanäle

Tabelle 2.2. Eigenschaften der Fasern im Typ der „fast“ und „slow response“

	fast response	slow response
Aktivierung/Inaktivierung	schnell	langsam
max. Geschwindigkeit der Phase 0	100 V/s	10 V/s
Erregungsleitung	schnell mit hoher Sicherheit	langsam mit geringer Sicherheit
Ionenstrom	Natrium	überwiegend Kalzium
Inhibition	Tetrodotoxin	Mangan, Lanthanium, Verapamil, D 600

zurückzuführen. Auch die Inaktivierung dieses Kanals erfolgt langsam. Als wesentliche elektrophysiologische Eigenschaften der Fasern vom Typ der „slow response" sind ein niedriges MRP von −70 bis −60 mV, eine langsame Depolarisationsgeschwindigkeit (kleiner als 10 V/s) sowie eine niedrige Amplitude des Aktionspotentials (0 bis 15 mV) zu nennen (Tab. 2.2.). Die Refraktärzeit überdauert die komplette Repolarisation. Da die bestimmenden Faktoren der Erregungsleitungsgeschwindigkeit — das Ruhepotential, der Anstieg und die Amplitude des Aktionspotentials — in diesen Fasern niedrig sind, leiten sie die Erregung nur langsam. Der Sicherheitsfaktor der Leitung ist gering; es besteht eine Neigung zu Blockierungen in Faserverzweigungen. Die elektrophysiologischen Eigenschaften der langsam leitenden Fasern begünstigen das Auftreten von Herzrhythmusstörungen.

2.3. Bedeutung der Ionenkanäle

In den vergangenen Jahren wurden auf der Basis experimenteller Daten von Ionenstrommessungen an der isolierten Herzzelle spezifische, für die meisten Ionen separate Ionenkanäle postuliert. Es ist erwiesen, daß diese große Speziesunterschiede zeigen und auch innerhalb der verschiedenen Zelltypen stark variieren. Aus diesem Grunde sind keine Verallgemeinerungen möglich. Die Ionenkanäle gelten jedoch als die Rezeptoren für den Angriffspunkt der Antiarrhythmika. Die Rezeptortheorie hat die Kenntnisse zu den spezifischen Effekten der unterschiedlichen Pharmaka sehr stark befruchtet.

Von besonderem Interesse ist die Kinetik des *Natrium-Kanals*, da er Angriffspunkt der meisten Antiarrhythmika ist (Klasse I nach Vaughan Williams).

Der über den Natrium-Kanal fließende Ionenstrom wird durch zwei Tore oder „gates" kontrolliert. Mit der Depolarisation öffnet sich das Aktivationstor („activation gate") sehr rasch und ermöglicht einen Stromfluß während sich das Inaktivationstor („inactivation gate") langsam schließt und einen weiteren Stromfluß verhindert. Durch die Depolarisation wird der Natriumkanal aus einem ruhenden (Aktivationstor geschlossen, Inaktivationstor offen) in einen aktivierten (beide Tore offen) und damit leitenden Zustand überführt.

Unter der Depolarisation gelangt der Kanal aus dem aktivierten in einen inaktivierten (Aktivationstor offen, Inaktivationstor geschlossen) Zustand. Der inaktivierte, nicht leitende Kanal kann nicht in einen ruhenden und damit aktivierbaren Zustand überführt werden, wenn das Inaktivationstor nach einer gewissen Zeitspanne der Erholung unter weiter negativ werdenden Werten des Membranpotentials nicht erneut geöffnet wird. Die Funktion der Tormechanismen ist charakterisiert durch ihre Zeit- und Spannungsabhängigkeit (Höhe des Membranpotentials). Die durch Hondeghem und Katzung (14) formierte Rezeptorhypothese für die Effekte von Antiarrhythmika postuliert, daß

1. ein Antiarrhythmikum sehr eng an den Ionenkanal gebunden wird,
2. die Affinität des Pharmakons durch den Zustand des Kanals (ruhend, aktiviert, inaktiviert) moduliert wird und
3. die Zeit- und Spannungskonstanten des Kanals durch die Bindung oder Blockade mit einem Antiarrhythmikum verändert werden.

Es konnte ermittelt werden, daß die meisten Antiarrhythmika eine geringe Affinität zu einem ruhenden Kanal haben, während ihre Bindung an den aktivierten und/oder inaktivierten Kanal hoch ist. So hat Chinidin eine hohe Affinität zu einem offenen Kanal, während Lidokain sowohl an den offenen als auch geschlossenen Kanal gebunden wird. Durch ihre unterschiedliche Affinität zu den verschiedenen Kanalzuständen und die daraus resultierenden Änderungen der Zeit- und Spannungskinetik können die verschiedenen Antiarrhythmika und deren Effekte exakter charakterisiert werden. Diese Aussage trifft in gleicher Weise für Kalium- und Kalziumkanäle und ihre medikamentöse Beeinflussung zu (14).

Literatur im Anschluß an Kapitel 3.

3. Elektrophysiologische Grundlagen der Arrhythmogenese

Alle krankhaften Zustände, die zu einer Veränderung der Membranfunktion von Herzzellen führen, sind geeignet, Herzrhythmusstörungen zu induzieren. Die ursächlichen elektrophysiologischen Mechanismen sind in einer partiellen Depolarisation des Membranruhepotentials, einem gestörten Ablauf der Phase 0 des Aktionspotentials und einer geänderten spontanen Depolarisation (Anstiegssteilheit der Phase 4 des AP) zu suchen. So sind Änderungen des MRP unter Ischämie durch eine verminderte Bereitstellung von ATP für den Natrium-Kaliumionen-Austausch bedingt, die zu einem Ansteigen der extrazellulären und einem Abfallen der intrazellulären Kaliumionen-Konzentration führen. Dies bedingt einen Anstieg des MRP in weniger negative Bereiche, eine partielle Depolarisation. Unter identischen Bedingungen ist die Anstiegsgeschwindigkeit und Amplitude der Phase 0 des AP gehemmt. Neben den Änderungen des MRP sind Veränderungen der Ionenleitfähigkeit durch die Membran ursächlich beteiligt.
Alle Änderungen des MRP und AP führen zu arrhythmogen wirkenden Funktionen der Automatie, der Erregungsleitung und Refraktärität. Die Auswirkungen für das gesamte Herz und für die Entstehung, die Mechanismen und den Malignitätsgrad einer Arrhythmie ergeben sich aus dem Ort und dem Umfang der zellulären Schädigung.

3.1. Störungen der Automatie

Unter Automatie versteht man die Fähigkeit einer Herzzelle, spontan ein Aktionspotential zu initiieren. Diese Eigenschaft besitzen unter physiologischen Bedingungen die Zellen des Sinusknotens, des Mitral- und Tricuspidalklappenringes, des Vorhofes und Av-Knotens. Die elektrophysiologische Grundlage der Automatie sind Potentialerhöhungen des MRP während der Diastole in einen weniger negativen Bereich (langsame diastolische Depolarisation der Phase 4 des AP). Erreicht die Phase 4 das Schwellenpotential, wird eine erneute Erregung ausgelöst.
Die Frequenz der Automatie wird einerseits durch die Steilheit des Anstieges der Phase 4 und andererseits durch die Höhe des Schwellenpotentials bestimmt (Abb. 3.1.).
Unter physiologischen Bedingungen besitzen die Schrittmacherzellen des Sinusknotens die höchste Automatierate. Daher werden die anderen auch zur Automatie befähigten Herzzellen passiv durch eine fortgeleitete Erregungswelle depolarisiert, bevor sie selbst einen eigenen automatischen Impuls initiieren. Wenn jedoch die Automatie des Sinusknotens z. B. durch vagale Reize gebremst wird, wird den sekundären Automatiezentren die Möglichkeit gegeben, eine fortgeleitete Erregung zu bilden. Im Regelfalle vergeht jedoch bis zum Einspringen des sekundären

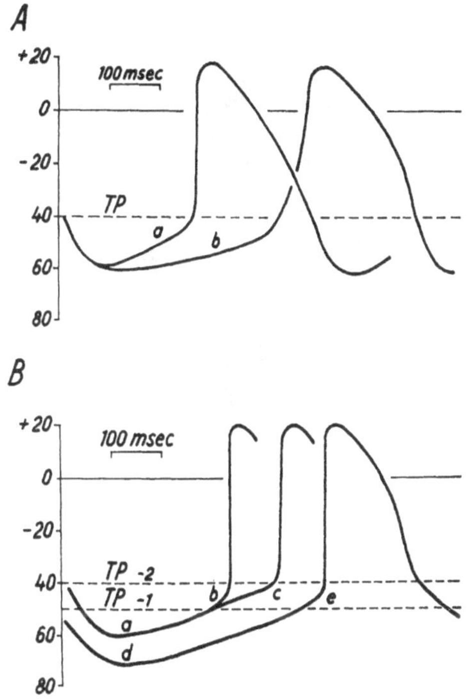

Abb. 3.1. Abhängigkeit der Periodendauer einer spontanen diastolischen Depolarisation von der Anstiegsgeschwindigkeit der Phase 4 (A) und dem Schwellenpotential (TP; B).
(in Anlehnung an Hoffman et al.)

Rhythmus eine gewisse Zeit; die Frequenz der Entladungen ist zu Beginn niedrig, um dann progressiv anzusteigen (5).
Unter pathologischen Zuständen (Katecholamineinfluß, Ischämie, Elektrolytverschiebungen) können auch ansonsten nicht zur Automatie befähigte Zellen des atrialen oder ventrikulären Arbeitsmyokards die Fähigkeit zur Automatie entwickeln. Ist deren Entladungsrate höher als die des Sinusknotens, können sie den Herzrhythmus bestimmen — die Sinusknotenautomatie wird unterdrückt (overdrive suppression) —, und es resultiert eine fokale Tachykardie. Liegt die Frequenz des pathologischen Automatiezentrums unter der des primären Schrittmachers und ist er vor deren passiver Depolarisation geschützt (Eintrittsblock), entsteht eine Parasystolie. Auch kann eine Extrasystolie fokalen Ursprungs sein.
Eine ektope Impulsbildung ist durch einen weiteren Mechanismus möglich. Diese basiert auf einer Sekundärdepolarisation (Nachpotential, „delayed afterdepolarization"). Ein derartiges Nachpotential kann bei Erreichen des Schwellenpotentials eine spontane Aktivität induzieren. Dieses von Cranefield (3) beschriebene Phänomen wurde auch als getriggerte Automatie oder „triggered activity" bezeichnet.
Eine derartige Impulsbildung wird erleichtert durch eine Kalziumüberladung der Herzzelle, Katecholamineinfluß, Herzglykoside und eine gesteigerte Herzfrequenz. Eine getriggerte Aktivität ist supprimierbar durch Mangan, Verapamil und D 600.
In Abhängigkeit vom Zeitpunkt ihres Auftretens im Ablauf des Aktionspotentials werden frühe von verzögerten oder späten Nachpotentialen unterschieden: Frühe Nachpotentiale erscheinen während der Phasen 2 und 3 des AP und können die Repolarisationsphase verzögern oder unterbrechen. Späte Potentiale treten am Ende der Repolarisationsphase des AP auf. Die Induktion später Nachpotentiale gelingt auch durch eine vorzeitige Einzelreizung oder durch Impulssalven. Durch diese Intervention werden die Amplituden dieser Potentiale bis zum Erreichen des Schwellenpotentials erhöht und damit eine getriggerte Aktivität ausgelöst.
Der Nachweis dieser Mechanismen der Arrhythmogenese beim Menschen bereitet methodische Probleme. Es scheint jedoch möglich, daß eine getriggerte Aktivität für kurze und spontan endende Phasen supra- und ventrikulärer Tachykardien verantwortlich zu machen ist (siehe Tab. 11.35., S. 380).

3.2. Störungen der Erregungsleitung

Das elektrophysiologische Substrat einer gestörten Erregungsleitung findet sich in veränderten Abläufen der Phase 0 des Aktionspotentials; die Amplitude ist reduziert und/oder die Anstiegsgeschwindigkeit verzögert. Erreichen diese Größen einen kritischen Wert, resultiert eine Leitungsverzögerung oder ein Block.

3.2.1. Leitungsverzögerung und Leitungsblock

Für eine gestörte Erregungsleitung sind besonders Zellen vom Typ der slow response prädisponiert. Sie besitzen bereits unter physiologischen Bedingungen infolge ihrer langsamen Anstiegsgeschwindigkeit und Amplitude der Phase 0 des AP einen reduzierten Sicherheitsfaktor der Erregungsleitung (siehe Tab. 2.2., S. 7). Aus diesem Grunde werden Erregungsleitungsstörungen überwiegend in den Zellen des spezifischen Myokard von Sinus- und Av-Knoten beobachtet. Leitungsverzögerungen in allen Abschnitten des Herzens begünstigen den Eintritt weiterer Arrhythmien, insbesondere den eines Erregungskreisens.

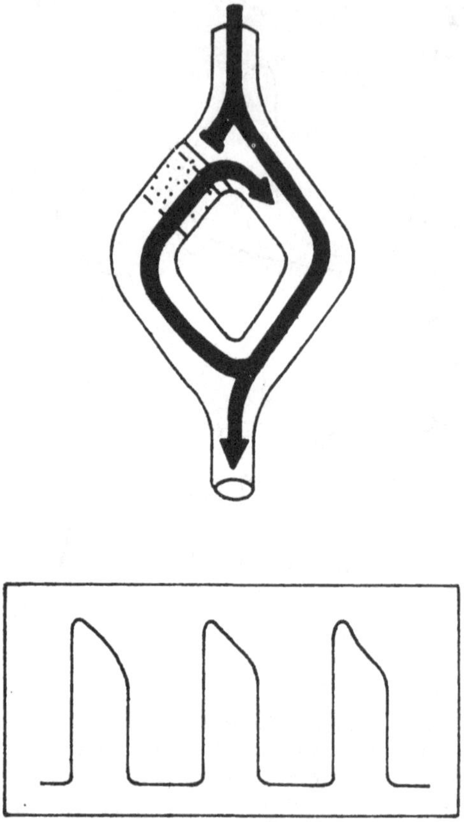

Abb. 3.2. Schematische Darstellung der Vorgänge beim Erregungskreisen (Erläuterungen siehe Text).

3.2.2. Erregungskreisen (Reentry)

Reentry bedeutet Wiedereintritt einer Erregungswelle in zuvor bereits depolarisierte Abschnitte. Entscheidende Voraussetzungen für den Eintritt eines Erregungskreisens sind:

- eine Region mit passagerem oder permanentem unidirektionalen Block und
- eine verzögerte Leitung entlang eines alternativen Leitungsweges.

Über eine verzögerte Aktivierung des Gewebes distal des Blocks und eine Wiedererregung des Gewebes proximal des Blocks schließt sich der Kreis (Abb. 3.2.). Es resultiert eine Zusatzerregung. Bleibt die Wellenlänge des so geleiteten Impulses zeitlich kürzer als die Gesamtlänge der Kreisbahn, resultiert eine Tachykardie.

Eine Kreiserregung kann in anatomisch vorgegebenen und/oder funktionellen Leitungswegen ablaufen. Präformierte Strukturen stellen die akzessorischen AV-Verbindungen (*Kent*- und *James-Faser*), die funktionelle Längsdissoziation des Av-Knotens, das *His-Purkinje*-System und die Verbindungen der peripheren Purkinje-Fasern mit den kontraktilen Myokardzellen dar. Die Länge der anatomischen Kreisbahn und die Leitungsgeschwindigkeit der Erregungswelle bestimmen die Tachykardiefrequenz. Funktionelle Kreiserregungen entstehen im Vorhof- und Kammermyokard infolge unterschiedlicher elektrophysiologischer Eigenschaften aneinander grenzender Strukturen. Diese bestimmen auch den variablen Umfang der Kreiserregung, der der jeweiligen Wellenlänge des Impulses entspricht. So ist der Reentry-Kreis bei kurzer funktioneller Refraktärzeit klein und vergrößert sich bei Verlängerung der Refraktärperiode („leading circle concept"). Proportional hierzu verhält sich die Tachykardiefrequenz.

Literatur

1. ARNSDORF, M. F.: Membrane factors in arrhythmogenesis: Concepts and definitions. Prog. Cardiovasc. Dis. **19** (1977), 413–429
2. CARMELIET, E.: Cardiac transmembrane potentials and metabolism. Circulat. Res. **42** (1978), 577–587
3. CRANEFIELD, P. F.: Action potentials, afterpotentials and arrhythmias. Circulat. Res. **41** (1977), 415–445
4. FOZZARD, H. A.: Cardiac muscle: Excitability and passive electrical properties. Prog. Cardiovasc. Dis. **19** (1977), 343–359
5. GILMOUR, R. F., u. D. P. ZIPES: Slow inward current and cardiac arrhythmias. Amer. J. Cardiol. **55** (1985), 89B–101B
6. HOFFMAN, B. F., u. M. R. ROSEN: Cellular mechanisms for cardiac arrhythmias. Circulat. Res. **49** (1981), 69–83
7. KOHLHARDT, M.: Transmembranäre Einwärtsströme bei der Erregung des Herzens. Klin. Wochenschr. **53** (1975), 1089–1099
8. MORAD, M., u. L. TUNG: Ionic events responsible for the cardiac resting and action potential. Amer. J. Cardiol. **49** (1982), 584–594
9. NAUMANN D'ALNONCOURT, C., u. B. LÜDERITZ: Elektrophysiologie der Zellmembran. In: LÜDERITZ, B. (Hrsg.): Herzrhythmusstörungen. Springer-Verlag, Berlin–Heidelberg–New York 1983
10. NAUMANN D'ALNONCOURT, C.: Pathogenese von Herzrhythmusstörungen. In: LÜDERITZ, B. (Hrsg.): Herzrhythmusstörungen. Springer-Verlag, Berlin–Heidelberg–New York 1983
11. SINGER, D. H., C. M. BAUMGARTEN u. R. E. TEN EICK: Cellular electrophysiology of ventricular and other dysrhythmias: Studies on diseased and ischemic heart. Prog. Cardiovasc. Dis. **24** (1981), 97–156
12. TEN EICK, R. E., C. M. BAUMGARTEN u. D. H. SINGER: Ventricular dysrhythmias: Membrane basis or of currents, channels, gates, and cables. Prog. Cardiovasc. Dis. **24** (1981), 157–188
13. WIT, A. L., u. P. F. CRANEFIELD: Triggered and automatic activity in the canine coronary sinus. Circulat. Res. **41** (1977), 435–445
14. HONDEGHEM, L. M., u. B. G. KATZUNG: Antiarrhythmic agents: The modulated receptor mechanism of action of sodium and calcium channel-blocking drugs. Ann. Res. Pharmacol. Toxicol. **24** (1984), 387–423

4. Allgemeine Diagnostik von Herzrhythmusstörungen

Neben der formalen Erkennung einer Arrhythmie und deren Mechanismus ist zur Beurteilung der therapeutischen Konsequenzen eine Diagnostik der Grundkrankheit und des Schweregrades der Herzrhythmusstörung erforderlich. Unter dieser Zielstellung haben alle klinischen und apparativen diagnostischen Methoden einen spezifischen Stellenwert. Bei synoptischer Betrachtung aller erhobenen Befunde kann im Einzelfalle die Therapiebedürftigkeit, eine Differentialtherapie und oftmals auch die Prognose der Grundkrankheit und der Arrhythmie abgeleitet werden.

4.1. Anamnestische Angaben des Patienten

Ein aufmerksames „Lauschen" des Arztes auf die anamnestischen Angaben des Kranken kann bei richtiger Interpretation zahlreiche Schlußfolgerungen zulassen, den apparativen diagnostischen Aufwand abkürzen und eine Differentialdiagnose erleichtern. Beim Anhören der Anamnese sollte sich der Arzt in die Lage versetzen, die subjektiven Angaben des Kranken als wahr anzuerkennen, auch wenn sie scheinbar den eigenen Denkmodellen widersprechen. Dies kann aufgrund eigener Erfahrungen nicht immer vorausgesetzt werden. So kann der Arzt sich selbst in seinen rationalen differentialdiagnostischen Überlegungen und in dessen Folge auch den Patienten durch ein vorschnelles Urteil blockieren. Werden jedoch die Empfindungen des Patienten als subjektive Wahrheit akzeptiert und seine kausalen Schlüsse in Erwägung gezogen, fühlt sich der Kranke verstanden und der Arzt erhält ein umfangreiches Informationsmaterial zur Urteilsbildung. Unter diesen Prämissen besitzt die Anamnese einen sehr hohen Stellenwert.

Zu den *häufigsten Symptomen* von Arrhythmien gehören Palpitationen, Herzjagen, unregelmäßige Herzschlagfolge, Pausen, Schwindelzustände, Attacken von Bewußtlosigkeit und als begleitende oder Folgesymptome Stenokardien, Leistungsminderung und Zeichen der Herzinsuffizienz. Alle diese Symptome sind für den Patienten von großer Bedeutung, da sie Signal für eine Herzerkrankung sind (8). Die hieraus folgende Erwartungshaltung und Angst kann die Beschwerden verstärken. Auf der anderen Seite ist die Schwelle, Symptome als belästigend oder gar bedrohlich zu erleben, individuell sehr unterschiedlich. Zumeist jedoch werden Unregelmäßigkeiten des Herzschlages in Phasen der körperlichen Ruhe und weniger unter Belastung registriert. Besteht hingegen eine Arrhythmie bereits sehr lange, wird eine Belästigung oder Leistungseinschränkung oftmals nicht mehr wahrgenommen.

Extrasystolien werden von den Patienten

als paukende Herzschläge, Poltern oder „elektrischer Schlag" und die darauf folgende kompensierende Pause als Aussetzer beschrieben.

Tachykardien können als plötzlich einsetzendes bzw. endendes Rasen oder Jagen empfunden werden. Bei sehr schnellen Formen kann die Frequenz oftmals nicht mehr angegeben werden. Es ist sinnvoll und kann die Diagnose erleichtern, wenn man den Patienten auffordert, die Arrhythmie akustisch zu imitieren (8).

Von besonderer Bedeutung ist das Erfragen der *auslösenden Faktoren* (Triggermechanismen). Tritt eine Extrasystolie zumeist in Ruhe auf und verschwindet unter körperlicher Belastung, ist sie im Regelfalle benigne. Sie muß jedoch ernst genommen werden, wenn sie belastungsinduziert ist und der Patient an einer ischämischen Herzkrankheit leidet.

Paroxysmale supraventrikuläre Tachykardien können durch ein plötzliches Bücken, Hustenreiz und akute Belastung ausgelöst werden. Ein paroxysmales Vorhofflimmern oder -flattern tritt zumeist in den vegetativen Umschaltphasen, also am Abend oder in der Nacht (frühe Morgenstunden), ein.

Therapeutisch von besonderer Bedeutung sind die funktionellen Folgen einer Arrhythmie. So sind höhergradige Bradykardien mit Schwindelattacken oder Synkopen oftmals Grund zu einer Schrittmachertherapie. Belastungsabhängige Stenokardien und Insuffizienzzeichen sollten das Augenmerk vordergründig auf die kardiale Grundkrankheit und deren effektive Therapie richten.

4.2. Der somatische Befund

Eine gründlich erhobene Anamnese bahnt den Weg zu einer gezielten Diagnostik: Während bei jugendlichen Patienten mit paroxysmalen Tachykardien eine kongenitale Anomalie des Erregungsleitungssystems (WPW-Syndrom, längsdissoziierter Av-Knoten) unterstellt werden kann, ist bei älteren Kranken nach einer kardialen Grundkrankheit zu suchen. So ist bei einem intermittierenden oder chronischen Vorhofflimmern bzw. -flattern an ein Vitium, eine koronare Herzkrankheit, eine akute oder chronische Myokraditis, aber auch an eine Hyperthyreose zu denken. Ventrikuläre Arrhythmien und Tachykardien finden sich insbesondere bei einer ischämischen Herzkrankheit. Sie sind immer dann als bedrohlich einzuschätzen, wenn ein Myokardinfarkt vorausging und A- oder Hypokinesien und Aneurysmen nachweisbar sind. Es kann regelhaft unterstellt werden, daß die Schwere einer Herzerkrankung und die Arrhythmie parallel laufen und sich wechselseitig beeinflussen. Aus diesen Gründen ist eine exakte Diagnose der kardialen Situation und eine gezielte Therapie des Grundleidens unerläßlich.

In Abhängigkeit von der Schwere der kardialen Erkrankung und therapeutischer Konsequenzen bis zur kardiochirurgischen Intervention sind folgende Untersuchungsmethoden einzusetzen:

- Röntgenaufnahme des Thorax (Herzgröße und Konfiguration, Größe der Herzhöhlen),
- Echokardiographie (Klappenfunktion, kinetische Ventrikelfunktion, Kontraktilität und Pumpfunktion),
- Ergometrie (Leistungsprüfung, Ischämiezeichen),
- Thallium-Szintigraphie (koronare Perfusion, Ventrikelkinetik),
- Koronarographie und Ventrikulographie (Bestimmung des Koronarbefundes und der Ventrikelfunktion — Kardiochirurgie).

4.3. Konventionelle EKG-Registrierung

Das über einen kurzen Zeitraum abgeleitete Oberflächen-EKG ist eine Momentaufnahme des Herzrhythmus. Bei der großen Spontanvariabilität von Arrhythmien (2, 40) und deren Abhängigkeit von zahlreichen nervalen, humoralen und hämodynamischen Faktoren ist die Aussagekraft des EKG begrenzt. Dies trifft insbesondere für paroxysmale tachykarde und extrasystolische Dysrhythmien zu, bei denen bisweilen sogar die Langzeit-EKG-Speicherung nicht zur Sicherung und elektrokardiographischen Dokumentation einer Rhythmusstörung führt. Trotzdem lassen sich bisweilen aus der Analyse des Rhythmusverhaltens, den Zeitintervallen der Erregungsleitung und der Konfiguration der P- und T-Wellen und des QRS-Komplexes differentialdiagnostische Schlüsse ableiten.

Eine wiederholt nachweisbare *Sinusbradykardie* und *-bradyarrhythmie* oder ein intermittierender Ausfall sinusknoteninduzierter P-Wellen (s. S. 201) muß an eine Sinusknotenfunktionsstörung denken lassen. Diese kann fast als gesichert gelten, wenn Schwindelzustände oder Synkopen angegeben werden.

Supraventrikuläre bzw. ventrikuläre *Extrasystolen* werden nur ausnahmsweise und bei gleichbleibend großer Häufigkeit erfaßt. Für ihre exakte Bewertung ist eine Langzeit-EKG-Registrierung erforderlich, insbesondere, wenn eine Schweregradklassifikation (Lown-Kriterien, s. S. 288) angestrebt wird.

Wird eine *Tachykardie* dokumentiert, ist eine Differentialdiagnose aufgrund der Konfiguration der QRS-Komplexe und der Lage und Polarität der P-Welle möglich (siehe Abb. 11.1. S. 292]. Dies ist jedoch zumeist ein Zufallsbefund, wenn ein Patient unter einer laufenden Tachykardie in die ärztliche Behandlung kommt. Oft enden diese Attacken spontan, ohne daß eine Registrierung gelingt. Bisweilen ist es hilfreich, einen Patienten an die dem Wohnort oder dem Arbeitsplatz nächstliegende Behandlungsstelle zu überweisen, mit der Bitte, im Anfall rasch ein EKG zu registrieren.

Die *Erregungsleitungszeiten* sind sowohl für die Diagnose brady- als auch tachykarder Herzrhythmusstörungen bedeutungsvoll:

— Die *P-Wellen-Dauer* ist Ausdruck der intra- und interatrialen Leitungsgeschwindigkeit. Ausschließlich eine Verzögerung in Verbindung mit einer Doppelgipfligkeit oder Aufsplitterung kann auf eine Neigung zu atrialen Dysrhythmien (Vorhofflimmern, -flattern und -tachykardie) hindeuten.

— Die *PQ-Zeit* spiegelt die Erregungsleitung über Vorhöfe, Av-Knoten, His-Bündelstamm und Schenkel bzw. Faszikel wider. Ist sie verzögert, kann im Regelfalle auf eine Av-Knotenleitungsstörung geschlossen werden. Aber auch eine Verlängerung über den oberen Grenzwert hinaus kann eintreten, wenn die Leitungsgeschwindigkeit in allen beteiligten Kompartimenten lang, aber noch nicht pathologisch ist. Ferner ist an Medikamente zu denken, die infolge negativ dromotroper Effekte die Leitungszeit verlängern (Glykoside, Beta-Rezeptorenblocker, Verapamil, Amiodarone).

Eine kurze PQ-Zeit besitzt nur dann pathognomonischen Wert, wenn bei schmalem Kammerkomplex paroxysmale Tachykardien bekannt sind (LGL-Syndrom) oder eine Delta-Welle nachweisbar ist (WPW-Syndrom). Wechselnde Av-Leitungszeiten müssen an einen intermittierenden höhergradigen Av-Block (s. S. 231) oder supraventrikuläre Ersatzrhythmen denken lassen.

— Die *Breite von QRS* ist gleichfalls nur bei einer Verlängerung von klinischer

Relevanz. Sie kann einen Schenkelblock, ein WPW-Syndrom oder unter einer Tachykardie eine Kammertachykardie bzw. supraventrikuläre Tachykardie mit Schenkelblock diagnostizieren lassen (s. S. 293).

— Die *QT-Dauer* ist wie auch die PQ-Zeit stark frequenzabhängig. Für klinische Aussagen sollte sie daher immer frequenzkorrigiert als QT_c-Zeit angegeben werden, die sich nach der BAZETTschen Formel folgendermaßen errechnet:

$$QT_c = \frac{QT\ (sec)}{\sqrt{A_1A_1}\ (sec)}.$$

Eine nichtmedikamentös induzierte (Chinidin, Disopyramid) QT-Zeitverlängerung kann als Zeichen einer inhomogenen ventrikulären Repolarisation beim Jervell-Lange-Nielsen- oder Romano-Ward-Syndrom (s. S. 407) gewertet werden. Es ist jedoch zu bedenken, daß dieser Befund bei hochtrainierten Sportlern mit extremer Vagotonie beobachtet werden kann.

Die *formale Analyse der Konfiguration von P-Welle und QRS-Welle* hilft bei der Diagnose des Erregungsursprunges und der intraventrikulären Erregungsausbreitung (Schenkelblock). Beim WPW-Syndrom ist auf der Grundlage eines EKG mit 12 Ableitungen sogar eine grobe Lokalisation eines atrio-ventrikulären Bypass in der Ventilebene möglich.

4.4. Provokationsmethoden

Provokationstechniken zielen darauf hin, durch Änderung des nervalen Tonus Arrhythmien zu induzieren, die nur intermittierend auftreten oder deren Schweregrad nicht eindeutig definiert werden kann.

— Unter den Vagusreizmanövern ist in erster Instanz der *Karotissinusmassage-Test* zu nennen:

Nach Palpation des Karotispulses in Höhe des oberen Schildknorpelrandes wird seitengetrennt und beidseitig mit mäßigem Druck und leicht kreisender Bewegung massiert. Die Provokation erfolgt bis zur Reaktion unter Kontrolle des EKG am Sichtgerät, maximal jedoch über 10 s (20, 36).

Die Beurteilung der Reaktion (Abb. 4.1.) erfolgt nach den durch SIGLER (46) erarbeiteten Kriterien. Hiernach ist eine Abnahme der Sinusfrequenz um 20/min bzw. eine maximale Pause bis zu 2 Sekunden als physiologisch anzusehen. Ferner gilt das Auftreten supraventrikulärer Extrasystolen als Normalbefund. Provozierte Leitungsstörungen im sinu-atrialen und atrio-ventrikulären System sind als pathologisch zu bewerten.

Klinisch problemreich ist bisweilen die Bewertung pathologischer Reflexantworten. Hier sollte streng zwischen dem symptomatischen Karotissinus-Syndrom und dem klinisch asymptomatischen hyperaktiven Karotissinus-Reflex unterschieden werden (20).

Während das Karotissinus-Syndrom behandlungsbedürftig ist, ist eine pathologische Reflexantwort ohne Schwindel oder Synkopen ein beobachtungsbedürftiger Befund. Es soll ferner darauf hingewiesen werden, daß Av-Blockierungen oftmals nur deshalb nicht auslösbar werden, weil die Sinusknotendepression überwiegt. Wird jedoch eine normofrequente Vorhofstimulation unter dem Test ausgeführt, wird häufig ein kurzzeitiger Av-Block gefunden (26). Bleibt dies unberücksichtigt, können nach Implantation eines atrialen Schrittmachers (AAI) Synkopen fortbestehen.

Der Karotissinusmassage-Test ist bei strenger Indikationsstellung risikoarm. Vorsicht ist jedoch bei Patienten mit cerebralen Durchblutungsstörungen (Stenosen der A. carotis oder vertebralis) geboten. In derartigen Fällen sollte ein

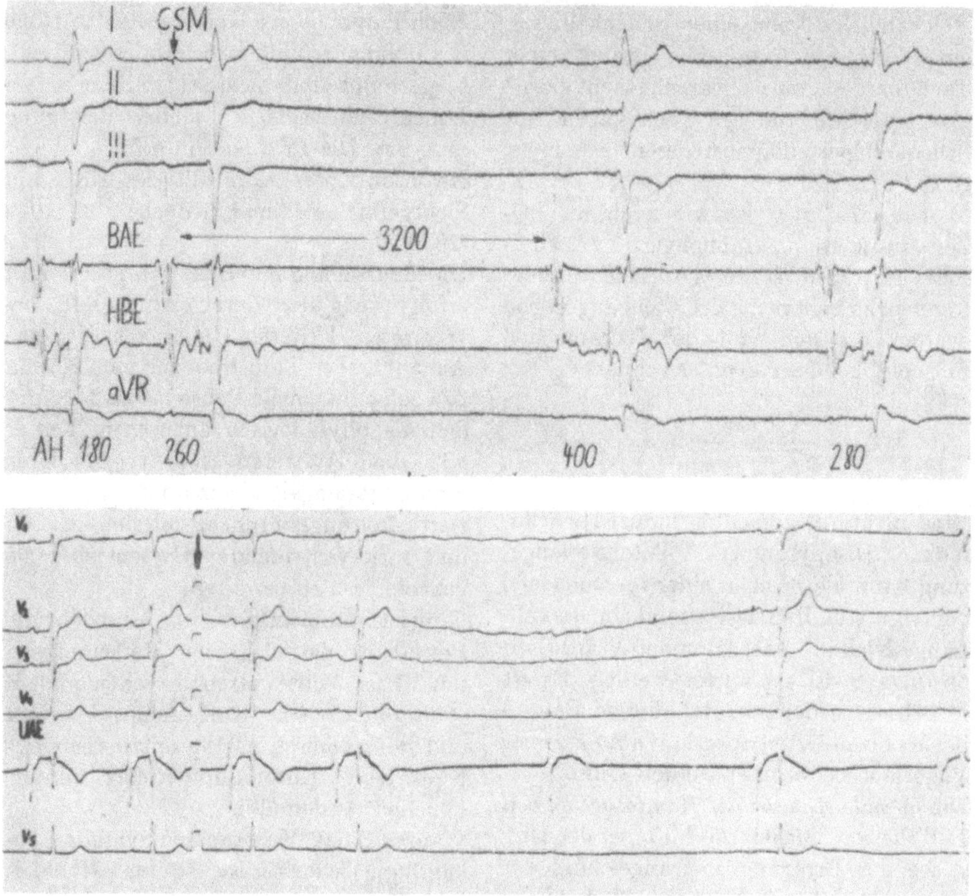

Abb. 4.1. Reaktion des Herzrhythmus auf eine Karotissinusmassage.
oben: Einthoven-Abl. I bis III, bipolares atriales Elektrogramm (BAE) und His-Bündel-Elektrogramm (HBE) sowie Goldberger-Abl. aVR; unten: Wilson-Abl. 1 bis 5 und unipolares atriales Elektrogramm (UAE).
Als Reaktion auf die Karotissinusmassage (CSM, Markierung durch Pfeil) findet sich eine Vorhofasystolie über 3200 ms (oben) oder eine Sinusbradykardie plus einer einmaligen av-Überleitungsstörung (unten; die blockierte atriale Erregung ist im UAE deutlich sichtbar).

Bulbusdruck- oder Valsalva-Versuch alternativ angewandt werden, von denen fast gleichartige Reflexantworten beschrieben werden (17).

— Zur Erzeugung einer Sympathikotonie eignet sich vorzüglich die *Ergometerbelastung*. Sie erfolgt unter den gleichen Bedingungen und Sicherheitsvorkehrungen, die zur Ischämiediagnostik gültig sind. Es gilt als erwiesen, daß auch zur Provokation von Arrhythmien maximale Belastungen gewählt werden sollten (9). Der Nachweis komplexer ventrikulärer Arrhythmien ist unter diesen Bedingungen um 35% größer im Vergleich zu submaximalen Belastungen (31). Als Abbruchkriterium ist das Auftreten einer malignen Rhythmusstörung (Abb. 4.2.), einer heftigen Stenokardie, Luftnot oder Erschöpfung anzusehen.

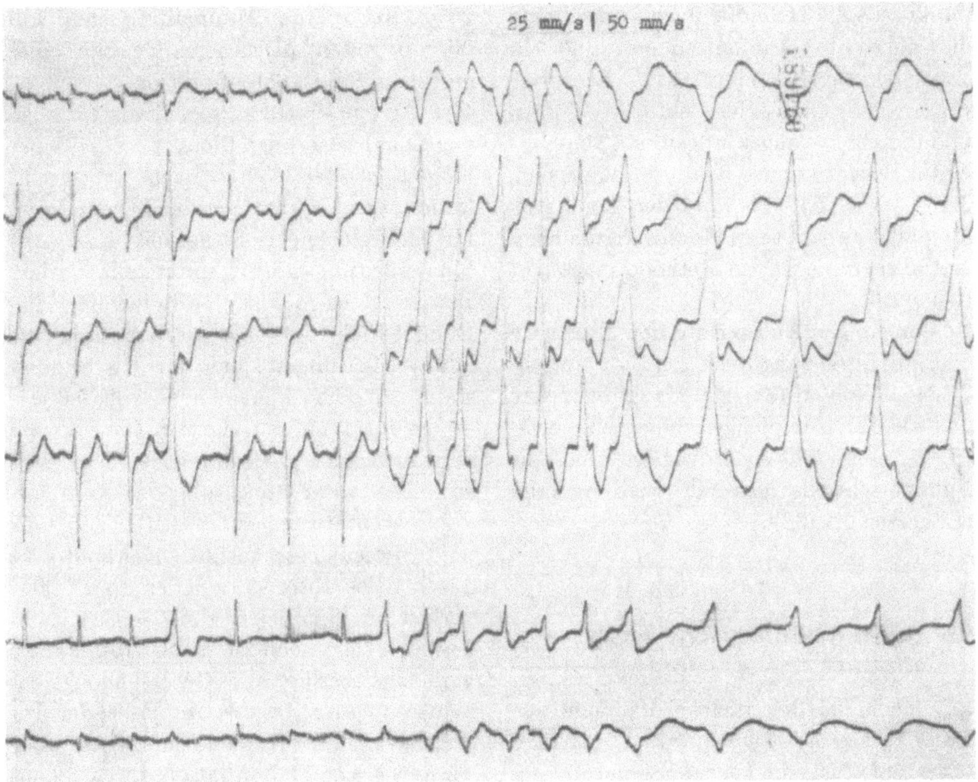

Abb. 4.2. Provokation einer Kammertachykardie durch Ergometer-Belastung bei einem Patienten in der Rehabilitationsphase nach abgelaufenem Myokardinfarkt (Wilson-Abl. 1 bis 6). Eine ventrikuläre Extrasystole nach T-Wellenende einfallend löst eine Kammertachykardie aus (während der Kammertachykardie Umschaltung der Registriergeschwindigkeit von 25 auf 50 mm/s).

Das Verhalten der Sinusfrequenz unter Belastung gestattet Aussagen zur Funktion des Sinusknotens (1, 10, 29). Als pathognomonisch gilt eine maximale Frequenz von 110/min; werden 90/min nicht erreicht, ist ein Sinusknoten-Syndrom gesichert.

Ein Belastungstest ist indiziert, wenn supraventrikuläre Tachykardien reproduzierbar durch körperliche Arbeit ausgelöst werden und bislang nicht dokumentiert werden konnten. Derartige Untersuchungen können auch zur Überprüfung der Effektivität einer antiarrhythmischen Therapie genutzt werden.

Besondere Bedeutung besitzt die Ergometrie zur Diagnostik und Differentialtherapie ventrikulärer Arrhythmien bei koronarer Herzkrankheit (9, 18, 25, 31, 34, 49). Wird eine Extrasystolie unter Ischämiebedingungen verstärkt, ist dies ein wichtiger Hinweis für eine möglicherweise indizierte Koronaroperation (49). Es ist jedoch zu beachten, daß derartige Arrhythmien zumeist erst nach Belastungsende einsetzen. Zu diesem Zeit-

punkt hält die Ischämie noch an, während die hohe Sinusknotenfrequenz und ihr „antiarrhythmischer Effekt" (overdrive suppression) auf eine ektope Impulsbildung bereits abgeklungen ist (31).
Unter Beachtung der Kontraindikationen, der Abbruchkriterien und der Bereitstellung aller apparativen Möglichkeiten einer Notfalltherapie ist die Methode insgesamt risikoarm.
— Von einigen Autoren werden alternativ oder als Ergänzung auch *psychische Streß-Teste* empfohlen (38, 42). Es ist erwiesen, daß hierdurch in gleicher Weise eine elektrische Instabilität provoziert und die Flimmerschwelle gesenkt werden kann (Literatur bei (38)).

4.5. Pharmakologische Tests

Wie auch bei den nichtmedikamentösen Provokationstests ist es das Ziel derartiger Interventionen, die nervale Steuerung des Herzens zu beeinflussen oder auszuschalten, die elektrische Stabilität zu labilisieren oder durch negativ dromotrop wirkende Antiarrhythmika, die Funktionstüchtigkeit der Erregungsleitung zu prüfen. Die pharmakologischen Tests werden hierbei überwiegend in Verbindung mit der Methode der His-Bündel-Elektrographie und der programmierten Stimulation kombiniert. Sie besitzen eine hohe Wertigkeit insbesondere bei intermittierenden oder labilen Störungen von Reizbildung und Erregungsleitung.
— Der *Atropin-Test* dient in erster Linie zur Funktionsprüfung der Sinusknotenautomatie (10). So reagieren Normalpersonen auf eine intravenöse Gabe von 0,01 bis 0,02 mg/kg KM mit einem mittleren Frequenzanstieg um 64% des Ausgangswertes. Hierbei sollte in allen Fällen eine Frequenz von 90/min erreicht werden. Ein Frequenzanstieg von weniger als 25% bzw. eine Minimalfrequenz von 90/min gelten als sicheres Zeichen einer gestörten Sinusknotenfunktion.
Der Atropin-Test ist gleichfalls nützlich zur Lokalisation der Blockebene bei einer langen PQ-Zeit. Tritt nach i.v. Applikation eine Verkürzung von PQ ein, kann mit hinreichender Sicherheit eine Av-Knotenleitungsstörung unterstellt werden. Ferner ist es möglich, während der His-Bündel-Elektrographie durch Atropin eine latente Leitungsstörung im His-Bündelstamm zu demaskieren (siehe Abb. 9.6.).
— Die intravenöse Gabe von *Isoproterenol* wird unter der programmierten Kammerstimulation zur Steigerung der Kammervulnerabilität eingesetzt (21). Von uns wird dieser Test nicht angewandt, da durch diese Intervention der Spezifitätsverlust im Vergleich zum Sensitivitätszuwachs sehr hoch ist (s. S. 410). Ferner wird das Risiko der Untersuchung bedeutsam gesteigert, da im Falle der Induktion eines Kammerflimmerns oder -flatterns eine Defibrillation durch erheblich gesteigerte Vulnerabilität ineffektiv bleiben kann.
— Eine *medikamentöse vegetative Blockade* des Herzens durch intravenöse Gabe von Atropin (0,04 mg/kg KM) und Propranolol (0,2 mg/kg KM) ermöglicht die Bestimmung der basalen Automatierate des Sinusknotens. Nach Jose (33) beträgt diese 117,2 minus (0,53 × Alter) Entladungen/min.
Durch eine vegetative Blockade gelingt es, die maximale Sinusknotenerholungszeit nach Abschalten einer hochfrequenten Vorhofstimulation exakter und reproduzierbarer zu bestimmen.
— Zur Bestimmung der Leitungsreserve beim sog. bifaszikulären Block bzw. Linksschenkelblock wird in einigen Zentren der *Ajmalin-Test* (50 mg i.v.) eingesetzt (16, 19). Er gilt als pathologisch, wenn während des Sinusrhythmus eine HV-Zeitverlängerung von 95 ms und mehr

eintritt (19) bzw. wenn bei atrialen Stimulationsfrequenzen von 170/min und weniger ein Block distal His provozierbar wird.

4.6. Langzeit-EKG-Registrierung (Holter-Monitoring)

Die kontinuierliche Registrierung des EKG von der Brustwand über 12 bis 24 Stunden wurde durch Holter (30) in die klinische Praxis eingeführt. Diese Methode ist in der kardiologischen Diagnostik nicht mehr zu entbehren.

Technisch bestehen derartige Systeme aus einem Aufnahmegerät und einer Wiedergabeeinheit. Es werden tragbare, batteriegespeiste Magnetbandaufnahmegeräte eingesetzt, die das von der Brustwand abgeleitete EKG (23) über mindestens 24 Stunden (3, 14, 24, 37) aufzeichnen. Für eine ausreichend sichere Analyse ist die Registrierung von 2 EKG-Ableitungen (32, 35) in Verbindung mit einem Zeitkanal und einer durch den Patienten auslösbaren Ereignismarkierung zu fordern. Zur Ausschaltung bzw. Unterdrückung von Artefakten ist eine geeignete Elektrodenfixierung (Muskelpotentiale) erforderlich.

Die *Wiedergabe- und Analyseeinheiten* verarbeiten die aufgezeichneten Signale nach Filterung über einen Analog-Digital-Wandler. Die über Computer realisierte Auswertung von Frequenzverhalten, Art und Anzahl supraventrikulärer und ventrikulärer Extrasystolen, Salven und Pausen ist in den verschiedenen kommerziell angebotenen Systemen unterschiedlich gelöst. Es muß jedoch die Möglichkeit bestehen, daß ein geübter Auswerter in den Analysevorgang eingreifen kann, um Artefakte zu eliminieren. Dieser beobachtet das zeitgeraffte EKG am Oszilloskop und entscheidet über die Identität von tageszeitlich schwankenden Konfigurationen des QRS-Komplexes des normalen Rhythmus und von Extrasystolen. Nach Korrektur der Analyse durch den Untersucher werden die Zahlenwerte der Herzfrequenz, der Häufigkeit von supraventrikulären und ventrikulären Extrasystolen und Salven sowie Pausen getrennt für jede Stunde ausgedruckt. Ferner ist es sinnvoll, einen Trend in Form von Histogrammen und typische EKG-Ereignisse zu dokumentieren.

Da der ökonomische (Beschaffung) und auch der personelle Aufwand dieses Verfahrens sehr groß ist, werden auch andere Systeme angeboten: So besteht die Möglichkeit, eine Aufzeichnung nur dann durch den Patienten auszulösen, wenn dieser Symptome wahrnimmt. Eine weitere Alternative ist die kontinuierliche Ausschreibung der kompletten Aufzeichnung. Selten einfallende Arrhythmien sind leicht erkennbar, wenn auch die Erkennung von Details Probleme bereiten kann.

Indikationen für eine Langzeit-EKG-Registrierung sind:

1. Diagnostik unklarer Synkopen (43, 45) (Abb. 4.3.). Während bei intermittierenden bradykarden Arrhythmien die Wahrscheinlichkeit einer Dokumentation hoch ist, ist der Wert der Methode bei paroxysmalen Tachykardien begrenzt. Hier werden zumeist sehr lange Speicherzeiten erforderlich.
2. Diagnostik unklarer Symptome (Palpitationen, Schwindel, „Aussetzer").
3. Einschätzung des Schweregrades und des Risikos komplexer ventrikulärer Arrhythmien, insbesondere bei Patienten mit koronarer Herzkrankheit und nach Myokardinfarkt (7, 13, 15, 27, 41, 47, 48).
4. Therapiekontrolle einer antiarrhythmischen Behandlung. Unter dieser Zielstellung werden in Abhängigkeit von der Häufigkeit der Rhythmusstörung definiert lange Speicherzeiten benötigt. Um einen ausreichenden therapeutischen Effekt zu sichern, muß eine definierte prozentuale Senkung der Häufigkeit nachgewiesen werden (s. S. 433). Werden diese Richtlinien nicht berücksichtigt, sind aufgrund der hohen Spontanvariabilität der Arrhythmien falsche Schlußfolgerungen möglich (13, 50).
5. Klinische Testung und Begutachtung neuer Antiarrhythmika.

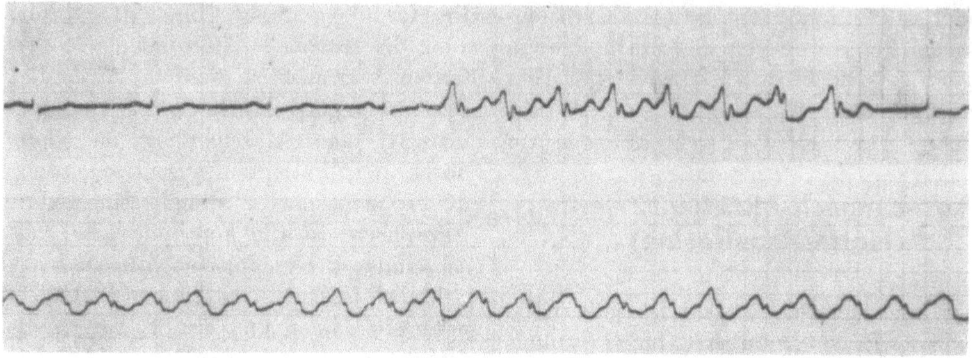

Abb. 4.3. Dokumentation einer kurzen und spontan endenden Phase einer Kammertachykardie (oben) sowie einer perpetuierten Form (unten) durch EKG-Langzeit-Registrierung bei einem Patienten mit unklaren Synkopen.

4.7. Ösophagus-Elektrokardiographie

Die Applikation von Elektrodensonden kann unter diagnostischer oder therapeutischer Zielstellung erforderlich werden. Über den Ösophagus ist sowohl die Ableitung von Potentialen des linken Vorhofes als auch der Kammer und deren Reizung mittels spezieller Stimulatoren möglich. Das Verfahren kann auch ambulant angewandt werden. Der technische Aufwand ist gering.

Da für die Stimulation unter Verwendung üblicher Elektroden zumeist hohe Energien benötigt werden und die Schmerzbelästigung für den Patienten nicht unerheblich ist, wurden spezielle Ballonkatheter entwickelt. Diese sichern einen stabilen Wandkontakt und reduzieren den Strombedarf. Eine weitere Senkung der erforderlichen Energie konnte durch eine Optimierung der Elektrodendimensionierung, der Elektrodenabstände bei bipolarer Reizung und durch Variationen der Impulsform und -breite erzielt werden. Auf diese Weise wurde es sogar möglich, über spezielle Universalstimulatoren programmierte atriale und ventrikuläre Reizungen zur artifiziellen Induktion und Terminierung von Tachykardien auszuführen.

Eine diagnostische oder therapeutische Ösophagus-Elektrographie ist unter folgenden Indikationen angezeigt:

1. Differentialdiagnose der unterschiedlichen Formen einer paroxysmalen supraventrikulären Tachykardie durch exakte Lokalisation der P-Wellen und deren Beziehung zu QRS (s. Abb. 11.1.).
2. Differentialdiagnose zwischen ventrikulärer Tachykardie und supraventrikulären Tachykardien mit breitem Kammerkomplex.
3. Orientierende Erfassung elektrokardiologischer Parameter der Sinusknotenfunktion (max. Sinusknotenerholungszeit, sinuatriale Leitungszeit) und Av-Knotenfunktion (Refraktärzeiten, Wenckebach-point).
4. Terminierung von supraventrikulären Tachykardien durch Elektrostimulation nach Versagen eines medikamentösen Konversionsversuches.
5. Artifizielle Auslösung und Terminierung paroxysmaler supraventrikulärer Tachykardien zur Kontrolle der Effektivität einer antiarrhythmischen Rezidivprophylaxe.
6. Notfallstimulation bis zum Einsatz einer effektiven transvenösen Reizung oder definitiven Schrittmachertherapie.

Aus den genannten Gründen gehören eine Ösophaguselektrode und ein geeigneter

Schrittmacher in jede Notaufnahmestelle, jeden Wagen der dringlich-medizinischen Hilfe und jeden Operationssaal (22, 28).

4.8. Signalmittlungstechnik zur Registrierung von Mikropotentialen

Da die Ableitung des His-Potentials üblicherweise eine invasive Technik voraussetzt, unternahmen Berbari et al. (5) 1973 erstmals den Versuch, Mikropotentiale von der Körperoberfläche abzuleiten. Sie bedienten sich der Signalmittlungstechnik. Bei diesem Verfahren werden 100 bis 200 EKG-Zyklen hochverstärkt abgeleitet und mittels eines Analog-Digital-Wandlers an einen Rechner übermittelt. Von entscheidender Bedeutung ist eine exakte Triggerung der Signale (zumeist R-Spitze). Durch den Rechner werden sie übereinandergelagert, wodurch sich deren Amplitude summiert. Nicht periodisch wiederkehrende Signale werden im Gegensatz hierzu unterdrückt (6). Mit diesem Verfahren gelingt es, in 30 bis 95% der Fälle *H-Potentiale von der Körperoberfläche* abzuleiten (44). Probleme bei der Erkennung der H-Deflektion werden dadurch verursacht, daß durch die Signalmittlung Anteile der P-Welle sehr weit in das PQ-Intervall hineinreichen. Läßt sich jedoch ein H-Potential zweifelsfrei erkennen, besteht hinsichtlich der gemessenen Zeitwerte eine hohe Übereinstimmung mit den invasiv ermittelten Werten (Abb. 4.4.).

Das Verfahren ist geeignet zur Ermittlung der HV-Zeit und damit zur Einschätzung des Risikos bei Patienten mit sog. bifaszikulärem Block und Linksschenkelblock sowie zur Verlaufskontrolle auch unter einer antiarrhythmischen Therapie. Nachteilig ist, daß diese Registriertechnik bislang nur wenigen elektrokardiologischen Zentren als Eigenentwicklung zur Verfügung steht und kommerziell nicht angeboten wird.

In den vergangenen Jahren wurde das Verfahren auch zur Dokumentation von Sinusknotenpotentialen (s. S. 42) und ventrikulären Mikropotentialen (11, 12, 44) (s. S. 417) ausgebaut.

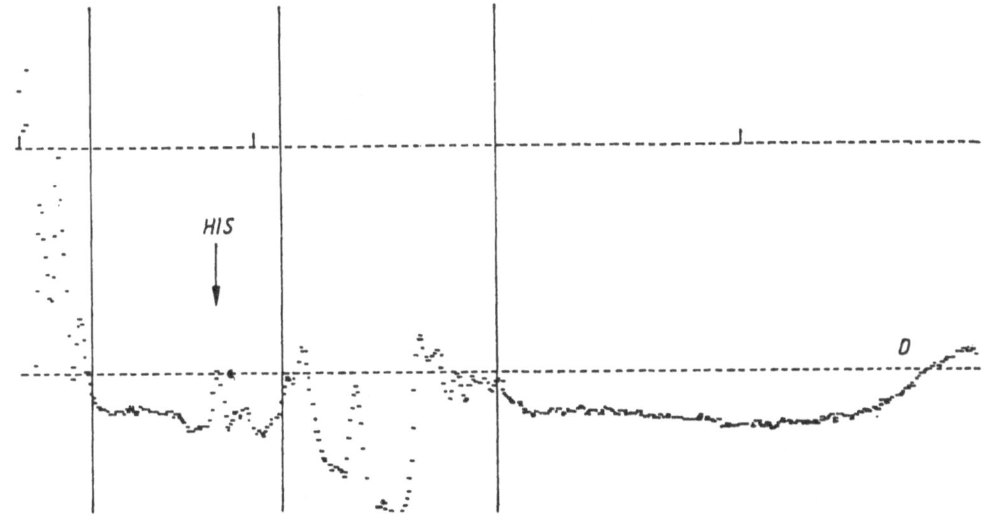

Abb. 4.4. Registrierung eines H-Potentials durch ein hochverstärktes signalgemitteltes Oberflächen-EKG (Spezialableitung D von der Brustwand).

Literatur

1. Abbott, J. A., D. S. Hirschfeld, F. W. Kunkel u. M. M. Scheinman: Graded exercise testing in patients with sinus node dys-function. Amer. J. Med. **62** (1977), 330–338
2. Andresen, D., U. Tietze, E. R. v. Leitner, H. U. Lehmann, J. Thormann, H. J. Wessel u. R. Schröder: Spontanvariabilität tachykarder Rhythmusstörungen. Z. Kardiol. **59** (1980), 214
3. Andresen, D., E. R. v. Leitner, K. Wegscheider u. R. Schröder: Nachweis komplexer tachykarder ventrikulärer Rhythmusstörungen im Langzeit-EKG: Abhängigkeit von der Registrierdauer. Dt. med. Wochenschr. **107** (1982), 571–574
4. Benson, D. W., A. Dunnigan, D. G. Benditt, M. R. Pritzker u. T. R. Thompson: Transesophageal study of infant supraventricular tachycardia: Electrophysiologic characteristics. Amer. J. Cardiol. **52** (1983), 1002–1006
5. Berbari, E. J., R. Lazzara, P. Samet u. B. J. Scherlag: Noninvasive technique for detection of electrical activity during the P-R segment. Circulation **48** (1973), 1005–1013
6. Berbari, E. J., B. J. Scherlag, N. El-Sherif, B. Befeler, J. M. Aranda u. R. Lazzara: The His-Purkinje electrocardiogram in man. Circulation **54** (1976), 219–224
7. Bigger, J. T., F. M. Weld u. L. M. Rolnitzky: Prevalence, characteristics and significance of ventricular tachycardia (three or more complexes) detected with ambulatory electrocardiographic recording in the late hospital phase of acute myocardial infarction. Amer. J. Cardiol. **48** (1981), 815–823
8. Bigger, J. T.: Mechanisms and diagnosis of arrhythmias. In: Braunwald, E. (Hrsg.): Heart disease – A textbook of cardiovascular medicine. W. B. Saunders Company, Philadelphia, London, Toronto 1980, S. 630–690
9. Blackburn, H., H. L. Taylor, B. Hanwell, E. Buskirk, W. C. Nicholas u. R. D. Thorson: Premature ventricular complexes induced by stress testing. Amer. J. Cardiol. **31** (1973), 441–449
10. Blömer, H., A. Wirtzfeld, W. Delius u. H. Sebening: Das Sinusknoten-Syndrom. Z. Kardiol. **64** (1975), 697–721
11. Breithardt, G., R. Becker u. L. Seipel: Noninvasive recording of late ventricular activation in man. Circulation **62**, Suppl. III (1980), 320
12. Breithardt, G., R. Becker, L. Seipel, R. R. Abendroth u. J. Ostermeyer: Noninvasive detection of late potentials in man – a new marker for ventricular tachycardia. Europ. Heart J. **2** (1981), 1–11
13. Breithardt, G., L. Seipel u. F. Loogen: Häufigkeit, Prognose und Therapie von Herzrhythmusstörungen bei koronarer Herzkrankheit. Z. Kardiol. **67** (1978), 1–12
14. Brodsky, M., D. Wu, P. Denes, C. Kanakis u. K. M. Rosen: Arrhythmias documented by 24 hour continuous electrocardiographic monitoring in 50 male students without apparent heart disease. Amer. J. Cardiol. **39** (1977), 390–395
15. Cats, V. M., K. I. Lie, F. J. L. van Capelle u. D. Durrer: Limitations of 24 hour ambulatory electrocardiographic recording in predicting coronary events after acute myocardial infarction. **44** (1979), 1257–1260
16. Chiale, P. A., J. Przyblyski, R. A. Laino, M. S. Halpern, G. J. Nau, R. A. Sanchez, T. O. Lazzari, M. V. Elizari u. M. B. Rosenbaum: Usefulness of the ajmaline test in patients with latent bundle branch block. Amer. J. Cardiol. **49** (1982), 21–26
17. Chiche, P., A. Lellouch u. J. P. Denizeau: Autonomic influences and cardiac conduction in patients with sinus node disease. Cardiology **61** (1976), Suppl. I, 98–106
18. Crawford, M., R. A. O'Rourke, N. Ramakrishna, H. Henning u. J. Ross: Comparative effectiveness of exercise testing and continuous monitoring for detecting arrhythmias in patients with previous myocardial infarction. Circulation **50** (1974), 301–305
19. Faivre, G., E. Aliot u. J. F. Nicolas: L'épreuve a l'ajmaline intraveineuse en cours d'exploration hisienne dans le diagnostic des BAV paroxystiques. Ann. Cardiol. Angéiol. **26** (1977), 117–122
20. Franke, H.: Über das Karotissinus-Syndrom und den sogenannten hyperaktiven Karotissinus-Reflex. F. K. Schattauer Verlag, Stuttgart 1963
21. Freedman, R. A., C. D. Swerdlow, D. S. Echt, R. A. Winkle, V. Soderhohn-Difatte u. J. W. Mason: Facilitation of ventricular tachyarrhythmia induction by

isoproterenol. Amer. J. Cardiol. **54** (1984), 765–770

22. GALLAGHER, J. J., W. M. SMITH, C. R. KERR, J. KASELL, L. COOK, M. REITER, R. STERBA u. M. HARTE: Esophageal pacing: A diagnostic and therapeutic tool. Circulation **65** (1982), 336–341
23. GILSON, J. S., u. R. B. GRIFFING: Continuous electrocardiograms, electrodes and lead systems. Amer. J. Cardiol. **8** (1961), 212–215
24. GIBSON, T. C., u. M. R. HEITZMAN: Diagnostic efficacy of 24-hour electrocardiographic monitoring for syncope. Amer. J. Cardiol. **53** (1984), 1013–1017
25. GRABOYS, T. B., R. DESILVA u. B. LOWN: Ambulatory monitoring and exercise stress testing in the management of patients with malignant ventricular arrhythmia. Amer. J. Cardiol. **41** (1978), 400–406
26. GRIENENOW, R., F. SABOROWSKI, I. BERNARD u. V. HOSSMANN: Atrioventrikuläre Überleitung während Karotisdrucks und simultaner Vorhofstimulation. Herz, Kreisl. **5** (1983), 229–234
27. GRODMAN, R. S., R. J. CAPONE u. A. S. MOST: Arrhythmia surveillance by transtelephonic monitoring: Comparison with Holter monitoring in symptomatic ambulatory patients. Amer. Heart J. **98** (1979), 459–464
28. HAMMILL, S. C., u. E. L. C. PRITCHETT: Simplified esophageal electrocardiography using bipolar recording leads. Ann. Internal Med. **95** (1981), 14–18
29. HOLDEN, M., J. H. MCANULTY u. S. H. RAHIMTOOLA: Characterization of the heart rate response to exercise in the sick sinus syndrome. Brit. Heart. J. **40** (1978), 923–925
30. HOLTER, N. J.: New method for heart studies. Science **134** (1961), 1214–1220
31. JELINEK, M. V., u. B. LOWN: Exercise stress testing for exposure of cardiac arrhythmias. Prog. Cardiovasc. Dis. **16** (1974), 497–522
32. JOHANSSON, B. W.: Long-term ECG in ambulatory clinical practice. Europ. J. Cardiol. **5** (1977), 39–48
33. JOSE, A. D.: Effect of combined sympathetic and parasympathetic blockade on heart rate and cardiac function in man. Amer. J. Cardiol. **18** (1966), 476–482
34. KAFKA, W., H. PETRI u. W. RUDOLPH: Bedeutung von Belastungsuntersuchungen bei ventrikulären Rhythmusstörungen. Herz **7** (1982), 140–143
35. KENNEDY, H. L., S. J. UNDERHILL u. J. R. WARBASSE: Practical advantages of two-channel electrocardiographic Holter recordings. Amer. Heart J. **91** (1976), 822–823
36. KINDERMANN, G.: Karotissinusdruckversuch zur Diagnose unklarer synkopaler Anfälle und Indikation zur Schrittmacherbehandlung. Med. Klinik **69** (1974), 477–481
37. LOPES, M. G., P. RUNGE, D. C. HARRISON u. J. S. SCHOEDER: Comparison of 24 versus 12 hours of ambulatory ECG monitoring. Chest **67** (1975), 269–273
38. LOWN, B.: Mental stress, arrhythmias and sudden death. Amer. J. Med. **72** (1982), 177–180
39. MANDEL, W. J., K. OBAYASHI u. M. M. LAKS: Overview of the sick sinus syndrome. Chest **66** (1974), 223–225
40. MICHELSON, E. L., u. J. MORGANROTH: Spontaneous variability of complex ventricular arrhythmias detected by long-term electrocardiographic monitoring. Circulation **61** (1980), 690–695
41. MORGANROTH, J., E. L. MICHELSON, L. N. HOROWITZ, M. E. JOSEPHSON, A. S. PEARLMAN u. W. B. DUNKMAN: Limitations of routine long-term electrocardiographic monitoring to assess ventricular ectopic frequency. Circulation **58** (1978), 408–414
42. NITSCHE, K., S. FÜLLER, M. H. HURST, H. WEHRLE, H. LÖLLGEN u. H. JUST: Wertigkeit von Interventionstests zur Beurteilung von Herzrhythmusstörungen. Cardiology **70** (1983), Suppl. I, 61–66
43. OLSHAUSEN, K. v., N. TREESE, T. POP, E. HOBERG, W. KÜBLER u. J. MEYER: Plötzlicher Herztod im Langzeit-EKG. Dt. med. Wochenschr. **110** (1985), 1195–1201
44. ROZANSKI, J. J., u. A. CASTELLANOS: Clinical evaluation of an improved high resolution ECG cart for recording the His electrogram non-invasively. Pace **3** (1980), 479–486
45. RUBERMAN, W., E. WEINBLATT, J. D. GOLDBERG, C. W. FRANK, B. S. CHAUDHARY u. S. SHAPIRO: Ventricular premature complexes and sudden death after myocardial infarction. Circulation **64** (1981), 297–305
46. SIGLER, L. H.: The cardioinhibitory carotid sinus reflex. Its importance as a vagocardiosensitivity test. Amer. J. Cardiol. **12** (1963), 175
47. SPIELBERG, C., E. R. v. LEITNER, D. ANDRESEN u. R. SCHRÖDER: Prognostische

Bedeutung komplexer tachycarder ventrikulärer Rhythmusstörungen im 24-Stunden-Langzeit-EKG: Z. Kardiol. **71** (1982), 271–277

48. Thanavaro, S., R. E. Kleiger, B. R. Hieb, R. J. Krone, V. R. de Mello u. G. C. Oliver: Effect of electrocardiographic recording duration on ventricular dysrhythmia detection after myocardial infarction. Circulation **62** (1980), 262–265

49. Weiner, D. A., S. R. Levine, M. D. Klein u. T. J. Ryan: Ventricular arrhythmias during exercise testing: Mechanism, response to coronary bypass surgery and prognostic significance. Amer. J. Cardiol. **53** (1984), 1553–1557

50. Winkle, R. A.: Antiarrhythmic drug effect mimicked by spontaneous variability of ventricular ectopy. Circulation **57** (1978), 1116–1120

5. Spezielle Diagnostik von Herzrhythmusstörungen His-Bündel-Elektrographie und programmierte Stimulation

Die intrakavitäre Ableitung elektrischer Potentiale vom Reizbildungs- und Erregungsleitungssystem über Elektrodenkatheter (His-Bündel-Elektrographie) und die programmierte Stimulation gehören heute zu den Routinemethoden der klinischen Kardiologie (75, 83, 91, 110, 111, 114, 124, 139, 142). Die Methoden haben unsere Kenntnisse zu den Mechanismen von Herzrhythmusstörungen in großem Maße erweitert und vertieft (11, 14, 50, 104). Retrospektiv lassen sich mehrere Phasen einer intensiven Forschungsarbeit abgrenzen. Nach Einführung der His-Bündel-Elektrographie im Jahre 1968 galt das Interesse vordergründig den atrioventrikulären Leitungsstörungen (2, 33, 41, 45, 85, 143, 144). Der Kenntnisstand zu diesem Thema wurde 1975 durch NARULA (91) zusammenfassend dargestellt. In einer zweiten Phase wurden insbesondere die normale und gestörte Sinusknotenfunktion (12, 15, 19, 20, 37, 46, 57, 60, 66, 80, 81, 84, 90, 102, 117, 123) sowie die paroxysmalen supraventrikulären Tachykardien (29, 39, 50, 73, 75, 94, 105, 107, 132) intensiv untersucht. Seit der bahnbrechenden Mitteilung von WELLENS et al. (136) im Jahre 1972, der die Bedeutung der programmierten Kammerstimulation für die Diagnose und Therapieüberwachung ventrikulärer Tachykardien erkannte, richten sich die Bemühungen in erster Linie auf die malignen Kammerarrhythmien (6, 24, 25, 28, 42, 48, 51, 61, 63, 78, 89, 127, 138) und die Problematik des plötzlichen Herztodes (24, 34, 47, 65, 68, 72, 86). Eine erste Bilanz konnte im Jahre 1984 durch eine bemerkenswerte Monographie (76) durch JOSEPHSON und WELLENS gezogen werden.

Die Methode der His-Bündel-Elektrographie hat ihre Vorläufer in zahlreichen Untersuchungen von elektrischen Ableitungen über Einstichelektroden am Reizleitungssystem im Tierexperiment und intraoperativ am offenen Herzen. Der Arbeitsgruppe um SCHERLAG gebührt jedoch das Verdienst, nach experimentellen Vorarbeiten am Hund eine klinisch anwendbare Methode zu erarbeiten (112).

5.1. Technische und apparative Voraussetzungen

Die His-Bündel-Elektrographie erfolgt unter den Bedingungen des Herzkatheterismus. Neben einer Röntgenbildwandler-Einheit, einem Röntgentisch mit schwimmender Platte und den zur Seldinger-Technik üblichen Punktionsbestecken werden spezielle Elektrodensonden, eine Registriereinheit und ein Universalschrittmacher benötigt. Aus Sicherheitsgründen sollte ein Defibrillator zur Verfügung stehen.

Kathetermaterial: Die anwendbaren Elektroden unterscheiden sich hinsichtlich ihrer Stärke, der Anzahl der Pole sowie des Abstandes derselben. Es stehen Katheter von 4 bis 8 F zur Verfügung. Wir bevorzugen 6-F-Elektroden, die aufgrund ihrer physikalischen Eigenschaften auch nach leichter Weichheitszunahme innerhalb des Körpers gut dirigierbar und lagestabil sind. Die Anzahl der erforderlichen Elektroden ist abhängig von der unter der geplanten Untersuchung erforderlichen Funktion. So verwenden wir als Vorhofelektrode einen minimal 4poligen Katheter, wobei die Spitzenelektroden zur Stimulation und die proximalen zur Ableitung des hohen atrialen Elektrogrammes (HRA) genutzt werden. Zur Registrierung des His-Bündel-Elektrogrammes (HBE) sind bi- oder tripolare Sonden geeignet, insbesondere, wenn sie distal eine leichte Krümmung aufweisen. Zusätzlich erforderliche Katheter zur Kammerstimulation bzw. zur Ableitung von Elektrogrammen aus dem Sinus coronarius sowie der Art. pulmonalis zur Registrierung der elektrischen Aktivität des linken Vorhofes können bipolar ausgelegt sein. Sechspolige Elektroden sind nach unserer Erfahrung sehr starr, lassen sich schwer bis zum Herzen vorführen und sind mit dem Risiko einer Traumatisierung des Endokards und Myokards (Perforation) bzw. des Reizleitungssystems verknüpft. Auch für Mapping-Techniken sind sie nur unzureichend geeignet, da ihre Rigidität einer exakten Lokalisierbarkeit entgegenwirkt.

Der gewählte Elektrodenabstand hat Rückwirkungen auf die exakte Lokalisation des elektrischen Nahpotentials. Je geringer der Abstand der Pole, desto genauer ist der Ort der Registrierung bestimmbar, um so schwieriger gestaltet sich jedoch die Plazierung der Elektrode. In der Regel ist für die Ableitung von Elektrogrammen ein Abstand von 10 mm ausreichend, die Differenz zwischen Signal- und Störpegel-Empfindlichkeit ist zufriedenstellend. Sollen jedoch während einer ventrikulären Stimulation eine retrograde Aktivierung des Hisschen Bündels (H-Potential) innerhalb von QRS registriert werden, macht sich ein Elektrodenabstand von 1 bis 5 mm erforderlich (35, 36).

Spezielle Katheterformen mit variablen Elektrodenabständen oder Ballon-Elektrodensonden werden in unserem Labor nicht verwendet.

Registriereinheit: Die Registriertechnik muß vordergründig den Anforderungen der elektrischen Sicherheit des Patienten gehorchen. Zur Trennung von netzbetriebener Registrierung und Katheterelektrodenanschluß hat sich eine photoelektrische Kopplung bewährt. Wesentlich für die Güte des registrierten Signals sind die Kennziffern von Verstärkung und Filterung des abgeleiteten Elektrogrammes. Wir bevorzugen eine untere Frequenzbegrenzung von 50 Hz, wobei die obere Frequenzempfindlichkeit des Gerätes mehr als 500 Hz betragen muß.

Da für eine hinreichend exakte Analyse des Erregungsablaufes neben den Einthoven-Ableitungen I bis III und der Goldberger-Ableitung aVR bzw. Wilson-Ableitung V_1 minimal zwei intrakavitäre Elektrogramme abgeleitet werden müssen, ist ein 6-Kanal-Registriergerät erforderlich. Für diffizile Mapping-Untersuchungen sollten 4 verstärkte und gefilterte Elektrogramme zur Verfügung stehen. Der Papiervorschub sollte wahlweise 50, 100 und 200 mm/s betragen.

Stimulationsgerät: Während für einfache Anforderungen (Bestimmung der maximalen Sinusknotenerholungszeit und der maximalen Leitungsreserve des av-Systems) herkömmliche Reizgeräte mit einer maximalen Stimulationsfrequenz von 200/min ausreichen, ist für eine exakte Analyse ein Universalschrittmacher mit hohen Anforderungen erforderlich (64).

Ein derartiges Gerät sollte folgende Anforderungen erfüllen:

- Konstanz der Ausgangsspannung bzw. -stromstärke,
- beliebig wählbare Impulsbreite (0,5 bis 5 ms),
- Stimulationsmöglichkeit über ein breites Spektrum von Periodenlängen (50 bis 2000 ms),
- Möglichkeit zur Applikation von vorzeitigen Einzelreizen während Sinusrhythmus und stimuliertem Grundrhythmus mit einer Programmiergenauigkeit von 1 ms,
- Stimulation mit programmiert applizierbaren Einzel-, Doppel- und Drei- bzw. Vierfachimpulsen, wobei die Vorzeitigkeiten aller Reize wahlweise in einer Sequenz von 5, 10 und 20 ms automatisch verkürzt bzw. verlängert werden können, und
- Möglichkeit zur Einstellung von Pausen (1 bis 10 Zyklen) nach programmierten Stimulationen, um die induzierten elektrophysiologischen Phänomene (Echoschläge, Tachykardien) zu dokumentieren.

Hochleistungsgeräte ermöglichen diese Forderungen von zwei Stimulationsorten gleichzeitig. Insgesamt ist es sinnvoll, wenn das Gerät sowohl die Periodenlängen des Sinusrhythmus bzw. der Reizung als auch alle Vorzeitigkeiten der sich programmiert verändernden solitären bzw. multiplen Extrareize digital anzeigt. Auf diese Weise wird zu allen Zeitpunkten der Untersuchung eine rasche Kontrolle des Stimulationsprogrammes möglich.

Mit derartigen Stimulationsgeräten werden eine exakte Analyse des Reizbildungs- und Erregungsleitungssystems als auch eine diffizile antitachykarde Elektrotherapie ermöglicht. Einzelheiten zu dem unter spezieller Indikation erforderlichen Reizprogramm sind in den speziellen Kapiteln in Tabellenform angegeben.

5.2. Kathetertechniken

Die Einführung der Elektrodenkatheter ist in Technik und Zugangsort abhängig von der gewünschten Endposition der Sonde, der erforderlichen Anzahl der Katheter und evtl. bestehenden Kontraindikationen (Lungenemphysem, akute oder chronische Thrombophlebitis). Als übliche Zugangswege werden die rechte V. femoralis, die V. cubitalis oder die V. subclavia sowie in Ausnahmefällen die A. femoralis benutzt.

Zumeist erfolgt die perkutane Punktion der Gefäße nach der SELDINGER-Technik. Diese ist relativ schmerzarm. Neben einer Lokalanästhesie mit 1%igem Xylocain ist keine Prämedikation erforderlich. Ausschließlich bei extrem erregten und ängstlichen Patienten geben wir Diazepam, von dem keine bedeutsamen elektrophysiologischen Effekte bekannt sind.

In unserem Labor werden die V. femoralis dext. als häufigster Zugangsweg für die Lokalisation des Katheters im oberen rechten Vorhof, im linken Atrium via Foramen ovale persistens sowie das Hissche Bündel bzw. der rechte Ventrikel benutzt.

Nach Lokalanästhesie der Fossa inguinalis wird die V. femoralis etwa 1 bis 2 cm medial von der leicht palpablen A. femoralis mit einer SELDINGER-Kanüle punktiert. Gelingt dies bei adipösen Patienten schwer, kann die Vene systematisch durch mehrere Punktionen von lateral unmittelbar neben der A. femoralis nach medial gesucht werden. Es ist hierbei auf geradlinige Punktionen zu achten. In seltenen Fällen findet sich die Vene etwas durch die Arterie verdeckt. Hier empfiehlt es sich, ein gegen den Uhrzeigersinn von medial nach lateral kurvenartiges Unterfahren der A. femoralis auszuführen. In der Regel ist die erfolgreiche Punktion durch einen leichten Austritt venösen Blutes erkennbar. Jetzt kann der Führungsdraht eingeführt werden. Ist dessen Applikation unmittelbar nach Austritt aus der Punktionsnadel erschwert, liegt die Endöffnung wandständig. Es macht sich eine Lagekorrektur ohne erneute Punktion erforderlich. Nicht selten aberriert der Draht in Iliakalgefäße, oder es kommt zum Stop im ileosakralen Winkel. Durch Drehen des Drahtes bzw. atraumatische Bildung einer Schlinge am flexiblen Ende können diese Hindernisse überwunden werden. Liegt der Führungsdraht exakt, kann der Dilatator mit Hülse appliziert werden. Über die liegende Katheterschleuse können dann wahlweise unterschiedliche Katheter vorgeführt werden.

Wird versehentlich die A. femoralis fehlpunktiert, was bei adipösen Patienten bzw. bei sehr enger Nachbarschaft zur V. femoralis vorkommen kann, ist Vorsicht geboten. JOSEPHSON (75) empfiehlt drei Arten des weiteren Vorgehens: 1. Rückzug der Punktionsnadel und manueller Druck über minimal 5 Minuten. Hierauf wird verzichtet, wenn 2. ein Lumenkatheter zur arteriellen Drucküberwachung eingeführt wird oder 3. nach Applikation eines Dilatator-Hülsen-Besteckes entsprechend dem Vorgehen bei Punktion der V. femoralis ein His-Bündelpotential über einen in die Aortenwurzel eingeführten Elektrodenkatheter registriert wird. Wird auf diese Vorsichtsmaßnahmen verzichtet, kann sich nach erfolgreicher Punktion der Vene nach Entfernung der Katheter eine chronische arterio-venöse Fistel ausbilden.

Ist die Applikation von Elektroden über die unteren Extremitäten infolge akuter oder chronischer Venenerkrankungen nicht möglich oder sind mehr als zwei Elektroden erforderlich, bietet sich die obere Extremität als alternativer Zugangsweg an. Oft ist der Sinus coronarius ausschließlich von kranial her sondierbar. Wir bevorzugen für Schwemmkatheter die Kubitalvenen. Sollen jedoch starre Elektroden von 5 F und mehr appliziert werden, nutzen wir die Punktion der V. subclavia. Bei ausreichender Übung ist diese Technik arm an Komplikationen. In vielen Fällen, in denen eine temporäre Elektrostimulation erforderlich ist, erscheint dieses Vorgehen sinnvoll.

Die V. subclavia kann gleichfalls nach der bereits dargestellten Methode nach SELDINGER oder aber durch großlumige scharf angeschliffene atraumatische Kanülen punktiert werden. Nach Lokalanästhesie an der Grenze zum lateralen Drittel der Clavikula wird in Richtung kranial, medial und dorsal punktiert und nach Aspiration venösen Blutes in den Spritzenkolben und Stabilisierung der Kanüle mit der linken Hand der Elektrodenkatheter eingeführt. Gelingt dies nicht flüssig, kann eine Rotation des Kanülenendes um die Längsachse einen Eintritt der Sonde erleichtern. Komplikationen wie Arterienpunktion mit konsekutivem Hämatom oder Pneumothorax sind beim Geübten selten.

Für eine Routineuntersuchung sind minimal zwei Elektrodensonden zur Registrierung des hohen rechtsatrialen (HRA) und des His-Bündel-Elektrogrammes (HBE) erforderlich. Der erste Katheter sollte für eine atriale Stimulation und Registrierung quadripolar ausgelegt sein. Zur Ableitung des HBE eignet sich nach eigenen Erfahrungen ein 6 F bipolarer Katheter. Beide Elektroden führen wir regelhaft über die rechte Femoralvene ein. Zur Analyse von Tachykardien bzw. den retrograden Erregungsablauf sind zusätzliche Katheter in der Spitze des rechten Ventrikels (Kubitalvene) oder dem Sinus coronarius (V. subclavia) erforderlich. Mehr als 4 Elektroden gleichzeitig werden in unserem Labor nicht appliziert. Die Art der Elektrodeninsertion und deren Lokalisation sind immer von der diagnostischen Fragestellung abhängig (Abb. 5.1. und 5.2.).

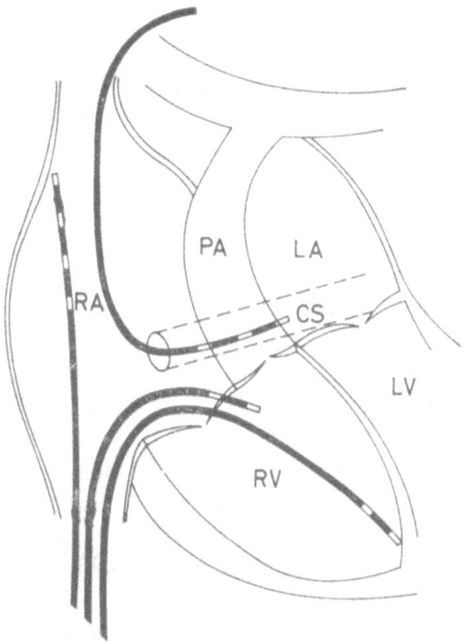

Abb. 5.1. Schematische Darstellung der intrakardialen Elektrodenpositionen unter einer His-Bündel-Elektrographie

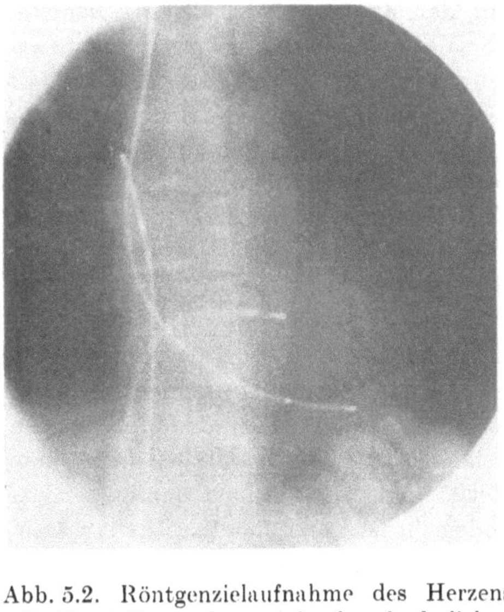

Abb. 5.2. Röntgenzielaufnahme des Herzens mit Darstellung der minimal erforderlichen Elektrodensonden in Sinusknoten- (4polig), His-Bündel- (2polig) und Position der Spitze der rechten Kammer (2polig, großer Elektrodenabstand).

Elektrographie des rechten Vorhofes

Der rechte Vorhof ist von der V. femoralis aus leicht erreichbar. Bei Applikation der Elektrode via V. subclavia bzw. cubitalis wird oft ein unzureichender Kontakt zum Myokard erreicht; es sind hohe Spannungen zur Stimulation erforderlich.
Für Mapping-Registrierungen ist die Katheterlokalisation an wiederauffindbaren Orten erforderlich. Als derartige Loki gelten die Mündung der unteren Hohlvene, das Ostium des Koronarsinus, der Limbus der Fossa ovalis, die Tricuspidalklappe und das Herzohr. Für derartige Untersuchungen, die auf eine zeitliche Analyse des Erregungsablaufes im Vorhofmyokard abzielen, genügen zumeist zwei atriale Sonden. Eine Referenzelektrode wird im oberen rechten Atrium (HRA) belassen, während mit einer zweiten die genannten Fixpunkte aufgesucht werden und das Elektrogramm registriert wird. Weitere Ableitpunkte sind zumeist inkonstant lokalisierbar und erfordern, soll die Registriersicherheit hoch sein, eine biplane Röntgentechnik.

Elektrographie des linken Vorhofes

Die Ableitung von linksatrialen Elektrogrammen ist zur Tachykardieanalyse wünschenswert und bei der exakten Lokalisation akzessorischer atrio-ventrikulärer Leitungsbahnen unerläßlich. Einfach, aber selten auffindbar (etwa 10% der Fälle) ist ein Foramen ovale persistens. In allen erforderlichen Fällen sollte hiernach gezielt gesucht werden. Der direkte Zugang zum linken Vorhof über eine transseptale Punktion oder retrograd über die linke Kammer ist aufwendig und sicher nur extremen Ausnahmen vorbehalten. Häufiger bedient man sich der indirekten Ableitung über den Sinus coronarius (10, 50, 55, 73, 75, 105, 114, 115, 139), die A. pul-

monalis (23, 77) oder den Ösophagus (13, 16, 56, 69, 99).
— Das Ostium des Sinus coronarius ist bei Einführung der Elektrode über die V. femoralis nur schwer sondierbar. Am ehesten gelingt dies durch Bildung einer Schlinge im rechten Vorhof. Einfach und schnell findet sich das posterior oberhalb der Valvula tricuspidalis gelegene Ostium bei einer Sondierung über die Armvene oder die V. subclavia. Die richtige Position der Elektrode ist erkennbar durch simultane Ableitung amplitudengleicher atrialer und ventrikulärer Deflektionen, eine Vorführung des Katheters bis an den linken Herzrand ohne Provokation ventrikulärer Extrasystolen, die posteriore Lage der Sonde im seitlichen Strahlengang sowie der Nachweis stark desaturierten Blutes mittels Oxymetrie (75).
— Bei Sondierung der Pulmonalarterie ist im Stamm oder der linken A. pulmonalis ein Elektrogramm mit relativ kleinen Amplituden ableitbar. Oft ist der Beginn der Erregung nicht exakt bestimmbar.
— Über eine ösophageale Sonde können leicht Potentiale aus den posterioren Anteilen des linken Vorhofes (16) abgeleitet werden. Dies ist auch zur Erkennung der P-Wellen bei paroxysmalen Tachykardien sinnvoll und hilft bei der Differenzierung ventrikulärer Tachykardien von supraventrikulären mit Schenkelblock.

Das His-Bündel-Elektrogramm

Das His-Bündel-Elektrogramm (HBE) ist von zentralem Interesse. Mit seiner Darstellung ist es möglich, die globale atrioventrikuläre Überleitungszeit vom oberen Vorhof (Beginn der P-Welle) bis zur frühesten Erregung der septalen Anteile der Kammer (Q-Zacke) in eine atriale (PA-Zeit), eine nodale (AH-Zeit) und His-Purkinje-Leitungszeit (HV-Zeit) zu untergliedern.
Zur Darstellung des HBE werden mehrere Verfahren angegeben:

— Die am häufigsten geübte Methode benutzt die V. femoralis als Zugangsweg. Der Elektrodenkatheter wird in den rechten Vorhof und nach Passage der Valvula tricuspidalis in die Spitze der rechten Kammer unter Röntgensicht vorgeführt. Zur weiteren Plazierung genügt die Orientierung am intrakavitären Elektrogramm. Nach langsamem Rückzug wird bei sehr kleinem Vorhofelektrogramm kurz vor Beginn des ventrikulären Spike eine kleine Deflektion, das Potential des rechten Schenkels sichtbar. Sein Abstand zu QRS beträgt weniger als 30 ms. Bei weiterem Rückzug unter leichter Rotation der Katheterspitze nach dorsal wird die atriale Deflektion im HBE zunehmend größer und zwischen A und V wird ein biphasischer Spike, das H-Potential sichtbar (Abb. 5.3.). Bisweilen wird die Konstanz dieses Signals durch die Atembewegungen des Patienten, durch spontane oder artifiziell ausgelöste Extrasystolen oder durch eine schnelle Reizung eingeschränkt. In diesen Fällen ist der Untersucher gezwungen, den Katheter manuell unter leichter Dorsalrotation und leisen Korrekturbewegungen in seiner Lage zu stabilisieren. Mit diesem Verfahren ist es fast ausnahmslos möglich, ein stabiles und auswertbares H-Potential zu registrieren.
— Bestehen Kontraindikationen für den kaudalen Zugangsweg, schlagen Gallagher et al. (54) folgendes Vorgehen vor. Über die Kubitalvene — wir bevorzugen die V. subclavia — wird im rechten Vorhof eine nach oben offene Schlaufe gebildet und über die Tricuspidalklappe in den rechten Ventrikel vorgeführt. Auf diese Weise gelingt es, die endständigen Elektroden in die His-Bündelposition zu bringen. Nach eigenen Erfahrungen gelingt es jedoch nur selten, ein stabiles H-Potential abzuleiten.
— Eine Ableitung von H ist auch mittels Linksherzkatheterismus möglich (Abb. 5.4. und 5.5.). Der Elektrodenkatheter wird

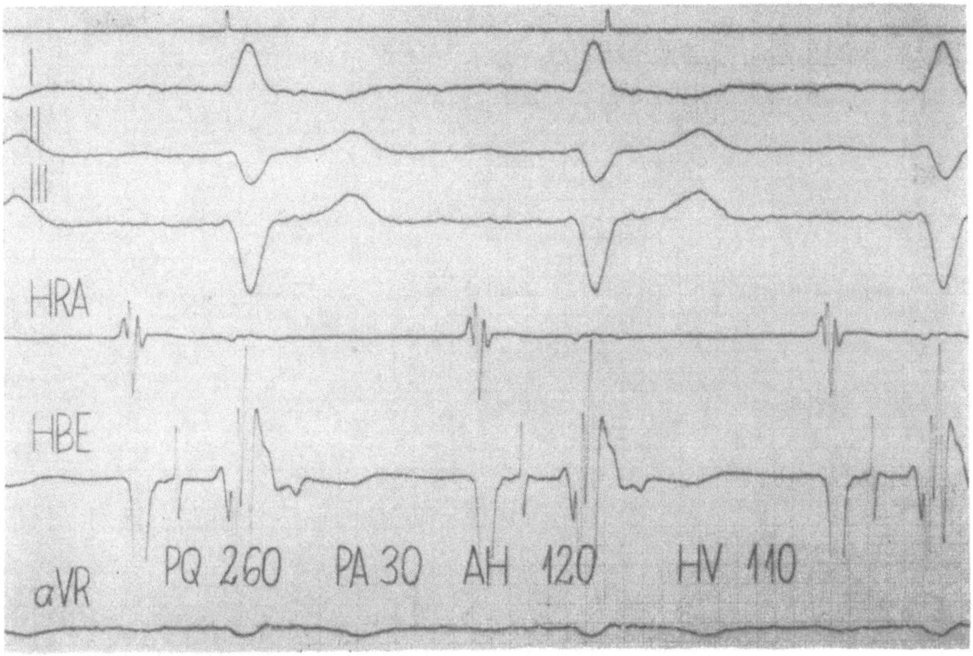

Abb. 5.3. Typisches His-Bündel-Elektrogramm (HBE) bei einem Patienten mit His-Bündelstammblock. Die distale Erregungsleitung ist extrem verzögert; die HV-Zeit beträgt 110 ms.

entweder oberhalb der Aortenklappe im posterioren, nichtkoronaren Sinus VALSALVA oder aber nach Passage der Aortenklappe am oberen Interventrikularseptum plaziert. Die Lage und zumeist auch die Konfiguration der rechts- bzw. linksventrikulär abgeleiteten H-Potentiale ist nahezu identisch.

Um exakte Messungen zu gewährleisten, sollte das His-Potential validiert werden. Dies kann durch verschiedene Verfahren erfolgen:

1. Es sei nochmals ausdrücklich darauf verwiesen, daß im HBE die Vorhofdeflektion eine hohe Amplitude aufweisen muß. Ist das A-Potential im HBE klein, liegt zumeist eine distale Katheterlage am rechten Schenkel oder Bündelstamm vor. In diesem Falle wird das HV-Intervall zu klein gemessen.

2. Mit Ausnahme des WPW-Syndroms mit ausgeprägter ventrikulärer Präexzitation muß das gemessene HV-Intervall länger als 30 ms sein. Ist dieses nicht der Fall, muß gleichfalls eine distale Lage unterstellt werden.

3. Beim Bündelstammblock sind bisweilen 2 H-Spikes als Ausdruck der gestörten Erregungsleitung nachweisbar. Diese sind zumeist nicht mit einem Katheter ableitbar, so daß in derartigen Fällen über einen ersten Elektrodenkatheter das distale und über einen zweiten das proximale H-Potential abgeleitet werden muß.

4. Eine Validierung von H ist ferner möglich durch die gleichzeitige, bereits dargestellte links- und rechtsventrikuläre Ableitung des HBE (Abb. 5.4.).

5. Bei Verwendung von Elektrodensonden mit Lumen kann die proximale Position durch Druckmessung gesichert sein. Ausschließlich in oberer H-Position ist ein atrialer Druckablauf registrierbar. Ein weiteres Verfahren, die Validität des regi-

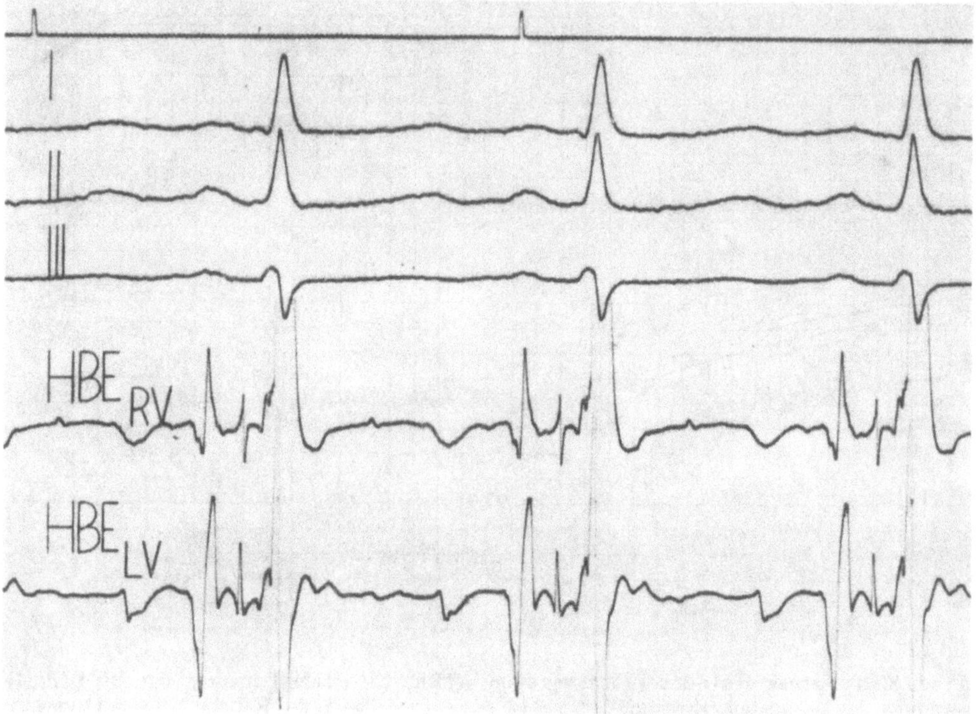

Abb. 5.4. Simultane Registrierung des His-Bündel-Elektrogrammes (HBE) aus der rechten (RV) und linken Kammer (LV). Die meßbaren HV-Zeiten sind identisch.

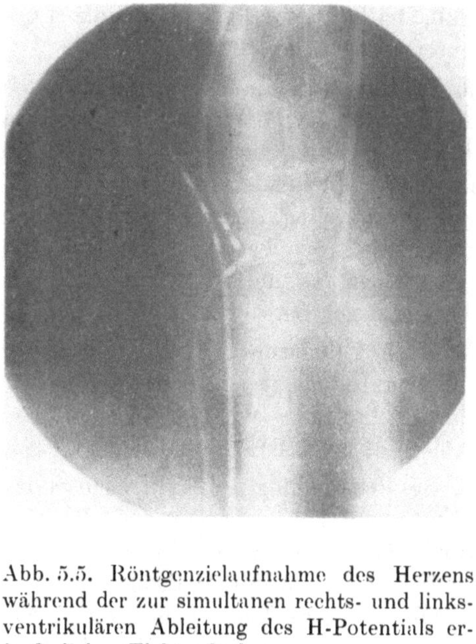

Abb. 5.5. Röntgenzielaufnahme des Herzens während der zur simultanen rechts- und linksventrikulären Ableitung des H-Potentials erforderlichen Elektrodenlage.

strierten HBE zu beweisen, ist die His-Bündel-Stimulation. Diese gelingt auch unter Verwendung geringer Spannungen nur vorübergehend, da der Elektrodenkatheter flottiert und zwischenzeitlich eine atriale oder ventrikuläre Reizung resultiert. Fast immer werden auch angrenzende septale Myokardareale mitgereizt, so daß die QRS-Konfiguration nur intermittierend derjenigen während Sinusrhythmus gleicht. Als Beweis einer exakten Lage des Katheters gilt, wenn die spontan gemessene HV-Zeit mit der Stimulus-V-Zeit unter Reizung des Hisschen Bündels identisch ist.

Elektrographie der Ventrikel

Während die Ableitung und Registrierung der ventrikulären Elektrogramme von geringerer Bedeutung sind, ist die Son-

dierung derselben zur Bestimmung der retrograden Leitungs- und Refraktäreigenschaften des Av-Leitungssystems und akzessorischer Bahnen sowie zur Induktion und Terminierung supraventrikulärer und ventrikulärer Tachykardien erforderlich. Über die methodischen Aspekte wurde bereits berichtet.
Besondere Anforderungen an das manuelle Geschick eines Untersuchers und an die erforderliche Röntgentechnik (biplane Durchleuchtung) stellen intraventrikuläre Mapping-Techniken. Diese erlangen bei der immer mehr zunehmenden chirurgischen Therapie kardialer Arrhythmien (Präexzitations-Syndrome, Kammertachykardie) große Bedeutung. Zu diesem Thema wird an anderer Stelle berichtet.

5.3. Meßtechnik von His-Bündel-Elektrogrammen

In gleicher Weise, wie die Methode des Herzkatheterismus einen gewissen Schatz theoretischer Kenntnisse und manueller Fertigkeiten erfordert, trifft dies für die Auswertung und Befundung sowie Interpretation elektrokardiologischer Untersuchungen zu. Nach eigenen Erfahrungen mit der Ausbildung ärztlicher Kollegen wird im allgemeinen eine Zeitspanne von einem Jahr erforderlich, ehe alle elektrokardiologischen Phänomene richtig erkannt und interpretiert werden können. Wir meinen ferner, daß eine Anleitung durch einen Erfahrenen notwendig ist, da die autodidaktische Methode typische Fehlerquellen provoziert.
Die Meßgenauigkeit ist abhängig von dem Papiervorschub des Registriergerätes. Sie beträgt bei 100 mm/s im allgemeinen ± 5 ms (75). Dieser Meßfehler ist für die meisten klinischen Fragestellungen akzeptabel. Bei Messungen durch mehrere Untersucher sind Abweichungen in dieser Größenordnung nachweisbar (70). Für wissenschaftliche Fragestellungen und bei der Prüfung von Pharmakaeffekten ist oft ein Papiervorschub von 200 mm/s erforderlich. Hier beträgt der Meßfehler etwa 2—3 ms.
Für die Ausmessung der Basis-Zeitintervalle finden sich international akzeptierte Richtlinien (Abb. 5.6.)

— Die **intraatriale Leitungszeit** (PA-Intervall) wird im allgemeinen vom frühesten Beginn einer P-Welle im Oberflächen-EKG bzw. HRA bis zum Beginn der A-Deflektion im HBE gemessen. Im intrakavitären Elektrogramm wird jeweils der Beginn des plötzlichen Steilheitsanstieges eines Potentials gewählt. Die PA-Zeit wird zu kurz gemessen, wenn langsame Vorschwankungen von A im HBE berücksichtigt werden, sie wird zu lang bestimmt, wenn der Katheter zur Registrierung des HBE in einer distalen Lage ist.

— Die **Av-Knotenleitungszeit** (AH-Intervall) ist definiert durch den frühesten Beginn des Steilanstiegs von A bis zum Beginn von H im HBE. Die AH-Zeit wird beeinflußt durch die vegetative Tonuslage des Patienten. So kann sie zu Beginn der Untersuchung (Erregung des Patienten) im Vergleich zu deren Ende bis zu 20 ms differieren.

— Die **His-Bündel-Faszikel-Purkinje-Leitungszeit** (HV-Intervall) entspricht der Zeit von Beginn der H-Deflektion im HBE bis zum Beginn der frühesten Aktivierung der Kammern in einer Ableitung des Oberflächen-EKG. Wird der Beginn der Kammererregung im HBE gewertet, können insbesondere bei Vorliegen von Faszikel- oder Schenkelblocks erhebliche Meßfehler auftreten. Die HV-Zeit ist im Gegensatz zum AH-Intervall sehr konstant und unterliegt nicht den Einflüssen des vegetativen Tonus. Weitere Fehler entstehen naturgemäß, werden die zur Validierung

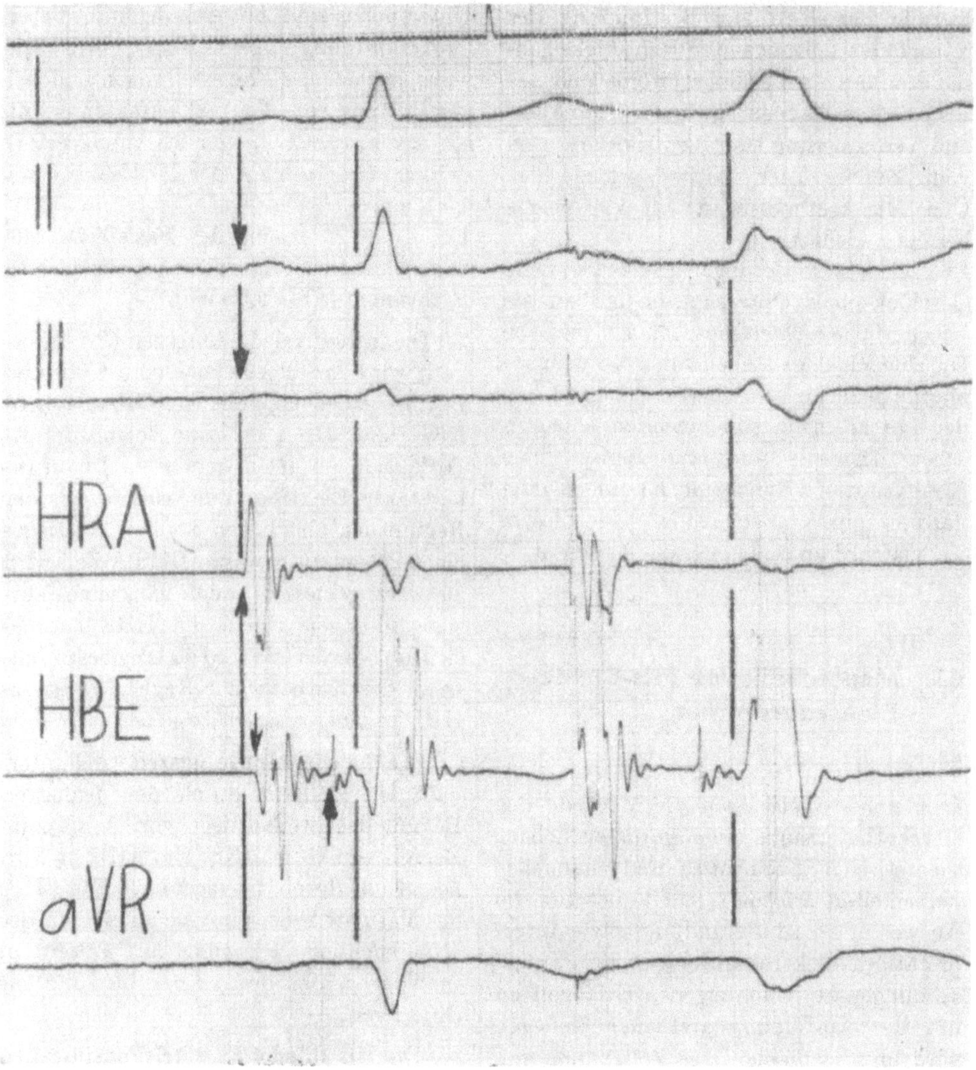

Abb. 5.6. His-Bündel-Elektrogramm mit Kennzeichnung der Punkte zu einer korrekten Messung der intrakardialen Erregungsleitungszeiten.
Einthoven-Abl. I bis III, hohes rechtsatriales Elektrogramm (HRA), His-Bündel-Elektrogramm (HBE) und Goldberger Abl. aVR.

des H-Potentials erforderlichen Normen (s. 5.10) nicht beachtet.

Alle Zeitintervalle sollten mehrfach gemessen werden. Wir verwenden aus minimal 5 Einzelmessungen die am häufigsten reproduzierte Zeit. In anderen Arbeitsgruppen werden mitunter Mittelwerte aus Mehrfachmessungen verwandt.

5.4. Komplikationen der His-Bündel-Elektrographie

Das Verfahren ist im allgemeinen komplikationsarm. Es sind jedoch alle Komplikationen des Herzkatheterismus möglich:

1. **Blutung:** Eine ernst zu nehmende Nach-

blutung haben wir unter 1650 invasiven Eingriffen lediglich in 2 Fällen gesehen. Sie beruhten auf einer inkorrekten Anlage des Kompressionsverbandes. Wird dieser exakt angelegt und hält der Patient bis zu 24 Std. nach der Untersuchung Bettruhe ein, dürfte dieses Risiko minimal sein.

2. **Thromboembolien** sind gleichfalls selten. Wir beobachteten 4 Fälle. Diese Komplikation ist vermeidbar, wenn bei arterieller Sondierung und länger dauernden Untersuchungen eine Heparinisierung (10000 E) erfolgt.

3. **Perforationen** des Myokards oder der Gefäße sind möglich, insbesondere, wenn versucht wird, Hindernisse gewaltsam zu überwinden. Wir haben bislang keine derartige Komplikation gesehen.

4. **Thrombophlebitis:** Das Risiko einer akuten Phlebitis im Bereich der Punktionsstelle oder in der unteren Extremität ist hoch, wenn der Kompressionsverband nicht rechtzeitig entfernt wird oder wenn größere Hämatome mit Druck auf die Femoralvene nach arterieller Fehlpunktion vorliegen. Um derartigen Komplikationen vorzubeugen, sollte in allen potentiell risikobelasteten Fällen eine Heparinisierung in geringer Dosierung über 2 bis 3 Tage erfolgen. Wir beobachteten eine Thrombophlebitis bei 5 Patienten. In einem Falle blieb eine artifiziell gesetzte arterio-venöse Fistel über eine Woche unerkannt und führte zu einer schweren Thrombose mit Verschluß, die gefäßchirurgisch versorgt werden mußte.

5. **Arrhythmien** werden in der überwiegenden Zahl der Fälle artifiziell induziert. Zumeist ist es das Ziel einer elektrokardiologischen Exploration, Tachykardien auszulösen, um deren Mechanismus zu diagnostizieren und eine Therapie zu testen. Dies trifft sowohl für supraventrikuläre als auch ventrikuläre Tachykardien zu. Im Regelfalle lassen sich derartige Arrhythmien durch gezielte Stimulationstechniken wieder terminieren. Ein derartiges Vorgehen ist daher für den Patienten zumeist ungefährlich, bei hoher Tachykardiefrequenz jedoch belästigend. Probleme ergeben sich ausschließlich dann, wenn ein Vorhofflimmern induziert wird, das sich nicht elektrisch oder medikamentös beenden läßt oder bei Patienten mit malignen Kammerarrhythmien, wenn ein induziertes Kammerflattern ausschließlich durch Defibrillation terminierbar ist. In allen Fällen resultiert aus einer ausgelösten Arrhythmie ein Erkenntnisgewinn, der therapeutische Konsequenzen haben kann. Dies trifft in gleicher Weise für die 14 von 155 Patienten mit malignen Kammerarrhythmien zu, bei denen ein induziertes Kammerflattern durch Defibrillation beendet werden mußte.

5.5. Funktionsanalyse von Reizbildung, Erregungsleitung und Refraktärität

Durch die intrakavitäre Ableitung elektrischer Potentiale aus der Region des Sinusknotens (HRA), dem unteren Vorhof und dem Hisschen Bündel (HBE) und bedarfsweise zusätzlichen Ableitungen kann in Verbindung mit gezielten Techniken der Elektrostimulation eine klinisch hinreichend exakte Aussage zur Funktion aller Anteile des spezifischen Myokards getroffen werden. Es ist jedoch zu betonen, daß einige Parameter nur indirekte Meßgrößen sind und insgesamt Schlußfolgerungen nur unter Berücksichtigung der Begleitumstände einer invasiven Untersuchung getroffen werden dürfen. Die Befunde einer His-Bündel-Elektrographie sind eine Momentaufnahme. Sie werden definiert durch den vegetativen Tonus zur Zeit der Intervention, einer Einflußgröße, die vor allem die Parameter

der Sinusknoten- und Av-Knotenfunktion modifiziert. Es ist ferner zu berücksichtigen, daß gewisse Arrhythmien nur intermittierend nachweisbar sind, so daß ihr fehlender Nachweis zum gegebenen Zeitpunkt keine Rückschlüsse ermöglicht. Obgleich viele Herzrhythmusstörungen durch Stimulation provozierbar sind (Erregungskreisen), ist jedoch auch in Rechnung zu stellen, daß unter einer invasiven Untersuchung nicht alle Faktoren eines multifaktoriellen Gefüges imitierbar sind. Hier sollen insbesondere nervale, reflektorische, toxische und ischämiebedingte Einflußgrößen erwähnt werden.
In der Hand des Erfahrenen – der alle erhobenen Befunde kritisch und überschauend wertet – ist die His-Bündel-Elektrographie in Verbindung mit gezielten Stimulationstechniken eine klinisch relevante Methode zur Funktionsanalyse des Reizbildungs- und Erregungsleitungssystems.

5.5.1. *Die Sinusknotenfunktionsprüfung*

Eine Analyse der Sinusknotenfunktion ist im Regelfalle auch mit konservativer Methodik möglich. Unter Berücksichtigung des spontanen Frequenzverhaltens unter einer 24 Std.-Holter-EKG-Registrierung können zumeist klinisch relevante Aussagen gemacht werden. Eine Ausnahme bilden seltene höhergradige Sinusbradykardien oder Austrittsblockierungen mit schwerer Symptomatik. Lassen sich andere Ursachen einer Synkope ausschließen, kann eine invasive Sinusknotenfunktionstestung hilfreich sein.

Die Sinusknotenautomatiefunktion

Für die Beschreibung der Sinusknotenautomatie sind zwei indirekte Meßgrößen geeignet:

– Die *Spontanperiodendauer* des Sinusknotens (A_1A_1) unterliegt im Tagesablauf in Abhängigkeit vom vegetativen Tonus entsprechend der psychischen und physischen Aktivität großen Schwankungen. Zum Zeitpunkt der His-Bündel-Elektrographie wird sie als Mittelwert aus 25 Einzelmessungen nach Abklingen einer anfänglichen Erregung des Patienten errechnet. Der Normbereich liegt zwischen 600 und 1000 ms.

– Die *maximale Sinusknotenerholungszeit*

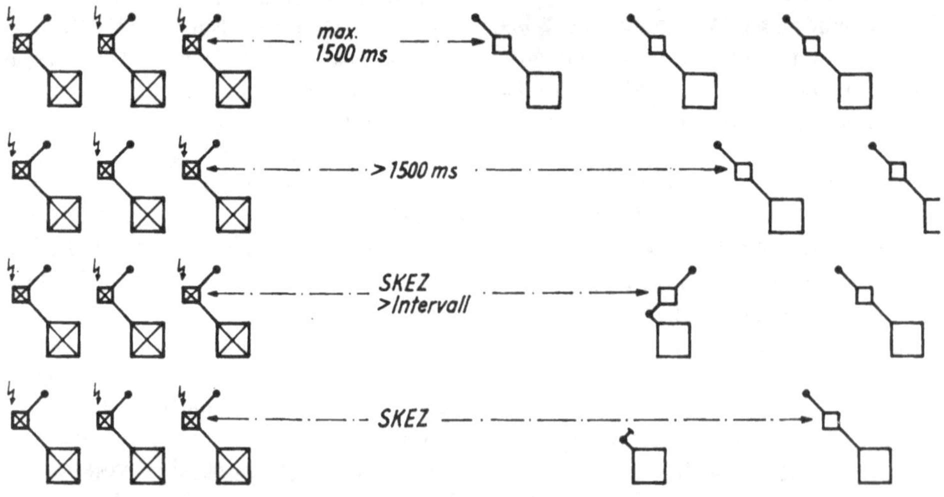

Abb. 5.7. Schematische Darstellung der verschiedenen Verhaltensweisen des Sinusknotens und der Ersatzrhythmen nach Unterbrechung einer hochfrequenten Vorhofstimulation.

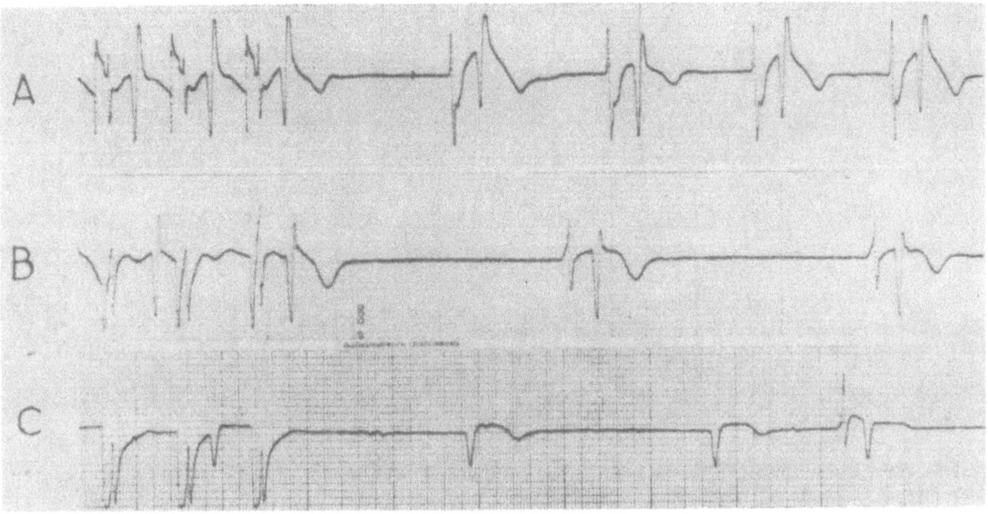

Abb. 5.8. Intraatriale Elektrogramme während der Bestimmung der maximalen Sinusknotenerholungszeit.
A — Der Sinusknoten nimmt nach Abschalten der hochfrequenten Vorhofstimulation innerhalb von 1075 ms seine Funktion auf.
B — Die maximale Sinusknotenerholungszeit ist auf 1860 ms verzögert.
C — Die poststimulatorische Pause wird durch Ersatzsystolen beendet. Da diese ohne eine retrograde Vorhoferregung einfallen, ist die maximale Sinusknotenerholungszeit weiterhin mit 3440 ms korrekt bestimmbar.

(max. SKEZ) ist gleichfalls ein indirektes Maß der Automatiefunktion (37, 80, 90). Sie ist definiert als das längste Poststimulationsintervall nach Abschalten einer Vorhofstimulation von 70, 90, 110, 130 und 150 Impulsen/min unabhängig von der Reizfrequenz, bei der sie beobachtet wird (22, 81, 102, 113, 118). Sie wird als absoluter (abs. SKEZ) oder als korrigierter Wert (korr. SKEZ) (37) angegeben. Letzterer ergibt sich aus der Differenz von abs. SKEZ und Spontanperiodendauer.

Es können unterschiedliche Verhaltensweisen beobachtet werden (Abb. 5.7.). In der Regel setzt nach einer unterschiedlich langen Poststimulationspause der Sinusrhythmus ein. Bei höhergradiger Schädigung seiner Automatiefunktion kann die Pause durch heterotope Ersatzsystolen oder -rhythmen beendet werden. Handelt es sich um Av- oder ventrikuläre Aktionen ohne retrograde Vorhoferregung, ist eine exakte Bestimmung der SKEZ weiterhin möglich (Abb. 5.8.). Kommt es dagegen zu einem Ersatzrhythmus mit retrograder Vorhoferregung, kann nur eine SKEZ von „größer als" ermittelt werden. In diesen Fällen ist eine exakte Aussage zum Automatieverhalten des Sinusknotens nicht möglich.

Die Bestimmung der max. SKEZ ist auch über Ösophaguselektroden oder über die V. cubitalis oder V. subclavia einschwemmbare Sonden möglich. Die Trennung der beiden letztgenannten Verhaltensweisen macht jedoch zur zweifelsfreien Erkennung einer retrograden Vorhofdepolarisation die Ableitung minimal eines atrialen Elektrogrammes erforderlich (Abb. 5.9.).

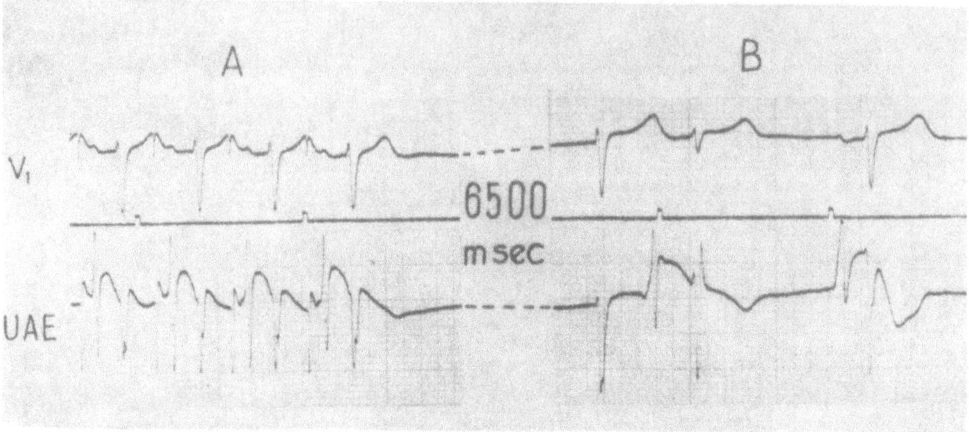

Abb. 5.9. Bestimmung der Sinusknotenerholungszeit bei einem Patienten mit Sinusknoten-Syndrom.
Wilson-Abl. V_1 und unipolares atriales Elektrogramm (UAE). Die Vorteile der intraatrialen Ableitung hinsichtlich der Erkennbarkeit der Vorhofaktion werden deutlich.

Die sinu-atriale Leitung

Die Bestimmung der sinu-atrialen Leitungszeit (SALZ) kann nach verschiedenen Methoden erfolgen. Wir bevorzugen

— das Verfahren der programmierten atrialen Einzelstimulation nach STRAUSS et al. (123). In den mitgeschriebenen uni- (UAE) bzw. bipolaren Elektrogrammen (BAE) werden die Vorzeitigkeit der Extrasystole (A_1A_2), das postextrasystolische Intervall (A_2A_3) sowie die Periodendauer vor (A_1A_1) und nach der Schrittmacherextrasystole (A_3A_4) ausgemessen. Um Schwankungen der Periodendauer auszugleichen, werden A_1A_2 und A_2A_3 auf die Periodendauer bezogen und in ein Diagramm (Abb. 5.10.) eingetragen. In Abhängigkeit von der Vorzeitigkeit des Extrareizes zeigt dabei das postextrasystolische Intervall ein unterschiedliches Verhalten, wonach verschiedene Phasen differenziert werden können:

Bei großem Abstand der Schrittmacherextrasystole A_2 von A_1, also bei geringer Vorzeitigkeit, trifft die Erregungswelle den schon im Sinusknoten gebildeten und in Leitung befindlichen Sinusimpuls. Die Sinusknotenautomatie (SKA) bleibt unbeeinflußt. Die Extrasystole ist kompensiert (Phase I nach SEIPEL (113)). Innerhalb dieser Phase wird folglich mit zu-

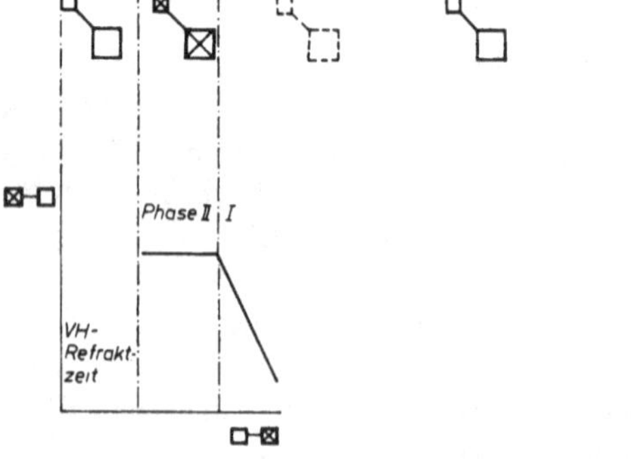

Abb. 5.10. Schematische Darstellung der elektrophysiologischen Grundlagen zur Bestimmung der sinu-atrialen Leitungszeit (Erläuterungen siehe Text).

nehmender Vorzeitigkeit die postextrasystolische Pause A_2A_3 linear länger.
Bei weiter zunehmender Vorzeitigkeit gelingt es, den Sinusknoten selbst retrograd passiv zu depolarisieren. Der SK baut von diesem Zeitpunkt ab erneut sein Potential auf. Damit kommt es zu einer Phasenverschiebung — einem „reset" — der SKA, was zur Folge hat, daß in dieser Phase das postextrasystolische Intervall A_2A_3 konstant bleibt (Phase II nach Seipel). Die postextrasystolische Pause ist nicht mehr kompensierend. Sie entspricht der Zeit vom Beginn der Sinusknotenentladung bis zum Beginn der Vorhoferregung (Abb. 5.10.), somit der Spontanperiodendauer des SK plus der doppelten SALZ. Bisweilen ist der Übergang beider Phasen schwer erkennbar. Hier kann ein weiteres Kriterium der passiven Depolarisation des SK weiterhelfen. In vielen Fällen kann nach einer postextrasystolischen Pause in der Phase II eine geringfügige Verlängerung des ersten spontanen Intervalles (A_3A_4) beobachtet werden.
Die SALZ ist nach Strauss folglich definiert als die halbe Differenz von postextrasystolischer Pause und Sinusperiodendauer in der Phase II.
Es erscheint sinnvoll, die Bildung von Mittelwerten aus Mehrfachbestimmungen vorzunehmen. Einem Vorschlag von Steinbeck et al. (117) folgend können die ermittelten Werte am Übergang der Phase I zu Phase II herangezogen werden. Zu diesem Zeitpunkt haben die Störfaktoren (Beeinflussung der SKA bzw. der antero- und/oder retrograden SALZ durch den Extrareiz) die geringste Wirksamkeit. Diesem Verfahren ist insbesondere in den Fällen der Vorzug zu geben, in denen innerhalb der Phase II die Dauer der postextrasystolischen Intervalle progressiv zunehmen (Abb. 5.13.).
— Die Methode der Kalkulation der SALZ nach Narula et al. (93) basiert prinzipiell auf den gleichen elektrophysiologischen Mechanismen. Durch eine Serienstimulation über 8 Vorhofreize mit einer Impulsfrequenz von 10/min oberhalb der Sinusknotenfrequenz wird der SK retrograd und passiv depolarisiert, ein „reset" des SK erzwungen. Die Phase I ist somit vernachlässigt, der methodische Aufwand geringer.
Zur Berechnung der SALZ nach Narula werden die Zykluslängen von 10 sinusinduzierten Spontanaktionen vor Beginn der Stimulation als arithmetisches Mittel der Spontanperiodendauer erfaßt. Die SALZ errechnet sich dann — in Analogie zum Verfahren nach Strauss — aus der halben Differenz von Poststimulationspause und Periodendauer. Es empfehlen sich gleichfalls Mehrfachbestimmungen.
— Eine direkte Messung der SALZ erfolgte von mehreren Arbeitsgruppen (62, 67, 71, 103). Bei Ableitung eines HRA unmittelbar in der Nähe des SK kann unter einer hohen Verstärkung ein Sinusknotenpotential identifiziert werden. Es manifestiert sich als eine träge, zumeist negative Vorschwankung (Abb. 5.11.) vor Beginn der A-Deflektion im HRA. Auf diese Weise wird eine direkte Messung der SALZ möglich. Die Validität dieses Potentials konnte durch den Nachweis von Sinusknotenpotentialen auch im Falle eines spontanen sinu-atrialen Blocks nachgewiesen werden.

Die Refraktärität des Sinusknotens

Die effektive Refraktärzeit des Sinusknotens (ERP/SK) ist gleichfalls mit der Methode der programmierten atrialen Einzelstimulation bestimmbar (20, 46, 60, 75, 119). Bei hohen Vorzeitigkeiten von A_1A_2 endet die Phase II der nichtkompensierenden postextrasystolischen Intervalle in gewissen Fällen damit, daß A_2A_3 erneut kürzer wird. Dieses als inkomplette oder

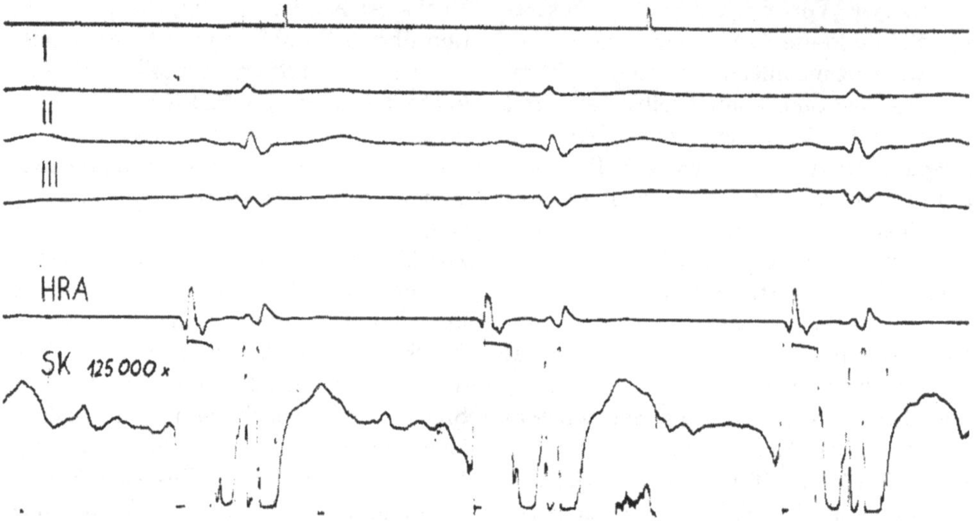

Abb. 5.11. Darstellung eines Sinusknotenpotentials durch eine hochverstärkte intraatriale Ableitung zur direkten Bestimmung der sinu-atrialen Leitungszeit.
Einthoven-Abl. I bis III, hohes rechtsatriales Elektrogramm (HRA) und Sinusknoten-Ableitung (125000fache Verstärkung).

komplette Interpolation (Sinusknoteneintrittsblock) bezeichnete Phänomen (38, 60) erklärt sich wie folgt: Der retrograde Impuls kann bei höherer Vorzeitigkeit von A_1A_2 nicht mehr in den Sinusknoten eindringen; der SK ist refraktär. Die SKA wird nicht mehr zu einem „reset" gezwungen, so daß der nächst folgende Sinusknotenimpuls entweder retrograd und/oder anterograd verzögert geleitet (inkomplette Interpolation) oder die SKA durch den vorzeitigen Impuls nicht beeinflußt werden (Sinusknoteneintrittsblock bzw. komplette Interpolation).

Die effektive Refraktärzeit des SK ist folglich definiert als das längste A_1A_2-Intervall einer vorzeitigen atrialen Stimulation, das nicht mehr mit einem „reset" des SK, d. h. nicht mehr mit einer nichtkompensierenden Pause A_2A_3, einhergeht.

Reaktion des Sinusknotens auf Vagusreize

Die Reaktion des SK auf Karotissinusmassage ist ein indirektes Zeichen der Beeinflussung von SKA und SAL auf Vagusreize und erlaubt mit gewisser Vorsicht Rückschlüsse auf eine mögliche Störung innerhalb des Reflexbogens.

Nach Palpation des Karotispulses in Höhe des oberen Schildknorpelrandes wird seitengetrennt und nacheinander beidseits mit mäßigem Druck und leicht kreisender Bewegung massiert. Die Provokation erfolgt bis zur Reaktion unter Kontrolle des EKG am Sichtgerät, maximal jedoch über 10 s.

5.5.1.1. Die normale Sinusknotenfunktion

Die Sinusknotentätigkeit ist ein komplexer Funktionsablauf. Die Trennung eines Normalverhaltens von einer gestörten Funktion bereitet bisweilen Probleme. Pharmakologische Testmethoden (s. 8.4.) mit Atropin oder Isoproterenol geben in einem hohen Prozentsatz falsch negative oder falsch positive Aussagen. Die EKG-Langzeitspeicherung läßt Häufigkeit und Schwere der Vorhofbradykardie erfassen. So kann in der überwiegenden Zahl der Fälle mit konservativen Verfahren für klinische Zwecke hinreichend exakt und für die therapeutische Entscheidungsfindung ausreichend eine Diagnose gestellt werden. In Grenzfällen, so bei seltenen höhergradigen Bradykardien, bei unklaren Synkopen, in therapeutischen Problemsituationen z. B. beim Bradykardie-Tachykardie-Syndrom aber auch bei der Prüfung neuer Pharmaka kann eine elektrokardiologische Sinusknotenfunktionsprüfung erforderlich sein.

Sinusknotenautomatie

Als indirektes Maß für die Automatiefunktion des SK wird allgemein die Periodendauer und die max. SKEZ akzeptiert (12, 22, 37, 66, 80, 90, 102, 113, 118). Die Aussagekraft der SKEZ ist nach Korrektur durch die Periodendauer besonders hoch (37).

Normwerte wurden für unser Labor an 51 Patienten ohne anamnestische, klinische und elektrokardiographische Zeichen einer Herzrhythmusstörung im Rahmen einer erforderlichen invasiven Diagnostik ermittelt (mittleres Alter: 47,5 ± 2,1 Jahre; $\bar{x} \pm s_{\bar{x}}$). Diese Normalbefunde sind in Tab. 5.1. zusammengestellt.

Tabelle 5.1. Elektrokardiologische Befunde ($\bar{x} \pm s_{\bar{x}}$) bei rhythmusgesunden Probanden ($n = 51$)

Periodendauer (ms)	761 ± 18
max. Sinusknoten-erholungszeit (ms)	
– absolut	1 041 ± 26
– korrigiert	281 ± 12
sinu-atriale Leitungszeit (ms)	90 ± 3
maximale Reaktion auf Karotissinusmassage (ms)	1 000 ± 30

Die Länge der Poststimulationspause ist abhängig von der Reizfrequenz. Eine maximale Depression der SKA findet sich überwiegend bei 130 Impulsen/min. Dies entspricht den Befunden von MANDEL et al. (81) sowie BREITHARDT et al. (22). Der Abfall der Dauer der SKEZ oberhalb dieser Frequenz wird mit einem Sinusknoteneintrittsblock erklärt. Dieser Mechanismus konnte am isolierten Vorhofpräparat bestätigt werden (120). Eine Abhängigkeit der max. SKEZ von der Stimulationsdauer findet sich nicht, wenn eine minimale Zeit von 30 s eingehalten wird (102).

Sinu-atriale Leitung

Die Bestimmung der SALZ kann direkt oder indirekt erfolgen. Die Methode der Kalkulation der SALZ nach STRAUSS et al. (123) geht von den Voraussetzungen aus, daß die SKA durch die vorzeitige Depolarisation nicht verändert wird und daß antero- und retrograde SALZ gleich sind. Tierexperimentell konnte nachgewiesen werden, daß diese Prämissen keineswegs immer zutreffen:

— Nach vorzeitiger Stimulation kann ein depressiver Effekt auf die SKA entsprechend dem Phänomen der „overdrive suppression“ nachgewiesen werden (19). Der Mechanismus dieses Phänomens ist ungeklärt. Als bislang unbewiesene Erklärungen werden eine Zunahme des extrazellulären Kaliumgehaltes bzw. eine Freisetzung von Azetylcholin durch die Stimulation angegeben.

— Im Tierexperiment kann häufig ein divergierendes Verhalten der Schrittmacherzellen des SK beobachtet werden. Eine Serienstimulation knapp oberhalb der Sinusfrequenz bzw. der Einzelreize geringer Vorzeitigkeit führen zu einer Beschleunigung der Automatierate (19, 119). Auch das Phänomen der „overdrive excitation“ ist bisher nicht eindeutig geklärt. Reize höherer Frequenz bzw. Vorzeitigkeit bedingen dann eine „overdrive suppression“.

— Durch die in den Sinusknoten retrograd eindringende Erregungswelle kann elektrotonisch das dominierende Schrittmacherzentrum supprimiert werden, so daß ein anderes Automatiezentrum die Führung übernimmt (19). Der eintretende Pacemaker-Shift kann auf diese Weise zu einer Änderung der Distanz zwischen Stimulations- und Ableitort einerseits und dem Schrittmacherzentrum andererseits führen (122).

— Tierexperimentell konnte der Nachweis geführt werden, daß sich retro- und anterograde Leitungszeit zwischen SK und Crista terminalis bzw. umgekehrt keinesfalls entsprechen müssen (84). Die anterograde Leitungszeit ist in der Regel länger (119, 120). Mit zunehmender Vorzeitigkeit des Extrareizes tritt jedoch progressiv eine Verlängerung der retrograden Leitungszeit über die sinu-atriale Grenzregion ein (84), die das Meßergebnis verfälscht. Die Ursache für diese Leitungsverzögerung ist in der langen Refraktärzeit des perinodalen Gewebes zu sehen (119, 120). Ein frühzeitig in den SK eindringender Stimulus wird folglich um so langsamer geleitet, je früher er einfällt.

Diese Störfaktoren bedingen die Grenze der Methode. Es ist jedoch zu berücksichtigen, daß die Übertragbarkeit dieser tierexperimentell gefundenen Verhaltensweisen der SKA und der Leitung über die sinu-atriale Grenzregion auf einen vorzeitigen Vorhofreiz beim Menschen unbewiesen ist (84). Der Nachweis eines Pacemakershift durch Änderungen der Konfiguration des in der Nähe des SK abgeleiteten Elektrogrammes (122) ist fragwürdig.

Zur *Berechnung der SALZ* ist die Kenntnis der oben ausgeführten Befunde wichtig. Es werden zwei Verfahrensweisen der Kalkulation der SALZ angegeben. Mandel et al. (80, 81) empfehlen eine Mittelwertsbestimmung aus allen Punkten der Kurve im Bereich der Phase II, während Steinbeck et al. (117) lediglich die Punkte am Übergang beider Phasen verwenden. Das Vorgehen im zweiten Falle schließt den Fehler, der durch die progrediente Verlängerung der retrograden Leitung mit zunehmender Vorzeitigkeit des Reizes entsteht, aus. Andererseits muß aus der Kenntnis der tierexperimentellen Befunde geschlossen werden, daß bei ausschließlicher Berücksichtigung der Punkte am Übergang von kompensierender zu nichtkompensierender Phase eine zu kurze SALZ berechnet wird („overdrive excitation"). Ferner ist zu bedenken, daß zu diesem Zeitpunkt der Vorzeitigkeit der Extrareize mit der Wirksamkeit elektrotonischer Effekte zu rechnen ist.

Während nach der Methode von Mandel ein Fehler infolge zunehmender Verlängerung der retrograden Leitungszeit eintritt, bestimmt das Verfahren nach Steinbeck infolge „overdrive excitation" zu kurze Leitungszeiten.

Wir raten bei der Berechnung der SALZ zu folgendem Vorgehen: Bei einem Normalverhalten (Plateau in der Phase II) bevorzugen wir das Verfahren nach Mandel et al. (80, 81). Der Kurvenverlauf unserer Normalfälle (Abb. 5.12.) mit einem Plateau in der Phase des reset des SK bei 47 von 51 Fällen spricht dagegen, daß der Beeinflussung der retrograden SALZ

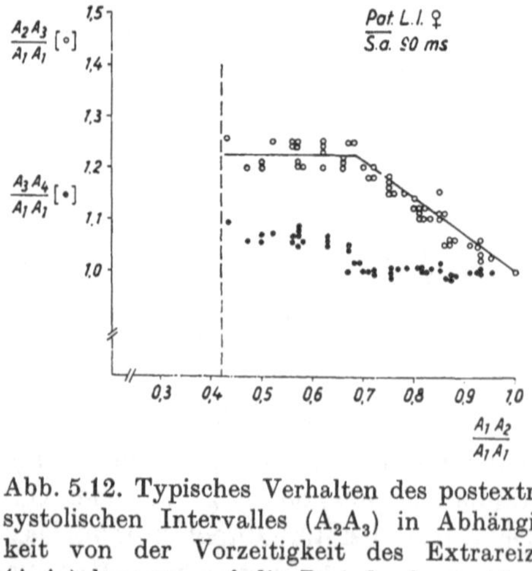

Abb. 5.12. Typisches Verhalten des postextrasystolischen Intervalles (A_2A_3) in Abhängigkeit von der Vorzeitigkeit des Extrareizes (A_1A_2) bezogen auf die Periodendauer (A_1A_1) in einem Normalfall.

bei hoher Vorzeitigkeit im Falle einer physiologischen Sinusknotenfunktion eine wesentliche Bedeutung zukommt. Bei allen von dieser Norm abweichenden Fällen mit einem ansteigenden Verlauf der Phase II bestimmen wir den Zeitpunkt des reset anhand des Verhaltens des ersten spontanen Intervalles nach dem Extrareiz (A_3A_4). Zur Kalkulation der SALZ nutzen wir in diesen Fällen die Punkte innerhalb des ersten Drittels nach Sinusknotenreset (Abb. 5.13.).

Das wiederholt beschriebene Verhalten einer erneuten Verkürzung von A_2A_3 bei hoher Vorzeitigkeit des Extrareizes (Abb. 5.14.) konnte in unserem Normalkollektiv nur in 3 Fällen beobachtet werden. Die plötzliche Verkürzung der postextrasystolischen Pause wird durch Echophänomene oder durch einen retrograden Eintrittsblock des SK mit konsekutiv verzögerter Leitung des nachfolgenden Impulses erklärt. Der früheste Zeitpunkt der Vorzeitigkeit, der mit einer Verkürzung der postextrasystolischen Pause einhergeht, entspricht der effektiven Refraktärperiode des SK.

Mit Hilfe der angegebenen Methoden ermittelten wir einen Normwert der SALZ von 98 ± 3 ms ($\bar{x} \pm s_{\bar{x}}$). Dieser Wert ist mit den Befunden anderer Autoren vergleichbar (Tab. 5.1.).

Der *Methodenvergleich* der Verfahren nach Strauss (123) und Narula (93) ergibt in der überwiegenden Zahl der Fälle eine hohe Übereinstimmung (17, 21, 128). In Einzelfällen liegt die durch eine Serienstimulation bestimmte SALZ jedoch deutlich niedriger als die durch eine vorzeitige Einzelstimulation kalkulierte SALZ. Möglicherweise werden die bereits diskutierten Phänomene der „overdrive excitation“ und des „pacemaker shift“ bei der niederfrequenten Stimulation wirksam und führen zu einer verfälschten Verkürzung der SALZ. Ziel der Methode nach Narula ist eine Abkürzung des zeitlich und meßtechnisch aufwendigen Verfahrens. Die hohe Korrelation (Abb. 5.15.) ($r = 0{,}82$) läßt die Kalkulation durch eine Serienstimulation bei sicher rhythmusgesunden Personen geeignet erscheinen. Der Nachteil des fehlenden Nachweises eines Sinusknotenreset macht seine Anwendung bei Patienten mit Sinusknotenerkrankung fragwürdig.

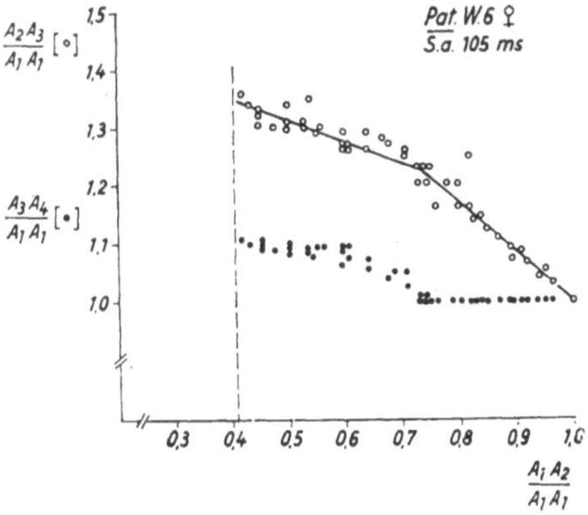

Abb. 5.13. Verhalten der postextrasystolischen Pause (A_2A_3) und des ersten spontanen Intervalles (A_3A_4) in Abhängigkeit von der Vorzeitigkeit (A_1A_2) in einem Fall mit ansteigendem Verlauf der Phase II.

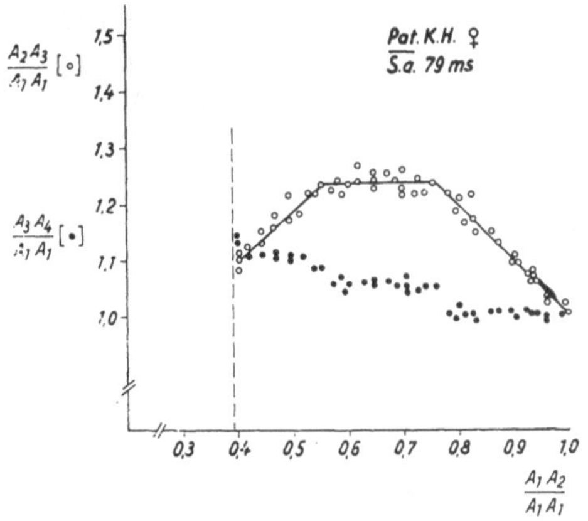

Abb. 5.14. Verhalten des postextrasystolischen Intervalles (A_2A_3) in Abhängigkeit von der Vorzeitigkeit (A_1A_2) bezogen auf die Periodendauer (A_1A_1) in einem Falle mit einer erneuten Verkürzung von A_2A_3 bei zunehmender Vorzeitigkeit des Extrareizes.

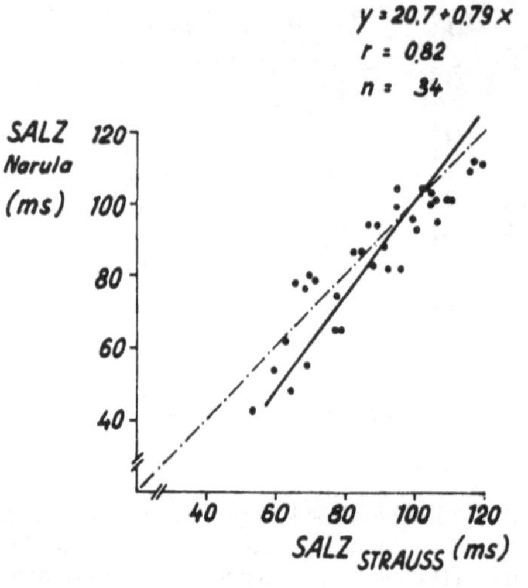

Abb. 5.15. Korrelation zwischen den nach STRAUSS et al. sowie nach NARULA et al. bestimmten Werten der sinu-atrialen Leitungszeit bei 34 rhythmusgesunden Probanden.

Zusammenfassend sind wir in Übereinstimmung mit anderen Autoren (15, 21, 75, 101, 106, 113, 117) der Ansicht, daß bei Kenntnis der methodischen und technischen Fehlerquellen die Methode nach STRAUSS für klinische Aussagen eine Kalkulation der SALZ ermöglicht. Die direkte Ableitung von Sinusknotenpotentialen und die direkte Messung wären sicher wünschenswert. Da diese Methode jedoch einen hohen technischen Aufwand erfordert, ist sie sicher ausschließlich an Zentren möglich und zur Klärung wissenschaftlicher Fragen geeignet.

Reaktion des Sinusknotens auf Karotissinusmassage

Die Kriterien zur Beurteilung des Effektes von Vagusreizmanövern auf den Sinusrhythmus werden sehr different angelegt. Wir raten zu sehr vorsichtigen Interpretationen (s. 8.4.) unter Berücksichtigung klinischer Symptome. In unserem Normalkollektiv bestimmten wir eine maximale Verlängerung der Zyklusdauer des Sinusrhythmus auf 1000 ± 30 ms ($\bar{x} \pm s_{\bar{x}}$).

Determinanten der normalen Sinusknotenfunktion

Bei regelrechter Sinusknotenfunktion findet sich eine positive Korrelation zwischen Periodendauer und max. SKEZ (Abb. 5.16.; $r = 0{,}90$). Die gleichfalls positive Korrelation zwischen korr. SKEZ und Periodendauer beweist, daß das Phänomen der „overdrive suppression" einem Provo-

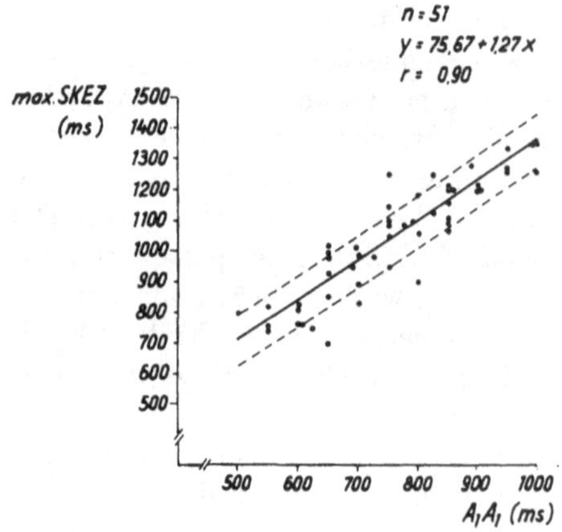

Abb. 5.16. Abhängigkeit der maximalen Sinusknotenerholungszeit von der Periodendauer (A_1A_1).

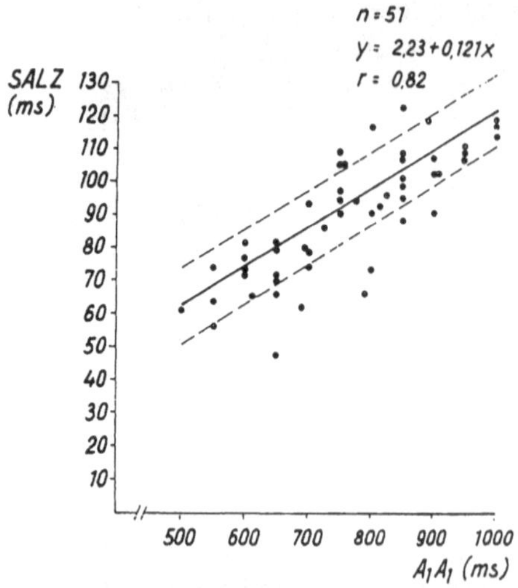

Abb. 5.17. Abhängigkeit der sinu-atrialen Leitungszeit (SALZ) von der Periodendauer (A_1A_1).

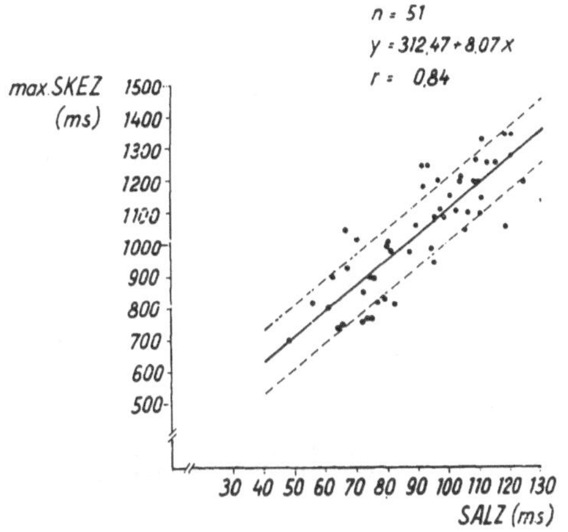

Abb. 5.18. Abhängigkeit der maximalen Sinusknotenerholungszeit von der sinu-atrialen Leitungszeit (SALZ).

kationstest der SKA entspricht. Man kann daher folgern, daß durch hochfrequente Stimulation auch latente Störungen der SKA demaskiert werden.
Es besteht ferner eine positive Korrelation zwischen Periodendauer und der SALZ (Abb. 5.17.; $r = 0{,}82$). Damit bestätigt sich für den Normalfall, analog den Verhältnissen am Av-Knoten, eine Frequenzabhängigkeit der SALZ.
Bei der nachgewiesenen Korrelation zwischen Periodendauer und SALZ ist es verständlich, daß sich im Normalfalle auch eine Beziehung zwischen SALZ und max. SKEZ finden läßt (Abb. 5.18.; $r = 0{,}84$). Ferner wird durch diesen Befund auch die bisher nur tierexperimentell nachgewiesene Bedeutung der Filterwirkung der sinuatrialen Grenzregion für das Phänomen der „overdrive suppression" mit klinischer Methodik untermauert.

5.5.1.2. Die gestörte Sinusknotenfunktion

Bereits theoretisch kann vermutet werden (19), daß eine pathologische Sinusknotentätigkeit durch eine Schädigung der Schrittmacherzellen innerhalb des Sinusknotens und/oder einen Austrittsblock der gebildeten Erregung charakterisiert sein kann.

Sinusknotenautomatiestörung

Eine derartige Schädigung des SK kann bereits aufgrund des Oberflächen-EKG bei der überwiegenden Zahl der Kranken unterstellt werden. So fanden wir in insgesamt 200 Fällen mit klinisch symptomatischem Sinusknotensyndrom eine mittlere Periodendauer von 1000 ± 15 ($\bar{x} \pm s_{\bar{x}}$). Eine Sinusbradykardie fand sich in 78%, eine Sinusbradyarrhythmie in 69% der Fälle. Diese Häufigkeitsangaben belegen, daß der Befund einer höhergradigen Vorhofbradykardie ein klinisch sicheres Indiz für eine Sinusknotenerkrankung ist.
Durch Bestimmung der max. SKEZ gelingt eine Beurteilung der Automatiefunktion des SK bei fast allen Patienten. In der Regel kann eine Poststimulationspause gemessen werden, die durch das Einsetzen des Sinusknotens beendet wird (86%). Beim Einspringen sekundärer Ersatzrhythmen ohne retrograde Vorhoferregung (7,5%) ist weiterhin eine exakte Bestimmung der max. SKEZ möglich. Dies ist jedoch nicht der Fall, wenn die sekundäre Automatie rückläufig den Sinusknoten beeinflußt (6,5%). Ausschließlich in den letztgenannten Fällen kann keine exakte Aussage zum Automatieverhalten des SK gemacht werden.
Bei unseren Patienten konnte ein Sinusknoten-Syndrom in 65% der Fälle auf eine Automatiestörung zurückgeführt werden, jedoch finden sich überwiegend zusätzliche Schädigungen der sinu-atrialen Leitung.

Störungen der sinu-atrialen Leitung

Die Beurteilung der sinu-atrialen Leitung erfolgt aus dem Verhalten der postextrasystolischen Pause nach vorzeitiger Vorhofeinzelstimulation in Abhängigkeit von

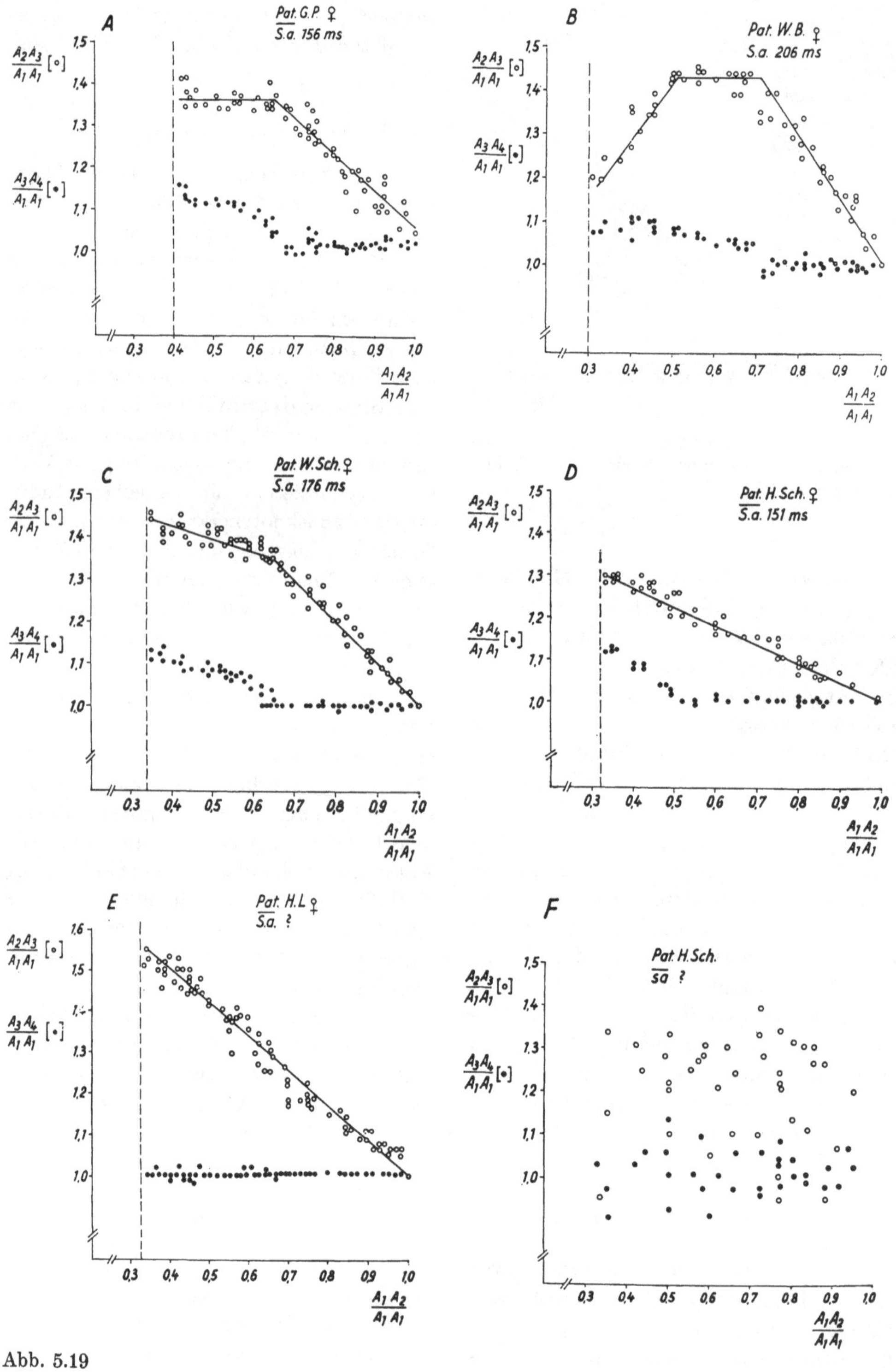
A
Pat. G.P. ♀
S.a. 156 ms
B
Pat. W.B. ♀
S.a. 206 ms
C
Pat. W.Sch. ♀
S.a. 176 ms
D
Pat. H.Sch. ♀
S.a. 151 ms
E
Pat. H.L ♀
S.a. ?
F
Pat. H.Sch.
sa ?
$\frac{A_2A_3}{A_1A_1}$ [∘]
$\frac{A_3A_4}{A_1A_1}$ [•]
$\frac{A_1A_2}{A_1A_1}$

Abb. 5.19

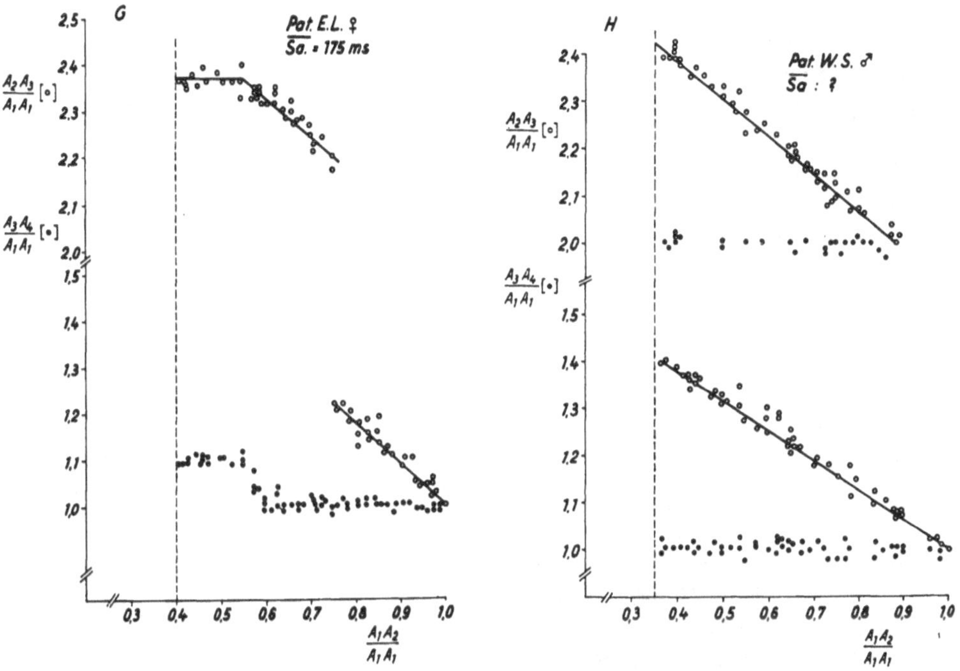

Abb. 5.19. Verhalten der postextrasystolischen Pause (A_2A_3) und der Periodendauer des ersten spontanen postextrasystolischen Intervalles (A_3A_4) in Abhängigkeit von der Vorzeitigkeit der Vorhofstimulation (A_1A_2), bezogen auf die Periodendauer (A_1A_1). Die 8 Typen (A bis H) entsprechen unterschiedlichen Manifestationen einer gestörten sinu-atrialen Leitung (Erläuterungen siehe Text).

dessen Vorzeitigkeit. In der überwiegenden Zahl der Fälle können auf diese Weise typische sa-Leitungskurven kalkuliert und gezeichnet werden. Dies gelingt nicht, wenn die postextrasystolische Pause durch eine Ersatzsystole beendet wird.

Wird die postextrasystolische Pause (A_2A_3) als Funktion der Vorzeitigkeit (A_1A_2) abgetragen, lassen sich verschiedene Kurventypen konstruieren (Abb. 5.19.):

A: mit zunehmender Vorzeitigkeit ansteigender, dann horizontaler Verlauf (insgesamt 82 von 200 Fällen, davon 45 mit verlängerter SALZ; 170 $\pm$ 6 ms);

B: mit zunehmender Vorzeitigkeit ansteigender, dann horizontaler Verlauf mit erneut abfallendem Schenkel bei hoher Vorzeitigkeit ($n = 40$, davon 31 mit verlängerter SALZ; 161 $\pm$ 10 ms);

C: mit zunehmender Vorzeitigkeit ansteigender Verlauf wie bei A., dem ein weniger steil ansteigender Kurvenschenkel in der Phase des reset folgt. Durch Mitberücksichtigung des ersten spontanen Intervalles nach dem Vorhofreiz (A_3A_4) kann der Übergang beider Phasen exakter lokalisiert werden ($n = 31$, davon 25 mit pathologischer SALZ; 179 $\pm$ 7 ms);

D: mit zunehmender Vorzeitigkeit kontinuierlich ansteigender Verlauf in Form einer Geraden. Der Zeitpunkt der Sinusknotendepolarisation ist durch eine plötzliche Verlängerung von A_3A_4 bestimmbar, so daß die sinu-atriale

Leitungszeit kalkulierbar wird ($n = 3$, davon alle mit pathologischer SALZ; 198 ± 22 ms);

E: Kurvenverlauf wie bei D. Die Periodendauer nach der postextrasystolischen Pause (A_3A_4) ist gleichbleibend. Die SALZ ist nicht kalkulierbar, muß jedoch verlängert sein ($n = 4$; SALZ länger als 226 ± 14 ms);

F: Völlig regelloses Verhalten der postextrasystolischen Pause mit zunehmender Vorzeitigkeit. Die SALZ ist nicht kalkulierbar, der Kurvenverlauf ist jedoch Ausdruck einer gestörten SALZ ($n = 11$);

G: mit zunehmender Vorzeitigkeit wie bei A. oder wie bei E., wobei es ab einer bestimmten Vorzeitigkeit sprunghaft zu einer Verlängerung der postextrasystolischen Pause um eine Periodenlänge kommt. Die SALZ ist nach Korrektur durch die Periodendauer bestimmbar ($n = 7$, alle mit verlängerter SALZ; 182 ± 8 ms);

H: mit zunehmender Vorzeitigkeit zwei parallel verlaufende ansteigende Kurven. Dieser Kurventyp ist Manifestation einer Leitungsstörung 2. Grades ($n = 9$; 196 ± 15 ms, alle Angaben in $\bar{x} \pm s_{\bar{x}}$).

Eine Störung der sinu-atrialen Erregungsleitung kann somit aufgrund einer verlängert gemessenen SALZ und/oder eines pathologischen Kurvenverlaufes diagnostiziert werden.

Der *Methodenvergleich* der nach Strauss (123) und Narula (93) bestimmten SALZ in Fällen mit Sinusknotenfunktionsstörungen ergibt gleichfalls eine positive Korrelation ($r = 0{,}70$) beider Meßtechniken (Abb. 5.20.). Eine Vielzahl von Einzelfällen zeigt jedoch Abweichungen der nach Narula ermittelten Werte zu höheren und niederen Zeiten, die über den akzeptablen Bereich hinausgehen. Da die Abweichungen in beiderlei Richtung gehen, ist der

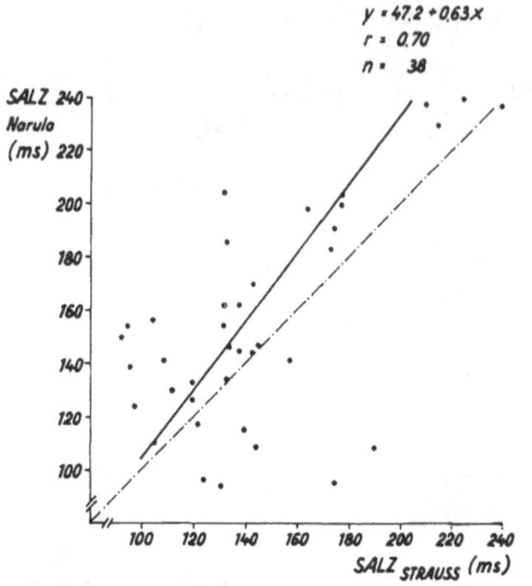

Abb. 5.20. Korrelation zwischen den nach Strauss et al. sowie nach Narula et al. bestimmten Werten der sinu-atrialen Leitungszeit bei 38 Patienten mit Sinusknoten-Syndrom.

Vergleich der Mittelwerte (147 ± 6 ms vs. 154 ± 7 ms) nicht repräsentativ. Es wird eine relativ gute Übereinstimmung vorgetäuscht.

Die Messung der SALZ durch eine Vorhofserienstimulation ermöglicht nicht den Nachweis eines reset des SK. Auf diese Weise werden die unterschiedlichen Verhaltensweisen des SK (Typen A bis H) vernachlässigt. So entstehen Meßfehler, die in einer nicht unerheblichen Zahl der Fälle falsch negative ($n = 5$ von 38) oder falsch positive Befunde einer gestörten SAL ($n = 9$ von 38) ergeben. Wählt man ausgehend von diesen Befunden das Maß der klinischen Relevanz als grobes Vergleichskriterium beider Verfahren, so muß eine Fehlerquote von 36,8% die Methode nach Narula als unzuverlässig erscheinen lassen. In Fällen mit Sinusknoten-Syndrom wird sie aus diesem Grunde von uns nicht angewandt.

Pathologische Reaktion auf Karotissinusmassage

Eine hypersensitive Reaktion des Karotissinusreflexes ist nicht selten (40,5%). Oft können neben einem kurzzeitigen Vorhofstillstand höhergradige Av-Leitungsstörungen provoziert werden. Die hypersensitive Reaktion des Karotissinusreflexes kann ohne gleichzeitig elektrokardiologisch nachweisbare Funktionsstörungen der Automatie oder sa-Leitung vorliegen (9%). Überwiegend ist jedoch gleichzeitig eine sichere und klinisch symptomatische Sinusknotenfunktionsstörung nachweisbar.

5.5.2. Die Analyse der Funktion der Vorhöfe

Die elektrokardiologische Funktion der Vorhöfe ist determiniert durch die intra- und interatriale Erregungsleitung, das Refraktärzeitverhalten sowie die Neigung zur gesteigerten Erregbarkeit (Vulnerabilität). Die letztgenannte Eigenschaft basiert auf einem multifaktoriellen Gefüge.

Die wesentlichen Parameter der elektrokardiologischen Vorhoffunktion sind:

P-Wellen-Dauer: Dieses Zeitintervall wird aus allen Einthoven-Ableitungen vom frühesten Beginn bis zur Rückkehr von P zur Isoelektrischen gemessen.

Im allgemeinen wird die P-Wellen-Dauer als indirektes Maß der interatrialen Leitung gewertet (77). Eigene Untersuchungen mit direkter Messung der interatrialen Leitungszeit (HRA/HLA) zeigten jedoch, daß dies nicht zutrifft. Die P-Wellen-Dauer hat eine höhere positive Korrelation zur intraatrialen Leitungszeit PA im Vergleich zur interatrialen Leitungszeit HRA/HLA (Messung über ein offenes Foramen ovale).

Intraatriale Leitungszeit, PA-Intervall: PA ist definiert als die Zeit vom frühesten Beginn der Vorhofaktion im HRA oder Oberflächen-EKG bis zum Beginn der Depolarisation des basalen Vorhofseptums A im HBE.

Das PA-Intervall repräsentiert die rechtsatriale Leitungszeit. Bei unkorrekter Lage des Katheters in His-Bündel-Position kann es entweder zu lang (Position am rechten Schenkel) oder auch zu kurz (Lage im unteren Vorhof) bestimmt werden.

Interatriale Leitungszeit, HRA/HLA-Intervall: Unter günstigen Voraussetzungen (Foramen ovale persistens) ist die Leitungszeit zwischen beiden Vorhöfen direkt meßbar. Gelingt eine Sondierung des linken Atriums nicht, kann indirekt über den distalen Sinus coronarius, die linke Pulmonalarterie oder über die Aktivierung der dorsalen Anteile des linken Vorhofes über eine Ösophaguselektrode gemessen werden (1, 9, 10, 13, 16, 23, 55, 56, 59, 73, 115, 130, 131). Alle auf diese Weise gemessenen Leitungszeiten sind jedoch nicht miteinander vergleichbar. Sie werden im Vergleich zur direkten Messung zu lang bestimmt. Die über Sinus coronarius, A. pulmonalis und Ösophagus abgeleiteten Potentiale eignen sich jedoch als Referenzsignal der linksatrialen Erregung beim Studium der retrograden Erregungsausbreitung zur Differenzierung unterschiedlicher Formen der paroxysmalen supraventrikulären Tachykardien.

Funktionelle Refraktärzeit des Vorhofes (FRP/A): Kürzestes gemessenes A_1A_2-Intervall bei programmierter vorzeitiger Vorhofstimulation, das zu einer Reizbeantwortung von A_2 führt.

Effektive Refraktärzeit des Vorhofes (ERP/A): Die ERP/A ist definiert als das längste A_1A_2-Intervall bei dem A_2 nicht zu einer Vorhofdepolarisation führt.

Die Refraktärzeiten sind deutlich frequenzabhängig (33, 41, 44, 75, 79, 126, 141, 144). Sie können während des Sinusrhythmus und/oder während einer Vorhofstimulation oberhalb der Frequenz des Sinusrhythmus bestimmt werden. Für vergleichende Untersuchungen (z. B. Testung von Pharmaka (106)) sollten — um erhebliche Ungenauigkeiten durch unterschiedliche Zykluslängen zu vermeiden — Refraktärzeiten bei einer festen Grundfrequenz ermittelt werden. Wir bevorzugen die Messung der FRP/A während Sinusrhythmus und die Bestimmung der ERP/A unter atrialer Reizung von 90 und 110 Impulsen/min (106).

Die Vulnerabilität der Vorhöfe: Die Erregbarkeit der Vorhöfe und ihre Neigung zu chaotischen Erregungsabläufen (Vorhofflimmern) bzw. zum Reentry (Vorhofflattern, atriale Tachykardie) ist durch zahlreiche, z. T. klinisch nicht exakt meßbare Faktoren determiniert. Neben morphologischen (Größe der Vorhöfe, Muskelmasse (32, 50, 73, 75, 107, 132)) und hämodynamischen (Druck im Pulmonalkreislauf), hämostasiologischen (Elektrolythaushalt) und nervalen (126) Determinanten sind die elektrophysiologischen Veränderungen (4, 32, 38, 39, 52, 77, 79, 95, 130, 131, 132, 144) nur ein sekundäres Resultat der o. g. Faktoren. Elektrokardiologisch manifestiert sich eine gesteigerte Vulnerabilität in langen Erregungsleitungszeiten (sinu-atriale, intra- und interatriale Leitung) und einer kurzen Refraktärität. Es müssen bei dieser Aussage jedoch zwei Bedingungen berücksichtigt werden. 1. Sowohl das Leitungsverhalten als auch die Refraktärität sind nicht als globale Größen zu verstehen. Beide können lokal innerhalb beider Vorhöfe von Meßstelle zu Meßstelle stark variieren (79, 95, 132) (Abb. 5.21.). 2. Für die Diagnose einer gesteigerten atrialen Vulnerabilität sind die Einzelmeßwerte der o. g. elektrokardiologischen Para-

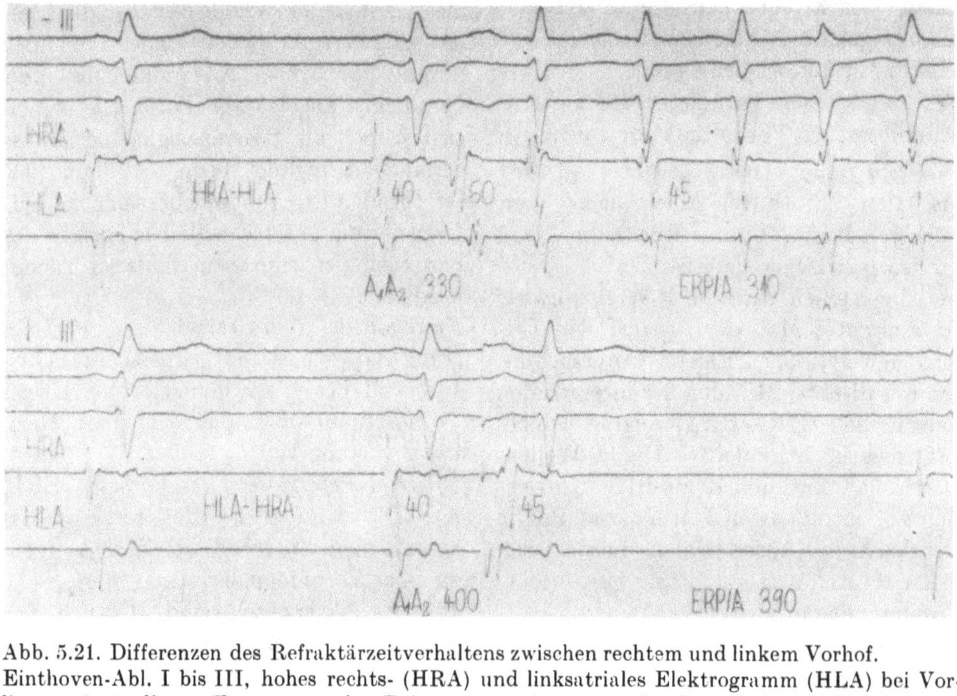

Abb. 5.21. Differenzen des Refraktärzeitverhaltens zwischen rechtem und linkem Vorhof. Einthoven-Abl. I bis III, hohes rechts- (HRA) und linksatriales Elektrogramm (HLA) bei Vorliegen eines offenen Foramen ovale. Bei programmierter atrialer Stimulation während Sinusrhythmus (oben) ist bei einer Vorzeitigkeit von 330 ms im rechten Vorhof eine atriale Tachykardie induzierbar; die effektive Refraktärzeit des rechten Vorhofes (ERP/A) beträgt 310 ms. Bei Stimulation des linken Vorhofes (unten) gelingt eine Tachykardieinduktion nicht, da die effektive Refraktärzeit 390 ms dauert.

meter, von Ausnahmen abgesehen, von geringem Wert. Das Bedingungsgefüge entscheidet über die Möglichkeit einer abnormen Reaktion der Vorhöfe auf Reize. So gilt allgemein der Grundsatz, daß zum Eintritt einer kreisenden Erregungswelle ein kritisches Verhältnis zwischen Erregungsleitungsgeschwindigkeit und Refraktärität vorliegen muß. Ist die Leitungszeit lang, kann auch die Refraktärzeit entsprechend länger sein und umgekehrt, ist die Erregungsleitung schnell, muß die Refraktärzeit kurz sein, um die Perpetuierung einer Kreiserregung zu ermöglichen. Diese Bedingungen sind am Beispiel des Vorhofflimmerns und -flatterns sowie der atrialen Reentry-Tachykardie an den erhobenen elektrokardiologischen Parametern ablesbar (s. 11.1.).

Die Prüfung der Vorhofvulnerabilität erfolgt in unserem Labor nach folgender Methode:

1. Programmierte Vorhofeinzelstimulation bis zu Erreichen der ERP/A.
2. Programmierte atriale Einzelreizung bei einer Basisfrequenz von 90, 110 und 130 Impulsen/min.
3. Programmierte atriale Doppelstimulation bei einer Grundfrequenz von 90, 110 und 130 Impulsen/min mit einer Ankopplung des 2. Impulses (A_2A_3) 10 ms oberhalb der ERP/A und einer programmierten Verkürzung von A_1A_2 um jeweils 10 ms bei einer Vorzeitigkeit von 350 ms beginnend. Besteht der dringende Verdacht auf eine Vulnerabilitätssteigerung, wird auch A_2A_3 bis zur ausbleibenden Beantwortung von A_3 verkürzt.
4. Schnelle atriale Reizung über jeweils 10 s mit stufenweiser Verkürzung der Zyklusdauer um 10 ms von 300 ms bis minimal 250 ms.

Bei einer derartig ausgeführten Testung einer gesteigerten Erregbarkeit und Neigung zu tachykarden Dysrhythmien lassen sich folgende elektrokardiologische Phänomene beobachten: Im Regelfalle sind

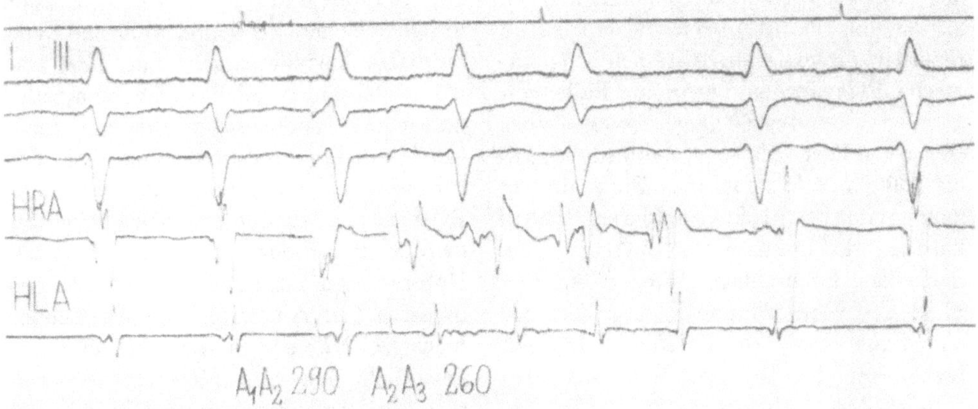

Abb. 5.22. Interatriale Leitungsstörung als Ursache fraktionierter Erregungswellen im rechtsatrialen Elektrogramm. Kasuistik und Ableitungsprogramm wie Abb. 5.21.
Zur elektrischen Terminierung einer atrialen Tachykardie werden vorzeitige Doppelimpulse appliziert. In dessen Folge entsteht kurzzeitig ein chaotischer Erregungsablauf. Im HRA sind gedoppelte Erregungswellen erkennbar. Die Exzitation des linken Vorhofes (HLA) hinkt nach.

durch eine programmierte Einzelreizung mit Ausnahme der atrialen Reentry-Tachykardien keine pathologischen Zeichen einer gesteigerten Vulnerabilität nachweisbar. Bei einer höherfrequenten Basisfrequenz ist dann jedoch bereits bei Einzelreizen und häufiger unter Doppelstimulation als erstes Zeichen eine Verlängerung der atrialen Leitungszeit (S_2A_2) im HBE ablesbar. Bei weiterer Verkürzung der Vorzeitigkeit A_1A_2 bzw. $A_1A_2A_3$ ist eine Aufsplitterung der im HRA abgeleiteten Vorhofpotentiale im Sinne fraktionierter Erregungswellen nachweisbar (32, 95). Gelingt es, die Potentiale vom linken Vorhof abzuleiten (Abb. 5.22), wird sichtbar, daß diese Fraktionierung mit einer bisweilen erheblichen Verzögerung der interatrialen Leitung einhergeht. Als Zeichen einer im oberen rechten Vorhof durch Stimulation induzierten Leitungsverzögerung kann nicht selten eine verspätete Beantwortung von A_2 und/oder A_3 als Reaktion auf A_1A_1 und A_1 nachgewiesen werden. Die gesteigerte Vulnerabilität manifestiert sich bei aggressiver Reizung bei hoher Basisfrequenz und hoher Vorzeitigkeit von A_1A_2 bzw. $A_1A_2A_3$ durch das Auftreten von Echophänomenen (4, 32, 38, 39, 95, 132). Wir messen diesen repetitiv provozierten Aktionen eine klinische Relevanz zu, wenn im Falle von atrialen Reentry-Schlägen oder einer Phase von Vorhofflattern (Zyklusdauer 250 bis 350 ms) kein spontanes Ende eintritt oder wenn bei bislang unklaren Tachykardien oder dokumentierter Arrhythmie mehr als 5 Echoschläge induziert wurden. Wird ein Vorhofflimmern ausgelöst, gilt eine Dauer von mehr als 20 s als klinisch bedeutsam. Im Rahmen einer schnellen atrialen Reizung begrenzen wir auf Zykluslängen zwischen 250 und 300 ms und eine Stimulationsdauer von 10 s. Weitere, noch aggressivere Manöver bedingen zwar eine höhere Sensitivität der Methode, die Spezifität nimmt dann aber sprunghaft ab. Wir rechnen bei dem von uns gewählten Verfahren mit falsch-negativen Befunden, glauben aber ein für klinische Zwecke akzeptierbares Maß an Spezifität infolge einer geringen Rate falsch-positiver Ergebnisse zu erreichen. Die hier dargestellte Methode der Vulnerabilitätsprüfung hat sich bei insgesamt 555 Patienten mit paroxysmalem Vorhofflimmern und -flattern als valide erwiesen.

5.5.3. Die Av-Knotenfunktionsprüfung

Der Av-Knoten (AVN) ist für die zeitlich geordnete Kontraktion von Vorhöfen und Kammern verantwortlich. Er verzögert die anterograde Erregungswelle und hat zugleich die Funktion eines Filters, der die Kammern vor hochfrequenten Erregungen der Vorhöfe schützt.

Die Av-Knotenfunktion ist bereits am Oberflächen-EKG mit hoher Sicherheit bestimmbar, da die PQ-Zeit in hoher Zuverlässigkeit mit der Av-Knotenleitungszeit AH positiv korreliert. Auch höhergradige Leitungsstörungen des AVN lassen sich durch ein typisches Blockbild (Wenkebach-Periodik) gut lokalisieren. Auch der Schweregrad der Av-Knotenläsion im Oberflächen-EKG und klinische Symptomatik korrelieren sehr gut. Eine Ausnahme bilden lediglich angeborene totale Leitungsunterbrechungen mit gut funktionierendem Ersatzrhythmus und Leitungsstörungen 1. Grades mit sehr langer PQ-Zeit (bis zu 500 ms) sowie ein konstanter 2:1-Block ohne Symptomatik. Unter diesen Aspekten macht sich eine invasive Untersuchung beim Av-Knotenblock (AVNB) nur in Ausnahmefällen erforderlich. Zum Ausschluß von atrio-ventrikulären Leitungsstörungen ist eine His-Bündel-Elektrographie indiziert, wenn an die Implantation eines atrialen Pacemakers (AAI) gedacht wird. In seltenen Fällen findet sich ein AVNB bei der Diagnostik unklarer Synkopen. Ferner ist bei der Analyse supraventrikulärer Reentry-Tachykardien, bei denen der AVN Teil der Kreiserregung ist, eine Prüfung seiner Funktionsparameter sowohl für die antero- als auch retrograde Leitung erforderlich.

Bei allen Interpretationen elektrokardiologischer Befunde ist zu bedenken, daß die Erregungsleitung und Refraktärität des AVN in Analogie zum Sinusknoten in starkem Maße von nervalen Regulationsmechanismen abhängig ist. Extreme sind einerseits der hochtrainierte Sportler, der unter Ruhebedingungen vagal reguliert ist und extrem lange Leitungs- und Refraktärzeiten aufweist, die oft in den pathologischen Bereich gehen, und andererseits der hochgradig erregte Patient, der unter ausgeprägter Sympathikotonie noch normale Befunde bietet und unter Ruhe manifeste höhergradige Blockierungen hat.

Zur Beurteilung der Funktion des AVN werden Provokationsmanöver einer vorzeitigen atrialen Einzelreizung und einer hochfrequenten Vorhofstimulation genutzt (18, 33, 41, 45, 50, 75, 91, 104, 114, 143). Während unter normalen Bedingungen jede Frequenzsteigerung über den Sympathikus reguliert wird, fehlt diese unter passiver Provokation. Das hat zur Folge, daß die Leitungszeiten länger werden, während unter physischer oder psychischer Belastung ein derartiges Verhalten nicht zu beobachten ist.

Die wesentlichen elektrokardiologischen Parameter der Av-Knotenfunktion sind:

— die *Av-Knotenleitungszeit*, AH-Intervall: Sie wird gemessen vom Beginn der Depolarisation des basalen Vorhofseptums A bis zum Beginn des Bündelpotentials H im HBE während Sinusrhythmus und/ oder schneller Vorhofstimulation.

— die *funktionelle Refraktärzeit* des AVN (FRP/AVN): Sie ist definiert als das kürzeste H_1H_2-Intervall bei programmierter vorzeitiger Vorhofstimulation während Sinusrhythmus oder einer schnellen atrialen Reizung. — Wir bevorzugen eine Messung bei einer Vorhoffrequenz von 90 Impulsen/min (Abb. 5.23.).

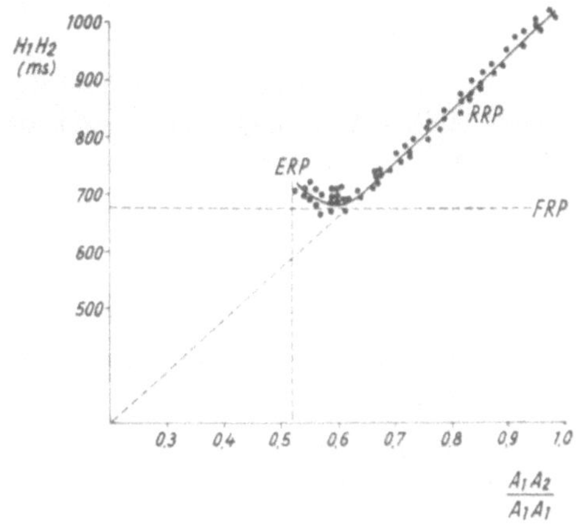

Abb. 5.23. Bestimmung der funktionellen (FRP) und effektiven Refraktärzeiten (ERP) des Av-Knotens durch graphische Darstellung der Av-Knotenleitungskurve (H_1H_2 in Abhängigkeit von A_1A_2) unter einer vorzeitigen atrialen Stimulation.

— die *effektive Refraktärzeit* des AVN (ERP/AVN): Sie entspricht dem längsten A_1A_2-Intervall, bei dem trotz atrialer Depolarisation unter einer programmierten Vorhofeinzelstimulation keine Überleitung auf das Hissche Bündel nachweisbar ist. Dieses Zeitintervall wird gleichfalls während Sinusrhythmus und atrialer Reizung (90/min) bestimmt (Abb. 5.23.).

— Die *totale atrio-ventrikuläre Leitungskapazität* mit 1:1-Leitung auf die Kammern („Wenckebach-point") wird unter progredient ansteigender Vorhofstimulation ermittelt (18). Sie ist definiert als die höchste Frequenzstufe oder kürzeste Zyklusdauer, bei der noch eine 1:1-Av-Leitung möglich ist. Dieser Paramater bestimmt die globale Leitungsreserve des gesamten atrio-ventrikulären Systems. Da sie jedoch fast ausschließlich durch die Av-Knotenleitungskapazität begrenzt wird, ist sie von hoher Aussagekraft für die nodale Funktion.

Die Eigenschaften des AVN für die retrograde Erregungsleitung sind ausschließlich bestimmbar unter einer perpetuierten supraventrikulären Reentry-Tachykardie unter der der AVN für die rückläufige Leitung benutzt wird oder artifiziell durch ventrikuläre Reizung.

Folgende elektrokardiologische Parameter sind meßbar:

— Die *rückläufige Av-Knotenleitungszeit* (HA-Intervall) kann nur in Ausnahmefällen bestimmt werden, da das H-Potential im QRS-Komplex verborgen ist. Die Registrierung eines H-Signals während ventrikulärer Reizung erfordert Elektrodensonden mit einem Elektrodenabstand von weniger als 5 mm. Besondere Bedingungen liegen jedoch vor, wenn unter einer programmiert vorzeitigen Reizung der Kammer durch Ermüdung der retrograden intraventrikulären Leitung das H-Potential nach QRS nachweisbar wird (Abb. 5.24.). In allen verbleibenden Situationen ist man gezwungen, sich mit der Bestimmung der globalen retrograden VA-Leitung zu begnügen. Durch die Grenzen der Registriertechnik (fehlender Nachweis von H) werden auch die Refraktärzeiten für die rückläufige Erregung für die globale ventrikulo-atriale Leitung bestimmt.

— Die *funktionelle Refraktärzeit der VA-Leitung* ist definiert als das kürzeste A_1A_2-Intervall als Resultat einer vorzeitigen Kammerstimulation V_1V_2 unter einer Grundstimulation V_1V_1.

Wir wählen eine Zyklusdauer von 600 oder/und 500 ms. Ist jedoch unter der vorzeitigen Reizung ein H-Potential nach dem Kammerkomplex sichtbar, d. h., das Faszikel-Schenkel-Bündelstamm-System zeigt bereits eine Ermüdung, wird die funktionelle Refraktärzeit des His-Purkinje-Systems meßbar. Wird dieser Umstand mißachtet, findet sich bei graphischer Darstellung der retrograden Leitungskurve (A_1A_2/V_1V_2) ein vorgetäuschtes „break"-Phänomen.

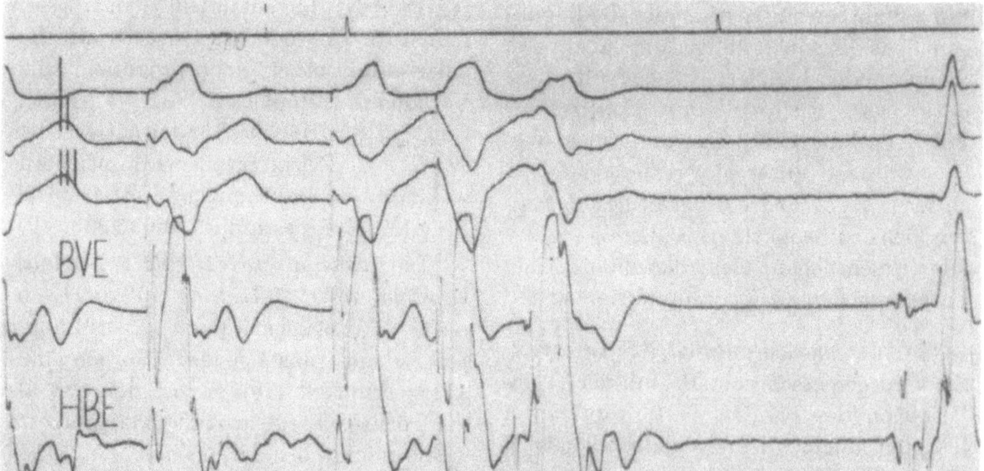

Abb. 5.24. Leitungsermüdung der retrograden intraventrikulären Erregung unter einer programmierten Kammerstimulation. Das H-Potential wird nach der vorzeitigen ventrikulären Extrasystole sichtbar.
Einthoven-Abl. I bis III, bipolares ventrikuläres (BVE) und His-Bündel-Elektrogramm.

— Die *effektive Refraktärzeit der VA-Leitung* entspricht dem Zeitintervall, bei dem unter vorzeitiger Kammerreizung V_1V_2 trotz Depolarisation von V_2 kein A_2-Potential mehr nachweisbar ist. War jedoch kurz vor diesem Ereignis ein retrogrades H-Potential mit einer VH-Zeit von im Mittel 180 bis 250 ms nach QRS sichtbar und fehlt dieses nach V_2, ist die effektive Refraktärzeit des His-Purkinje-Systems für die retrograde Leitung bestimmbar.

5.5.3.1. Die normale Av-Knotenfunktion

Eine physiologische Funktion des AVN kann bei einer normalen PQ-Zeit ($<$ 200 ms), einem kurzen AH-Intervall ($\lesseqgtr$ 120 ms) und einer maximalen Leitungskapazität von größer als 130 Impulsen/min (Wenckebach-points) unterstellt werden. Es sind jedoch Ausnahmen möglich.

Die Beurteilung der Funktion des AVN gelingt exakter durch das Verhalten nodaler Strukturen unter einer programmierten vorzeitigen atrialen Reizung: Bei später Vorzeitigkeit (Abb. 5.23.) der Extrareize A_1A_2 bleiben A_2H_2 und damit auch H_1H_2 im Vergleich zu A_1H_1 gleich lang. Es resultiert eine lineare Beziehung zwischen den genannten Parametern. Bei weiter zunehmender Vorzeitigkeit wird A_2H_2 und H_1H_2 konsekutiv länger (relative Refraktärzeit), um dann kurzzeitig ein Plateau zu erreichen. Die H_1H_2-Intervalle zeigen zu diesem Zeitpunkt ihre minimale Länge (funktionelle Refraktärzeit). Wird die Vorzeitigkeit von A_1A_2 weiterhin verkürzt, resultiert eine Verlängerung von A_2H_2 und H_1H_2. Dieses Ermüdungsverhalten des AVN mit einem typischen Leitungsdekrement charakterisieren die nodalen Eigenschaften. Sie trennen eine nodale Leitung von einer Erregungsleitung über akzessorische atrionodale bzw. atrio-ventrikuläre Bahnen. Bei weiterer Verkürzung der Vorzeitigkeit von A_1A_2 über die FRP/AVN hinaus kommt es nach Ermüdung zum anterograden Block der Erregungswelle, d. h., die Erregung des Vorhofes A_2 ist nicht von einer Aktivierung des Hisschen Bündels (H-Potential) gefolgt (effektive Refraktärzeit). Um vergleichbare Ergebnisse zu erhalten, ist es angezeigt, das Refraktärzeitverhalten des AVN nicht nur während Sinusrhythmus, sondern auch unter atrialer Reizung (z. B. 90/min) zu bestimmen. Der normale AVN reagiert im Vergleich zum Sinusrhythmus im Regelfalle mit einer Verkürzung der funktionellen (H_1H_2) und einer leichten Verlängerung der effektiven Refraktärzeit (A_1A_2). In vielen Fällen ist die ERP/AVN erst unter atrialer Stimulation bestimmbar, da sie während Sinusrhythmus gleich oder kürzer als die effektive Refraktärzeit des Vorhofes sein kann.

Treten „break"-Phänomene auf, liegt eine funktionelle Längsdissoziation des AVN vor (s. S. 318). Diese kann mit, aber auch ohne Neigung zu paroxysmalen supraventrikulären Tachykardien einhergehen. Die funktionelle Längsdissoziation des AVN scheint eine physiologische Variante bzw. Anomalie der Av-Knotenleitung zu sein.

Die retrograde Leitung über den AVN folgt eigenen Gesetzen. In keinem Falle darf aus dem Verhalten der einen Leitungsrichtung auf die andere geschlossen werden. So finden sich Fälle mit anterograd guter Leitfähigkeit und einem retrograden Block und umgekehrt. Insgesamt scheint jedoch die anterograde Erregungsleitung über den AVN stabiler zu sein. Findet sich eine retrograde Leitfähigkeit, sind die bestimmbaren Refraktärzeiten im allgemeinen kürzer im Vergleich zur anterograden Richtung.

5.5.3.2. Die gestörte Av-Knotenfunktion

Auf eine Av-Knotenfunktionsstörung kann im allgemeinen bei einer Verlängerung der PQ-Zeit auf länger als 200 ms geschlossen werden. Diese Aussage hat jedoch Ausnahmen. So kann z. B. die Summe der atrialen, nodalen und distalen Leitungszeiten mehr als 200 ms betragen, und der AVN besitzt gute Leitungseigenschaften. Ferner sind Normvarianten der nodalen Leitung mit langen AH-Zeiten und normalem Refraktärverhalten bekannt. Auch konträre Bedingungen finden sich dann, wenn die PQ-Zeit normal ist und intermittierend höhergradige Leitungsunterbrechungen auftreten.

Aus den genannten Gründen ist nicht nur die PQ-, sondern auch die AH-Zeit ein unsicheres Kriterium zur Abgrenzung einer normalen von einer pathologischen Funktion des AVN. Eine höhere Aussagekraft kommt den Refraktärzeiten und dem Wenckebach-point zu. Als Grenzwerte gelten 350 ms für die ERP/AVN und 130 Impulse/min für den Wenckebach-point (114). Weitere Gesichtspunkte der Schweregradbeurteilung und Prognose beim AVNB sind in Kap. 9.4. dargestellt.

5.5.4. Die Funktion von Bündelstamm, Schenkeln und Faszikeln des intraventrikulären Leitungssystems

Die Funktion des intraventrikulären Leitungssystems muß als komplexe Einheit betrachtet werden. Es sei daran erinnert (s. S. 3), daß distal der NH-Region des AV-Knotens die erregungsleitenden Fasern des spezifischen Myokards parallel verlaufen und bereits geordnet sind, um über den Bündelstamm, die Schenkel und Faszikel definierte Orte der Kammern zu erreichen. Auf diese Weise kann eine Läsion im Bereich des Bündelstammes nicht nur einen Faszikel- und/oder Schenkelblock vortäuschen, sondern auch die Erregungsleitungsgeschwindigkeit und Refraktärität des gesamten distalen spezifischen Myokards limitieren (2, 50, 75, 85, 88, 92, 96, 98, 125, 143). Aus diesem Grunde sind alle elektrokardiologischen Parameter Ausdruck der Funktion aller genannten Anteile. Weitere Kriterien können jedoch zu einer exakten Lokalisation einer Blockebene beitragen. Das distale Leitungssystem kann durch folgende Parameter charakterisiert werden:

Bündelstamm-Faszikel-Purkinje-Leitungszeit (HV-Intervall): Es wird gemessen vom Beginn der Bündeldepolarisation H im HBE bis zum frühesten Beginn des QRS-Komplexes in allen Ableitungen (133) als Maß für die Erregungsleitung durch das distale Bündel, die Schenkel und Faszikel bis zum zuerst erregten Kammermyokard. HV ist während Sinusrhythmus und atrialer Reizung bestimmbar, wobei im Gegensatz zum Av-Knoten unter Frequenzbelastung kein oder in Ausnahmefällen ein nur geringes Leitungsdekrement provozierbar ist.

Funktionelle Refraktärzeit des His-Purkinje-Systems (FRP/HPS): Sie ist nur selten bestimmbar, und zwar ausschließlich dann, wenn sie länger ist als die des Av-Knotens (FRP/AVN). Sie ist definiert als das kürzeste V_1V_2-Intervall bei einer vorzeitigen atrialen Reizung (A_1A_2).

Die *effektive Refraktärzeit* des HPS (ERP/HPS) ist gleichfalls nur unter den o. g. Voraussetzungen meßbar. Der ERP/HPS entspricht das längste unter einer vorzeitigen atrialen Einzelstimulation gemessene H_1H_2-Intervall, bei dem H_2 nicht von einer Kammererregung gefolgt ist.

Unter einer vorzeitigen atrialen Stimulation verlängert sich in Abhängigkeit von der Vorzeitigkeit A_1A_2 primär das A_2H_2- bzw. H_1H_2-Intervall. Bleiben diese Bedingungen bis zum Eintritt der ERP/A und/oder der ERP/AVN erhalten, entspricht dies dem Verhalten der av-Leitung vom Typ I nach Josephson (75). Tritt hingegen eine Ermüdung des HPS ein, verlängert sich das H_2V_2- und damit auch das V_1V_2-Intervall im Vergleich zu H_1H_2. Häufig geht diese Erscheinung (Typ-II-Verhalten der av-Leitung nach

JOSEPHSON) mit konstanten oder auch wechselnden Faszikel- oder Schenkelblockbildern einher. Wird dann bei höherer Vorzeitigkeit eine weitere Ermüdung des Av-Knotens provoziert und wird die FRP/AVN erneut länger als die FRP/HPS, verkürzt sich das H_2V_2-Intervall, und H_1H_2 und V_1V_2 haben wieder eine identische Zeitdauer (Abb. 5.25.). Bleibt hingegen die FRP/AVN weiterhin kürzer als die FRP/HPS, kann es bei Unterschreiten der effektiven Refraktärperiode des HPS zu einem Block distal His kommen (Abb. 5.26.). Dieses Verhalten des HPS kann

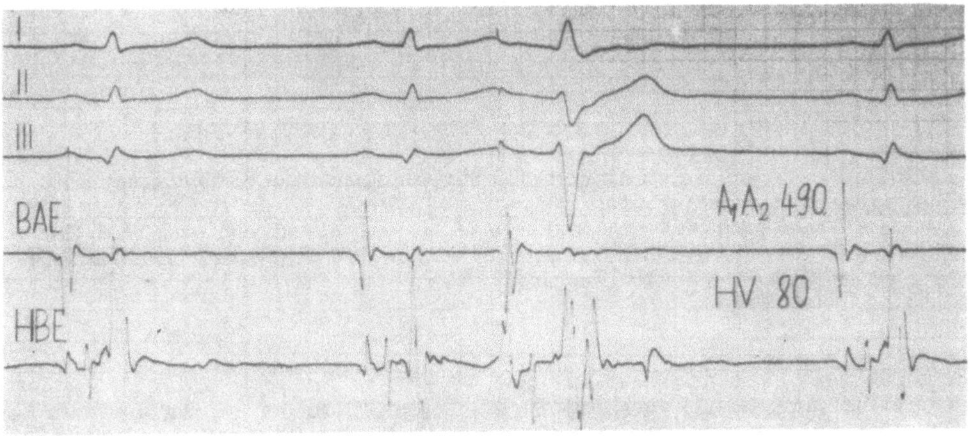

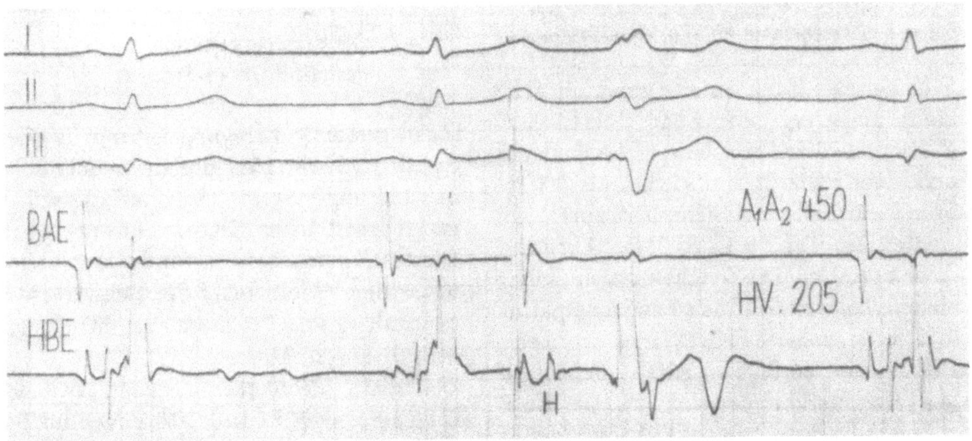

Abb. 5.25. Atypisches Verhalten der His-Bündel-Faszikel-Purkinje-Leitung unter einer vorzeitigen atrialen Stimulation.
Einthoven-Abl. I bis III, bipolares atriales (BAE) und His-Bündel-Elektrogramm (HBE).
Bei einer Vorzeitigkeit des atrialen Stimulus verzögert sich die HV-Zeit (H_2V_2) auf 80 ms; die ventrikuläre Erregung zeigt das Bild des links-anterioren Faszikelblocks. Bei einer weiteren Verkürzung der Vorzeitigkeit auf 450 ms beträgt die HV-Zeit der stimulierten Kammeraktion bereits 205 ms; der QRS-Komplex hat die Konfiguration eines Linksschenkelblockes. In beiden Fällen ist V_1V_2 im Vergleich zu H_1H_2 verlängert.

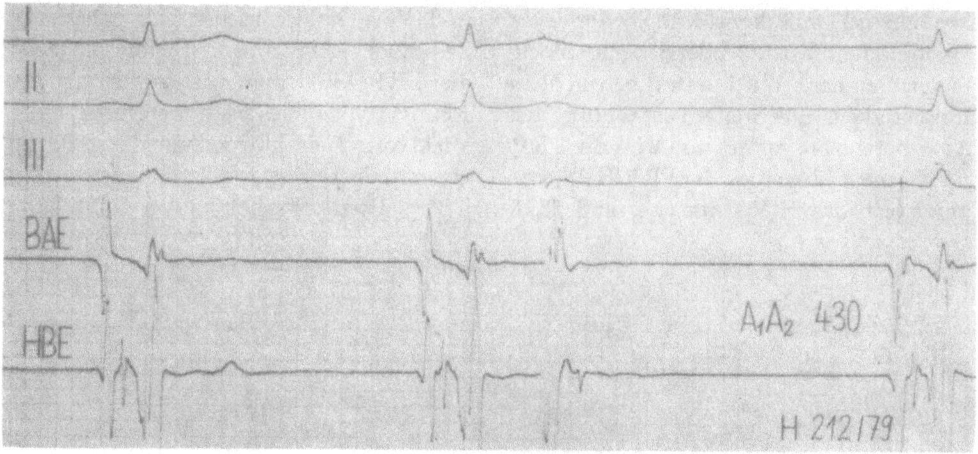

Abb. 5.26. Block distal His als Antwort einer vorzeitig stimulierten Vorhoferregung. Ableitungsprogramm wie Abb. 5.25.
Bei einer Vorzeitigkeit des atrialen Reizes (A_1A_2) von 430 ms und einer H_1H_2-Zeit von 455 ms wird die effektive Refraktärzeit des distalen Leitungssystems unterschritten; es resultiert ein Block distal des Av-Knotens.

sowohl bei normaler als auch pathologischer Funktion der distalen Erregungsleitung beobachtet werden (2, 75).

5.5.4.1. *Das normale His-Purkinje-System*

Eine normale Funktion des gesamten HPS kann auch bei normalem Oberflächen-EKG ohne Faszikel- bzw. Schenkelblock und einer PQ-Zeit von kleiner als 200 ms in keinem Falle mit Sicherheit unterstellt werden (s. Tab. 9.1. S. 234). Auch bei einer normalen PQ-Zeit kann nicht selten eine verlängerte HV-Zeit bzw. eine pathologisch verzögerte ERP/HPS vorliegen. Bei einem Oberflächen-EKG mit schmalem Kammerkomplex auch unter Belastungsbedingungen (33, 44, 85) kann ausschließlich eine physiologische Funktion der Faszikel und Schenkel, nicht aber des Bündelstammes unterstellt werden. Dieser Abschnitt ist ausschließlich mittels invasiver Methodik beurteilbar. Aus diesem Grund finden sich auch in großer Häufung (etwa 33%) intermittierend höhergradige Leitungsstörungen bei der invasiven Untersuchung von Patienten mit unklaren Synkopen.

5.5.4.2. *Die gestörte Funktion des His-Purkinje-Systems*

Eine gestörte Erregungsleitung in den distalen Abschnitten des intraventrikulären Leitungssystems (Schenkel, Faszikel) ist im Oberflächen-EKG leicht erkennbar. Dieser Komplex wird unter 9.2. auch unter dem Blickwinkel der Schweregradbeurteilung und Prognose ausführlich dargestellt und diskutiert.
Besondere Probleme bestehen bei der Diagnostik von Leitungsstörungen im Bereich des Bündelstammes. Diese zeigen im His-Bündel-Elektrogramm folgende Charakteristika:

- Verlängerung der HV-Zeit über 55 ms hinaus (Abb. 5.27.),
- eine Verbreiterung des H-Potentials auf mehr als 20 bis 25 ms,

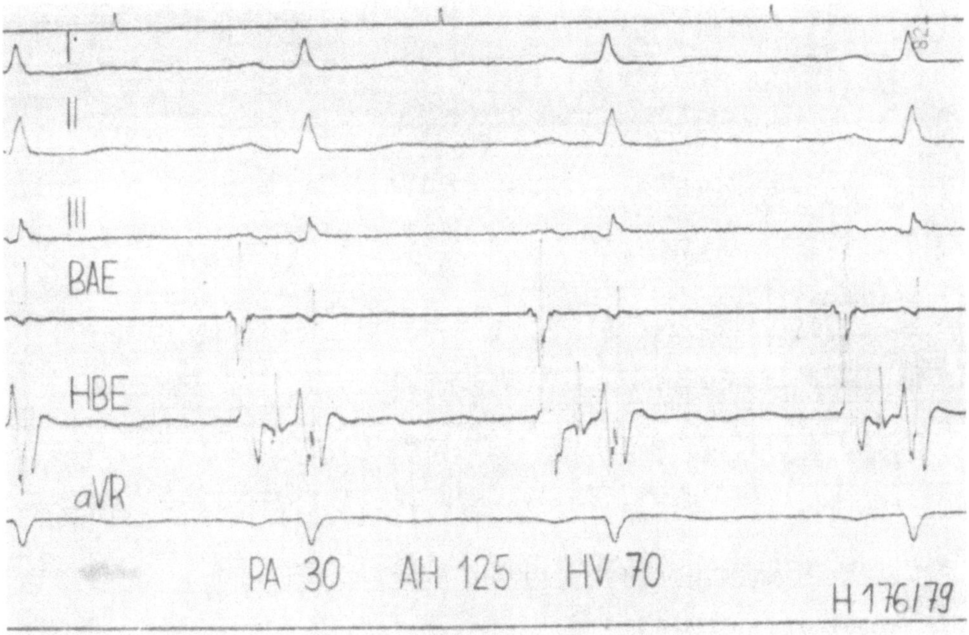

Abb. 5.27. Isolierte Verlängerung der HV-Zeit als Ausdruck einer Leitungsstörung im His-Bündelstamm.
Ableitungsprogramm wie Abb. 5.25. plus Goldberger-Abl. aVR.

- eine Doppelung des H-Potentials („split His") (Abb. 5.28.),
- ein spontaner oder artifiziell induzierter Block distal His bei schmalem QRS-Komplex der übergeleiteten Aktion oder der Ersatzsystolen (Abb. 5.29.),
- ein Schwinden des H-Potentials bei hohen Vorzeitigkeiten einer programmierten Vorhofreizung und
- im Falle eines Faszikel- oder Schenkelblockes, das Weichen einer QRS-Verbreiterung unter der Stimulation des Hisschen Bündels.

Diese Kriterien einer pathologischen Funktion des Bündelstammes (44, 75, 92, 98, 125) besitzen eine unterschiedliche klinische Wertigkeit und erlauben nur unzureichend eine Einschätzung des Schweregrades. Insbesondere für die funktionellen und effektiven Refraktärzeiten sind noch keine verbindlichen Grenzwerte bekannt (96). So kann ein Block distal His sowohl bei symptomatischen als auch völlig beschwerdefreien Patienten induziert werden. Eine Präzisierung war durch den Vergleich von Gruppen mit latentem und manifestem Block im Bündelstamm zu erwarten (98). Die HV-Intervalle trennen beide Gruppen nicht (Tab. 5.2.). Obgleich auch die ERP/HPS beide Gruppen nicht signifikant voneinander trennt, differiert der Mittelwert bei großer Streuung um 82 ms. Dabei ist die ERP/HPS in der Gruppe mit manifestem Bündelstammblock sicher zu niedrig angesetzt, da alle Patienten mit einem permanenten höhergradigen Block und einer ERP/HPS von länger als die Sinusknotenperiodendauer

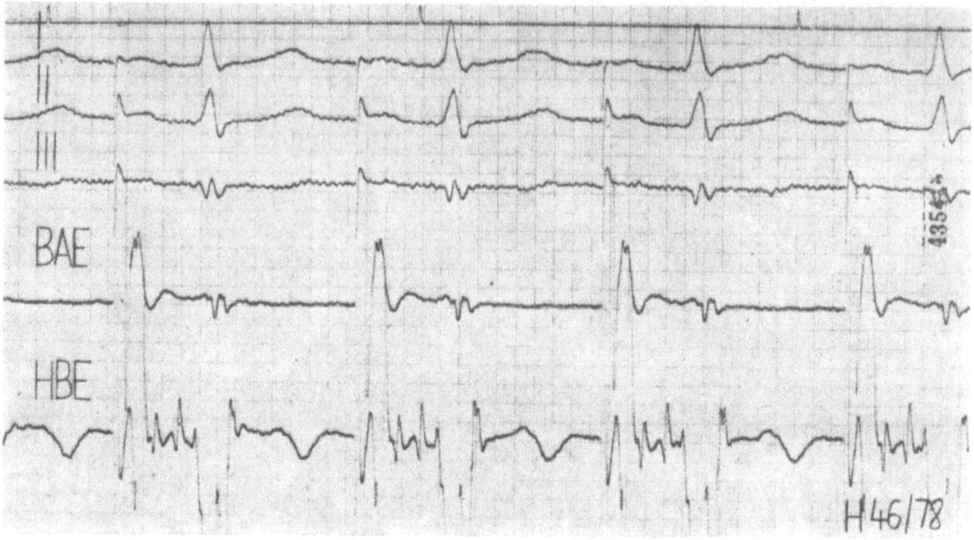

Abb. 5.28. Doppelung des H-Potentials („split-His") unter einer atrialen Stimulation von 90 Impulsen/min.
Ableitungsprogramm wie Abb. 5.25.

nicht einbezogen wurden ($n = 7$ von 25). Die kürzeste ERP/HPS bei einem Patienten mit intermittierendem höhergradigen Bündelstammblock betrug 350 ms. Als bislang statistisch nicht sicherbare Richtwerte würden wir daher eine ERP/HPS zwischen 350 und 450 ms als suspekt und beobachtungspflichtig, Werte über 450 ms als bedrohlich und therapiebedürftig ansehen.

5.5.5. *Die Funktion des ventrikulären Myokards*

In Analogie zum elektrokardiologischen Verhalten der Vorhöfe, sind die Befunde des Kammermyokards gleichfalls überwiegend unter dem Aspekt einer möglichen gesteigerten Vulnerabilität von Interesse. Da auch auf Kammerebene maligne Arrhythmien überwiegend auf kreisenden

Tabelle 5.2. Refraktärzeiten des Av-Knotens und des His-Purkinje-Systems sowie PQ- und HV-Zeit bei Patienten mit latentem bzw. manifestem symptomatischem Block im Bündelstamm

	latenter Block ($n = 60$)	**manifester Block** ($n = 25$)
PQ-Zeit (ms)	188 ± 22	192 ± 24
HV-Intervall (ms)	64 ± 6	59 ± 42
FRP/AVN (ms)	458 ± 79	434 ± 38
ERP/AVN (ms)	353 ± 94 ($n = 24$)	315 ± 64 ($n = 10$)
FRP/HPS (ms)	465 ± 59 ($n = 22$)	486 ± 33 ($n = 17$)
ERP/HPS (ms)	436 ± 90 ($n = 10$)	517 ± 165 ($n = 18$)

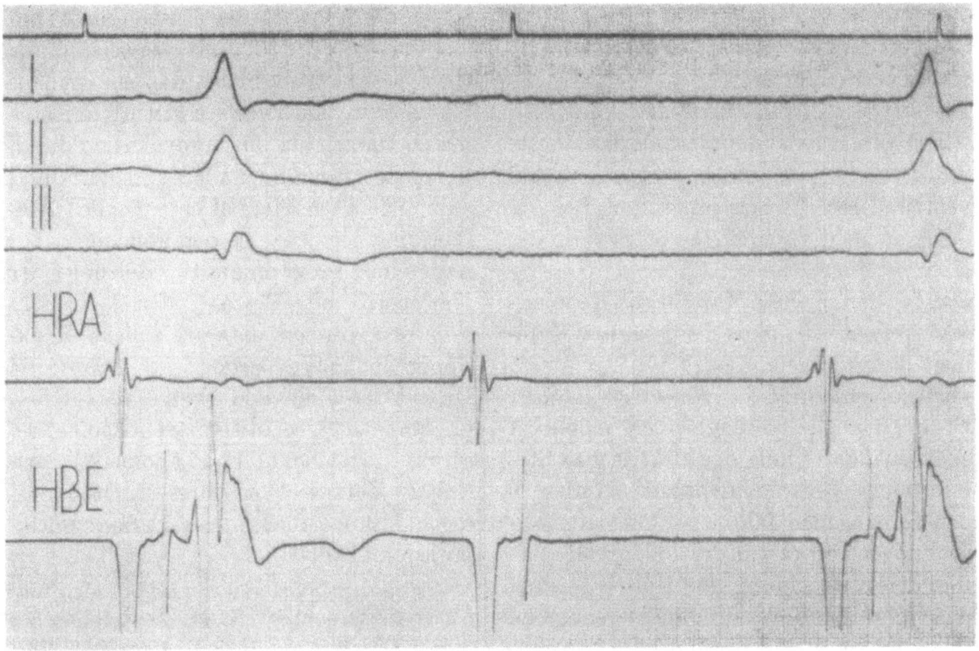

Abb. 5.29. Spontan eintretender Block distal His während Sinusrhythmus bei schmalem QRS-Komplex.
Ableitungsprogramm wie Abb. 5.25.

Erregungen in präformierten Bahnen (Schenkel, Faszikel, Makroreentry) oder aber in Form der schnellen Kammertachykardie bzw. des Kammerflatterns auf Mikroreentry in definierten Arealen des ventrikulären Myokards basieren, sind auch hier die Leitungs- und Refraktäreigenschaften sowie die Reaktion des Myokards auf elektrische Reize von Interesse. Es muß jedoch auch an dieser Stelle betont werden, daß das elektrophysiologische Verhalten der einzelnen Zelle des Kammermyokards und die räumliche Organisation aller Anteile der Ventrikel durch morphologische, hämodynamische und hämostasiologische Bedingungen determiniert sind. So gewinnen solche Aspekte wie Herzmuskelmasse, Areale funktionsuntüchtigen Gewebes nach Infarkten, A- und Hypokinesien, Aneurysmen, lokale Ischämie infolge von koronaren Perfusionsstörungen, der intraventrikuläre Druck (LVEDP) und die Auswurfleistung (Herzzeitvolumen, Ejektionsfraktion) einen hohen Stellenwert für die Beurteilung der elektrischen Instabilität und die Gefahr eines arrhythmogenen plötzlichen Herztodes. Werden nur Teilfaktoren dieses multifaktoriellen Geschehens beachtet (24, 49, 76, 78, 100, 109, 139), sind Fehleinschätzungen nicht vermeidbar.

Es gibt nur wenige elektrokardiologische Parameter, die einfach bestimmbar sind und trotzdem gute Informationen über den elektrophysiologischen Funktionszustand des Kammermyokards geben:

Die *intraventrikuläre Erregungsausbreitung* (QRS-Dauer): Sie ist ein Maß für die zeitliche Differenz zwischen der Erregung des Septums und den zuletzt erregten basalen Kammerabschnitten.

Die *effektive Refraktärzeit* des Ventrikels (ERP/V): Diese ist definiert als das längste S_1S_2-Intervall bei einer programmierten ventrikulären Einzelstimulation, bei der S_2 nicht mehr zu einer Depolarisation der Kammer führt.

Das *QT-Intervall* als Maß für die Repolarisationsgeschwindigkeit der gesamten Kammermyokardmasse.

Die *Vulnerabilität des Kammermyokards:* Unter der Zielstellung einer möglichst exakten Beurteilung der elektrischen Stabilität des Ventrikelmyokards wurden in den vergangenen Jahren zahlreiche Untersuchungen durchgeführt. Während sich mit der Entwicklung der Holter-Technik das Interesse primär auf die Erfassung und Klassifizierung der sog. Warnarrhythmien konzentrierte (Kriterien nach Lown, s. S. 288), verlagerten sich später die Bemühungen auf die Verfahren der Elektrostimulation. Ursache für diesen Weg war die Erkenntnis, daß sich auch maligne Arrhythmien artifiziell induzieren und beenden lassen. In diesem Zusammenhang waren die Arbeiten der Gruppe um Wellens (134, 136, 137, 138) wegweisend. Es lag die Vermutung nahe, daß ein krankes Kammermyokard im Vergleich zum normalen Herzen auf eine Provokation durch Elektrostimulation anders reagiert und damit Rückschlüsse auf eine mögliche Gefährdung getroffen werden können.

Auf eine programmierte Reizung der Kammern mit Einzel- oder Mehrfachimpulsen können unterschiedliche Reaktionen induziert werden. In knapp zwei Drittel der Fälle sind ventrikuläre Echophänomene („repetitive ventricular response" (RVR), „V_3-Phänomen") auslösbar. Entsprechend ihres Entstehungsmechanismus werden zwei Formen unterschieden (Tab. 5.3.):

Das sog. interventrikuläre Reentry („bundle branch reentry" (BBR)) entsteht über eine Kreiserregung in Schenkeln und Faszikeln. Im Regelfalle induziert eine Stimulation mit vorzeitigen Einzel- oder Doppelimpulsen eine Ermüdung der retrograden Leitung des HPS. Bei rechtsventrikulärer Reizung betrifft dies zumeist den rechten Schenkel. Die Erschöpfung der Leitungsreserve ist an einer

Tabelle 5.3. Elektrokardiologische Kriterien zur Klassifikation der verschiedenen ventrikulären Reentry-Formen beim V_3-Phänomen.

INTERVENTRIKULÄRES REENTRY	INTRAVENTRIKULÄRES REENTRY
1. H-Potential folgt dem V_2-Komplex	1. kein retrogrades H-Potential
2. V_3 ist abhängig von einer kritischen Verzögerung von V_2H_2 und unabhängig von der Länge von H_2A	2. keine kritische Verzögerung von V_2H_2 erforderlich
3. V_3 tritt nicht auf, wenn V_2 retrograd unterhalb des Hisschen Bündels blockiert wird (Beachte: retrograde Lückenphänomene)	3. V_3 tritt unabhängig von einer retrograden Leitungsverzögerung auf
4. Auftreten von V_3 bei relativ kurzen Kupplungsintervallen innerhalb einer schmalen Echozone	4. Auftreten von V_3 bei unterschiedlichen Kupplungsintervallen, zumeist jedoch unter einer V_2V_3-Reizung
5. bei rechtsventrikulärer Stimulation ähnelt die QRS-Konfiguration von V_3 derjenigen von V_2	5. QRS-Konfiguration von V_3 kann die unterschiedlichsten Formen annehmen.

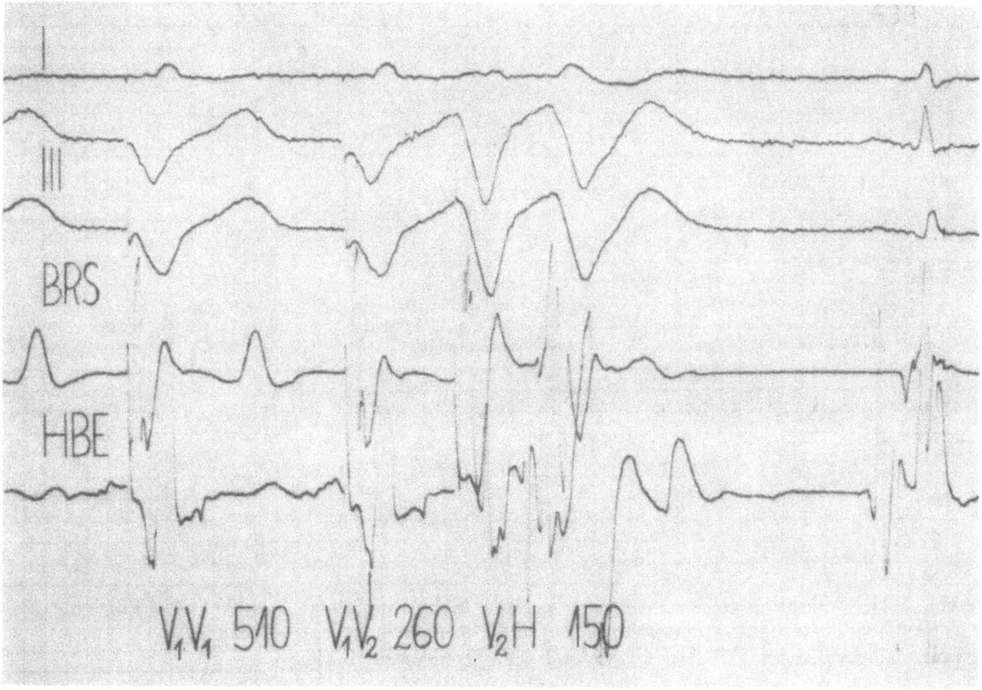

Abb. 5.30. Provokation eines interventrikulären Reentry durch programmierte vorzeitige Ventrikelstimulation (Erläuterungen siehe Text).
Einthoven-Abl. I bis III, bipolares Elektrogramm des rechten Schenkels (BRS) und His-Bündel-Elektrogramm (HBE).

verlängerten retrograden Leitungszeit des HPS erkennbar, d. h. nach dem stimulierten QRS-Komplex wird ein H-Potential sichtbar. Ist der linke Schenkel retrograd leitfähig und die Verzögerung der retrograden Erregungswelle ausreichend lang, kann der rechte Schenkel anterograd leitfähig werden (Abb. 5.30.). Auf diese Weise erreicht die Erregung über den rechten Schenkel die Kammer und löst eine Zusatzerregung aus (3, 5, 6, 24, 51, 63, 78, 89, 109, 121, 140).

Das intraventrikuläre Reentry (IVR) entsteht als eine lokale Kreiserregung in umschriebenen Arealen des Kammermyokards (Abb. 5.31.). Die typischen Charakteristika beider V_3-Phänomene sind in Tab. 5.3. zusammengestellt.

Das BBR ist häufig. Es gilt als hinreichend bewiesen, daß es sich überwiegend um ein physiologisches Phänomen handelt (6, 24, 89, 121). Nur in Ausnahmefällen perpetuiert eine derartige Kreiserregung und führt dann zu einer ventrikulären Tachykardie (s. S. 406). Das IVR ist seltener und gilt als ein Hinweiszeichen einer gesteigerten Vulnerabilität (24, 26, 28, 49, 51, 61, 63, 78, 89, 107, 109, 127, 134). Während solitäre oder auch zweifache Echophänomene vom Typ des IVR noch sehr unspezifische Indikatoren sind, wächst deren Aussagekraft mit steigender Zahl.

In unserem Labor gehört die Kammervulnerabilitätsprüfung seit 1980 zum diagnostischen Routineprogramm einer invasiven elektrokardiologischen Untersuchung. Aus den Untersuchungen der vergangenen Jahre wurden

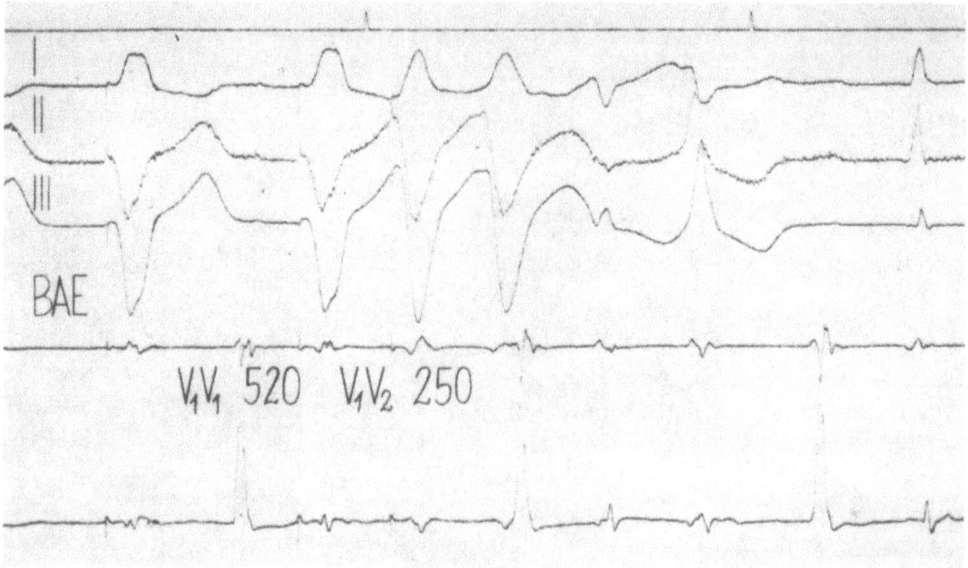

Abb. 5.31. Induktion eines intraventrikulären Echo-Phänomens als Antwort auf eine programmierte vorzeitige Kammerstimulation und ein interventrikuläres Reentry. Einthoven-Abl. I bis III, bipolares atriales Elektrogramm (BAE).

die Ergebnisse von 610 Patienten ausgewertet (Tab. 5.4.): Echo-Phänomene waren in 388 Fällen (63,6%) induzierbar. Es handelte sich bei insgesamt 367 Patienten (60,2%) um ein BBR und in 127 Fällen (20,8%) um Echos vom Typ des IVR. Bei 106 Patienten (17,4%) waren sowohl Antworten in Form eines BBR als auch IVR induzierbar (Tab. 5.4.).

Tabelle 5.4. Häufigkeitsverteilung der induzierten ventrikulären Echo-Phänomene ($n = 610$)

	$\bar{n}$	(%)
V_3-Phänomene insgesamt	388	(63,3%)
Bundle branch reentry insgesamt	367	(60,2%)
— solitär	272	(44,6%)
— 2 BBR	78	(12,8%)
— 3 BBR	14	(2,3%)
— 4 BBR	3	(0,5%)
Intraventricular reentry insgesamt	127	(20,8%)
— solitär	79	(13,0%)
— 2 IVR	31	(5,1%)
— 3 IVR	11	(1,8%)
— 4 IVR	5	(0,8%)
— 5 IVR	1	(0,2%)
BBR + IVR	106	(17,4%)

Die elektrokardiologischen Daten der Tab. 5.5. beweisen, daß es sich beim BBR um ein typisches Ermüdungsphänomen des HPS für die retrograde Leitung handelt. Vergleicht man die retrograde Leitungszeit von der Kammer bis zur Aktivierung des Hisschen Bündels (VH-Zeit) mit und ohne Induktion einer zusätzlichen Kammererregung (BBR) wird ersichtlich, daß zur Entstehung einer Kreiserregung eine kritische Leitungsverzögerung (Tab. 5.3., Abb. 5.32.) erforderlich ist.

Die Aussage, daß es sich bei einem induzierbaren BBR in der Regel um ein physiologisches Phänomen handelt und dem IVR ein gewisser Wert zur Beurteilung einer gesteigerten Kammervulnerabilität zukommt, kann durch eine retrospektive Studie untermauert werden: Es wurden alle Patienten, die unter der Stimulation 3 und mehr repetitive Kammerantworten

Tabelle 5.5. Dauer der Leitungsverzögerung im His-Purkinje-System in Abhängigkeit von der Vorzeitigkeit (V_1V_2) des Extrareizes bei programmierter ventrikulärer Stimulation ($\bar{x} \pm s$)

	ohne V_3 ($n = 222$)	BBR ($n = 367$)	IVR ($n = 127$)
OHNE V_3-PHÄNOMEN			
VH-Intervall bei später Vorzeitigkeit (ms)	139 ± 36	142 ± 27	148 ± 29
entsprechende V_1V_2-Zeit (ms)	305 ± 48	310 ± 39	315 ± 41
VH-Intervall bei früher Vorzeitigkeit (ms)	193 ± 32	190 ± 36	198 ± 33
entsprechende V_1V_2-Zeit (ms)	248 ± 44	254 ± 37	244 ± 38
MIT V_3-PHÄNOMEN			
VH-Intervall mit V_3 bei später Vorzeitigkeit (ms)	–	197 ± 29	–
entsprechende V_1V_2-Zeit (ms)	–	274 ± 33	–
VH-Intervall mit V_3 bei später Vorzeitigkeit (ms)	–	229 ± 32	–
entsprechende V_1V_2-Zeit (ms)	–	231 ± 25	–
effektive Kammerrefraktärzeit (ms)	220 ± 18	210 ± 24	210 ± 19

aufwiesen, nachuntersucht. Bei einem Beobachtungsintervall von 30,1 ± 19,5 Monaten ($\bar{x} \pm s$) entwickelten 13 von 17 Patienten mit 3 und mehr IVR maligne ventrikuläre Arrhythmien, während derartige Ereignisse bei Patienten mit 3 und mehr BBR ($n = 17$) ausblieben.
Damit besitzt die Methode der programmierten vorzeitigen Kammerstimulation einen hohen Stellenwert bei der Erkennung von Risikoträgern.

5.5.6. *Invasive elektrokardiologische Untersuchungen zur Diagnostik tachykarder Herzrhythmusstörungen*

In den vergangenen Jahren haben sich die Indikationen zur His-Bündel-Elektrographie gewandelt. Während in der Anfangsphase überwiegend bradykarde Arrhythmien invasiv untersucht wurden, stehen seit einigen Jahren die Tachykardien in den Statistiken aller elektrokardiologischen Zentren an erster Stelle (30, 50, 70, 75, 107, 110, 111, 124, 142). Es konnten umfangreiche Erfahrungen zur Methodik der Ableit- und Stimulationstechniken gesammelt werden. Trotz aller Fortschritte wird von vielen Autoren bedauert (26, 27, 28, 29, 31, 48, 87, 97, 100, 124), daß in den unterschiedlichen Zentren verschiedene Untersuchungsprogramme angewandt werden, die häufig eine Vergleichbarkeit der Ergebnisse nicht zulassen.

5.5.6.1. *Methodik zur Diagnostik paroxysmaler supraventrikulärer Tachykardien*

Die Stimulations- und Ableitprogramme zur Diagnostik von paroxysmalen supraventrikulären Tachykardien (Tab. 5.6.) sollten nicht starr und schematisch angewandt werden (29, 30, 107). Die Anzahl der erforderlichen Elektrodenkatheter und ihre Lokalisation sowie das angewandte Reizprogıamm sind im Einzelfalle abhängig von der Vorkenntnis der zu erwartenden Tachykardie. Ist z. B. ein WPW-Syndrom bekannt, sind zur exakten Lokalisation des Bypass minimal 3, günstiger jedoch 4 Sonden erforderlich. Konnten die Tachykardien (PST) bislang elektrokardiographisch nicht dokumentiert

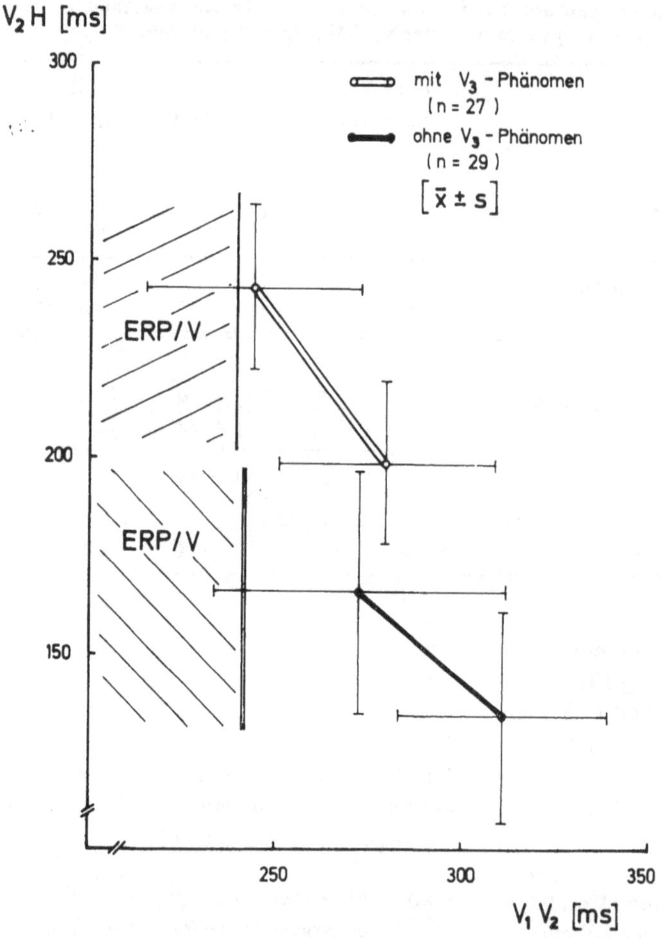

Abb. 5.32. Retrograde Leitungszeiten über Schenkel und Faszikel sowie Bündelstamm (V_2H) in Abhängigkeit von der Vorzeitigkeit des ventrikulären Extrareizes (V_1V_2) bei Patienten mit und ohne V_3-Phänomen.

werden, beginnen wir mit 2 Elektroden und richten uns auf die Applikation weiterer Katheter ein. So können z. B. nach artifizieller Induktion einer PST mit Kreiserregung auf Vorhofebene oder eines Vorhofflimmerflatterns weitere Interventionen eingespart werden. Das gleiche trifft bei Vorliegen eines fokalen Mechanismus zu.

Das Stimulationsprogramm beginnt in der in Tab. 5.6. angegebenen Reihenfolge. Da der erfahrene Untersucher den gesamten Ablauf gleichzeitig diagnostisch verarbeitet, können sich im Einzelfalle Abweichungen vom routinemäßigen Vorgehen erforderlich machen. Dies trifft naturgemäß immer zu, wenn eine PST induziert wird. In diesem Falle wird oftmals gleich zu Beginn der Untersuchung das am wenigsten aggressive Stimulationsprinzip zur Terminierung getestet. Eine Ausnahme bilden PST mit sehr hoher Frequenz, die aus hämodynamischen Gründen möglichst schnell beendet werden müssen. Erfahrungsgemäß bleiben bei diesen Patienten Einzel- und Doppelstimuli ohne Effekt, so daß sofort mit einer langsam gesteigerten hochfrequenten Reizung begonnen wird. Es sollte jedoch immer vermieden werden, aggressive Manöver (hochfrequente Reizung mit Zykluslängen von 250 ms und weniger) primär einzusetzen.

Tabelle 5.6. Ableittechnik und Stimulationsprogramm zur Diagnostik paroxysmaler supraventrikulärer Tachykardien

A. ABLEITPROGRAMM:

1. Simultane Registrierung der Einthoven-Abl. I—III und aVR (bzw. V_1) sowie des hohen rechten Vorhof (HRA) und des His-Bündel-Elektrogramm (HBE) als Minimalanforderung.
2. Zusätzliche Ableitung aus dem unteren rechten Vorhof (LRA), dem linken Vorhof (offenes Foramen ovale, A. pulmonalis, Ösophagus) und der Spitze des rechten Ventrikels.

B. STIMULATIONSPROGRAMM:

1. Programmierte atriale Einzelstimulation während Sinusrhythmus und Vorhofreizung bei 90, 110, 130 und 150/min.
2. Hochfrequente atriale Reizung bei Frequenzen von 90 bis 200 Impulsen/min bzw. bis zum Eintritt des Wenckebach-point.
3. Programmierte vorzeitige Kammerstimulation während Sinusrhythmus und ventrikulärer Reizung bei Zykluslängen von 500 und 600 ms.
4. Hochfrequente Kammerstimulation bei Frequenzen von 90 bis 200 Impulsen/min.
5. Prüfung der tachykardieterminierenden Stimulationsprinzipien:
   - vorzeitige atriale Einzelstimulation,
   - programmierte atriale Doppelstimulation,
   - schnelle Vorhofstimulation (Testung der minimal erforderlichen Frequenz und Anzahl der Zyklen),
   - programmierte vorzeitige Kammereinzel- und -doppelstimulation,
   - Wiederholung der Terminierungsversuche unter Ergometerbelastung (ausschließlich im Falle einer geplanten tachykardieterminierenden Schrittmachertherapie).

Modalitäten der Reizung:

- Rechteckimpulse von 1 ms Dauer, doppelte Reizschwellenspannung.

Stimulationsorte:

- hoher rechter Vorhof (HRA), Spitze der rechten Kammer
- bei akzessorischen Bahnen: Suche nach der atrialen und/oder ventrikulären Insertion des Bypass

Kommt es zur Induktion eines Vorhofflimmerns ohne spontanes Ende, ist nach medikamentöser Konversion eine erhebliche Verfälschung der elektrokardiologischen Daten (z. B. Refraktärzeiten akzessorischer Bahnen) voraussehbar. Läßt sich das Vorhofflimmern nicht beenden, kann der weitere Untersuchungsablauf ohne Ergebnis bleiben.

Bei allen diagnostischen Interpretationen ist zu berücksichtigen, daß unter den Bedingungen des Katheterlabors nicht alle Bedingungen einer Tachykardieinitiierung und -beendigung imitiert werden können (29). Dies trifft insbesondere für den vegetativen Tonus unter emotionaler oder physischer Belastung zu. Aus diesem Grunde ist es auch ratsam, im Falle einer geplanten antitachykarden Schrittmachertherapie die Effektivität eines Terminierungsmodus unter Sympathikotonie (Ergometerbelastung, Orciprenalin, isometrische Belastung, Orthostase) zu wiederholen.

5.5.6.2. Methodik zur Diagnostik paroxysmaler ventrikulärer Tachykardien

Bei der Diagnostik von ventrikulären Tachykardien und Kammerflattern sind die methodischen Bedingungen dem Vorgehen bei PST sehr ähnlich. Es sind jedoch der hohe Grad der Malignität dieser Arrhythmien, die Möglichkeit einer Akzeleration (27, 48, 50, 53, 58, 108, 134) bis zum Kammerflattern und -flimmern (51, 76, 116, 121), die hämodynamischen Auswirkungen (50, 75, 121) und der Grad der kardialen Vorschädigung in Rechnung zu stellen. Aus diesem Grunde ist die Diagnostik von Kammertachykardien (VT) risikoreicher und sollte nur von einem erfahrenen Kardiologen innerhalb eines geschulten und trainierten Teams unter allen Bedingungen einer Möglichkeit zur akuten kardiopulmonalen Wiederbelebung ausgeführt werden (124).

Bei der elektrophysiologischen Exploration sollten auch alle Basisparameter von Reizbildung und Erregungsleitung erhoben werden, da bei vielen Patienten zusätzliche Schädigungen zu erwarten sind. Diese können unter Umständen eine medikamentöse Therapie limitieren.

Bei der Induktion der VT beginnen wir mit wenig aggressiven Reizen. Nach einer Einzelstimulation während Sinusrhythmus und Grundstimulation bei Zykluslängen von 600 und 500 ms und in Ausnahmefällen auch 400 ms, folgt eine Provokation mit vorzeitigen Doppelimpulsen, wobei V_1V_2 von 350 ms beginnend progressiv um 10 ms bis zum Eintritt der Kammerrefraktärzeit verkürzt wird und V_2V_3 beginnend von 20 ms oberhalb der Refraktärperiode in jeder Serie konstant bleibt. In aufeinanderfolgenden Reizserien wird dann auch V_2V_3 um jeweils 10 ms bis zum Eintritt der Refraktärität der Kammer verkürzt. Erst am Schluß steht — führen alle genannten Stimulationsmanöver nicht zur Tachykardieinduktion — eine schnelle Kammerreizung mit Zykluslängen bis zu minimal 250 ms. Als Stimulationsorte wählen wir die Spitze der rechten Kammer, die mittlere Septumregion und die Ausflußbahn (24, 28, 31, 42, 49, 65, 75, 83, 97, 100, 134). Ist unter diesen Bedingungen keine VT induzierbar, erfolgt eine Reizung des linken Ventrikels.

Das Vorgehen einer erforderlichen Terminierung wird in Abhängigkeit von der hämodynamischen Toleranz des Patienten variiert. Ist die VT langsam (Zyklusdauer über 300 ms), kann stufenweise von Einzel- über Doppelimpulse bis zur schnellen Reizung gesteigert werden. Bei allen schnellen Formen macht sich zumeist eine hochfrequente Stimulation erforderlich; im Notfalle ($n = 14$ von 162) ist eine Kardioversion indiziert.

Die gleichen Stimulationsbedingungen können auch zur Therapieeffektivitätskontrolle genutzt werden. Ist eine VT nach intravenöser oder oraler Gabe nicht mehr erschwert auslösbar oder endet sie nach wenigen Schlägen spontan, kann eine effektive Prophylaxe unterstellt werden. Zu dieser Problematik wird im Kap. 12. ausführlich berichtet.

Unser Stimulationsprogramm bei der Diagnostik von VT unterscheidet sich von dem anderer Arbeitsgruppen durch zwei Bedingungen: Wir verzichten auf die Anwendung von mehr als 2 programmiert applizierten vorzeitigen Kammerreizen ($V_1V_2V_3$), da mehrfache Stimuli (27, 31, 48, 87, 97) die Sensitivität der Methode zwar steigern, gleichzeitig aber die Spezifität sprunghaft abnimmt, so daß mit zahlreichen falsch-positiven Ergebnissen zu rechnen ist. Dieser Aspekt gewinnt insbesondere bei bislang nicht dokumentierten Tachykardien und bei Patienten mit unklaren Synkopen (7, 24, 27, 40, 47, 65, 72, 86, 127) besondere Bedeutung. Aus den gleichen Gründen verzichten wir auch auf eine Infusion von Isoproterenol (53, 75).

Die Ausweitung der therapeutischen Möglichkeiten bis zur chirurgischen Therapie von VT (Zirkumzision, Aneurysmaresektion, Entfernung fokaler Herde oder Areale eines Mikroreentry) und die Katheterablationstechniken mittels DC-Schock,

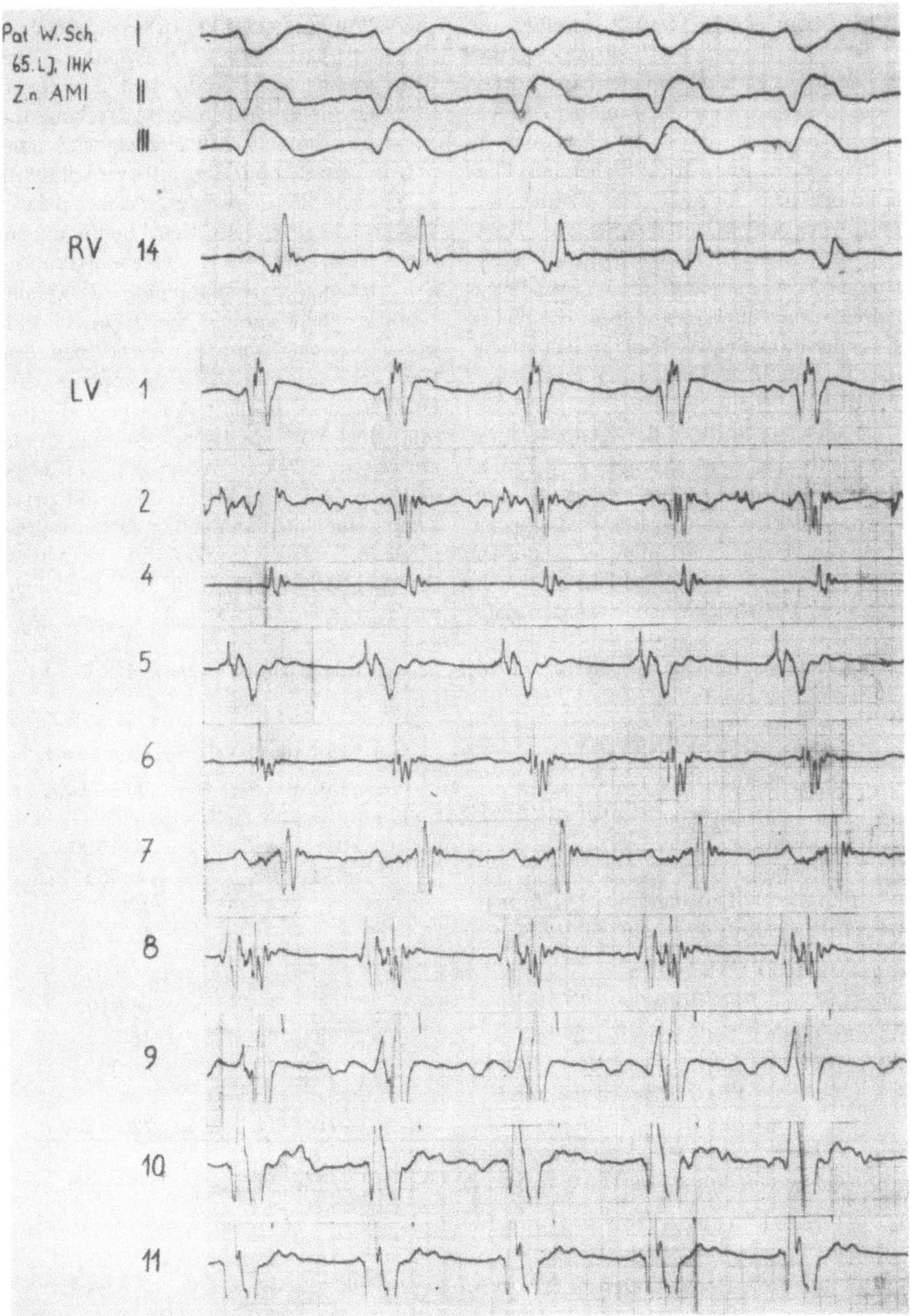

Abb. 5.33. Beispiel eines intraventrikulären Mapping während einer Kammertachykardie zur Lokalisation ihres Ursprungsortes.

Kryo- oder Laser-Technik können die exakte Lokalisation des Quellpunktes einer VT erforderlich machen. Dies kann mittels eines intraventrikulären Mapping der rechten als auch der linken Herzkammer erfolgen. Nach einer vorausgehenden Ventrikulographie in mehreren Ebenen zur morphologischen Darstellung der Herzhöhlen werden die Ventrikel mittels Elektrodensonde ausgetastet. Während die Applikation von Elektroden in die rechte Kammer ohne Schwierigkeiten gelingt, ist die Technik der Sondierung des linken Ventrikels diffiziler.

Über eine bis in die linke Kammer kurz unterhalb der Aortenklappe vorgeführte Katheterschleuse gelingt es, auch mit starren Elektroden die Aortenklappe zu passieren. Unter Kontrolle der Lage der Sonde im biplanen Strahlengang oder mehreren Projektionsebenen werden definierte Punkte beider Ventrikel aufgesucht. Zur Lokalisation des Quellpunktes der Tachykardie sind zwei Verfahren geeignet (75): Ist die Tachykardie relativ langsam und hämodynamisch tolerabel, wird eine VT induziert und der intraventrikuläre Erregungsablauf verfolgt (Abb. 5.33.). Liegen derartig günstige Bedingungen nicht vor, kann durch intraventrikuläre Stimulation („pace-mapping") der Quellpunkt gesucht werden. Er ist hinreichend sicher erreicht, wenn die durch Stimulation provozierten QRS-Komplexe im Oberflächen-EKG (12 Ableitungen) eine mit der VT identische Konfiguration aufweisen (74). Derartige Untersuchungen sind jedoch nur dann indiziert, wenn eine medikamentöse Rezidivprophylaxe versagt und ein invasives therapeutisches Vorgehen unvermeidlich wird.

5.5.7. Zusammenstellung der elektrokardiologischen Parameter und ihrer Normal- und Grenzwerte

		Normalkollektiv	Grenzwert
1.	**SINUSKNOTENFUNKTION:**		
1.1.	Periodendauer (A_1A_1; ms)	776 ± 130	500–1000
1.2.	max. Sinusknotenerholungszeit (SKEZ; ms)		
	— absoluter Wert	1048 ± 143	< 1400
	— korrigierter Wert	272 ± 78	< 525
1.3.	sinu-atriale Leitungszeit (SALZ; ms)	90 ± 16	120
1.4.	effektive Refraktärzeit (ERP/SK; ms)	—	ERP/A
2.	**VORHOFFUNKTION:**		
2.1.	P-Wellen-Dauer (ms)	98 ± 8	< 110
2.2.	intraatriale Leitungszeit PA (ms)	33 ± 6	45
2.3.	interatriale Leitungszeit (HRA/HLA; ms)	35 ± 7	< 50
2.4.	funktionelle Refraktärzeit während Sinusrhythmus (FRP/A; ms)	271 ± 34	220–280
2.5.	effektive Refraktärzeit während atrialer Reizung bei 90/min (ERP/A; ms)	232 ± 38	200–260
3.	**AV-KNOTENFUNKTION:**		
3.1.	Av-Knotenleitungszeit AH (ms)	78 ± 12	< 120
3.2.	funktionelle Refraktärzeit (FRP/AVN; ms)	407 ± 48	< 520
3.3.	effektive Refraktärzeit (ERP/AVN; ms)	285 ± 38	< 330
3.4.	globale Leitungskapazität Wenckebach-point (Impulse/min)	165 ± 12	< 130

4.	**HIS-BÜNDEL-FASZIKELFUNKTION:**		
4.1.	His-Purkinje-Leitungszeit HV (ms)	42 ± 6	< 55
4.2.	funktionelle Refraktärzeit (FRP/HPS; ms)	459 ± 43	< 520
4.3.	effektive Refraktärzeit (ERP/HPS; ms)	385 ± 64	< 400
5.	**FUNKTION DES KAMMERMYOKARDS:**		
5.1.	intraventrikuläre Leitungszeit (QRS-Dauer; ms)	94 ± 7	< 120
5.2.	Depolarisationszeit (QT; ms)	frequenzabhängig	
5.3.	effektive Refraktärzeit (ERP/V; ms)	208 ± 12	200–250

5.6. Indikationen zur His-Bündel-Elektrographie

Wie bereits betont, haben sich die Indikationen zum invasiven elektrokardiologischen Eingriff gewandelt. Unter unserem derzeitigen Erkenntnisstand sehen wir eine Notwendigkeit für eine His-Bündel-Elektrographie unter folgender Fragestellung:

1. Therapierefraktäre paroxysmale supraventrikuläre Tachykardien nach Versagen einer medikamentösen antiarrhythmischen Behandlung:

- zur Klärung des Mechanismus der Tachykardie,
- bei einer differentialtherapeutischen Entscheidungsfindung unter Ausnutzung der Befunde der am Erregungskreis beteiligten Strukturen (Schwachpunkt des Reentry-Kreises),
- zur Lokalisation paranodaler Bahnen oder Erregungskreisbahnen sowie fokaler Herde zur transvasalen Katheterablation oder chirurgischen Therapie und
- beim WPW-Syndrom zur Bestimmung der maximalen anterograden Leitfähigkeit des Bypass zur Beurteilung der Gefährdung im Falle von Vorhofflimmern oder -flattern.

2. Paroxysmale Kammertachykardien und Kammerflattern bedürfen in allen Fällen einer elektrokardiologischen Diagnostik:

- zur Bestimmung des Mechanismus und Malignitätsgrades (Pleomorphismus, Übergang in Kammerflimmern),
- zum Ausschluß von Kontraindikationen einer antiarrhythmischen Pharmakotherapie (Sinusknoten-Syndrom, schwere Av-Leitungsstörungen),
- zur Lokalisation von fokalen Herden oder Erregungskreisen zur semichirurgischen oder chirurgischen Intervention und
- zur Kontrolle der Effektivität einer Antiarrhythmika-Therapie.

3. Diagnostik des Mechanismus unklarer Synkopen im Zusammenhang mit einer kardialen Grundkrankheit. Als Ursachen finden sich:

- intermittierende Sinusknotenfunktionsstörungen,
- ein His-Bündelstammblock bei normaler PQ-Zeit im EKG,
- maligne supraventrikuläre Tachykardien und
- Kammertachykardien und Kammerflattern.

Seltener besteht eine Indikation zu einem invasiven Vorgehen bei

4. bifaszikulären Leitungsstörungen und dem Linksschenkelblock und präsynkopalen Zuständen, die nicht eindeutig und zweifelsfrei auf einen intermittierenden totalen Block zurückführbar sind oder

- bei verlängerter PQ-Zeit ohne Synkopen zur Bestimmung der Blockebene und

— Ausschluß einer potentiellen Gefährdung (z. B. Narkoserisiko, Verkehrstauglichkeit) sowie
— Schrittmacherdifferentialtherapie (VAT).

5. Beim totalen av-Block ohne klinische Symptomatik:

— zur Beurteilung der Funktion der Ersatzrhythmen (Erholungszeit) und
— unter gutachterlichem Aspekt

6. Tachykardien mit breitem Kammerkomplex sollten unter differentialdiagnostischem Aspekt untersucht werden.

Unter wissenschaftlichem Aspekt sind Untersuchungen mittels His-Bündel-Elektrographie wünschenswert bei

7. Patienten mit Sinusknoten- oder Bradykardie-Tachykardie-Syndrom:

— zur medikamentösen Differentialtherapie (Schweregrad der Sinusknotenfunktionsstörung) oder
— zur Schrittmacherdifferentialtherapie durch Ausschluß von av-Leitungsstörungen (AAI).

8. Beurteilung von Effekten von Pharmaka (Antiarrhythmika), die vor der klinischen Einführung stehen.

Literatur

1. AGHA, A. S., B. BEFELER, A. M. CASTELLANOS, R. J. SUNG, C. A. CASTILLO, R. J. MYERBURG u. A. CASTELLANOS: Bipolar catheter electrograms for study of retrograde atrial activation pattern in patients without pre-excitation syndromes. Brit. Heart J. **38** (1976), 641–645
2. AGHA, A. S., A. CASTELLANOS, D. WELLS, M. D. ROSS, B. BEFELER u. R. J. MYERBURG: Type I, type II, and type III gaps in bundle branch conduction. Circulation **47** (1973), 325–330
3. AKHTAR, M., A. N. DAMATO, A. R. CARACTA, W. P. BATSFORD u. S. H. LAU: The gap phenomena during retrograde conduction in man. Circulation **44** (1974), 811–817
4. AKTHAR, M., A. N. DAMATO, C. J. GILBERT-LEEDS, W. P. BATSFORD, C. P. REDDY, J. A. C. GOMES, A. H. CALON u. M. S. DHATT: Induction of iatrogenic electrocardiographic patterns during electrophysiologic studies. Circulation **56** (1977), 60–65
5. AKHTAR, M., C. GILBERT, F. G. WOLF u. D. H. SCHMIDT: Reentry within the HIS-PURKINJE-system. Elucidation of reentrant circuit using right bundle branch and HIS bundle recordings. Circulation **58** (1978), 295–304
6. AKHTAR, M., C. J. GILBERT, F. G. WOLF u. D. H. SCHMIDT: Retrograde conduction in the His-Purkinje system. Analysis of the routes of impulse propagation using His and right bundle branch recordings. Circulation **59** (1979), 1252–1265
7. AKHTAR, M., M. SHENASA, S. DENKER, C. J. GILBERT u. N. RIZWI: Role of cardiac electrophysiologic studies in patients with unexplained recurrent syncope. Pace **6** (1983), 192–201
8. AMAT-Y-LEON, F., P. DENES, D. WU, R. J. PIETRAS u. K. M. ROSEN: Effects of pacing site on atrial and atrioventricular nodal function. Brit. Heart J. **37** (1975), 576–582
9. AMAT-Y-LEON, F., R. C. DHINGRA, D. WU, P. DENES, C. WYNDHAM u. K. M. ROSEN: Catheter mapping of retrograde atrial activation. Brit. Heart J. **38** (1976), 355–362
10. AMAT-Y-LEON, F., P. DEEDWANIA, R. H. MILLER, R. C. DHINGRA u. K. M. ROSEN: A new approach for indirect recording of anterior left atrial activation in man. Amer. Heart J. **93** (1977), 408–410
11. ARANDA, J. M., B. BEFELER, A. CASTELLANOS u. N. EL-SHERIF: His bundle recordings: Their contribution to the understanding of human electrophysiology. Heart & lung **5** (1976), 907–918
12. BENDITT, D. G., H. C. STRAUSS, M. M. SCHEINMAN, V. S. BEHAR u. A. G. WALLACE: Analysis of secondary pauses following termination of rapid atrial pacing in man. Circulation **54** (1976), 436–441
13. BENSON, D. W., A. DUNNIGAN, D. G. BENDITT, M. R. PRITZKER u. T. R. THOMPSON: Transesophageal study of infant supraventricular tachycardia. Electrophysiologic characteristics. Amer. J. Cardiol. **52** (1983), 1002–1006
14. BERBARI, E. J., B. J. SCHERLAG, N. EL-SHERIF, B. BEFELER, J. M. ARANDA u.

R. LAZZARA: The His-Purkinje electrocardiogram in man. An initial assessment of its uses and limitations. Circulation **54** (1976), 219–224

15. BIGGER, J. T.: A simple, rapid method for the diagnosis of first-degree sinoatrial block in man. Amer. Heart J. **87** (1974), 731–733
16. BINKLEY, P. F., C. A. BUSH, A. J. KOLIBASH, R. D. MAGRIEN, R. L. HAMLIN u. C. V. LEIER: The anatomic relationship of the esophageal lead to the left atrium. Pace **5** (1982), 853–859
17. BISCHOFF, K.-O., P. BUCHER u. W. HAGER: Different determination of sinoatrial conduction time (SACT) in man. Basic Res. Cardiol. **79** (1984), 639–648
18. BISSETT, J. K., J. J. KANE, N. DE SOYZA u. M. L. MURPHY: Electrophysiological significance of rapid atrial pacing as a test of atrioventricular conduction. Cardiovasc. Res. **9** (1975), 593–599
19. BONKE, F. I. M., L. N. BOUMAN u. F. J. G. SCHOPMAN: Effect of an early atrial premature beat on activity of the sinoatrial node and atrial rhythm in the rabbit. Circulat. Res. **29** (1971), 704–715
20. BREITHARDT, G., L. SEIPEL: The effect of premature atrial depolarization on sinus node automaticity in man. Circulation **53** (1976), 920–925
21. BREITHARDT, G., L. SEIPEL: Comparative study of two methods of estimating sinoatrial conduction time in man. Amer. J. Cardiol. **42** (1978), 965–972
22. BREITHARDT, G., L. SEIPEL, U. HILDEBRAND, C. LEUNER u. E. WIEBRINGHAUS: Methodische Aspekte bei der Bestimmung der Sinusknotenerholungszeit beim Menschen. Z. Kardiol. **67** (1978), 395–404
23. BREITHARDT, G., L. SEIPEL: Recording of left atrial potentials from pulmonary artery in man. Brit. Heart J. **43** (1980), 689–694
24. BREITHARDT, G., L. SEIPEL u. F. LOOGEN: Der akute Herztod. Bedeutung elektrophysiologischer Stimulationsverfahren. Verh. dtsch. Ges. Herz- u. Kreislaufforschg. **46** (1980), 38–64
25. BREITHARDT, G., L. SEIPEL, T. MEYER u. R.-R. ABENDROTH: Prognostische Bedeutung ventrikulärer Echoschläge bei programmierter ventrikulärer Stimulation. Z. Kardiol. **70** (1981), 431–435
26. BREITHARDT, G., R.-R. ABENDROTH, M. BORGGREFE, H. L. YEH, K. HAERTEN u. L. SEIPEL: Prevalence and clinical significance of the repetitive ventricular response during sinus rhythm in coronary disease patients. Amer. Heart J. **107** (1984), 229–236
27. BRUGADA, P., H. ABDOLLAH, B. HEDDLE u. H. J. J. WELLENS: Results of a ventricular stimulation protocol using a maximum of 4 premature stimuli in patients without documented or suspected ventricular arrhythmias. Amer. J. Cardiol. **52** (1983), 1214–1218
28. BRUGADA, P., P. GREEN, H. ABDOLLAH u. H. J. J. WELLENS: Significance of ventricular arrhythmias initiated by programmed ventricular stimulation: Importance of the type of ventricular arrhythmia induced and the number of premature beats required. Circulation **69** (1984), 87–92
29. BRUGADA, P., u. H. J. J. WELLENS: Standard diagnostic programmed electrical stimulation protocols in patients with paroxysmal recurrent tachycardias. Pace **7** (1984), 1121–1128
30. BRUGADA, P., u. H. J. J. WELLENS: Programmed electrical stimulation of the human heart. General principles. In: (76), S. 61–90
31. BRUGADA, P., u. H. J. J. WELLENS: Comparison in the same patient of two programmed ventricular stimulation protocols to induce ventricular tachycardia. Amer. J. Cardiol. **55** (1985), 380–383
32. BUXTON, A. E., H. L. WAXMAN, F. E. MARCHLINSKI u. M. E. JOSEPHSON: Atrial conduction: Effects of extrastimuli with and without atrial dysrhythmias. Amer. J. Cardiol. **54** (1984), 755–761
33. CAGIN, N. A., D. KUNSTADT, P. WOLFISH u. B. LEVITT: The influence of heart rate on the refractory period of the atrium and A-V conducting system. Amer. Heart J. **85** (1973), 358–366
34. CASTELLANOS, A., C. A. CASTILLO, A. S. AGHA, B. BEFELER u. R. J. MYERBURG: Functional properties of accessory AV pathways during premature atrial stimulation. Brit. Heart J. **35** (1973), 578–584
35. CASTELLANOS, A., R. J. SUNG, A. GHAHRAMANI u. R. J. MYERBURG: The retrograde His bundle deflection: Its recognition and value in the analysis of tachyarrhythmias induced by stimulation on the T wave. Europ. J. Cardiol. **4** (1976), 295–302
36. CASTILLO, C. A., u. A. CASTELLANOS: Retrograde activation of the His bundle during intermittent paired ventricular

stimulation in the human heart. Circulation **42** (1970), 1079–1092

37. Chadda, K. D., V. S. Banka, M. M. Bodenheimer u. R. H. Helfant: Corrected sinus node recovery time. Circulation **51** (1975), 797–801
38. Childers, R. W., M. F. Arnsdorf, D. J. de la Fuente, M. Gambetta u. R. Svenson: Sinus nodal echoes. Clinical case report and canine studies. Amer. J. Cardiol. **31** (1973), 220–231
39. Cosio, F. G., A. Llovet u. J. M. Vidal: Mechanism and clinical significance of atrial repetitive responses in man. Pace **6** (1983), 53–59
40. Coumel, P. H., P. Cabrol, A. Fabiato, A. Gourgon u. R. Slama: Tachycardie permanente par rythme recirpoque. Arch. Mal. Coeur et Vaiss. **60** (1967), 1830–1864
41. Denes, P., D. Wu, R. Dhingra, R. J. Pietras u. K. M. Rosen: The effects of cycle length on cardiac refractory periods in man. Circulation **44** (1974), 32–41
42. Denes, P., D. Wu, R. C. Dhingra, F. Amat-y-Leon, C. Wyndham, R. K. Mautner u. K. M. Rosen: Electrophysiological studies in patients with chronic recurrent ventricular tachycardia. Circulation **54** (1976), 229–234
43. Denes, P., P. Santarelli, R. G. Hauser u. E. F. Uretz: Quantitative analysis of the high-frequency components of the terminal portion of the body surface QRS in normal subjects and in patients with ventricular tachycardia. Circulation **67** (1983), 1129–1138
44. Denker, S., M. Shenasa, C. J. Gilbert u. M. Akhtar: Effect of abrupt changes in cycle length on refractoriness of the His-Purkinje system in man. Circulation **67** (1983), 60–68
45. Dhingra, R. C., K. M. Rosen u. S. H. Rahimtoola: Normal conduction intervals and responses in sixty-one patients using His bundle recording and atrial pacing. Chest **64** (1973), 55–59
46. Dhingra, R. C., C. Wyndham, F. Amat-y-Leon, P. Denes, D. Wu u. K. M. Rosen: Sinus nodal responses to atrial extrastimuli in patients without apparent sinus node disease. Amer. J. Cardiol. **36** (1975), 445–452
47. DiMarco, J. P., H. Garan, W. Harthorne u. J. N. Ruskin: Intracardiac electrophysiologic techniques in recurrent syncope of unknown origin. Arch. Internal Med. **95** (1981), 542–548
48. Doherty, J. U., M. G. Kienzle, H. L. Waxman, E. A. Buxton, F. E. Marchlinski u. M. E. Josephson: Relation of mode of induction and cycle length of ventricular tachycardia: Analysis of 104 patients. Amer. J. Cardiol. **52** (1983), 60–64
49. Doherty, J. U., M. G. Kienzle, H. L. Waxman, A. E. Buxton, F. E. Marchlinski u. M. E. Josephson: Programmed ventricular stimulation at a second right ventricular site: An analysis of 100 patients, with special reference to sensitivity, specifity and characteristics of patients with induced ventricular tachycardia. Amer. J. Cardiol. **52** (1983), 1184–1189
50. Fisher, J. D.: Role of electrophysiologic testing in the diagnosis and treatment of patients with known and suspected bradycardias and tachycardias. Progr. Cardiovasc. Dis. **24** (1981), 25–90
51. Fleischmann, D. W., u. T. Pop: His-Bündel-Elektrographie und ventrikuläre Einzelimpuls-Stimulation bei Patienten mit Kammertachykardien. Z. Kardiol. **67** (1978), 405–414
52. Franchi, F., u. L. Padeletti: Inkomplete interpolation caused by sinoatrial pacemaker shift. A report of two cases. Europ. J. Cardiol. **12** (1980), 95–101
53. Freedman, R. A., C. D. Swerdlow, D. S. Echt, R. A. Winkle, V. Soderholm-Difatte u. J. W. Mason: Facilitation of ventricular tachycardia by isoproterenol. Amer. J. Cardiol. **54** (1984), 765–770
54. Gallagher, J. J., A. N. Damato, S. H. Lau, A. J. Tower, A. R. Caracta, P. J. Varghese u. M. E. Josephson: Antecubital vein approach for recording His bundle activity in man. Amer. Heart J. **85** (1973), 199–204
55. Gallagher, J. J., E. L. C. Pritchett, D. G. Benditt, A. M. Tonkin, R. W. F. Campbell, F. A. Dugan, T. M. Bashore, A. Tower u. A. G. Wallace: New catheter techniques for analysis of the retrograde atrial activation in man. Europ. J. Cardiol. **6** (1977), 1–14
56. Gallagher, J. J., W. M. Smith, C. R. Kerr, J. Kasell, L. Cook, M. Reiter, R. Sterba u. M. Harte: Esophageal pacing. A diagnostic and therapeutic tool. Circulation **65** (1982), 336–341
57. Gang, E. S., J. A. Reiffel, F. D. Livelli u. J. T. Bigger: Sinus node recovery times following the spontaneous termination of supraventricular tachycardia and

following atrial overdrive pacing: A comparison. Amer. Heart J. **105** (1983), 210–215

58. Gardner, M. J., H. L. Waxman, A. E. Buxton, M. E. Cain u. M. E. Josephson: Termination of ventricular tachycardia. Evaluation of a new pacing method. Amer. J. Cardiol. **50** (1982), 1338 to 1345
59. Giufrida, G., G. Critelli, P. Giudice, D. Miceli, S. Betocchi, F. Mazza, M. Chiariello u. M. Condorelli: His bundle electrogram recording using a multipolar electrode catheter via arm veins. J. Electrocardiol. **14** (1981), 125–128
60. Goldreyer, B. N., u. A. N. Damato: Sinoatrial-node entrance block. Circulation **44** (1971), 789–802
61. Gomes, J. A. C., P. S. Kang, R. Khan, G. Kelen u. N. El-Sherif: Repetitive ventricular response. Its incidence, inducibility, reproducibility, mechanism, and significance. Brit. Heart J. **46** (1981), 159–167
62. Gomes, J. A. C., P. S. Kang u. N. El-Sherif: The sinus node electrogram in patients with and without sick sinus syndrome. Techniques and correlation between directly measured and indirectly estimated sinoatrial conduction time. Circulation **66** (1982), 864–873
63. Greene, H. L., P. R. Reid u. A. H. Schaeffer: Mechanism of the repetitive ventricular response in man. Amer. J. Cardiol. **45** (1980), 227–235
64. Günther, K., A. Neugebauer u. H. Trenckmann: Ein programmierbarer universeller Stimulator zur Diagnostik und Therapie bradykarder und tachykarder Rhythmusstörungen. Z. ges. inn. Med. **33** (1978), 651–656
65. Gulamhusein, S., G. V. Naccarelli, P. T. Ko, E. N. Prystowsky, D. P. Zipes, H. J. M. Barnett, J. J. Heger u. G. J. Klein: Value and limitations of clinical electrophysiologic study in assessment of patients with unexplained syncope. Amer. J. Med. **73** (1982), 700–705
66. Gupta, P. K., E. Lichstein, K. D. Chadda u. E. Badui: Appraisal of sinus nodal recovery time in patients with sick sinus syndrome. Amer. J. Cardiol. **34** (1974), 265–270
67. Haberl, R., G. Steinbeck u. B. Lüderitz: Comparison between intracellular and extracellular direct current recordings of sinus node activity for evaluation of sinoatrial conduction time. Circulation **70** (1984), 760–767
68. Hamer, A., J. Vohra, G. Sloman u. D. Hunt: Electrophysiologic study in survivors of late cardiac arrest after myocardial infarction. Amer. Heart J. **105** (1983), 921–927
69. Hammill, S. C., E. L. C. Pritchett: Simplified esophageal electrocardiography using bipolar recording lead. Ann. Internal Med. **95** (1981), 14–18
70. Hammill, S. C., E. L. C. Pritchett, G. J. Klein u. J. J. Gallagher: A comparison of clinical electrophysiologic studies in different institutions. Amer. Heart J. **101** (1981), 263–267
71. Hombach, V., U. Kebbel, H. W. Höpp, U. J. Winter, V. Braun, H. Deutsch, H. Irche u. H. H. Hilger: Fortlaufende Registrierung von Mikropotentialen des menschlichen Herzens. Dt. med. Wochenschr. **107** (1982), 1951–1956
72. Hess, D. S., F. Morady u. M. M. Scheinman: Electrophysiologic testing in the evaluation of patients with syncope of undetermined origin. Amer. J. Cardiol. **50** (1982), 1309–1315
73. Josephson, M. E., D. L. Scharf, J. A. Kastor u. J. G. Kitchen: Atrial endocardial activation in man. Electrode catheter technique for endocardial mapping. Amer. J. Cardiol. **39** (1977), 972–981
74. Josephson, M. E., L. N. Horowitz, H. L. Waxman, M. E. Cain, S. R. Spielman, A. M. Greenspan, F. E. Marchlinski u. M. D. Ezri: Sustained ventricular tachycardia: Role of the 12-lead electrocardiogram in localizing site of origin. Circulation **64** (1981), 257–272
75. Josephson, M. E., u. S. F. Seides: Clinical cardiac electrophysiology. Techniques and interpretations. Lea & Febiger, Philadelphia 1979
76. Josephson, M. E., u. H. J. J. Wellens (Hrsg.): Tachycardias: Mechanisms, diagnosis, treatment. Lea & Febiger, Philadelphia 1984
77. Leier, C. V., G. M. Jewell, R. D. Magorien, R. A. Wepsic u. S. F. Schaal: Interatrial conduction (activation) times. Amer. J. Cardiol. **44** (1979), 442–446
78. Livelli, F. D., J. T. Bigger, J. A. Reiffel, E. S. Gang, J. N. Patton, P. M. Noethling, L. M. Rolnitzki u. J. I. Gliklich: Response to programmed ventricular stimulation: Sensitivity, specifi-

city and relation to heart disease. Amer. J. Cardiol. **50** (1982), 452–458

79. Luck, J. C., u. T. R. Engel: Dispersion of atrial refractoriness in patients with sinus node dysfunction. Circulation **60** (1979), 404–412
80. Mandel, W., H. Hayakawa, R. Danzig u. H. S. Marcus: Evaluation of sinoatrial node function in man by overdrive suppression. Circulation **44** (1971), 59–66
81. Mandel, W. J., H. Hayakawa, H. N. Allen, R. Danzig u. A. I. Kermaier: Assessment of sinus node function in patients with the sick sinus syndrome. Circulation **41** (1972), 761–769
82. Mehra, R., G. J. Kelen, R. Zeiler, D. Zephiran, P. Fried, J. A. Gomes u. N. El-Sherif: Noninvasive His bundle electrogram: Value of three vector lead recording. Amer. J. Cardiol. **49** (1982), 344–348
83. Michelson, E. L., u. L. S. Dreifus: Present status of clinical electrophysiologic studies: Introduction – What studies are necessary. Pace **7** (1984), 421–431
84. Miller, H. C., u. H. C. Strauss: Measurement of sinoatrial conduction time by premature atrial stimulation in the rabbit. Circulat. Res. **35** (1974), 935–947
85. Moe, G. K., u. C. Mendez: Functional block in the intraventricular conduction system. Circulation **43** (1971), 949–954
86. Morady, F., u. M. M. Scheinman: The role and limitations of electrophysiologic testing in patients with unexplained syncope. Int. J. Cardiol. **4** (1983), 229–234
87. Morady, F., L. DiCarlo, S. Winston, J. C. Davis u. M. M. Scheinman: A prospective comparison of triple extrastimuli and left ventricular stimulation in studies of ventricular tachycardia induction. Circulation **70** (1984), 52–57
88. Myerburg, R. J.: The gating mechanism in the distal atrioventricular conducting system. Circulation **43** (1971), 955–960
89. Naccarelli, G. V., E. N. Prystowsky, W. M. Jackman, J. J. Heger, R. L. Rinkenberger u. D. P. Zipes: Repetitive ventricular response. Prevalence and prognostic significance. Brit. Heart J. **46** (1981), 152–158
90. Narula, O. S., P. Samet u. R. P. Javier: Significance of the sinus node recovery time. Circulation **45** (1972), 140–155
91. Narula, O. S.: His bundle electrocardiography and clinical electrophysiology. F. A. Davis Company, Philadelphia 1975
92. Narula, O. S.: Longitudinal dissociation in the His bundle. Bundle branch block due to asynchronous conduction within the His bundle in man. Circulation **56** (1977), 996–1006
93. Narula, O. S., N. Shantha, M. Vasquez, W. D. Towne u. J. W. Linhardt: A new method for measurement of sinoatrial conduction time. Circulation **58** (1978), 706–714
94. Neuss, H., H. F. Spies u. M. Schlepper: Herzfrequenz und Refraktärverhalten akzessorischer Leitungsbahnen. Z. Kardiol. **66** (1977), 231–237
95. Ohe, T., M. Matsuhisa, S. Kamakura, J. Yamada, I. Sato, K. Nakajima u. K. Shimomura: Relation between the widening of the fragmented atrial activity zone and atrial fibrillation. Amer. J. Cardiol. **53** (1983), 1219–1222
96. Perrot, B., F. Cherrier u. G. Faivre: Valeurs de la periode refractaire anterograde effective du faisceau de His. Arch. Mal. Coeur et Vaiss. **74** (1981), 381–389
97. Platia, E. V., H. L. Greene, S. C. Vlay, J. A. Werner, D. Gross u. P. R. Reid: Sensitivity of various extrastimulus techniques in patients with serious ventricular arrhythmias. Amer. Heart J. **106** (1983), 698–703
98. Pfeiffer, D., K. J. Rostock, A. Schirdewan u. K. Rathgen: Zur Schweregradbeurteilung von His-Bündel-Leitungsstörungen. Herz, Kreisl. **16** (1984), 123–130
99. Prystowsky, E. N., E. L. C. Pritchett u. J. J. Gallagher: Origin of the atrial electrogram recorded from the Esophagus. Circulation **61** (1980), 1017–1023
100. Prystowsky, E. N.: Electrophysiologic testing in patients with ventricular tachycardia: Past performance and future expectations. J. Amer. Coll. Cardiol. **1** (1983), 558–560
101. Reiffel, J. A., J. T. Bigger u. M. A. Konstam: The relationship between sinoatrial conduction time and sinus cycle length during spontaneous sinus arrhythmia in adults. Circulation **50** (1974), 924–934
102. Reiffel, J. A., E. Gang, J. T. Bigger, F. Livelli, L. Rolnitzky u. M. Cramer: Sinus node recovery time related to paced cycle length in normal and patients with sinoatrial dysfunction. Amer. Heart J. **104** (1982), 746–752
103. Reiffel, J. A., E. Gang, F. Livelli, J. Gliklich u. J. T. Bigger: Indirectly

estimated sinoatrial conduction time by the atrial premature stimulus technique: Pattern of error and the degree of associated inaccuracy as assessed by direct sinus node electrography. Amer. Heart J. **106** (1983), 459–463

104. Rosen, K. M.: The contribution of His bundle recording to the understanding of cardiac conduction in man. Circulation **43** (1971), 961–966
105. Ross, D. L., u. J. B. Uther: Diagnosis of concealed accessory pathways in supraventricular tachycardia. Pace **7** (1984), 1068–1085
106. Rostock, K. J., A. Schirdewan u. U. Krünes: Klinisch-elektrophysiologische Untersuchungen zur Wirkung neuer Antiarrhythmika. Methodik, Probleme, Grenzen und Möglichkeiten. Dt. Gesundh.-Wesen **35** (1980), 1337–1342
107. Rostock, K. J., K. Rathgen, U. Krünes u. J. Lembcke: Zum Pathomechanismus paroxysmaler Tachykardien als Grundlage einer Differentialtherapie. Differentialdiagnostik paroxysmaler Tachykardien. Dt. Gesundh.-Wesen **36** (1981), 1376–1382
108. Roy, D., H. L. Waxman, A. E. Buxton, F. E. Marchlinski, M. E. Cain, M. J. Gardner u. M. E. Josephson: Termination of ventricular tachycardia: Role of tachycardia cycle length. Amer. J. Cardiol. **50** (1982), 1346–1349
109. Roy, D., P. Brugada, F. W. H. M. Bär u. H. J. J. Wellens: Repetitive responses to ventricular extrastimuli: Incidence and significance in patients without organic heart disease. Europ. Heart J. **4** (1983), 79–85
110. Saksena, S., E. Greenberg u. D. Ferguson: Prospective reimbursement for state-of-the-art medical practice: The case for invasive electrophysiologic evaluation. Amer. J. Cardiol. **55** (1985), 963–967
111. Scheinman, M. M., u. F. Morady: Invasive cardiac electrophysiologic testing: The current state of the art. Circulation **67** (1983), 1169–1172
112. Scherlag, B. J., S. H. Lau, R. H. Helfant, W. D. Berkowitz, E. Stein u. A. N. Damato: Catheter technique for recording His bundle activity in man. Circulation **34** (1969), 13–18
113. Seipel, L., u. G. Breithardt: Sinusknotenautomatie und sinu-atriale Leitung. Z. Kardiol. **64** (1975), 1014–1022
114. Seipel, L.: His-Bündel-Elektrographie und intrakardiale Stimulation. Georg Thieme Verlag, Stuttgart 1978
115. Seipel, L., u. G. Breithardt: Die Analyse des atrialen Erregungsablaufs mittels multipler Ableitungen (atriales „mapping"). Z. Kardiol. **68** (1979), 390–395
116. Spielman, S. R., A. Farshidi, L. N. Horowitz u. M. E. Josephson: Ventricular fibrillation during programmed ventricular stimulation: Incidence and clinical implications. Amer. J. Cardiol. **42** (1978), 913–918
117. Steinbeck, G., H.-J. Körber u. B. Lüderitz: Die Bestimmung der sinu-atrialen Leitungszeit beim Menschen durch gekoppelte atriale Einzelstimulation. Klin. Wochenschr. **52** (1974), 1151–1157
118. Steinbeck, G., u. B. Lüderitz: Comparative study of sinoatrial conduction time and sinus node recovery time. Brit. Heart J. **37** (1975), 956–962
119. Steinbeck, G., M. A. Allessie, F. I. M. Bonke u. W. J. E. P. Lammers: Sinus node response to premature atrial stimulation in the rabbit studied with multiple microelectrode impalements. Circulat. Res. **43** (1978), 695–704
120. Steinbeck, G., R. Haberl u. B. Lüderitz: Effects of atrial pacing on atriosinus conduction and overdrive suppression in the isolated rabbit sinus node. Circulat. Res. **46** (1980), 859–869
121. Steinbeck, G., M. Manz u. B. Lüderitz: Möglichkeiten und Risiken der programmierten Ventrikelstimulation bei Patienten mit chronisch rezidivierenden Kammertachykardien. Klin. Wochenschr. **59** (1981), 111–121
122. Steinbeck, G., u. B. Lüderitz: Sinoatrial pacemaker shift following atrial stimulation in man. Circulation **56** (1977), 401–409
123. Strauss, H. C., A. L. Saroff, J. T. Bigger u. E. G. V. Giardina: Premature atrial stimulation as a key to the understanding of sinoatrial conduction in man. Circulation **42** (1973), 86–93
124. Surawicz, B.: Intracardiac extrastimulation studies: How to? Were? By whom? Circulation **65** (1982), 428–431
125. Thomsen, P. E. B.: Asynchronous conduction in the human His bundle. Europ. J. Cardiol. **6** (1978), 323–335
126. Tonkin, A. M., P. Tornos, W. F. Heddle u. H. Rapp: Autonomic effects on the

human cardiac conduction system. Brit. Heart J. **44** (1980), 168–174

127. VANDEPOL, C. J., A. FARSHIDI, S. R. SPIELMAN, A. M. GREENSPAN, L. N. HOROWITZ u. M. E. JOSEPHSON: Incidence and clinical significance of induced ventricular tachycardia. Amer. J. Cardiol. **45** (1980), 725–731
128. VOLKMANN, H., R. PALIEGE u. S. MÜLLER: Atriale Doppel- und Mehrfachstimulation — eine neue Methode zur Kalkulation der sinu-atrialen Leitungszeit. Z. Kardiol. **67** (1978), 779–786
129. WAJSZCZUK, W. J., M. J. STOPCZYK, M. S. MOSKOWITZ, R. J. ZOCHOWSKI, T. BAULD, P. L. DABOS u. M. RUBENFIRE: Non-invasive recording of His-Purkinje activity in man by QRS-triggered signal averaging. Circulation **58** (1978), 95–102
130. WALDO, A. L., K. J. VITIKAINEN, G. A. KAISER, J. R. MALM u. B. F. HOFFMAN: The P wave and P-R interval. Effects of the site of origin of atrial depolarization. Circulation **42** (1970), 653–671
131. WALDO, A. L., W. A. H. MACLEAN, R. B. KARP, N. T. KOUCHOUKOS u. T. N. JAMES: Sequence of retrograde atrial activation of the human heart. Correlation with P wave polarity. Brit. Heart J. **39** (1977), 634–640
132. WALDO, A. L.: Some observations concerning atrial flutter in man. Pace **6** (1983), 1181–1189
133. WANDERMAN, K. L., G. LOUTATY, I. OVSYSHCHER, A. CANTOR, Y. GUSSARSKY u. M. GUERON: Choice of electrocardiographic leads for recording the earliest QRS onset in noninvasive measurements. Circulation **63** (1981), 933–937
134. WELLENS, H. J. J.: Value and limitations of programmed electrical stimulation of the heart in the study and treatment of tachycardias. Circulation **57** (1978), 845–853
135. WELLENS, H. J. J., F. W. BÄR, J. FARRE, D. L. ROSS, I. WIENER u. E. J. VANAGT: Initiation and termination of ventricular tachycardia by supraventricular stimuli. Amer. J. Cardiol. **46** (1980), 576–582
136. WELLENS, H. J. J., R. M. SCHUILENBURG u. D. DURRER: Electrical stimulation of the heart in patients with ventricular tachycardia. Circulation **46** (1972), 216–225
137. WELLENS, H. J. J., H. I. LIE u. D. DURRER: Further observations on ventricular tachycardia as studied by electrical stimulation of the heart. Circulation **49** (1974), 647–653
138. WELLENS, H. J. J.: Pathophysiology of ventricular tachycardia in man. Arch. Internal Med. **135** (1975), 473–479
139. WELLENS, H. J. J., u. P. BRUGADA: Value of programmed stimulation of the heart in patients with the Wolff-Parkinson-White syndrome. In: (76)
140. WESTVEER, D. C., J. R. STEWART, R. GOODFLEISH, S. GORDON u. G. C. TIMMIS: Prevalence and significance of ventriculo-atrial conduction. Pace **7** (1984), 784–789
141. WIENER, I., S. KUNKES, D. RUBIN, J. KUPERSMITH, M. PACKER, R. PITCHON u. P. SCHWEITZER: Effects of sudden change in cycle length on human atrial, atrioventricular nodal and ventricular refractory periods. Circulation **64** (1981), 245–248
142. WIENER, I.: Current applications of clinical electrophysiologic study in the diagnosis and treatment of cardiac arrhythmias. Amer. J. Cardiol. **49** (1982), 1287–1292
143. WIT, A. L., M. B. WEISS, M. D. BERKOWITZ, K. M. ROSEN, C. STEINER u. A. N. DAMATO: Patterns of atrioventricular conduction in the human heart. Circulat. Res. **27** (1970), 345–359
144. WYNDHAM, C. R. C., F. AMAT-Y-LEON, D. WU, P. DENES, R. DHINGRA, R. SIMPSON u. K. M. ROSEN: Effects of cycle length on atrial vulnerability. Circulation **55** (1977), 260–267

6. Allgemeine Grundlagen der Therapie von Herzrhythmusstörungen

Die therapeutischen Möglichkeiten zur akuten Beendigung und Rezidivprophylaxe von Arrhythmien haben in den vergangenen Jahren eine stürmische Entwicklung erfahren. Über die Behandlung mittels antiarrhythmischer Substanzen hinaus hat sich die temporäre und permanente Schrittmacherstimulation einen festen Platz gesichert und ist zu einem kardiologischen Routineverfahren geworden. So werden elektrische Impulsgeber gegenwärtig nicht nur bei chronischen oder intermittierenden Bradykardien angewandt, sondern sind gleichfalls effektiv innerhalb der Anfallsunterbrechung von Tachykardien. Die Verbesserung der Implantationstechniken, die Einführung langlebiger Batterien und die modernen Möglichkeiten der Elektronik führten zum Einsatz physiologischer und darüber hinaus auch nach Implantation multiprogrammierbarer Systeme. Ferner ermöglichte diese Entwicklung die Implantation getriggerter Defibrillatoren und Kardioverter.

In den vergangenen 10 Jahren konnte durch die Erweiterung der invasiven Diagnostik (His-Bündel-Elektrographie, programmierte Stimulation, intrakardiales Mapping) ein chirurgisches Vorgehen erarbeitet werden. Operative Verfahren sind jedoch wie auch die semiinvasiven transvenösen Ablationstechniken mittels DC-Schock, Elektrokauter-, Kryo- oder Laser-Technik nur nach Versagen der oben genannten konservativen Behandlungsverfahren bei bedrohlichen Arrhythmien indiziert. Insbesondere auf diesem Sektor ist auch weiterhin mit der Entwicklung neuer und effektiver Therapiemethoden zu rechnen.

6.1. Pharmakotherapie von Arrhythmien

In den vergangenen Jahren wurde eine Vielzahl neuer Substanzen zur Behandlung von Herzrhythmusstörungen in die ärztliche Praxis eingeführt. Diese Entwicklung wird besonders bewußt, wenn man sich in das Gedächtnis ruft, daß Spang (340) 1957 neben den Herzglykosiden lediglich Chinidin und Novocamid zur Verfügung stand. Die Effekte der modernen Antiarrhythmika sind immer spezifischer und stärker geworden. In gleichem Maße stieg aber auch das Risiko unerwünschter und zum Teil bedrohlicher Nebenwirkungen. Selbstverständlich wird auch heute der Internist nicht alle zur Verfügung stehenden Pharmaka einsetzen. Er muß sich jedoch mit den Substanzen, die er therapeutisch nutzt, theoretisch befassen, muß deren Indikationen, Dosierung, Nebenwirkungen, Interaktionen mit anderen Medikamenten und ihre Kontraindikationen kennen. Aus diesem Grunde sind an dieser Stelle die wesentlichen Daten der derzeit gebräuchlichen Antiarrhythmika zusammengetragen.

6.1.1. Elektrokardiologische Probleme der Antiarrhythmikatherapie

Tritthart (360) definiert eine Arrhythmie vom Standort der Biophysik wie folgt: „Es fließt durch die Membran der Herzzellen ein Strom zur falschen Zeit, an falschem Ort oder in falscher Größe". Diese Verallgemeinerung wird jedoch der Vielfalt der Einzelfaktoren, die am Ursachengefüge und den Begleitumständen einer Herzrhythmusstörung beteiligt sind, nicht gerecht. Im Experiment und insbesondere an der einzelnen Herzzelle können die elektrophysiologischen Effekte der Antiarrhythmika auf die unterschiedlichen Ionenströme exakt gemessen werden. Hieraus lassen sich auch mit gewisser Sicherheit Indikationen für den klinischen Einsatz einer Substanz ableiten. Jedoch reichen in der klinischen Praxis auch bei Kenntnis der elektrokardiologischen Ursachen alle aus dem elektrophysiologischen Experiment abgeleiteten Analogieschlüsse allein nicht aus. So müßten Arrhythmien aufgrund eines fokalen Mechanismus — die elektrophysiologisch auf einen Kalzium-Ionenstrom („slow response") zurückgeführt werden können — durch Kalziumantagonisten behandelbar sein. Dies ist aber in der Praxis nur in Ausnahmefällen möglich. Die experimentelle Elektrophysiologie unterscheidet sich von der klinischen Situation aufgrund mehrerer Faktoren:

— Der Kardiologe muß das Herz in situ mit zahlreichen nervalen, metabolischen, humoralen und hämodynamischen Einflußgrößen behandeln.

— Herzzellen können regional geschädigt sein und damit völlig entgegengesetzte Eigenschaften besitzen. So kann die innerhalb der Vorhöfe oder Kammern gemessene Refraktärzeit bereits wenige Millimeter neben einer ersten Meßstelle bereits völlig andere Werte ergeben.

— Arrhythmien werden in ihrer Stabilität und Behandelbarkeit durch morphologische und hämodynamische Zustände determiniert. So ist es z. B. sinnlos, im Falle eines Vorhofflimmerns bei einem Kranken mit schwerem Mitralvitium und erheblich vergrößerten Herzhöhlen einen Rhythmisierungsversuch zu unternehmen.

— Die Kombination unterschiedlicher Reizbildungs- und Erregungsleitungsstörungen mit bradykarden und/oder tachykarden Arrhythmien erschwert eine Antiarrhythmikatherapie. So kann die Rezidivprophylaxe eines Patienten mit Kammertachykardien durch das gleichzeitige Vorliegen eines sog. „bifaszikulären Blocks" oder Linksschenkelblocks mit verlängerter HV-Zeit durch Ajmalin, Mexiletin, Disopyramid oder Propafenon unmöglich werden, wenn nicht prophylaktisch ein Schrittmacher implantiert wird.

— Akute hämodynamische Notfallsituationen (akuter Myokardinfarkt) oder eine chronische Insuffizienzkonstellation müssen die zum Teil beträchtlichen negativ inotropen Wirkungen vieler Antiarrhythmika bedenken lassen.

Nicht alle Faktoren des komplizierten Bedingungsgefüges, das eine Arrhythmie determiniert und unterhält, können erkannt oder mit einfachen Methoden diagnostiziert werden. So ist in der täglichen Praxis eine Therapie mit Antiarrhythmika ausschließlich bei exakter Kenntnis der Arrhythmie selbst, Erfahrungen mit einem Pharmakon und unter Beachtung aller begleitenden Umstände möglich. Wie weiterhin dargestellt werden wird, hat diese Arzneimittelgruppe eine geringe therapeutische Breite. So bewegt sich der behandelnde Arzt immer zwischen erwünschten Hauptwirkungen und gefürchteten und zum Teil gefährlichen Nebenwirkungen, die in der Einstellungsphase einer gezielten Überwachung bedürfen. Diese Risiken werden insbesondere bei einer Kombinationsbehandlung mit mehreren Antiarrhythmika wenig vorausschaubar.

6.1.2. *Klassifikation von Antiarrhythmika*

In den vergangenen Jahren wurde eine Vielzahl von Einteilungsprinzipien für antiarrhythmische Substanzen vorgeschlagen. Alle derartigen Klassifizierungen haben ihre Vorzüge und Schwachstellen. An dieser Stelle sollen drei derartige Schemata vorgestellt und diskutiert werden.
Die älteste und immer noch am häufigsten genutzte Einteilung wurde 1969 von Vaughan Williams (366) erarbeitet. Sie basiert auf den an der isolierten Herzzelle mittels Mikroelektrodentechnik gemessenen Effekten von Antiarrhythmika.

— *Antiarrhythmika der Klasse I* sind Substanzen mit ausschließlicher Wirkung auf den Natriumkanal. Sie hemmen die maximale Anstiegsgeschwindigkeit der Phase 0 des Aktionspotentials.
Später erfolgte eine Unterteilung dieser Klasse in zwei Gruppen: Pharmaka der Gruppe Ia verlängern zusätzlich die Dauer des Aktionspotentials (Chinidin, Procainamid, Ajmalin, Disopyramid und Propafenon), während Substanzen der Gruppe Ib dieselbe verkürzen (Lidokain, Mexiletin, Tocainid, Diphenylhydantoin).
Aufgrund der Verminderung der Anstiegssteilheit der Phase 0 wirken alle diese Antiarrhythmika hemmend auf die Erregungsleitungsgeschwindigkeit, insbesondere auf Purkinje-Fasern. Während die Substanzen der Gruppe Ia die effektive Refraktärzeit verlängern, wirken die Pharmaka der Gruppe Ib reziprok.

— *Antiarrhythmika der Klasse II* sind identisch mit den Beta-Rezeptorenblokkern, unabhängig vom Ausmaß ihrer intrinsischen sympathikomimetischen Eigenaktivität oder Kardioselektivität. Es ist jedoch anzunehmen, daß die antiarrhythmischen Eigenschaften der Beta-Blocker nicht ausschließlich auf sympathikolytischen Effekten, sondern auch auf unspezifischen chinidinähnlichen Membranwirkungen basieren (207).

— *Antiarrhythmika der Klasse III* hemmen über den Kaliumkanal selektiv die Dauer des Aktionspotentials. Sie verlängern die effektive Refraktärzeit. Die wichtigsten Vertreter sind Amiodarone und Bretylium tosylate. Jedoch werden auch dem N-Acetylprocainamid, Propafenon und Sotalol Eigenschaften der Klasse III zugeschrieben (90, 207).

— *Antiarrhythmika der Klasse IV* entsprechen den Kalziumantagonisten („calcium channel blockers"). Sie hemmen die maximale Anstiegsgeschwindigkeit der Phase 0 in Fasern vom Typ der „slow response" (Sinus- und AV-Knoten) und haben keine Wirkungen auf die Aktionspotentialdauer normaler Herzzellen. Der wichtigste Vertreter ist Verapamil und dessen Derivat, das Gallopamil (D 600). Antiarrhythmisch aktiv ist ferner das Diltiazem, während den neueren Kalziumantagonisten Nifedipine und Trapidil keine wesentlichen antiarrhythmischen Effekte zukommen.
Diese inzwischen klassische Einteilung der Antiarrhythmika nach Vaughan Williams (366) hat sich bewährt. Ihr Vorzug basiert auf der Tatsache, daß eine sichere Zuordnung einer Substanz hinsichtlich ihrer Effekte auf die Ionenströme möglich ist. Die klinisch relevanten Effekte auf die Automatie, Erregungsleitungsgeschwindigkeit und Refraktärität sind dieser Einteilung jedoch nicht zu entnehmen. So verursachen Antiarrhythmika der Klassen I, II und IV negativ chronotrope, Substanzen der Klassen II und IV sowie der Klasse I negativ dromotrope und Pharmaka der Klassen Ia, III und IV negativ bathmotrope Wirkungen. Diese

Tabelle 6.1. Subklassifizierung der Klasse I – Antiarrhythmika nach HARRISON (135)

Klasse	Effekt	Substanzen
IA	Verbreitert den QRS-Komplex und verlängert die Erregungsleitung in hohen Konzentrationen, verlängert das QT-Intervall und die Dauer des Aktionspotentials sowie die Refraktärzeit.	Chinidin Procainamid Disopyramid
IB	Geringe Effekte auf die QRS-Dauer und die Erregungsleitung, verkürzt die Repolarisation und das QT-Intervall, hebt die Flimmerschwelle an.	Lidokain Mexiletin Tocainid Ethmozin
IC	Verbreitert den QRS-Komplex und verlängert die Erregungsleitung in niedrigen Konzentrationen, geringe Effekte auf die Repolarisation und die Dauer des Aktionspotentials, geringe Effekte auf die Refraktärzeit	Flecainid Lorcainid Encainid Propafenon

Effekte sind jedoch auf den verschiedenen Ebenen des Reizbildungs- und Erregungsleitungssystems unterschiedlich stark ausgeprägt.
Eine Erweiterung der Klassifizierung wurde durch HARRISON (135) vorgeschlagen. Der Autor nutzt als Merkmal die Wirkungen der Antiarrhythmika auf die Dauer des Aktionspotentials, vermischt jedoch in der Gliederung der Klasse I elektrophysiologische Phänomene an der isolierten Herzzelle und Pharmakaeffekte auf das Elektrokardiogramm (Tab. 6.1.). HARRISON (135) begründet seine Einteilung mit folgenden Argumenten:

— Neue Substanzen können entsprechend ihrer Wirkungen auf die Herzzelle problemlos zugeordnet werden, und der Kardiologe kann sich für therapeutische Entscheidungen rasch orientieren.

— Der Arzt ist in die Lage versetzt, anhand dieser Einteilung eine spezifische Substanz gezielt für eine Arrhythmietherapie zu wählen.

— Die Einteilung ermöglicht es, da Rückschlüsse auf negativ dromotrope und/oder negativ bathmotrope Effekte einer Substanz möglich sind, Indikationen und Kontraindikationen zu erkennen.

— Die Gliederung gibt Auskunft über Möglichkeiten einer antiarrhythmischen Kombinationsbehandlung, da synergistische und antagonistische Wirkungen abgeschätzt werden können.

Die HARRISONsche Klassifikation besitzt jedoch in gleicher Weise den Mangel, daß Pharmakaeffekte auf gesundes und geschädigtes spezifisches Myokard und auch die unterschiedlichen Wirkungen auf die Sinusknoten-, Vorhof-, Av-Knoten-, His-Bündel-Faszikel- und Kammerfunktion nicht ausgewiesen sind.
Diesem Nachteil versucht eine ausschließlich an elektrokardiologischen Daten orientierte Einteilung auszuweichen, die 1980 durch TOUBOUL (359) erarbeitet wurde. Der Autor gliedert in:

Klasse I: Antiarrhythmika mit negativ dromo- und bathmotropen Effekten auf den Av-Knoten (Verapamil, Beta-Rezeptorenblocker, Herzglykoside).

Klasse II: Antiarrhythmika mit Wirkungen auf das His-Purkinje-System:

IIa: — mit negativ dromotroper Aktivität auf die HV-Zeit und negativ bathmotropem Effekt (Chinidin, Procainamid, Disopyramid, Ajmalin).

IIb: — ohne Wirkung auf das HV-Intervall, jedoch Einfluß auf Verlängerung der Refraktärzeit (Bretylium tosylate) und positiv bathmotropem Effekt (Lidokain, Mexiletin, Diphenylhydantoin, Tocainid, Lorcainid).

Klasse III: Antiarrhythmika mit Wirkungen auf Av-Knoten und His-Purkinje-System, d. h. negativ dromo- und bathmotropen Effekten auf den Av-Knoten und

— einer Verlängerung der HV-Zeit (Aprinidine) und negativ bathmotropen Wirkungen auf das His-Purkinje-System (Amiodarone).

Diese nach klinischen Gesichtspunkten erstellte Einteilung ist unübersichtlich und läßt in gleicher Weise unterschiedliche Aktivitäten eines Antiarrhythmikums auf normales und geschädigtes (ischämisches) Gewebe außer Betracht.

Wir meinen, daß es kaum möglich sein wird, alle Aspekte — diejenigen der experimentellen und klinischen Elektrophysiologie in physiologischer oder pathologischer Ausgangssituation an der Herzzelle bzw. dem Herzen in situ -- in einer Klassifikation zu berücksichtigen. Schließlich bleiben auch dann noch immer zahlreiche Fakten, wie hämodynamische, zentralnervöse sowie pharmakokinetische Daten ungenannt, so daß es für einen Kritiker immer ausreichend Angriffspunkte geben wird. So bleibt aus unserer Sicht für wissenschaftliche Belange die modifizierte Klassifizierung nach Vaughan Williams am aussagekräftigsten und erlaubt dem Kenner der Materie im Falle jeder neuentwickelten Substanz einen ersten Eindruck. Der elektrokardiologisch tätige Kliniker wird sich jedoch auch weiterhin durch eigene Erfahrung unter invasiver Testung (His-Bündel-Elektrographie und programmierte Stimulation) und durch Prüfung der Effektivität bei verschiedenen Arrhythmien einen eigenen Eindruck über die Potenz, die Mechanismen der Wirkung, Indikationen, Kontraindikationen und Nebenwirkungen eines neuen Medikamentes verschaffen müssen.

6.1.3. Pharmakokinetik von Antiarrhythmika

Pharmakokinetische Daten eines Antiarrhythmikums sind von fundamentalem Interesse, da es sich bei allen um Pharmaka mit geringer therapeutischer Breite handelt. So liegen die toxischen Plasmaspiegel im Durchschnitt nur um das zwei- bis vierfache über der therapeutischen Konzentration.

Die klinische Pharmakologie versucht, die Vorgänge der Resorption, Verteilung, der Bindung an Plasmaproteine oder Körpergewebe, den Metabolismus und die Exkretion von Medikamenten zu beschreiben und gibt Kenngrößen für eine wissenschaftlich begründete Pharmakotherapie. Aus diesen Daten sind Rückschlüsse auf von der Norm abweichende kinetische Prozesse bei Erkrankungen von Organen und Organsystemen möglich, die die Verteilung (z. B. bei Herzinsuffizienz), den Metabolismus und die Elimination (Leber- und Nierenfunktion) beeinflussen. Von Interesse sind ferner mögliche Interaktionen von Pharmaka durch Konkurrenz am Rezeptor oder bei der Metabolisierung durch identische Enzyme.

Der klinische Pharmakologe geht bei der Bestimmung und Berechnung pharmakokinetischer Daten von theoretischen Modellen (133, 157) aus:

Das Ein-Kompartment-Modell

Dieses Modell setzt voraus, daß sich der gesamte Organismus hinsichtlich der Verteilung, der Arzneimittelkonzentration und der Elimination eines Pharmakons als ein homogenes System verhält. Es wird unterstellt, daß nach intravenöser Gabe einer Substanz sich infolge Verteilung und Elimination ein Zeitpunkt einstellt, zu dem die Konzentration des Medikamentes um die Hälfte abgefallen ist (Halbwertszeit, $t_{1/2}$). Sind die Gesetze eines Ein-Kompartment-Modells wirksam, muß nach einer weiteren Halbwertszeit die Konzentration auf 25%, nach einer weiteren $t_{1/2}$ auf 12,5% und so weiter abfallen. Einen Vorgang, bei dem die Konzentration eines Arzneimittels in einer gegebenen Zeiteinheit jeweils um einen identischen Anteil gesenkt wird, nennt man einen Prozeß 1. Ordnung. Die pro Zeiteinheit eliminierte Fraktion wird zunehmend kleiner. Die Kenntnis der Halbwertszeit eines Pharmakons ist zur Abschätzung der Häufigkeit und Menge erforderlicher erneuter Dosierungen erforderlich.

Der exakte Betrag einer im Organismus befindlichen Arzneimittelmenge kann nur indirekt über den Plasmaspiegel bei Kenntnis des Verteilungsvolumens ermittelt werden. Das Verteilungsvolumen V_d ist im Normalfalle für jeden Patienten und jedes Pharmakon konstant und kann bestimmt werden. Nach intravenöser Gabe eines Medikamentes und der Bestimmung des Plasmaspiegels (C) zu einem Zeitpunkt, an dem die Verteilung komplett ist und noch keine Elimination eingesetzt hat, berechnet sich V_d nach der Formel:

$$V_d = \frac{A_b}{C}$$

Dabei entspricht A_b der applizierten Dosis. Bei bekanntem Verteilungsvolumen läßt sich nach dieser Formel durch Bestimmung der Plasmakonzentration die im Organismus befindliche Arzneimittelmenge bestimmen.

Unmittelbar nach Applikation und Verteilung eines Pharmakons beginnt dessen Elimination. Diese ist charakterisiert durch Prozesse der Transformation (Metabolisierung, zumeist hepatisch) und der Exkretion (renal, biliär). Die renale Exkretion oder Clearance ist definiert durch den Quotienten der renal innerhalb einer gegebenen Zeiteinheit ausgeschiedenen Menge und der Plasmakonzentration und wird in l/min angegeben.

Die totale Körperclearance entspricht dem Plasmavolumen, aus dem eine Substanz in einem bestimmten Zeitraum eliminiert wird. Dieser Wert ist determiniert durch die Clearance der Eliminationsorgane. Diese beträgt maximal für die Leber etwa 1,5 l/min und für die Niere 1,2 l/min. Da im Regelfalle die hepatische Clearance nicht bestimmbar ist, werden zumeist ausschließlich die renale und die totale Körperclearance angegeben. Neben Leber und Niere können jedoch auch weitere Organe und Organsysteme an der Elimination und Metabolisierung beteiligt sein. Im Regelfalle entspricht aber die hepatische Clearance der totalen minus der renalen Clearance. Bei Substanzen, bei denen die Gesetze des Ein-Kompartment-Modells unterstellt werden können, kann die totale Körperclearance durch die Bestimmung der Plasmaspiegel zum Zeitpunkt 0 bis Unendlich als Fläche unter der Konzentrationszeitkurve („area under the curve" AUC_0^∞) nach der Formel

$$Cl_T = \frac{\text{Dosis}}{AUC_0^\infty}$$

bestimmt werden.

Diese Verhältnisse sind bei intravenöser Gabe eines Pharmakons überschaubar.

Komplizierter gestalten sich die pharmakokinetischen Abläufe bei oraler Gabe einer Substanz. Hier werden weitere Einflußgrößen wirksam. So kann der Inhaltsstoff einer galenischen Zubereitung nicht komplett freigesetzt werden, nur unvollständig in den Magen- oder Darmsäften lösbar sein, er kann durch gastrointestinale Enzyme teilweise verändert oder abgebaut und schließlich nur unvollständig resorbiert werden. Anschließend gelangt das Pharmakon nicht unmittelbar zum erwünschten Erfolgsorgan. Bereits bei der ersten Leberpassage kann ein erheblicher Anteil des Antiarrhythmikums metabolisiert werden. Dieser als „first pass metabolism" bezeichnete Effekt ist insbesondere beim Propranolol erheblich wirksam und macht beim Lidokain sogar eine orale Anwendung unmöglich. Alle diese Faktoren beeinflussen die Verfügbarkeit eines Pharmakons am Erfolgsorgan und Rezeptor. Die systemische Verfügbarkeit F (synonym: Bioverfügbarkeit) eines Medikamentes kann durch Plasmakonzentrationsbestimmungen nach intravenöser und oraler Gabe durch Berechnung der Fläche unter den Plasmaspiegelkurven bestimmt werden. Es gilt die Gleichung:

$$F = \frac{AUC_0^\infty\ \text{(oral)}}{AUC_0^\infty\ \text{(i.v.)}} \times \frac{\text{Dosis (i.v.)}}{\text{Dosis (oral)}}$$

Sehr häufig wird bei malignen Arrhythmien in der akuten Infarktphase oder schweren supraventrikulären und ventrikulären Tachykardien eine Infusionstherapie mit Lidokain, Ajmalin, Disopyramid oder Mexiletin erforderlich. Hier ist gleichfalls die Kenntnis des kinetischen Verhaltens einer Substanz wichtig. In der Regel steigt die Plasmakonzentration unter einer kontinuierlichen Infusion in einer Zeiteinheit bis zu einem Plateau an, die durch die Halbwertszeit des Pharmakons determiniert ist. Nach Erreichen dieser Plateauphase innerhalb eines therapeutischen Bereiches ist eine Konstanz des Plasmaspiegels wünschenswert. Diese Pharmakakonzentration kann unter gleichbleibenden Bedingungen gehalten werden, wenn innerhalb einer gegebenen Zeiteinheit applizierte und eliminierte Menge identisch sind. Bei Kenntnis der totalen Clearance (C_T) einer Substanz, die naturgemäß interindividuellen Schwankungen unterliegt, kann durch Plasmakonzentrationsbestimmungen die erforderliche Infusionsgeschwindigkeit (R) ermittelt werden. Es gilt die Gleichung:

$$R = \text{aktuelle Plasmakonzentration} \times Cl_T$$

Auf dieser Basis lassen sich näherungsweise individuelle Dosierungen für eine Infusionstherapie berechnen, wenn man Einschränkungen der Elimination durch eine verminderte hepatische oder renale Perfusion im Schock oder bei Erkrankungen der Eliminationsorgane in die Kalkulation einbezieht.

Das Zwei-Kompartment-Modell

Oftmals stellt sich erst allmählich ein Verteilungsgleichgewicht zwischen der Arzneimittelkonzentration im Plasma und den Körpergeweben ein. In diesem Falle sind andere pharmakokinetische Gesetze gültig. Zumeist gelingt es nicht, alle eingehenden Faktoren exakt zu definieren. Modellvorstellungen werden nur annäherungsweise alle Prozesse der Verteilung und Elimination widerspiegeln.

Die Geschwindigkeit, mit der ein Organ eine Substanz aufnimmt, ist abhängig von der Durchblutung und der Affinität der Substanz zu der Organzelle. So laufen in den verschiedenen Organen unabhängig voneinander unterschiedliche Verteilungsprozesse ab. Sie können in schnelle und langsame Verteilungsvorgänge untergliedert werden. In den meisten Organen erfolgt die Verteilung eines Pharmakons im Vergleich zu dessen Elimination schneller. So kann eine Phase der Verteilung (alpha-

Phase) mit definierter Halbwertszeit ($t_{1/2}$-alpha) von einer Phase der Elimination (beta-Phase) mit zumeist längerer Halbwertszeit ($t_{1/2}$beta) unterschieden werden. Als Arbeitshypothese wird ein Zwei-Kompartment-System unterstellt, wobei das erste oder zentrale Kompartment (Plasma, Eingeweideorgane, Zentralnervensystem, Myokard) eine rasche Verteilung zeigt. In einer zweiten Phase erfolgt eine Umverteilung der Substanz aus dem zentralen Kompartment in ein peripheres. Auf diese Weise fällt die Konzentration eines Pharmakons im zentralen Kompartment rasch ab (Abb. 6.1.). Zusätzlich beginnt die Metabolisierung und Elimination. Wird die Konzentration eines Medikamentes im zentralen Kompartment geringer als im peripheren, setzt ein Rückstrom ein. Der reversible Transport eines Pharmakons zwischen den Kompartments ist die Summe aus zwei Prozessen erster Ordnung.

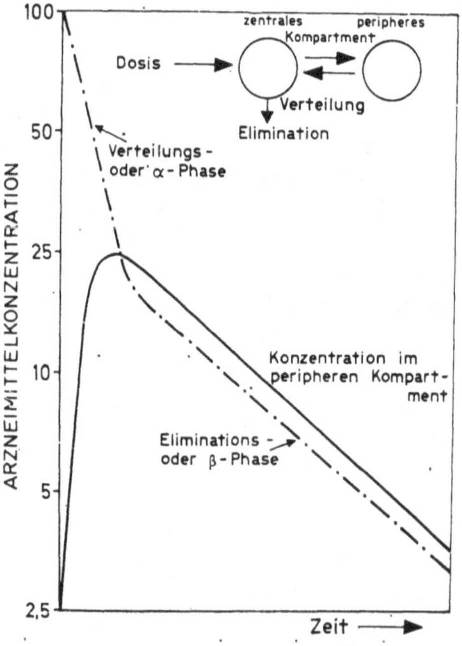

Abb. 6.1. Schematische Darstellung der pharmakokinetischen Prozesse im Zweikompartment-Modell (nach Harrison et al. (133)).

Diese Vorgänge werden durch die Halbwertszeiten der Verteilung ($t_{1/2}$alpha) und der Elimination infolge Metabolisierung und renaler und/oder biliärer Exkretion ($t_{1/2}$beta) ausgedrückt. In der beta-Phase ist dann der Konzentrationsabfall eines Medikamentes im zentralen und peripheren Kompartment identisch, d. h., die Konzentrationskurven verlaufen abfallend parallel (Abb. 6.1.). Unter der Voraussetzung, daß in einer gegebenen Zeiteinheit ein konstanter Anteil des Pharmakons eliminiert wird, d. h. ein Prozeß erster Ordnung unterstellt werden kann, liegt eine *lineare Kinetik* vor. Dies ist jedoch nicht immer der Fall. Die unterschiedlichen Vorgänge der Elimination durch hepatische Metabolisierung und renale Exkretion werden durch spezielle Enzyme vermittelt. Im Regelfalle wird die maximale Kapazität des Enzymsystems durch die anfallenden Konzentrationen einer Substanz nicht überschritten. Ist jedoch die als Einzel- oder Mehrfachgabe eines Pharmakons vorliegende Konzentration ausreichend hoch oder die Kapazität des Enzymsystems der Metabolisierung sehr gering, kann deren maximale Leistung überschritten werden. In diesem Falle wird in einem bestimmten Zeitraum nur ein konstanter und definierter Anteil des Medikamentes durch das abgesättigte Enzymsystem umgesetzt. Dieses Verhalten wird als *nichtlineare Kinetik* bezeichnet. Dieses Phänomen hat klinisch zwei bedeutsame Konsequenzen:

1. Eine Dosissteigerung oder mehrfache Applikationen führen zu einem mehr als proportionalen Anstieg der Plasmakonzentration.

2. Die Halbwertszeit der Substanz steigt an. Dies kann zu einer Kumulation eines Medikamentes mit Erreichen toxischer Plasmakonzentrationen führen. Unter den gebräuchlichen Antiarrhythmika muß mit

einem derartigen nichtlinearen kinetischen Verhalten ausschließlich beim Diphenylhydantoin, Lorcainid, Propafenon und Propranolol gerechnet werden. Eine Sättigung eines speziellen Enzymsystems kann jedoch auch dann eintreten, wenn mehrere Pharmaka appliziert werden, die durch identische Enzyme metabolisiert werden. Dies kann Ursache für Arzneimittelinteraktionen sein.

Einflußfaktoren auf pharmakokinetische Prozesse

Die Kinetik eines Pharmakons kann im Vergleich zum Normalen durch zahlreiche Faktoren modifiziert werden:

— *Nierenfunktion:* Nierenerkrankungen mit eingeschränkter Clearance beeinflussen die Elimination eines Pharmakons ausschließlich dann, wenn dieses zu wesentlichen Anteilen renal ausgeschieden wird. Ist die renale Ausscheidung jedoch gering, sind auch bei Nierenkranken keine besonderen Dosierungsvorschriften erforderlich. Bei manchen Pharmaka wird die renale Elimination durch den pH-Wert des Glomerulumfiltrates beeinflußt. Die Kenntnis derartiger Zusammenhänge kann für eine vorbestehende alkalotische oder azidotische Stoffwechsellage von Wichtigkeit sein.

— *Auswurfleistung des Herzens:* Ein kongestives Herzversagen oder akute Schockzustände beeinflussen sowohl die Verteilung als auch die Funktion der Eliminationsorgane. So ist generell bei verminderter Herzfunktion mit der verzögerten Ausscheidung einer Substanz zu rechnen. Dies kann insbesondere für die stark vom Blutfluß abhängige Leber-Clearance (Lidokain, Propranolol) bedeutungsvoll werden.

— *Leberfunktion:* Die Leber ist das wichtigste Metabolisierungsorgan. Während orale oder intravenöse Einzelgaben kaum ins Gewicht fallen, ist eine Leberfunktionsstörung bei Dauerinfusion oder oraler Langzeittherapie in Rechnung zu stellen.

— *Plasma-Proteinbindung:* Alle Antiarrhythmika sind zu weniger oder größeren Anteilen an Plasmaproteine gebunden. Allein der Anteil an freiem Wirkstoff spiegelt die tatsächliche Konzentration am Rezeptor wider. Da jedoch hinsichtlich des Gleichgewichtszustandes innerhalb des Blutes nur geringe interindividuelle Schwankungen vorliegen, hat die Bestimmung des Plasmaspiegels eines Medikamentes ausreichend Aussagekraft. Eine Ausnahme bilden ausschließlich jene Antiarrhythmika, bei denen ein sehr großer Anteil in gebundener Form vorliegt. So kann z. B. ein Abfall der Plasmaproteinbindung um 5% beim Diphenylhydantoin eine Verdoppelung des freien Anteils nach sich ziehen, da die Substanz zu 90% in gebundener Form vorliegt. Hypoproteinämien bei Karzinomkranken, Systemkrankheiten oder schwerer Leberfunktionsstörung können in diesen Fällen große Auswirkungen haben, da der Anteil des freien Medikamentes rasch in einen toxischen Bereich gelangen kann.

6.1.4. Maßstäbe zur Wertbestimmung eines Antiarrhythmikums

Die Vielzahl neuer Antiarrhythmika mit zum Teil gleichartigem Wirkungsspektrum und identischer Indikation erfordern Kriterien zur Beurteilung des Wertes einer Substanz. Hierdurch wird der Arzt in die Lage versetzt, unabhängig von kommerzieller Werbung seine Wahl bei bestimmten differentialtherapeutischen Entscheidungen zu treffen.

Im Jahre 1977 definierten Dreifus und Ogawa (86) die Eigenschaften eines „idealen" Antiarrhythmikums und stellten an eine derartige Substanz folgende Forderungen:

1. große therapeutische Breite mit geringer Toxizität,

2. geringe Nebenwirkungsrate,
3. therapeutische Effektivität bei Arrhythmien auf der Grundlage von Störungen der Reizbildung und Erregungsleitung, eines Reentry und Rhythmen, die durch den langsamen Kalziumkanal vermittelt werden,
4. günstige hämodynamische Wirkungen,
5. Möglichkeit zur intravenösen und oralen Anwendung.
6. geringe Arzneimittelinteraktionen und günstige additive oder synergistische Wirkungen mit anderen Antiarrhythmika, so daß geringe Dosen mehrerer Pharmaka in Kombination angewandt werden können,
7. minimale Effekte auf die normale Reizbildung und Erregungsleitung sowie
8. prolongierte Wirkungsdauer, um eine sichere Arrhythmiekontrolle zu gewährleisten.

Diesen komplexen Anforderungen wird bislang kein Antiarrhythmikum auch nur näherungsweise gerecht. Dreifus und Ogawa (86) meinten, das Amiodarone könne am ehesten diese Eigenschaften besitzen.

6.1.5. Klinische Pharmakologie der Antiarrhythmika

6.1.5.1. Antiarrhythmika der Klasse I nach Vaughan Williams

Die Natriumkanal-Blocker („sodium channel blockers") unterscheiden sich hinsichtlich ihrer Effekte auf den aktivierten, inaktivierten oder ruhenden Ionenkanal. Die Wirkungen aller dieser Antiarrhythmika auf den ruhenden Zustand sind gering. Während die chinidinartigen Antiarrhythmika stärkere Effekte auf den aktivierten Ionenkanal ausüben, ist die Wirkung der lidokainähnlichen Pharmaka auf den inaktivierten Natriumkanal ausgeprägter. Allen Antiarrhythmika gemeinsam ist eine stärkere antiarrhythmische Aktivität auf erkrankte, depolarisierte Zellen (149).

1. CHINIDIN

Das Chinidin (CH) ist ein natürliches Alkaloid der Cinchona-Baumrinde; es ist das d-Isomere des Chinin.

Die antiarrhythmische Aktivität wurde bereits 1749 durch de Senac erkannt. Die Einführung in die klinische Praxis erfolgte jedoch erst im Jahre 1918 durch Frey. Damit ist CH das älteste Antiarrhythmikum und hat in den vergangenen Jahren trotz Einführung vieler neuer Substanzen nicht an Beliebtheit eingebüßt (350).

Elektrophysiologische Effekte

CH entfaltet auf allen Ebenen des spezifischen Myokards Effekte auf die Erregungsbildung und -leitung sowie Refraktärität. Auf *Vorhofebene* wirkt CH negativ bathmotrop und hemmt durch seine Wirkungen auf die Phase-4-Depolarisation die Automatie ektoper Zentren ohne wesentliche negativ chronotrope Effekte auf den Sinusknoten (374).

Auf *Av-Knoten-Ebene* sind insbesondere die anticholinergen Wirkungen des CH bedeutsam. Es hemmt somit die negativ dromo- und bathmotropen Effekte des Vagus und verursacht damit eine Beschleunigung der Erregungsleitung und Verkürzung der Refraktärität der nodalen Strukturen (203). Die Eigenwirkungen des CH auf den Av-Knoten sind konträr, so daß immer mit einer Interferenz der indirekten anticholinergen und der direkten Wirkungen gerechnet werden muß (374). Erst im Falle einer Vagusblockade werden die Eigeneffekte bedeutsam. Die Potenz des CH, die Erregungsleitung auf dieser Ebene zu beschleunigen, ist insbesondere bei der Behandlung des Vorhofflatterns in Rechnung zu stellen. Wird es in Monotherapie angewandt, kann es die Av-Knotenleitung deblockieren und so zu

einer mitunter bedrohlichen Beschleunigung der Überleitungsfrequenz führen. Aus diesem Grunde sollte einer Chinidintherapie beim Vorhofflattern immer eine Digitalisierung vorausgehen.
Auch im *His-Purkinje-System* entfaltet CH hemmende Wirkungen auf Automatie, Erregungsleitung und Refraktärität (374). Die Effekte auf die Automatie sind dosisabhängig und zeigen eine große Sensitivität gegenüber der zellulären Kaliumkonzentration (377). Im therapeutischen Dosisbereich wird die Automatie der Purkinje-Fasern infolge einer Abnahme der Anstiegsgeschwindigkeit der Phase 4 gehemmt. Unter toxischen Dosen kann ein Anstieg der Eigenautomatie beobachtet werden. Dies bedingt arrhythmogene Wirkungen. Die antiarrhythmische Aktivität des CH ist unter Hypokaliämie geringer (377). Die negativ dromotropen Wirkungen sind an einer Verbreiterung des QRS-Komplex ablesbar (141).
Auf das *Kammermyokard* wirkt CH negativ dromo- und bathmotrop. Ohne daß sich das Membranruhepotential ändert, werden die Anstiegsgeschwindigkeit der Phase 0 und die Depolarisation verzögert (364). Diese Effekte sind dosisabhängig (141) und korrelieren mit einer Verlängerung der effektiven Refraktärzeit und einer Zunahme von QT. Adverse Reaktionen sind zumeist nicht dosisabhängig.
In Untersuchungen mittels His-Bündel-Elektrographie (164) konnte nachgewiesen werden, daß CH die Refraktärzeiten von Vorhof und Kammer signifikant verlängert. Ferner findet sich eine Leitungsverzögerung im His-Bündel-Faszikelsystem (HV-Intervall) und im intraventrikulären Myokard.

Pharmakokinetik

Die kinetischen Daten der Absorption differieren naturgemäß bei unterschiedlichen galenischen Zubereitungen, insbesondere bei Retardpräparaten.
CH wird fast ausschließlich oral appliziert. Nur unter besonderer Indikation kam eine parenterale Gabe als Infusion zur Anwendung. Obgleich CH gut resorbiert wird, ist die systemische Verfügbarkeit aufgrund der primären Leberpassage geringer und beträgt etwa 70–90% (Tab. 6.2.).

Tabelle 6.2. Pharmakokinetische Daten zu Chinidin

Applikation:	oral (parenteral)
Therapeutisch wirksame Plasmaspiegel:	2–5 µg/ml
Systemische Verfügbarkeit:	70–90%
Clearance:	2,5–5 ml/min/kg
Eliminationshalbwertszeit:	6–10 Std.
Unverändert im Urin ausgeschiedene Dosis:	10–27%
Plasma-Protein-Bindung:	80–90%
Dosierung:	oral: 150–600 mg/8 h i.v.: 6–10 mg/kg

Während 30 min nach oraler Gabe die Chinidinwirkung beginnt, treten Peak-Plasmakonzentrationen in Abhängigkeit von dem eingesetzten Präparat 1 bis 3 Stunden nach der Einnahme auf. Therapeutisch wirksame Plasmaspiegel liegen zwischen 2 und 5 µg/ml. Über 10 µg/ml treten gehäuft toxische Nebenwirkungen auf. CH unterliegt in der Leber einem extensiven Metabolismus. Bisher wurden 4 Metabolite identifiziert, von denen das 3-Hydroxychinidin der Hauptmetabolit ist, der noch pharmakologische Aktivität besitzt. Die Eliminationshalbwertszeit beträgt 6 bis 10 Stunden und kann beträchtlichen Schwankungen unterliegen.
Veränderungen der Kinetik des CH treten bei Patienten mit kongestiven und anderen Herzerkrankungen auf, die die Verteilung des CH beeinflussen. Trotz eines geringen Verteilungsvolumens und höherer Plasmakonzentration ist jedoch die Halbwertszeit nicht deutlich geändert. Ausge-

prägte Veränderungen in den pharmakokinetischen Parametern zeigen dagegen Patienten mit eingeschränkter Leberfunktion. Durch Verminderung der Albuminkonzentration ist der Anteil des freien CH im Plasma stark erhöht. Neben der gestörten hepatischen Biotransformation führt die reduzierte Clearance des Arzneimittels zu einem Anstieg der Halbwertszeit bis auf 50 Stunden. Diese Kranken sollten daher entweder von der Chinidinanwendung ausgeschlossen werden oder sehr engmaschig hinsichtlich möglicher Intoxikationserscheinungen kontrolliert werden. Kranke mit eingeschränkter Nierenfunktion bedürfen keiner veränderten Dosierung, da bei ihnen die Kinetik des CH nicht geändert ist. Dagegen ist im höheren Alter eine geringere Dosierung des CH notwendig, da durch Reduktion der totalen Clearance die Halbwertszeit verlängert wird. Da aufgrund der großen Schwankungsbreite sowohl der systemischen Verfügbarkeit als auch der Eliminationsgeschwindigkeit interindividuell große Differenzen bestehen können, sollte in allen Fällen ohne effektive Therapie bzw. bei ausgeprägten Nebenwirkungen von einer Plasmabestimmung des CH Gebrauch gemacht werden.

Hämodynamische Wirkungen

CH besitzt negativ inotrope Effekte und bedingt direkt eine Abnahme der Kontraktilität des Herzmuskels. Infolge einer Blockade der alpha-adrenergen Rezeptoren kommt es zu einer peripheren Vasodilatation, und in dessen Folge zu einer Senkung des peripheren Widerstandes (203). Diese Effekte sind bei oraler Gabe geringfügig, limitieren jedoch eine parenterale Anwendung. Bei intravenöser Applikation werden schwere hämodynamische Auswirkungen mit Abfall des Herzzeitvolumens, des Blutdrucks und einem Anstieg des linksventrikulären enddiastolischen Druckes ausgelöst.

Nebenwirkungen

Bereits innerhalb des therapeutischen Bereiches kann CH atrioventrikuläre Leitungsstörungen insbesondere auf der Ebene des His-Bündelstammes, der Schenkel und Faszikel provozieren. Elektrolytstörungen und Alkalose (Abnahme der Urinausscheidung von CH) können toxische Effekte verstärken. Unter einer Langzeitanwendung wurden Thrombozytopenien beschrieben (307). Diese sind auf die Plasma-Proteinbindung zurückzuführen, die eine Bildung zirkulierender Antikörper begünstigt.

In toxischen Dosen findet sich das Bild des *Cinchonismus* mit typischer Symptomatik wie Übelkeit, Schwindel, Kopfschmerz, Sehstörungen, Ohrensausen, Durchfällen und Erbrechen (203). Bei schweren Intoxikationserscheinungen können Leitungsstörungen und Schocksymptomatik durch Adrenalingabe und Infusionen von Bikarbonatlösung unterdrückt werden. Eine Hämodialyse ist bei der hohen Plasmabindung ohne wesentlichen Effekt.

Eine gefürchtete Komplikation der Chinidin-Therapie ist die *Synkope*. Sie wird durch eine extreme Verlängerung der Repolarisationszeit des Kammermyokards in Verbindung mit der Induktion einer abnormalen Automatie (Extrasystolie in Salven) ausgelöst und manifestiert sich in ventrikulären Tachykardien, Kammerflattern und -flimmern im Sinne der „torsades de pointes". Plötzliche Todesfälle sind beschrieben worden. Da derartige adverse Reaktionen bereits im therapeutischen Dosisbereich eintreten können, wird zu einer Testdosis von 250 mg als Einzeldosis und Kontrolle des EKG über Holter-Monitoring geraten. Da jedoch unter der Therapie mit CH in fast allen Fällen eine QT-Zeitverlängerung eintritt, ist die Gefahr einer Synkope schwer vorausschaubar.

Indikationen zur Chinidintherapie

Eine Therapie mit CH kann unter folgender Indikation erfolgen:

1. Suppression supraventrikulärer und ventrikulärer Extrasystolen,
2. Konversion von Vorhofflimmern und -flattern in den Sinusrhythmus (Beachte: Digitalisierung bei Vorhofflattern!),
3. Rezidivprophylaxe atrialer Dysrhythmien nach erfolgreicher medikamentöser oder elektrischer Konversion,
4. Rezidivprophylaxe supraventrikulärer Reentry-Tachykardien (atriale, Av-Knoten- und WPW-Reentry-Tachykardie),
5. Suppression fokaler Rhythmen mit schneller Automatierate und
6. Rezidivprophylaxe von Kammertachykardien und -flattern nach Kontrolle bzw. Überwachung der Therapie mittels programmierter Stimulation und/oder Holter-Monitoring.

Kontraindikationen

Zu einer vorsichtigen Einstellung auf CH ist zu raten:

1. bei kongestivem Herzversagen (Hemmung der Kontraktilität, Blutdrucksenkung),
2. bei Digitalisüberdosierungen oder -intoxikationen sowie
3. Hyperkaliämien, da in beiden Fällen Erregungsleitungsstörungen verstärkt werden können.

Absolute Kontraindikation für eine Chinidintherapie sind:

1. bekannte Unverträglichkeitserscheinungen (QT-Syndrom, Chinidin-Synkope) und
2. höhergradige atrio-ventrikuläre Leitungsstörungen mit nodalem oder distalem Ersatzrhythmus (203, 307).

2. PROCAINAMID

Procainamid (P) ist ein Derivat des Lokalanästhetikums Procain und seit etwa 30 Jahren im klinischen Gebrauch. Es zeigt insbesondere unter intravenöser Gabe ausgezeichnete antiarrhythmische Effekte sowohl bei atrialen als auch ventrikulären Dysrhythmien. Nach Bekanntwerden von Fällen mit pharmakainduziertem Lupus-Syndrom (87, 190) war P über längere Zeit wenig in Anwendung, scheint aber derzeit eine neue Renaissance zu erleben.

Elektrophysiologische Effekte

Die Wirkungen des P zeigen eine große Ähnlichkeit zu denen des Chinidin. P besitzt gleichfalls anticholinerge Eigenschaften, die Auswirkungen insbesondere auf die Sinusknoten- und Av-Knotenfunktion haben (279).
Die *Sinusknotenautomatie* wird durch P negativ chronotrop beeinflußt. Dieser Effekt wird aber zum Teil durch die vagolytische Aktivität aufgehoben. Die Hemmung der spontanen diastolischen Depolarisation in den Schrittmacherzellen des Sinusknotens durch P sollte jedoch unter einer möglichen Anwendung bei Patienten mit Sinusknoten-Syndrom bedacht werden (289).
Auf *Vorhofebene* hemmt P die Erregbarkeit und führt zu einem Anstieg der Reizschwelle einer elektrischen Stimulation. Die Refraktärzeiten werden verlängert (163).
Für die Effekte des P auf den *Av-Knoten* gelten prinzipiell die gleichen Bedingungen, die bereits für das Chinidin beschrieben wurden. Während P im therapeutischen Dosisbereich nur unwesentliche negativ dromotrope Wirkungen auf nodale Strukturen entfaltet, kann es im toxischen Bereich insbesondere unter einer Kombinationsbehandlung mit Glykosiden zur Provokation höhergradiger Überleitungsstörungen kommen (143, 303).

Im *His-Purkinje-System* unterdrückt P durch eine Hemmung der Anstiegsgeschwindigkeit der Phase 4 ektope Automatiezentren (279). Die Erregungsleitungsgeschwindigkeit (HV-Zeit) wird deutlich verlängert (163).
Das *Ventrikelmyokard* reagiert auf P mit einer Hemmung der Anstiegsgeschwindigkeit der Phase 0 (132, 143, 172). Dieser Effekt bedingt eine Verzögerung der intraventrikulären Erregungsausbreitung und damit einer Verbreiterung von QRS. Ferner wird die Dauer des Aktionspotentials verlängert. Es resultieren eine verzögerte Repolarisationsgeschwindigkeit (QT-Zeit) und ein Anstieg der effektiven Refraktärperiode (163).
Die antiarrhythmischen Effekte des P sind auf Kammerebene im Vergleich zum Vorhof ausgeprägter. Sie basieren auf einer Verzögerung der Erregungsleitung und Refraktärität (113).

Pharmakokinetik

P gehört zu den Arzneimitteln, deren Metabolisierung genetisch determinierte Unterschiede zeigen (133, 180). Etwa die Hälfte des Pharmakons wird durch die Acetyltransferase in einen aktiven Metaboliten, das N-Acetylprocainamid umgewandelt. Dieser Metabolit kann insbesondere bei Patienten mit renalen Funktionsstörungen kumulieren. Da jedoch mehr als die Hälfte des P in unveränderter Form renal ausgeschieden wird (Tab. 6.3.), besteht eine deutliche Korrelation zwischen renaler Exkretion und Kreatinin-Clearance. Die Eliminationshalbwertszeit, die bei Normalpersonen 3 Stunden beträgt, verlängert sich um das Doppelte. Dem ist mit einer reduzierten Dosierung bei diesen Patienten Rechnung zu tragen. Therapeutisch wirksame Plasmaspiegel werden mit 4 bis 10 µg/ml angegeben (133); die Plasma-Proteinbindung beträgt 85%. Obwohl dieses Antiarrhythmikum recht günstige pharmakodynamische und -kinetische Eigenschaften besitzt, wird es aufgrund seiner immunologischen Nebenwirkungen zurückhaltend angewandt.

Tabelle 6.3. Pharmakokinetische Daten zu Procainamid

Applikation:	oral, intravenös
Therapeutisch wirksame Plasmaspiegel:	4–10 µg/ml
Systemische Verfügbarkeit:	75–90%
Clearance:	9 ml/min/kg
Eliminationshalbwertszeit:	3 Std.
Unverändert im Urin ausgeschiedene Dosis:	60%
Plasma-Protein-Bindung:	15%
Dosierung:	oral: 250–1000 mg/4 h i.v. 10–12 mg/kg

Hämodynamische Wirkungen

P besitzt in gleicher Weise wie Chinidin negativ inotrope Wirkungen und führt zu einer peripheren Vasodilatation und damit einer Senkung des peripheren Widerstandes (113, 172). Die Blutdrucksenkung ist bei oraler Gabe wenig ausgeprägt und limitiert lediglich die intravenöse Anwendung. Alle diese Effekte sind dosisabhängig. Sowohl die hypotensiven als auch kontraktilitätshemmenden Wirkungen können durch Gabe von Katecholaminen erfolgreich behandelt werden. Es ist ferner zu bedenken, daß Patienten mit malignen Kammerarrhythmien und ungünstiger hämodynamischer Ausgangssituation bei intravenöser Applikation in einen Kreislaufschock abgleiten können (132).

Nebenwirkungen

Wie auch bei anderen Pharmaka können tolerable von nichttolerablen Nebenwirkungen unterschieden werden. Die *tolerablen Nebenwirkungen* des P sind zumeist dosisabhängig und betreffen das gastrointestinale System (Übelkeit, Erbrechen, Durchfall). Sie treten überwiegend bei täglichen Dosen von mehr als 4 g auf (203).

Wie auch alle anderen lokalanästhetisch wirkenden Antiarrhythmika hat P unerwünschte Effekte auf das Zentralnervensystem (Tremor, Nystagmus, Drehschwindel, Schlaflosigkeit). Die kardiovaskulären Nebenwirkungen sind bei oraler Anwendung gering.

Die wesentliche *intolerable Wirkung* des P entsteht ausschließlich unter einer Langzeitanwendung. Es kann sich ein Lupus erythematodes-ähnliches Syndrom mit Arthralgien, Hepatomegalie, Fieber, Pleuropneumonie und Hautbefall entwickeln (87, 190, 307). Eine Hirn- und Nierenbeteiligung wurde nicht beobachtet. Symptomatische Patienten haben antinukleäre Faktoren. Während die klinische Symptomatik nach Unterbrechung der Therapie rasch innerhalb weniger Tage oder Wochen abklingt, sind antinukleäre Faktoren und lupusähnliche Zellen noch über viele Monate nachweisbar (203).

Indikationen zur Procainamid-Therapie

Aufgrund der kurzen Eliminationshalbwertszeit und der damit verbundenen oft unsicheren Arrhythmieprophylaxe und der ernsten Nebenwirkungen ist eine Behandlung mit P in Mißkredit geraten. Da die Effekte auf Kammerebene im Vergleich zum Vorhof ausgeprägter sind und für atriale Dysrhythmien alternative Pharmaka (Chinidin, Disopyramid, Beta-Rezeptorenblocker, Propafenon) zur Verfügung stehen, wird P fast ausschließlich bei ventrikulären Arrhythmien angewandt. So ist eine Therapie mit P indiziert:

1. bei malignen ventrikulären Tachykardien und Kammerflattern. Besonders günstige Effekte wurden durch uns bei den seltenen interventrikulären Reentry-Tachykardien gesehen (289).
2. Auch bei ansonsten therapierefraktären ventrikulären Extrasystolien wird über eine effektive Suppression in 90% der Fälle berichtet (172).
3. Völlig aus der klinischen Routine verbannt scheint die Anwendung des P in Fällen von Vorhofflimmern und -flattern. Es werden aber immer wieder Patienten beobachtet, bei denen ein Vorhofflattern sich gegenüber allen Antiarrhythmika als resistent erwies, und dann unter P doch noch eine Konversion in den Sinusrhythmus erzwungen werden konnte.

Unsere Erfahrungen mit P in der Langzeittherapie sind günstig. Es konnte bislang nur ein Fall des Lupus-Syndroms beobachtet werden. Nach Therapieunterbrechung schwanden alle Symptome.

Kontraindikationen

Die Kontraindikationen für eine Behandlung mit P unterscheiden sich nicht von denen des Chinidins. Besondere Vorsicht ist bei der Anwendung des P bei nodalen und intraventrikulären Leitungsstörungen (sog. bifaszikulärer Block, Linksschenkelblock) geboten. Eine relative Kontraindikation sehen wir für eine Applikation bei Patienten mit Erkrankungen aus dem pneumatischen Formenkreis und hämatologischen Leiden.

3. AJMALIN

Ajmalin (AJ) ist benannt nach dem indischen Forscher Ajmal Khan. Dieses Rauwolfia-Alkaloid hat gleichfalls eine dem Chinidin sehr verwandte Wirkung. Es hat jedoch ausgeprägtere Effekte auf die Anstiegsgeschwindigkeit der Phase 4 und hemmt als Folge stärker eine ektope Reizbildung.

Elektrophysiologische Effekte

Neben den bereits genannten Wirkungen wird durch AJ die Aktionspotentialdauer und damit auch die Refraktärzeit von Vorhöfen und Kammern verlängert (173). Die gleichen Wirkungen sind auch auf akzessorische atrio-ventrikuläre Leitungsbahnen bekannt (178, 298, 380).

Mittels His-Bündel-Elektrographie (123, 222, 380) kann vor allem eine deutliche Verzögerung der Leitungsgeschwindigkeit über das His-Bündel-Purkinje-System (HV-Intervall) nachgewiesen werden.

Pharmakokinetik

Für dieses Antiarrhythmikum sind bislang nur unzureichende pharmakokinetische Daten bekannt. Nach KLEINSORGE (178) sind nach intravenöser Gabe von 50 mg AJ Plasmaspiegel zwischen 1 und 3 µg/ml meßbar. In Korrelation zu den durch AJ induzierten EKG-Veränderungen (Verlängerung von PQ- und QRS-Dauer) fallen die Plasmaspiegel innerhalb weniger Minuten ab. Die Elimination erfolgt wahrscheinlich über die Leber, da im Urin nach 12 Stunden lediglich 4% der applizierten Substanz gefunden werden (178). Zur Bioverfügbarkeit liegen für den Menschen keine Untersuchungen vor; beim Hund konnte eine Bioverfügbarkeit von 90% nachgewiesen werden (zit. nach 157). Die unzureichende und sehr kurze Wirksamkeit nach oraler Gabe ist darauf zurückzuführen, daß die Eliminations- schneller als die Resorptionsgeschwindigkeit ist („flip-flop"-Kinetik) (300).

Hämodynamische Wirkungen

Auch zu den hämodynamischen Wirkungen des AJ liegen nur wenige Daten vor. In Dosen von 1 mg/kg Körpermasse konnten nur geringe negativ intrope Effekte nachgewiesen werden. Der periphere Widerstand wird nicht beeinflußt. In höheren Dosen findet sich eine Senkung des arteriellen Druckes und des Herzindex (242, 251).

Nebenwirkungen

Adverse Reaktionen des AJ basieren in erster Linie auf seinen elektrophysiologischen Effekten. Es verlängert die intraventrikuläre Erregungsleitung und kann einen Block distal His provozieren (123, 222). Die Verzögerung der intraventrikulären Erregungsausbreitung (QRS-Verbreiterung) und der Repolarisationsgeschwindigkeit (QT-Dauer) kann arrythmogene Effekte auslösen. So wurden vereinzelte Fälle einer Induktion von Kammerflattern und ventrikulärer Tachykardie sowie eines plötzlichen Herztodes beschrieben (307).
In der Einstellungsphase klagen die Patienten bisweilen über Kopfschmerz, Appetitlosigkeit und Übelkeit. Als intolerable Nebenwirkungen einer oralen Langzeitbehandlung sind eine intrahepatische Cholostase und Leberschädigung sowie vereinzelte Fälle einer pharmakainduzierten Agranulozytose genannt worden (307).

Indikationen zur Ajmalin-Therapie

AJ gehört trotz seiner ungünstigen pharmakodynamischen Eigenschaften immer noch zu den häufig eingesetzten Antiarrhythmika. Bevorzugte Indikationen sind:

1. die intravenöse Anwendung zur Konversion paroxysmaler supraventrikulärer Tachykardien insbesondere beim WPW-Syndrom und
2. die chronische orale Langzeittherapie zu deren Rezidivprophylaxe.
3. AJ ist effektiv zur Konversion von Kammertachykardien und deren Rezidivprophylaxe. Nach eigenen Erfahrungen zeigt es insbesondere günstige Effekte bei ventrikulären Tachykardien mit Zykluslängen von 300 ms und länger.
4. AJ supprimiert ventrikuläre und auch supraventrikuläre Extrasystolen (52).

Kontraindikationen

Eine Therapie mit AJ ist kontraindiziert beim

1. intermittierenden höhergradigen intraventrikulären Leitungsblock. Beim sog. bifaszikulären Block und Linksschen-

kelblock mit verlängerter PQ-Zeit sollte eine sehr vorsichtige und überwachte Dosierung erfolgen.

2. Patienten mit Cholestase oder Leberfunktionsstörungen sollten von einer Therapie mit AJ ausgeschlossen werden.

4. DISOPYRAMID

Disopyramid (D) ist ein dem Chinidin sehr nahestehendes Antiarrhythmikum mit ausgeprägten anticholinergen Eigenwirkungen. Es hat jedoch hinsichtlich seiner Struktur keine Verwandtschaft mit anderen Klasse-I-Antiarrhythmika. Eine zusammenfassende Darstellung zu Effekten und Indikationen von D geben Heel et al. (139).

Elektrophysiologische Effekte

D verzögert die Anstiegsgeschwindigkeit der Phase 0 ohne Effekt auf deren Amplitude. Dies bedingt eine Abnahme der Erregungsleitungsgeschwindigkeit insbesondere auf ventrikulärer Ebene (77, 187). Diese Wirkung ist im ischämischen Myokard im Vergleich zu normal perfundiertem Gewebe ausgeprägter (187). Es wird angenommen (139), daß dieser Effekt Ursache für die günstigen Wirkungen des D bei der Unterbrechung und Rezidivprophylaxe von malignen ventrikulären Arrhythmien in der akuten Infarktphase und bei ischämischer Herzerkrankung ist.
D bedingt eine Verlängerung der Dauer des Aktionspotentials (77, 187) und damit der Refraktärperiode auf Vorhof- und Kammerebene. Diese Effekte erklären die erfolgreiche Anwendung von D bei Vorhofflimmern und -flattern und malignen Kammerarrhythmien (38, 77, 187, 221, 266).
D hemmt die Anstiegsgeschwindigkeit der Phase 4 (187) und supprimiert damit die Automatie primärer und sekundärer Zentren.
Alle diese Wirkungen werden durch die starken anticholinergen Eigeneffekte des D modifiziert (38). Insbesondere die negativ chrono- und dromotropen Wirkungen auf Sinus- und Av-Knoten werden oft erst nach Vagusblockade durch Atropin transparent (38, 286). So wird die Sinusfrequenz im Normalfall schneller. Ausschließlich bei primärer Sinusknotenfunktionsstörung wurden adverse Reaktionen beobachtet (189, 286).
In Tabelle 6.4. sind die mittels His-Bündel-Elektrographie gemessenen Wirkungen des D zusammengefaßt (286). Diese eigenen Befunde korrelieren mit denen anderer Autoren (162). Die bedeutsamsten Effekte sind unseres Erachtens auf die beträchtliche Verlängerung der Refraktärzeiten von Vorhöfen und Kammern zurückzuführen. Die negativ chronotropen Wirkungen mahnen zu einer vorsichtigen Anwendung beim Bradykardie-Tachykardie-Syndrom und die negativ dromotropen beim sog. bifaszikulären Block und Linksschenkelblock (266, 286).

Pharmakokinetik

D ist oral und intravenös applizierbar. Maximale Plasmakonzentrationen können nach 1 bis 2 Stunden gemessen werden. Die systemische Verfügbarkeit ist mit ca. 90% hoch; die Plasmaprotein-Bindung beträgt etwa 50 bis 70% (Tab. 6.5.). Therapeutisch wirksame Plasmaspiegel werden bei Dosierungen von 100 bis 150 mg oral in 6stündigen Zeitintervallen erreicht und liegen zwischen 2 und 5 µg/ml. Die Halbwertszeit der Elimination wird mit etwa 7 bis 9 Stunden angegeben (133, 170). Da etwa die Hälfte des D in unveränderter Form renal ausgeschieden wird, muß bei Patienten mit Nierenfunktionsstörungen mit Kumulation und verzögerter Elimination gerechnet werden. Auch bei Kranken mit gestörter Hämodynamik beispielsweise beim akuten Myokardinfarkt oder kongestiven Herzversagen, muß eine verlängerte Halbwertszeit unterstellt werden, so daß geringer zu dosieren ist.

Tabelle 6.4. Elektrokardiologische Effekte von Disopyramid (D) bei intravenöser Anwendung (2 mg/kg KM; $n = 23$)

	Kontrolle	nach D	Signifikanz
SINUSKNOTENFUNKTION:			
Periodendauer (ms)	916 ± 34	847 ± 25	< 0,05%
max. Sinusknotenerholungszeit (ms)			
– absolut	1410 ± 90	1504 ± 195	< 5%
– korrigiert	494 ± 69	657 ± 174	< 1%
sinu-atriale Leitungszeit (ms)	136 ± 8	113 ± 5	< 0,01%
VORHOFFUNKTION:			
PA-Intervall (ms)	38 ± 2	42 ± 2	< 5%
FRP/A (ms)	274 ± 9	314 ± 8	< 0,01%
ERP/A bei 90/min (ms)	225 ± 9	262 ± 11	< 0,01%
AV-KNOTENFUNKTION:			
AH-Intervall (ms)	98 ± 8	107 ± 12	n. s.
AH-Intervall 90/min (ms)	129 ± 11	139 ± 15	n. s.
AH-Intervall 110/min (ms)	148 ± 13	169 ± 21	< 5%
FRP/AVN (ms)	426 ± 10	470 ± 13	< 0,01%
ERP/AVN (ms)	284 ± 22	302 ± 25	< 0,5%
HIS-BÜNDEL-VENTRIKELFUNKTION:			
HV-Intervall (ms)	46 ± 2	60 ± 3	< 0,01%
QRS-Dauer (ms)	101 ± 8	118 ± 11	< 5%

Der Metabolismus des D ist weitgehend geklärt (133). Als Hauptmetabolit wurde Mono-N-desalkyliertes Disopyramid gefunden, das zu 15 bis 25% der oralen Disopyramiddosis im Urin ausgeschieden wird. Inwieweit diesem Metaboliten, der beim Hund antiarrhythmisch aktiv ist, auch beim Menschen antiarrhythmische Eigenschaften eigen sind, ist ungeklärt. Jedoch soll bei einer Funktionsminderung der Eliminationsorgane auch beim Menschen mit einer höheren Konzentration dieses Metaboliten und damit stärkerer Wirksamkeit des D zu rechnen sein.

Tabelle 6.5. Pharmakokinetik zu Disopyramid

Applikation:	oral, intravenös
Therapeutisch wirksame Plasmaspiegel:	2–5 µg/ml
Systemische Verfügbarkeit:	85–90%
Eliminationshalbwertszeit:	7–9 Std.
Unverändert im Urin ausgeschiedene Dosis:	50%
Plasma-Protein-Bindung:	50–70%
Dosierung:	oral: 100–150 mg/6 h i.v.: 2 bis max. 3 mg/kg KM

Hämodynamische Wirkungen

Die Effekte des D auf die Herz-Kreislauffunktionen sollten stets betrachtet werden (266). Insbesondere unter intravenöser Anwendung führt D zu einer deutlichen Erhöhung des linksventrikulären enddiastolischen Druckes, ohne den Herzindex wesentlich zu beeinflussen (77, 193, 221, 385). Kötter et al. (181) konnten nachweisen, daß D den Widerstand im koronaren Kreislauf erhöht und die Koronarperfusion senkt.

Die Anwendung von D im Falle einer

schweren koronaren Herzkrankheit, einer Kardiomyopathie oder eines Vitiums mit latenter Insuffizienzkonstellation sollte daher nur zurückhaltend und unter Vorsichtsmaßnahmen erfolgen. Wir haben unter etwa 150 intravenösen Anwendungen von D in einer Dosis von 2 bis maximal 3 mg/kg Körpermasse in 3 Fällen eine schwere Schocksymptomatik gesehen. Ferner sollte bedacht werden, daß unter der Applikation bei Vorhofflattern eine Deblockierung des Av-Knotens infolge der anticholinergen Wirkungen des D eintreten kann. Diese Situation kann die hämodynamischen Folgen noch weiter erschweren (266). Auch bei Patienten mit Kammertachykardien gestaltet sich die Hämodynamik deletär, wenn es nicht gelingt, die Arrhythmie in den Sinusrhythmus zu überführen.

Nebenwirkungen

Im Vergleich zum Chinidin hat D eine geringere Nebenwirkungsrate (173). Während beim Chinidin etwa 30% aller Patienten über Intoleranzen berichten, ist dies beim D nur bei 10% der Kranken der Fall (307).
Die wesentlichen Nebenwirkungen des D sind auf dessen anticholinerge Aktivität zurückführbar. Dies trifft für Mundtrockenheit, Akkomodationsstörungen, Harnretention bei Prostatahypertrophie, Übelkeit und Obstipation zu. Es ist jedoch zu betonen, daß diese zum Teil tolerablen Nebenwirkungen insbesondere in der Einstellungsphase einer oralen Behandlung auftreten und langsam an Intensität abnehmen (266).
Bedeutungsvoller sind die bereits beschriebenen hämodynamischen Effekte, die eine intravenöse Anwendung limitieren.
Auch die elektrokardiologischen Effekte sind zu beachten und lassen eine intravenöse Therapie beim Bradykardie-Tachykardie-Syndrom oder höhergradigen intraventrikulären Leitungsblocks nur unter dem Schutze einer temporären Stimulation zu (266).
Wie auch das Chinidin bewirkt D eine Verlängerung der QT-Zeit und damit eine potentielle Gefahr durch arrhythmogene Effekte. Die Auslösung von Kammerflattern und ventrikulären Tachykardien vom Typ der „torsades de pointes“ ist beschrieben worden (307, 328).

Indikationen zur Disopyramid-Therapie

D hat ein breites Indikationsspektrum. Es wirkt sowohl auf Vorhof- als auch auf Kammerebene, hat eine geringe Nebenwirkungsrate und günstige pharmakodynamische Eigenschaften. Eine Therapie mit D ist indiziert (139, 336, 266, 173):

1. als intravenöse Anwendung (2—3 mg/kg Körpermasse) zur Konversion von Vorhofflimmern und -flattern in den Sinusrhythmus,
2. zur intravenösen Applikation mit dem Ziel einer Unterbrechung von paroxysmalen ventrikulären Tachykardien,
3. zur Rezidivprophylaxe von Vorhofflimmern und -flattern bzw. atrialen Reentry-Tachykardien durch orale Gabe von 4×100 bis 150 mg/die. Liegt keine gleichzeitige Sinusknotenfunktionsstörung vor, ist D mit Propranolol kombinierbar. Im Falle eines Vorhofflatterns ist eine vorherige Digitalisierung erforderlich (cave: Deblockierung des Av-Knotens).
4. D ist anwendbar zur Rezidivprophylaxe paroxysmaler supraventrikulärer Tachykardien.
5. Beim WPW-Syndrom können die negativ bathmotropen Effekte auf die antero- und/oder retrograde Refraktärzeit einer akzessorischen Bahn in Kombination mit seinen atrial antifibrillatorischen Wirkungen günstige therapeutische Resultate zeigen.

6. D unterdrückt effektiv die Rate supraventrikulärer und ventrikulärer Extrasystolen. Unter einem akuten Myokardinfarkt raten wir jedoch zu einer zurückhaltenden Anwendung, da die koronare Perfusion vermindert wird.
7. Unter einer Rezidivprophylaxe von Kammertachykardien bewirkt D bei Kontrolle der Effektivität durch programmierte ventrikuläre Stimulation in einer Vielzahl der Patienten positive Resultate. In der Einstellungsphase sollte das QT-Intervall überwacht werden.

Kontraindikationen

Für eine Anwendung von D sind folgende Kontraindikationen zu beachten:

1. Kongestives Herzversagen oder schwere Herzinsuffizienz im Rahmen einer koronaren Herzkrankheit oder Kardiomyopathie,
2. symptomatische Sinusknotenfunktionsstörungen,
3. intraventrikuläre Leitungsstörungen (LAH + RSB, LPH + RSB, LSB) mit verlängerter PQ-Zeit,
4. Harnretention bei Prostatahypertrophie und
5. Glaukom.

5. DIPHENYLHYDANTOIN

Diphenylhydantoin (DPH) wurde 1938 durch Merritt und Putnam (226) für die Behandlung von Epilepsien eingeführt. Erst 1950 wurde durch Harris (131) das Indikationsgebiet der Arrhythmien erschlossen.

Elektrophysiologische Effekte

DPH zeigt dem Lidokain entsprechende Effekte und unterscheidet sich deutlich von Chinidin und Procainamid.

Auf *Sinusknoten*-Schrittmacherzellen wirkt DPH depressiv (349). Es hemmt die spontane diastolische Depolarisation der Phase 4 in einem Dosisbereich, der therapeutisch zur Suppression ektoper Rhythmen erforderlich ist. Dieser Effekt ist im Falle einer Sinusknotenfunktionsstörung zu beachten (203).

Im *Vorhofmyokard* steigert DPH die „membrane responsiveness", ohne die effektive Refraktärzeit bzw. die Dauer des Aktionspotentials zu beeinflussen (171, 349). Die atriale Erregungsleitung wird jedoch verzögert.

Die therapeutisch bedeutsamsten Effekte des DPH sind an ventrikulären *Purkinje-Fasern* nachweisbar. Hier verkürzt DPH die Aktionspotentialdauer, die Repolarisationsphase und damit die effektive ventrikuläre Refraktärzeit. Es hemmt die Spontanaktivität normaler und ischämischer Purkinje-Fasern. Ferner findet sich eine Verminderung der durch Glykoside gesteigerten Automatie. Dieser Effekt zeigt eine den Glykosiden entgegengesetzte Abhängigkeit der Wirkung von Kaliumionen (171). Bei Hypokaliämie nehmen die Effekte des DPH ab. Die durch Glykoside induzierten Leitungsverzögerungen in Av-Knoten und His-Purkinje-System werden aufgehoben (303).

Untersuchungen mittels His-Bündel-Elektrographie (55, 74, 303) ergaben keine sichere Beeinflussung der Erregungsleitung in supraventrikulären Abschnitten des spezifischen Myokards. Die intraventrikuläre Leitungsgeschwindigkeit wird beschleunigt, QRS und QT werden verkürzt.

Pharmakokinetik

DPH wird oral gut resorbiert und ist systemisch zu fast 100% verfügbar (Tab. 6.6.). Therapeutische Effekte können bei einem Plasmaspiegel zwischen 10 und 20 µg/ml nachgewiesen werden. Die therapeutische Breite des DPH ist gering, so daß bei Langzeitanwendung eine sorgfältige Überwachung erforderlich ist, um toxische Effekte rechtzeitig zu erkennen.

Tabelle 6.6. Pharmakokinetik zu Diphenylhydantoin

Applikation:	oral, intravenös
Therapeutisch wirksame Plasmaspiegel:	10–20 μg/ml
Systemische Verfügbarkeit:	98%
Clearance:	20 ml/kg/Std.
Eliminationshalbwertszeit:	16–24 Std.
Unverändert im Urin ausgeschiedene Dosis:	< 5%
Plasma-Protein-Bindung:	88–96%
Dosierung:	oral: 200–400 mg/die i.v.: 10–12 mg/kg KM

Während nur etwa 5% des DPH unverändert renal ausgeschieden werden, wird der überwiegende Teil in der Leber durch die Parahydroxylase metabolisiert. Da dieses Enzym eine genetisch determinierte Aktivität aufweist, ist bei einigen Patienten mit langsamer Entgiftung und daher mit höheren Plasmaspiegeln zu rechnen. Andere sind sog. schnelle Parahydroxylierer und benötigen daher eine höhere Dosis (36, 133). Neben dem Auftreten ausgeprägter interindividueller Schwankungen der Plasmaspiegel von DPH treten auch Variationen in der Eliminationsgeschwindigkeit auf. Die Halbwertszeit, die durchschnittlich 16 bis 24 Stunden beträgt, kann im Einzelfalle wesentlich länger sein.

DPH wird zu mehr als 90% an Plasmaproteine gebunden. Bei renalen Erkrankungen mit Hypalbuminämie, urämischen Stoffwechselprodukten oder auch Erkrankungen mit Hyperbilirubinämie kommt es zur Verdrängung des DPH aus der Proteinbindung, so daß der Anteil des freien DPH steigt und die Gefahr toxischer Nebenwirkungen besteht.

Hämodynamische Wirkungen

Die hämodynamischen Effekte des DPH sind in starkem Maße abhängig von der Art und Geschwindigkeit der Applikation. Während bei oraler Gabe kaum hämodynamische Reaktionen meßbar sind (63), finden sich bei schneller intravenöser Gabe eine Abnahme des Herzzeitvolumens infolge Abnahme der Kontraktilität sowie ein Anstieg des linksventrikulären enddiastolischen Druckes (123). Eine periphere Vasodilatation mit Abnahme des peripheren Widerstandes führt zum Blutdruckabfall (63, 231, 295). In Dosen bis zu 5 mg/kg Körpermasse findet sich bei langsamer Injektionsgeschwindigkeit keine Beeinflussung der genannten Parameter (63).

Aus diesen Daten kann gefolgert werden, daß stets mit einer dem Einzelfall angemessenen Dosis unter langsamer Applikationsgeschwindigkeit und unter Überwachung der Kreislauffunktion intravenös dosiert werden sollte. Als Grenzdosis werden 50 mg/min angegeben (200).

Nebenwirkungen

Die Nebenwirkungen des DPH sind in gleicher Weise abhängig von der Applikationsgeschwindigkeit. Bei rascher Gabe sind Hypotonien bis zum Schock, Atemstillstand und schwere Arrhythmien beobachtet worden (118, 295).

Aufgrund der Effekte des DPH auf das Zentralnervensystem werden Intoxikationserscheinungen durch *neurologische Symptome,* wie Ataxie, Tremor, Nystagmus, Ptosis, Doppelsehen und Apathie manifest (203, 307). Die Schwere der Symptome korreliert mit dem Plasmaspiegel (36, 268, 269). Unter einer Langzeittherapie werden daher Kontrollen dieses Parameters angeraten.

Ferner sind *hämatologische Nebenwirkungen* bekannt (Anämie, Panzytopenie). Unter einer Langzeittherapie kann sich eine megaloblastäre Anämie entwickeln, die auf einem kompetitiven Antagonismus des DPH mit der Folsäure basiert (307). Diese ist unter Folsäuregabe rasch regredient. Auch lupusähnliche Syndrome wurden beschrieben (203). Typische Neben-

wirkung einer Langzeittherapie mit DPH ist eine Gingivahyperplasie.
Nicht unerwähnt bleiben müssen Nebenwirkungen, die nicht auf DPH selbst, sondern durch die Stabilisatoren der Ampullenlösung eintreten können (203). Die Ampullenlösung hat einen pH-Wert von 11 und enthält Propylenglykol. Neben Venenreizungen sind auch adverse Reaktionen mit Hypotonie durch die galenische Zubereitung möglich.

Indikationen zur Diphenylhydantoin-Therapie

Die zahlreichen Nebenwirkungen haben das DPH aus der antiarrhythmischen Routineanwendung verdrängt. Die einzig nicht durch andere Pharmaka ersetzbare Indikation des DPH gründet sich auf die hohe Effektivität bei der Therapie von schweren glykosidbedingten Herzrhythmusstörungen. So sind durch DPH etwa 80% der schweren Glykosidintoxikationen mit supraventrikulären Arrhythmien und 92% der ventrikulären Rhythmusstörungen supprimierbar (73).
Bei allen supraventrikulären Arrhythmien, die nicht digitalisbedingt sind, ist DPH unwirksam. Dies trifft auch für das Vorhofflimmern und -flattern zu. Ausschließlich zur Unterdrückung von Rhythmusstörungen nach einer Elektrokonversion, insbesondere beim digitalisierten Patienten, ist DPH erfolgreich einsetzbar.
Nur noch selten angewandt wird DPH bei ansonsten therapierefraktären ventrikulären Extrasystolien und Tachykardien, vornehmlich in der Akutphase des Myokardinfarktes.
Aufgrund seiner Effekte, die Repolarisation der Purkinje-Fasern zu verkürzen, findet DPH auch Anwendung bei den seltenen QT-Syndromen.

Kontraindikationen

DPH ist kontraindiziert im Schock oder bei schwerer Herzinsuffizienz bzw. kongestivem Herzversagen. Eine vorsichtige Dosierung ist beim symptomatischen Sinusknoten-Syndrom oder höhergradigen atrio-ventrikulären und intraventrikulären Leitungsstörungen geboten.
Bei primären Lebererkrankungen, eingeschränkter Nierenfunktion sowie Hypalbuminämie sollte eine Dauertherapie nur unter Überwachung der Plasmaspiegel erfolgen (268, 269). In allen Fällen ist eine Kontrolle des Blutbildes erforderlich.

6. LIDOKAIN

Das Lidokain (L) wurde 1943 als Lokalanästhetikum eingeführt. Southworth et al. (337) wandten L 1950 erstmals als Antiarrhythmikum zur Prophylaxe und Therapie ventrikulärer Rhythmusstörungen während des Herzkatheterismus an. Unter der gleichen Indikation wurde es in der Folge unter kardiochirurgischen Eingriffen eingesetzt (201).
Obgleich der Nachteil einer ausschließlich intravenösen Anwendbarkeit einer breiten Einführung im Wege steht, ist L noch heute das Antiarrhythmikum der ersten Wahl in der Notfalltherapie maligner ventrikulärer Arrhythmien in der akuten Infarktphase (198).
Wie auch das Chinidin ist L ein Referenzpräparat, das zum Vergleich der antiarrhythmischen Potenz neuentwickelter Substanzen herangezogen wird. Durch Änderung seiner Struktur wurde versucht, ein oral applizierbares Antiarrhythmikum zu entwickeln. Aus diesen Bemühungen resultieren die Präparate Mexiletin, Lorcainid und Tocainid.

Elektrophysiologische Effekte

L ist fast ausschließlich auf ventrikulärer Ebene antiarrhythmisch aktiv. Seine Wirkungen auf die übrigen Kompartimente des spezifischen Myokards können jedoch zu Nebenwirkungen und Kontraindikationen führen.
Die *Sinusknotenfunktion* wird durch L in therapeutischen Dosen nur unwesentlich

beeinflußt. Nur sehr hohe Konzentrationen hemmen an isolierten Schrittmacherzellen die Automatierate (199, 210). Im Vergleich zu Chinidin und Procainamid ist beim Menschen innerhalb des therapeutischen Dosisbereichs bis zu 4 mg/kg Körpermasse kein negativ chronotroper Effekt nachweisbar (210).

Auf *Vorhofebene* hemmt L die Automatie ektoper Herde. Durch Stimulation induzierte repetitive Antworten werden komplett unterdrückt (210). Diese Befunde sprechen dafür, daß in gewissen klinischen Situationen (getriggerte Automatie) auch bei atrialen Arrhythmien therapeutische Effekte zu erwarten sind. Bislang liegen hierzu keine Erfahrungsberichte vor.

Die Erregungsleitung über den *Av-Knoten* wird in therapeutischen Dosen nicht beeinflußt (75).

Auf Zellen des *His-Purkinje-Systems* entfaltet L elektrophysiologische Effekte von therapeutischer Bedeutung. So wird die Dauer des Aktionspotentials und damit die effektive Refraktärzeit bedeutsam verkürzt (81). Die wesentliche Wirkung des L besteht in einer Hemmung der Anstiegssteilheit der Phase 4. Dieser, die Automatie hemmende Effekt kann bereits in geringen Konzentrationen nachgewiesen werden. So ist L insbesondere bei der Suppression durch Hypoxie oder Katecholamine aktivierte ektope Zentren effektiv (81). L bewirkt ferner eine Beschleunigung der Anstiegssteilheit der Phase 0 des Aktionspotentials. Dieser Effekt ist mit einer Verkürzung der Erregungsleitungsgeschwindigkeit verknüpft. Ausschließlich in toxischen Konzentrationen wirkt L negativ dromotrop (323).

Die therapeutisch bedeutsamen Effekte des L basieren auf einer Verkürzung der Refraktärzeit und der Leitungszeit. Durch diese Aktivität ist es möglich, uni- und bidirektionale Blockierungen im His-Purkinje-System aufzuheben.

Gleichartige Wirkungen sind am Kammermyokard meßbar (199), ohne daß das Membranruhepotential geändert wird. Sowohl beim Tier (81, 128) als auch beim Mensch (75) konnte nachgewiesen werden, daß die Reiz- und die Flimmerschwelle gesenkt werden. Bei einer programmierten Kammerstimulation mit Einzel- und Doppelimpulsen werden repetitive Antworten supprimiert.

Pharmakokinetik

Unter einer intravenösen Infusion werden therapeutische Plasmaspiegel von 2 bis 5 µg/ml erreicht. Da L eine sehr geringe therapeutische Breite besitzt, kommt einer Überwachung dieser Therapie eine besondere Bedeutung zu. Zentralnervöse toxische Nebenwirkungen mit Konvulsionen, Tremor und Nystagmus werden bereits bei Plasmaspiegeln von 6 µg/ml beobachtet. L hat aufgrund seines first-pass-Metabolismus nur eine geringe systemische Verfügbarkeit von etwa 30% (27, 43, 292). Der Hauptmetabolit des L wird hepatisch gebildet (147); er ist noch antiarrhythmisch aktiv und auch an der zentralnervösen Toxizität beteiligt (Tab. 6.7.).

Bei Patienten mit Leberfunktionsstörungen sowie kongestiven Herzerkrankungen treten Veränderungen im hepatischen Blutfluß auf, die zu einer klinisch bedeut-

Tabelle 6.7. Pharmakokinetik zu Lidokain

Applikation:	intravenös
Therapeutisch wirksamer Plasmaspiegel:	2–5 µg/ml
Systemische Verfügbarkeit:	30%
Clearance:	10 ml/min/kg
Eliminationshalbwertzeit:	1–2 Std.
Unverändert im Urin ausgeschiedene Dosis:	< 5%
Plasma-Protein-Bindung:	60%
Dosierung:	initial: 2 mg/kg KM Erhaltungsdosis: 2–3 mg/min

samen Erhöhung der Eliminationshalbwertszeit führen können (27, 147). Während diese Patienten einer besonders strengen Überwachung der Therapie bedürfen, benötigen Kranke mit renaler Funktionseinschränkung oder ältere Patienten keine Veränderung der Dosierung, da nur ein geringer Teil des L renal in unveränderter Form ausgeschieden wird und daher auch bei einer Niereninsuffizienz keine Kumulation eintritt.

Hämodynamische Wirkungen

Die hämodynamischen Effekte des L wurden umfangreich untersucht (11, 122, 128, 159, 306). In kleinen Dosen (1 mg/kg Körpermasse) als Bolusgabe konnte unter den Bedingungen eines kardiochirurgischen Eingriffes ein leicht positiv inotroper Effekt von L nachgewiesen werden. Auch nach Applikation von 2 mg/kg Körpermasse fanden sich keine deutlichen Effekte auf die Kontraktilität des linken Ventrikels. Eindeutig kardiodepressive Wirkungen mit Abfall des Blutdruckes, der Ejektionsfraktion mit Ansteigen des linksventrikulären enddiastolischen Druckes waren ausschließlich bei Patienten mit akutem Myokardinfarkt und Dosen von mehr als 2 mg/kg Körpermasse meßbar. In derartigen Dosisbereichen ist dann ferner eine periphere Vasodilatation mit Abfall des peripheren Widerstandes nachweisbar (11, 122, 159).

Nebenwirkungen

Die Nebenwirkungen des L äußern sich ausschließlich in zentralnervösen Symptomen. Unter geringen Dosen finden sich Erregungszustände, Parästhesien und Nystagmus und bei toxischen Plasmaspiegeln Konvulsionen und Narkolepsien. Alle Effekte sind streng dosisabhängig und können unter einer überwachten Steuerung der Therapie in tolerablen Grenzen gehalten werden. Mit Ausnahme von Patienten mit cerebralen Durchblutungsstörungen werden diese Nebenwirkungen bereits unter geringen Dosen gefunden. In derartigen Fällen sollte in der akuten Infarktphase die Behandlung mit Diphenylhydantoin fortgeführt werden. Sind die Nebenwirkungen leichter Art, können sie durch Gabe von Sauerstoff und Diazepam unterdrückt werden.

Beim kardial insuffizienten Patienten geht die Lidokaintherapie nicht selten mit einem Blutdruckabfall einher. Dann ist kritisch abzuwägen, ob eine Antiarrhythmikatherapie oder -prophylaxe erforderlich ist oder mit anderen Mitteln weitergeführt werden sollte.

Indikationen zur Lidokain-Therapie

Die Möglichkeit zu einer ausschließlich intravenösen Anwendung des L limitiert die Indikationen. Eine Behandlung mit L ist angezeigt:

1. zur Therapie und Prophylaxe maligner ventrikulärer Arrhythmien in der Akutphase des Myokardinfarktes. Während die Indikation zur Anwendung bei Warnarrhythmien unbestritten ist (198), bestehen Unsicherheiten bei der Einschätzung des Nutzens einer generellen Arrhythmieprophylaxe. Es wird die Ansicht vertreten (198), daß unter einer Gabe von 2 mg/min über 48 Stunden nach Infarkteintritt die Häufigkeit maligner ventrikulärer Arrhythmien und Kammerflimmern geringer ist und damit die Letalität gesenkt werden kann. Unter dieser Vorstellung wird in zahlreichen kardiologischen Zentren eine derartige Prophylaxe routinemäßig ausgeführt.
2. L ist effektiv zur Konversion ventrikulärer Tachykardien und Kammerflattern. Der Vorteil einer Anwendung von L als erstes Antiarrhythmikum basiert auf seiner guten Steuerbarkeit und der raschen Abklingphase, so daß bereits nach kurzer Zeit im Falle einer aus-

bleibenden Konversion eine weiteres Antiarrhythmikum eingesetzt werden kann. Auch wenn keine Unterbrechung der Kammertachykardie gelingt, so wird doch deren Frequenz in einen hämodynamisch tolerablen Frequenzbereich gesenkt.

Kontraindikationen

Eine Therapie mit L sollte unterlassen werden:

1. bei höhergradigen atrio-ventrikulären oder intraventrikulären Leitungsstörungen, da L die Funktion von Ersatzautomatiezentren hemmt,
2. bei bekannter Epilepsie-Anamnese und
3. hypersensitiver Reaktion auf Lokalanästhetika.

Zu einer vorsichtigen Anwendung unter strenger Überwachung ist bei Patienten mit schweren Leberfunktionsstörungen zu raten.

7. MEXILETIN

Mexiletin (M) wurde ursprünglich als Antikonvulsivum eingesetzt. Sowohl aufgrund seiner Struktur als auch seiner antiarrhythmischen Effekte besitzt es große Ähnlichkeiten mit Lidokain. Es ist oral applizierbar und wird häufig zur Suppression ventrikulärer Extrasystolen und Tachykardien eingesetzt. Es liegen zahlreiche Erfahrungsberichte vor; eine aktuelle Zusammenfassung geben Chew et al. (59).

Elektrophysiologische Effekte

Die Befunde im Tierexperiment (125, 324) und an isolierten Vorhof-, Purkinje- und Ventrikelmuskelfasern (125, 144, 367) zeigen dem Lidokain sehr ähnliche Effekte.

Tabelle 6.8. Elektrokardiologische Effekte von Mexiletin auf Reizbildung und Erregungsleitung (2 mg/kg KM, $n = 20$)

	Kontrolle	nach Mexiletin	Signifikanz
SINUSKNOTENFUNKTION:			
Periodendauer (ms)	981 ± 206	957 ± 200	n. s.
max. Sinusknotenerholungszeit (ms)			
– absolut	1454 ± 340	1431 ± 553	n. s.
– korrigiert	488 ± 282	479 ± 490	n. s.
Sinu-atriale Leitungszeit (ms)	139 ± 53	144 ± 62	n. s.
VORHOFFUNKTION:			
PA-Intervall (ms)	38 ± 9	38 ± 7	n. s.
FRP/A (ms)	266 ± 67	271 ± 62	n. s.
ERP/A bei 90/min (ms)	245 ± 48	240 ± 36	n. s.
AV-KNOTENFUNKTION:			
AH-Intervall (ms)	110 ± 73	115 ± 88	n. s.
AH-Intervall bei 90/min (ms)	169 ± 57	178 ± 57	n. s.
FRP/AVN (ms)	498 ± 83	517 ± 126	n. s.
ERP/AVN (ms)	385 ± 127	422 ± 230	n. s.
HIS-BÜNDEL-VENTRIKELFUNKTION:			
HV-Intervall (ms)	44 ± 8	49 ± 9	< 0,05%
QRS-Breite (ms)	100 ± 25	105 ± 26	n. s.
ERP/V bei 90/min (ms)	216 ± 19	224 ± 11	< 1%

Insbesondere bei der Wirkung auf Purkinje- und Kammermyokardfasern findet sich unter M eine Abnahme der Depolarisation der Phase 4 mit Suppression einer ektopen Automatie, eine Erhöhung der Reizschwelle und eine Verzögerung der Leitungsgeschwindigkeit. Diskrepant im Vergleich zum Lidokain sind die Wirkungen des M auf die Dauer des Aktionspotentials und die Refraktärperioden. Während Lidokain beide Parameter linear und voneinander abhängig verkürzt, bewirkt M eine Verkürzung der Aktionspotentialdauer, ohne die Refraktärzeiten in gleicher Weise zu verändern. Diese Befunde werden zum Teil durch eine gleichzeitige Hemmung des transmembranären langsamen Kalziumioneneinstromes erklärt (125).

Die ausgeprägtesten Effekte entwickelt M auf Purkinje-Fasern. Hier können auf ischämische Zellen im Vergleich zu normalen die ausgeprägtesten Verkürzungen der Aktionspotentialdauer gemessen werden. Auf diese Weise werden die Potentiale im gesamten Myokard ausgeglichen, so daß kreisende Erregungen unterbunden werden.

Die beim Menschen mittels His-Bündel-Elektrographie gemessenen Wirkungen sind in Tabelle 6.8. zusammengefaßt. Die eigenen Befunde (287) unterscheiden sich nicht von denen anderer Gruppen (260, 282). M entwickelt auf ein normales Reizbildungs- und Erregungsleitungssystem keine signifikanten Effekte. Lediglich bei einer Vorschädigung (Sinusknoten-Syndrom, Av-Knotenblock, intraventrikuläre Leitungsstörung) werden negativ chrono- bzw. dromotrope Wirkungen nachweisbar. Eine Ausnahme bilden lediglich Bündelstamm, Faszikel, Schenkel und das Kammermyokard; sowohl die HV-Zeit als auch die effektive Refraktärzeit des rechten Ventrikels wird verlängert.

In Studien mit Patienten mit malignen ventrikulären Tachyarrhythmien (47, 83, 255, 267) konnte mittels programmierter ventrikulärer Stimulation nachgewiesen werden, daß M in einer großen Zahl die Induktion perpetuierter Kammertachykardien supprimiert.

Pharmakokinetik

M ist oral applizierbar. Die Resorption erfolgt erst in den oberen Anteilen des Dünndarms, so daß Plasma-Peakspiegel nach 2 bis 4 Stunden erreicht werden. Die systemische Verfügbarkeit ist mit 90% relativ hoch (Tab. 6.9.); die Plasmaproteinbindung beträgt 50 bis 70%. Therapeutisch wirksame Plasmaspiegel werden bei Dosen zwischen 200 und 300 mg in 8stündigen Zeitintervallen erreicht und liegen zwischen 0,5 und 2 μg/ml. Die Halbwertszeit wird mit 10 bis 11 Stunden angegeben (53, 133, 389).

Tabelle 6.9. Pharmakokinetik zu Mexiletin

Applikation:	oral, intravenös
Therapeutisch wirksamer Plasmaspiegel:	0,5–2 μg/ml
Systemische Verfügbarkeit:	88%
Clearance:	5 ml/min/kg
Eliminationshalbwertszeit:	10–11 Std.
Unverändert im Urin ausgeschiedene Dosis:	10%
Plasma-Protein-Bindung:	50–70%
Dosierung:	oral: 600–1000 mg/die i.v.: 2 mg/kg KM

Der größte Anteil des M wird in der Leber hydroxyliert. Ob die Metabolite antiarrhythmisch aktiv sind, ist unbekannt. Da die renale Clearance vom pH-Wert des Urins abhängig ist und bei Azidose steigt, ist die gleichzeitige Anwendung von Substanzen zu vermeiden, die den Urin-pH-Wert verändern (239). Patienten mit Myokardinfarkt zeigen eine verlängerte Eliminationshalbwertszeit, die auf eine reduzierte Leberperfusion und dadurch gestörte hepatische Metabolisierung zurückgeführt werden kann. Eine Dosisreduktion ist zumeist nicht erforderlich (37, 239).

Hämodynamische Wirkungen

Zahlreiche klinische Studien (54, 160, 227, 260, 318) konnten nachweisen, daß M innerhalb des therapeutischen Dosisbereiches bei Patienten mit ischämischer Herzkrankheit unter intravenöser Gabe nur äußerst geringe hämodynamische Effekte auslöst. Bei einem leichten Anstieg der Herzfrequenz fand sich eine geringe Erhöhung des Pulmonalarteriendruckes. Bei Kranken mit deutlich eingeschränkter Kontraktilität und Pumpfunktion waren jedoch ein kurzfristiger Anstieg des linksventrikulären enddiastolischen Druckes und Abfall des Herzzeitvolumens nachweisbar. Alle diese Wirkungen waren dosisabhängig.
Es kann gefolgert werden, daß für die Anwendung des M aufgrund der hämodynamischen Nebenwirkungen keine wesentlichen Einschränkungen der Anwendung beachtet werden müssen.

Nebenwirkungen

Wie auch bei allen anderen lidokainähnlichen Substanzen ist die Nebenwirkungsrate beim M relativ hoch (267). Diese beziehen sich in gleicher Weise überwiegend auf das Zentralnervensystem und äußern sich in einem feinschlägigen Tremor, Schwindelgefühl, Nystagmus, Doppelbildern, Dysarthrie und Ataxie. Alle diese Effekte sind eindeutig dosisabhängig und sind unter intravenöser Gabe besonders ausgeprägt. Unter einer oralen Langzeitbehandlung klagen die Patienten überwiegend über Schlafstörungen, Tremor und Appetitlosigkeit. Sinusbradykardien bei einer Vorschädigung des Sinusknotens und eine Hypotonie sind seltener.

Indikationen zur Mexiletin-Therapie

M wird ausschließlich bei ventrikulären Arrhythmien eingesetzt.

1. Die wichtigste Indikation ist die therapierefraktäre ventrikuläre Extrasystolie (4, 225, 267, 345). In einer Dosis von 600 mg/die in 3 Einzelgaben supprimiert M die Extrasystolierate (> 30 Extrasystolen/Std.) bei mehr als der Hälfte der Patienten um mehr als 75%.
2. M ist anwendbar zur Therapie und Rezidivprophylaxe ventrikulärer Tachykardien und paroxysmalem Kammerflattern (54, 160, 227, 260, 304, 318). Es kann unter dieser Indikation mit Beta-Rezeptorenblockern, Disopyramid und Amiodarone kombiniert werden. Es ist jedoch zu beachten, daß trotz nachgewiesener primärer Effektivität (programmierte Stimulation) sich bei einigen Patienten ein sekundäres Therapieversagen einstellen kann (255, 267).
3. M wurde in den ersten Jahren nach seiner Einführung zur Prophylaxe maligner ventrikulärer Arrhythmien in der akuten Infarktphase eingesetzt (227). Wir bevorzugen weiterhin die Lidokaingabe, die besser steuerbar ist. Diese kann aufgrund der relativ hohen Nebenwirkungsrate und akut sich entwickelnder atrio-ventrikulärer und intraventrikulärer Leitungsstörungen als Folge des Infarktes von Vorteil sein.

Kontraindikationen

Für eine Anwendung von M sollten Patienten ausgeschlossen werden:

1. mit symptomatischen Sinusknotenfunktionsstörungen,
2. mit intraventrikulären Leitungsstörungen (sog. bifaszikulärer Block, Linksschenkelblock mit verlängerter PQ-Zeit),
3. mit manifester Herzinsuffizienz und Hypotonie sowie
4. bei bekannter Überempfindlichkeitsreaktion gegenüber Lokalanästhetika.

Tabelle 6.10. Elektrokardiologische Effekte von Tocainid (0,5–1,0 mg/kg KM) **auf Reizbildung und Erregungsleitung** (nach HOROWITZ et al. (150))

	Kontrolle	nach Tocainid	Signifikanz
SINUSKNOTENFUNKTION:			
Periodendauer (ms)	776 ± 123	755 ± 101	n. s.
max. Sinusknotenerholungszeit (ms)			
– absolut	1155 ± 200	1138 ± 187	n. s.
– korrigiert	378 ± 126	398 ± 126	n. s.
sinu-atriale Leitungszeit (ms)	127 ± 43	102 ± 32	n. s.
VORHOFFUNKTION:			
PA-Intervall (ms)	50 ± 15	50 ± 15	n. s.
ERP/A (ms)	251 ± 37	240 ± 30	n. s.
AV-KNOTENFUNKTION:			
AH-Intervall (ms)	92 ± 30	91 ± 26	n. s.
ERP/AVN (ms)	332 ± 99	311 ± 74	n. s.
HIS-BÜNDEL-VENTRIKELFUNKTION:			
HV-Intervall (ms)	54 ± 4	52 ± 3	n. s.
ERP/V (ms)	226 ± 23	224 ± 28	n. s.

8. TOCAINID

Tocainid (T) ist gleichfalls eine lokalanästhetisch wirkende Substanz und hat chemisch die größte Ähnlichkeit mit Lidokain.

Elektrophysiologische Effekte

Wie alle anderen Klasse I-Antiarrhythmika bedingt T eine Abnahme der Anstiegssteilheit der Phase 0. Es verkürzt ferner die Dauer des Aktionspotentials und damit die effektive Refraktärzeit. Die therapeutisch bedeutsamsten Effekte entwickelt T auf Purkinje-Fasern (396). Untersuchungen am Menschen mittels His-Bündel-Elektrographie (150) ergaben keine signifikanten Effekte von T auf die Kompartimente des Reizbildungs- und Erregungsleitungssystems. Die Befunde der Arbeitsgruppe um HOROWITZ (150) sind in Tabelle 6.10. zusammengestellt.

Pharmakokinetik

T wird oral komplett resorbiert. Plasma-Peakspiegel werden nach 60 bis 90 Minuten erreicht (Tab. 6.11.); der therapeutische Bereich wird mit 6 bis 10 μg/ml angegeben. Die therapeutische Breite ist, wie auch bei anderen Lidokainanaloga, relativ klein. So werden toxische Nebenwirkungen bereits bei Plasmaspiegeln von 12 μg/ml beobachtet (115, 276).

Während Lidokain einem ausgeprägten first pass-Metabolismus unterliegt, wird T zu fast 50% unverändert glomerulär filtriert. Die renale Clearance ist gleichfalls

Tabelle 6.11. Pharmakokinetik zu Tocainid

Applikation:	oral, intravenös
Therapeutisch wirksamer Plasmaspiegel:	6–10 μg/ml
Systemische Verfügbarkeit:	100%
Clearance:	170 mg/min
Eliminationshalbwertszeit:	12–15 Std.
Unverändert im Urin ausgeschiedene Dosis:	40–50%
Plasma-Protein-Bindung:	50%
Dosierung:	oral: 400–600 mg/8 h i.v.: 0,5–1,0 mg/kg/min

stark pH-Wert-abhängig und wird durch Alkalisierung vermindert. Ein Teil des T wird glukuronisiert. Dieser Metabolit besitzt keine antiarrhythmische Aktivität (276). Bei einer Eliminationshalbwertszeit von 12 bis 15 Stunden kann eine zweimalige tägliche Dosierung von 400 bis 600 mg einen konstanten therapeutischen Plasmaspiegel sichern.

Bei Patienten mit manifester Herzinsuffizienz oder Schock wurden kleinere Verteilungsvolumina für T bestimmt, so daß die Plasmaspiegel geringfügig höher lagen. Wird jedoch die renale Perfusion eingeschränkt, ist mit einem etwa um 50% geringeren Bedarf an T zu rechnen, um den therapeutischen Plasmaspiegel zu erreichen. Bei primären Nierenfunktionsstörungen mit erhöhten Kreatininwerten sollte gleichfalls vorsichtiger dosiert werden (115).

Hämodynamische Wirkungen

Die hämodynamischen Effekte des T sind gering. Nach intravenöser Gabe von 0,5 bis 0,75 mg/kg KM ist ein leichter und nicht signifikanter Anstieg des peripheren Blutdrucks, des Pulmonalarterien- und linksventrikulären enddiastolischen Druckes sowie des peripheren Widerstandes meßbar. Das Herzminutenvolumen und der Herzindex ändern sich nicht. Alle diese Änderungen klingen innerhalb von 15 Minuten nach Unterbrechung einer Infusion vollständig ab (386). Auch bei Patienten mit akutem Myokardinfarkt waren keine klinisch bedeutsamen negativ inotropen Effekte meßbar (241).

Alle hämodynamischen Wirkungen des T sind in Art und Intensität mit denen des Lidokain vergleichbar (78).

Nebenwirkungen

Die Nebenwirkungsrate des T entspricht etwa der des Mexiletin. Es überwiegen gleichfalls zentralnervöse Erscheinungen wie Tremor, Schwindel, Parästhesien, Lichtempfindlichkeit und in toxischen Dosen Krämpfe. Ferner werden gastrointestinale Symptome wie Übelkeit und Erbrechen angegeben.

Extrem selten wurden Lupus-ähnliche Erscheinungen und Leberfunktionsstörungen beobachtet (307). Alle Nebenwirkungen waren nach Unterbrechung der Therapie regredient.

Indikationen und Kontraindikation einer Tocainid-Therapie

Das Indikationsspektrum ist mit dem Anwendungsgebiet des Mexiletin identisch (78, 126, 241, 387). Dies trifft auch für mögliche Kontraindikationen zu.

Es ist bislang nicht zu entscheiden, welchem der neueren Lidokainanaloga für die orale Anwendung der Vorzug zu geben ist.

9. LORCAINID

Lorcainid (LO) ist gleichfalls ein lidokainähnliches Antiarrhythmikum und ist wie Mexiletin und Tocainid oral applizierbar. Aufgrund einer sehr hohen Nebenwirkungsrate ist es in Mißkredit geraten und gilt aus diesem Grunde als Antiarrhythmikum der zweiten Wahl. Einen zusammenfassenden Erfahrungsbericht zu Lorcainid gaben Eiriksson und Brogden (92).

Elektrophysiologische Effekte

LO supprimiert aufgrund einer selektiven Hemmung des Natriumioneneinstroms die maximale Anstiegsgeschwindigkeit der Phase 0 und die Dauer des Aktionspotentials insbesondere in Purkinje-Fasern und wirkt damit negativ dromo- und bathmotrop (55, 56). Die Substanz verzögert die Anstiegsgeschwindigkeit der Phase 4 und besitzt damit auch negativ chronotrope Effekte auf eine ektope Automatie. LO entfaltet diese Wirkungen sowohl auf normales als auch ischämisches Myokardgewebe. Im Vergleich zum Lidokain sind alle Effekte etwa um den Faktor 10 stärker (92).

Untersuchungen am Menschen mittels His-Bündel-Elektrographie (213) wiesen nach, daß LO die normale Sinusknotenfunktion nur unwesentlich beeinflußt, während bei Patienten mit Sinusknoten-Syndrom deutlich depressive Wirkungen nachweisbar sind. In gleicher Weise besitzen die Effekte auf Vorhof und Av-Knoten im Normalfalle keine klinische Relevanz.
Auf die distalen Abschnitte des Erregungsleitungssystems (HV-Intervall), die intraventrikuläre Erregungsausbreitung (QRS-Dauer) und die Repolarisationsgeschwindigkeit (QT-Zeit, effektive Refraktärzeit) wirkt LO linear dosisabhängig negativ dromo- und bathmotrop. Diese Wirkungen müssen bei Patienten mit intraventrikulären Leitungsstörungen beachtet werden.

Pharmakokinetik

LO ist oral und intravenös applizierbar. Bei oraler Gabe findet sich eine ausgeprägte Abhängigkeit der systemischen Verfügbarkeit von der Häufigkeit und Höhe der Dosierung. Sie kann zwischen 4% bei Einzelgaben von 100 mg und 100% bei Langzeitanwendung schwanken (115, 179).
LO unterliegt einem extensiven hepatischen Metabolismus, während weniger als 2% der Substanz unverändert über die Nieren eliminiert werden. Der Hauptmetabolit ist ein N-desalkyliertes Produkt, das Norlorcainid, dem auch antiarrhythmische Effekte zugeschrieben werden (115). Aus diesem Grunde werden neben den Plasmaspiegeln des LO auch diejenigen des Metaboliten angegeben, dessen Konzentration nach etwa 10 Behandlungstagen konstant bleiben. Die therapeutisch effektiven Plasmaspiegel werden für LO mit 40 bis 200 ng/ml und für Norlorcainid mit 50–250 ng/ml angegeben. Die Eliminationshalbwertszeit beträgt für LO 5 bis 8 Stunden, so daß oral zumeist 3 Dosen erforderlich werden (Tab. 6.12.). Aufgrund der niedrigen renalen Clearance sind bei Nierenerkrankungen keine besonderen Dosierungsvorschriften zu beachten. Leberperfusions- oder -funktionsstörungen führen zur Kumulation und müssen zu einer vorsichtigen Dosierung Anlaß geben.

Tabelle 6.12. Pharmakokinetik zu Lorcainid

Applikation:	oral, intravenös
Therapeutisch wirksame Plasmaspiegel:	40–200 ng/ml
Systemische Verfügbarkeit:	dosisabhängig 44–100%
Clearance:	1,5 l/min
Eliminationshalbwertszeit:	5–8 Std.
Unverändert im Urin ausgeschiedene Dosis:	< 2%
Plasma-Protein-Bindung:	80–85%
Dosierung:	oral: 100–200 mg/die i.v.: 2 mg/kg KM

Hämodynamische Wirkungen

Im Tierexperiment (56) fanden sich lediglich in hohen oralen oder intravenösen Dosen negativ inotrope Effekte des LO mit einem Abfall des Herzzeitvolumens und Anhebung des linksventrikulären enddiastolischen Druckes. Im therapeutischen Dosisbereich konnten bei einer leichten Herzfrequenzsteigerung ein Abfall des systolischen und diastolischen Blutdrukkes, eine Senkung des peripheren Widerstandes und ein frequenzabhängiger Anstieg des Herzminutenvolumens gemessen werden.
Bei Patienten mit kardialer Erkrankung konnten Meinertz et al. (224) nach einer einmaligen intravenösen Bolusgabe von 150 mg keine Änderungen des enddiastolischen Ventrikeldruckes und des Pulmonalarteriendruckes bei geringfügigem Abfall der Ejektionsfraktion und der zirkumferentiellen Faserverkürzungsgeschwindigkeit messen.

Aufgrund dieser Effekte dürfte die Indikation zur Anwendung von LO nur beim insuffizienten Patienten eingeschränkt sein (92).

Nebenwirkungen

Die hohe Rate der zentralnervösen Symptome unter LO limitieren eine Anwendung in einer Langzeittherapie. So berichten Singh et al. (330), daß alle behandelten Patienten über schwere Schlafstörungen, Angstträume und Ruhelosigkeit berichteten. Nicht selten wird ein Therapieabbruch wegen intolerabler Nebenwirkungen erforderlich (92, 174, 330, 334). Als weitere Symptome werden Kopfschmerz, Übelkeit, Erbrechen, Hitzewallungen und Schweißausbrüche angegeben. LO besitzt keine anticholinergen Wirkungen (334).

In gleichfalls nicht geringer Häufigkeit können adverse Reaktionen im Sinne einer Zunahme der Arrhythmien bzw. einer Induktion maligner Kammerarrhythmien beobachtet werden. Dies zwingt zu einer intensiven Überwachung der Patienten in der Einstellungsphase mittels Holter-Monitoring.

Indikationen und Kontraindikationen zur Lorcainid-Therapie

LO ist aufgrund der Nebenwirkungen ein Antiarrhythmikum der zweiten Wahl. Aus diesem Grunde besteht eine Indikation zur Anwendung ausschließlich bei Patienten mit therapierefraktären malignen ventrikulären Tachykardien und Kammerflattern (41, 92, 174, 256, 330, 335). Die Effektivität einer derartigen Therapie sollte durch programmierte Kammerstimulation und/oder Holter-EKG kontrolliert werden.

Die Kontraindikationen für eine Behandlung mit LO entsprechen denen des Mexiletin und Tocainid.

10. PROPAFENON

Propafenon (PR) ist ein bislang überwiegend im deutschsprachigen Raum angewandtes Antiarrhythmikum. Es hat hinsichtlich seiner chemischen Struktur keine Ähnlichkeit mit anderen antiarrhythmisch wirksamen Substanzen. PR verfügt neben seinen den Natrium-Kanal hemmenden Wirkungen über eine zusätzliche beta-sympathikolytische Aktivität und zeigt ferner auch Eigenschaften eines Klasse III-Antiarrhythmikums (90). Die bisherigen Befunde und Erfahrungen wurden durch Sesto et al. (316) zusammengefaßt.

Elektrophysiologische Effekte

Im Experiment bewirkt PR an atrialen, Purkinje- und Ventrikel-Muskelfasern dosisabhängig eine Reduktion der Amplitude und Anstiegsgeschwindigkeit der Phase 0 und damit eine Hemmung der Erregungsleitungsgeschwindigkeit (32, 90, 182, 394). In therapeutischen Dosen findet sich eine Verlängerung der Aktionspotentialdauer, die in höheren Konzentrationen sogar verkürzt wird (90, 182). Insgesamt resultiert auf Vorhof- und auch Ventrikelebene eine Verlängerung der Refraktärzeit. In ischämischen Purkinje-Fasern unterdrückt PR ohne Beeinflussung des Membranruhepotentials eine getriggerte Aktivität (394). Die Effekte des PR auf die Spontandepolarisation der Phase 4 sind in ischämischen Zellen im Vergleich zum Normalen stärker ausgeprägt.

Durch Untersuchungen an Erythrozytenmembranen (Frosch) konnte nachgewiesen werden, daß PR die Adenylzyklase-Aktivität hemmt und beim Menschen eine durch Isoproterenol-induzierte Tachykardie aufhebt (223). Diese Wirkungen sind Beweis einer ausgeprägten beta-sympathikolytischen Aktivität des PR.

Beim Menschen lassen sich mittels His-Bündel-Elektrographie (288) bei Dosen von 2 mg/kg KM Propafenon intravenös negativ chronotrope Effekte auf die Sinus-

Tabelle 6.13. Elektrokardiologische Effekte von Propafenon (2 mg/kg KM) **auf Reizbildung und Erregungsleitung** ($n = 20$)

	Kontrolle	nach Propafenon	Signifikanz
SINUSKNOTENFUNKTION:			
Periodendauer (ms)	805 ± 136	828 ± 131	< 1%
max. Sinusknotenerholungszeit (ms)			
– absolut	1139 ± 157	1189 ± 161	< 5%
– korrigiert	310 ± 96	353 ± 102	< 5%
sinu-atriale Leitungszeit (ms)	107 ± 22	120 ± 26	< 0,5%
VORHOFFUNKTION:			
PA-Intervall (ms)	30 ± 10	34 ± 10	< 0,5%
FRP/A (ms)	249 ± 42	269 ± 43	< 0,01%
ERP/A bei 90/min (ms)	227 ± 45	249 ± 53	< 0,5%
AV-KNOTENFUNKTION:			
AH-Intervall (ms)	97 ± 29	140 ± 99	< 0,5%
AH-Intervall bei 90/min (ms)	145 ± 53	198 ± 78	< 0,5%
FRP/AVN (ms)	437 ± 113	483 ± 107	< 0,01%
ERP/AVN (ms)	381 ± 185	408 ± 178	< 0,5%
HIS-BÜNDEL-VENTRIKELFUNKTION:			
HV-Intervall (ms)	44 ± 8	54 ± 10	< 0,01%
QRS-Dauer (ms)	89 ± 21	104 ± 24	< 0,01%
ERP/V (ms)	218 ± 15	231 ± 18	< 0,5%

knotenautomatie, negativ dromotrope Wirkungen auf die sinu-atriale, atriale, nodale, His-Purkinje- und intraventrikuläre Leitung nachweisen. PR wirkt sowohl auf Vorhof- als auch auf Kammermyokard negativ bathmotrop (Tab. 6.13.). Die Wirkungen sind insbesondere auf Av-Knoten und His-Bündel-Faszikel besonders ausgeprägt und sollten bei Patienten mit atrio-ventrikulären Leitungsstörungen Beachtung finden. Ferner konnten therapeutisch günstige Effekte des PR auf die Refraktärzeiten akzessorischer atrio-ventrikulärer Bahnen beim WPW-Syndrom sowohl für die antero- als auch retrograde Leitung nachgewiesen werden (48). Dies ermöglicht erfolgreich den Einsatz des PR zur Konversion und Rezidivprophylaxe von paroxysmalen Tachykardien beim Präexzitations-Syndrom (252).

Pharmakokinetik

PR ist oral und intravenös applizierbar. Es wird fast vollständig resorbiert. Während bei einmaliger Gabe ein erheblicher first pass-Metabolismus nachweisbar ist, findet sich unter einer Dauertherapie eine Absättigung des Enzymsystems. So ist vom 4. bis 6. Behandlungstag mit einer Bioverfügbarkeit von 100% zu rechnen. Therapeutisch wirksame Plasmaspiegel liegen zwischen 0,2 und 1 μg/ml. Die Metabolisierung erfolgt fast ausschließlich über die Leber über eine Hydroxylierung und Bildung von Glukuronaten. Die Halbwertszeit der Elimination beträgt im Mittel 6 Stunden, so daß zumeist eine dreimalige Dosierung von 150 bis 300 mg/die erforderlich wird. Infolge einer sehr hohen Plasma-Proteinbindung von etwa 95%

wird nur etwa 1% des unveränderten PR über die Niere eliminiert. Somit sind bei Patienten mit Nierenfunktionsstörungen keine Dosierungseinschränkungen erforderlich (Tab. 6.14.) (64, 115).

Tabelle 6.14. Pharmakokinetik zu Propafenon

Applikation:	oral, intravenös
Therapeutisch wirksame Plasmaspiegel:	0,2–1 µg/ml
Systemische Verfügbarkeit:	100% unter Dauertherapie
Clearance:	1 ml/min
Eliminationshalbwertszeit:	5–7 Std.
Unverändert im Urin ausgeschiedene Dosis:	1%
Plasma-Protein-Bindung:	95%
Dosierung:	oral: 3×150 bis 300 mg/die i.v.: 2 mg/kg KM

Hämodynamische Wirkungen

PR hat negativ inotrope Wirkungen. Während der periphere Blutdruck nur unwesentlich beeinflußt wird, konnte bei Patienten mit koronarer Herzkrankheit (320) eine Abnahme des Herzminutenvolumens um etwa 15%, eine Zunahme des Pulmonalarteriendruckes um 5% und des Pulmonalkapillardruckes um im Mittel 15% gemessen werden. Diese negativ inotropen Wirkungen sind vergleichbar mit denen des Mexiletin und Tocainid, erreichen jedoch nicht das Ausmaß derer des Disopyramid.
Es kann jedoch bei Patienten mit ausgeprägten Kontraktilitätsstörungen (regionale A- und Hypokinesie) nach abgelaufenem Myokardinfarkt und rezidivierender Kammertachykardie unter einer Langzeittherapie mit PR die Entwicklung einer Rechtsherzinsuffizienz gesehen werden (289). Aus diesem Grunde ist es sinnvoll, die minimale effektive Dosis von PR zu titrieren.

Nebenwirkungen

Aufgrund eigener Erfahrungen (252) kann ausgesagt werden, daß die Nebenwirkungsrate einer Therapie mit PR im Vergleich zu anderen Antiarrhythmika unter Beachtung der Kontraindikationen gering ist.
In der Einstellungsphase klagen viele Patienten über bitteren Mundgeschmack, seltener über Appetitlosigkeit, Übelkeit, Völlegefühl und Erbrechen. Ferner werden in geringer Häufigkeit Orthostase, Kopfschmerz, Seh- und Schlafstörungen angegeben. Alle diese Nebenwirkungen sind dosisabhängig. Unabhängig von der Dosierung können hyperergische Reaktionen mit Cholestase auftreten. Unter hochdosierter Langzeitbehandlung wurde eine Hemmung der Spermiogenese nachgewiesen (307).
Kardiale Nebenwirkungen sind selten. So findet sich gelegentlich eine Bradykardie und Hypotonie. Werden latente Erregungsleitungsstörungen nicht beachtet, können sa- und Av-Leitungsstörungen sowie ein Schenkelblock provoziert werden.
Arrhythmogene Wirkungen des PR sind möglich (252). Bei einer vorbestehenden QT-Zeitverlängerung können bei einer gesteigerten Kammervulnerabilität ventrikuläre Tachykardien und Kammerflattern induziert werden.
Die wesentlichen Überdosierungserscheinungen des PR sind anhand des EKG-Befundes vorausschaubar. Sowohl die PQ-Zeit als auch die QRS-Dauer zeigen eine sehr enge und positive Korrelation zum Plasmaspiegel des PR (64, 145). Als Antidot einer Bradykardie infolge Sinusknotenautomatiestörung oder Block wirken Atropin und Orciprenalin.

Indikationen zur Propafenon-Therapie

1. Als Medikament der ersten Wahl wird das PR von einigen Autoren (48, 68) zur Konversion und Rezidivprophylaxe

von Reentry-Tachykardien, insbesondere beim Präexzitations-Syndrom empfohlen. Es verzögert sowohl die Refraktärzeit akzessorischer Bahnen (48) als auch die Av-Knotenleitung (288) und kann auf diese Weise kreisende Erregungen unterbrechen. Ferner führt die Suppression von Triggermechanismen (supraventrikuläre und ventrikuläre Extrasystolen) zu einer wirksamen Anfallsprophylaxe (68, 252).

2. PR erweist sich als wirksam zur Rezidivprophylaxe maligner ventrikulärer Tachyarrhythmien (60, 252, 320). Es ist bislang nicht eindeutig erwiesen, ob der Therapieeffekt durch eine programmierte Kammerstimulation kontrollierbar ist. Möglicherweise werden — wie auch bei Amiodarone — trotz Induzierbarkeit einer ventrikulären Tachykardie unter PR in der Langzeitbehandlung maligne Arrhythmien wirksam unterdrückt (289).

Kontraindikationen

Die wesentlichen Kontraindikationen für eine Therapie mit PR sind:

1. das symptomatische Sinusknoten-Syndrom mit höhergradiger Bradykardie oder sa-Block,
2. der höhergradige Av-Knoten- oder intraventrikuläre Leitungsblock (bifaszikulärer Block, Linksschenkelblock mit verlängerter PQ-Zeit),
3. die manifeste Herzinsuffizienz und der nicht-arrhythmogene Schock und
4. eine Hypotonie, insbesondere im fortgeschrittenen Alter.
5. Die beta-Rezeptoren-blockierenden Eigenwirkungen des PR verbieten eine Anwendung beim Asthma bronchiale und bei schweren obstruktiven Ventilationsstörungen.

Bei schweren Leberfunktionsstörungen (ausschließlich hepatische Elimination) und bei Patienten mit QT-Zeitverlängerung (mögliche Induktion maligner Kammerarrhythmien) sollte PR vorsichtig und unter Überwachung eingesetzt werden. Ferner ist zu bedenken, daß PR die Reizschwelle des Myokards steigert (182) und so in Ausnahmefällen zu einer fehlenden Reizbeantwortung bei Schrittmachertherapie beitragen kann.

11. FLECAINID

Flecainid (F) ist ein neues Antiarrhythmikum der Klasse I nach VAUGHAN WILLIAMS ohne strukturelle Ähnlichkeit zu anderen lidokainähnlichen Substanzen. In Modellarrhythmien erwies sich F im Vergleich zu Lidokain, Procainamid und Chinidin als wirksamer.

Elektrophysiologische Effekte

F hemmt die Anstiegssteilheit der Phase 0, die Amplitude und das „overshoot"-Potential des Aktionspotentials ohne Änderung des Membranruhepotentials an isolierten Herzzellen (154). Diese Wirkungen sind konzentrationsabhängig. Die Dauer des Aktionspotentials wird durch F in Purkinje-Fasern verkürzt und in Fasern des Kammermyokards verlängert. Hierdurch werden die Refraktäreigenschaften beider Substrate einander angeglichen. Die Effekte des F zeigen typische „use-dependent"-Eigenschaften, d. h., sie nehmen unter einer schnellen Stimulation zu (188).

Durch eine Hemmung der Phase 4 des Aktionspotentials in Sinusknoten-, Vorhof- und Purkinje-Zellen wird durch F die nomotope und ektope Automatie gebremst (154). Diese Wirkungen finden sich in gleichartiger Ausprägung an ischämischen und normal oxygenisierten Zellen.

Im Tiermodell führt F zu einer Verlangsamung der Erregungsleitung im His-Purkinje-System und im intraventrikulären Myokard (188).

Elektrokardiologische Untersuchungen mittels His-Bündel-Elektrographie (312)

Tabelle 6.15. Elektrokardiologische Effekte von Flecainid (2 mg/kg KM) **auf Reizbildung und Erregungsleitung** (nach SEIPEL et al., 312)

	Kontrolle	**nach Flecainid**	**Signifikanz**
SINUSKNOTENFUNKTION:			
Periodendauer (ms)	863 ± 132	832 ± 144	n. s.
max. Sinusknotenerholungszeit (ms)			
– absolut	1165 ± 137	1238 ± 312	n. s.
– korrigiert	297 ± 106	407 ± 267	n. s.
sinu-atriale Leitungszeit (ms)	73 ± 17	75 ± 17	n. s.
VORHOFFUNKTION:			
PA-Intervall (ms)	24 ± 7	27 ± 8	n. s.
ERP/A (ms)	212 ± 16	246 ± 25	< 1%
AV-KNOTENFUNKTION:			
AH-Intervall (ms)	77 ± 21	95 ± 20	< 0,5%
AH-Intervall bei 100/min (ms)	102 ± 42	142 ± 83	< 0,5%
FRP/AVN (ms)	435 ± 50	450 ± 14	n. s.
ERP/AVN (ms)	310 ± 36	348 ± 24	n. s.
HIS-BÜNDEL-VENTRIKELFUNKTION:			
HV-Intervall (ms)	48 ± 10	68 ± 7	< 0,1%
bei Schenkelblock ($n = 4$)	71 ± 39	98 ± 47	–
QRS-Dauer (ms)	84 ± 18	105 ± 22	< 0,5%
ERP/V (ms)	219 ± 9	242 ± 16	< 1%

zeigten nur unwesentliche Effekte auf die Sinusknotenfunktion, während die Av-Knotenfunktion und besonders ausgeprägt die Leitung über Bündelstamm und Faszikel (HV-Zeit) negativ dromo- bzw. bathmotrop beeinflußt wird (Tab. 6.15.).
Diese Wirkungen sind bei Patienten mit vorbestehendem Av-Knoten- oder Schenkelblock besonders ausgeprägt und müssen als relative Kontraindikation bedacht werden. Ferner werden die Refraktärzeiten akzessorischer atrio-ventrikulärer Leitungsbahnen beim WPW-Syndrom sowohl für die antero- als auch retrograde Leitung verlängert (312).

Pharmakokinetik

F ist sowohl oral als auch intravenös applizierbar. Es wird mit 90 bis 95% fast vollständig resorbiert. Peak-Plasmaspiegel werden nach 3 bis 4 Stunden erreicht; der therapeutische Bereich wird mit 2 bis 8 µg/ml angegeben (Tab. 6.16.). F ist zu etwa 40% an Plasma-Protein gebunden. Etwa 30% der Substanz werden unverändert im Urin ausgeschieden, die sich unter Alkalose reduziert. Bei oraler Applikation unterliegt F keinem first pass-Meta-

Tabelle 6.16. Pharmakokinetik zu Flecainid

Applikation:	oral, intravenös
Therapeutisch wirksame Plasmaspiegel:	2–8 µg/ml
Systemische Verfügbarkeit:	90%
Clearance:	8–10 ml/min/kg
Eliminationshalbwertszeit:	13–16 Std.
Unverändert im Urin ausgeschiedene Dosis:	27%
Plasma-Protein-Bindung:	32–47%
Dosierung:	oral: 2×100 bis 200 mg/die i.v.: 2 mg/kg KM

bolismus. Die Substanz wird überwiegend hepatisch zu einem antiarrhythmisch nur gering aktiven meta-O-desalkylierten F metabolisiert. Bei einer relativ langen Eliminationshalbwertszeit von 13 bis 16 Stunden ist eine zweimal tägliche Dosierung zur Aufrechterhaltung therapeutischer Plasmaspiegel ausreichend. Die Therapieeffektivität kann anhand der PQ-, QRS- und QT-Zeit kontrolliert werden. Alle genannten Parameter korrelieren linear mit dem Plasmaspiegel des F (61, 62, 115).

Patienten mit eingeschränkter Nieren- oder Leberfunktion neigen zur Kumulation des Antiarrhythmikums. In diesen Fällen ist die Dosierung sorgfältig zu kontrollieren.

Hämodynamische Wirkungen

F besitzt gleichfalls negativ inotrope Effekte, die graduell anderen Natriumkanal-Blockern entsprechen. Bislang liegen jedoch nur wenige aussagekräftige Untersuchungsergebnisse vor. Josephson et al. (166) berichten über einen leichten Herzfrequenzanstieg unter F, eine Erhöhung des Pulmonalarteriendruckes (20,5 $\pm$ 4,7 vs. 26,2 $\pm$ 7,8 mm Hg), des Pulmokapillardruckes und eine Abnahme der Ejektionsfraktion und des Herzindex bei Patienten mit koronarer Herzkrankheit. Diese Veränderungen sind gering und dürften beim kompensierten Herzkranken nicht zur Entwicklung einer Insuffizienzkonstellation führen. In Fällen mit kongestiver Herzerkrankung ist jedoch, insbesondere für die intravenöse Anwendung, Vorsicht geboten.

Nebenwirkungen

Etwa ein Drittel aller Patienten berichten über Nebenwirkungen einer oralen Therapie mit F (110). Unter den *extrakardialen Effekten* werden Schwindelgefühl, Sehstörungen, Kopfschmerz und Übelkeit geklagt. Da F zu einem kleinen Anteil über den Speichel eliminiert wird, können unangenehme Geschmackssensationen auftreten. Alle diese Nebenwirkungen sind dosisabhängig und nehmen im Verlauf einer Dauertherapie an Belästigung und Schwere ab.

Unter den *kardialen Nebenwirkungen* sind typische EKG-Veränderungen zu nennen (333). Sie sind Ausdruck der antiarrhythmischen Effekte der Substanz und können zur Kontrolle der Dosierung herangezogen werden (PQ- und QRS-Dauer). Werden jedoch bedeutsame Verlängerungen der QT-Zeit beobachtet, sollte dies zu einer Unterbrechung der Behandlung führen, da arrhythmogene Effekte mit Induktion maligner ventrikulärer Tachyarrhythmien festgestellt wurden (209).

Indikationen zur Flecainid-Therapie

F ist gleichfalls ein Antiarrhythmikum mit breiter Indikation. Es ist erfolgreich einsetzbar bei folgenden Arrhythmien:

1. Rezidivprophylaxe paroxysmaler supraventrikulärer Tachykardien auf atrialer (258) und Av-Knoten-Ebene (8, 51) sowie beim WPW-Syndrom (51).
2. Suppression von monomorphen und multiformen ventrikulären Extrasystolien und nichtperpetuierten Kammertachykardien (8, 29, 88) sowie
3. Rezidivprophylaxe von ventrikulären Tachykardien und Kammerflattern nach erfolgreicher Testung unter programmierter ventrikulärer Stimulation (7, 8, 30, 46, 333).

Der Vorteil einer Therapie mit F besteht in einer nur zweimal täglichen Dosierung, der Nachteil in einer relativ hohen Nebenwirkungsrate einschließlich möglicher arrhythmogener Effekte.

Kontraindikationen

Infolge der ausgeprägten negativ dromotropen Effekte des F auf die distalen Abschnitte des Erregungsleitungssystems sind der manifeste Linksschenkelblock und der sog. bifaszikuläre Block von einer Behandlung auszuschließen. Eine vorsichtig einschleichende Dosierung sollte beim Sinusknoten-Syndrom und bei verlängerter PQ-Zeit erfolgen.

12. ETHMOZIN

Ethmozin (E) ist ein in der UdSSR entwickeltes neues Antiarrhythmikum mit Phenothiazin-artiger Struktur. Es ist gleichfalls ein Natriumkanal-Blocker mit starken Effekten auf Kammerebene und geringer Nebenwirkungsrate. Inzwischen wurden mehrere Analoga synthetisiert, die sich in klinischer Erprobung befinden.

Elektrophysiologische Effekte

E hemmt den Natriumionen-Strom durch Bindung an den offenen und inaktivierten Natriumkanal. Dieser Effekt ist deutlich frequenzabhängig („use-dependence") (305). Die Wirkungen des E sind auf teilweise depolarisierte Zellen ausgeprägter im Vergleich zum Normalen (361).
An Purkinje-Fasern hemmt E die maximale Anstiegsgeschwindigkeit der Phase 0, verkürzt dosisabhängig die Dauer des Aktionspotentials und supprimiert die Anstiegssteilheit der Phase 4 (361). Eine getriggerte Automatie wird unterdrückt (76).
Elektrokardiologische Untersuchungen mittels His-Bündel-Elektrographie vor und nach oraler Langzeitbehandlung (211) ergaben nur unwesentliche Wirkungen des E auf den Sinusknoten und die atriale Erregungsleitung, während die effektive atriale Refraktärzeit verkürzt wird. Die Av-Knotenfunktion wird durch E nicht geändert. Wie die meisten Klasse I-Antiarrhythmika hemmt E die Erregungsleitung im His-Bündel-Faszikelsystem (HV-Intervall: 51 $\pm$ 3 ms vs. 66 $\pm$ 5 ms) und die intraventrikuläre Erregungsausbreitung (QRS-Dauer: 101 $\pm$ 4 ms vs. 118 $\pm$ 4 ms). Während die effektive Refraktärzeit der Kammer geringfügig verkürzt wird, findet sich eine verlängerte QT-Zeit (404 $\pm$ 11 ms vs. 423 $\pm$ 8 ms). Diese elektrokardiologischen Daten lassen eine Effektivität bei Kammerarrhythmien erwarten.

Pharmakokinetik

Zum kinetischen Verhalten des E liegen bislang unzureichende Befunde vor (254, 261): Die Substanz ist oral und intravenös applizierbar. Sie wird nahezu vollständig resorbiert; Peak-Plasmakonzentrationen werden nach 90 bis 120 Minuten erreicht. Bei oraler Gabe unterliegt E einem ausgeprägten first pass-Metabolismus, so daß die systemische Verfügbarkeit nur etwa 40% beträgt. Die Eliminationshalbwertszeit beträgt etwa 2 bis 4 Stunden. Bei täglichen Dosen von 10 mg/kg KM wurden therapeutische Plasmaspiegel um 0,5 µg/ml gemessen.

Hämodynamische Wirkungen

Die mittels Echokardiographie durchgeführten Untersuchungen (261) ergaben keine Veränderungen hämodynamischer Parameter unter einer Therapie mit E. Der periphere Blutdruck, die Ejektionsfraktion, die zirkumferentielle Faserverkürzungsgeschwindigkeit und das Herzzeitvolumen ergaben während einer Placebo- und anschließenden Therapiephase nahezu identische Befunde.
Diese Ergebnisse korrelieren mit bisherigen klinischen Erfahrungen, bei denen keine negativ inotropen Effekte nachweisbar waren (211, 232).

Nebenwirkungen

Die Rate der Nebenwirkungen einer Therapie mit E ist im Vergleich zu anderen Antiarrhythmika äußerst gering. Kardiale Symptome sind bislang nicht bekannt. Da jedoch Verlängerungen der QT-Zeit beobachtet wurden, dürfte E auch zu arrhythmogenen Wirkungen führen können. Diese können mit gewisser Vorsicht durch die

Beobachtung bewiesen werden, daß bei einem Patienten mit spontan endenden Tachykardien ohne Medikation unter E eine perpetuierte Kammertachykardie beobachtet wurde (211).
Unter den nichtkardialen Nebenwirkungen werden Übelkeit, Schwindelgefühl und Schlafstörungen und Hitzewallungen angegeben (211, 261, 307). In keinem Falle war aufgrund von Nebenwirkungen eine Therapieunterbrechung erforderlich.

Indikationen zur Ethmozin-Therapie

E wirkt vorwiegend auf ventrikulärer Ebene. Es ist geeignet zur Suppression ventrikulärer Extrasystolen. Unter dieser Indikation erreicht es eine Erfolgsquote, die etwa der des Mexiletin, Disopyramid und Propafenon entspricht. Nach bislang nicht ausreichend gesicherten Befunden soll E ferner auch in der Rezidivprophylaxe supraventrikulärer Tachykardien effektiv sein (396).
Kontraindikationen für eine Behandlung mit E sind bislang nicht bekannt. Auf der Grundlage der vorliegenden elektrokardiologischen Befunde würden wir zu einer vorsichtigen Anwendung bei sog. bifaszikulären Leitungsstörungen und dem Linksschenkelblock mit verlängerter PQ-Zeit und bei QT-Syndromen raten.

6.1.5.2. Antiarrhythmika der Klasse II nach Vaughan Williams — die Beta-Rezeptorenblocker

Die Zahl der verfügbaren Beta-Rezeptorenblocker (BRB) ist in den vergangenen Jahren lawinenartig angestiegen. Dies hat dazu geführt, daß die siebziger Jahre auch als das Dezennium der BRB genannt wurden. Für die Therapie von Arrhythmien jedoch hat die Vielzahl dieser Substanzen keine bedeutsamen Fortschritte gebracht, da in Abhängigkeit von der Dosierung mit jedem dieser Präparate etwa gleichartige antiarrhythmische Effekte zu erreichen sind (207).

Einteilungsprinzipien

Nachdem Ahlquist (2) im Jahre 1948 zwei Klassen von adrenergen Rezeptoren, die sog. Alpha- und Beta-Rezeptoren unterschied, wurde durch Lands et al. (192) die Klasse der Beta-Rezeptoren noch weiter in die β_1- und β_2-Rezeptoren untergliedert. Während die alpha-adrenergen Wirkungen denen des Noradrenalin und die beta-adrenergen Effekte denen des Isoprenalin entsprechen, beschreiben die Beta-1- und Beta-2-Rezeptorwirkungen eine gewisse Organselektivität. So vermitteln die Beta-1-Rezeptoren vorwiegend die chrono-, dromo-, bathmo- und inotropen adrenergen Wirkungen am Herzen, während die Beta-2-Rezeptoren für die Effekte am Bronchial- und Gefäßsystem verantwortlich gemacht werden. So sind zahlreiche Versuche unternommen worden, isoliert die kardialen Effekte des Sympathikus zu beeinflussen. Dies führte zu der Entwicklung der kardioselektiven BRB.
Ferner ist einigen BRB eine gewisse sympathikomimetische Aktivität eigen. Diese sogenannte „intrinsic sympathicomimetic activity“ (ISA) ist für die Therapie von Herzrhythmusstörungen wahrscheinlich ohne Bedeutung. Die wesentlichen BRB sind in Tabelle 6.17. in Abhängigkeit von

Tabelle 6.17. Unterteilung der Beta-Rezeptorenblocker in Abhängigkeit von Kardioselektivität und intrinsischer sympathikomimetischer Aktivität

	selektive Wirkung	nichtselektive Wirkung
mit intrinsischer Aktivität	Practolol Acebutolol Bunitrolol	Pindolol Pronethalol Alprenolol Oxprenolol
ohne intrinsische Aktivität	Atenolol Metoprolol Tolamolol Talinolol	Propranolol Bupranolol Nadolol Sotalol

ihrer Selektivität der Effekte und der ISA zusammengestellt.
In diesem Zusammenhang erwähnenswert ist die Tatsache, daß Sotalol eine gewisse Sonderstellung einnimmt und aufgrund seiner Effekte auf die Repolarisationsgeschwindigkeit auch zur Antiarrhythmikaklasse III nach Vaughan Williams gerechnet wird (207).
In der Folge sollen alle Daten für **Propranolol** dargestellt werden. Wir sehen uns zu diesem Vorgehen berechtigt, da dieser BRB im allgemeinen zur Arrhythmietherapie bevorzugt wird.

Elektrophysiologische Effekte

BRB hemmen die durch Katecholamine vermittelten Effekte an der Zellmembran und damit am Herzen (365). Es ist jedoch zu betonen, daß es sich nicht um einen echten „Blockereffekt" handelt, sondern um einen kompetitiven Antagonismus am Rezeptor, der zu jeder Zeit durch Gabe von Katecholaminen wieder aufgehoben werden kann (192, 360, 365).
Ferner werden den BRB membranstabilisierende oder „chinidinartige" Effekte zugeschrieben (80). Diese Wirkungen sollen jedoch erst in weit über dem therapeutischen Bereich liegenden Konzentrationen eintreten. Trotz aller Vorbehalte meinen wir, daß diese Effekte an der antiarrhythmischen Eigenaktivität der BRB beteiligt sind. Als Beweis dafür, daß die chinidinartige Wirkung nur unwesentlich an den antiarrhythmischen Eigenschaften beteiligt ist, wird angeführt, daß das d-Isomere des Propranolol — das nicht über antiadrenerge Wirkungen verfügt — erst in extrem hohen Konzentrationen antiarrhythmische Aktivität zeigt (153). Wir fanden (289) bei Patienten mit Herzrhythmusstörungen unter der His-Bündel-Elektrographie nach Gabe von d-Propranolol in einem Dosisbereich zwischen 25 und 40 mg intravenös deutlich negativ bathmotrope Wirkungen auf Vorhof- und Kammerebene. Es scheint uns möglich, daß ein geschädigtes Myokard im Vergleich zum gesunden bereits in einem geringeren Konzentrationsbereich auf die membranstabilisierenden Effekte der BRB reagiert (283). Für die Annahme, daß dem Propranolol Eigenschaften der Klasse I-Antiarrhythmika zukommen, spricht ferner, daß bei Ionenstrommessungen (80) eine eindeutige Hemmung des Natriumeinstroms bei einer gleichzeitigen Erhöhung des Kaliumausstroms nachweisbar war.
Die beim Menschen mittels His-Bündel-Elektrographie meßbaren Effekte der BRB (31, 283) sind an die Anwesenheit von Katecholaminen gebunden. Auf Sinusknoten-Ebene sind negativ chrono- und dromotrope Wirkungen nachweisbar. Diese sind beim Sinusknoten-Syndrom besonders ausgeprägt, so daß symptomatische Sinusknotenfunktionsstörungen als Kontraindikation für eine Beta-Rezeptorenblockade gelten müssen (283). Ähnliche Effekte sind auch auf die Av-Knotenfunktion nachweisbar. Propranolol verlängert die AH-Zeit, die funktionellen und effektiven Refraktärzeiten und führt zu einer Verminderung der totalen Leitungskapazität (31).

Pharmakokinetik

Propranolol (PRO) ist oral und intravenös applizierbar. Bei oraler Gabe unterliegt PRO einem ausgeprägten first-pass-Metabolismus, so daß trotz guter Resorption nur 30 bis 40% den systemischen Kreislauf erreichen (85, 249, 317). In der Leber werden verschiedene Metabolite gebildet, von denen der Hauptmetabolit 4-Hydroxy-Propranolol noch beta-blockierende Eigenschaften besitzt und nur nach oraler Anwendung gefunden wird. Aufgrund der Unterschiede in der hepatischen Biotransformation sollen teilweise recht erhebliche Schwankungen der Plasmakonzentrationen auftreten, die hauptsächlich nach einmaliger Applikation beobachtet werden. Die biologische Halbwertszeit schwankt zwischen 2 und 6 Stunden und wird durchschnittlich mit 3,5 Stunden angegeben (Tab. 6.18.). Jedoch gehört PRO zu den Pharmaka, bei denen keine deutliche Korrelation zwischen Konzentration

Tabelle 6.18. Pharmakokinetik zu Propranolol

Applikation:	oral, intravenös
Therapeutisch wirksame Plasmaspiegel:	50–100 ng/ml
Systemische Verfügbarkeit:	30–40%
Clearance:	0,9–1,2 l/min
Eliminationshalbwertszeit:	2–6 Std.
Unverändert im Urin ausgeschiedene Dosis:	< 1%
Plasma-Protein-Bindung:	93%
Dosierung:	oral: 20–80 mg/6 h i.v.: 0,1–0,15 mg/kg KM

im Blut und biologischer Wirksamkeit besteht. Offensichtlich haftet das Pharmakon über längere Zeit am Rezeptor und blockiert diesen kompetitiv.

Es ist ferner wichtig zu wissen, daß ca. 30% aller mit PRO behandelten Patienten eine fehlende Ansprechbarkeit trotz ausreichender Plasmaspiegel zeigen (249). Der Mechanismus dieser ausbleibenden Wirkung bei den sog. „non-respondern" ist noch nicht sicher bekannt. Angenommen wird eine Verringerung der Zahl der Beta-Rezeptoren oder auch ein Unempfindlichwerden derselben.

PRO wird überwiegend an Plasmaproteine gebunden und nur zu einem geringen Anteil in unveränderter Form renal ausgeschieden. Daher ist bei Einschränkungen der Nierenfunktion nicht mit einer Kumulation des unveränderten PRO zu rechnen. Jedoch kann der glukuronierte Metabolit sich anreichern (375).

Während bei einmaliger Anwendung des P interindividuelle Schwankungen des Plasmaspiegels um den Faktor 20 auftıeten können, ist dies bei chronischer Gabe nur noch um das 2- bis 3fache der Fall (375). Als Mechanismus für die geringen Schwankungen der Plasmaspiegel unter steady-state-Bedingungen wird die Abnahme der „intrinsischen" Clearance mit Akkumulation und Sättigung der für den first-pass-Metabolismus der Leber verantwortlichen Enzyme angesehen. Als Folge hiervon steigt die Bioverfügbarkeit. In Übereinstimmung hiermit findet sich auch eine längere Halbwertszeit bei chronischer Anwendung, was mit der klinischen Beobachtung der lang anhaltenden Wirkung nach Absetzen von PRO übereinstimmt.

Hämodynamische Wirkungen

Beta-Rezeptorenblocker hemmen kompetitiv die durch Katecholamine vermittelten positiv inotropen Wirkungen. Epstein et al. (94) bestimmten die Auswirkungen einer Beta-Rezeptorenblockade auf die kardio-vaskuläre Reaktion unter Ergometerbelastung. Bei einer Senkung des arteriellen Mitteldruckes um 15%, des Herzzeitvolumens um 22% und der maximalen Sauerstoffausschöpfung um 6% sank die Belastbarkeit um 40% im Vergleich zu fehlender Medikation. Lewis und Brink (197) untersuchten die hämodynamischen Effekte des PRO bei Patienten mit koronarer Herzkrankheit. Es fand sich eine Verminderung der Herzfrequenz und der isometrischen linksventrikulären Druckentwicklung, während der linksventrikuläre enddiastolische Druck anstieg. PRO vermindert bei Gabe von 10 mg intravenös den myokardialen Sauerstoffverbrauch (338).

Nebenwirkungen

BRB haben im Vergleich zu anderen antiarrhythmisch wirkenden Substanzen eine geringere Nebenwirkungsrate. Ferner sind alle unerwünschten Effekte deutlich dosisabhängig und zwingen erst dann zu einer

Reduktion der Medikation oder ihrer Unterbrechung, wenn Dosen von 120 mg/die PRO überschritten werden. Dies ist insbesondere bei Patienten mit QT-Syndrom bedeutsam, bei denen Dosen von 200 mg/die und mehr erforderlich sind.
Die häufigsten Nebenwirkungen sind:

1. Die *Hypotonie* basiert auf zwei sich kombinierenden Mechanismen, der vasodilatierenden und negativ inotropen Wirkung der BRB.
2. Bei hochdosierter Gabe von BRB kann sich bei einer latenten eine manifeste *Herzinsuffizienz* entwickeln. Hierfür sind mehrere Faktoren verantwortlich. Die Bradykardisierung kann bei Patienten mit verminderter Auswurfleistung problemreich werden, wenn das Herzzeitvolumen bei eingeschränkter Kontraktilität über einen Frequenzanstieg realisiert werden muß. Ferner wird bei Kranken mit Herzklappeninsuffizienzen das Regurgitationsvolumen durch eine Verlängerung der Systolen- als auch Diastolendauer vergrößert.
3. Die negativ chrono- und dromotropen Effekte der BRB auf den Sinus- und Av-Knoten können bei vorbestehender Schädigung zu einer pathologischen Bradykardie bis zum intermittierenden Sinusknotenstillstand sowie zum Av-Block 2. und 3. Grades mit Synkope führen. Diese Effekte können im Falle einer Intoxikation durch Katecholamine, Atropin und Glukagon aufgehoben werden.
4. Die nichtselektiven BRB können beim Asthma bronchiale und obstruktiven Lungenerkrankungen einen *Bronchospasmus* induzieren. Im hohen Dosisbereich ist dies auch bei den selektiven BRB möglich.
5. Besondere Vorsicht ist bei einer plötzlichen Unterbrechung einer BRB-Therapie angezeigt. Es können krisenhafte Blutdruckerhöhungen, Stenokardien und maligne ventrikuläre Rhythmusstörungen eintreten. Um dieses sog. „propranolol withdrawal-rebound-phenomenon" zu vermeiden, wird zu einer langsam ausschleichenden Beendigung der Therapie geraten.
6. Als unspezifische Nebenwirkungen der BRB sind bekannt: Müdigkeit, Depressionen, Übelkeit, Erbrechen, Durstgefühl, Obstipation, Sehstörungen und Exantheme. Hämolytische Anämien, Leuko- und Thrombopenien wurden beobachtet (207).

Indikationen zur Beta-Rezeptorenblocker-Therapie

BRB sind insbesondere dann erfolgreich anwendbar, wenn Arrhythmien durch einen gesteigerten sympathischen Antrieb des Herzens ausgelöst werden oder wenn eine ischämische Herzkrankheit Ursache der Rhythmusstörung ist (113, 310, 331). Ferner können BRB mit anderen Antiarrhythmika kombiniert werden und deren Effekte verstärken (Chinidin, Disopyramid).
Bevorzugte Indikationen für eine Beta-Rezeptorenblockade sind:

1. permanente oder paroxysmale Sinustachykardie,
2. supraventrikuläre und ventrikuläre Extrasystolien bei Sympathikotonie,
3. supraventrikuläre Tachykardien, insbesondere infolge Erregungskreisens, bei denen der Av-Knoten am Reentry beteiligt ist.
4. Bei einem paroxysmalen Vorhofflimmern bzw. -flattern eignen sich BRB zur Suppression auslösender Extrasystolen. Ferner können sie in Kombination mit Chinidin (347) oder Disopyramid zur Rezidivprophylaxe eingesetzt werden. Ist eine Tachyarrhythmie nicht dauerhaft in den Sinusrhythmus überführbar, können BRB die atrio-

ventrikuläre Leitung bremsen und so „pseudorhythmisierend" wirken.

5. Bei malignen Kammerarrhythmien und besonders beim paroxysmalen Kammerflattern können BRB als Monotherapie (44) oder in Kombination mit Klasse-I-Antiarrhythmika Rezidiven vorbeugen.
6. Eine Beta-Rezeptorenblockade ist die Therapie der Wahl beim QT-Syndrom (Jervell-Lange-Nielsen- und Romano-Ward-Syndrom).
7. Eine BRB-Therapie ist wirksam bei Arrhythmien unter einer Hyperthyreose, beim Phäochromozytom und Glykosidüberdosierungen.

Kontraindikationen

Die Kontraindikationen für eine Behandlung mit BRB ergeben sich aus den Hauptwirkungen. Sie sollten daher nicht angewandt werden:

1. beim symptomatischen Sinusknoten-Syndrom,
2. einem höhergradigen Av-Block bzw. ausgeprägter PQ-Zeitverlängerung ($> 0{,}30$ s),
3. unter einer latenten oder manifesten Herzinsuffizienz und
4. obstruktiven Lungenerkrankungen und Asthma bronchiale.

6.1.5.3. Antiarrhythmika der Klasse III nach Vaughan Williams

1. AMIODARONE

Amiodarone (A) ist ein Benzofuran-Derivat und wurde 1967 als Koronartherapeutikum eingeführt. Nachdem zahlreiche und schwere Nebenwirkungen des A bekannt wurden, war es über viele Jahre kaum im klinischen Gebrauch. Erst als Rosenbaum et al. (281) 1974 über eine hohe Erfolgsrate einer Tachykardieprophylaxe bei schweren Formen des WPW-Syndrom berichteten, erlebte die Substanz eine Renaissance als Antiarrhythmikum. Aufgrund der hohen Nebenwirkungsrate gilt es allgemein als Antiarrhythmikum der letzten Wahl und wird — wie auch das Aprinidin — erst nach Versagen aller anderen Substanzen eingesetzt.

Elektrophysiologische Effekte

Wie bereits aus der Klassenzuordnung ersichtlich, unterscheidet sich A hinsichtlich seiner elektrophysiologischen Wirkungen von allen anderen Antiarrhythmika. Es wirkt nicht auf den Natrium- oder Kalziumkanal. Es verzögert selektiv den Kaliumausstrom aus der Zelle und verlängert damit die Dauer des Aktionspotentials (322). Diese Wirkungen sind sowohl auf Zellen vom Typ der „slow-" als auch „fast-response" nachweisbar. Die Verlängerung der Aktionspotentialdauer geht mit einer gleichartigen Wirkung auf die effektive Refraktärzeit einher. Die ausgeprägtesten Effekte entfaltet A auf Vorhof- und Ventrikelmuskelfasern.

Ferner besitzt A antiadrenerge Eigenschaften im Sinne eines kompetitiven Antagonismus (58).

In Untersuchungen am Menschen mittels His-Bündel-Elektrographie (285) waren folgende Effekte auf Reizbildung und Erregungsleitung nachweisbar (Tab. 6.19.): A wirkt negativ chronotrop auf die Sinusknotenautomatie, negativ dromotrop auf die sinu-atriale, Av-Knoten- und intraventrikuläre Leitung und zeigt ausgeprägte negativ bathmotrope Wirkungen auf Vorhof- und Kammermyokard. Ferner ist nachweisbar, daß A die Refraktärzeiten akzessorischer Leitungsbahnen sowohl für die antero- als auch retrograde Richtung verlängert (285, 382).

Pharmakokinetik

Die komplizierte Pharmakokinetik des A wurde erst in den vergangenen Jahren aufgeklärt (344, 362, 384, 397): A ist oral und intravenös applizierbar. Infolge seines

Tabelle 6.19. Elektrokardiologische Effekte von Amiodarone (5 mg/kg KM) **auf Reizbildung und Erregungsleitung**

	Kontrolle	nach Amiodarone	Signifikanz
SINUSKNOTENFUNKTION:			
Periodendauer (ms)	902 ± 149	962 ± 190	< 0,5%
max. Sinusknotenerholungszeit (ms)			
– absolut	1310 ± 416	1513 ± 685	< 0,1%
– korrigiert	404 ± 362	547 ± 516	< 0,05%
sinu-atriale Leitungszeit (ms)	130 ± 46	139 ± 49	< 5%
VORHOFFUNKTION:			
PA-Intervall (ms)	37 ± 8	40 ± 7	< 0,05%
FRP/A (ms)	298 ± 59	315 ± 69	< 0,5%
ERP/A bei 90/min (ms)	254 ± 49	288 ± 59	< 0,1%
AV-KNOTENFUNKTION:			
AH-Intervall (ms)	106 ± 50	125 ± 59	< 0,05%
AH-Intervall bei 90/min	151 ± 67	204 ± 90	< 0,05%
FRP/AVN (ms)	452 ± 72	526 ± 92	< 0,05%
ERP/AVN (ms)	338 ± 74	422 ± 79	< 0,05%
HIS-BÜNDEL-VENTRIKELFUNKTION:			
HV-Intervall (ms)	43 ± 6	44 ± 4	n. s.
QRS-Dauer (ms)	95 ± 19	98 ± 18	< 0,5%
ERP/V (ms)	238 ± 25	258 ± 21	< 5%

späten Wirkungseintritts und aufgrund der oft schweren Komplikationen unter intravenöser Infusion (Unverträglichkeit des Ampullenstabilisators) wird fast ausschließlich eine orale Anwendung praktiziert.

A wird zu 40 bis 50% resorbiert und fast vollständig an Plasmaproteine gebunden (Tab. 6.20.). Die Substanz hat ein extrem

Tabelle 6.20. Pharmakokinetik zu Amiodarone

Applikation:	oral, intravenös
Therapeutisch wirksamer Plasmaspiegel:	1–2 µg/ml
Systemische Verfügbarkeit:	40–50%
Eliminationshalbwertszeit:	30–120 Tage
Unverändert im Urin ausgeschiedene Dosis:	0
Plasma-Protein-Bindung:	nahezu 100%
Dosierung:	oral: 200–1000 g/die i.v.: 5 mg/kg KM

großes Verteilungsvolumen, d. h., sie wird in fast allen Organen, so der Haut, Fettgewebe, Myokard, Leber, Niere und Lunge in sehr hoher Konzentration (z. T. um den Faktor 100 im Vergleich zum Plasmaspiegel) abgelagert. So wirkt der gesamte Organismus als Arzneimitteldepot, so daß nach einer Langzeittherapie im Falle eines Abbruches noch über Wochen antiarrhythmische Effekte nachweisbar sind. Konstante Plasmaspiegel von A werden erst nach Gewebssättigung erreicht. Zu diesem Zeitpunkt finden sich zwischen 6 und 21 g Amiodarone im Organismus. So ist unter Langzeitbehandlung eine Zunahme der antiarrhythmischen Aktivität bis zum 120. Therapietag zu erwarten. Die therapeutisch wirksamen Plasmaspiegel werden mit 1 bis 2 µg/ml angegeben, der toxische Bereich beginnt oberhalb von 2,5 µg/ml, wird jedoch kaum erreicht, da A sofort in die Körpergewebe abwandert (zit. nach 339). Damit besitzt

A eine große therapeutische Breite. Die Substanz wird nicht unverändert renal ausgeschieden. Die Entgiftung findet in der Leber über die Bildung von 3 Hauptmetaboliten statt. Unter einer Dauertherapie kann eine Halbwertszeit von 30 bis 120 Tagen gemessen werden.

Hämodynamische Wirkungen

Die hämodynamischen Effekte des A basieren auf einer Interferenz seiner direkten und indirekten, antiadrenergen Wirkungen. Die sympathikolytische Aktivität bedingt eine atropinresistente Sinusbradykardie. Dies führt neben der gleichzeitigen Senkung des peripheren Widerstandes und einer Abschwächung katecholamininduzierter Effekte zu einer Verminderung der Herzarbeit. Bei Patienten mit koronarer Herzkrankheit war nach intravenöser Gabe von 5 mg/kg KM ein Anstieg des Herzminutenvolumens und des koronaren Blutflusses um 25% bei einer Senkung des koronaren Widerstandes meßbar. Die Kontraktilität bleibt unverändert (397). Bei Patienten mit ventrikulären Tachykardien und ausgedehnten A- und Hypokinesien bzw. Aneurysmen als Folge eines Myokardinfarktes und latenter Herzinsuffizienz konnten wir unter einer Langzeittherapie mit 400 bis 600 mg/die keine pharmakainduzierte Dekompensation beobachten (265). Mit diesen Effekten unterscheidet sich A deutlich von allen anderen Antiarrhythmika.

Nebenwirkungen

Die kardialen Nebenwirkungen des A können für die orale Anwendung vernachlässigt werden. Ausschließlich unter schneller intravenöser Applikation von 5 mg/kg KM und mehr wurden vereinzelte Todesfälle, Schocksymptomatik, Sinusknotenstillstand und Schweißausbrüche beobachtet (339). Es wird angenommen, daß es sich um Reaktionen auf die Stabilisatorsubstanz der Ampulle handelt.

Bedeutsamer sind die extrakardialen Nebenwirkungen des A unter einer oralen Dauertherapie. Bisherige Erfahrungen sprechen dafür, daß alle Effekte dosisabhängig sind und nach Unterbrechung der Behandlung infolge der langen Eliminationshalbwertszeit sehr langsam abklingen. Es handelt sich um:

— *zentralnervöse Symptome,* wie Tremor, Schlafstörungen, Ataxie und Parästhesien,

— *gastrointestinale Beschwerden* mit Übelkeit, Erbrechen und Obstipation.

— Schwerwiegender und den Patienten in seinem Spielraum einschränkend ist eine ausgeprägte *Photosensibilität* der Haut. So können bereits unter geringer Sonneneinstrahlung erhebliche Hautrötungen, Sonnenbrand und sogar Verbrennungen 2. Grades eintreten (265, 339). Nach schweren Hautverbrennungen kann bisweilen eine pseudozyanotische Hautverfärbung zurückbleiben.

— Unter einer Dauertherapie sind bei fast allen Patienten ausschließlich unter der Spaltlampe erkennbare *Kornealablagerungen* aus Lipofuscin nachweisbar (169). Sie liegen in den Anfangsstadien in der Peripherie und werden zumeist vom Patienten nicht bemerkt oder führen zu einem leicht gesteigerten Tränenfluß. Wenn sie jedoch auf die zentralen Abschnitte der Hornhaut übergreifen, können sie zu Sehstörungen führen. Diese Veränderungen sollten jährlich durch einen Ophthalmologen überwacht werden. Zur Unterbrechung einer Behandlung zwingen Keratopathien extrem selten.

— Ferner wird über Veränderungen am Lungenparenchym berichtet (290). Diese imponieren histologisch als interstitielle Fibrose, als Alveolitis mit Nachweis hyaliner Membranen oder *Pneumonitis.* Klinisch manifestiert sich diese Therapiekomplikation durch eine zunehmende Dyspnoe, Hustenreiz und Rasselgeräusche. Sie soll jedoch ausschließlich unter hohen Dosen und einer Vorschädigung des Lungenparenchyms oder einer schweren Herzinsuffizienz entstehen. Wir haben bislang keinen Patienten mit einer Lungenfibrose unter Therapie mit A gesehen.

— Als seltene Nebenwirkung können *Schilddrüsenfunktionsstörungen* sowohl im Sinne einer Hypo- als auch Hyperthyreose auftreten (161). Aus diesem Grunde ist zu einer Kontrolle der Schilddrüsenfunktion mittels T_3/T_4-Test vor und im Verlaufe der Behandlung geraten worden (339).

— A verlängert die Refraktärphase der Kammern. Aus diesem Grunde ist eine Verlängerung der QT-Zeit in erster Linie Ausdruck einer effektiven Dosierung und Wirkung. Ist dieser Effekt jedoch sehr ausgeprägt, werden arrhythmogene Wirkungen mit Induktion maligner ventrikulärer Arrhythmien möglich (397).

Alle diese Nebenwirkungen erfordern eine kontinuierliche und gründliche Überwachung aller mit A behandelten Patienten.

Indikationen zur Amiodarone-Therapie

Aufgrund der großen Nebenwirkungsrate mit zum Teil bedrohlichen Komplikationen sollte A grundsätzlich erst nach Versagen aller anderen im Einzelfall indizierten Antiarrhythmika eingesetzt werden (265, 339). Da A bei vielen Rhythmusstörungen sehr gute Therapieerfolge zeigt, wird dieser Grundsatz oftmals nicht eingehalten. Es kann immer wieder eine Neigung zur voreiligen Einstellung von Patienten auf A beobachtet werden. Eine Therapie mit A ist effektiv:

1. bei therapierefraktärem Vorhofflimmern oder -flattern ohne begleitende Sinusknotenfunktionsstörung (Bradykardie-Tachykardie-Syndrom) (265) nach Versagen einer Behandlung mit Digitoxin und/oder Chinidin plus Propranolol oder Chinidin plus Verapamil oder Disopyramid plus Propranolol,
2. bei therapierefraktären paroxysmalen supraventrikulären Tachykardien beim WPW-Syndrom (265, 281, 382), insbesondere in Fällen mit paroxysmalem Vorhofflimmern und extrem schneller atrio-ventrikulärer Leitung über den Bypass,
3. bei Patienten mit fokalen supraventrikulären Tachykardien, die durch andere Antiarrhythmika nicht supprimierbar sind, und
4. bei malignen therapieresistenten Kammertachykardien sowie Kammerflattern und -flimmern (140, 151, 217, 265).

Um hohe Dosen zu sparen, kann eine Kombinationstherapie mit Klasse-I-Antiarrhythmika (Mexiletin, Disopyramid, Propafenon) erfolgen.

Kontraindikationen

Als absolute Kontraindikation für eine Therapie mit A gelten:

1. Jodallergien und primäre Schilddrüsenfunktionsstörungen,
2. der kardiogene Schock und die schwere Herzinsuffizienz sowie
3. symptomatische Sinusknoten- oder Av-Knotenfunktionsstörungen.

2. BRETYLIUM TOSYLATE

Bretylium tosylate (BT) ist ein quartäres Ammoniumsalz und neben dem Amiodarone das zweitwichtigste Antiarrhythmikum der Klasse III nach Vaughan Williams. Es wurde 1959 durch Boura und Green (42) als Antihypertensivum eingeführt und besitzt sympathikolytische Effekte. Es führt zu einer Inhibition der Noradrenalinfreisetzung an den postganglionären sympathischen Nervenendigungen. Über die antiarrhythmischen Effekte des BT wurde 1965 erstmals durch Leveque (195) berichtet. Es wird überwiegend in den USA intravenös zur Konversion maligner ventrikulärer Arrhythmien eingesetzt (13, 14).

Elektrophysiologische Effekte

Es müssen direkte und indirekte antiarrhythmische Effekte bei der Akutanwendung und unter Langzeittherapie unterschieden werden. Infolge einer kurzzeitigen gesteigerten Freisetzung von Noradrenalin bewirkt BT kurzzeitig eine Beschleunigung der Anstiegssteilheit der Phase 4 des Aktionspotentials und damit eine Zunahme der Automatierate in Verbindung mit einer Erhöhung der Leitungsgeschwindigkeit. Diese Wirkungen können durch Gabe von Beta-Rezeptorenblockern oder Reserpin unterbunden werden (203).
Die antiarrhythmischen Effekte basieren auf einer Verlängerung der Dauer des Aktionspotentials insbesondere auf Purkinje- und ventrikuläre Myokardzellen, die zu einer Verzögerung der effektiven Refraktärzeit führen (246, 376). Diese Wirkung entspricht derjenigen des Amiodarone.

Pharmakokinetik

BT ist oral und intravenös applizierbar. Die Resorptionsquote bei oraler Anwendung ist jedoch sehr gering, so daß die orale Gabe weniger üblich ist. Bei intravenöser Infusion von 5 bis 10 mg/kg KM als Bolus und 1 bis 2 mg/kg KM als Langzeitinfusion treten in der Anfangsphase zahlreiche Nebenwirkungen wie Hypotonie, Übelkeit, Erbrechen und Durchfall auf. Diese sind bei oraler Applikation von 200 bis 400 mg in 8stündigen Intervallen geringer. Zumeist zwingt jedoch eine oft ausgeprägte Hypotonie zur Unterbrechung der Behandlung.
Die bislang bekannten pharmakokinetischen Daten zu BT sind unzureichend. Es wird im Organismus kaum metabolisiert und unverändert mit dem Urin ausgeschieden. Die Eliminationshalbwertszeit wird mit 6 bis 24 Stunden angegeben (91).

Hämodynamische Wirkungen

Aufgrund seiner Effekte auf den Katecholaminhaushalt besitzt BT positiv inotrope Wirkungen. Infolge einer ausgeprägten peripheren Vasodilatation resultiert nach intravenöser Gabe ein Blutdruckabfall im Mittel um 45 mm Hg (212). Dieser Effekt läßt aber nach einer Therapiedauer von etwa 2 Std. infolge einer Entspeicherung des Katecholamin-Pools nach.
Es ist jedoch zu bedenken, daß die positive Inotropie der Substanz den myokardialen Sauerstoffbedarf steigert. Aus diesem Grunde ist eine Anwendung in der Akutphase des akuten Myokardinfarktes problemreich; es wird die Möglichkeit unterstellt, daß BT eine Ausdehnung des Myokardareals provoziert.

Indikationen zur Bretylium-Therapie

Die Anwendung von BT ist ausschließlich lebensbedrohlichen malignen Arrhythmien vorbehalten (34, 272, 297), wenn eine intravenöse Applikation mit den bekannten Antiarrhythmika versagt. In diesen Fällen kann BT lebensrettend wirken; seine Effekte wurden mit einer medikamentösen Defibrillation verglichen (297). Auf der anderen Seite sind aber auch ausgeprägte katecholamininduzierte maligne ventrikuläre Arrhythmien beobachtet worden.

6.1.5.4. Antiarrhythmika der Klasse IV nach Vaughan Williams — die Kalziumantagonisten

1. VERAPAMIL

Verapamil (V) ist ein synthetisches Papaverin-Derivat und ein klassischer Kalziumantagonist. Es wurde primär als Koronardilatans in der Annahme beta-antiadrenerger Eigenschaften eingeführt. Die kalziumantagonistischen und antiarrhythmischen Wirkungen wurden erst spät bekannt. Heute gehört V zu den meistangewandten

Antiarrhythmika bei supraventrikulären Dysrythmien. Eine zusammenfassende Darstellung geben SINGH et al. (326).

Elektrophysiologische Effekte

V verlangsamt die maximale Anstiegsgeschwindigkeit der Phase 0 des Aktionspotentials ausschließlich in Herzzellen, die dem Typ der slow response zugehören (10, 325, 392). Es beeinflußt in normalen Herzzellen und Purkinje-Fasern nicht die Dauer des Aktionspotentials.

Untersuchungen am Menschen mittels His-Bündel-Elektrographie (273, 284, 312) wiesen übereinstimmend nach, daß die wesentlichen Effekte des V auf *Av-Knoten-Ebene* meßbar sind. Hier wirkt V negativ dromo- und bathmotrop. Auf den *Sinusknoten* finden sich negativ chrono- und dromotrope Wirkungen (Tab. 6.21.). Die Depression von Sinusknotenautomatie und sinu-atrialer Leitung wird jedoch ausschließlich bei einer Vorschädigung (Sinusknoten-Syndrom) klinisch relevant (45). Bei derartigen Kranken wurden sogar Asystolien infolge eines Sinusknotenstillstandes nach intravenöser Gabe von V gesehen.

Paroxysmale supraventrikuläre Tachykardien werden durch V infolge Überführung eines uni- in einen bidirektionalen Block terminiert (343, 381). Diese Arrhythmien sind folglich auch die häufigste Indikation zu einer Therapie mit V.

Pharmakokinetik

Die pharmakokinetischen Daten zu V konnten in den vergangenen Jahren vervollständigt werden (115, 308): Bei guter oraler Resorption gelangen aufgrund eines extensiven first-pass-Metabolismus nur 20 bis 30% des Pharmakons in den systemischen Kreislauf. V zeigt, wie auch das Propranolol, große interindividuelle

Tabelle 6.21. Elektrokardiologische Effekte von Verapamil (10 mg i.v.) **auf Reizbildung und Erregungsleitung** ($n = 16$)

	Kontrolle	nach Verapamil	Signifikanz
SINUSKNOTENFUNKTION:			
Periodendauer (ms)	795 ± 112	806 ± 134	n. s.
max. Sinusknotenerholungszeit (ms)			
— absolut	1224 ± 532	1629 ± 406	n. s.
— korrigiert	430 ± 496	823 ± 385	n. s.
sinu-atriale Leitungszeit (ms)	103 ± 29	96 ± 30	n. s.
VORHOFFUNKTION:			
PA-Intervall (ms)	34 ± 10	36 ± 10	n. s.
FRP/A (ms)	241 ± 24	251 ± 33	n. s.
ERP/A bei 90/min (ms)	211 ± 18	222 ± 23	n. s.
AV-KNOTENFUNKTION:			
AH-Intervall (ms)	98 ± 26	128 ± 38	< 1%
AH-Intervall bei 90/min	161 ± 52	234 ± 76	< 0,5%
FRP/AVN (ms)	409 ± 40	472 ± 60	< 1%
ERP/AVN (ms)	272 ± 22	359 ± 50	< 0,5%
HIS-BÜNDEL-VENTRIKELFUNKTION:			
HV-Intervall (ms)	44 ± 6	45 ± 6	n. s.
QRS-Dauer (ms)	101 ± 11	99 ± 13	n. s.
ERP/V (ms)	208 ± 12	209 ± 14	n. s.

Schwankungen der Plasmakonzentration, die nach therapeutischen Dosen bei 5 bis 10 µg/ml liegen und unter steady-state-Bedingungen auch bis zu 40 µg/ml betragen können. Die Eliminationshalbwertszeit wird mit 3 bis 7 Stunden angegeben (Tab. 6.22.). Die unverändert im Urin ausgeschiedene Menge beträgt 5%. Besonders erwähnenswert ist, daß unter den mit V behandelten Patienten in einer Häufigkeit bis zu 40% mit Non-Respondern zu rechnen ist.

Tabelle 6.22. Pharmakokinetik zu Verapamil

Applikation:	oral, intravenös
Therapeutisch wirksame Plasmaspiegel:	100–300 ng/ml
Systemische Verfügbarkeit:	20–30%
Clearance:	13 ml/min/kg
Eliminationshalbwertszeit:	3–7 Std.
Unverändert im Urin ausgeschiedene Dosis:	5%
Plasma-Protein-Bindung:	90%
Dosierung:	oral: 40–120 mg/6 h i.v.: 5–10 mg/dosi

Hämodynamische Wirkungen

V bedingt negativ inotrope Effekte (329). Es senkt insbesondere bei intravenöser Gabe den arteriellen Mitteldruck durch Senkung des peripheren Widerstandes. Der linksventrikuläre enddiastolische Druck steigt signifikant, im Mittel um 36%. Diese Wirkungen haben ihren Gipfelpunkt zwischen der 3. und 5. Minute. Die negative Inotropie ist bei intravenöser Gabe von V zur Konversion paroxysmaler Tachykardien in Rechnung zu stellen, besonders dann, wenn die hämodynamische Situation des Patienten bereits vor der Applikation ungünstig ist. Durch schnelle und hochdosierte Injektion kann unter diesen Umständen eine Schocksymptomatik provoziert werden. Auch eine Hypotonie unter oraler Langzeitbehandlung kann therapielimitierend wirken.

V führt andererseits zu einer Vasodilatation der Koronararterien und steigert deren Perfusion. Trotzdem sollte V bei Patienten mit akutem Myokardinfarkt und unter einer Insuffizienzkonstellation nur zurückhaltend eingesetzt werden.

Nebenwirkungen

Im Vergleich zu anderen Antiarrhythmika ist V relativ arm an Nebenwirkungen (326). Diese sind zumeist tolerabel und führen nur selten zu einer Unterbrechung der Behandlung. Die häufigsten Symptome sind Hypotonie, Schwindel, Kopfschmerz und Juckreiz. Selten tritt eine Bradykardie auf.

Bedrohliche Nebenwirkungen können unter einer Kombinationstherapie mit Beta-Rezeptorenblockern eintreten. Es kombinieren sich sowohl die negativ ino- als auch negativ chronotropen Effekte beider Pharmaka. Daher ist von einer derartigen Kombinationsbehandlung abzuraten.

Die Nebenwirkungen des V sind zum Teil durch Atropingabe zu mindern. Bei Intoxikationen wird zur Anwendung von Kalzium-Infusionen, Isoprenalin und Glukagon geraten.

Indikationen zur Verapamil-Therapie

V ist fast ausschließlich bei supraventrikulären Dysrhythmien effektiv. Auf Kammerebene wurde ausschließlich über gute Wirkungen bei ventrikulären Tachykardien fokaler Genese mit dem Konfigurationstyp eines linksanterioren Faszikelblockes plus Rechtsschenkelblock berichtet. Eine Therapie mit V ist indiziert:

1. bei paroxysmalen supraventrikulären Tachykardien zur Konversion in den Sinusrhythmus durch Gabe von 5 bis 10 mg. Die Erfolgsrate ist hoch, wenn der Av-Knoten ein Teil der Kreiserregung ist (343, 369, 381). Durch Induktion eines Blockes im nodalen Bereich

wird eine Terminierung des Reentry erzwungen. Bei atrialen Tachykardien ist die Erfolgsrate kleiner (348).

2. Bei den gleichen Tachykardieformen ist V zur Rezidivprophylaxe anwendbar; die Erfolgsrate beträgt mehr als 50%.
3. V ist zur Rezidivprophylaxe eines Vorhofflimmerns und -flatterns einsetzbar. Stern (347) beschrieb eine Steigerung der antiarrhythmischen Effekte von Chinidin durch V. Eine derartige Kombinationstherapie ist äußerst wirksam, jedoch werden die Effekte durch eine additive Zunahme der negativ inotropen Nebenwirkungen erkauft. Aus diesem Grunde sollte diese Therapie ausschließlich bei stabil suffizientem Herzen eingesetzt werden.
4. Ist bei einem Vorhofflimmern eine dauerhafte Rhythmisierung nicht erreichbar, kann bei frequenter Überleitung eine Regularisierung der Kammertätigkeit erreicht werden (Pseudorhythmisierung).

Unter einer Langzeittherapie mit V über viele Jahre tritt eine Tachyphylaxie ein, d. h., für gleichbleibende antiarrhythmische Effekte wird eine stete Erhöhung der Dosis erforderlich. In gleichem Maße wie die Hauptwirkungen abnehmen, werden auch die Nebenwirkungen geringer. Bei einem Patienten mit einer Tachyarrhythmia absoluta mit extrem schneller Überleitung waren nach etwa 12jähriger Behandlungsdauer Tagesdosen von 1,5 g Verapamil erforderlich.

Kontraindikationen

Aufgrund der geringen Nebenwirkungsrate sind für das V nur zwei wesentliche Kontraindikationen zu nennen:

1. der höhergradige Av-Block bzw. der Av-Block 1. Grades mit langer PQ-Zeit (> 300 ms) und
2. das symptomatische Sinusknoten-Syndrom. In Fällen mit Bradykardie-Tachykardie-Syndrom und nur leichter bis mittelgradiger Sinusknotenfunktionsstörung ohne klinische Symptomatik setzen wir V nach intravenöser Testung unter einer His-Bündel-Elektrographie auch zur Prophylaxe einer intermittierenden Tachykardie in Kombination mit Atropin ein (284).

V sollte bei Patienten mit drohender oder manifester Herzinsuffizienz und bei ausgeprägter Hypotonie nur zurückhaltend eingesetzt werden.

2. GALLOPAMIL

Gallopamil (D 600) ist ein Methoxy-Derivat des Verapamil und bereits über viele Jahre als kalziumantagonistische Referenzsubstanz aus experimentellen Untersuchungen bekannt. Ausschließlich aufgrund der Dosis ist Gallopamil etwa 10mal stärker wirksam im Vergleich mit Verapamil. Beim Einsatz äquieffektiver Dosen sind jedoch die elektrophysiologischen, hämodynamischen und antiarrhythmischen Wirkungen beider Substanzen identisch.

3. DILTIAZEM

Diltiazem (DI) ist ein weiterer, erstmals in Japan eingesetzter Kalziumantagonist, der hinsichtlich seines Wirkprofils zwischen Verapamil und Nifedipin einzuordnen ist.

In elektrophysiologischen Untersuchungen zeigte DI eine Hemmung der Spontanautomatie von Purkinje-Zellen und negativ chronotrope Effekte auf Zellen vom Typ der slow response.

Durch His-Bündel-Elektrographie und programmierte Stimulation (293) wurden für DI dem Verapamil vergleichbare negativ dromo- und bathmotrope Effekte auf den Av-Knoten ohne Änderungen einer normalen Sinusknotenfunktion nachgewiesen. Durch intravenöse Gabe gelingt es (293), paroxysmale supraventrikuläre Tachykardien infolge eines Av-Knoten-Reentry oder eines WPW-Syndroms in den Sinusrhythmus zu konvertieren. Wie auch durch Verapamil wird durch DI ein Vorhofflimmern oder -flattern nur in Ausnahmefällen terminiert (299, 356); die Überleitungsrate auf die Kammern wird jedoch deutlich gesenkt.

Mit diesen Effekten bietet DI gegenüber Verapamil auch hinsichtlich seiner antiarrhythmischen Aktivität, der hämodynamischen Wirkungen und der Nebenwirkungsrate keine Vorteile. Als Dosisempfehlungen werden 0,25 mg/kg KM intravenös oder 90 mg oral in drei täglichen Einzelgaben mitgeteilt. DI ist jedoch unter der Indikation einer koronaren Herzkrankheit und arteriellen Hypertonie anwendbar.

6.1.6. *Rhythmusstabilisierende Pharmaka*

Innerhalb des Behandlungskonzeptes von Herzrhythmusstörungen kommt weiteren Pharmaka, die nicht zu den klassischen Antiarrhythmika zählen, eine große Bedeutung zu. Diese Medikamente besitzen im Regelfalle keine direkten antiarrhythmischen Effekte, können aber indirekt, so über nervale Steuerungsmechanismen oder über humorale Einflüsse zur Stabilisierung des Herzrhythmus beitragen. Zu dieser Gruppe von Pharmaka gehören neben den Parasympathikolytika und Sympathikomimetika die Herzglykoside, die Elektrolyte und Aldosteronantagonisten.

6.1.6.1. *Parasympathikolytika*

Atropinum sulfuricum (AS) ist seit Jahrzehnten in der Anästhesiologie zum Schutz vor vagalen Reflexen unter der Narkose im Einsatz. Es ist auch zur Therapie und Langzeitprophylaxe bradykarder Rhythmusstörungen anwendbar (49).

Die *elektrophysiologischen Effekte* des AS sind dosisabhängig. Zu einer kompletten Vagolyse sind 2 bis 3 mg intravenös (0,04 mg/kg KM) erforderlich. Der Effekt setzt bereits nach einer Minute ein und erreicht nach etwa 4 Minuten sein Maximum, um über 2 Stunden anzuhalten (65). Bisweilen kann unmittelbar nach einer schnellen intravenösen Injektion eine kurzzeitige Bradykardisierung infolge der muskarinartigen Wirkkomponente beobachtet werden.

Mittels His-Bündel-Elektrographie konnten bei Patienten mit Störungen von Reizbildung und Erregungsleitung die in Tabelle 6.23. aufgeführten Wirkungen gemessen werden (284). Bei normaler Sinus- und Av-Knotenfunktion sind die Effekte ausgeprägter (40, 79). Es wird ersichtlich, daß AS die Spontanperiodendauer des Sinusknotens signifikant verkürzt. Das gleiche gilt auch für die sinu-atriale Leitungszeit. Der ausbleibende Effekt des AS auf die Dauer der maximalen Sinusknotenerholungszeit ist erklärt durch die Tatsache, daß bei zuvor pathologisch verlängerter sa-Leitung nach Gabe von AS paradoxe Verlängerungen der Sinusknotenerholungszeit in etwa 50% der Fälle induziert werden. Dies ist auf eine gesteigerte Depolarisationsrate des Sinusknotens bei hochfrequenter Vorhofstimulation nach konsekutiver Verbesserung der sa-Leitung unter AS zurückführbar.

Ausgeprägte positiv dromotrope Effekte entfaltet AS auf die Av-Knotenleitung, die sich in einer Abnahme der AH-Zeit und der Refraktärzeiten äußert. Distal des Av-Knotens sind dann keine Atropinwirkungen mehr nachweisbar.

AS ist oral, intramuskulär und intravenös anwendbar. Bei oraler Gabe ist mit einem Wirkungseintritt nach 30 bis 40 Minuten zu rechnen; die Wirksamkeit hält bei Einzelgabe nicht länger als 4 Stunden an. Jedoch kann unter einer Dauermedikation bei einer Dosierung von 4 bis 6mal 0,25 bis 0,50 mg/die eine ausreichende Effektivität gehalten werden.

AS wird etwa zur Hälfte unverändert

Tabelle 6.23. Elektrokardiologische Effekte von Atropin (0,01 mg/kg KM) **auf Reizbildung und Erregungsleitung** ($\bar{x} \pm s_{\bar{x}}$; $n = 12$)

	Kontrolle	nach Atropin	Signifikanz
SINUSKNOTENFUNKTION:			
Periodendauer (ms)	1052 ± 33	884 ± 22	< 1%
max. Sinusknotenerholungszeit (ms)			
– absolut	2527 ± 314	2578 ± 422	n. s.
– korrigiert	1464 ± 305	1694 ± 424	n. s.
sinu-atriale Leitungszeit (ms)	159 ± 11	118 ± 8	< 0,05%
VORHOFFUNKTION:			
PA-Intervall (ms)	36 ± 3	32 ± 4	n. s.
ERP/A bei 110/min (ms)	238 ± 11	207 ± 9	< 5%
AV-KNOTENFUNKTION:			
AH-Intervall (ms)	156 ± 34	132 ± 31	< 5%
FRP/AVN (ms)	488 ± 43	456 ± 38	< 5%
ERP/AVN (ms)	339 ± 22	286 ± 18	< 5%
HIS-BÜNDEL-VENTRIKELFUNKTION:			
HV-Intervall (ms)	48 ± 4	47 ± 5	n. s.
QRS-Dauer (ms)	108 ± 4	108 ± 5	n. s.
ERP/V (ms)	211 ± 6	213 ± 7	n. s.

durch die Nieren ausgeschieden und zum Rest in der Leber zu inaktiven Metaboliten durch Hydrolyse eliminiert (zit. nach 49).

Die *hämodynamischen Wirkungen* des AS sind frequenzabhängig. So werden der arterielle Druck, das Herzzeitvolumen und die koronare Perfusion gesteigert. Positiv inotrope Effekte sind jedoch nicht nachweisbar. Die Kontraktilität der Vorhöfe wird verbessert.

Die *Nebenwirkungen* des AS sind in erster Linie auf die anticholinergen Eigenschaften zurückführbar. So klagen die Patienten über Mundtrockenheit, Obstipation, Akkomodationsstörungen und Kranke mit Prostatahypertrophie über Miktionsstörungen. Diese Effekte bedingen gleichzeitig die wesentlichen Kontraindikationen für eine Atropin-Dauertherapie. Zusätzlich kann AS Glaukomanfälle auslösen.

Indikationen für eine Therapie mit AS sind das Sinusknoten-Syndrom. Auch wenn die Herzfrequenz nur unwesentlich angehoben ist, stabilisiert AS die Automatiefunktion des Sinusknotens und der Ersatzzentren und führt so zu einer Prophylaxe von Schwindelanfällen und Synkopen. Auch bei intermittierenden Av-Leitungsstörungen vom Typ Wenckebach oder 2. Grades mit Lokalisation im Av-Knoten ist AS zur Prophylaxe der Bradykardie indiziert. AS ist ferner anwendbar zur Suppression negativ chronotroper Effekte von Antiarrhythmika, so in Kombination zu Propranolol, Verapamil und Propafenon. Die durch Amiodarone induzierte Sinusbradykardie ist jedoch zumeist gegenüber AS resistent.

Ipratropiumbromid ist ein neues anticholinerg wirkendes Pharmakon, das dem Atropin in zweierlei Hinsicht überlegen ist: Es hat als quartärnäre Ammoniumverbindung deutlich geringere zentralnervöse Nebenwirkungen und ist sowohl nach intravenöser als auch oraler Applikation deutlich länger wirksam. Bei einer Dosierung von 0,5 mg intravenös ist bei Gesunden mit einer Effektivität bis 120

Minuten zu rechnen (28). Die vagolytische Aktivität ist im Vergleich zu Atropin verdoppelt.
Oral wird Ipratropiumbromid bei einer täglichen Dosierung von 3mal 15 mg langsam resorbiert und erreicht nach 2 bis 3 Std. einen maximalen Plasmaspiegel. Die biologische Halbwertszeit beträgt etwa 3,6 Std. Die Substanz wird bei intravenöser Gabe zu 46% und unter oraler Applikation zu 24% unverändert renal eliminiert. Der Metabolismus erfolgt in der Leber (1).
Die Indikationen und Kontraindikationen einer Therapie mit Ipratropiumbromid sind mit denen des Atropin identisch. Die Nebenwirkungsrate ist deutlich niedriger. Da die Aktivität im Vergleich zu Atropin höher und die Wirkung über 24 Std. anhaltend ist, bietet dieses Pharmakon eine sinnvolle Alternative bei leicht- bis mittelgradigen Sinus- und Av-Knotenfunktionsstörungen (354).

6.1.6.2. Sympathikomimetika

Unter den adrenerg wirkenden Substanzen sind mit Ausnahme des akuten kardialen Notfalls — in dem noch Noradrenalin eingesetzt wird — fast ausschließlich das Isoprenalin und Orciprenalin im klinischen Gebrauch.

Orciprenalin ist intravenös und oral anwendbar. Es stimuliert vorwiegend die Beta-2-Rezeptoren und führt damit zu einer Beschleunigung von Reizbildung und Erregungsleitung. Der Vorteil gegenüber den Parasympathikolytika ist, daß Orciprenalin diese Effekte auch distal des Av-Knotens entfaltet. Die mittels His-Bündel-Elektrographie gemessenen Wirkungen sind in Tabelle 6.24. zusammengestellt.
Die Dosierung des Orciprenalin muß individuell in Abhängigkeit vom Effekt erfolgen. Im Regelfalle werden intravenös Dosen von 0,25 bis 0,5 mg benötigt. Die sympathikomimetische Aktivität setzt

Tabelle 6.24. Elektrokardiologische Effekte von Orciprenalin (0,5 mg i.v.) **auf Reizbildung und Erregungsleitung** ($\bar{x} \pm s_{\bar{x}}$; $n = 12$)

	Kontrolle	nach Orciprenalin	Signifikanz
SINUSKNOTENFUNKTION:			
Periodendauer (ms)	1098 ± 151	755 ± 89	< 0,1%
max. Sinusknotenerholungszeit (ms)			
— absolut	2026 ± 611	1248 ± 356	< 1%
— korrigiert	928 ± 524	493 ± 231	< 5%
sinu-atriale Leitungszeit (ms)	108 ± 21	124 ± 14	< 5%
VORHOFFUNKTION:			
PA-Intervall (ms)	38 ± 4	33 ± 3	< 5%
ERP/A bei 110/min (ms)	244 ± 11	228 ± 8	< 5%
AV-KNOTENFUNKTION:			
AH-Intervall (ms)	136 ± 24	98 ± 16	< 1%
FRP/AVN (ms)	488 ± 32	452 ± 26	< 5%
ERP/AVN (ms)	322 ± 18	301 ± 16	< 5%
HIS-BÜNDEL-VENTRIKELFUNKTION:			
HV-Intervall (ms)	52 ± 6	46 ± 5	< 5%
QRS-Dauer (ms)	102 ± 4	100 ± 4	n. s.
ERP/V (ms)	208 ± 9	186 ± 7	< 1%

nach 2 bis 5 Minuten ein und hält über 20 bis 30 Minuten an. Orciprenalin wird auch sublingual resorbiert, wodurch der Effekt rascher einsetzt. Bei den modernen Depotpräparaten kann mit einer therapeutischen Aktivität über 12 Stunden gerechnet werden (358).
Neben den positiv chrono- und dromotropen Wirkungen des Orciprenalin bedingt das Pharmakon eine periphere Vasodilatation und hat positiv inotrope Effekte, allerdings auf Kosten eines gesteigerten Sauerstoffbedarfs. Aus diesem Grunde kann Orciprenalin bei Patienten mit koronarer Herzkrankheit eine vermehrte Neigung zu Stenokardien auslösen.
Die Nebenwirkungen des Orciprenalin sind durch die sympathische Stimulation bedingt. Die Patienten klagen über Erregungszustände, Schlafstörungen und Tremor. Unter einer Dauertherapie nehmen alle diese Nebenwirkungen an Intensität ab.
Indikationen für eine Therapie mit Orciprenalin sind:

1. der akute Herzstillstand infolge eines Sinusknoten- oder Kammerstillstandes. In derartigen Notsituationen sollte das Medikament intravenös oder bei Ineffektivität intrakardial appliziert werden.
2. Orciprenalin eignet sich zur Rezidivprophylaxe höhergradiger Bradykardien beim Sinusknoten-Syndrom und intermittierendem Av-Block, unabhängig von dessen Lokalisation.

Eine Therapie mit Orciprenalin ist kontraindiziert bei gehäuften supraventrikulären und ventrikulären Ektopien sowie Tachykardien. Insbesondere in der akuten Infarktphase sollte eine Medikation von Orciprenalin vermieden werden, da über ventrikuläre Extrasystolien hinaus Tachykardien und Kammerflimmern erleichtert entstehen können. Im Falle einer supraventrikulären Bradykardie ist Atropin und bei einem distalen Block eine temporäre Stimulation vorzuziehen.

6.1.6.3. Herzglykoside

Herzglykoside (HG) gehören traditionell zu den Pharmaka der ersten Wahl bei zahlreichen supraventrikulären Arrhythmien. Unter ihnen kommt zur Behandlung der Herzrhythmusstörungen sicher dem Digitoxin die größere Bedeutung zu. Die Anwendung der HG erfolgte über viele Jahrzehnte rein empirisch. Erst in den letzten Jahren wurden die Wirkprinzipien besser definierbar (357), obgleich noch zahlreiche Fragen ungelöst sind. Die Effekte der HG sind durch einen direkten Einfluß auf die transmembranären Ionenströme und damit auf den Ablauf des Aktionspotentials einerseits (152, 280, 363), aber auch indirekt über das autonome Nervensystem andererseits (119, 262, 378) erklärbar.

Elektrophysiologische Effekte

Im therapeutischen Dosisbereich ändern sich bei nur kurzzeitiger Inkubation von Purkinje-Fasern mit Digitalis neben einer leichten Verlängerung der Dauer des Aktionspotentials die zeitlichen Abläufe der De- und Repolarisationsphase nur unwesentlich (280). Diese Verhältnisse bestehen nicht, wenn therapeutische Dosen über längere Zeit einwirken oder hohe Dosen von Digitalis eingesetzt werden. Unter diesen Bedingungen findet sich eine Verminderung des Membranruhepotentials, eine Verzögerung der maximalen Anstiegsgeschwindigkeit der Phase 0 sowie eine Zunahme der spontanen diastolischen Depolarisation der Phase 4 (280, 363). Der letztgenannte Effekt scheint insbesondere für die toxischen Wirkungen der Herzglykoside verantwortlich zu sein. Die Glykosideffekte sind an allen Abschnitten des Herzens in gleicher Weise nachweisbar.

Die gesteigerte diastolische Depolarisation der Phase 4 ist typisch für toxische Dosen bzw. lange Expositionszeiten von Herzglykosiden. FERRIER (95) konnte nachweisen, daß sich unter Beachtung der Reaktion auf eine schnelle Treibung oszillatorische Nachpotentiale von einer beschleunigten Phase-4-Automatie unterscheiden lassen. Während eine höherfrequente Reizung die Phase-4-Automatie unterdrückt, werden die oszillatorischen Nachpotentiale verstärkt.

Diese elektrophysiologischen Phänomene sind auf eine Hemmung der an die Zellmembran gebundenen Natrium-Kalium-ATPase und damit auf eine Veränderung der Ionen-Netto-Konzentration im intra- und extrazellulären Raum zurückführbar. So findet sich ein Verlust an intrazellulären Kalium-Ionen und ein Überschuß an extrazellulärem Natrium (270). Es wird vermutet (152), daß zur Induktion von digitalisinduzierten Arrhythmien eine kritische Hemmung der Natrium-Kalium-ATPase um etwa 40% erforderlich ist.

Glykosidwirkungen unter Vermittlung des autonomen Nervensystems

Es ist anzunehmen, daß die bedeutsamen antiarrhythmischen Effekte der Herzglykoside nicht direkt über die transmembranären Ionenströme, sondern über das autonome Nervensystem vermittelt werden. So konnte nachgewiesen werden (262), daß Glykoside die Baro- und Chemorezeptoren im Sinus caroticus stimulieren. Auf diese Weise resultiert eine Zunahme der vagalen Einflüsse auf das Herz. Eine Stimulation direkter cerebraler Areale (Vaguskerne) und damit eine gesteigerte efferente vagale Innervation unter Digitalis ist nicht eindeutig bewiesen. Von anderen Autoren (378) wurde als Ursache der kardialen Glykosideffekte eine Hemmung der sympathischen Aktivität diskutiert.

Elektrokardiologische Effekte

Glykoside entfalten auch am menschlichen Herzen relativ uniforme elektrokardiologische Wirkungen. Aufgrund von Veränderungen der maximalen Sinusknotenerholungszeit und der sinu-atrialen Leitungszeit finden sich negativ chrono- und dromotrope Effekte. Diese sind besonders bei Patienten mit Sinusknoten-Syndrom zu beachten, so daß in derartigen Fällen zu einer vorsichtigen Anwendung geraten wird (218).

Die Beeinflussung der elektrokardiologischen Parameter der Vorhoffunktion ist bislang nicht eindeutig geklärt (93). In

Tabelle 6.25. Effekt einer Therapie mit Digitoxin über 10 Tage auf die Sinusknoten- und Vorhoffunktion bei Patienten mit Bradykardie-Tachykardie-Syndrom ($n = 12$)

Parameter	Kontrolle	nach Therapie	Signifikanz
SINUSKNOTENFUNKTION:			
Periodendauer (ms)	998 ± 132	1016 ± 144	n. s.
max. Sinusknotenerholungszeit (ms)			
– absolut	1680 ± 574	1711 ± 602	n. s.
– korrigiert	682 ± 536	695 ± 582	n. s.
sinu-atriale Leitungszeit (ms)	148 ± 32	164 ± 46	< 1%
VORHOFFUNKTION:			
PA-Intervall (ms)	42 ± 8	44 ± 11	n. s.
FRP/A (ms)	246 ± 32	278 ± 41	< 5%
ERP/A (ms)	216 ± 22	237 ± 30	< 1%

eigenen Untersuchungen (289) konnte nach Digitoxingabe über 10 Tage eine Verlängerung der effektiven atrialen Refraktärzeit bestimmt werden (Tab. 6.25.). Dieser Effekt kann als eine Hemmung der Vulnerabilität gedeutet werden.
Eindeutig negativ dromotrope Wirkung der HG sind auf den Av-Knoten nachweisbar; es findet sich sowohl eine Verlängerung des AH-Intervalles als auch der funktionellen und effektiven Refraktärperiode. Dieser Effekt wird insbesondere beim chronischen und paroxysmalen Vorhofflimmern und -flattern genutzt, so daß unter Therapie mit HG die Filterfunktion des Av-Knotens verstärkt wird (119). Diese Wirkungen sind mit hinreichender Sicherheit auf vagale Einflüsse zurückführbar, da alle genannten Wirkungen beim transplantierten und damit denervierten Herzen nicht nachweisbar sind (119).
Im Gegensatz zur nodalen Leitung bleibt die distale Erregungsleitung über Hissches Bündel, Faszikel und Schenkel durch HG unbeeinflußt. Das gleiche gilt auch für die retrograde Erregungsleitung (357). Akzessorische Leitungsbahnen hingegen weisen unter HG oftmals verkürzte Refraktärzeiten auf (380), so daß beim WPW-Syndrom eine Digitalisierung vermieden werden sollte.
Lown et al. (202) konnten nachweisen, daß HG auch auf Kammerebene eine antiarrhythmische Aktivität besitzen. Die Autoren erklären diesen Effekt mit einer durch den Vagus bedingten Verminderung des sympathischen Antriebes.
Andererseits wird aufgrund experimenteller Untersuchungen geschlußfolgert, daß HG ein intraventrikuläres Erregungskreisen durch eine Verlängerung der intraventrikulären Erregungsleitung bei gleichzeitiger Verkürzung der Refraktärzeit begünstigen. Ferrier (95) konnte einen partiellen Leitungsblock am Übergang von Purkinje-Fasern zum Ventrikelmyokard nachweisen. Auch soll eine Längsdissoziation innerhalb der Purkinje-Fasern möglich sein, die gleichfalls ein Erregungskreisen begünstigt. Ferner werden Inhomogenitäten der intraventrikulären Repolarisationsvorgänge unter hohen bis toxischen Glykosiddosen diskutiert. Diese sind am Oberflächen-EKG nach Theisen (357) an einer verlängerten QT-Zeit bzw. QT-U-Verschmelzungswelle erkennbar.

Indikationen zur Glykosid-Therapie bei Arrhythmien

Eine Behandlung mit HG und besonders mit Digitoxin ist wirksam:

— zur Konversion atrialer Dysrhythmien in den Sinusrhythmus (schnelle Sättigung) und zur Rezidivprophylaxe.

Versagt eine Digitalisierung als Monotherapie,

— werden die Chinidineffekte durch HG verstärkt. Im Falle eines Vorhofflatterns wird durch HG die Filterwirkung des Av-Knotens gesteigert und eine Deblockierung vermieden.

— HG können effektiv zur Konversion und Rezidivprophylaxe paroxysmaler supraventrikulärer Reentry-Tachykardien angewandt werden.

Bei allen Arrhythmien ist jedoch zu bedenken, daß die HG sowohl antiarrhythmische und in hohen Dosen arrhythmogene Wirkungen entfalten können, so daß eine Therapieüberwachung erforderlich ist.

6.1.7. *Abschlußbemerkungen zur medikamentösen Therapie von Herzrhythmusstörungen*

Die Pharmakotherapie kardialer Arrhythmien ist in den vergangenen Jahren immer erfolgreicher, für den behandelnden Arzt aber immer schwieriger geworden. Durch die steigende Zahl hochwirksamer Substanzen wird selbst der Kardiologe durch eine Fülle pharmakologischer, elektrophysiologischer, pharmakokinetischer und hämodynamischer Daten überfordert. Auch die Kenntnisinflation zu den unterschiedlichen Mechanismen von Rhythmusstörungen und deren differentialtherapeutische Beeinflußbarkeit ist kaum überschaubar. So drohen bei Unkenntnis der Fakten und fehlenden Erfahrungen mit einem Medikament und einer vorliegenden Arrhythmie Fehler und Risiken.

Lüderitz (205) faßt in einer sehr übersichtlichen Arbeit die typischen *Fehler und Risiken bei der Therapie von Arrhythmien* zusammen. Er unterscheidet unvermeidbare von vermeidbaren Risiken:

Unter den *unvermeidbaren* Gefahren sind:

— eine Unwirksamkeit der antiarrhythmischen Behandlung,
— kardiale und extrakardiale Nebenwirkungen eines Pharmakons,
— eine mögliche Verstärkung von Herzrhythmusstörungen und
— Arzneimittelinteraktionen.

Während eine mögliche Ineffektivität der Behandlung durch die modernen Möglichkeiten einer Therapiekontrolle (Holter-Monitoring, programmierte Stimulation, Plasmaspiegelbestimmung) vermieden werden kann und Nebenwirkungen des eingesetzten Medikamentes zumeist vorausschaubar sind, fallen adverse Reaktionen i. S. einer arrhythmogenen Wirkung mit Induktion oder Akzeleration einer Tachykardie völlig unerwartet ein. Sie können den Patienten unmittelbar bedrohen. Auch zu Arzneimittelinteraktionen liegen bislang nur unzureichende Untersuchungen vor, so daß sogar die Ursache einer Reaktion nicht selten unerklärbar bleibt.

Unter den *vermeidbaren* Risiken nennt Lüderitz (205):

— Fehldiagnosen,
— die Nichtbeachtung von absoluten und relativen Kontraindikationen,
— die Vernachlässigung von Nebenwirkungen und
— unerlaubte Antiarrhythmika-Kombinationen.

Unter den typischen Fehldiagnosen steht die falsche Differenzierung zwischen supraventrikulärer und ventrikulärer Extrasystolie und Tachykardie an erster Stelle. So werden nicht selten supraventrikuläre Arrhythmien mit funktionellem Schenkelblock, antidrome Tachykardien beim WPW-Syndrom und ein Vorhofflimmern bzw. -flattern mit schneller Überleitung über einen akzessorischen atrio-ventrikulären Leitungsweg als Kammertachykardie fehlinterpretiert und dementsprechend falsch behandelt.

Ein gleichfalls nicht seltener Irrtum ist die Diagnose eines sa-Block 2. Grades bei sehr frühzeitig einfallenden supraventrikulären Extrasystolen mit Überleitungsblock der vorzeitigen Erregung im Av-System.

Bei Nichtbeachtung von Kontraindikationen können gleichfalls bedrohliche Folgen resultieren. Dies trifft insbesondere dann zu, wenn die negativ chrono- und/oder dromotropen Effekte gewisser Antiarrhythmika nicht bedacht werden. So können bei der Behandlung tachykarder Rhythmusstörungen bei einer gleichzeitig bestehenden Sinusknotenfunktionsstörung (Bradykardie-Tachykardie-Syndrom) mit Verapamil, Disopyramid, Propafenon und Beta-Rezeptorenblockern gefährliche Synkopen infolge eines Sinusknotenstillstandes provoziert werden. Etwa gleichartig ist das Ergebnis, wenn zur Therapie extrasystolischer oder tachykarder Dysrhythmien bei gleichzeitig bestehendem bifaszikulären oder Linksschenkelblock Pharmaka mit negativ dromotroper Wirkung im distalen Leitungssystem (Mexiletin, Disopyramid, Ajmalin, Propafenon) eingesetzt werden.

Werden Nebenwirkungen außer acht gelassen, sind Folgen sowohl kardialer als

auch extrakardialer Art zu erwarten. So können die negativ inotropen Effekte von Disopyramid, Propafenon und von Beta-Rezeptorenblockern bei latent insuffizienten Patienten durchaus eine manifeste Dekompensation in Gang setzen. Erinnert sei in diesem Zusammenhang auch an eine Anwendung von Pharmaka mit anticholinerger Nebenwirkung (Chinidin, Atropin, Disopyramid) bei Kranken mit Glaukom, Megakolon oder Prostatahypertrophie.
Unter den unerlaubten Antiarrhythmika-Kombinationen wird immer wieder die gleichzeitige Anwendung von Kalziumantagonisten und Beta-Rezeptorenblokkern genannt, die durch schwere Sinusknotenfunktionsstörungen oder eine kardiale Insuffizienz kompliziert werden kann.
Diese wenigen Beispiele sollen aufzeigen, daß die Arzneimitteltherapie durch die immer wirksameren Antiarrhythmika immer schwieriger und damit auch komplikationsbelasteter geworden ist. Es gilt daher der Grundsatz, nur dann ein Medikament oder eine Kombination anzuwenden, wenn man deren Wirkung kennt und sich gleichzeitig seiner Diagnose hinreichend sicher ist.

6.2. Schrittmachertherapie von Herzrhythmusstörungen

Die Möglichkeit, dem Herzen direkt oder indirekt elektrische Impulse zu vermitteln, um auf diese Weise die Schlagfolge zu regularisieren, hat die Lebenserwartung und -qualität zahlreicher Patienten entscheidend verändert. So waren bis zur Einführung der Schrittmachertherapie der Verlauf und die Prognose von Kranken mit einem schweren Sinusknoten-Syndrom oder mit höhergradigem Av-Block mit Synkopen schicksalhaft (340). Die medizinische und medizintechnische Forschung der letzten 30 Jahre hat diese Therapieform zu einem einfachen, komplikationsarmen und effektiven Behandlungsprinzip werden lassen (136).
Die Geschichte der Schrittmachertherapie ist faszinierend. Sie läßt sich nur schwer bis an die ersten Quellen zurückverfolgen. Nach ersten kasuistischen Berichten einer erfolgreichen Wiederbelebung durch Nysten und kurze Zeit später durch Aldini führte Ziemssen 1882 die ersten systematischen Untersuchungen einer Stimulation des Herzens bei einer Patientin mit einem postoperativen Brustwanddefekt durch (zit. nach 136, 236). Im Jahre 1932 beschrieb Hyman die Möglichkeit einer transthorakalen Reizung des Herzens mittels eines Gleichstromgenerators über eine bipolare Nadelelektrode. Aber erst die Entwicklungsarbeiten von Zoll (399) in den Jahren 1956 bis 1960 schufen die Voraussetzungen für die Implantation stimulierender Aggregate. So konnte 1958 in Stockholm durch Elmquist und Senning der erste Patient mit Synkopen mit einem implantierbaren elektrischen Impulsgeber versorgt werden. Damit war der Weg für alle weiteren Entwicklungen gebahnt. In den ersten Jahren der Pacemakertherapie konzentrierte sich das Interesse vordergründig auf eine Entwicklung langlebiger Energiequellen und damit auf eine Verbesserung der Konfektionierung hinsichtlich Größe und Gewicht sowie Einführung der Steuerbarkeit der Impulsgeneratoren durch den Eigenrhythmus des Patienten (136). Der Fortschritt der vergangenen 10 Jahre ist geprägt durch eine Vereinfachung der Implantationstechniken, eine ständige Volumen- und Massereduktion der Schrittmacher, die Einführung der langlebigen Lithiumbatterie, die Multiprogrammierbarkeit der Aggregate (21, 155, 236) sowie die Erweiterung der Indikationen um tachykardieterminierende Systeme (20). Auch die Entwicklung

implantierbarer Defibrillatoren kann in diesem Zusammenhang genannt werden (228).

Es ist derzeit unmöglich, im Rahmen einer Monographie über Diagnostik und Therapie von Arrhythmien alle Aspekte der Schrittmachertherapie zu behandeln. Aus diesem Grunde muß der Interessierte auf spezielle Monographien (18, 236, 274) und Übersichtreferate (19, 96, 106, 136, 137, 204, 233, 332, 352, 372) verwiesen werden. Auch würde es den vorgegebenen Rahmen sprengen, alle firmenspezifischen Eigenschaften der angebotenen Schrittmachertypen zu beschreiben. Hierzu sollten Informationen aus Firmenschriften und Prospekten eingeholt werden.
Es ist das Ziel dieses Kapitels, ausschließlich die Grundprinzipien der temporären und permanenten Elektrostimulation, die allgemeinen Modi der Reizung, ihre Indikationen, Kontraindikationen, Risiken und Komplikationen sowie die allgemeinen Anwendungsmöglichkeiten darzustellen.

6.2.1. Prinzipien der Elektrostimulation

In Abhängigkeit von der Art einer uni- oder multilokulären Schädigung von Reizbildung und Erregungsleitung, der Stabilität des Rhythmus, der hämodynamischen Situation sowie der vordergründigen Indikation zur permanenten oder temporären Elektrostimulation sind unterschiedliche Modi der Reizung erforderlich. Sie unterscheiden sich hinsichtlich des Ortes der Stimulation, der Art und dem Ursprung des Steuersignals und der Antwort des Schrittmachers (96, 127, 137, 372).
Um die unterschiedlichen Möglichkeiten der Elektrostimulation einfach und exakt zu beschreiben, wurde 1974 von einem Gremium der Inter-Society Commission on Heart Disease Resources (ICHD) eine Kodierung vorgeschlagen (zit. nach 33) (Tab. 6.26.). Auf der Grundlage dieses 3-Buchstaben-Codes kann jeder zur antibradykarden Therapie einsetzbare Schrittmachertyp unabhängig seiner kommerziellen Herkunft beschrieben werden.
Im folgenden sollen die zur Bradykardietherapie oder -prophylaxe üblichen Stimulationsmodi dargestellt werden. Eine Übersicht in Verbindung mit einem Blockschaltbild und einem EKG-Schema hinsichtlich der Sensing- und Stimulationsfunktion findet sich in Abbildung 6.2.

1. Der **starrfrequente Schrittmacher** gehörte zu den Impulsgeneratoren der ersten Generation und ist derzeitig nur noch in extremen Ausnahmefällen in Gebrauch. Er kann zur Reizung des Vorhofes (AOO) oder der Kammer (VOO) verwendet werden.
Dieser Schrittmacher stimuliert mit einer vorgegebenen Frequenz unabhängig vom Eigenrhythmus das Herz; er besitzt keine Sensingfunktion. Als elektronische Kenngrößen derartiger Aggregate benötigen wir für die klinische Anwendung ausschließlich die Impulsfrequenz und -breite sowie die Ausgangsspannung bzw. -stromstärke. Damit ist ein elektronisch sehr einfaches Prinzip, bestehend aus Impulsgenerator und Ausgangsstufe, realisiert. Hiermit verbunden ist eine geringe Anfälligkeit und Störbeeinflussung des Aggregates bei geringem Energieverbrauch.
Die Nachteile dieses Generators basieren naturgemäß auf einer fehlenden Beeinflussung der Impulsabgabe durch den evtl.

Tabelle 6.26. Funktionsbeschreibung von Schrittmachern nach dem Code der ICHD

Ort der Stimulation	Ort der Steuerung	Art der Reizung
A = Vorhof	O = keine Steuerung	O = keine Steuerung
V = Ventrikel	A = Vorhof	I = Inhibierung
D = Vorhof + Kammer	V = Ventrikel	T = synchron
	D = Vorhof + Kammer	D = inhibiert + synchron

intermittierend einfallenden Eigenrhythmus des Herzens bzw. Extrasystolen oder tachykarde Arrhythmien. Der Schrittmacher verhält sich wie ein atriales (AOO) oder ventrikuläres (VOO) Ersatzzentrum, das gegenüber dem Myokard „schutzblockiert" ist (274). Dieser Zustand bedingt die Gefahr von Parasystolien mit den daraus resultierenden elektrophysiologischen und hämodynamischen Folgen. So kann bei einer Parasystolie über längere Zeiträume infolge der erheblichen Verkürzung der diastolischen Füllungszeit eine ausgeprägte Verminderung der Auswurfleistung des Herzens eintreten. Ferner birgt die Schrittmacherparasystolie mit unphysiologisch hohen Impulsspannungen und der Möglichkeit des Einfalls von Reizen innerhalb der vulnerablen Phase von Vorhof oder Kammer die Gefahr der Induktion tachykarder Arrhythmien in sich. Dies kann bei einer starrfrequenten Stimulation der Kammer unter Ischämiebedingungen ein Kammerflimmern provozieren.

Die Indikation zur Implantation eines VOO-Schrittmachers besteht theoretisch ausschließlich bei einem sicher permanenten totalen Av-Block ohne Ersatzrhythmus und Ektopien. Da ein derartiger Zustand nur selten mit hinreichender Sicherheit unterstellt werden kann, hat sich auch in diesen Situationen eine gesteuerte Kammerreizung (VVI) als sinnvoll erwiesen. Die Anwendung eines ungesteuerten Generators im Vorhof (AOO) scheint häufiger möglich in Fällen mit ausgeprägter Sinusbradykardie oder -stillstand. Bei derartigen Patienten wird durch die atriale Reizung der geschädigte nomotope Rhythmus im Sinne einer „overdrive suppression" unterdrückt, so daß die Gefahr einer Parasystolie geringer ist.

2. Die **gesteuerten Schrittmacher** bedeuteten einen erheblichen Fortschritt, da das Risiko der Parasystolie mit den beschriebenen elektrophysiologischen und hämodynamischen Folgen beseitigt werden konnte.

Für die Steuerung des Schrittmachers wird das Biosignal vom Ort der Elektrodeninsertion (atriales oder ventrikuläres Potential) genutzt (Abb. 6.2.). Ist die Automatierate des Eigenrhythmus schneller als die vorgegebene Impulsfrequenz des Pacemakers, wird eine Stimulation durch den Generator unterdrückt (negative Steuerung) oder in die absolute Refraktärzeit der Eigenaktivität (P-Welle oder R-Zacke) abgegeben:

— Der *positiv gesteuerte Schrittmacher* reagiert auf das Steuersignal in jedem Falle mit der Abgabe eines Impulses. Bei schnellem Eigenrhythmus wird der Reiz bei atrialem Stimulationsort in die P-Welle (AAT) und bei ventrikulärer Elektrodeninsertion in die R-Zacke (VVT) abgegeben. Hierdurch wird der Einfall des Impulses in die vulnerable Phase vermieden. Dies könnte jedoch eintreten, wenn die Steuerstufe des Generators den Beginn der T-Welle oder muskuläre Biosignale bzw. elektromagnetische Felder als Herzaktionen erkennt. Aus diesem Grunde sind derartige „stand-by"-Pacemaker mit einer langen Refraktärzeit (im Regelfalle 400 ms) ausgestattet, in der keine Impulsabgabe erfolgt. Werden im Falle einer Tachykardie oder durch Fremdstörungen Signale aufgenommen, reagiert der Generator maximal mit einer Impulsabgabe, die durch dessen Refraktärzeit begrenzt ist. Dies bedeutet bei einer Refraktärperiode von 400 ms eine Reizfrequenz von maximal 150 Impulsen/min.

Der Vorteil dieser Stimulationsart besteht darin, daß der Schrittmacher über die Brustwand durch einen externen Pacemaker getriggert werden kann. Dies kann zu einem „overdriving" und damit einer Tachykardieterminierung genutzt werden. Ferner ist in jedem Oberflächen-EKG erkennbar, daß die Sensingfunktion des Schrittmachers intakt ist. Die Nachteile

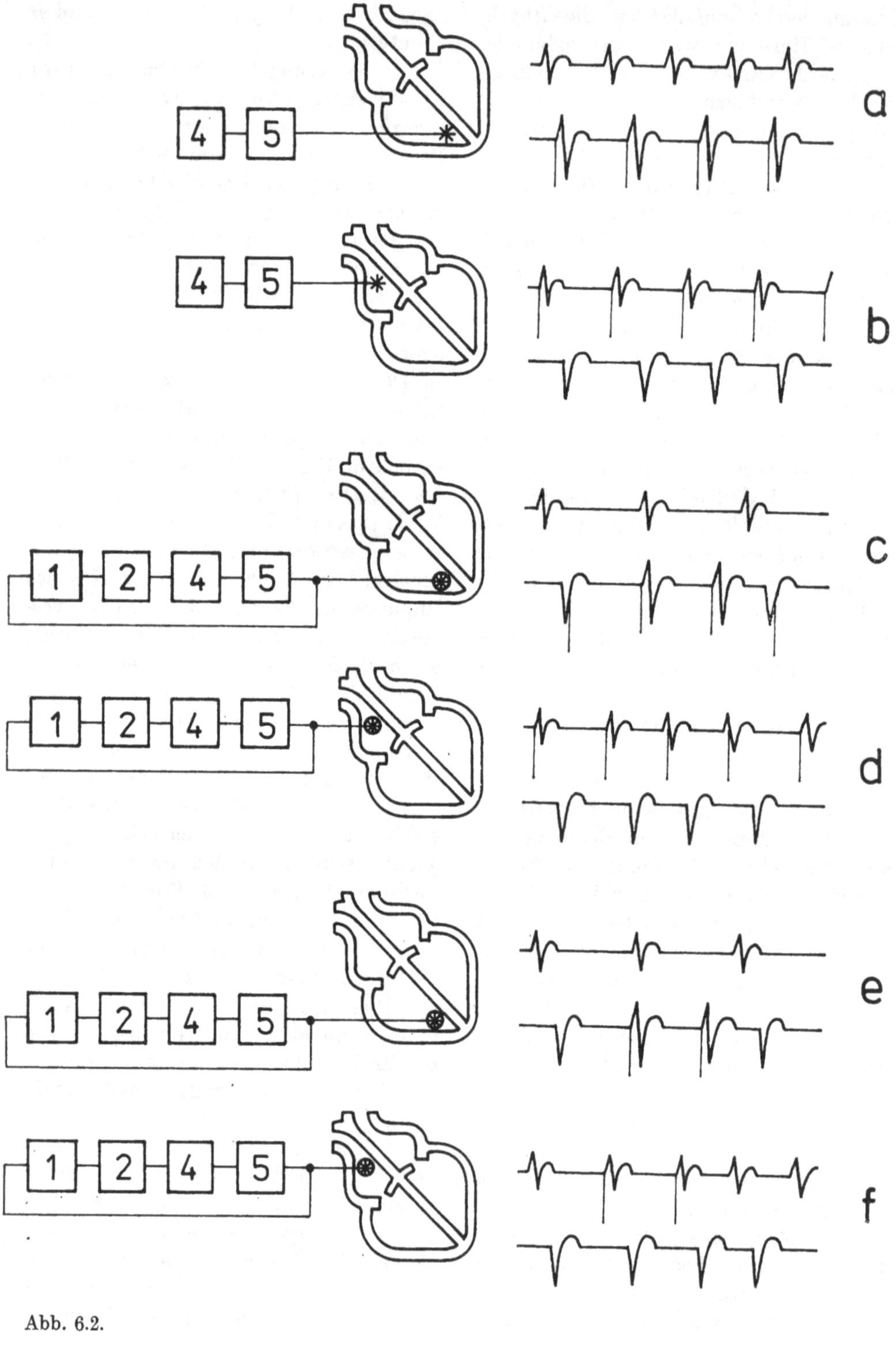

Abb. 6.2.

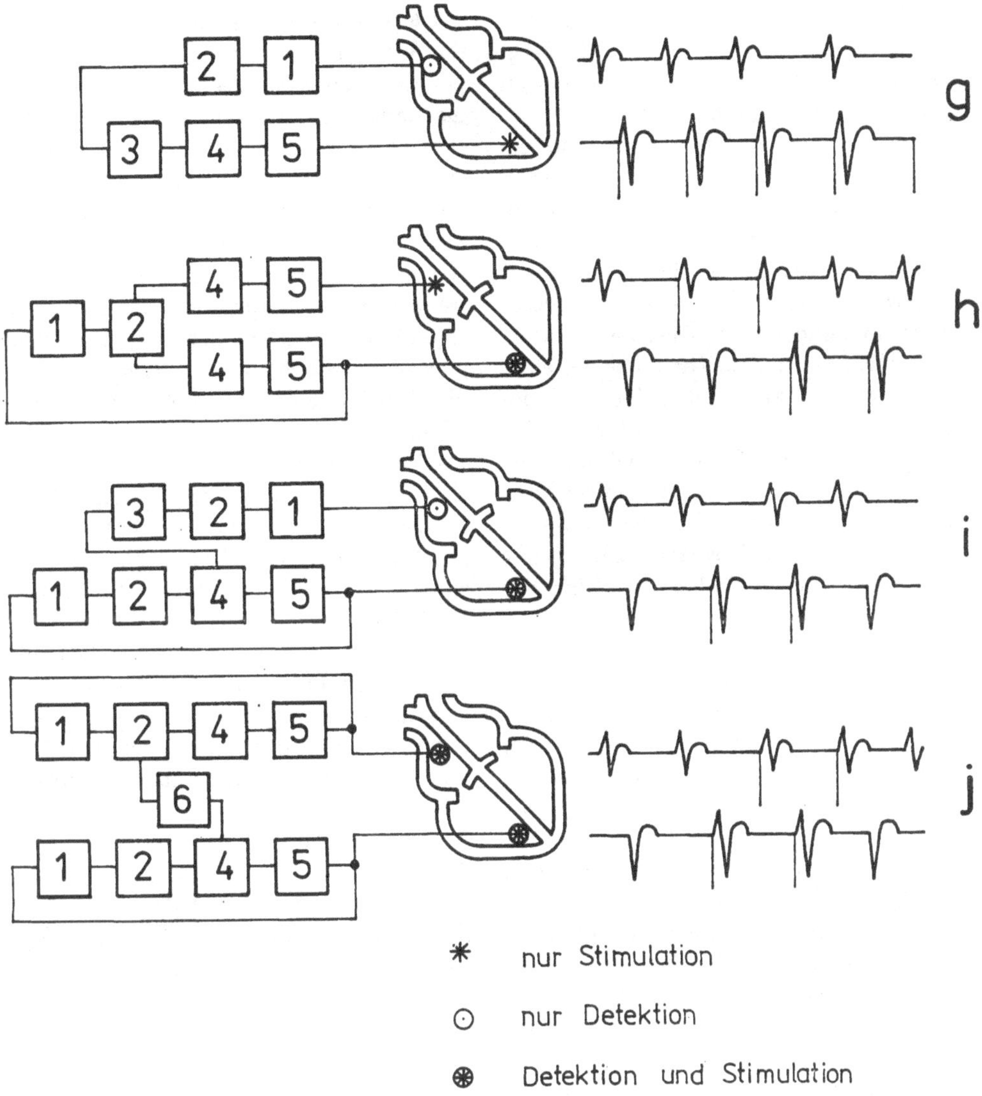

Abb. 6.2. Blockschaltbilder der Schrittmachertypen mit intrakardial abgeleitetem EKG. (OTTE (274) mit Genehmigung des Autors)

a = festfrequenter (asynchroner) Kammerschrittmacher (VOO)
b = festfrequenter (asynchroner) Vorhofschrittmacher (AOO)
c = R-Zacken synchroner Kammerschrittmacher (VVT)
d = P-Wellen synchroner Vorhofschrittmacher (AAT)
e = R-Zacken inhibierter Kammerschrittmacher (VVI)
f = P-Wellen inhibierter Vorhofschrittmacher (AAI)
g = P-Wellen synchroner Kammerschrittmacher (VAT)
h = AV-sequentieller (bifokaler) Schrittmacher (DVI)
i = P-Wellen synchroner und R-Zacken inhibierter Kammerschrittmacher (VDD)
j = zweikammergesteuerter (vollautomatischer) Zweikammerschrittmacher (DDD)

1 = Verstärker mit Filtercharakteristik 2 = Monoflop für die Refraktärzeit 3 = Monoflop für die Av-Überleitungszeit 4 = Impulsgenerator 5 = Ausgangsstufe 6 = Logikstufe

des Systems sind ein hoher Energieverbrauch einerseits und die fehlende Möglichkeit des Abschaltens der Stimulation durch eine Reizung der Brustwand.

— Der *negativ gesteuerte Schrittmacher* reagiert auf Steuersignale mit einer Frequenz oberhalb seiner vorgegebenen Automatierate mit einem Abschalten der Impulsabgabe. Ausschließlich bei langsamem Eigenrhythmus oder Pausen längerer Dauer im Vergleich zur Automatiezykluslänge springt der Schrittmacher als elektronisches Ersatzzentrum (274) („on demand-pacemaker") ein. Hierdurch wird Energie eingespart. Es ist jedoch im Falle einer Inhibition durch den Spontanrhythmus im EKG nicht erkennbar, daß ein Patient Schrittmacherträger ist. Dieser Sachverhalt führte früher bei fehlender Kenntnis dieses Zusammenhanges zur Überweisung von Schrittmacherträgern unter der Diagnose einer Schrittmacherfehlfunktion. Der Nachteil dieses Steuerungsprinzips ist, daß der Generator durch äußere Störeinflüsse (Muskelpotentiale, elektromagnetische Felder) „abgeschaltet" wird. Da die Steuerstufe des Pacemakers nicht zwischen intrakardialen Signalen und Störeinflüssen differenzieren kann, können in derartigen Fällen Synkopen infolge Unterbrechung der Reizung infolge eines Fehlsensing eintreten. Ein Vorteil hingegen ist die Abschaltbarkeit des Generators durch Brustwandstimulation (22). Auf diese Weise können ungestört elektrokardiologische Untersuchungen (His-Bündel-Elektrographie) zur Verlaufsbeurteilung oder Diagnostik von Tachykardien ausgeführt werden. Ferner ist nach Abschalten der Reizung bei erhaltenem oder bradykardem Eigenrhythmus die Beurteilung eines artefaktfreien EKG möglich (z. B. Diagnostik eines akuten Myokardinfarktes).

Die Steuerung des Pacemakers ist durch Auflage eines Magneten ausschaltbar. Dies kann erforderlich werden zur Überprüfung der Funktionstüchtigkeit eines Aggregates durch Messung der Automatierate oder zur Unterdrückung der Reaktion des Schrittmachers auf unvermeidliche Störfelder (Elektrokauter-Einsatz in der Urologie, Orthopädie und Ophthalmologie).

Die klinisch relevanten *elektronischen Daten* zur Charakterisierung eines gesteuerten Aggregates sind 1. die starrfrequente Automatierate, 2. die Ausgangsspannung, 3. die Impulsbreite, 4. die Eingangsempfindlichkeit der Triggerung, 5. die Refraktärzeit und 6. die mittlere Betriebsdauer.

Indikationen zu einer gesteuerten Reizung sind alle Formen der supraventrikulären (Sinusknoten-Syndrom) oder ventrikulären Bradykardie (Av-Block) mit Synkope bzw. therapierefraktären Formen der bradykardiebedingten Herzinsuffizienz. Während die Anwendung der Typen AAI und AAT ein funktionstüchtiges Av-Leitungssystem voraussetzt, — dann jedoch eine koordinierte Kontraktion von Vorhöfen und Kammern garantiert ist — resultiert bei den Typen VVI und VVT eine totale Av-Dissoziation (keine retrograde atriale Aktivierung) oder Vorhofpfropfung (retrograde Vorhoferregung). Dies ist bei Vorliegen eines Vorhofflimmerns oder -flatterns bedeutungslos. Im Falle einer latenten Herzinsuffizienz können jedoch bei einer Vorhofpfropfung ein Schrittmacher-Syndrom und ein weiterer Abfall des Herzzeitvolumens die Folge sein.

— Die *atrial-getriggerte Kammerstimulation* ist eine Sonderform der gesteuerten Reizung (Abb. 6.2.). Bei isolierter Schädigung der atrio-ventrikulären Leitung kann unabhängig von der Blockebene bei physiologischer Sinusknotenfunktion das atriale Elektrogramm zur Steuerung einer Kammerstimulation genutzt werden (VAT). Auf diese Weise wird das atrio-ventrikuläre Leitungssystem durch den Pacemaker ersetzt. Voraussetzung für eine permanente Stimulation ist die Insertion einer

atrialen und ventrikulären Elektrode. Der Vorteil derartiger Generatoren gegenüber den AAI- oder AAT-Schrittmachern ist eine physiologische Stimulation auch unter Belastungsbedingungen, da die sympathikotone Frequenzregulation erhalten bleibt.
Mit Ausnahme einer höheren Eingangsempfindlichkeit und einer Verzögerung der Impulsabgabe um das Av-Delay entspricht dieser Pacemaker technisch dem R-Zacken-synchronen stand-by-Schrittmacher. Die Refraktärzeit der Sensingfunktion muß jedoch lang sein, da ansonsten frühzeitig einfallende supraventrikuläre oder retrograd geleitete ventrikuläre Extrasystolen der Kammer vermittelt werden. Die Refraktärphase des Aggregates limitiert auf der anderen Seite auch die maximale Impulsabgabe im Ventrikel, so daß belastungsinduzierte oder paroxysmale Tachykardien, deren Zyklusdauer die Refraktärzeit unterschreitet, nur 2:1 oder n:1 übermittelt werden. In seltenen Fällen kann dieses Verhalten des Generators zum Einfall von Schrittmachersystolen in die vulnerable Phase des Ventrikels führen und damit Extrasystolen oder sogar maligne ventrikuläre Arrhythmien provozieren. Derartigen Ereignissen kann durch eine Beta-Rezeptorenblockade oder eine wirksame antiarrhythmische Pharmakotherapie entgegengewirkt werden.
Im Falle eines Vorhofflimmerns resultiert infolge der unterschiedlichen Amplitude der atrialen Aktionen, die teilweise die Eingangsempfindlichkeit unterschreiten, eine Schrittmacherarrhythmie der Kammer, deren untere Frequenz durch die asynchrone Stimulationsfrequenz begrenzt wird. Diese Ersatzautomatie wird auch bei Sinusbradykardie oder -stillstand wirksam.
Ein weiterer Nachteil eines VAT-Schrittmachers basiert auf einer fehlenden Sensingfunktion der Kammer, so daß ektope ventrikuläre Rhythmen nicht erkannt werden. Derartige Störquellen werden durch die nachfolgend beschriebenen Schrittmachertypen vermieden.
— Der *atrial getriggerte und ventrikelinhibierte Pacemaker* (VDD) ist eine Erweiterung des VAT durch eine zusätzlich eingeführte Sensingfunktion für den Ventrikel, wodurch schrittmacherinduzierte Parasystolien unterbunden werden.
3. Die **sequentiellen** oder **bifokalen Schrittmacher** ermöglichen eine physiologische Stimulation unter allen Bedingungen einer Schädigung von Reizbildung und Erregungsleitung.
Bei einer ersten Variante, dem AV-sequentiellen Schrittmacher mit ausschließlicher Steuerung durch die Kammer (DVI), werden zwei parallel geschaltete Reizgeneratoren mit unterschiedlichem „escape"-Intervall durch die ventrikulären Spontanaktionen getriggert (274). Da die Impulsperiodenlänge des Vorhofgenerators kürzer ist als diejenige des Ventrikels, resultiert aus der Differenz beider „escape"-Intervalle eine physiologische Leitungsverzögerung des Av-Delay (Abb. 6.2.).
Das bevorzugte Anwendungsgebiet eines DVI-Schrittmachers ist das Sinusknoten-Syndrom mit permanenter oder intermittierender Sinusbradykardie oder sa-Block. Auch beim Av-Block bleibt unter einem DVI-Pacemaker eine koordinierte und physiologische Vorhof-Kammerreizung erhalten. Der Nachteil des Aggregates ist jedoch in derartigen Fällen das Fehlen einer atrialen Triggerung und damit einer ausfallenden Frequenzsteigerung der Kammerstimulation unter Belastungsbedingungen. So wird bei permanent ausgefallender Av-Überleitung ausschließlich eine Ventrikelreizung mit einer Frequenz in Höhe der „escape"-Automatie des Kammergenerators realisiert. Da ferner spontane supraventrikuläre Ektopien und Tachykardien durch das fehlende Vorhofsensing nicht erkannt werden, können unphysiologische stimulierte Kammeraktionen einfallen.

Die genannten Nachteile des DVI-Schrittmachers wurden nach Einführung der sogenannten optimierten AV-sequentiellen bzw. vollautomatisierten sequentiellen Schrittmacher (DDD) überwunden (103). Dieser Pacemaker sichert unter allen Bedingungen eine physiologische Reizung von Vorhöfen und Kammern unter Erkennung sowohl atrialer und/oder ventrikulärer Dysrhythmien. Im Falle eines Sinusknoten-Syndroms ist jedoch gleichfalls bei ausbleibendem Frequenzanstieg unter Belastungsbedingungen keine Frequenzregulation entsprechend den physiologischen Anforderungen möglich. Unter dieser Zielstellung wären extrakardiale Steuereinrichtungen (Atemfrequenz, Blutdruck, pH-Wert) erforderlich (18, 274).

4. **Programmierbare Stimulatoren** sind die modernste Generation der Pacemaker (21, 155, 208). Durch die externe Variation von Kenngrößen der Impulsfrequenz und -breite, der Eingangsempfindlichkeit, des Av-Delays und der Refraktärzeit können zahlreiche Komplikationen der Schrittmachertherapie ausgeschaltet werden, die zuvor eine Korrekturoperation erforderlich machten. Moderne Geräte der unterschiedlichen kommerziellen Herkunft bieten die Möglichkeit,

— die Eingangsempfindlichkeit der Steuerstufe auf Vorhof- und Kammerebene,
— die Impulsperiodendauer bzw. -frequenz in mehreren Stufen,
— die Impulsbreite,
— die Amplitude des elektrischen Reizes,
— die Refraktärzeit der Steuerstufe und
— die Dauer des Av-Delays in mehreren Zeiten zu verändern.

Zusätzlich ist es bei multiprogrammierbaren Aggregaten möglich, auch extern die Betriebsart zu wechseln oder eine positive oder negative Frequenzhysterese einzuführen (236).

Durch eine Veränderung der Eingangsempfindlichkeit können oftmals Sensingausfälle oder Fehlsteuerungen durch Muskelpotentiale ausgeschaltet werden.
Die Vorteile der Frequenzprogrammierung sind insbesondere bei Patienten mit nur intermittierenden bradykarden Arrhythmien offenkundig. Ferner ist die allgemein gebräuchliche Reizfrequenz um 70 Impulsen/min nicht bei allen Patienten optimal. Höhere Frequenzen können zur Suppression von Ektopien eingestellt und niedrige bei Kranken mit ischämischer Herzkrankheit pectanginösen Beschwerden entgegenwirken. Auch werden Impulsraten um 70/min von manchen Patienten, insbesondere unter Ruhebedingungen, als unangenehm empfunden. Durch eine sinnvolle Programmierung der Impulsdauer und -amplitude kann einerseits der Energiebedarf gesenkt und damit die Lebensdauer der Batterie verlängert werden, und andererseits ist es möglich, einem primären oder sekundären Anstieg der Reizschwelle mit Stimulationsausfällen entgegenzuwirken.
Eine Verkürzung des Av-Delays in Verbindung mit einer Verlängerung der atrialen Refraktärzeit des Sensing kann ein schrittmachervermitteltes Erregungskreisen unterbinden. Auch werden gewisse Formen des Reentry unter Einbeziehung atrio-ventrikulärer akzessorischer Bahnen durch eine sehr kurze Av-Zeit unterbrochen.
Die Programmierbarkeit von Schrittmachern ist somit keine elektronische Spielerei (155, 208). Sinnvoll eingesetzt, dient sie der Vermeidung oder Prophylaxe von Schrittmacherfehlfunktionen und einer individuellen Regulierung des Energieverbrauches. Auf der anderen Seite ist die Anwendung programmierbarer Pacemaker nicht in allen Fällen erforderlich. Es verwundert daher, daß der Einsatz nicht-programmierbarer Aggregate in einigen kapitalistischen Ländern stetig zu-

rückgeht. So lag die Häufigkeit ihrer Anwendung in der BRD im Jahre 1984 bei 29,5% (155).

5. Die **antitachykarde und tachykardieterminierende Stimulation** wird bislang überwiegend temporär über ösophageale oder intrakardiale Elektroden angewandt. Diese Verfahren sind aber durchaus auch als dauerhaftes Therapieprinzip mit implantierbaren Generatoren einsetzbar. Unter dieser Zielstellung kommen folgende Stimulationsmodi zur Anwendung (20, 23, 66, 96, 97, 127, 183, 185, 196, 250, 274, 372):

— Die *normo- oder höherfrequente Stimulation* zur Prophylaxe von Tachykardien wird beim Bradykardie-Tachykardie-Syndrom wirksam, indem die ansonsten arrhythmieauslösenden Ersatzsystolen oder -rhythmen supprimiert werden (Abb. 6.3.). Auch supraventrikuläre und ventrikuläre Extrasystolen können durch Stimulation unterdrückt werden. Sehr oft werden jedoch Reizfrequenzen von 110/min und schneller benötigt, die den Patienten belästigen, hämodynamisch ungünstig sind und so die Anwendbarkeit dieses Verfahrens limitieren. Ferner wird eine permanente Elektrostimulation mit Impulsraten von 90 bis 110/min zur Prävention von Torsades de pointes beim QT-Syndrom eingesetzt (s. S. 465). Hierdurch wird die QT-Zeit verkürzt und die inhomogene Repolarisationsphase in den unterschiedlichen Arealen des ventrikulären Myokards teilweise synchronisiert.

— Die *„underdrive"-Stimulation* ist die einfachste Form der tachykardieterminierenden Reizung und kann über temporär applizierte Elektrodensonden oder implantierbare Bedarfsschrittmacher realisiert werden.

Das Prinzip dieser kompetitiven Reizung basiert auf einer starrfrequenten Impulsabgabe mit Frequenzen unterhalb der Tachykardierate. Auf diese Weise fallen nach Zufall Einzelreize unterschiedlicher Vorzeitigkeit in die elektrische Diastole

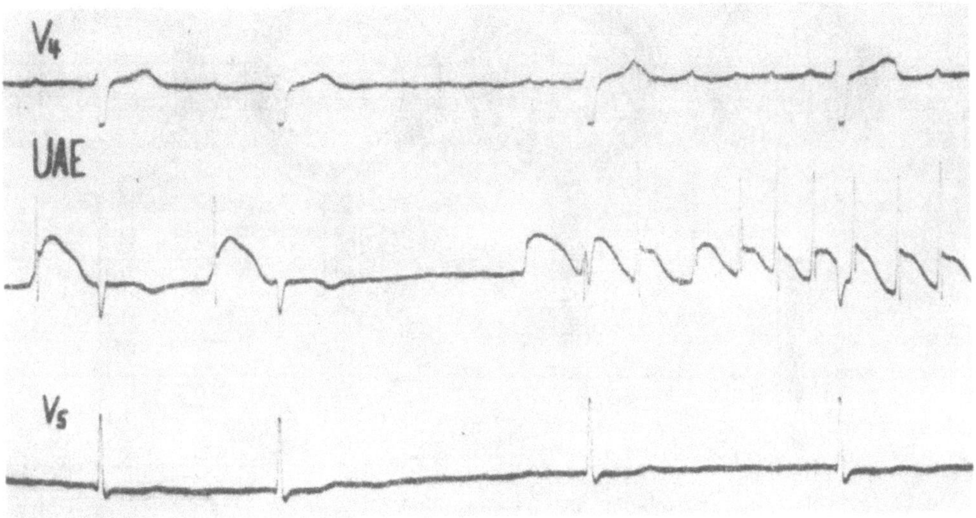

Abb. 6.3. Bradykardiebedingte Induktion eines Vorhofflatterns (unipolares atriales Elektrogramm (UAE), Wilson-Abl. 4 und 5).
Nach einer sa-Überleitungsstörung 2. Grades wird das Vorhofflattern durch eine atriale Ersatzsystole ausgelöst.

und werden, so sie außerhalb der Refraktärzeit des Herzens liegen, durch eine artifizielle Extrasystole beantwortet. Diese kann ein Erregungskreisen unterbrechen (23, 127).

Diese Form der Schrittmachertherapie ist sowohl im Vorhof als auch der Kammer anwendbar und kann zur Terminierung von atrialen, Av-Knoten-, WPW- und ventrikulären Tachykardien genutzt werden. Bei Implantation von Demand-Schrittmachern wird das Aggregat vom Patienten im Bedarfsfalle durch Magnetauflage entsteuert und die Schrittmacherparasystolie initiiert.

— Die *Reizung mit programmiert applizierten Einzel- oder Mehrfachimpulsen* zur Tachykardiebeendigung basiert auf zwei unterschiedlichen Mechanismen: 1. Fällt der programmiert abgegebene Reiz mit einer definierten Vorzeitigkeit in die erregbare Lücke einer Kreiserregung, wird ein zur Aufrechterhaltung des Reentry erforderliches Myokardareal depolarisiert

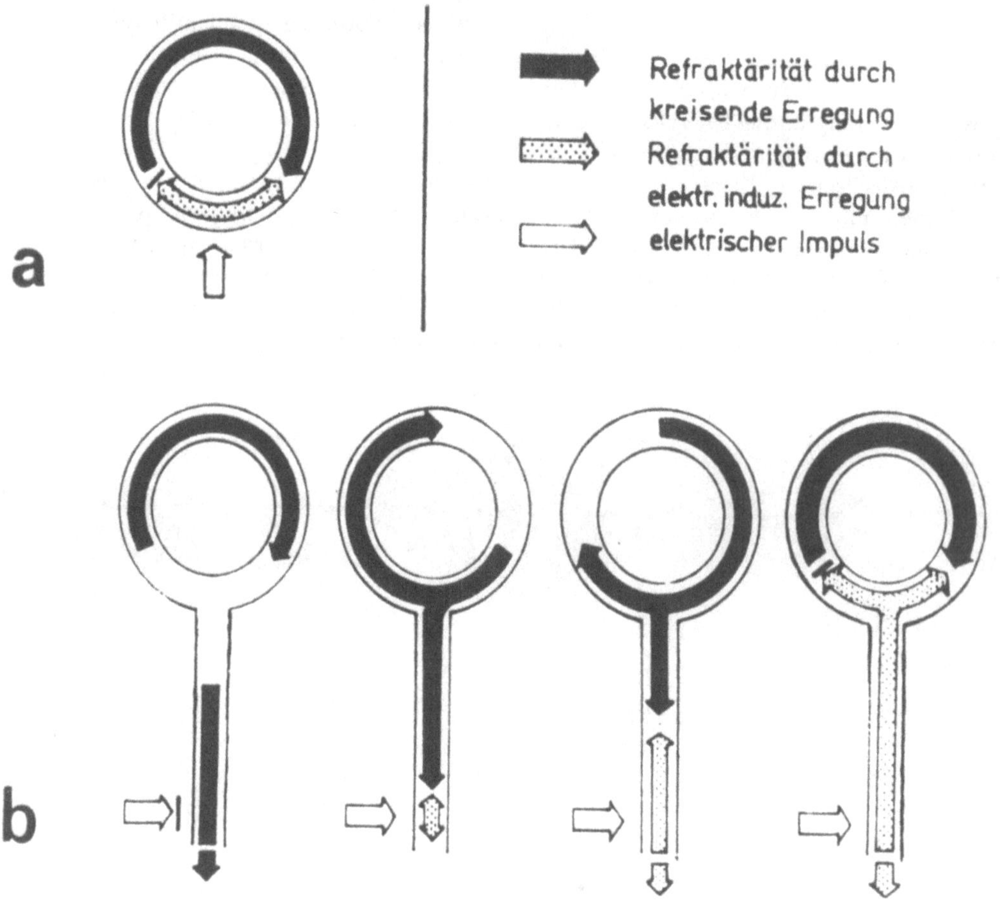

Abb. 6.4. Schematische Darstellung der Wirkung einer artifiziellen Stimulation zur Unterbrechung einer Tachykardie infolge Erregungskreisens.
a) Direkte Reizung eines Abschnittes des Erregungskreises.
b) Ort der Reizung fernab des Reentry, in den die künstlich induzierte Erregung im Verlaufe mehrerer aufeinander folgender stimulierter Aktionen, deren Frequenz über der der Tachykardie liegen muß, eindringen kann.

und ist dann beim erneuten Eintreffen der Erregungsfront refraktär. Die Tachykardie bricht ab (Abb. 6.4.). 2. Werden Einzel- oder Mehrfachimpulse in Vorhof oder Kammer innerhalb der effektiven Refraktärzeit eines Kompartimentes der Kreiserregung (z. B. Av-Knoten oder akzessorische Bahn) abgegeben, wird der vorbestehende unidirektionale Block in einen bidirektionalen überführt. Die Voraussetzungen für ein Reentry werden entzogen; die Tachykardie ist unterbrochen (Abb. 6.5.).

Im Katheterlabor stehen für derartige Zwecke Experimentalstimulatoren zur Verfügung, die in Abhängigkeit von der Zyklusdauer der Tachykardie vorzeitige Einzel- und/oder Doppelimpulse mit automatischer Verkürzung des Kupplungsintervalles um 10 ms abgeben. Derartige Generatoren stehen auch zur Implantation zur Verfügung. Diese kompetitiv stimulierenden Pacemaker sind vor der Implantation programmierbar, das Reizprogramm ist extern korrigierbar oder die Impulsabgabe wird automatisch entsprechend den Anforderungen nach einem vorgegebenen Schema abgearbeitet, bis die Tachykardie terminiert ist (315, 342). Da sich die Parameter einer Arrhythmie in Abhängigkeit vom vegetativen Tonus und auch im klinischen Verlauf ändern können, ist die einmalige und definitive Programmierung des Generators in Abhängigkeit von den Ergebnissen der elektrokardiologischen Untersuchung im Katheterlabor vor der Implantation mit dem Risiko einer Ineffektivität unter sich wandelnden Bedingungen verknüpft (204). Dies ist auch durch eine externe Korrektur nicht völlig ausgeschlossen. Moderne *automatische Scanning-Schrittmacher* (20, 315, 342) erfüllen höhere Anforderungen. Sie applizieren die Einzel- und/oder Mehrfachreize automatisch unter konsekutiver Verkürzung des Kupplungsintervalles, bis die Steuerstufe die Unterbrechung der Tachykardie innerhalb des Erkennungszeitintervalles anzeigt.

Der *orthorhythmische Pacemaker* (204) wählt die Vorzeitigkeit bzw. die Stimulationsfrequenz zur Tachykardieterminierung automatisch in Abhängigkeit von der ermittelten situativen Zyklusdauer der Tachykardie.

Den automatischen Scanning- oder orthorhythmischen Schrittmachern gehören für die Therapie medikamentös therapierefraktärer supraventrikulärer und ventrikulärer Tachykardien als Bindeglied zwischen semichirurgischen (Ablationstechnik) und chirurgischen Interventionen die Zukunft. Diese Entwicklung ist sicher noch nicht abgeschlossen.

— Die *hochfrequente Stimulation und das „burst pacing“* gehören zu den am häufigsten angewandten und wirksamsten Prinzipien der tachykardieterminierenden Reizung (66, 96, 127). Wie auch unter der programmierten Impulsabgabe von Einzel- oder Zwillingsreizen werden zur Unterbrechung einer Tachykardie zwei Mechanismen wirksam. Die Reizserie depolarisiert entweder vor Eintreffen der Erregungswelle des Reentry Anteile der an der Kreiserregung beteiligten Strukturen (erregbare Lücke) oder provoziert einen Leitungsblock. Der letztgenannte Mechanismus ist bei paroxysmalen Tachykardien infolge eines Av-Knoten-Reentry oder eines Erregungskreisens über eine akzessorische Bahn leicht erkennbar. Bei einer höherfrequenten atrialen Stimulation von kürzerer Zyklusdauer im Vergleich zur Tachykardie gelingt eine Unterbrechung nur dann, wenn ein anterograder Block — zumeist im Av-Knoten — erzwungen wird. Dies ist daran ablesbar, daß intermittierend Stimuli mit atrialer Depolarisation nicht zu einer Kammererregung führen. Wird die Reizung unmittelbar nach einem Block unterbrochen, ist die Tachykardie erfolgreich terminiert. Endet die Stimulation zufällig nach einer noch geleiteten

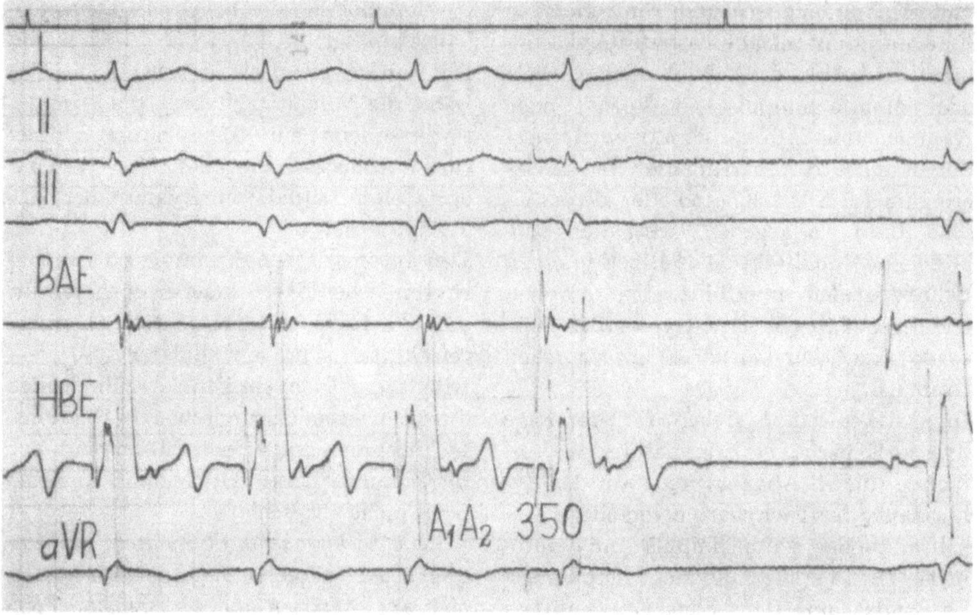

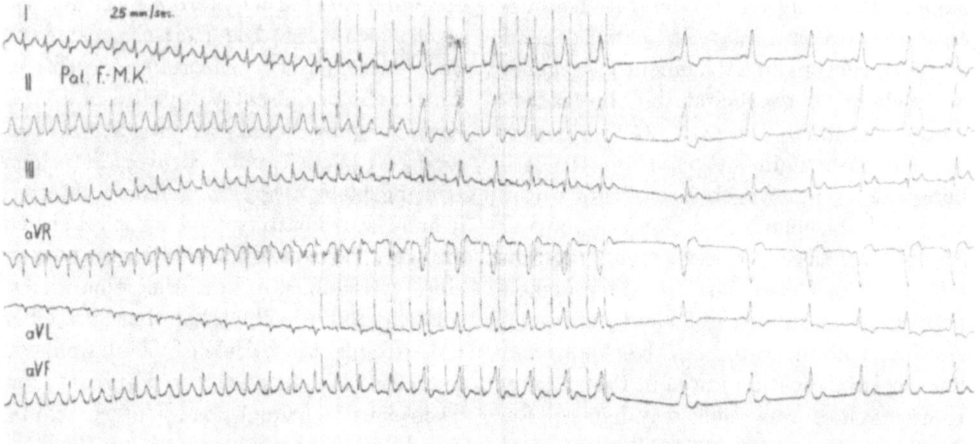

Abb. 6.5. Terminierung einer Av-Knoten-Reentry-Tachykardie durch einen Einzelreiz. (Einthoven-Abl. I bis III, bipolares atriales Elektrogramm (BAE), His-Bündel-Elektrogramm (HBE) und Goldberger-Abl. aVR).
Ein mit einer Vorzeitigkeit von 350 ms einfallender atrialer Stimulus depolarisiert den Vorhof, so daß die retrograd eintreffende Erregungswelle auf refraktäres Vorhofmyokard trifft.
Abb. 6.5a. Terminierung einer orthodromen Tachykardie beim WPW-Syndrom durch eine ungesteuert applizierte Salve einer hochfrequenten Vorhofstimulation über eine Radiofrequenzspule.

atrialen Aktion, läuft die Kreiserregung weiter.
Die Programmierung der Generatoren hinsichtlich der Reizfrequenz, der Anzahl der erforderlichen Impulse und der Tachykardieerkennungsfrequenz muß auf der Grundlage der Befunde der invasiven elektrokardiologischen Untersuchung erfolgen. Dies trifft in gleicher Weise auch für den Ort der Reizung zu (158).
Probleme können sich insbesondere für die Bestimmung der geeigneten Tachykardieerkennungsfrequenz ergeben, auf deren Eintritt das Terminierungsprogramm automatisch gestartet wird. In einigen Fällen können unter Belastungsbedingungen Sinustachykardien auftreten, die hinsichtlich ihrer Frequenz der einer paroxysmalen Arrhythmie entsprechen können. Ist dies der Fall, reagiert der Pacemaker mit einer Impulsserie, die dann sogar eine Kreiserregung induzieren kann. Unter gewissen Voraussetzungen macht sich in derartig gelagerten Situationen eine Beta-Rezeptorenblockade zur Suppression der belastungsabhängigen Sinustachykardie erforderlich.
Dieses Problem tritt nicht ein, wenn das Terminierungsprogramm nicht automatisch, sondern durch den Patienten gestartet werden kann (96, 168, 204, 250, 390). Diese Möglichkeit ist bei Anwendung von *Radiofrequenzspulen* gegeben. Bei diesem Verfahren wird eine atriale oder ventrikuläre Endokardsonde mit Induktionsspule implantiert. Über einen externen Generator kann dann im Bedarfsfalle durch den Patienten selbst das Stimulationsprogramm ausgelöst und transkutan über die Induktionsspule dem Herzen vermittelt werden. Diese Methode setzt jedoch einen kooperativen Patienten voraus, der unter der Arrhythmie handlungsfähig sein muß. Ein Vorteil ist, daß das Terminierungsprogramm problemlos änderbar ist und die Batterie ohne operativen Eingriff gewechselt werden kann. Bei sehr intelligenten Kranken kann das Stimulationsprogramm nach Schulung sogar selbständig geändert und wechselnden Situationen angepaßt werden. Als Nachteil kann sich eine ungetriggerte Impulsabgabe auswirken. Dies führt bei atrialer Sondenlage gelegentlich zur Provokation von Vorhofflimmern und limitiert die Anwendbarkeit bei ventrikulären Tachykardien.
Bei den automatischen implantierbaren Generatoren älterer Herkunft ist das Stimulationsprogramm vor Implantation einzugeben, während moderne Geräte die Möglichkeit einer Programmkorrektur bieten (21, 104, 158, 204, 250).
Die *Reizung mit höherfrequenten Impulsserien* („burst pacing“) zielt auf eine Terminierung sehr schneller Formen einer supraventrikulären Tachykardie oder eines Vorhofflatterns (314, 373, 390) oder provoziert die Induktion eines Vorhofflimmerns. Da die letztgenannte Arrhythmie zumeist rasch spontan endet — vorausgesetzt, es handelt sich nicht um eine alternative Dysrhythmie —, kann auf diese Weise ein Sinusrhythmus erzwungen werden (390).
Die hochfrequente Stimulation und das „burst pacing“ sind anwendbar bei allen Formen der supraventrikulären Tachykardie infolge einer Kreiserregung (96, 97, 127, 196, 372) und eines Vorhofflatterns. Sie ist ausschließlich kontraindiziert bei Patienten mit Präexzitations-Syndrom und anterograd schnell leitfähiger akzessorischer atrio-ventrikulärer Bahn. Bei ventrikulären Tachykardien sollte dieses Stimulationsprinzip nur mit großer Vorsicht eingesetzt werden (294), da die Akzeleration einer Kammertachykardie bzw. die Induktion eines Kammerflatterns und -flimmerns nicht ausgeschlossen werden kann.
— Das „*ramp pacing*“ ist ein Stimulationsprinzip, das insbesondere unter einer temporären Reizung zur Terminierung eines

Vorhofflatterns eingesetzt wird (97). Der Wirkungsmechanismus dieses Verfahrens ist nicht eindeutig geklärt. Es ist jedoch wahrscheinlich, daß auch durch diese Sonderform der höherfrequenten Reizung eine Tachykardieunterbrechung durch artifizielle Depolarisation der erregbaren Lücke einer Kreiserregung gelingt.

Beim „*incremental ramp pacing*" erfolgt eine Reizung mit Zykluslängen von 20 bis 50 ms unterhalb der Tachykardieperiodendauer. Auf diese Weise werden die Arrhythmien „eingefangen" („entrainment") (373). Gelingt es im Falle eines Vorhofflatterns, den Vorhof oder bei Vorliegen einer ventrikulären Tachykardie die Kammer kontinuierlich artifiziell zu depolarisieren, wird die Frequenz der Stimulation langsam erhöht, bis die funktionelle Refraktärzeit erreicht ist. Nach Abschalten der Reizung resultiert oftmals ein Sinusrhythmus.

Bei dem reziproken Vorgehen, dem „*decremental ramp pacing*" oder „*tune down-pacing*", erfolgt nach dem Einfangen der Tachykardie eine langsame progressive Verlängerung der Periodenlänge der Reizung. Gelingt es, Zykluslängen von längerer Dauer als die der Tachykardie mit effektiver Reizbeantwortung zu erreichen, ohne daß die Arrhythmie erneut einklinkt, findet sich nach Abschalten der Stimulation mit Sicherheit ein Sinusrhythmus. Der Vorteil dieses Verfahrens besteht im Vergleich zum „incremental ramp" in der fortlaufenden Kontrolle der Effektivität und des Erfolges bereits während der Reizmanöver.

Bei beiden Verfahren ist die Wirksamkeit weitgehend vom Ort der Stimulation abhängig. Der Erfolg ist um so sicherer, je näher der Stimulationsort am Zentrum der Kreiserregung liegt. Aus diesem Grunde sollte bei ausbleibender Terminierung ein erneuter Versuch an anderen Orten von Vorhof oder Kammer unternommen werden.

— Die *bifokale Stimulation* von Vorhof und Kammer mit kurzen Av-Intervallen bis zur zeitgleichen Reizung wurde von Coumel (zit. nach 196) als Behandlungsprinzip für atrio-ventrikuläre Reentry-Tachykardien vorgeschlagen. Bei einer simultanen Stimulation wird unabhängig von der Frequenz derselben die erregbare Lücke depolarisiert. Damit ist einer weiteren Perpetuierung das morphologische Substrat entzogen, da die Erregungswelle entweder auf Vorhof- oder Kammerebene auf refraktäres Myokard treffen muß. Dieses Reizprinzip ist durch moderne sequentielle Schrittmacher mit programmierbarem Av-Delay realisierbar (20).

6.2.2. *Die temporäre Elektrostimulation*

Eine zeitlich begrenzte elektrische Reizung des Herzens kann unter zahlreichen **Indikationen** erforderlich werden:

1. Sie ist eine bisweilen lebensrettende Therapieform bei Kranken mit akuten oder chronisch-rezidivierenden bradykarden Rhythmusstörungen mit Adams-Stokes-Syndrom. Unter dieser Indikation kann die temporäre Stimulation

— die Zeit bis zur definitiven Implantation des Schrittmachers bei medikamentös dauerhaft nicht effektiver Behandlung überbrücken,

— bei akuter myokardialer Erkrankung (Myokardinfarkt, Myokarditis, Intoxikation) mit passagerer Schädigung von Reizbildung und/oder Erregungsleitung eine effektive Behandlung der Grundkrankheit bis zur Rückbildung der Rhythmusstörung absichern und

— zur Prophylaxe einer drohenden bradykarden Arrhythmie in Risikosituationen (Narkose, Kardioversion, Antiarrhythmikaapplikation) eingesetzt werden.

2. Eine temporäre Stimulation ist zur Unterbrechung tachykarder Herzrhythmusstörungen effektiv, wenn ein Erre-

gungskreisen als Tachykardiemechanismus unterstellt werden kann. Die Anwendung dieses Verfahrens ist als Methode der ersten Wahl indiziert

— zur Konversion eines Vorhofflatterns mit regelmäßiger atrialer Periodendauer,

— bei extrem schnellen Formen einer supraventrikulären Tachykardie (Periodendauer kürzer als 300 ms) mit manifester oder drohender Herzinsuffizienz bzw. Schock, bei der durch Applikation negativ inotrop wirkender Antiarrhythmika eine weitere Verschlechterung der hämodynamischen Situation zu erwarten ist und

— bei Patienten mit geschädigter Reizbildung oder Erregungsleitung (Bradykardie-Tachykardie-Syndrom, bifaszikulärer und Linksschenkelblock), bei denen prophylaktisch zur Antiarrhythmikatherapie oder Elektrokonversion ohnehin die Applikation einer Elektrodensonde erforderlich wäre.

3. Diese Therapieform ist von hoher Wertigkeit zur Beendigung

— medikamentös therapierefraktärer supraventrikulärer und ventrikulärer Tachykardien und

— zur Effektivitätskontrolle einer antiarrhythmischen Pharmakotherapie durch programmierte Stimulation.

Die **Art der Impulszuführung** zum Herzen kann auf unterschiedliche Weise erfolgen und ist abhängig von den technischen Möglichkeiten, den Erfahrungen und manuellen Fertigkeiten des Arztes und von der Dringlichkeit und damit gebotenen Geschwindigkeit einer effektiven Stimulation.

6.2.2.1. Die mechanische Reizung des Herzens

Sie erfolgt durch Faustschlag („chest thumb") auf die absolute Herzdämpfung und kann in akuten Notfällen den Zeitraum bis zur effektiven Elektrostimulation überbrücken. Es wird oftmals vergessen, daß bei einer akuten Bradykardie mit Synkope nicht sofort — insbesondere, wenn die Atemfunktion intakt ist — mit einer Herzmassage begonnen werden muß. Kräftige Faustschläge können vom Herzen sehr wohl mit einer elektrischen Aktivität und normalen Kontraktionen beantwortet werden. Auf diese Weise können Rippenfrakturen vermieden werden. Nicht selten gelingt es, auch supraventrikuläre und sogar Kammertachykardien mit dieser Methode zu beenden.

6.2.2.2. Die transthorakale Stimulation über großflächige Elektroden

Dieses von Zoll et al. (399, 400) entwickelte Verfahren gehört zu den ältesten Methoden der Notfallstimulation. Nachdem dieses Stimulationsprinzip durch die transvenöse und ösophageale Reizung verdrängt wurde und sogar als überholt galt (274), bahnt sich gegenwärtig eine Renaissance dieser Methode an (237).
Während in der ersten Anwendungsperiode (399) Elektroden mit einem Durchmesser von 20—30 mm und elektrische Impulse einer Breite von 2 ms und 50 bis 200 V Spannung verwendet wurden, sind jetzt wesentliche Verbesserungen der Reizapplikation eingeführt. Diese bedingen eine bedeutsame Verminderung der Schmerzbelästigung des Patienten und ermöglichen eine effektivere Kontrolle des Reizerfolges.
Die Senkung der Schmerzgrenze wurde ermöglicht durch die Anwendung großflächiger Elektroden von 80 bis 100 mm Durchmesser und die Abgabe von Stromstößen mit großer Impulsbreite (30 bis 40 ms) mit geringerem Spannungsbedarf. Moderne Stimulatoren zur transthorakalen Reizung besitzen ferner die Möglichkeit zu einer gesteuerten Impulsabgabe, einer störungsfreien Überwachung der Effektivität der Reizbeantwortung durch eine

„blanking unit" und einen bedarfsweisen Papierausschrieb (237, 400).
Die Vorteile der transthorakalen Stimulation sind offenkundig: Sie ist schnell und ohne großen zusätzlichen apparativen Aufwand auch durch einen in invasiven Techniken ungeübten Arzt durchführbar und kann im Notfall die Zeit bis zur sicheren Betreuung des Patienten überbrücken. Dieses Verfahren ist ferner geeignet zur Elektrostimulation bei bedrohlichen Bradykardien unter Narkosen und im Rettungswagen bis zur Ankunft in einer stationären Einrichtung. Die transthorakale Stimulation hat sich gleichfalls zur Terminierung supraventrikulärer und ventrikulärer Tachykardien als geeignet erwiesen (237).

6.2.2.3. *Die transthorakale Stimulation über Einstichelektroden*

Sie ist ausschließlich im absoluten Not- und Reanimationsfalle indiziert, wenn keine anderen Möglichkeiten zur Verfügung stehen und ist infolge einer blinden Punktionstechnik mit möglicher Verletzung von Koronararterien oder -venen mit konsekutivem Hämatoperikard und Herzbeuteltamponade bzw. der Gefahr eines Pneumothorax sehr komplikationsbelastet. Sie kann jedoch auch lebensrettend sein (274).
Die Punktionsrichtung sollte immer auf die rechte Herzkammer zielen. Es wird daher im 4. oder 5. Intercostalraum links unmittelbar neben dem Sternum in Richtung kranial und medial punktiert, bis über die behutsam vorgeführte Punktionsnadel Herzpulsationen verspürt werben. Nach weiterem Vorführen der Kanüle bis zur Aspiration venösen Blutes wird eine bi- oder auch unipolare Elektrode durch das Lumen der Nadel intrakavitär appliziert. Die exakte Lagerung der Elektrode sollte jedoch erst nach Entfernung der Punktionsnadel über die Katheterelektrode erfolgen, um Amputationen derselben zu vermeiden. Auch eine rein myokardiale Reizung mit Einführung dünner Sonden in den Perikardraum oder intramyokardial ist möglich.

6.2.2.4. *Die transösophageale Reizung*

Die transösophageale Reizung hat das oben beschriebene Verfahren fast vollständig verdrängt. Die Reizzuführung ist methodisch einfach, schnell und ohne bedeutsame Komplikationen realisierbar (9, 106, 245, 274). Zur dringlichen Therapie bradykarder Herzrhythmusstörungen gehört eine Ösophaguselektrode mit geeignetem Stimulator in jeden Rettungswagen, jede Notaufnahmestelle und in den Operationssaal. Ein längerdauernder Einsatz dieses Verfahrens ist jedoch nicht möglich, da infolge bisweilen hoher erforderlicher Spannungen schmerzhafte Zwerchfellkontraktionen induziert werden und die linksventrikuläre Reizung nicht ausreichend stabil ist.
Die genannten Nachteile können durch Anwendung großflächiger Elektroden mit Ballon zur Erhöhung des Wandkontaktes gemindert oder überwunden werden (245).
Das Verfahren der Ösophagusstimulation ist ferner einsetzbar zur Diagnostik (Sinusknotenfunktionsprüfung, globale maximale Av-Leitfähigkeit) und therapeutisch zur Unterbrechung oder Therapiekontrolle paroxysmaler Tachykardien.

6.2.2.5. *Die transvenös-intrakavitäre Elektrostimulation*

Sie gehört seit langem zu den am häufigsten geübten Methoden und ist durch den Geübten gleichfalls schnell und effektiv einsetzbar, ist jedoch an klinische Bedingungen, ein steriles Arbeiten und einen erweiterten apparativen Aufwand (EKG-Registriergerät mit Monitor, Defibrillator) sowie einen Arbeitsplatz, der den Anforderungen der elektrischen Sicherheit genügt, gebunden (274). Der Vorteil der Methode basiert auf der Möglichkeit einer temporären Stimulation über lange Zeitintervalle.

Zur Applikation der intrakavitären Elektrode sind mehrere Zugangswege möglich:

— Die Elektrodeneinführung über die *V. basilica* oder *V. mediana* kann, auch wenn die Punktion leicht gelingt, Schwierigkeiten bereiten. Verfängt sich der Katheter in Venenklappen, kann dies schmerzhafte Venenspasmen provozieren, die die Elektrode „einmauern" und ein weiteres Vorführen unmöglich machen. Oftmals kommt es zu einem Hindernis bei der Passage der Axilla, das durch Rotation oder Abduktion des Armes überwunden werden kann. Ferner ist die Sonde durch den langen intravasalen Weg mit zahlreichen Biegungen auch intrakardial nur sehr schwer dirigierbar, so daß deren Einführung in den rechten Ventrikel nur nach zahlreichen Versuchen gelingen kann. Auch ist eine effektive Stimulation über längere Zeitintervalle zumeist nicht ausreichend stabil, da die Dislokationsrate hoch ist. Die Häufigkeit von Reizungen der Venenwand und die Rate von Thrombophlebitiden ist höher.

Die Applikation von Elektroden über die Armvenen sollte aus den genannten Gründen überwiegend nur zur diagnostischen Stimulation, bei nur kurzzeitig erforderlicher Reizung (Narkose, Kardioversion, Tachykardieunterbrechung) oder bei fehlenden Fertigkeiten des Arztes in alternativen Punktionstechniken angewandt werden.

— Die Katheterapplikation über die *V. subclavia* setzt ein fortdauerndes Training des Arztes voraus. Nur auf diese Weise ist die Komplikationsrate wirksam zu senken. Unter dieser Voraussetzung ist der Zugangsweg über die V. subclavia zumeist schneller ausführbar und bietet die Möglichkeit zu einer Stimulation über Tage und Wochen bei geringer Dislokationshäufigkeit. Auf Dauer ist auch die Belästigung für den Patienten geringer.

Die V. subclavia kann nach folgender Methodik punktiert werden (142): Bei dem von uns geübten Verfahren der intraklavikulären Punktion wird nach einer Lokalanästhesie an der Grenze von medialem zum lateralen Drittel der Clavicula in Richtung medial, dorsal und leicht kranial punktiert (Abb. 6.6.). Unabhängig davon, ob mit stumpf angeschliffenen weitlumigen oder Seldinger-Kanülen punktiert wird, sollte eine Injektionsspritze aufgesetzt werden, um der Gefahr einer Luftembolie vorzubeugen. Ist die Vene erfolgreich punktiert, füllt sich der Spritzenkolben unter dem fortlaufend ausgeübten Sog mit venösem Blut. Dies ist bisweilen nicht der Fall, wenn bei Patienten mit einem festen Ligamentum costo-claviculare fibröse Anteile dieses Bandes ausgestanzt werden und das Lumen der Punktionsnadel verlegen. Es ist daher sinnvoll, nach mehreren erfolglosen Punktionsversuchen die Durchgängigkeit der Kanüle zu kontrollieren. Ist jedoch das Gefäß eindeutig punktiert, kann entweder der Stimulationskatheter selbst oder der Führungsdraht eingeführt werden. Gelingt dies nicht ohne Widerstand, liegt die Kanülenöffnung wandständig. Durch Rotation der Punktionsnadel um deren Längsachse oder einen leichten Rückzug kann die Applikation erleichtert werden. Wird mit weitlumigen Kanülen punktiert, kann die Elektrode blind oder unter Sicht eines Röntgen-Bildwandlers bis in die obere Hohlvene vorgeführt werden. Dann sollte die Punktionsnadel entfernt werden, um bei allen weiteren Kathetermanipulationen eine Verletzung der Elektrode oder gar Amputation am scharf geschliffenen Nadelende zu vermeiden.

Bei Anwendung der Seldinger-Technik kann über den liegenden Führungsdraht eine Katheterschleuse appliziert werden.

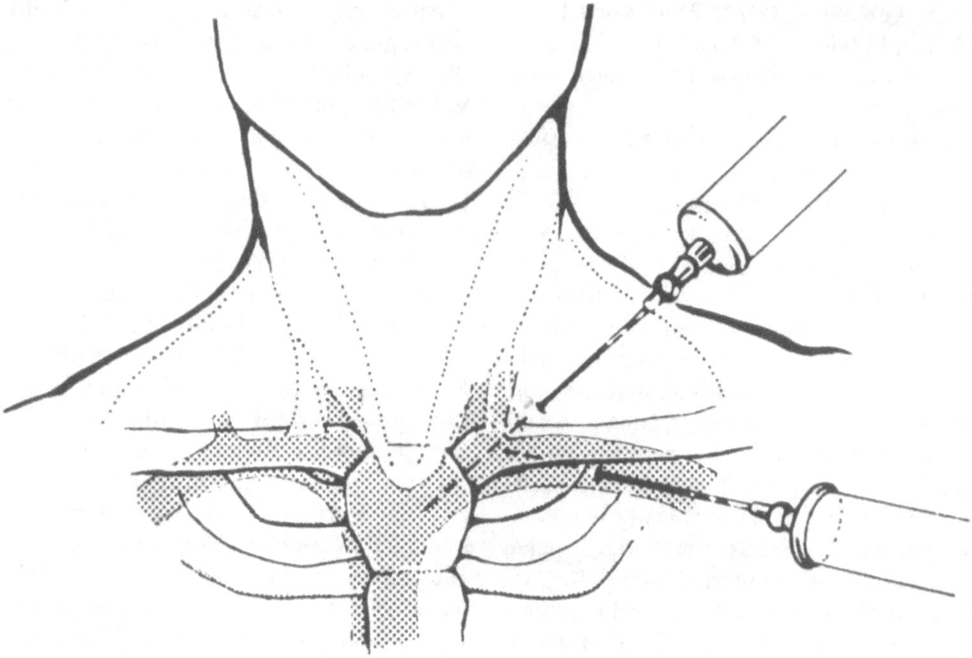

Abb. 6.6. Schematische Darstellung von Punktionsort und -richtung zur Sondierung der Vena subclavia.

Durch diese ist dann gefahrlos eine Vorführung der Elektrodensonde möglich.
Die Punktionstechnik der V. subclavia ist nicht ohne Komplikationen durchführbar (12). Beim Ungeübten sind Fehlpunktionen der Arterie mit nachfolgendem Hämatothorax möglich. Derartige Zwischenfälle lassen sich nur schwer kontrollieren, da eine Kompression der Arterie unmöglich ist. Eine Verletzung der Pleurakuppel mit Pneumothorax kann vorhergesagt werden, wenn sich der Spritzenkolben unter der Punktion mit Luft füllt. Um einen späten Eintritt des Pneumothorax zu erkennen, sollte routinemäßig 24 Stunden nach jeder Sondierung der V. subclavia eine Röntgenaufnahme des Thorax angefertigt werden. Luftembolien lassen sich bei sachgemäßer Technik vermeiden. Auf eine streng aseptische Arbeitsweise ist zu achten.

— Der Zugangsweg über die *V. femoralis* ist technisch einfacher und arm an Komplikationen. Nach Lokalanästhesie der Regio inguinalis wird nach Hautinzision vorzugsweise mittels Seldinger-Technik die medial der palpablen Arterie liegende Vene punktiert und der Führungsdraht appliziert. Ein Stop im Beckenbereich oder am Übergang der V. iliaca zur V. cava inferior läßt sich zumeist durch eine Schlaufenbildung oder mit vorgekrümmtem Führungsdraht überwinden.
Die Nachteile dieses Zuganges sind eine häufigere Dislokation der Elektrode, eine ungünstigere Fixation und die Schwierigkeit, eine längerdauernde Antiseptik zu gewährleisten. Aus diesen Gründen bevorzugen wir die V. femoralis-Punktion ausschließlich für elektrische Interventionen von kürzerer Dauer (programmierte Stimulation, Tachykardieterminierung).

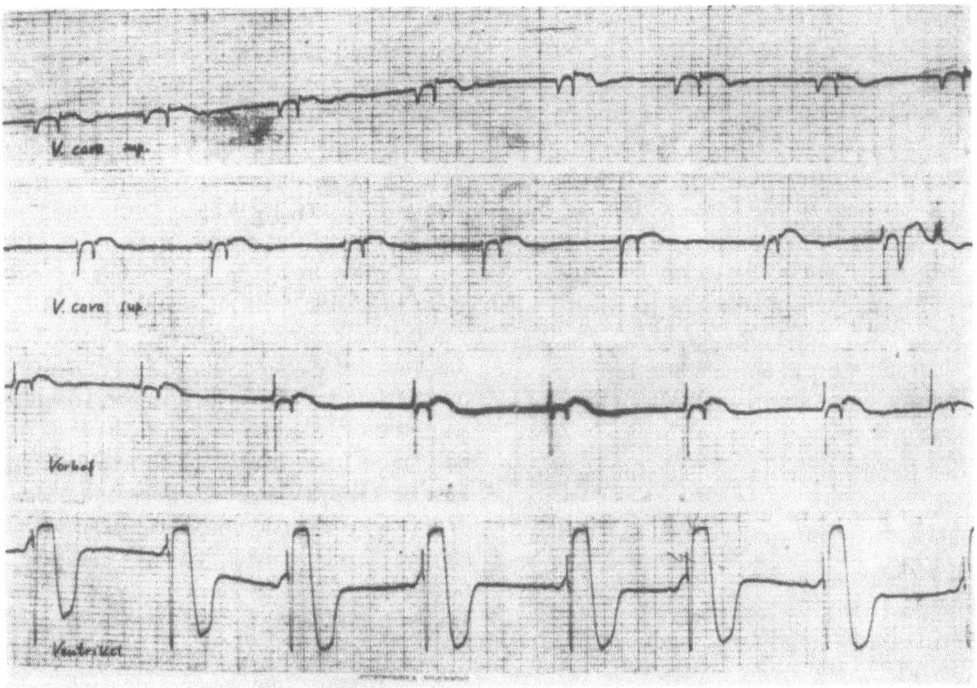

Abb. 6.7. Intravasale und intrakardiale unipolare Elektrogramme als Orientierungsmerkmal bei der Lagerung einer einschwemmbaren Stimulationssonde (Erläuterungen siehe Text).

Nach Entfernung der Elektrode sollte für 4 Stunden ein Druckverband angelegt werden.

Die exakte **Plazierung der Elektrode im Herzen** kann auf unterschiedliche Weise erfolgen:

– Steht kein Röntgen-Bildwandler zur Verfügung, kann man sich anhand des über die Katheterspitze abgeleiteten *Endo-EKG* orientieren. Bei Lage der Elektrode in der oberen Hohlvene (Abb. 6.7.) findet sich ein dem Oberflächen-EKG identisches Bild mit der Ausnahme, daß die P-Welle negativ ist. Wird der Vorhof erreicht, erscheint ein spitzer und zumeist biphasischer Spike des atrialen Potentials bei vergleichsweise kleinem Kammerkomplex. Dieses Elektrogramm schwindet, wenn der Katheter weiter vorgeführt wird und in die untere Hohlvene gelangt. Dann findet sich ein EKG mit kleiner positiver P-Welle und einem Kammerpotential von hoher Amplitude. Gelangt die Elektrode jedoch in den rechten Ventrikel, ist ein Endo-EKG mit einem sehr kleinen atrialen Elektrogramm und einem Kammerpotential von sehr großer Amplitude registrierbar. Dieses ist, wenn ein fester Kontakt zum Endokard besteht, sogar monophasisch deformiert (Abb. 6.7.).

Diese Technik der Katheterlokalisation bedarf einiger Übung, da das intravasal bzw. -kavitär abgeleitete Elektrogramm schnell erkannt werden muß, um auf dieser Grundlage alle weiteren Manipulationen zielgerichtet auszuführen. In der Hand des Trainierten führt diese Methode jedoch, insbesondere bei Anwendung einschwemmbarer Elektroden, schnell und risikoarm zum Erfolg.

– Werden Katheter mit Lumen eingesetzt, ist es möglich, sich anhand der *Druckkurven* zu orientieren. Wir verwenden diese Variante nicht, da sie an einen zusätzlichen apparativen Aufwand gebunden ist. Ferner ist diese Methode risikoreicher. Elektrodenkatheter mit Lumen sind zumeist recht starr, so daß bei blinder Manipulation eine gewisse Perforationsgefahr nicht auszuschließen ist.

— Am einfachsten ist die Lagerung von Elektroden unter *Röntgensicht*. Bei Verwendung starrer Sonden ist das Vorhandensein eines Röntgen-Bildwandlers vorauszusetzen.

Der **Ort der Stimulation** ist abhängig von der Zielstellung der diagnostischen oder therapeutischen Intervention:

— Ist eine temporäre Stimulation zur Prophylaxe oder Therapie einer bedrohlichen Bradykardie angestrebt, sollte die Spitze der Elektrode in der Spitze der rechten Kammer liegen. Hier ist die Dislokationsgefahr am geringsten. Dieser Stimulationsort ist gleichfalls zu bevorzugen beim Versuch der Terminierung einer Kammertachykardie oder in Ausnahmefällen einer supraventrikulären Tachykardie (Erregungskreisen unter Einschluß des Av-Knotens oder einer akzessorischen Bahn).

— Bei erforderlicher atrialer Reizung zur Bradykardie-Therapie oder angestrebter Tachykardieterminierung ist eine konstante Lagerung bisweilen schwierig. Mit Schwemmkathetern kann dies sogar unmöglich werden. Die stabile Fixierung der Elektrode ohne Gefahr der Dislokation in die Kammer ist wichtig, wenn mit hochfrequenter Stimulation bzw. „burst pacing" eine Tachykardie unterbrochen werden soll. In derartigen Fällen kann eine Verlagerung der Sonde in den Ventrikel zur Auslösung eines Kammerflatterns führen. Auch unter einer Bradykardie-Therapie oder -prophylaxe ist eine instabile Elektrodenlage gleichfalls risikoreich, da die Stimulation ineffektiv werden kann.

Um derartigen Zwischenfällen vorzubeugen, bieten sich zwei Auswege an: 1. Die Elektrode wird, ohne daß Schlingen bestehen, ausschließlich bis in den oberen Vorhof unmittelbar bis zur Einmündung der V. cava superior vorgeführt. Hier sind jedoch, da der Katheter atemabhängig und im Blutstrom flottiert, höhere Spannungen mit dem Risiko unangenehmer Phrenikusreizungen erforderlich. 2. Es werden halbstarre Elektroden verwendet, die von der V. femoralis aus an das obere interatriale Septum oder das Herzohr angestemmt werden.

Soll eine temporäre **Elektrostimulation über längere Zeitintervalle** ausgeführt werden, ist eine Fixation der Elektrodensonde an der Punktionsstelle durch Hautnaht notwendig. Nach Abdecken mit sterilem Verbandsmaterial sollte die Punktionsstelle durch einen Pflasterverband abgesichert werden, um einer Infektion entlang des Katheters vorzubeugen. Die Elektrodenpole sind im Sinne der elektrischen Sicherheit zu isolieren und der externe Schrittmacher vor dem Eintritt von Flüssigkeiten (Infusionslösungen, Getränke) durch einen Plastebeutel zu schützen.

Zur temporären Stimulation sind unterschiedliche **Schrittmachertypen** einsetzbar:

— Für eine antibradykarde Elektrostimulation werden von mehreren Firmen etwa gleichwertige Geräte angeboten. Sie sollten die Möglichkeit einer stufenlosen Frequenzeinstellung zwischen 40 und 200 Impulsen/min, eine Eingangsempfindlichkeit zwischen 0,5 und 3 mV regelbar und eine in den Grenzen zwischen 0 und 20 V regelbare Ausgangsspannung besitzen. Die Funktionstüchtigkeit der Batterie muß extern leicht überprüfbar sein. Moderne Schrittmacher bieten unter Verwendung spezieller Elektroden (vierpolig) die Möglichkeit zur atrial getriggerten Kammerstimulation (VAT) oder einer bifokalen Reizung (DDD).

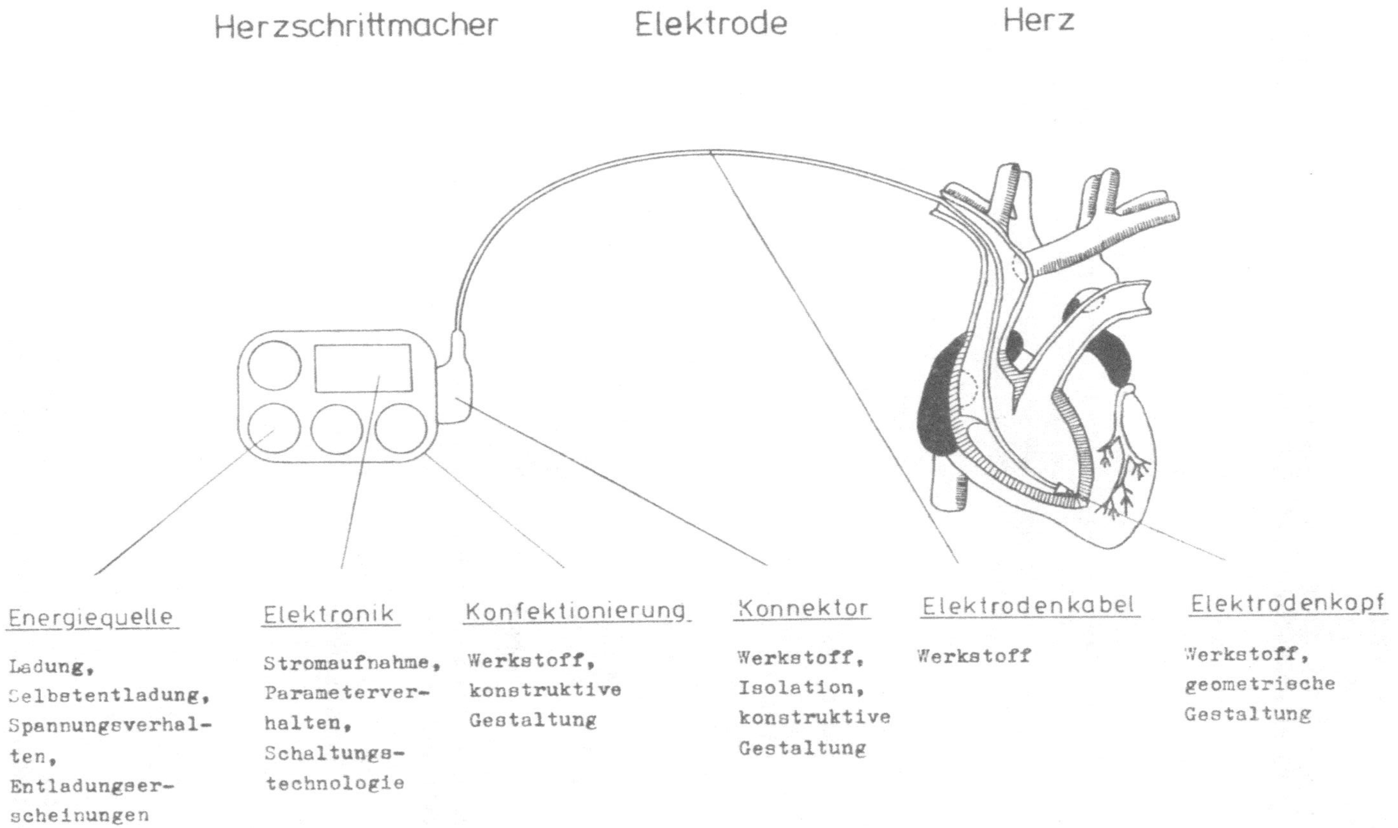

Abb. 6.8. Schematische Darstellung der die Lebensdauer eines Schrittmachers beeinflussenden Faktoren (OTTE (274) mit Genehmigung des Autors).

— Für die antitachykarde Schrittmachertherapie sind höhere Anforderungen an den Stimulator zu stellen. Zusätzlich zur regelbaren Eingangsempfindlichkeit und Ausgangsspannung muß die Frequenz zwischen 0 und 1000 Impulsen/min einstellbar sein. Der Schrittmacher sollte zur Abgabe zeitlich definierter vorzeitiger Einzel-, Doppel- und Dreifachimpulse mit automatischer Verkürzung oder Verlängerung des Kupplungsintervalles geeignet sein. Diese Forderungen werden von den meisten Universalstimulationsgeräten erfüllt.

6.2.3. Die permanente Elektrostimulation

Die Therapie mit implantierbaren Schrittmachern ist zu einem Routineverfahren der Kardiologie entwickelt worden. So wurden in den vergangenen 20 Jahren die Implantations- und Elektrodeninsertionsmethoden optimiert, die Lebensdauer der Energiequellen verlängert und Masse und Volumen der Aggregate in einen akzeptablen Bereich gesenkt.

6.2.3.1. Technische Voraussetzungen

Die **Energiequellen** beeinflussen am deutlichsten die Funktionsdauer eines Schrittmachers (274) (Abb. 6.8.). So war beim Einsatz der Zink-Quecksilberoxid-Elemente in den ersten Jahren noch mit einem häufigen Aggregatewechsel mit den damit verbundenen spezifischen Komplikationen (Synkopen, Wundheilungsstörungen, Sekundärinfektionen) zu rechnen. Auch die Gasentwicklung und die unzureichend sichere Kapselung führten zu Problemen. Diese konnten durch die Einführung der Lithiumzellen mit einer langen Lebensdauer, einer geringen Tendenz zur Selbstentladung und fehlender Gasentwicklung überwunden werden. Auf diese Weise beträgt die Funktionsdauer der modernen Generatoren etwa 10 Jahre.

Die elektronische Weiterentwicklung der **Schaltkreise** führte zu einer Verminderung des Energieverbrauches um mehr als das 10fache. Auch die Funktionszuverlässigkeit nahm von der diskreten Schaltungstechnik (10^{-5} Ausfälle/Std.) über die bipolare Hybridtechnik zu den modernen monolithischen Funktionsblöcken der CMOS-Hybridtechnik (10^{-7} Ausfälle/Std.) deutlich zu, und die Konfektionierung erreichte optimale Bedingungen. So können auf einer Fläche von 2,5 mm^2 bis zu 100 Bauelemente einer Schaltung enthalten sein (274).

Die **Werkstoffe** des Schrittmachergehäuses müssen eine gute Gewebeverträglichkeit zeigen, korrosionsfest und leicht verform- und schweißbar sein, um einen sicheren Abschluß gegenüber dem Gewebe zu sichern. Hier hat sich neben Kobaltlegierungen insbesondere Titan bewährt.

Die implantierbaren **Elektroden** wurden hinsichtlich der Größe und Geometrie des Elektrodenkopfes verbessert (355). Beide Faktoren haben Rückwirkungen auf die Reizschwelle infolge einer geänderten Stromdichte. Je kleiner die Oberfläche ist, um so höher ist die Stromdichte und um so niedriger ist die erforderliche Ausgangsspannung und Impulsbreite. Andererseits besteht bei einer kleinen Oberfläche eine erhöhte Gefahr der Zerstörung der Elektrode.

Auch die Fixationsprinzipien wurden durch Einführung von Bürsten-, Widerhaken- oder Schraubenelektroden optimiert und damit eine Implantation auch im Vorhof möglich.

6.2.3.2. Implantationstechniken

Die **transvenös-endokardiale Implantationstechnik** hat sich für den Regelfall durchgesetzt. Sie ist bei den überwiegend älteren und auch myokardial geschädigten Patienten ohne großes Risiko in Lokalanästhesie ausführbar.

Die Elektrode kann auf unterschiedliche Weise appliziert werden (332):

— Als häufigster Zugangsweg wird die V. cephalica gewählt. Diese wird nach Kutanschnitt im Fettgewebe des Sulcus deltoideo-pectoralis aufgesucht und freipräpariert. Nach Unterbindung und Eröffnung kann die mittels Mandrin verstärkte Endokardsonde über die V. subclavia und V. cava superior in das Herz vorgeführt werden. Zur intraventrikulären Lagerung gelingt es, durch Bildung einer Schlinge im Vorhof oder ein vorgekrümmtes Mandrin zumeist problemlos die Valvula tricuspidalis zu überwinden und die Spitze der rechten Kammer zu erreichen. Die Lagerung der Elektrode im Vorhof ist abhängig vom gewählten Fixationsprinzip. Als Implantationsort eignen sich das Herzohr (Widerhakenelektrode) oder die oberen Anteile des interatrialen Septums (Schraubelektrode). Zur exakten Lagerung sind zumeist wenig flexible vorgeformte Applikationshülsen erforderlich.

— Zunehmender Beliebtheit erfreut sich die Einführung der Endokardsonde über die V. subclavia (379). Diese wird mittels Seldinger-Technik punktiert und über den primär applizierten Seldinger-Draht ein Applikator eingeführt. Über diesen ist dann die Elektrode einfach und schnell im Herzen plazierbar.

— Nur in Ausnahmefällen macht sich eine Freilegung der V. jugularis externa oder interna erforderlich.

Alle Manöver der Elektrodenlagerung sind vorsichtig auszuführen, da die mit einem Mandrin versteifte Sonde Gefäße oder das Myokard perforieren kann. Jede Manipulation sollte mittels Röntgen-Bildwandler überwacht werden. Nach Lagerung der Endokardsonde werden die Effektivität der Reizung kontrolliert und die Reizschwelle ermittelt. Diese sollte bei einer Impulsbreite von 1 ms weniger als 1 V betragen (19).

Ist die Stimulation optimal, wird die Elektrode am Gefäßeintritt durch mehrfache Naht fixiert, das Schrittmacherbett präpariert, das Aggregat subkutan gelagert und die Schrittmachertasche mit nichtresorbierbarem Nahtmaterial verschlossen.

Die **epikardiale oder myokardiale Implantationstechnik** mittels Pericardiotomia inferior ist extremen Ausnahmen vorbehalten (332). Sie ist jedoch indiziert, wenn infolge extrem hoher Reizschwellen (Endokardfibrose) eine endokardiale Stimulation nicht gelingt oder wenn im Rahmen eines erforderlichen kardiochirurgischen Eingriffs eine Schrittmachertherapie notwendig wird.

6.2.3.3. Komplikationen der Schrittmachertherapie

Die Schrittmachertherapie ist ein insgesamt komplikationsarmes Behandlungsverfahren (15). Trotzdem ist die Kenntnis aller Möglichkeiten erforderlich, um diese rechtzeitig zu erkennen und geeignete Gegenmaßnahmen einzuleiten. Bei der derzeitigen Verbreitung der Schrittmachertherapie kann jeder Kardiologe und Internist unerwartet mit Komplikationen und deren zum Teil vital gefährdenden Folgen konfrontiert sein. Aus diesem Grunde sollen Störungen der Stimulation ausführlicher dargestellt sein.

Bereits **intraoperative oder perioperative Komplikationen** können, werden sie nicht rechtzeitig erkannt, folgenschwer sein. Dies trifft insbesondere für

— die *Myokardperforation mit Herzbeuteltamponade* zu. Sie kann intraoperativ durch ein robustes Vorführen der durch das Mandrin versteiften Endokardsonde provoziert werden. Diese Situation liegt vor, wenn die Elektrode unerwartet am Rande der Herzsilhouette nach kranial oder kaudal (innerhalb des Herzbeutels) dem Vorschub ausweicht. Dieses Röntgenbild ist typisch und hat lediglich eine gewisse Ähnlichkeit mit der Lage der Sonde im Koronarvenensinus, mit der Ausnahme, daß in diesem Falle die Elektrode bei Vor- und Rückzug wie „geschient" den gleichen Weg nimmt. Trotz Perforation des Myokards tritt jedoch nur selten eine bedrohliche Herzbeuteltamponade ein. Kann jedoch eine typische Verbreiterung des Herzschattens mit aufgehobenen Randpulsationen, Blutdruckabfall und venöser Einflußstauung nachgewiesen werden, sollte rasch eine Drainage des Perikardraumes mittels Katheter erfolgen. Ein dringlicher kardiochirurgischer Eingriff ist zu planen für den Fall, daß die Blutung nicht sistiert.

— *Herzrhythmusstörungen* können spontan eintreten oder durch die Manipulationen mit der Endokardsonde provoziert werden. Um derartigen Ereignissen vorzubeugen, sollte bei gefährdeten Patienten eine Implantation unter dem Schutz einer temporären Stimulation erfolgen.

Aber auch bei nur intermittierenden höhergradigen Bradykardien infolge eines Av- oder intraventrikulären Leitungsblocks besteht ein gewisses Risiko, daß artifiziell induzierte Salven ventrikulärer Extrasystolen einen totalen Leitungsblock und damit eine Synkope auslösen. Bei Patienten mit Linksschenkelblock kann ein derartiges Ereignis durch Druck der Endokardsonde auf den rechten Schenkel während der Passage der Tricuspidalklappe provoziert werden. Unter der Verankerung des Elektrodenkopfes im Trabekelsystem wird in seltenen Fällen ein Kammerflimmern ausgelöst, das eine sofortige Defibrillation erforderlich macht. Aus den genannten Gründen müssen im Implantationsraum alle Voraussetzungen einer kardio-pulmonalen Reanimation zur Verfügung stehen.

— *Pneumothorax* und *Luftembolien* sind seltene Komplikationen bei Elektrodenapplikation über die V. subclavia oder die Vv. jugularis interna bzw. externa. Beide können durch den geübten Operateur fast vollständig vermieden werden.

— Die *primäre Elektrodendislokation* gehört zu den häufigsten perioperativen Komplikationen (240, 247, 341). Sie ist zum Teil unvermeidbar und wird insbesondere bei Patienten mit großen Herzhöhlen und rarefiziertem Trabekelwerk unter einer Insuffizienzkonstellation beobachtet. Die Dislokationshäufigkeit kann gesenkt werden, wenn präoperativ systematisch bei allen Patienten und, falls erforderlich, unter einer temporären Stimulation eine Rekompensation abgewartet wird.

— Diese Komplikation macht einen operativen Korrektureingriff erforderlich. Dies kann in gleicher Weise bei einer *primären Reizschwellenerhöhung* mit ineffektiver Stimulation oder für Patienten mit äußerst lästigen *Reizungen des Zwerchfells oder der Pectoralismuskulatur* (191) notwendig sein. Derartige Komplikationen können jedoch bei programmierbaren Geräten durch Änderungen der Ausgangsspannung und/ oder Impulsbreite korrigiert werden (155). Ist dies nicht möglich, kann eine frühzeitige Erhöhung der Reizschwelle oftmals durch eine kurzzeitige und hochdosierte Gabe von Glukokortikoiden zur Verminderung der Gewebsreaktion am Sondenkopf beherrschbar sein (186). Gelingt dies nicht, ist eine Umlagerung der Endokardsonde angezeigt (321). Diese ist auch bei nicht beherrschbaren Zwerchfellstimulationen nicht zu umgehen. Zur Vermeidung der Pectoralisreizung kann die als Anode wirkende Metallkapsel des Schrittmachers einseitig durch Kunststoffmaterial ummantelt werden.

— *Infektionen des Schrittmacherbettes* gehören zu den gefürchteten Früh- und Spätkomplikationen der Schrittmachertherapie. Während die frühe Infektion zumeist auf eine unexakte operative Antiseptik zurückführbar ist, werden späte Infektio-

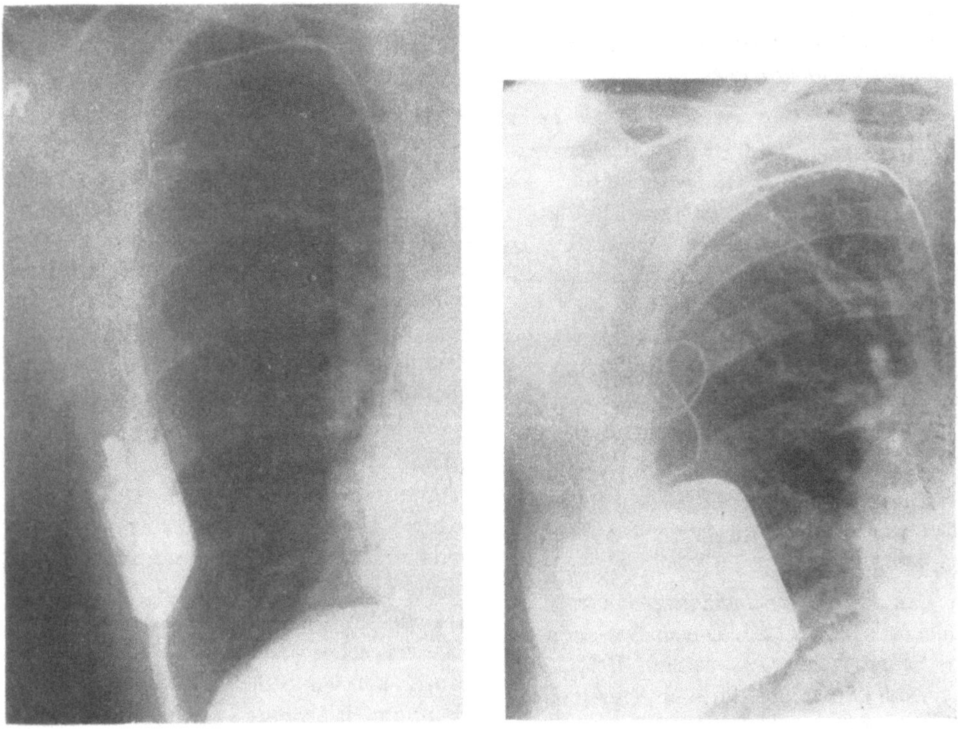

Abb. 6.9. Fraktur einer Endokardsonde an typischem Ort als Ursache eines Stimulationsausfalles.

nen durch Wundheilungsstörungen und Drucknekrosen vorbereitet. Durch die Volumenabnahme der modernen Generatoren ist diese Komplikation seltener geworden. Findet sich jedoch eine Infektion der Schrittmachertasche mit oder ohne Fistelbildung oder Perforation, läßt sich eine möglichst radikale Entfernung der Elektrode und des Aggregates nicht umgehen. Da sich die Infektion entlang der Sonde weiter ausbreiten kann, sollte — falls irgend möglich — auch die gesamte Endokardsonde entfernt oder aber weit im gesunden Gewebe gekappt und der Rest fixiert werden. Anschließend ist unter streng aseptischen Bedingungen eine Neuanlage des Stimulationssystems auf der kontralateralen Seite oder gar in der Rektusscheide notwendig.

Zu den **Spätkomplikationen** gehören:

— *Elektrodenfrakturen.* Sie treten infolge eines Materialfehlers oder durch Ermüdung infolge fortwährender Zug-, Druck- oder Abscherspannungen in der Nähe des Adapters, unmittelbar an der Fixationsstelle der Gefäßmündung, aber auch intrakardial im Bereich der Tricuspidalklappe auf. Elektrodenbrüche sind im Röntgenbild in zwei Strahlengängen oder in Zielaufnahmen erkennbar (Abb. 6.9.). Sie sind die häufigste Ursache des späten Stimulationsausfalls bei funktionstüchtigem Generator. Im Regelfalle ist der Defekt operativ zugängig und kann durch ein Kopplungsstück überbrückt werden.

— *Isolationsdefekte der Elektrode* und *Adapterdiskonnektionen* sind klinisch schwer erkennbar. Sie werden überwiegend intraoperativ bei ansonsten nicht erklärbaren Stimulationsausfällen erkannt und sind leicht korrigierbar.

— Die *Penetration der Endokardsonde* in den Perikardraum oder den linken Ventrikel gehört zu den Seltenheiten. Als Folge kann eine ineffektive Stimulation resultieren. Während die Penetration in den Perikardraum zumeist mit einem Perikardreiben einhergeht, ändert sich bei linksventrikulärer Lage des Sondenkopfes das EKG-Bild der stimulierten Aktion von einer linksschenkelblock- zu einer rechtsschenkelblockartigen Deformierung des QRS-Komplexes.

— Eine Retraktion der Elektrode sollte nur unter kardiochirurgischer Bereitschaft erfolgen.

— Das *Pacemaker-Twiddlers-Syndrom* ist gleichfalls selten (24). Durch Bewegungen des Schrittmachers in seinem Bett kann die Endokardsonde um das Aggregat gewickelt werden und führt folglich zu einer Retraktion der Sonde vom Insertionsort; es resultiert eine ineffektive Stimulation. Dieser Sachverhalt ist röntgenologisch unschwer diagnostizierbar.

— *Elektronische Defekte* des Generators infolge von Fabrikationsfehlern sowie ein unerwarteter *vorzeitiger Batterieausfall* bei termingerechten Kontrollen der Schrittmacherfunktion werden im Vergleich nur noch selten beobachtet. Beide machen sich zumeist durch einen zuerst intermittierenden Ausfall der Sensing- und/oder Stimulationsfunktion bzw. einen Abfall der Automatierate bemerkbar. Patienten, die auf ihre permanente Stimulation angewiesen sind, bemerken an diesen frühen Anzeichen zumeist eine sich anbahnende Störung und suchen ihre Dispensaire auf.

— Treten bei Trägern von Demand-Schrittmachern (AAI, VVI, DDD) bei intakter Funktion des Generators und der Elektrode Synkopen oder schwere Schwindelzustände auf, muß an eine *Schrittmacherinhibition durch Muskelpotentiale* gedacht werden (111, 388). Diese ist zumeist durch typische Armbewegungen ausgelöst und kann durch EKG-Kontrolle nachvollzogen werden. Ferner können derartige Symptome, wenn auch in geringerer Ausprägung, durch ein *Schrittmacher-Syndrom* verursacht sein. Hierunter wird ein plötzlicher Abfall des Herzzeitvolumens bei retrograder Vorhoferregung unter Kammerstimulation mit Vorhofpfropfung verstanden.

— Weitere Störungen der Impulsabgabe infolge Inhibition sind durch elektromagnetische Felder möglich (39, 225). Sie haben jedoch nach zahlreichen Sicherheitsvorkehrungen nur noch geringe klinische Relevanz. Durch die hermetische Abriegelung der Schaltung durch die als FARADAYscher Käfig wirkende Metallkapsel können Störgrößen ausschließlich über die Elektrode vermittelt werden. Dieser Eingang ist jedoch durch Einsatz selektiver Steuerverstärker ausreichend geschützt. Treten supernormale kontinuierliche Störungen ein, schalten die üblichen Generatoren auf eine festfrequente Impulsabgabe um. Spezielle Informationen zu diesem Problemkreis sind in Monographien zur Schrittmachertherapie einholbar (18, 236, 274).

6.2.4. Dispensaireüberwachung von Schrittmacherträgern

Nach Implantation eines elektrischen Impulsgebers ist zwar die oft lebensbedrohliche Herzrhythmusstörung symptomatisch behandelt. Die der Arrhythmie zugrunde liegende kardiale Erkrankung bedarf jedoch einer weiteren Therapie. Ferner handelt es sich auch bei den modernen Aggregaten um komplizierte und daher auch störanfällige Geräte, die trotz der erheblich verlängerten Funktionsdauer der Energiequellen eine kontinuierliche Überwachung erfordern. Es ist daher sinnvoll, wenn sich Schrittmacher-Patienten in regelmäßigen Abständen in einer spezialisierten Arrhythmie- oder Pacemaker-Dispensaire vorstellen.

In jeder Konsultation sind die Symptomatik, der Schweregrad und die Effektivität der Behandlung des Grundleidens, der Lokalbefund der Schrittmachertasche, die Funktion des Generators hinsichtlich seiner Sensing- und Stimulationsfunktion und bei programmierbaren Geräten die Stabilität der eingestellten Funktionen sowie der Ladungszustand der Batterie zu kontrollieren. Unter dieser Zielstellung ist eine aktuelle Anamnese zu erheben, es sind eine kursorische klinische Untersuchung, die Registrierung des EKG (auch nach Abschalten der Sensingfunktion durch einen Magneten) und in größeren Intervallen eine Röntgenuntersuchung des Thorax erforderlich.

— Bei der *Inspektion und Palpation der Schrittmachertasche* sollte auf mögliche frühe Zeichen einer Infektion, Drucknekrosen und Verlagerungen des Aggregates mit Zug auf die Endokardsonde geachtet werden. Bei beginnenden Drucknekrosen ist eine Lokalbehandlung bzw. im fortgeschrittenen Stadium ohne Sekundärinfektion eine operative Revision der Tasche einzuleiten.

— Bereits im Oberflächen-EKG ist an der Beantwortung der Stimuli mit regelrechter Frequenz die *Intaktheit der Reizung* überprüfbar. Liegt ausschließlich Eigenrhythmus vor, sollte die Steuerung mittels Magnet abgeschaltet werden, um die festfrequente Impulsbeantwortung zu kontrollieren. Dies kann durch eine mittels Karotissinusmassage provozierte Bradykardie in gleicher Weise erfolgen. Im EKG muß jeder Stimulationsimpuls, der außerhalb der Kammerrefraktärzeit (etwa 180 bis 230 ms) einfällt, von einer Ventrikeldepolarisation gefolgt sein. Ist dies nicht der Fall, ist nach Ursachen intermittierender Ausfälle zu suchen.

Die *Detektionsfunktion* ist bei den AAT- oder VVT-Schrittmachern an den innerhalb von P oder QRS liegenden Spike erkennbar. Bei AAI- oder VVI-Pacemakern fehlen bei schnellem Eigenrhythmus Schrittmacherimpulse. Liegt im EKG ausschließlich ein Schrittmacherrhythmus vor, ist die Detektionsfunktion nur durch Kunstgriffe zu beurteilen. Wenn durch körperliche Belastung kein Anstieg der Eigenfrequenz über die Automatierate des Schrittmachers hinaus eintritt, kann die Intaktheit der Impulsdetektion durch Brustwandstimulation geprüft werden. Dies gelingt auch durch die künstliche Erzeugung eines wechselnden Magnetfeldes durch kreisende Bewegungen eines Magneten über dem Schrittmacher („Magnetwedeln“). Hierauf reagiert ein stand-by-Schrittmacher mit einer Zunahme der Impulsfrequenz mit einer maximalen Rate in Abhängigkeit von der Refraktärzeit der Triggerung, während ein Demand-System seine Stimulation unterbricht.

— Anhand der Stimulationsfrequenz im EKG oder durch elektronische Messung kann die *Intaktheit der Energieversorgung* geprüft werden. Eine drohende Batterieerschöpfung manifestiert sich in einem Abfall der festfrequenten Automatierate oder der Magnetkontrollfrequenz. Ein Aggregatewechsel ist bei einem Frequenzabfall um 10 bis 15% indiziert.

Zusätzlich, jedoch nicht routinemäßig, sind durch weitere elektronische Meßeinrichtungen die Impulsamplitude und -breite einer Beurteilung zugängig.

Alle wesentlichen Kontrolldaten sollten im Schrittmacherausweis des Patienten dokumentiert werden, so daß auch der Arzt außerhalb der Sprechstunde über Normabweichungen und Trends informiert ist.

6.2.5. Indikationen zur Schrittmachertherapie

Die Anwendung elektrischer Impulsgeber hat im vergangenen Dezennium weiterhin stetig zugenommen. Inzwischen werden Implantationsraten von über 250 pro 1 Million Einwohner pro Jahr aus vielen hochindustrialisierten Ländern mitgeteilt. Es wird immer häufiger die Frage gestellt, ob von diesem Therapieverfahren nicht inzwischen zu leichtfertig und kritiklos Gebrauch gemacht wird, ob ein „overpacing" zu verzeichnen ist (84). Diese Entwicklung in Verbindung mit der stetig sich verbessernden und damit finanziell aufwendigeren Elektronik hat zu einer Kostenexplosion mit gesundheitspolitischen Folgen geführt (248). Hieran beteiligt ist in gleicher Weise der Wunsch nach einem physiologischen Stimulationsprinzip und der Multiprogrammierbarkeit der Geräte. Unseres Erachtens findet sich, gemessen an der realen klinischen Indikation, tatsächlich ein „overpacing" und darüber hinaus eine teilweise nicht angemessene Exklusivität der implantierten Geräte.

Die Indikation zur Schrittmacherimplantation sollte weiterhin streng und die Differentialtherapie in einer kritischen Abwägung von technischem und ökonomischem Aufwand und Nutzen für den Patienten gehandhabt werden. Unsere Auffassungen zu diesem Problemkreis sind im speziellen Teil im Zusammenhang mit den unterschiedlichen Arrhythmieformen ausführlich dargestellt. An dieser Stelle sollen lediglich die wesentlichen Indikationen zusammenfassend aufgeführt werden.

Eine *absolute Indikation* zur Schrittmacherimplantation liegt vor:

— beim rezidivierenden und medikamentös nicht sicher behandelbaren Adams-Stokes-Syndrom infolge eines Sinusknoten-Syndroms, eines totalen Av-Knoten- und His-Bündelstammblocks sowie paroxysmaler höhergradiger intraventrikulärer Leitungsstörungen. Die Dringlichkeit nimmt mit der Reihenfolge dieser Aufzählung zu:

— bei einer bradykardiebedingten und therapierefraktären Herzinsuffizienz beim Sinusknoten-Syndrom oder der Bradyarrhythmia absoluta infolge Vorhofflimmerns auch bei Fehlen von Synkopen,

— in seltenen Fällen eines Karotissinus-Syndroms, wenn eine medikamentöse Prophylaxe von Synkopen fehlschlägt.

— bei Patienten mit paroxysmalen supraventrikulären und ventrikulären Tachyarrhythmien, wenn ein bislang hinsichtlich von Synkopen asymptomatisches Sinusknoten-Syndrom bzw. ein intraventrikulärer Leitungsblock vorliegt und eine Therapie der Tachykardie mit negativ chrono- und/oder dromotrop wirkenden Antiarrhythmika eine abschätzbare Gefährdung für den Patienten bedeutet.

— Eine Indikation zur tachykardieterminierenden Schrittmachertherapie liegt vor, wenn paroxysmale supraventrikuläre oder ventrikuläre Tachykardien medikamentös therapierefraktär bleiben und mittels invasiver Methodik eine Reentry-Tachykardie gesichert ist, die Effektivität von Stimulationsverfahren zur Terminierung reproduzierbar erwiesen ist und keine Kontraindikationen (kombinierte Arrhythmien, Pleomorphismus) für dieses Verfahren vorliegen.

Die *Schrittmacherdifferentialtherapie* sollte ein möglichst physiologisches Reizprinzip anstreben (6, 233, 296, 352), d. h.:

— eine atriale Stimulation beim Sinusknoten-Syndrom bei intakter Av-Leitung (264),

— eine vorhofgesteuerte Kammerreizung (VAT) beim Av-Block mit physiologischer Sinusknotenfunktion (184) und

— eine bifokale sequentielle Stimulation bei Patienten mit Kontraindikationen gegenüber den genannten Stimulationsarten und latenter oder manifester Herzinsuffizienz sowie erheblichen Funktionseinschränkungen unter Ventrikelstimulation (3, 5).

Die Versorgung eines Patienten mit einem programmierbaren Schrittmacher sollte dann erfolgen, wenn klinische Besonderheiten oder vorausschaubare Komplikationen eine Änderung von Impulsamplitude und -breite, Refraktärzeit (Extrasystolenerkennung) oder Av-Delay erforderlich machen können (21, 104, 155, 208).

Sicher werden sich im Verlaufe der kommenden Jahre diese Empfehlungen ändern oder lockern. Auf der anderen Seite ist jedoch zur Zeit noch jeder elektronische Zusatzaufwand mit einer zusätzlichen Störquelle verbunden. Auch sollte der zur Entscheidung berechtigte Kardiologe den ökonomischen Aspekt berücksichtigen und gesundheitspolitisch verantwortungsbewußt handeln.

6.3. Defibrillation und Kardioversion

unter Mitarbeit von D. Pfeiffer

Das Ziel der Defibrillation und Kardioversion ist eine möglichst homogene Depolarisation aller Myokardzellen durch einen supernormalen Stromstoß, so daß kurzzeitig ein Zustand vollständiger Refraktärität erreicht wird. Da eine zeitgleiche vollständige Depolarisation aller Abschnitte des Herzens kaum möglich ist, kann davon ausgegangen werden, daß zur Terminierung chaotischer Erregungsabläufe (Vorhofflimmern, Kammerflimmern) die Erregung einer kritischen Herzmuskelmasse ausreichend ist (82).

Als *Defibrillation* bezeichnet man die Depolarisation großer Teile des kardialen Myokards durch einen elektrischen Impuls zur Beendigung eines Kammerflimmerns. Sie ist gefolgt von einer Asystolie, die durch den Sinusknoten oder einen subsidiären Ersatzschrittmacher beendet wird. Die Dauer der Asystolie ist abhängig von der Funktionstüchtigkeit der Schrittmacherzellen und der Stärke der applizierten Defibrillationsenergie (71).

Die *Kardioversion* ist eine gesteuerte Applikation von Energie, die den Einfall des Stromstoßes in die vulnerable Phase von Vorhof und Kammer vermeidet. Das Verfahren ist geeignet zur Terminierung bedrohlicher atrialer und ventrikulärer Tachyarrhythmien mit Ausnahme des Kammerflimmerns.

Als Begründer der Elektroschocktherapie gilt Abildgaard, der 1775 zur Tötung von Hühnern Stromstöße einsetzte. Er bemerkte, daß nach Gabe eines zweiten Schocks eine Wiederbelebung der Tiere die Folge war. Dieses Phänomen war derzeit nicht erklärbar, da erst im Jahre 1849 durch Ludwig und Hoffa das Kammerflimmern beschrieben wurde (zit. nach 82).

6.3.1. *Wirkungen des elektrischen Stromes*

In ersten Versuchen, Stromstöße zur Unterbrechung von Tachyarrhythmien zu applizieren, wurde Wechselstrom eingesetzt. Es zeigte sich jedoch, daß Wechselstrom einer Frequenz von 50 Hz im Vergleich zur Gleichspannung häufiger ein Kammerflimmern induziert und insgesamt eine geringere Erfolgsrate besitzt. Nach dieser Erkenntnis wurde der DC-Schock sowohl für supraventrikuläre als auch ventrikuläre Tachyarrhythmien 1963 durch Lown eingeführt (zit. nach 82).

Die Auswirkungen des DC-Schocks auf das Herz sind abhängig von Spannung, Stromstärke, der Zeit des Stromflusses, der Elektrodenform und -größe sowie den Zeitintervallen zwischen wiederholten Schocks (71, 82, 175). Die größte Bedeutung für Erfolg oder Mißerfolg einer Defibrillation oder Kardioversion hat jedoch die applizierte Energie. Wird diese unterdosiert, so wird ein zu kleiner Myokardanteil depolarisiert und die Tachykardie persistiert. Bei zu hoher Energie kann das Bild der *elektrischen Intoxikation* entstehen, die durch Zeichen der elektrischen Instabilität charakterisiert ist. An der Einzelzelle zeigen sich dann typische Veränderungen mit einer Abnahme des Membranruhepotentials, einer Verkürzung der effektiven Refraktärzeit, ein Plateauverlust des Aktionspotentials, ein Leitungsdelay und Fraktionierungen der Erregung, folglich Zustände, die zu einer Auslösung von Flimmern prädisponieren.

Ferner ist die Reaktion der Herzzellen vom Zeitpunkt des Stromflusses in Beziehung zur Phase des Aktionspotentials abhängig. Die vulnerable Phase der Ventrikel liegt innerhalb des aufsteigenden Schenkels der T-Welle, während die des Vorhofes am Ende des QRS-Komplexes nachweisbar ist. Eine Applikation von Energie in diese Phasen steigert gleichfalls die Vulnerabilität und kann ein Vorhof- bzw. Kammerflimmern induzieren. Aus diesem Grunde erfolgt die Energieapplikation bei der getriggerten Kardioversion außerhalb der vulnerablen Phasen von Vorhöfen und Kammern innerhalb des ansteigenden Schenkels des Kammerkomplexes (271).

Die beim Menschen im Einzelfall erforderliche *Energiemenge* ist von weiteren Faktoren abhängig. So ist die Impedanz des Thorax (175, 176) bedeutungsvoll. Verschiebungen im Elektrolyt- und Säure-Basen-Haushalt, akute Ischämie, vorhandene Perikard- und Pleuraergüsse und Medikamente können den Energiebedarf beeinflussen.

Als Richtwert für die tägliche Praxis empfehlen Tacker und Ewy (353) in Übereinstimmung mit der New York Heart Association Dosen von maximal 6,0 bis 6,6 J/kg KM. Energiemengen von über 400 J führen rasch zu einer ansteigenden Rate von Komplikationen infolge einer elektrischen Intoxikation. Resnekov (271) rät zu einer Titration der erforderlichen Energiedosis (Tab. 6.27.) in Abhängigkeit von der Art der Arrhythmie, der Dringlichkeit und der Medikation.

6.3.2. Durchführung der Elektroschocktherapie

Während eine Defibrillation eine dringliche Reanimationsmaßnahme ist und daher unabhängig von allen bestehenden äußeren Umständen unmittelbar auszu-

Tabelle 6.27. Dosierungsempfehlungen der Energie für Kardioversionen und Defibrillationen (nach Resnekov, 271)

	Atriale Dysrhythmien/Kammertachykardie				**Kammerflimmern**
	Notfallkardioversion		geplante Kardioversion		
	mit Digitalisierung	ohne Digitalisierung	mit Digitalisierung	ohne Digitalisierung	
Synchronisation	+	+	+	+	–
1. Schock	5 J	25 J	5 J	25 J	200 J
2. Schock	10 J	50 J	10 J	50 J	300 J
3. Schock	25 J	100 J	25 J	100 J	400 J
4. Schock	50 J	150 J	50 J	150 J	
5. Schock	100 J	200 J	100 J	200 J	
n. Schock	max. 400 J		max. 300 J		400 J

führen ist, sollte eine Kardioversion sorgfältig geplant sein.
Sie sollte in einem ruhigen Raum erfolgen, in dem alle apparativen Bedingungen für eine kardio-pulmonale Wiederbelebung vorhanden sind. Dies schließt auch die Möglichkeit zu einer unverzüglichen temporären Elektrostimulation ein. Unter besonderen Umständen ist bereits vor Beginn der Kardioversion eine Ösophagus- oder intrakardiale Elektrode einzuführen.
Der Patient muß nüchtern sein und benötigt keine spezielle Prämedikation. Eine vorausgehende mehrtägige Glykosidpause ist wegen der arrhythmogenen Effekte von Digitalis ratsam (271). Zur Prophylaxe oder Therapie vor und nach einer Kardioversion können Lidokain, Procainamid oder Diphenylhydantoin gegeben werden. In therapierefraktären Fällen von Vorhofflimmern oder -flattern ist eine vorausgehende Einstellung auf Chinidin oder Amiodarone möglich.
Obgleich die Emboliegefahr unter einer Kardioversion gering ist (1,2%), muß bei Patienten mit rezidivierenden Thromboembolien absolut und bei Kranken mit einer Dauer der Arrhythmieanamnese von länger als 7 Tagen eine Einstellung auf Antikoagulantien über minimal 3 Wochen vor und eine Woche nach Kardioversion gefordert werden (82).
Nach einer Aufklärung des Patienten, dem Registrieren des Ausgangs-EKG und der Vorbereitung des Kardioverters kann eine Kurznarkose eingeleitet werden. Myorelaxantien, Halothan und Sympathikomimetika sind aufgrund ihrer arrhythmogenen Effekte kontraindiziert. Kurz vor Applikation des DC-Schock ist nochmals die Funktionstüchtigkeit der Triggerung des Kardioverters zu prüfen. Bei intermittierenden Ausfällen kann eine Brustwandelektrode mit der größten Amplitude des EKG-Signals zur Steuerung benutzt werden. Die mit Elektrodenpaste bestrichenen Plattenelektroden werden üblicherweise anterolateral (infraklavikulär rechts — Herzspitze) oder auch anteroposterior (infraklavikulär rechts — Apex scapulae) fest und unter leichtem Druck aufgesetzt und der Impuls in Exspirationsstellung des Thorax ausgelöst.
Hat sich ein Sinusrhythmus eingestellt, wird die Narkose beendet und ein EKG mit 12 Ableitungen zur Kontrolle registriert. Nach Möglichkeit sollten im weiteren Verlauf über 24 Stunden der Herzrhythmus über Monitor, der periphere Blutdruck in 30minütigen Intervallen und der Röntgenbefund des Thorax am Folgetage kontrolliert werden. In jedem Falle sollte eine medikamentöse Rezidivprophylaxe der Arrhythmie eingeleitet werden.

6.3.3. Effektivität und Risiken der Kardioversion

Die Erfolgschancen der Kardioversion stehen in Abhängigkeit von Art und Schweregrad der Grundkrankheit. So sind Kardioversionsversuche beim kardial insuffizienten Patienten mit atrialer Dysrhythmie völlig sinnlos. Unter einer überlegten Indikation sind ein Vorhofflimmern bzw. -flattern in 90 bis 95% und atriale Tachykardien in 75 bis 80% der Fälle durch Kardioversion zu terminieren. Die Langzeitprognose ist jedoch insgesamt ungünstig. So findet sich lediglich bei etwa 50% der Kardiovertierten nach einem Jahr noch ein Sinusrhythmus (71).
Ventrikuläre Tachykardien lassen sich in 97% der Fälle in einen Sinusrhythmus überführen. Eine Ausnahme bilden glykosidinduzierte Formen der malignen Kammerarrhythmien, bei denen eine Kardioversion naturgemäß kontraindiziert wäre. Während ein Kammerflimmern bei unmittelbarem DC-Schock in 60% der Fälle sistiert, fallen die Erfolgschancen bei längerer Dauer als 30 Sekunden, im höheren Lebensalter und bei großer Körper-

masse (71). Unter einem akuten Myokardinfarkt terminiert ein erster DC-Schock bei 37 %, ein zweiter bei 72 % der Patienten maligne Kammerarrhythmien. Ist jedoch nach 5 Entladungen mit steigender Energie und veränderter Elektrodenposition kein Sinusrhythmus erzwungen, bleibt ein Erfolg zumeist aus.

Komplikationen sind bei Energien unter 150 J bei 6% und über 400 J bei 30% der Patienten zu erwarten (82). So finden sich eine Schocksymptomatik über mehrere Stunden (3%), ein Lungenödem (3%) und Zeichen der Myokardläsion mit Enzymanstieg (10%) (271). Weit seltener wird über eine Perikarditis, Wirbelfrakturen oder transitorische Nervenlähmungen berichtet.

6.3.4. Methodenentwicklungen

In den vergangenen Jahren wurde versucht, die Wirksamkeit des DC-Schocks zu erhöhen, indem die Elektroden näher an das Herz herangeführt werden. Die Einführung einer Elektrode in den Rachenraum (175, 176) oder in den Ösophagus wurde beschrieben. Insbesondere bei intrakardialer Kardioversion besteht ein geringer Energiebedarf, so daß die Applikation ohne Narkose erfolgen kann. Bei Verwendung spezieller großflächiger Elektroden werden Energien bis zu 2,5 J benötigt.

Die Notwendigkeit zum raschen Einsatz der Defibrillation und Kardioversion führte zu der Entwicklung implantierbarer Geräte (228). Ein derartiger automatischer implantierbarer Defibrillator (AID) ist geeignet für Patienten mit medikamentös therapierefraktären ventrikulären Tachyarrhythmien und Synkope, bei denen Kontraindikationen für eine antitachykarde Schrittmachertherapie oder chirurgische Intervention bestehen (229, 398). Diese Aggregate wiegen 250 g und haben eine Energiequelle, die etwa 100 DC-Schocks innerhalb von 3 Jahren ermöglicht. Ein erster Impuls wird 15 bis 20 Sekunden nach Detektion der Arrhythmie entladen, weitere Stromstöße mit konsekutiver Steigerung der Energie sind möglich. Der AID bedeutet eine sinnvolle Alternative bei therapierefraktären malignen Kammerarrhythmien (398).

6.4. Die transvasale intrakardiale Ablationstechnik

unter Mitarbeit von D. Pfeiffer

Ausgangspunkt der transvasalen Ablationstechniken waren Beobachtungen intermittierender (383) und persistierender atrio-ventrikulärer Blockierungen (109) sowie faszikulärer und sog. bifaszikulärer Leitungsstörungen während und nach einem Rechtsherzkatheterismus. Über ähnliche Komplikationen wurde auch bei linksventrikulärer Sondierung berichtet (124). Da selbst bei externer Defibrillation persistierende höhergradige atrio-ventrikuläre Leitungsstörungen provoziert werden können (368), erfolgten experimentelle Versuche einer transvasalen Unterbrechung der Av-Leitung mittels Elektrokauterisation (230) oder DC-Schock (26, 118). Es zeigte sich, daß eine hinreichend exakte Applikation des Impulses auf das Hissche Bündel möglich ist.

Die Arbeitsgruppen um Gallagher (105) und Scheinman (301) berichteten 1982 fast gleichzeitig über die erfolgreiche Anwendung der Ablation des Hisschen Bündels am Menschen. Seither liegen zu dieser Behandlungsmethode zahlreiche Erfahrungsberichte vor.

6.4.1. Indikationen zur His-Bündel-Ablation

Die His-Bündel-Ablation ist ein „verstümmelndes“ Verfahren, d. h. eine einmal gesetzte Nekrose mit konsekutivem Leitungsblock ist irreparabel. Sie gilt daher als Behandlungsmethode der letzten Wahl (351). Daher ist diese Therapie ausschließlich indiziert bei Patienten mit intraktablen, hämodynamisch intolerablen und medikamentös therapierefraktären supraventrikulären Tachykardien oder atrialen Dysrhythmien, bei denen auch eine antitachykarde Schrittmachertherapie oder ein chirurgisches Vorgehen kontraindiziert sind. Rosen et al. (278) gehen davon aus, daß unter dieser strengen Indikation selbst an großen Zentren nur ein Patient in 8 Jahren mit diesem Verfahren behandlungsbedürftig ist. Im Gegensatz zu dieser Auffassung nimmt die Zahl der Kranken, die einer His-Bündel-Ablation unterzogen wurden, stetig zu. Das Executive Committee of the Percutaneous Cardiac Mapping and Ablation Registry berichtete 1984 (302), daß international mindestens 300 Patienten mit dieser Methode behandelt wurden.

Als Indikationen zu einer His-Bündel-Ablation gelten:

1. medikamentös therapierefraktäre Formen des Vorhofflimmerns und -flatterns mit extrem schneller Av-Überleitung (215, 259),
2. atriale und nodale Tachykardien infolge eines fokalen Mechanismus oder eines Erregungskreisens mit großer Anfallshäufigkeit, hoher Tachykardiefrequenz ohne Ansprechen auf Antiarrhythmika und
3. Tachykardien beim Präexzitations-Syndrom mit Ausnahme von Patienten mit sehr kurzer Refraktärzeit eines atrioventrikulären Bypass (Cave: Vorhofflimmern).

6.4.2. *Methodisches Vorgehen*

Der Eingriff erfolgt in Allgemeinanästhesie. Das Vorgehen entspricht dem einer His-Bündel-Elektrographie. Unter Sicht eines Röntgen-Bildwandlers werden zwei Katheterelektroden (Ch 6) über die V. femoralis eingeführt. Während der zur Ablation bestimmte Katheter wie üblich zur Ableitung des H-Potentials an das septale Segel der Valvula tricuspidalis gelagert wird, muß zur Stimulation nach erfolgreicher Blockade der Av-Leitung eine zweite Elektrode in die Spitze der rechten Kammer vorgeführt werden. Sobald ein stabiles, unipolar abgeleitetes H-Potential nachweisbar ist, erfolgt über die His-Bündel-Elektrode als Kathode gegen eine an der Scapulaspitze gelagerte Anode die Entladung des DC-Schocks. Die eingesetzten Energiemengen können zwischen 15 und 500 J schwanken. Falls der erwartete Erfolg ausbleibt, kann die Entladung gegebenenfalls kurze Zeit später wiederholt werden.

Zahlreiche Modifikationen der klassischen Methoden wurden beschrieben: Da nach Applikation eines DC-Schocks ein H-Potential nicht mehr oder nur von sehr kleiner Amplitude ableitbar ist (259), wurden primär hohe Energien von 500 J empfohlen. Andere Autoren (370) raten, um die Schädigung des umliegenden Gewebes so gering wie möglich zu halten, zu einer langsam steigernden Titration der Energiemenge. Dies kann auch sinnvoll sein, wenn nicht eine totale Leitungsunterbrechung erzwungen werden, sondern die Av-Leitung ausschließlich geschädigt und modifiziert werden soll (72).

Weitere methodische Varianten betreffen die Elektrodenlage. Die externe Anode kann an der linken Scapula-Spitze (105), an der seitlichen Thoraxwand (259), im Ösophagus (370) oder nach intrakardial (bipolare Ablation) verlagert werden (98). Die Plazierung der intrakardialen Kathode kann in Abhängigkeit von dem maximal möglichen H-Potential (259) oder A- und H-Potential erfolgen (301). Die Vermessung der Amplituden der abgeleiteten Potentiale ergab, daß bei unipolarer Ab-

leitung ein A-Potential von größer als 250 und ein H-Potential von größer als 200 μV ausreicht, um im ersten Versuch eine totale Leitungsunterbrechung zu erzwingen (107).
Sehr geringe Energiemengen wurden unter Verwendung von Schraub- (148) oder Saugelektroden (257) benötigt.

6.4.3. *Wertigkeit und Risiken der His-Bündel-Ablation*

Mittels His-Bündel-Ablation gelingt es, in 70 bis 90% (302) der Fälle die Av-Leitung komplett zu unterbrechen, auch wenn bisweilen mehrere Sitzungen erforderlich sind. Ist die Blockade nicht komplett, besteht die Möglichkeit, daß bislang therapierefraktäre Tachykardien nicht mehr auftreten, seltener sind, hämodynamisch infolge einer verlängerten Periodendauer tolerabel werden oder dann medikamentös supprimierbar sind (105, 214). Insgesamt wird diese Methode — nach unserem Verständnis bisweilen zu euphorisch — als ein wesentlicher Fortschritt innerhalb des Therapiekonzepts therapierefraktärer Tachykardien gewertet (346).
Das Ausmaß der morphologischen Schädigung von Av-Knoten, His-Bündelstamm und rechtem Schenkel ist im Einzelfall sehr unterschiedlich. Es entsteht eine zentrale hämorrhagische Läsion von 0,5 bis 5 g Myokard (194), die von einem Ödem von 2 bis 4 mm Durchmesser umgeben ist (26). Hieraus kann sich eine Fibrose an der Basis des septalen Tricuspidalsegels entwickeln. Im Einzelfall ist jedoch das Ausmaß der histologischen Gewebsschädigung nicht vorausschaubar. So zeigte sich z. B. bei Inspektion des Interventrikularseptums nach Kardiotomie im Anschluß an eine Ablation mit der Folge eines protrahierten Schocks eine ausgedehnte ödematöse Zone im Durchmesser mehrerer Zentimeter (215). Histologische Untersuchungen 5 Monate nach erfolgter Ablation konnten hingegen keine Narben nachweisen (17).
Schwere Komplikationen sind selten (302). Ein Anstieg der Kreatinphosphokinase wird häufig beobachtet. Dagegen läßt sich die erzeugte Läsion mit 99mTc-Pyrophosphat nur in wenigen Fällen darstellen (301). Bei weit distaler Lage der intrakardialen Kathode kann ein Rechtsschenkelblock induziert werden. Grundsätzlich erscheint es möglich, daß die entstehende Narbe Ausgangspunkt atrialer oder ventrikulärer Tachyarrhythmien wird (194, 302). In diesem Zusammenhang sind drei plötzliche Todesfälle zu bedenken, die nach einer Ablation auftraten (302), unter denen in einem Falle die Av-Leitung sogar stabil

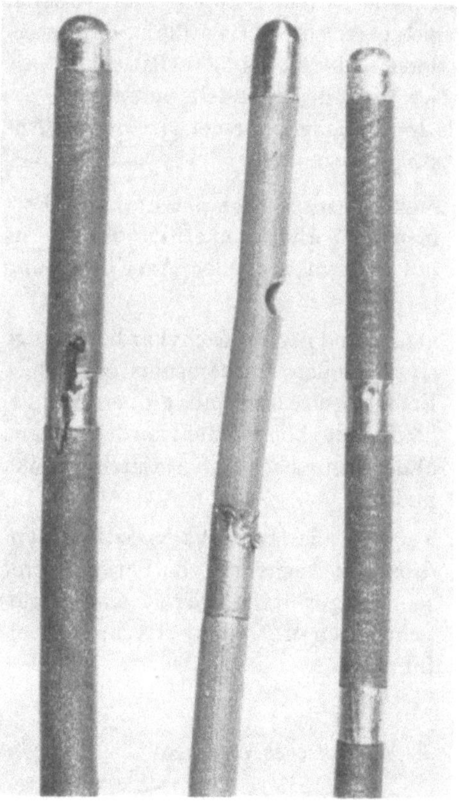

Abb. 6.10. Stromaustrittsmarken und Defekte an Stimulationskathetern nach durchgeführter His-Bündel-Ablation.

war. Ferner werden ausgeprägte hämodynamische Reaktionen bis zum protrahierten Schockzustand beschrieben (215). Läsionen der Tricuspidalklappe, Septumperforationen, Herzbeuteltamponaden und Thromboembolien sind möglich. Der akute intrakardiale Druckanstieg und die entstehende Gasblase werden toleriert (291).
Durch die elektrische Ablation werden die verwendeten Elektrodenkatheter erheblich belastet. Bei einer Endladung von 300 J wird der 12-Millionen-fache Wert einer zur Elektrostimulation erforderlichen Energie erreicht (98). Elektrodenrupturen, -isolationsdefekte und Kontaktabbrand können die Folge sein (Abb. 6.10.).

Die *eigenen Erfahrungen* mit dieser Methode sind in Tabelle 6.28. zusammengestellt. Während bei 3 Patienten eine Sitzung zum Erfolg führte, trat in einem Falle der Block erst nach einem zweiten Versuch ein und bei einem Patienten erholte sich die Av-Leitung sogar nach 6 DC-Schocks. Nach einer Wartezeit von 10 Tagen wurde allen Kranken ein Schrittmacher implantiert. Komplikationen wurden mit Ausnahme einer blanden und spontan regredienten Perikarditis nicht gesehen. In allen Fällen fand sich ein Enzymanstieg.
Der Eingriff führte bei allen Patienten zur Beendigung jahrelanger erfolgloser medikamentöser Behandlungsversuche. Eine Kasuistik ist in Abbildung 6.11. dargestellt. Die Patienten selbst waren mit dem Behandlungsergebnis zufrieden und empfanden die Belästigung durch die nun erforderliche Schrittmacherimplantation als akzeptabel.

6.4.4. Methoden und Indikationserweiterungen der Ablation

Als Alternative zu chirurgischen Therapieverfahren lag das Bemühen nahe, die Ablationstechnik auch zur Destruktion atrialer und ventrikulärer Zonen oder zur

Tabelle 6.28. Eigene Ergebnisse der His-Bündel-Ablation

Nr.	Alter-Geschlecht	Arrhythmie	bisherige Medikation	Sitzung	Energie (J)	Komplikation	Konsequenz
1.	20/weibl.	Kent-Faser Reentry	P, V, AJ, PA, D, PR, AM, AM + V, AM + P, AM + PR, D + P, PA + P	1.	200	–	av-Block 3°. Pacemaker
2.	47/weibl.	Kent-Faser Reentry	P, V, AJ, PR, AM	1.	200	–	av-Block 3°. Pacemaker
3.	22/männl.	Kent-Faser Reentry Sinusknoten-Syndrom	V, CH	1.	200	–	
					300	–	kurzzeitig
					400		av-Block 3°.
				2.	300	Perikarditis	
					300	–	av-Block
					300	–	2. bis 3°. Pacemaker
4.	45/weibl.	Av-Knoten-Reentry	P, V, AJ, PR, AM	1.	100	–	av-Block 3°.
					300	–	Pacemaker
5.	44/weibl.	Vorhof-flimmern nach Pneum-ektomie	P, V, CH, D, Digitoxin	1.	200	–	av-Block 3°. Pacemaker

Abkürzungen: AJ = Ajmalin, AM = Amiodarone, CH = Chinidin, D = Disopyramid, PA = Procainamid, PR = Propafenon, P = Propranolol, V = Verapamil

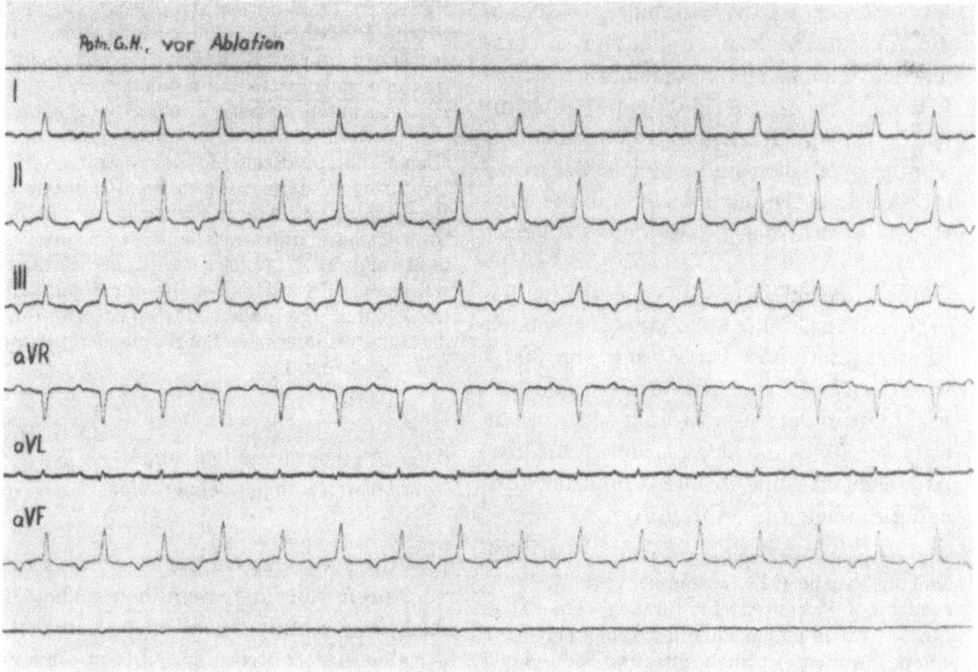
Patn. G.H., vor Ablation
I
II
III
aVR
aVL
aVF

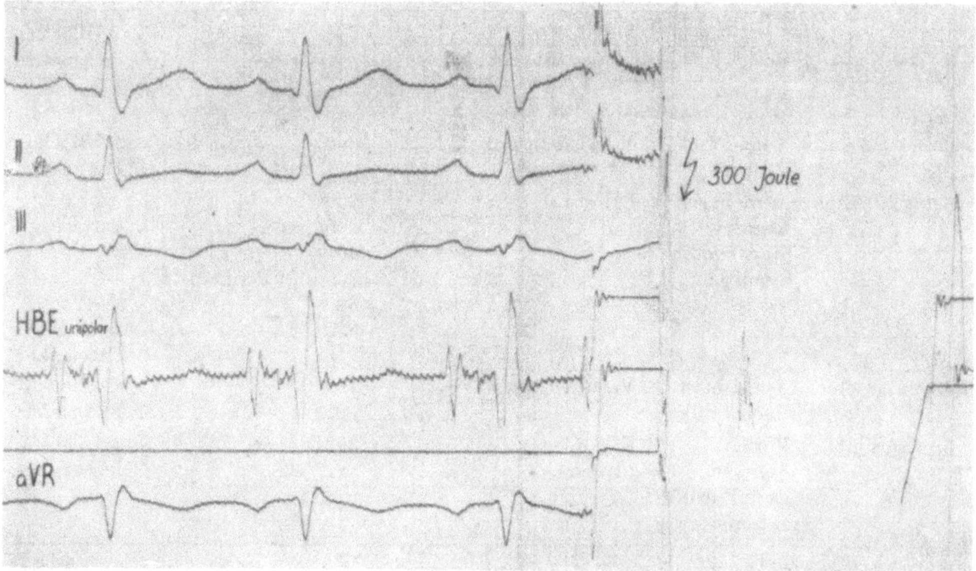
I
II
III
HBE unipolar
aVR
300 Joule

Abb. 6.11.

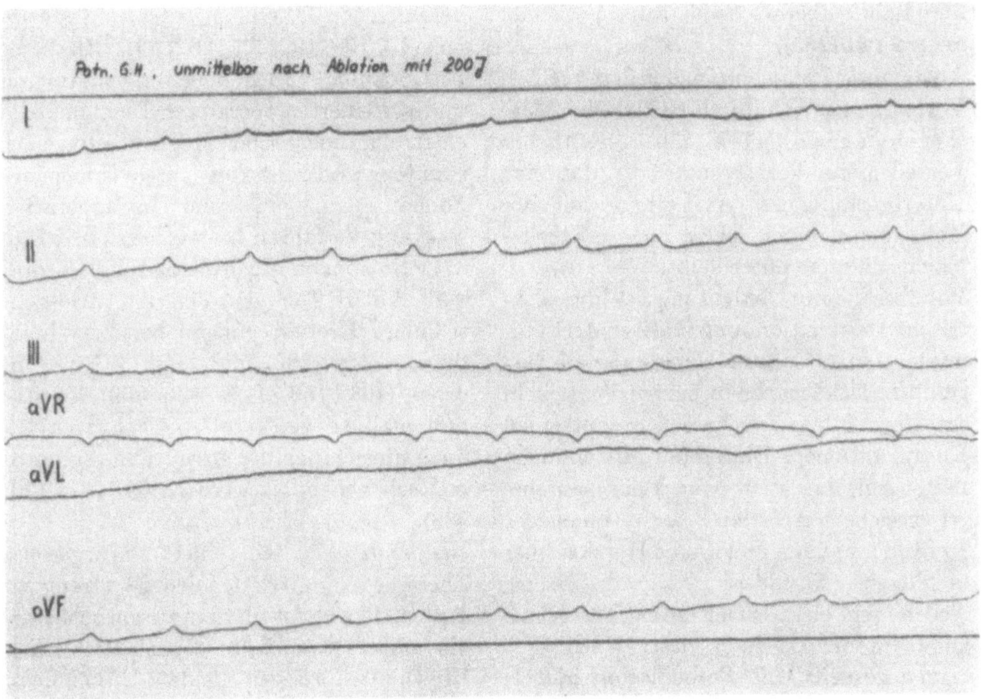

Abb. 6.11. Kasuistisches Beispiel einer His-Bündel-Ablation bei einer Patientin mit medikamentös therapierefraktären supraventrikulären Tachykardien bei einem verborgenen WPW-Syndrom (links oben).
Das unipolar abgeleitete His-Bündel-Elektrogramm (HBE) zeigt die proximale Lage des zur Ableitung und später Ablation verwendeten Katheters an (links unten). Nach Applikation einer Energie von 200 J findet sich ein totaler Av-Block (rechts).

Koagulation von akzessorischen Bahnen einzusetzen. Notwendige Voraussetzung hierfür ist eine exakte Lokalisation arrhythmogener Herde durch das endokardiale Katheter-Mapping. Dies ist bei o. g. Arrhythmien erheblich schwieriger und aufwendiger. Während die His-Bündel-Ablation auf eine endokardnahe, laminare Struktur mit leicht ableitbarem Potential zielt, trifft dies für vulnerable Zonen und akzessorische Leitungsbahnen nicht in gleicher Weise zu. Gelegentlich gelingt es, mit subtiler Technik ein Potential von einem atrio-ventrikulären Bypass abzuleiten (262). Da dies jedoch nur in Ausnahmefällen möglich ist, wird der DC-Schock am Ort der schnellsten anterograden und retrograden Leitung appliziert (17, 50, 99). Kent-Fasern sind bei rechts-atrioventrikulärer Lage, in septaler Position und bei linksposteriorem Sitz erreichbar (99). Auch eine gezielte Ablation verborgener Bahnen wurde beschrieben (17). Eine elektrische Ablation aus dem Koronarvenensinus mit an der vorderen Brustwand plazierter Anode wurde sowohl im Tierexperiment als auch beim Menschen erfolgreich ausgeführt (50). In diesen Fällen wird jedoch eine Koronarangiographie zur Lagebestimmung des Ramus circumflexus der linken Kranzarterie gefordert. Thrombosen und Rupturen des Sinus coronarius können eintreten (99).

Wir konnten die Ablation einer verborgenen septalen Bahn nach Av-Knoten-Ablation beobachten. Nach dem Eingriff leitete

die Bahn überraschend intermittierend anterograd (253).
Auch *fokale Tachykardien* aus dem rechten Vorhof lassen sich durch elektrische Ablation behandeln (114). Ein wesentlicher Vorteil dieses Verfahrens ist es, daß eine Unterbrechung der Av-Leitung mit der Konsequenz einer lebenslangen Schrittmachertherapie unterbleibt.
Von besonderer Bedeutung ist die elektrische Destruktion *ventrikulärer* Arrhythmiezentren (25, 138). Experimentell ausgeführte DC-Schocks in beiden Ventrikeln am Hund führten zu keinen bedeutsamen Komplikationen. Die ersten Mitteilungen bestätigen, daß auch beim Menschen eine erfolgreiche Ablation arrhythmogener Herde der rechten und linken Herzkammer möglich ist (25, 138).
Neben den elektrischen Ablationstechniken wird derzeit nach alternativen Verfahren gesucht. Die Fotoablation mittels Nd-YAG-Laser provoziert im Vergleich zur Elektroablation kleinere Nekroseherde (234). Im Tierexperiment war das Verfahren erfolgreich (235).
Ferner wird die Ablation mittels Kauterisation und Hochfrequenz-Elektrokoagulation auf ihre Anwendbarkeit überprüft (230). Die erforderlichen Energien dieser Methoden sind vergleichsweise geringer.
Es ist zu erwarten, daß Ablationstechniken in den kommenden Jahren optimiert werden, sich die Anwendbarkeit auf weitere Arrhythmien ausdehnen läßt und die Komplikationsrate gesenkt werden kann. Stets jedoch wird das Verfahren ausschließlich in therapierefraktären Fällen eingesetzt werden.

6.5. Chirurgische Therapie von Herzrhythmusstörungen

unter Mitarbeit von D. Pfeiffer

Chirurgische Interventionen zur Therapie maligner und mit anderen Methoden nicht behandelbaren Arrhythmien haben in den vergangenen Jahren an Bedeutung gewonnen (70, 100, 129, 177, 282, 391). Zu dieser Entwicklung haben neben risikoärmeren und verfeinerten operativen Techniken die elektrokardiologischen Möglichkeiten einer exakten Lokalisation arrhythmogener Zonen durch prä- und intraoperative Mapping-Verfahren beigetragen (167, 216, 371). So können gegenwärtig fokale supraventrikuläre Tachykardien und atrio-ventrikuläre Kreiserregungen beim Av-Knoten-Reentry (282) und beim WPW-Syndrom (108, 156, 177, 244, 309) kurativ und maligne ventrikuläre Tachyarrhythmien hinsichtlich der Arrhythmie symptomatisch behandelt werden (69, 101, 130, 309).
Die *Indikation* zu einer chirurgischen Therapie von Arrhythmien ist streng zu stellen. Sie bleibt Patienten vorbehalten, die unter potentiell lebensbedrohlichen Rhythmusstörungen leiden (Synkopen, Defibrillationen, Reanimationen), die weder medikamentös, noch durch eine antitachykarde Schrittmachertherapie sowie mittels transvasaler Ablationstechniken behandelbar sind (313). Ausschließlich bei jungen Patienten mit malignen und vital bedrohlichen Tachykardien beim WPW-Syndrom (Vorhofflimmern) und einer lebenslang erforderlichen Pharmakotherapie wurde diese strenge Auswahl erweitert (108).

6.5.1. *Diagnostische Voraussetzungen zu einer chirurgischen Intervention*

Vor Ausführung eines chirurgischen Eingriffes müssen detaillierte Kenntnisse zum Mechanismus der Arrhythmie und zu deren Quellpunkt bzw. den an einer Kreiserregung beteiligten Strukturen des spezifischen Myokards vorliegen. Aus diesem Grunde ist in allen Fällen eine invasive elektrokardiologische Exploration erforderlich.
Bei supraventrikulären Tachykardien wird

das diagnostische und in dessen Konsequenz das therapeutische Vorgehen durch den zugrunde liegenden Mechanismus der Arrhythmie bestimmt.

Fokale supraventrikuläre Mechanismen müssen hinsichtlich ihres Erregungsursprunges durch atriales Mapping hinreichend exakt lokalisiert werden. Dies gelingt im rechten Vorhof relativ leicht, da die Erregungswelle durch einen variablen Elektrodenkatheter in Referenz zu einem stabilen Kathetersitz (Herzohr, Sinusknotenregion) abgetastet werden kann und alle erforderlichen Punkte technisch problemlos zu erreichen sind (Abb. 6.12.). Weitaus schwieriger ist es, eine verläßliche Aussage über den Erregungsablauf im linken Vorhof zu gewinnen. Nur ausnahmsweise (10% der Fälle) kann der linke Vorhof über ein offenes Foramen ovale oder einen Septumdefekt sondiert

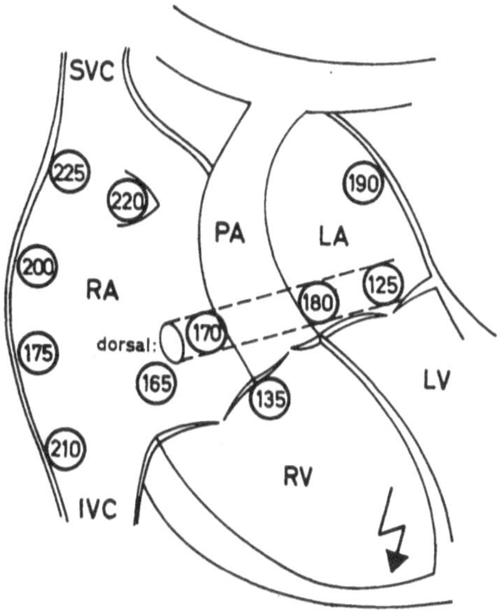

Abb. 6.12. Schematische Darstellung der Ergebnisse eines intraatrialen Mapping des rechten und linken Vorhofes (Sinus coronarius, offenes Foramen ovale) unter ventrikulärer Stimulation bei einem Patienten mit verborgenem WPW-Syndrom. Die akzessorische Bahn ist in den posterioren Abschnitten links-atrioventrikulär gelegen.

werden. Eine indirekte Ableitung von Potentialen gelingt über den Sinus coronarius (Hinterwand), die rechte (Bachmannsches Bündel) und linke Pulmonalarterie (laterale Anteile) und den Ösophagus (Hinterwand). Alle weiteren Informationen können dann ausschließlich intraoperativ gewonnen werden.

Während die chirurgische Unterbrechung von Kreiserregungen im Vorhof bislang unbefriedigend gelingt, ist dies inzwischen beim *Av-Knoten-Reentry* gelungen. In derartigen Fällen ist die Diagnose des Mechanismus vordergründig (siehe auch 5.5.6.1. und 11.4.1.). Weitere Hinweise ergeben die unter der Tachykardie gemessenen VA-Intervalle und die früheste Aktivierung des unteren rechten Vorhofes (282).

Beim *WPW-Syndrom* ist eine näherungsweise Lokalisation der atrialen Insertion der akzessorischen Bahn aus dem Oberflächen-EKG (Tab. 11.24.) möglich. Diese kann durch ein atriales Mapping und „pace-mapping“ verfeinert werden. Jedoch ist für die endgültige chirurgische Intervention ein intraoperatives epikardiales Mapping erforderlich.

Die Lokalisation des Quellpunktes der Erregungswelle ist bei *ventrikulären Tachykardien* technisch bedeutend aufwendiger, komplizierter und erfordert manuelles Training und langjährige elektrokardiologische Erfahrung. Eine derartige Diagnostik ist aus diesen Gründen spezialisierten Zentren vorbehalten.

Bereits aus dem Oberflächen-EKG können Hinweise auf den Ort der Quellerregung entnommen werden. Es gilt die Regel, daß rechtsschenkelblockartige Kammerkomplexe unter der Tachykardie aus dem linken Ventrikel und linksschenkelblockartig deformierte Erregungen aus dem interventrikulären Septum bzw. den septumnahen Regionen und seltener aus der rechten Kammer entstammen (167). In allen Fällen ist jedoch ein entsprechend der unter 5.5.6.2. beschriebenen Methodik intraventrikuläres Mapping erforderlich (Abb. 5.33.). Das endokardiale Mapping kann während Sinusrhythmus, unter ventrikulärer Stimulation („pace-mapping") und während einer perpetuierten Tachykardie erfolgen. Die Präzision dieses Verfahrens ist entscheidend von der Genauigkeit der Plazierung der Elektrodenkatheter abhängig. Erfahrenen Untersuchern gelingt eine Lokalisation mit einer Exaktheit von 4 bis max. 8 cm^2 beim endokardialen und von 10 bis 15 cm^2 beim „pace-mapping" (167).

— Der klinische Wert eines subtilen Katheter-Mappings zeigt sich intraoperativ, wenn die Tachykardie artifiziell nicht induzierbar ist. Erfolgreiche arrhythmiechirurgische Eingriffe nur auf der Grundlage des präoperativen endokardialen Mappings wurden beschrieben (130).

6.5.2. Chirurgische Therapie supraventrikulärer Arrhythmien

Die *operative Unterbrechung der Av-Leitung* gehört zu den ersten arrhythmiechirurgischen Eingriffen. Sie wurde vor der Ära der transvenösen Katheterablation bei atrialen Reentry-Tachykardien, malignen Formen des Vorhofflimmern und -flattern, fokalen Tachykardien, dem Av-Knoten-Reentry und auch beim WPW-Syndrom vorgenommen (309). Der Eingriff kann nach anatomischen Kriterien oder nach elektrokardiologischer Identifikation des Hisschen Bündels ausgeführt werden. Die Unterbrechung erfolgt dann mittels Inzision, durch Exzision, Ligatur, Elektrokoagulation, Kauterisation oder Kryodestruktion des Av-Knotens oder Hisschen Bündels. Während anfänglich am offenen Herzen operiert wurde, gelang später eine Durchführung ohne extrakorporale Zirkulation entsprechend der Methodik der Mitralkommissurotomie am schlagenden Herzen. Seit Einführung der transvasalen His-Bündel-Ablation ist diese Methode nur in Einzelfällen indiziert, wenn ein kardiochirurgischer Eingriff zur Therapie der Grundkrankheit erforderlich ist, eine Kent-Faser in unmittelbarer Nachbarschaft des Hisschen Bündels liegt und blind nicht angegangen werden kann.

Eine *operative Therapie von Sinustachykardien und atrialen fokalen Arrhythmien* ist möglich. Sie kann entsprechend des Befundes der intrakardialen Analyse des Erregungsablaufes als Exzision (165, 244, 309, 391) oder subtotale Exklusion (393) ausgeführt werden. Da bisweilen multiple fokale Herde nachweisbar sind, sollten auch anatomische Korrelate (Mikroaneurysmen, Narben) exzidiert werden.

Nachdem unterschiedliche Aktivierungsmuster der unteren Vorhöfe beim *Av-Knoten-Reentry* nachgewiesen wurden, die insbesondere die „fast-slow"- von der „slow-fast"-Form trennen, gelang Ross et al. (282) eine gezielte Modifikation bzw. Ablation nur einer Av-Knotenleitungsbahn durch Kryodestruktion im perinodalen Gewebe. Auf diese Weise konnte eine Kreistachykardie präventiv unterbrochen werden, ohne daß ein totaler Av-Block resultierte.

Unter den paroxysmalen supraventrikulären Tachykardien ist die Dringlichkeit zu einem operativen therapeutischen Vorgehen beim *WPW-Syndrom* am größten. Folgende Indikationen werden angegeben (108, 177):

1. Dokumentierte Attacken von Kammerflimmern oder -flattern,
2. Nachweis von Anfällen eines paroxysmalen Vorhofflimmern oder -flattern bei einer Refraktärzeit der akzessorischen Bahn für die anterograde Leitung von kürzer als 220 ms,
3. Beteiligung multipler paranodaler Bahnen an der Kreiserregung,
4. medikamentös und durch antitachykarde Stimulation nicht rezidivfreie Formen der Reentry-Tachykardie,

5. maligne supraventrikuläre Tachykardien bei jungen Patienten als Alternative zu einer lebenslangen medikamentösen Behandlung (177) und
6. Notwendigkeit eines kardiochirurgischen Eingriffes zur Therapie des Grundleidens.

Zur chirurgischen Unterbrechung atrioventrikulärer akzessorischer Bahnen ist ein intraoperatives epikardiales Mapping von besonderer Wichtigkeit, da das Vorliegen multipler Kurzschlußverbindungen auch nach einer vorausgegangenen His-Bündel-Elektrographie nicht in allen Fällen mit Sicherheit ausgeschlossen werden kann. Die operative Technik des Vorgehens ist in Abhängigkeit von der Lokalisation des Bypass unterschiedlich: Bei rechts parietal gelegener akzessorischer Bahn wird nach SEALY (309) der rechte Vorhof über eine Breite von 4 bis 6 cm am Ort der maximalen Präexzitation eröffnet. In anderen Zentren (177) wird ohne extrakorporale Zirkulation mittels Kryotechnik gearbeitet.

Die Unterbrechung linksseitiger akzessorischer Bahnen ist schwieriger, da diese sowohl unmittelbar am fibrösen Ring der Mitralklappe, tief im Fettgewebe des Sulcus coronarius verborgen, als auch subepikardial liegen können (309). Unter Kardioplegie wird bei extrakorporaler Zirkulation der linke Vorhof eröffnet und im Bereich der maximalen Präexzitation im Abstand von 2 bis 3 cm vom fibrösen Ring eine 3 bis 4 cm lange Inzision durch das gesamte Vorhofmyokard unter Schonung des Epikards geführt. Verschiedene Modifikationen sind gebräuchlich.

6.5.3. Chirurgische Therapie maligner ventrikulärer Arrhythmien

Die operative Strategie richtet sich in erster Linie auf die kardiale Grundkrankheit mit ihren im Einzelfall sehr variablen morphologischen und hämodynamischen Befunden und erst in zweiter Instanz auf den elektrokardiologisch ermittelten Ursprungsort der Arrhythmie. Im wesentlichen werden drei Verfahren geübt:

— die Exzision arrhythmogenen Herzmuskelgewebes durch subendokardiale Resektion,

— die Exklusion entsprechender Areale durch zirkuläre endokardiale Ventrikelinzision und

— die Destruktion arrhythmogener Herde durch Kryotechnik.

Ein Überblick über diese Techniken wird unter 12.5.3.1. gegeben. Der aktuelle Stand wird in mehreren Übersichtsarbeiten dargestellt (70, 100, 101, 116, 129, 130, 167, 219, 220, 371).

Literatur

1. ADLUNG, J., K. D. HOEHLE, S. ZEREN u. D. WAHL: Untersuchungen zur Pharmakokinetik und Biotransformation von Ipratropiumbromid am Menschen. Arzneimittelforsch. **26** (1976), 1005–1010
2. AHLQUIST, R. P.: A study of adrenotropic receptors. Amer. J. Physiol. **153** (1948), 586
3. AIGNER, A., R. GMEINER, E. KNAPP u. E. RAAS: Der Einfluß der Vorhofkontraktion auf systolische Kreislaufzeiten bei Patienten mit Schrittmacherstimulation. Herz, Kreisl. **7** (1975), 49–51
4. AKHTAR, M.: Practical considerations in the treatment of ventricular arrhythmias with mexiletine. Amer. Heart J. **107** (1984), 1086–1090
5. ALDOR, E.: Hämodynamische Langzeitergebnisse nach Implantation eines Vorhofschrittmachers bzw. bei optimierter sequentieller Stimulation. Herz, Kreisl. **14** (1982), 399–403
6. ALT, E., A. WIRTZFELD u. G. KLEIN: Hämodynamische Ergebnisse bei ventrikulärer und physiologischer Stimulation. Herz, Kreisl. **15** (1983), 31–36
7. ANDERSON, J. L., J. P. STEWARD, B. A. PERRY u. B. PITT: Oral flecainide acetate for the treatment of ventricular arrhythmias. New Engl. J. Med. **305** (1981), 473–477

8. ANDERSON, J. L., J. P. STEWARD u. B. J. CREVEY: A proposal for the clinical use of flecainide. Amer. J. Cardiol. **53** (1984), 112B–119B
9. ANDERSEN, H. R., u. P. PLESS: Transesophageal pacing. Pace **6** (1983), 674–679
10. ANTMAN, E. M., P. H. STONE, J. E. MULLER u. E. BRAUNWALD: Calcium channel blocking agents in the treatment of cardiovascular disorders. I: Basic and clinical electrophysiologic effects. Ann. Internal Med. **93** (1980), 875–885
11. AUSTEN, W. G., u. J. M. MORAN: Cardiac and peripheral vascular effects of lidocaine and procaine amide. Amer. J. Cardiol. **16** (1965), 701–707
12. AUSTIN, J. L., L. K. PREIS, R. S. CRAMPTON, G. A. BELLER u. P. R. MARTIN: Analysis of pacemaker malfunction and complications of temporary pacing in the coronary care unit. Amer. J. Cardiol. **49** (1982), 301–306
13. BACANER, M.: Bretylium tosylate for suppression of induced ventricular fibrillation. Amer. J. Cardiol. **17** (1966), 528–534
14. BACANER, M.: Treatment of ventricular fibrillation and other acute arrhythmias with bretylium tosylate. Amer. J. Cardiol. **21** (1968), 530–543
15. BANKL, H.: Komplikationen bei Anwendung intrakardialer Herzschrittmacher. Thoraxchirurgie **18** (1970), 266–276
16. BARDY, G. H., R. E. IDEKER, J. KASELL, S. J. WORLEY, W. M. SMITH, L. D. GERMAN u. J. J. GALLAGHER: Transvenous ablation of the atrioventricular conduction system in dogs: Electrophysiologic and histologic observations. Amer. J. Cardiol. **51** (1983), 1775–1782
17. BARDY, G. H., L. E. POOLE u. F. COLTORTI: Catheter ablation of a concealed accessory pathway. Amer. J. Cardiol. **54** (1984), 1366–1368
18. BAROLD, S. S., u. J. MUGICA (Hrsg.): The third decade of cardiac pacing. Advances in technology and clinical applications. Futura Publishing Company, Mount Kisco, New York 1982
19. BAROLD, S. S., L. S. ONG u. R. A. HEINLE: Stimulation and sensing threshold for cardiac pacing: Electrophysiologic and technical aspects. Prog. Cardiovasc. Dis. **24** (1981), 1–24
20. BAROLD, S. S., M. D. FALKOFF, L. S. ONG u. R. A. HEINLE: New pacing techniques for the treatment of tachycardias: The golden age of cardiac pacing. In: (18), S. 309–332
21. BAROLD, S. S., L. S. ONG, M. D. FALKOFF u. R. A. HEINLE: Programmable pacemakers: Clinical indications, complications and future directions. In: (18), S. 27–76
22. BAROLD, S. S., A. PUPILLO, J. J. GAIDULA u. J. W. LINHART: Chestwall stimulation in evaluation of patients with implanted ventricular inhibited demand pacemakers. Brit. Heart J. **32** (1970), 783
23. BAROLD, S. S., J. W. LINHART, P. SAMET u. W. LISTER: Supraventricular tachycardia initiated and terminated by a single electrical stimulus. Amer. J. Cardiol. **24** (1969), 37
24. BAYLISS, C. E., D. S. BEANLANDS u. R. J. BAIRD: The pacemaker twiddlers syndrome: A new complication of implantable transvenous pacemakers. Canad. med. Assoc. J. **99** (1968), 371–376
25. BELHASSEN, B., H. I. MILLER u. S. LANIADO: Catheter ablation of incessant ventricular tachycardia refractory to external cardioversions. Amer. J. Cardiol. **55** (1985), 1637–1638
26. BEAZELL, J. W., G. E. ADOMIAN, M. FURMANSKI u. K. S. TAN: Experimental production of complete heart block by electrocoagulation in the closed chest dog. Amer. Heart J. **104** (1982), 1328–1334
27. BECKETT, A. H., R. N. BOYES u. P. J. APPLETON: The metabolism and excretion of lignocaine in man. J. Pharm. Pharmacol. **18** (1966), 76–81
28. BENDER, F., C. HARTMANN, B. BRISSE u. B. WICHMANN: Therapie der Bradykardie mit einem Atropinester. Z. Kardiol. **64** (1975), 329–334
29. BENDER, F., R. BRISSE, G. CRONHEIM, R. DÖBBELER, H. GÜLKER u. U. BRAMANN: Extrasystoliebehandlung mit Flecainid. Z. Kardiol. **68** (1979), 280
30. BENDER, F., u. G. CRONHEIM: Flecainid: Experimentelle Befunde und klinische Erfahrungen. Gustav Fischer Verlag, Stuttgart, New York 1983
31. BERKOWITZ, W. D., A. L. WIT, S. H. LAU, C. STEINER u. A. N. DAMATO: The effect of propranolol on cardiac conduction. Circulation **40** (1969), 855–862
32. BERGMANN, M., u. H. D. BOLTE: Elektrophysiologische Untersuchungen mit Propafenon an der myokardialen Einzelfaser. In: (145)

33. BERNSTEIN, A. D., R. R. BROWNLEE, R. FLETCHER, R. D. GOLD u. S. R. SPIELMAN: Report of the NASPE mode code committee. Pace **7** (1984), 395–402

34. BERNSTEIN, J. G., u. J. KOCH-WESER: Effectiveness of bretylium tosylate against refractory ventricular arrhythmias. Circulation **45** (1973), 1024–1034

35. BHANDARI, A., F. MORADY, E. N. SHEN, A. B. SCHWARTZ, E. BOTVINICK u. M. M. SCHEINMAN: Catheter-induced His bundle ablation in a patient with reentrant tachycardia associated with a nodoventricular tract. J. Amer. Coll. Cardiol. **4** (1984), 611–616

36. BIGGER, J. T., D. H. SCHMIDT u. H. KUTT: Relationship between the plasma level of diphenylhydantoin sodium and its antiarrhythmic effects. Circulation **38** (1968), 363–374

37. BIGGER, J. T.: The interaction of mexiletine with other cardiovascular drugs. Amer. Heart J. **107** (1984), 1079–1085

38. BIRKHEAD, J. S., u. E. M. VAUGHAN WILLIAMS: Dual effect of disopyramide on atrial and atrioventricular conduction and refractory periods. Brit. Heart J. **39** (1977), 657–660

39. BISPING, H. J., W. IRNICH, J. MEYER u. S. EFFERT: Störbeeinflussung implantierter Schrittmacher im Alltag. Dt. med. Wochenschr. **97** (1972), 1773–1779

40. BISSETT, J. K., N. DE SOYZA, J. J. KANE u. N. M. SCHMITT: Improved sinus node sensing after atropine. Amer. Heart J. **91** (1976), 752–756

41. BÖDIGHEIMER, K., u. F. G. NOWAK: Lorcainide versus Lidokain — Eine vergleichende klinische Prüfung. Herz, Kreisl. **12** (1980), 323–329

42. BOURA, A. L. A., u. A. F. GREEN: The action of bretylium: Adrenergic neurone blocking and other effects. Brit. J. Pharmacol. **14** (1959), 536–548

43. BOYES, R. N., D. B. SCOTT, P. J. JEBSON, M. J. GODMAN u. D. G. JULIAN: Pharmacokinetics of lidocaine in man. Clin. Pharmacol. Therapeut. **12** (1971), 105–116

44. BRECHENMACHER, J. C.: Effect des betabloqueurs dans la prevention de la tachycardie ventriculaire recidivante. Cardiology **63** (1978), Suppl. 1, 50–54

45. BREITHARDT, G., L. SEIPEL, E. WIEBRINGHAUS u. F. LOOGEN: Effect of verapamil on sinus node in patients with normal and abnormal sinus node function. Circulation **54** (1976), Suppl. 2, 11–19

46. BREITHARDT, G., M. BORGGREFE, H. L. YEH u. L. SEIPEL: Elektrophysiologische Wirkungen von Flecainid (R 818) auf stimulusinduzierte ventrikuläre Tachykardien. Z. Kardiol. **71** (1982), 278–283

47. BREITHARDT, G., L. SEIPEL, J. LERSMACHER u. R. R. ABENDROTH: Comparative study of the antiarrhythmic efficacy of mexiletine and disopyramide in patients with chronic ventricular arrhythmias. J. Cardiovasc. Pharmacol. **4** (1982), 276–284

48. BREITHARDT, G., M. BORGGREFE, E. WIEBRINGHAUS u. L. SEIPEL: Effect of propafenone in the Wolff-Parkinson-White syndrome: Electrophysiologic findings and long-term follow-up. Amer. J. Cardiol. **54** (1984), 29–39

49. BRISSE, B.: Parasympathikolytika und Sympathikomimetika. In: (206)

50. BRODMAN, R., u. J. D. FISHER: Evaluation of a catheter technique for ablation of accessory pathway near the coronary sinus using a canine model. Circulation **67** (1983), 923–929

51. BUSS, J., H. NEUSS, M. SCHLEPPER, H. G. HORN u. M. MITROVIC: Flecainid bei supraventrikulären Tachykardien durch Av-Knoten-Reentry und beim WPW-Syndrom. Z. Kardiol. **70** (1981), 294–300

52. BUSSMANN, W. D., E. MÜLLER, H. HANEL u. M. KALTENBACH: Orally administered ajmaline barbiturate in acute and chronic ventricular arrhythmias. Amer. J. Cardiol. **41** (1978), 577–583

53. CAMPBELL, N. P. S., J. G. KELLY, A. A. J. ADGEY u. R. G. SHANKS: The clinical pharmacology of mexiletine. Brit. J. Clin. Pharmacol. **6** (1978), 103–108

54. CAMPBELL, N. P. S., S. A. ZAIDI, A. A. J. ADGEY, G. C. PATTERSON u. J. F. PANTRIDGE: Observations on hemodynamic effects of mexiletine. Brit. Heart J. **41** (1979), 182–186

55. CARACTA, A. R., A. N. DAMATO, M. E. JOSEPHSON, M. A. RICCIUTTI, J. J. GALLAGHER u. S. H. LAU: Electrophysiologic properties of diphenylhydantoin. Circulation **47** (1973), 1234–1241

56. CARMELIET, E., P. A. J. JANSSEN, R. MARSBOOM, J. M. VAN NEUTEN u. R. NHONNEUM: Antiarrhythmic electrophysiologic and hemodynamic effects of lorcainide. Arch. Int. Pharmacodyn. Therapeut. **231** (1976), 104–130

57. CARMELIET, E., u. N. Y. ZAMAN: Comparative effects of lignocaine and lorcainide on conduction in the Langendorff-perfused guinea-pig heart. Cardiovasc. Res. **13** (1979), 439—449
58. CHARLIER, R.: Cardiac actions in the dog of a new antagonist of adrenergic excitation which does not produce competitive blockade of adrenoceptors. Brit. J. Pharmacol. **39** (1970), 668—674
59. CHEW, C. Y. C., J. COLLETT u. B. N. SINGH: Mexiletine: A review of its pharmacological properties and therapeutic efficacy in arrhythmias. Drugs **17** (1979), 161—181
60. CHILSON, D. A., J. J. HEGER, D. P. ZIPES, K. F. BROWNE u. E. N. PRYSTOWSKY: Electrophysiologic effects and clinical efficacy of oral propafenone in patients with ventricular tachycardia. J. Amer. Coll. Cardiol. **5** (1985), 1407—1413
61. CONARD, G. J., G. E. CRONHEIM u. H.-W. KLEMPT: Relationship between plasma concentrations and suppression of ventricular extrasystoles by flecainide acetate (R-818), a new antiarrhythmic, in patients. Arzneimittelforsch. **32** (1982), 155—159
62. CONARD, G. J., u. R. E. OBER: Metabolism of flecainide. Amer. J. Cardiol. **53** (1984), 41—51
63. CONN, R. D., J. W. KENNEDY u. J. R. BLACKMAN: The hemodynamic effects of diphenylhydantoin. Amer. Heart J. **73** (1967), 500—505
64. CONNOLLY, S. J., R. E. KATES, C. S. LEBSACK, D. C. HARRISON u. R. A. WINKLE: Clinical pharmacology of propafenone. Circulation **68** (1983), 589—596
65. COOPER, J. A., u. J. FRIEDEN: Atropine in the treatment of cardiac disease. Amer. Heart J. **78** (1969), 124—127
66. COOPER, T. B., W. A. H. MACLEAN u. A. L. WALDO: Overdrive pacing for supraventricular tachycardia. A review of theoretical implications and therapeutic techniques. Pace **1** (1978), 196—221
67. COUCH, O. A.: Cardiac aneurysm with ventricular tachycardia and subsequent excision of aneurysm. Circulation **20** (1959), 251
68. COUMEL, P., J.-F. LECLERCQ u. P. ASSAYAG: European experience with the antiarrhythmic efficacy of propafenone for supraventricular and ventricular arrhythmias. Amer. J. Cardiol. **54** (1984), 60D—66D
69. COX, J. L., J. J. GALLAGHER u. R. M. UNGERLEIDER: Encircling endocardial ventriculotomy for refractory ischemic ventricular tachycardia. 4. Clinical indications, surgery technique, mechanism of action and results. J. Thorac. Cardiovasc. Surg. **83** (1982), 865—872
70. COX, J. L.: The status of surgery for cardiac arrhythmias. Circulation **71** (1985), 413—417
71. CRAMPTON, R.: Accepted, controversial and speculative aspects of ventricular defibrillation. Prog. Cardiovasc. Dis. **23** (1980), 167—186
72. CRITELLI, G., F. PERTICONE, F. COLTORTI, V. MONDA u. J. J. GALLAGHER: Closed chest modification of atrioventricular conduction system in man for treatment of refractory supraventricular tachycardia. Brit. Heart J. **49** (1983), 544—549
73. DAMATO, A. N.: Diphenylhydantoin: Pharmacological and clinical use. Prog. Cardiovasc. Dis. **12** (1969), 1—15
74. DAMATO, A. N., W. D. BERKOWITZ, R. D. PATTON u. S. H. LAU: The effects of diphenylhydantoin on atrioventricular and intraventricular conduction in man. Amer. Heart J. **79** (1970), 51—56
75. DAMATO, A. N., u. S. H. LAU: Clinical value of the electrogram of the conduction system. Prog. Cardiovasc. Dis. **13** (1970), 118—140
76. DANGMAN, K. H., u. B. F. HOFFMAN: Antiarrhythmic effects of ethmozin in cardiac Purkinje fibers: Suppression of automaticity and abolition of triggering. J. Pharmacol. exper. Therapeut. **227** (1983), 578—586
77. DANILO, P., u. M. R. ROSEN: Cardiac effects of disopyramide. Amer. Heart J. **92** (1976), 532—536
78. DANILO, P.: Tocainide. Amer. Heart J. **97** (1979), 259—262
79. DAS, G., F. N. TALMERS u. A. M. WEISSLER: New observations on the effect of atropine on the sinoatrial and atrioventricular nodes in man. Amer. J. Cardiol. **36** (1975), 281—285
80. DAVIES, L. D., u. J. V. TEMTE: Effects of propranolol on the transmembrane potentials of ventricular muscle and Purkinje fibers of the dog. Circulat. Res. **22** (1968), 661—677
81. DAVIES, L. D., u. J. V. TEMTE: Electrophysiologic actions of lidocaine on canine ventricular muscle and Purkinje fibers. Circulat. Res. **24** (1969), 639—655

82. DeSilva, R. A., T. B. Graboys, P. J. Podrid u. B. Lown: Cardioversion and defibrillation. Amer. Heart J. **100** (1980), 881–895
83. DiMarco, J. P., H. Garan u. J. N. Ruskin: Mexiletine for refractory ventricular arrhythmias: Results using serial electrophysiological testing. Amer. J. Cardiol. **47** (1981), 131–138
84. Dörr, R., W. Merx, S. Effert u. W. Irnich: Werden in der Bundesrepublik zu viele Herzschrittmacher implantiert? Dt. med. Wochenschr. **108** (1983), 567–569
85. Dollery, C. T., J. W. Paterson u. M. E. Conolly: Clinical pharmacology of beta-receptor-blocking drugs. Clin. Pharmacol. Therapeut. **10** (1969), 765–799
86. Dreifus, L. S., u. S. Ogawa: Quality of the ideal antiarrhythmic drug. Amer. J. Cardiol. **39** (1977), 466–468
87. Dubois, E. L.: Procainamide induction of a systemic lupus erythematodes syndrome. Presentation of six cases, review of the literature and analysis and follow-up of reported cases.
88. Duff, H. J., D. M. Roden u. R. L. Woosley: Abolition of resistant ventricular arrhythmias by twice daily dosing with flecainide. Amer. J. Cardiol. **48** (1981), 1133–1140
89. Duff, H. J., D. M. Roden, L. Brorson, A. J. J. Wood, A. K. Dawson, R. K. Primm, J. A. Oates, R. F. Smith u. R. L. Woosley: Electrophysiologic actions of high plasma concentrations of propranolol in human subjects. J. Amer. Coll. Cardiol. **2** (1983), 1134–1140
90. Dukes, I. D., u. E. M. Vaughan Williams: The multiple modes of action of propafenone. Europ. Heart J. **5** (1984), 115–125
91. Duncombe, W. G., u. A. McCoubrey: The excretion and stability to metabolism of bretylium. Brit. J. Pharmacol. **15** (1960), 260–264
92. Eiriksson, C. E., u. R. N. Brogden: Lorcainide: A preliminary review of its pharmacodynamic properties and therapeutic efficacy. Drugs **27** (1984), 279–300
93. Engel, T. R., u. A. del Gonzalez: Effect of digitalis on atrial vulnerability. Amer. J. Cardiol. **42** (1978), 570–576
94. Epstein, S., B. F. Robison, R. L. Kahler u. E. Braunwald: Effects of beta-adrenergic blockade on cardiac response to maximal and submaximal exercise in man. J. Clin. Invest. **44** (1965), 1745–1753
95. Ferrier, G. R.: Digitalis arrhythmias: Role of oscillatory afterpotentials. Prog. Cardiovasc. Dis. **19** (1977), 459–474
96. Fisher, J. D.: Role of electrophysiologic testing in the diagnosis and treatment of patients with known and suspected bradycardias and tachycardias. Prog. Cardiovasc. Dis. **24** (1981), 25–90
97. Fisher, J. D., J. A. Matos u. S. G. Kim: Antitachycardia pacing and stimulation – with particular reference to ventricular arrhythmias. In: (167), S. 413–426
98. Fisher, J. D., R. Brodman, D. R. Johnston, L. E. Waspe, S. G. Kim, J. A. Matos u. G. Scavin: Nonsurgical electrical ablation of tachycardias. Importance of prior in vitro testing of catheter leads. Pace **7** (1984), 74–81
99. Fisher, J. D., R. Brodman, S. G. Kim, J. A. Matos, L. E. Brodman, D. Wallerson u. L. E. Waspe: Attempted electrical ablation of accessory pathway via the coronary sinus in the Wolff-Parkinson-White syndrome. J. Amer. Coll. Cardiol. **4** (1984), 685–694
100. Fontaine, G.: Surgery for ventricular tachycardia. The view from Paris. Int. J. Cardiol. **1** (1982), 351–359
101. Fontaine, G., N. Shanta, R. Frank, J. L. Tonet, A. Cansell u. Y. Grosgogeat: New approaches in the electrophysiological determination of optimal treatment of recurrent tachyarrhythmias. Ann. N. Y. Acad. Sci. **427** (1984), 67–83
102. Frieden, J.: Antiarrhythmic drugs. VII.: Lidocaine as an antiarrhythmic agent. Amer. Heart J. **70** (1965), 713–715
103. Funke, H. D.: Die optimierte sequentielle Stimulation von Vorhof und Kammer – ein neuartiges Therapiekonzept zur Behandlung bradykarder Dysrhythmien. Herz, Kreisl. **10** (1978), 479–483
104. Furman, S.: Pacemaker programmability. Pace **1** (1978), 161–162
105. Gallagher, J. J., R. H. Svenson, J. H. Kasell, L. D. German, G. H. Bardy, A. Broughton u. G. Critelli: Catheter technique for closed chest ablation of the atrioventricular conduction system. New Engl. J. Med. **306** (1982), 194–200
106. Gallagher, J. J., W. M. Smith, C. R. Kerr, J. Kasell, L. Cook, M. Reiter, R. Sterba u. M. Harte: Esophageal pacing: A diagnostic and therapeutic tool. Circulation **65** (1982), 336–341

107. Gallagher, J. J., J. L. Cox, L. D. German u. J. H. Kasell: Nonpharmacologic treatment of supraventricular tachycardia. In: (167), S. 271–286
108. Gallagher, J. J., W. C. Sealy, J. L. Cox, L. D. German, J. H. Kasell, G. H. Bardy u. D. L. Packer: Results of surgery for preexcitation caused by accessory atrioventricular pathways in 267 consecutive cases. In: (167), S. 259–270
109. Gault, J. H., J. Ross u. E. Braunwald: Persistent atrioventricular dissociation with block and nodal rhythm after catheterization. Amer. Heart J. **71** (1966), 690–695
110. Gentzkow, G. D., u. J. Y. Sullivan: Extracardiac adverse effects of flecainide. Amer. J. Cardiol. **53** (1984), 101B–105B
111. Gerckens, U., J. Nitsch u. B. Lüderitz: Funktionsstörungen von Kammer-Demand- (VVI-) und AV-sequentiellen (DDD-) Schrittmachern durch Muskelpotentiale. Dt. med. Wochenschr. **110** (1985), 1245–1248
112. Giardina, E.-G., R. H. Heissenbuttel u. J. T. Bigger: Intermittent intravenous procaine amide to treat ventricular arrhythmias. Ann. Internal Med. **78** (1973), 183–193
113. Gibson, D., u. E. Sowton: The use of beta-adrenergic receptor blocking drugs in dysrhythmias. Prog. Cardiovasc. Dis. **12** (1969), 16–39
114. Gillette, P. C., D. G. Wampler, A. Garson, A. Zinner, D. Ott u. D. Cooley: Treatment of atrial automatic tachycardia by ablation procedure. J. Amer. Coll. Cardiol. **6** (1985), 405–409
115. Gillis, A. M., u. R. E. Kates: Clinical pharmacokinetics of the newer antiarrhythmic agents. Clin. Pharmacokin. **9** (1984), 375–403
116. Giraudon, G., G. Fontaine, R. Frank, G. Escande, P. Etevient u. C. Cabrol: Encircling endocardial ventriculotomy: A new surgical treatment for life-threatening ventricular tachycardias resistent to medical treatment following myocardial infarction. Ann. Thorac. Surg. **26** (1976), 438–444
117. Goldschlager, A. W., u. J. S. Karliner: Ventricular standstill after intravenous diphenylhydantoin. Amer. Heart J. **74** (1967), 410–412
118. Gonzalez, R., M. M. Scheinman, W. Margaretten u. M. Rubinstein: Closed-chest electrode-catheter technique for His bundle ablation in dogs. Amer. J. Physiol. **241** (1981), H283–H287
119. Goodman, D. J., R. M. Rossen, D. S. Cannom, A. K. Rider u. D. C. Harrison: Effect of digoxin on atrioventricular conduction. Studies in patients with and without cardiac autonomic innervation. Circulation **51** (1975), 251–256
120. Graboys, T. B., P. J. Podrid u. B. Lown: Efficacy of amiodarone for refractory supraventricular tachyarrhythmias. Amer. Heart J. **106** (1983), 870–876
121. Grossman, J. I., J. A. Cooper u. J. Frieden: Cardiovascular effects of infusion of lidocaine on patients with heart disease. Amer. J. Cardiol. **24** (1969), 191–197
122. Guerot, C., A. Coste, P. E. Valere u. R. Tricot: Ajmaline to diagnose paroxysmal atrioventricular block. Arch. Mal. Coeur et Vaiss. **66** (1973), 1241–1245
123. Gupta, D. N., M. O. Unal, F. A. Bashour u. W. R. Webbs: Effect of diphenylhydantoin on peripheral and coronary circulation and myocardial contractility in the experimental animal. Chest **51** (1967), 248–255
124. Gupta, P. K., u. J. I. Haft: Complete heart block complicating cardiac catheterization. Chest **61** (1972), 185–187
125. Haap, K., u. H. Antoni: Mexiletin – Tierexperimentelle Befunde über die antiarrhythmischen und elektrophysiologischen Effekte am Herzen. Klin. Wochenschr. **56** (1978), 169–173
126. Haffajee, C. I., J. S. Alpert u. J. E. Dalen: Tocainide for refractory ventricular arrhythmias of myocardial infarction. Amer. Heart J. **100** (1980), 1013–1016
127. Haft, J. I.: Treatment of arrhythmias by intracardiac electrical stimulation. Prog. Cardiovasc. Dis. **16** (1974), 539–568
128. Han, J., B. G. Goel, M. S. Yoon u. R. Rogers: Effect of procainamide and lidocaine on ventricular automaticity and reentry during acute coronary occlusion. Amer. J. Cardiol. **34** (1974), 171–178
129. Harken, A. H.: Surgery for ventricular tachycardia. The view from Philadelphia. Int. J. Cardiol. **1** (1982), 361–363
130. Harken, A. H., u. M. E. Josephson: Surgical management of ventricular tachycardia. In: (167), S. 475–488
131. Harris, A. S., u. R. H. Kokernot: Effects of diphenylhydantoin sodium and phenobarbital sodium upon ectopic ven-

tricular tachycardia in acute myocardial infarction. Amer. J. Physiol. **163** (1950), 505–516

132. HARRISON, D., H. SPROUCE u. A. G. MORROW: The antiarrhythmic properties of lidocaine and procaine amide. Circulation **28** (1963), 486–491

133. HARRISON, D. C., P. J. MEFFIN u. R. A. WINKLE: Clinical pharmacology of antiarrhythmic drugs. Prog. Cardiovasc. Dis. **20** (1977), 217–242

134. HARRISON, D. C. (Hrsg.): Cardiac arrhythmias. A decade of progress. G. K. Hall Medical Publishers, Boston, Massachusetts 1981

135. HARRISON, D. C.: Antiarrhythmic drug classification: New science and practical considerations. Amer. J. Cardiol. **56** (1985), 185–187

136. HARTHORNE, J. W.: Historic milestones of electrotherapy and cardiac pacing. Prog. Cardiovasc. Dis. **23** (1981), 389–392

137. HARTHORNE, J. W.: Indications for pacemaker insertion: Types and modes of pacing. Prog. Cardiovasc. Dis. **23** (1981), 393–400

138. HARTZLER, J. O.: Electrode catheter ablation of refractory focal ventricular tachycardia. J. Amer. Coll. Cardiol. **2** (1983), 1107–1113

139. HEEL, R. C., R. N. BROGDEN, T. M. SPEIGHT u. G. S. AVERY: Disopyramide: A review of its pharmacological properties and therapeutic use in treating cardiac arrhythmias. Drugs **15** (1978), 331–368

140. HEGER, J. J., E. N. PRYSTOWSKY u. D. P. ZIPES: Clinical efficacy of amiodarone in treatment of recurrent ventricular tachycardia and ventricular fibrillation. Amer. Heart J. **106** (1983), 887–894

141. HEISSENBUTTEL, R. H., u. J. T. BIGGER: The effect of oral quinidine on intraventricular conduction in man: Correlation of plasma quinidine with changes in QRS duration. Amer. Heart J. **80** (1970), 453–462

142. HEITMANN, D.: Zugangsweg zur Vena cava. Intensivbehandlung **2** (1978), 41

143. HELFANT, R. H., B. J. SCHERLAG u. A. N. DAMATO: The electrophysiological properties of diphenylhydantoin sodium as compared to procainamide in the normal and digitalis-intoxicated dog. Circulation **36** (1967), 108–118

144. HERING, S., R. BODEWEI u. A. WOLLENBERGER: Sodium current in freshly isolated and cultured single rat myocardium cells: Frequency and voltage-dependent block by mexiletine. J. Mol. Cell. Cardiol. **15** (1983), 431–444

145. HOCHREIN, H., H. J. HAPKE u. O. A. BECK: Fortschritte in der Pharmakotherapie von Herzrhythmusstörungen. Gustav Fischer Verlag, Stuttgart, New York 1977

146. HODESS, A. B., W. P. FOLLANSBEE, J. F. SPEAR u. E. N. MOORE: Electrophysiological effects of a new antiarrhythmic agent, flecainide, on the intact canine heart. J. Cardiovasc. Pharmacol. **1** (1979), 427–439

147. HOLLÜNGER, G.: On the metabolism of lidocaine. I: The properties of the enzyme system responsible for the oxidative metabolism of lidocaine. Acta Pharmacol. Toxicol. **17** (1960), 356–364

148. HOLT, M., E. G. C. A. BOYD, J. C. R. CRICK u. E. SOWTON: Low energies and helifix electrodes in the successful ablation of atrioventricular conduction. Pace **8** (1985), 639–645

149. HONDEGHEM, L. M., u. B. G. KATZUNG: Antiarrhythmic agents: The modulated receptor mechanism of action of sodium and calcium channel-blocking drugs. Ann. Rev. Pharmacol. Toxicol. **24** (1984), 387–423

150. HOROWITZ, L. N., M. E. JOSEPHSON u. A. FARSHIDI: Human electrophysiology of tocainide, a lidocaine congener. Amer. J. Cardiol. **42** (1978), 276–280

151. HOROWITZ, L. N., A. M. GREENSPAN, S. R. SPIELMAN, C. R. WEBB, J. MORGANROTH, H. ROTHMENSCH, N. M. SOKOLOFF, A. P. RAE, B. L. SEGAL u. H. R. KAY: Usefulness of electrophysiologic testing in evaluation of amiodarone therapy for sustained ventricular tachyarrhythmias associated with coronary heart disease. Amer. J. Cardiol. **55** (1985), 367–371

152. HOUGEN, T. J., B. L. LLOYD u. T. W. SMITH: Effects of inotropic and arrhythmogenic digoxin doses and of digoxin-specific antibody on myocardial monovalent cation transport in the dog. Circulat. Res. **44** (1979), 23–31

153. HOWITT, G., M. HUSAIN, D. J. ROWLANDS, W. F. W. E. LOGAN, R. G. SHANKS u. M. G. EVANS: The effect of the dextro-isomer of propranolol on sinus rate and cardiac arrhythmias. Amer. Heart J. **76** (1968), 736–745

154. Ikeda, N., B. N. Singh, L. D. Davies u. O. Hauswith: Effects of flecainide on the electrophysiologic properties of isolated canine and rabbit myocardial fibers. J. Amer. Coll. Cardiol. **5** (1985), 303–310
155. Irnich, W.: Programmierung von Schrittmachern: Vorteil oder Spielerei. Dt. med. Wochenschr. **110** (1985), 1527–1530
156. Iwa, T., T. Magara, Y. Watanabe, M. Kawasuji u. T. Misaki: Interruption of multiple accessory conduction pathways in the Wolff-Parkinson-White syndrome. Ann. Thorac. Surg. **30** (1980), 313–325
157. Jähnchen, E., u. D. Trenk: Pharmakokinetische Prinzipien und spezielle Pharmakokinetik der Antiarrhythmika. In: (206)
158. Jenkins, J., T. Blump, F. Munkenbeck, J. Brown u. R. Arzbaecher: Tachycardia detection in implantable antitachycardia devices. Pace **7** (1984), 1273–1277
159. Jewitt, D. E., Y. Kishon u. M. Thomas: Lignocaine in the management of arrhythmias after acute myocardial infarction. Lancet **1** (1968), 266–270
160. Jewitt, D. E.: Hemodynamic effects of newer antiarrhythmic drugs. Amer. Heart J. **100** (1980), 984–989
161. Jonckheer, M. H.: Amiodarone and the thyroid gland. Acta cardiol. **36** (1981), 199–205
162. Josephson, M. E., A. R. Caracta, J. J. Gallagher, S. H. Lau u. A. N. Damato: Electrophysiological evaluation of disopyramide in man. Amer. Heart J. **86** (1973), 771–780
163. Josephson, M. E., A. R. Caracta, M. A. Ricciutti, S. H. Lau u. A. N. Damato: Electrophysiologic properties of procaineamide in man. Amer. J. Cardiol. **33** (1974), 596–603
164. Josephson, M. E., S. F. Seides, W. P. Batsford, G. M. Weisfogel, M. Akhtar, A. R. Caracta, S. H. Lau u. A. N. Damato: The electrophysiological effects of intramuscular quinidine on the atrioventricular conducting system in man. Amer. Heart J. **87** (1974), 55–61
165. Josephson, M. E., J. F. Spear, A. H. Harken, L. N. Horowitz u. R. J. Dorio: Surgical excision of automatic atrial tachycardia: Anatomic and electrophysiologic correlates. Amer. Heart J. **104** (1982), 1076–1085
166. Josephson, M. A., N. Ikeda u. B. N. Singh: Effects of flecainide on ventricular function: Clinical and experimental correlations. Amer. J. Cardiol. **53** (1984), 95B–100B
167. Josephson, M. E., u. H. J. J. Wellens (Hrsg.): Tachycardias: Mechanisms, diagnosis, treatment. Lea & Febiger, Philadelphia 1984
168. Kahn, A., J. J. Morris u. P. Citron: Patient-initiated rapid atrial pacing to manage supraventricular tachycardia. Amer. J. Cardiol. **38** (1976), 200–204
169. Kaplan, L. J., u. W. E. Cappaert: Amiodarone keratopathy. Arch. Ophthalmol. **100** (1982), 601–602
170. Karim, A.: The pharmacokinetics of Norpace. Angiology **26** (1975), 85–98
171. Katzung, B. G., u. R. A. Jensen: The depressant action of diphenylhydantoin on electrical and mechanical properties of isolated rabbit and dog atria: Dependence on sodium and potassium. Amer. Heart J. **80** (1970), 80–88
172. Kayden, H. J., B. B. Brodie u. J. M. Steele: Procaine amide. Circulation **15** (1957), 118–126
173. Keefe, D. L. D., R. E. Kates u. D. C. Harrison: New antiarrhythmic drugs: Their place in therapy. Drugs **22** (1981), 363–400
174. Keefe, D. L.: Pharmacology of lorcainide. Amer. J. Cardiol. **54** (1984), 18B–21B
175. Kerber, R. E., u. W. Sarnat: Factors influencing the success of ventricular defibrillation in man. Circulation **60** (1979), 226–230
176. Kerber, R. E., J. Grayzel, R. Hoyt, M. Marcus u. J. Kennedy: Transthoracic resistence in human defibrillation. Influence of body weight, chest size, serial shocks, paddle size and paddle contact pressure. Circulation **63** (1981), 676–682
177. Klein, G. J., G. M. Guiraudon, D. G. Perkins, D. L. Jones, R. Yee u. E. Jarvis: Surgical correction of the Wolff-Parkinson-White syndrome in the closed chest heart using cryosurgery: A simplified approach. J. Amer. Coll. Cardiol. **3** (1984), 405–409
178. Kleinsorge, H.: Klinische Untersuchungen über die Wirkungsweise des Rauwolfia-Alkaloids Ajmalin bei Herzrhythmusstörungen, insbesondere Extrasystolie. Med. Klinik **10** (1959), 409–416
179. Klotz, U., P. Müller-Seydlitz u. P. Heimburg: Pharmacokinetics of lorcainide in man: A new antiarrhythmic agent. Clin. Pharmacokinetics **3** (1978), 407–418

180. KOCH-WESER, J.: Pharmacokinetics of procainamide in man. Ann. N. Y. Acad. Sci. **179** (1971), 370–382

181. KÖTTER, V., T. LINDERER u. R. SCHRÖDER: Effects of disopyramide on systemic and coronary hemodynamics and myocardial metabolism in patients with coronary artery disease: Comparison with lidocaine. Amer. J. Cardiol. **46** (1980), 469–474

182. KOHLHARDT, M., u. C. SEIFERT: Inhibition of V_{max} of the action potential by propafenone and its voltage-, time- and pH-dependence in mammalian ventricular myocardium. Naunyn-Schmiedeberg's Arch. exper. Path. Pharmakol. **315** (1980), 55–62

183. KRIKLER, D., P. CURRY u. J. BUFFET: Dual-demand pacemaker for reciprocating atrioventricular tachycardias. Brit. Med. J. **1** (1976), 1976

184. KRUSE, I., L. RYDEN u. E. DUFFIN: Clinical evaluation of atrial synchronous ventricular inhibited pacemakers. Pace **3** (1980), 641–650

185. KUCK, K.-H., K.-P. KUNZE, M. SCHLÜTER u. W. BLEIFELD: Tachycardia prevention by programmed stimulation. Amer. J. Cardiol. **54** (1984), 550–554

186. KUPP, M., W. BLEIFELD, P. HANRATH, W. IRNICH u. S. EFFERT: Glucocorticoide zur Senkung der elektrischen Reizschwelle von Schrittmachern. Dt. med. Wochenschr. **98** (1973), 858–861

187. KUS, T., u. B. I. SASYNIUK: Electrophysiological action of disopyramide phosphate on canine ventricular muscle and Purkinje fibers. Circulat. Res. **37** (1975), 844–854

188. KVAM, D. C., E. H. BANITT u. J. R. SCHMID: Antiarrhythmic and electrophysiologic actions of flecainide in animal models. Amer. J. Cardiol. **53** (1984), 22B–25B

189. LABARRE, A., H. C. STRAUSS, M. M. SCHEINMAN, G. T. EVANS, T. BASHORE, J. S. TIEDMAN u. A. G. WALLACE: Electrophysiologic effects of disopyramide phosphate on sinus node function in patients with sinus node dysfunction. Circulation **59** (1979), 226–235

190. LADD, A. T.: Procainamide induced lupus erythematodes. New Engl. J. Med. **267** (1962), 1357–1358

191. LAMPADIUS, M. S., A. WIRTZFELD, L. SCHMÜCK u. H. W. PRÄUTNER: Vermeidung von schrittmacherinduziertem Muskelzucken. Münch. med. Wochenschr. **116** (1974), 1675–1676

192. LANDS, A. M., A. ARNOLD, J. P. AULIFF, F. P. LUDUENA u. T. G. BROWN: Differentiation of receptor systems activated by sympathicomimetic amines. Nature **214** (1967), 577–598

193. LEACH, A. J., J. E. BROWN u. P. W. ARMSTRONG: Cardiac depression by intravenous disopyramide in patients with left ventricular dysfunction. Amer. J. Med. **68** (1980), 839–844

194. LERMAN, B. B., J. L. WEISS, B. H. BULKLEY, L. C. BECKER u. M. L. WEISFELDT: Myocardial injury and induction of arrhythmias by direct current shock delivered via endocardial catheter in dogs. Circulation **69** (1984), 1006–1012

195. LEVEQUE, P. E.: Antiarrhythmic action of bretylium. Nature **207** (1965), 203–204

196. LEVY, S.: Role of pacing in the treatment of supraventricular tachycardia. In: (167), 223–240

197. LEWIS, C. M., u. A. J. BRINK: Beta-adrenergic blockade. Hemodynamics and myocardial energy metabolism in patients with ischemic heart disease. Amer. J. Cardiol. **21** (1968), 846–859

198. LIE, K. I.: Lidocaine and prevention of ventricular fibrillation complicating acute myocardial infarction. Int. J. Cardiol. **7** (1985), 321–325

199. LIEBERMAN, N. A., R. S. HARRIS, R. I. KATZ, H. M. LIPSCHUTZ, M. DOLGIN u. V. J. FISHER: The effects of lidocaine on the electrical and mechanical activity of the heart. Amer. J. Cardiol. **22** (1968), 375–380

200. LIEBERSON, A. D., R. R. SCHUMACHER, R. H. CHILDRESS, D. L. BOYD u. J. F. WILLIAMS: Effect of diphenylhydantoin on left ventricular function in patients with heart disease. Circulation **36** (1967), 692–699

201. LIKOFF, W.: Cardiac arrhythmias complicating surgery. Amer. J. Cardiol. **3** (1959), 427–429

202. LOWN, B., T. B. GRABOYS, P. J. PODRID, B. H. COHEN, M. B. STOCKMAN u. C. E. GANGHAN: Effect of a digitalis drug on ventricular premature beats. New Engl. J. Med. **296** (1977), 301–306

203. LUCCHESI, B. R.: Antiarrhythmic drugs. In: ANTONACCIO, M. (Hrsg.): Cardiovascular pharmacology. Raven Press, New York 1977

204. LÜDERITZ, B., C. NAUMANN D'ALNONCOURT, G. STEINBECK u. J. BEYER: Therapeutic pacing in tachyarrhythmias by implanted pacemakers. Pace **5** (1982), 366–371

205. LÜDERITZ, B.: Typische Risiken bei der Behandlung von Herzrhythmusstörungen. Internist **23** (1982), 138–143

206. LÜDERITZ, B. (Hrsg.): Herzschrittmachern. In: BUCHBORN, E. (Hrsg.): Handbuch der Inneren Medizin. Springer Verlag, Berlin, Heidelberg, New York 1983

207. LÜDERITZ, B.: Betarezeptorenblocker und Antiarrhythmika im engeren Sinne. In: (206), 809–896

208. LÜDERITZ, B.: Klinische Bedeutung der Programmierung von Herzschrittmachern Dt. med. Wochenschr. **110** (1985), 1519. –1520

209. LUI, H. K., G. LEE, P. DIETRICH, R. I. Low u. D. T. MASON: Flecainide-induced QT-prolongation and ventricular tachycardia. Amer. Heart J. **103** (1982) 567–569

210. MANDEL, W. J., u. J. T. BIGGER: Effect of lidocaine on sinoatrial node and atrial fibers. Amer. J. Cardiol. **25** (1970), 113–114

211. MANN, D. E., J. C. LUCK, J. M. HERRE, S. A. MAGRO, S. C. YEBSEN, J. C. GRIFFIN, C. M. PRATT u. C. R. C. WYNDHAM: Electrophysiologic effects of ethmozine in patients with ventricular tachycardia. Amer. Heart J. **107** (1984), 674–679

212. MANSOUR, E., D. T. MASON, J. F. SPANN, R. ZELIS u. E. A. AMSTERDAM: Clinical evaluation of antiarrhythmic and hemodynamic properties of bretylium. Circulation **42** (1970), Suppl. 3, 41

213. MANZ, M., G. STEINBECK u. B. LÜDERITZ: Wirkung von Lorcainid (R 15889) auf Sinusknotenfunktion und intrakardiale Erregungsleitung. Herz, Kreisl. **11** (1979), 192–197

214. MANZ, M., G. STEINBECK u. B. LÜDERITZ: His-Bündel-Ablation: Eine neue Methode zur Behandlung bedrohlicher supraventrikulärer Herzrhythmusstörungen. Internist **24** (1983), 95–98

215. MANZ, M., G. STEINBECK, U. GERCKENS u. B. LÜDERITZ: Supraventrikuläre Tachykardie: Ergebnisse der His-Bündel-Ablation. Dt. med. Wochenschr. **110** (1985), 576–582

216. MARCHLINSKI, F. E., u. M. E. JOSEPHSON: Appropriate diagnostic studies for arrhythmia surgery. Pace **7** (1984), 902–916

217. MARCHLINSKI, F. E., A. E. BUXTON, B. T. FLORES, J. U. DOHERTY, H. L. WAXMAN u. M. E. JOSEPHSON: Value of Holter monitoring in identifying risk for sustained ventricular arrhythmia recurrence on amiodarone. Amer. J. Cardiol. **55** (1985), 709–712

218. MARGOLIS, J. R., H. C. STRAUSS, H. C. MILLER, M. GILBERT u. A. G. WALLACE: Digitalis and the sick sinus syndrome. Circulation **52** (1975), 162–169

219. MASON, J. W., E. B. STINSON, R. A. WINKLE, J. C. GRIFFIN, P. E. OYER, D. L. ROSS u. G. DERBY: Surgery for ventricular tachycardia. Efficacy of left ventricular aneurysm resection compared with operation guided by electrical activation mapping. Circulation **65** (1982), 1148–1155

220. MASON, J. W., E. B. STINSON, R. A. WINKLE, P. E. OYER, J. C. GRIFFIN u. D. L. ROSS: Relative efficacy of blind left ventricular aneurysm resection for the treatment of recurrent ventricular tachycardia. Amer. J. Cardiol. **49** (1982), 241–247

221. MATHUR, P.: Cardiovascular effects of a newer antiarrhythmic agent, disopyramide phosphate. Amer. Heart J. **84** (1972), 764–770

222. MCKENNA, W. J., E. ROWLAND, J. DAVIES u. D. M. KRIKLER: Failure to predict development of atrioventricular block with electrophysiologic testing supplemented by ajmaline. Pace **3** (1980), 666–669

223. MCLEOD, A. A., G. L. STILES u. D. G. SHAND: Demonstration of beta adrenoceptor blockade by propafenone hydrochloride: Clinical pharmacologic, radioligand binding and adenylate cyclase activation studies. J. Pharmacol. exper. Therapeut. **228** (1984), 461–466

224. MEINERTZ, T., F. KERSTING, W. KASPER, H. JUST, H. BECHTHOLD u. E. JÄHNCHEN: Haemodynamic effects of a single intravenous dose of lorcainide in patients with heart disease. Europ. J. Clin. Pharmacol. **18** (1980), 461–465

225. MENZ, W.: Zur Frage der Umwelteinflüsse auf elektrische Herzschrittmacher. Z. ärztl. Fortbild. **72** (1978), 71–73

226. MERRIT, H. H., u. T. J. PUTNAM: Sodium diphenylhydantoinate in the treatment of

convulsive disorders. J. amer. med. Assoc. **111** (1938), 1068–1073

227. MERX, W.: Mexiletin beim akuten Myokardinfarkt. Herz, Kreisl. **12** (1980), 238–239
228. MIROWSKI, M., P. R. REID, M. M. MOWER, L. WATKINS, V. L. GOTT, J. F. SCHAUBLE, A. LANGER, M. S. HEILMAN, S. A. KOLENIK, R. E. FISCHELL u. M. L. WEISFELDT: Termination of malignant ventricular arrhythmias with an implanted automatic defibrillator in human beings. New Engl. J. Med. **303** (1980), 322–324
229. MIROWSKI, M., M. M. MORTON, P. R. REID, L. WATKINS u. A. LANGER: The automatic implantable defibrillator. New modality for treatment of life-threatning ventricular arrhythmias. Pace **5** (1982), 384–401
230. MITSUI, T., H. IJIMA, K. OKAMURA u. M. HORI: Transvenous electrocautery of the atrioventricular connection guided by the His electrogram. Jap. Circulat. J. **42** (1978), 313–318
231. MIXTER, C. G., J. M. MORAN u. W. G. AUSTEN: Cardiac and peripheral vascular effects of diphenylhydantoin sodium. Amer. J. Cardiol. **17** (1965), 332–338
232. MORGANROTH, J., A. S. PEARLMAN, W. B. DUNKMAN, L. N. HOROWITZ, M. E. JOSEPHSON u. E. L. MICHELSON: Ethmozin: A new antiarrhythmic agent developed in the USSR. Efficacy and tolerance. Amer. Heart J. **98** (1979), 621–628
233. NAGER, F., u. L. KAPPENBERGER: Hämodynamik nach Schrittmacherimplantation. Internist **18** (1977), 14–20
234. NARULA, O. S., S. BHARATI, M. C. SHAN, A. A. EMBI u. M. LEV: Microtranssection of the His bundle with laser radiation through a pervenous catheter: Correlation of histologic and electrophysiologic data. Amer. J. Cardiol. **54** (1984), 186–192
235. NARULA, O. S., K. B. BOVEJA, D. M. COHEN, J. T. NARULA u. P. P. TARJAN: Laser catheter induced atrioventricular block in dogs: Acute and chronic observations. J. Amer. Coll. Cardiol. **5** (1985), 259–267
236. NAUMANN D'ALNONCOURT, C.: Bradykarde Herzrhythmusstörungen. In: (206), S. 935–1006
237. NAUMANN D'ALNONCOURT, C., I. BECHT, H.-J. HAASE u. H.-P. HELWING: Nichtinvasive transkutane Stimulation des Herzens. Herzschrittmacher **6** (1986), 5–9
238. NELSON, D. H., u. D. C. HARRISON: A comparison of the negative inotropic effects of procaine amide, lidocaine and quinidine. Physiologist **8** (1965), 241–248
239. NITSCH, J., G. STEINBECK u. B. LÜDERITZ: Einfluß von Nieren-, Leber- oder Herzinsuffizienz auf den Serum-Mexiletinspiegel. Internist **23** (1982), 291–293
240. NORDECK, E., R. BUCKESFELD, P. G. KIRCHHOFF u. J. NEUBAUR: Elektrodenbedingte Komplikationen bei Herzschrittmachertherapie. Dt. med. Wochenschr. **100** (1975), 1282–1288
241. NYQUIST, O., G. FORSSELL, R. NORDLANDER u. K. SCHENCK-GUSTAFSSON: Hemodynamic and antiarrhythmic effects of tocainide in patients with acute myocardial infarction. Amer. Heart J. **100** (1980), 1000–1005
242. OBAYASHI, K., K. NAGASAWA, W. J. MANDEL, J. K. VYDEN u. W. W. PARMLEY: Cardiovascular effects of ajmaline. Amer. Heart J. **92** (1976), 487–496
243. OHKAWA, S., D. B. HACKEL, E. M. MIKAT, J. J. GALLAGHER, J. L. COX u. W. C. SEALY: Anatomic effects of cryoablation of the atrioventricular conduction system. Circulation **65** (1982), 1155–1162
244. OTT, D. A., P. C. GILLETTE, A. GARSON, D. A. COOLEY, G. J. REUL u. D. G. McNAMARA: Surgical management of refractory supraventricular tachycardia in infants and children. J. Amer. Coll. Cardiol. **5** (1985), 124–129
245. PALIEGE, R., u. H. VOLKMANN: Elektrische Notfallstimulation des Herzens mittels einer magenballonfixierbaren mehrpoligen Ösophaguselektrode. Dt. Gesundh.-Wesen **33** (1978), 265–269
246. PAPP, J. G., u. E. M. VAUGHAN WILLIAMS: The effect of bretylium on intracellular cardiac action potentials in relation to its antiarrhythmic and local anesthetic activity. Brit. J. Pharmacol. **37** (1969), 380–399
247. PARSONNET, V., M. BILITCH, S. FURMAN, J. D. FISHER, D. J. W. ESCHER, G. MYERS u. E. CASSADY: Early malfunction of transvenous pacemaker electrodes. A three-center study. Circulation **60** (1979), 590–596
248. PARSONNET, V.: The proliferation of cardiac pacing: Medical, technical and socioeconomic dilemmas. Circulation **65** (1982), 841–845
249. PATTERSON, J. E., M. E. CONOLLY, C. T. DOLLERY, A. HAYES u. R. G. COOPER:

The pharmacodynamics and metabolism of propranolol in man. Pharmacol. Clin. **2** (1970), 127–133

250. PETERS, R. W., E. SHAFON, S. FRANK, A. N. THOMAS u. M. M. SCHEINMAN: Radiofrequency-triggered pacemakers: Uses and limitations. Ann. Internal Med. **88** (1978), 17–22

251. PETTER, H., u. K. ZIPF: Einfluß der extrazellulären Kaliumkonzentration auf die Kontraktionsstärke des isolierten Vorhofs nach Ajmalinbehandlung. Naunyn-Schmiedeberg's Arch. exper. Path. Pharm. **243** (1962), 566–569

252. PFEIFFER, D., K. J. ROSTOCK, K. RATHGEN u. A. SCHIRDEWAN: Effektivität einer oralen Langzeittherapie mit Propafenon bei paroxysmalen Tachyarrhythmien. Herz, Kreisl. im Druck

253. PFEIFFER, D., K. J. ROSTOCK u. K. RATHGEN: Anterograde conduction of a concealed accessory pathway after transvenous electric catheter ablation. Clin. Cardiol. **9** (1986), 578–580

254. PIOTROSKI, W. K., N. N. ROMINA, I. N. MERKULOWA, R. D. KURBANOW, W. I. METELIZA u. N. A. MAZUR: Biodostipnost etmozina pri prieme wnutr. Kimikofarmazewtitscheski jurnal **86** (1985), 912–916

255. PODRID, P. J., u. B. LOWN: Mexiletine for ventricular arrhythmias. Amer. J. Cardiol. **47** (1981), 895–902

256. PODRID, P. J., u. B. LOWN: Management of malignant ventricular arrhythmia – Experience with lorcainide. Amer. J. Cardiol. **54** (1984), 29B–36B

257. POLGAR, P., F. WORUM, P. KOVACZ, I. LÖRINCZ, S. Z. BEKASSY u. A. PETERFFY: A new technique for closed chest human His bundle ablation using suction electrode catheter and DC shock. Pace **8** (1985), 303–305

258. POP, T., N. TREESE, J. C. KANG, T. MEINERTZ u. W. KASPER: Effect of intravenous flecainide on atrial vulnerability in man. Klin. Wochenschr. **61** (1983), 609–615

259. POP, T., B. HENKEL, W. KASPER, T. MEINERTZ, A. RÜCKEL, N. TREESE, C. J. SCHUSTER, C. PFEIFFER u. J. MEYER: Erfolgreiche transvenöse Ablation des Av-Überleitungssystems bei therapierefraktärem Vorhofflattern. Z. Kardiol. **73** (1984), 120–124

260. POZENEL, H.: Klinisch-hämodynamische Untersuchungen mit Mexiletin – einem neuen Antiarrhythmikum. Herz, Kreisl. **9** (1977), 148–152

261. PRATT, C. M., S. C. YEPSEN, A. A. TAYLOR, D. T. MASON, R. R. MILLER, M. A. QUINONES u. R. A. LEWIS: Ethmozine suppression of single and repetitive ventricular depolarizations during therapy. Documentation of efficacy and long-term safety. Amer. Heart J. **106** (1983), 85–91

262. PRYSTOWSKY, E. N., K. F. BROWNE u. D. P. ZIPES: Intracardiac recording by catheter electrode of accessory pathway depolarization. J. Amer. Coll. Cardiol. **1** (1983), 468–470

262. QUEST, J. A., u. R. A. GILLIS: Effect of digitalisation on carotid sinus baroreceptor activity. Circulat. Res. **35** (1974), 247–255

264. RATHGEN, K., K. J. ROSTOCK, A. SCHIRDEWAN, D. PFEIFFER u. G. AUGSTEN: Zur Schrittmacherdifferentialtherapie des Sinusknotensyndroms. Z. ärztl. Fortbild. **79** (1985), 199–202

265. RATHGEN, K., K. J. ROSTOCK, D. PFEIFFER u. A. SCHIRDEWAN: Effektivität von Amiodaron bei therapierefraktären supraventrikulären und ventrikulären Tachyarrhythmien. Herz, Kreisl. **17** (1985), 671–676

266. RATHGEN, K., K. J. ROSTOCK, D. PFEIFFER u. A. SCHIRDEWAN: Effektivität einer intravenösen und oralen Therapie mit Disopyramide bei der Konversion und Prophylaxe paroxysmaler Tachyarrhythmien. Z. klin. Med. **41** (1986), 663–666

267. RATHGEN, K., K. J. ROSTOCK, D. PFEIFFER u. A. SCHIRDEWAN: Effektivität einer oralen Langzeittherapie mit Mexiletin bei ventrikulären Tachyarrhythmien. Z. klin. Med. **41** (1986) 1167–1169

268. REIDENBERG, M. M., I. ODAR-CEDERLÖF, C. von BAHR, O. BORGA u. F. SJOQVIST: Protein binding of diphenylhydantoin and desmethylimipramine in plasma from patients with poor renal function. New Engl. J. Med. **285** (1971), 264–267

269. REMMER, H., J. HIRSCHMANN u. L. GREINER: Die Bedeutung von Kumulation und Elimination für die Dosierung von Phenytoin. Dt. med. Wochenschr. **94** (1969), 1265–1272

270. REPKE, K.: Metabolism of cardiac glycosides. In: WILBRANDT, W. (Hrsg.): New aspects of cardiac glycosides. Pergamon Press. New York 1963, S. 47–73

271. RESNEKOV, L.: Direct current shock. In: CHUNG, E. K. (Hrsg.): Cardiac emergency

care. Lea & Febiger, Philadelphia 1980, S. 189–214

272. RICHARDS, A. M., u. O. M. JERDE: Bretylium tosylate and electroshock in intractable ventricular fibrillation and arrhythmias in myocardial infarction. Amer. J. Cardiol. **23** (1969), 134

273. RIZZON, R., M. DIBIASE, P. CALABRESE, G. BRINDICCI u. A. CHIDDO: Electrophysiologic evaluation of intravenous verapamil in man. Europ. J. Cardiol. **6** (1977), 179–194

274. ROLOFF, W., u. G. HAFEMEISTER: Herzschrittmacher. VEB Gustav Fischer Verlag, Jena 1984

275. RONFELD, R. A.: Pharmacokinetic of new antiarrhythmic drugs. In: (134), S. 135–145

276. RONFELD, R. A., E. M. WOLSHIN u. A. J. BLOCK: On the kinetics and dynamics of tocainide and its metabolites. Clin. Pharmacol. Therapeut. **31** (1982), 384–392

277. ROOS, J. C., A. C. A. PAALMAN u. A. J. DUNNING: Electrophysiologic effects of mexiletine in man. Brit. Heart J. **38** (1976), 1262–1271

278. ROSEN, K. M., R. C. DHINGRA u. C. R. C. WYNDHAM: Editorial: Trading arrhythmia for atrioventricular block. Circulation **61** (1980), 16–17

279. ROSEN, M. R., H. GELBAND u. B. F. HOFFMAN: Canine electrocardiographic and cardiac electrophysiologic changes induced by procainamide. Circulation **46** (1972), 528–536

280. ROSEN, M. R., H. GELBAND u. B. F. HOFFMAN: Correlation between effects of ouabain on the canine electrocardiogram and transmembrane potentials of isolated Purkinje fibers. Circulation **47** (1973), 65–72

281. ROSENBAUM, M. B., P. A. CHIALE, D. RYBA u. M. V. ELIZARI: Control of tachyarrhythmias associated with Wolff-Parkinson-White syndrome by amiodarone hydrochloride. Amer. J. Cardiol. **34** (1974), 215–223

282. ROSS, D. L., D. C. JOHNSON, A. R. DENNISS, M. J. COOPER, D. A. RICHARDS u. J. B. UTHER: Curative surgery for atrioventricular junctional („AV nodal") reentrant tachycardia. J. Amer. Coll. Cardiol. **6** (1985), 1383–1392

283. ROSTOCK, K. J., u. H. SCHULZ: Zur Wirkung verschiedener Beta-Rezeptorenblokker auf die nomotope Reizbildung des menschlichen Herzens. Dt. Gesundh.-Wesen **32** (1977), 1398–1403

284. ROSTOCK, K. J., u. A. SCHIRDEWAN: Zur konservativen Therapie des Sinusknoten-Syndroms. Dt. Gesundh.-Wesen **32** (1977), 2182–2187

285. ROSTOCK, K. J., A. SCHIRDEWAN u. U. KRÜNES: Klinisch-elektrophysiologische Untersuchungen zur Wirkung neuer Antiarrhythmika. 2. Mitt.: Amiodarone. Dt. Gesundh.-Wesen **35** (1980), 1368–1374

286. ROSTOCK, K. J., A. SCHIRDEWAN u. U. KRÜNES: Klinisch-elektrophysiologische Untersuchungen zur Wirkung neuer Antiarrhythmika. 3. Mitt.: Disopyramide. Dt. Gesundh.-Wesen **35** (1980), 1408–1415

287. ROSTOCK, K. J., A. SCHIRDEWAN u. U. KRÜNES: Klinisch-elektrophysiologische Untersuchungen zur Wirkung neuer Antiarrhythmika. 4. Mitt.: Mexiletin. Dt. Gesundh.-Wesen **35** (1980), 1505–1511

288. ROSTOCK, K. J., A. SCHIRDEWAN u. U. KRÜNES: Klinisch-elektrophysiologische Untersuchungen zur Wirkung neuer Antiarrhythmika. 5. Mitt.: Propafenon. Dt. Gesundh.-Wesen **35** (1980), 1549–1553

289. ROSTOCK, K. J.: nicht publizierte Ergebnisse

290. ROTMENSCH, H. H., M. LIRON, M. TUPILSKI u. S. LANIADO: Possible association of pneumonitis with amiodarone therapy. Amer. Heart J. **100** (1980), 412–413

291. ROWLAND, E., R. FOALE, P. N. HOYANNAPOULOS, M. PEREYMAN u. D. M. KRIKLER: Intracardiac contrast echoes during transvenous His bundle ablation. Brit. Heart J. **53** (1985), 240–242

292. ROWLAND, M., P. D. THOMSON, A. GUICHARD u. K. L. MELMON: Disposition of lidocaine in normal subjects. Ann. N. Y. Acad. Sci. **179** (1971), 383–398

293. ROZANSKI, J. J., L. ZAMAN u. A. CASTELLANOS: Electrophysiologic effects of diltiazem hydrochloride on supraventricular tachycardia. Amer. J. Cardiol. **49** (1982), 621–628

294. RUSKIN, J. N., H. GARAN, F. PULIN u. J. W. HARTHORNE: Permanent radiofrequency ventricular pacing for management of drug-resistent ventricular tachycardia. Amer. J. Cardiol. **46** (1980), 317–321

295. RUSSELL, M. A., u. G. BOUSVAROS: Fatal results from diphenylhydantoin administered intravenously. J. amer. med. Assoc. **206** (1968), 2118–2119

296. Rydén, L., u. I. Kruse: Physiological pacing. Int. J. Cardiol. **2** (1982), 291–296
297. Sanna, G., u. R. Arcidiancono: Chemical ventricular defibrillation of the human heart with bretylium tosylate. Amer. J. Cardiol. **32** (1973), 982–987
298. Sclarovsky, S., O. H. Kracoff u. B. Strasberg: Paroxysmal atrial flutter and fibrillation associated with pre-excitation syndrome: Treatment with ajmaline. Amer. J. Cardiol. **48** (1981), 929–933
299. Schamroth, L.: Immediate effects of intravenous verapamil on atrial fibrillation. Cardiovasc. Res. **5** (1971), 419–424
300. Schaumlöffel, E.: Pharmakokinetische Studien mit radioaktiv markiertem N-Propyl-Ajmalinium-hydrogentartrat an Ratte und Mensch. Med. Welt **25** (1974), 2008–2014
301. Scheinman, M. M., F. Morady, D. S. Hess u. R. Gonzalez: Catheter-induced ablation of the atrioventricular junction to control refractory supraventricular arrhythmias. J. amer. med. Assoc. **248** (1982), 851–855
302. Scheinman, M. M., T. Evans-Bell and the Executive Committee of the Percutaneous Cardiac Mapping and Ablation Registry: Catheter ablation of the atrioventricular junction: A report of the percutaneous mapping and ablation registry. Circulation **70** (1984), 1024 – 1029
303. Scherlag, B. J., R. H. Helfant u. A. N. Damato: The contrasting effects of diphenylhydantoin and procaine amide on A-V conduction in the digitalis-intoxicated and the normal heart. Amer. Heart J. **75** (1968), 200–205
304. Schoenfeld, M. H., E. Whitford, B. McGovern, H. Garan u. J. N. Ruskin: Oral mexiletine in the treatment of refractory ventricular arrhythmias: The role of electrophysiologic techniques. Amer. Heart J. **107** (1984), 1071–1078
305. Schubert, B., S. Hering, R. Bodewei, L. V. Rosenshtraukh u. A. Wollenberger: Use- and voltage-dependent depression by ethmozine (moricizine) of the rapid inward sodium current in single rat ventricular muscle cells. J. Cardiovasc. Pharmacol. im Druck
306. Schumacher, R. R., A. D. Lieberson, R. H. Childress u. J. F. Williams: Hemodynamic effects of lidocaine in patients with heart disease. Circulation **37** (1968), 965–972
307. Schwartz, J. B., D. Keefe u. D. C. Harrison: Adverse effects of antiarrhythmic drugs. Drugs **21** (1981), 23–45
308. Schwartz, J. B., D. L. Keefe, E. Kirsten, R. E. Kates u. D. C. Harrison: Prolongation of verapamil elimination kinetics during chronic oral administration. Amer. Heart J. **104** (1982), 198–203
309. Sealy, W. C.: Direct surgery for arrhythmias. Chest **82** (1982), 338–344
310. Seipel, L.: Welche Rhythmusstörungen sprechen auf Betablocker an? Cardiology **63** (1978), Suppl. 1, 45–49
311. Seipel, L., G. Breithardt, R. R. Abendroth u. E. Wiebringhaus: Vergleichende klinisch-elektrophysiologische Untersuchungen verschiedener Ca-Antagonisten (Gallopamil (D 600), Dimeditiapramin, Verapamil). Z. Kardiol. **69** (1980), 551–555
312. Seipel, L., R. R. Abendroth u. G. Breithardt: Elektrophysiologische Effekte des neuen Antiarrhythmikums Flecainid (R 818) beim Menschen. Z. Kardiol. **70** (1981), 524–529
313. Seipel, L., J. Ostermeyer u. G. Breithardt: Operative Therapie von Herzrhythmusstörungen. In: (206), 1057–1104
314. Sen, S., G. Rettig, G. Fröhlig, P. Doenecke, H. Schieffer u. L. Bette: Temporäre transvenöse atriale Stimulation zur Konversion von Vorhofflattern: Analyse von 222 Stimulationen. Herz, Kreisl. **17** (1985), 3–8
315. Sen, S., G. Fröhlig, W. Blank, G. Rettig u. H. Schieffer: Antitachykarde Behandlung mit vollautomatischen Scanning-Schrittmachern. Herz, Kreisl. **18** (1986), 134–140
316. Sesto, F., H. Müller-Peltzer, G. v. Philipsborn u. A. Fischer: Rytmonorm — Propafenon. Springer Verlag, Berlin Heidelberg, New York, Tokyo 1985
317. Shand, D. G., E. M. Nuckolls u. J. A. Oates: Plasma propranolol levels in adults. Clin. Pharmacol. Therapeut. **11** (1970), 112–120
318. Shanks, R. G.: Hemodynamic effects of mexiletine. Amer. Heart J. **107** (1984), 1065–1071
319. Shanks, R. G.: Pharmacokinetic principles. In: (134), 91–97
320. Shen, E. N., R. J. Sung, F. Morady, A. B. Schwartz, M. M. Scheinman, L. DiCarlo u. W. Shapiro: Electrophysiologic and hemodynamic effects of intravenous propafenone in patients with re-

current ventricular tachycardia. J. Amer. Coll. Cardiol. 3 (1984), 1291–1297

321. SIMON, A. B., u. N. JANZ: Symptomatic bradyarrhythmias in the adult: Natural history following ventricular pacemaker implantation. Pace 5 (1982), 372–383

322. SINGH, B. N., u. E. M. VAUGHAN WILLIAMS: The effect of amiodarone, a new anti-anginal drug, on cardiac muscle. Brit. J. Pharmacol. 39 (1970), 657–667

323. SINGH, B. N., u. E. M. VAUGHAN WILLIAMS: Effect of altering potassium concentrations on the action of lidocaine and diphenylhydantoin on rabbit atrial and ventricular muscle. Circulat. Res. 29 (1971), 286–295

324. SINGH, B. N., u. E. M. VAUGHAN WILLIAMS: Investigations of the mode of action of a new antiarrhythmic drug, Kö 1173. Brit. J. Pharmacol. 44 (1972), 1–9

325. SINGH, B. N., u. E. M. VAUGHAN WILLIAMS: A fourth class of antidysrhythmic action? Effect of verapamil on ouabain toxicity on atrial and ventricular intracellular potentials and on other features of cardiac function. Cardiovasc. Res. 6 (1972), 109–119

326. SINGH, B. N., G. ELLROTH u. C. T. PETER: Verapamil: A review of its pharmacological properties and therapeutic use. Drugs 15 (1978), 169–197

327. SINGH, B. N.: Rational basis of antiarrhythmic therapy: Clinical pharmacology of commonly used antiarrhythmic drugs. Angiology 29 (1978), 206–242

328. SINGH, B. N., J. T. COLLETT u. C. Y. C. CHEW: New perspectives in the pharmacologic therapy of cardiac arrhythmias. Prog. Cardiovasc. Dis. 22 (1980), 243–301

329. SINGH, B. N., H. S. HECHT, K. NADEMANEE u. C. Y. C. CHEW: Electrophysiologic and hemodynamic effects of slow-channel blocking drugs. Prog. Cardiovasc. Dis. 25 (1982), 103–132

330. SINGH, B. N., R. DIBIANCO, L. I. KOSTROFF u. R. D. FLETCHER: Lorcainide for high-frequency ventricular arrhythmias: Preliminary results of a short-term double-blind and placebo-controlled crossover study and long-term follow-up. Amer. J. Cardiol. 54 (1984), 22B–28B

331. SLOMAN, G., u. M. STANNARD: Beta-adrenergic blockade and cardiac arrhythmias. Brit. Med. J. 4 (1967), 508–512

332. SMYTH, N. P. D.: Techniques of implantation: Atrial and ventricular, thoracotomy and transvenous. Prog. Cardiovasc. Dis. 23 (1981), 435–450

333. SOMANI, P.: Antiarrhythmic effects of flecainide. Clin. Pharmacol. Therapeut. 27 (1980), 464–470

334. SOMANI, P.: Pharmacokinetics of lorcainide, a new antiarrhythmic drug, in patients with cardiac rhythm disorders. Amer. J. Cardiol. 48 (1981), 157–163

335. SOMBERG, J. C., B. BUTLER, V. TORRES, D. FLOWERS, D. TEPPER, B. KEEFE u. D. S. MIURA: Lorcainide therapy for the high-risk patient post myocardial infarction. Amer. J. Cardiol. 54 (1984), 37B–42B

336. SOMBERG, J.: Antiarrhythmic drug therapy. Recent advances and current status. Cardiology 72 (1985), 329–348

337. SOUTHWORTH, J. L., V. A. MCKUSICK, E. C. PIERCE u. F. L. RANSON: Ventricular fibrillation precipitated by cardiac catheterization. Complete recovery of a patient after 45 minutes. J. amer. med. Assoc. 143 (1950), 717–720

338. SOWTON, E., u. J. HAMER: Hemodynamic changes after beta-adrenergic blockade. Amer. J. Cardiol. 18 (1966), 317–320

339. SPÄTH, G.: Amiodaron: Ein Antiarrhythmikum für therapieresistente Rhythmusstörungen. Walter de Gruyter Verlag, Berlin, New York 1984

340. SPANG, K.: Rhythmusstörungen des Herzens. G. Thieme Verlag, Stuttgart 1957

341. SPRENGER, K.: Ursachen der Elektrodendislokation bei der transvenösen Schrittmacherimplantation. Dt. med. Wochenschr. 101 (1976), 537–540

342. SPURRELL, R. A. J., A. W. NATHAN, R. S. BEXTON, K. J. HELLESTRAND, T. NAPPHOLZ u. A. J. CAMM: Implantable automatic scanning pacemaker for termination of supraventricular tachycardia. Amer. J. Cardiol. 49 (1982), 753–760

343. SPURRELL, R. A. J., D. M. KRIKLER u. G. E. SOWTON: The effect of verapamil on the electrophysiological properties of the anomalous atrioventricular connections in the Wolff-Parkinson-White syndrome. Brit. Heart J. 36 (1974), 256–257

344. STÄUBLI, M., J. BIRCHER, R. L. GALEAZZI, H. REMUND u. H. STUDER: Serum concentrations of amiodarone during long-term therapy: Relation to dose, efficacy and toxicity. Europ. J. Clin. Pharmacol. 24 (1983), 485–494

345. STEIN, J., P. J. PODRID, S. LAMPERT, G. HIRSOWITZ u. B. LOWN: Long-term

mexiletine for ventricular arrhythmias. Amer. Heart J. **107** (1984), 1091–1098

346. STEINBECK, G., M. MANZ u. B. LÜDERITZ: Neue Möglichkeiten in der Therapie bedrohlicher tachykarder Rhythmusstörungen: Medikamentös – elektrisch – operativ. Internist **25** (1984), 351–358
347. STERN, S.: Conversion of chronic atrial fibrillation to sinus rhythm with combined propranolol and quinidine treatment. Amer. Heart J. **74** (1967), 170–172
348. STORSTEIN, O., u. K. LANDMARK: Verapamil in the treatment of atrial tachycardia with block. Acta med. scand. **198** (1975), 483–488
349. STRAUSS, H. C., J. T. BIGGER, A. L. BASSETT u. B. F. HOFFMAN: Actions of diphenylhydantoin on the electrical properties of isolated rabbit and canine atria. Circulat. Res. **23** (1968), 463–477
350. SURAWICZ, B.: Pharmacologic treatment of cardiac arrhythmias: 25 years of progress. J. Amer. Coll. Cardiol. **1** (1983), 365–381
351. SURAWICZ, B.: A tactic of lost resort. New Engl. J. Med. **306** (1982), 234–236
352. SUTTON, R., J. PERRINS u. P. CITRON: Physiological cardiac pacing. Pace **3** (1980), 207–219
353. TACKER, W. A., u. G. A. EWY: Emergency defibrillation dose: Recommendations and rationale. Circulation **60** (1979), 223–225
354. TANCZOS, P., C. SPIELBERG u. R. BUCHWALSKY: Elektrophysiologische Aspekte bei intravenöser bzw. oraler Gabe von Ipratropiumbromid bei bradykarden Rhythmusstörungen. Herz, Kreisl. **9** (1977), 860–868
355. TAHALEN, J. T.: Elektroden für Herzschrittmacher. Dt. Gesundh.-Wesen **32** (1977), 2228–2232
356. THEISEN, K., M. HAUFE, J. PETERS, F. THEISEN u. H. JAHRMÄRKER: Effect of calcium antagonist diltiazem on atrioventricular conduction in chronic atrial fibrillation. Amer. J. Cardiol. **55** (1985), 98–102
357. THEISEN, K.: Herzglykoside. In: (206), 719–808
358. THORMANN, J.: Klinisch-therapeutische Erfahrungen mit Depot-Orciprenalin bei der Behandlung bradykader Herzrhythmusstörungen. Herz, Kreisl. **8** (1977), 458–462
359. TOUBOUL, P.: Recent concepts in electrophysiology of antiarrhythmic drugs in man. In: BEFELER, B. (Hrsg.): Selected topics in cardiac arrhythmias. Futura, Mount Kisco, New York 1980
360. TRITTHART, H. A.: Wirkungsspektren von Antiarrhythmika und Beta-Rezeptorenblockern. In: (206), 141–166
361. TSUJI, Y., M. NISIMURA, M. OSADA u. Y. WATANABE: Membrane action of ethmozin on normoxic and hypoxic canine Purkinje fibers. J. Cardiovasc. Pharmacol. **5** (1983), 961–967
362. TUCKER, G. T., P. R. JACKSON, G. C. A. STOREY u. D. W. HOLT: Bioavalability of amiodarone. Europ. J. Clin. Pharmacol. **26** (1984), 533–534
363. VASSALLE, M., J. KARIS u. B. F. HOFFMAN: Toxic effects of ouabain on Purkinje fibers and ventricular muscle fibers. Amer. J. Physiol. **203** (1962), 433–439
364. VAUGHAN WILLIAMS, E. M.: The mode of action of quinidine on isolated rabbit atria interpreted from intracellular records. Brit. J. Pharmacol. **13** (1958), 276–278
365. VAUGHAN WILLIAMS, E. M.: Mode of action of beta-receptor antagonists on cardiac muscle. Amer. J. Cardiol. **18** (1966), 399–405
366. VAUGHAN WILLIAMS, E. M.: Classification of antiarrhythmic drugs. In: SANDOE, E., E. FLENSTEDT-JENSEN u. K. H. OLESEN (Hrsg.): Symposium on cardiac arrhythmias. Södertalje, Astra 1970, 449–471
367. VAUGHAN WILLIAMS, E. M.: Mexiletine in isolated tissue models. Postgrad. med. J. **53** (1977), Suppl. 1, 30–34
368. VEDEL, J., R. FRANK, G. FONTAINE, J. F. FOURNIAL u. Y. GROSGOGEAT: Bloc auriculo-ventriculaire intra-hisien definitif induit au cour d'une exploration ventriculaire droite. Arch. Mal. Coeur et Vaiss. **72** (1978), 107–112
369. VOHRA, I., D. HUNT, J. STUCKEY u. G. SLOMAN: Cycle length alternation in supraventricular tachycardia after administration of verapamil. Brit. Heart J. **36** (1974), 570–576
370. VOLKMANN, H., H. KÜHNERT, M. HEINKE u. F. MEIER: Transvenöse elektrische His-Bündel-Ablation mittels modifizierter Elektrodenanordnung. Z. klin. Med. **40** (1985), 541–544
371. WALDO, A. L., J. G. ACRINIEGAS u. H. KLEIN: Surgical treatment of life-threatening ventricular arrhythmias: Role of intraoperative mapping and consideration of the present available surgical techniques. Prog. Cardiovasc. Dis. **23** (1981), 247–264

372. WALDO, A. L., J. L. WELLS, T. B. COOPER u. W. A. H. MACLEAN: Temporary cardiac pacing: Applications and techniques in the treatment of cardiac arrhythmias. Prog. Cardiovasc. Dis. **23** (1981), 451–474
373. WALDO, A. L., R. W. HENTHORN u. V. C. PLUMB: Relevance of electrograms and transient entrainment for antitachycardia devices. Pace **7** (1984), 588–600
374. WALLACE, A. G., R. E. CLINE, W. C. SEALY, W. G. YOUNG u. W. G. TROYER: Electrophysiologic effects of quinidine. Circulat. Res. **19** (1966), 960–969
375. WALLE, T., C. E. CONRADI, U. K. WALLE, T. C. FAGAN u. T. E. GAFFNEY: Propranolol glucuronide cumulation during long-term propranolol therapy: A proposed storage mechanism for propranolol. Clin. Pharmacol. Therapeut. **26** (1979), 686–695
376. WANG, C. M., u. R. A. MAXWELL: The electrophysiologic effects of bretylium on isolated cardiac tissue of normal and immunosympathectomized rats. Pharmacologist **16** (1974), 267
377. WATANABE, Y., L. S. DREIFUS u. W. LIKOFF: Electrophysiologic antagonism and synergism of potassium and antiarrhythmic agents. Amer. J. Cardiol. **12** (1963), 702–710
378. WEAVER, L. C., T. AKERA u. T. M. BRODY: Opposing responses in sympathetic nerve activity induced by central injections of ouabain. J. Pharmacol. Exper. Therapeut. **195** (1975), 114–115
379. WEBER, D., B. UHLMANN, G. REINHARDT, D. WITTIG, R. ENDESFELDER, G. BAUMANN u. L. LANGE: Die Vena-subclavia-Punktion zur permanenten Schrittmacher-versorgung. Dt. Gesundh.-Wesen **36** (1981), 1777–1780
380. WELLENS, H. J. J., u. D. DURRER: Effect of procainamide, quinidine and ajmaline in the Wolff-Parkinson-White syndrome. Circulation **50** (1974), 114–120
381. WELLENS, H. J. J., S. L. TAN, F. W. H. BÄR, D. R. DÜREN, K. I. LIE u. H. M. DOHMEN: Effect of verapamil studied by programmed electrical stimulation of the heart in patients with paroxysmal re-entrant supraventricular tachycardia. Brit. Heart J. **39** (1977), 1058–1066
382. WELLENS, H. J. J., P. BRUGADA u. H. ABDOLLAH: Effect of amiodarone in paroxysmal supraventricular tachycardia with or without Wolff-Parkinson-White syndrome. Amer. Heart J. **105** (1983), 876–880
383. WENNEVOLD, A., I. CHRISTIANSEN u. I LINDENEG: Complications in catheterizations of the right site of the heart. Amer. Heart J. **69** (1965), 173–180
384. WILKINSON, P. R., J. R. REES, G. C. A. STOREY u. D. W. HOLT: Amiodarone: Prolonged elimination following cessation of chronic therapy. Amer. J. Cardiol. **107** (1984), 787–788
385. WILLIS, P. W.: The hemodynamic effects of Norpace. Angiology **26** (1975), 102–103
386. WINKLE, R. A., J. L. ANDERSON, F. PETERS, P. J. MEFFIN, R. E. FOWLES u. D. C. HARRISON: The hemodynamic effects of intravenous tocainide in patients with heart disease. Circulation **57** (1978), 787–792
387. WINKLE, R. A., J. W. MASON u. D. C. HARRISON: Tocainide for drug-resistent ventricular arrhythmias: Efficacy, side effects and lidocaine responsiveness for predicting tocainide success. Amer. Heart J. **100** (1980), 1031–1036
388. WIRTZFELD, A., M. LAMPADIUS u. E. RUPRECHT: Unterdrückung von Demand-Schrittmachern durch Muskelpotentiale. Dt. med. Wochenschr. **97** (1972), 61–66
389. WOOSLEY, R. L., T. WANG, W. STONE, L. SIDDOWAY, K. THOMPSON, H. J. DUFF, I. CERSKUS u. D. RODEN: Pharmacology, electrophysiology and pharmacokinetics of mexiletine. Amer. Heart J. **107** (1984), 1058–1065
390. WYNDHAM, C. R., D. WU, P. DENES, D. SUGARMAN, S. LEVITSKY u. K. M. ROSEN: Self-initiated conversion of paroxysmal atrial flutter utilizing a radio-frequency pacemaker. Amer. J. Cardiol. **41** (1978), 1119–1122
391. WYNDHAM, C. R., M. F. ARNSDORF, S. LEVITSKY, T. C. SMITH, R. C. DHINGRA, P. DENES u. K. M. ROSEN: Successful surgical excision of focal paroxysmal atrial tachycardia. Observations in vivo and in vitro. Circulation **62** (1980), 1365–1372
392. YAMAGUCHI, I., K. OBAYASHI u. W. J. MANDEL: Electrophysiological effects of verapamil. Cardiovasc. Res. **12** (1978), 597–608
393. YEE, R., G. M. GUIRAUDON, M. J. GARDNER, S. S. GULAMHUSEIN u. G. J. KLEIN: Refractory paroxysmal sinus tachycardia: Management by subtotal right atrial exclusion. J. Amer. Coll. Cardiol. **3** (1984), 400–404
394. ZEILER, R. H., W. B. GOUGH u. N. EL-SHERIF: Electrophysiologic effects of pro-

pafenone on cardiac ischemic cells. Amer. J. Cardiol. **54** (1984), 424–429

395. Zipes, D. P., J. J. Heger u. E. N. Prystowsky: Transvenous cardioversion. In: (167), 427–438

396. Zipes, D. P., u. P. J. Troup: New antiarrhythmic agents. Amer. J. Cardiol. **41** (1978), 1005–1024

397. Zipes, D. P., E. N. Prystowsky u. J. J. Heger: Amiodarone: Electrophysiologic actions, pharmacokinetics and clinical effects. J. Amer. Coll. Cardiol. **3** (1984), 1059–1071

398. Zipes, D. P., J. J. Heger, W. M. Miles, Y. Mahomed, J. W. Brown, S. R. Spielman u. E. N. Prystowsky: Early experience with an implantable cardioverter. New Engl. J. Med. **311** (1984), 485–490

399. Zoll, P. M.: Resuscitation of the heart in ventricular standstill by external electric stimulation. New Engl. J. Med. **274** (1952), 769–771

400. Zoll, P. M., R. H. Zoll, R. H. Falk, J. E. Clinton, D. R. Eitel u. E. M. Antman: External noninvasive temporary cardiac pacing: Clinical trials. Circulation **71** (1985), 937–944

SPEZIELLER TEIL

7. Epidemiologie, klinische Bedeutung und Einteilung der Herzrhythmusstörungen

Abgesicherte epidemiologische Daten zur Häufigkeit von Arrhythmien in einer unausgewählten Population sind rar. Zahlreiche Mitteilungen beschäftigen sich mit Stichproben von Langzeit-EKG-Registrierungen bei kardial gesunden Probanden (1, 4, 9, 13, 14, 15, 18), z. T. auch in älteren Bevölkerungsgruppen (6, 10). Weitgehend abgesicherte Aussagen sind jedoch möglich bei Kranken mit koronarer Herzkrankheit (2, 3, 10, 12, 16).

In einer *Normalpopulation* wurden supraventrikuläre Extrasystolen in einer Häufigkeit zwischen 28% (15) und 64% (18) mittels 24-Stunden-Langzeit-EKG nachgewiesen (4, 6). Unter Belastung und mit ansteigendem Alter nimmt deren Häufigkeit zu (6, 10, 13, 14, 15). Eine ventrikuläre Extrasystolie wurde in den gleichen Gruppen unter identischer Untersuchungstechnik bei 34% (15) bis 64% (9) der Probanden nachgewiesen (4, 18). MEINERTZ et al. (9) fanden folgende Häufigkeitsverteilung: ohne ventrikuläre Extrasystolie (VES) beobachteten sie nur 36% der Untersuchten; 23% hatten weniger als 30 VES/h, 5,4% mehr als 30 VES/h und bei 7,1% der Probanden fanden sich Paare und in 3,6% der Fälle sogar ventrikuläre Tachykardien. ROMHILT et al. (15) konnten ventrikuläre Arrhythmien der LOWN-Klassen 3 und höher in 10% der Fälle nachweisen.

Supraventrikuläre Tachykardien sind bedeutend seltener; sie kamen übereinstimmend in nur 2% der Fälle zur Beobachtung (4, 18). Dies trifft auch für Av-Leitungsstörungen zu. So konnte ein Av-Block 1. Grades in maximal 12 (4) und ein Av-Block 2. Grades in maximal 6% (4) nachgewiesen werden.

In einem Review-Artikel faßt Moss (10) den Kenntnisstand zur Epidemiologie ventrikulärer Arrhythmien bei Koronarkranken zusammen. So werden VES in der posthospitalen Phase eines Myokardinfarktes bei 50 bis 80% der Patienten nachgewiesen, hierunter hatten sogar 13 bis 18% multiforme VES, 3 bis 19% der Kranken VES-Paare und in 1 bis 9% der Fälle fanden sich ventrikuläre Tachykardien. Ähnlich ist die Situation bei Kranken mit Kardiomyopathie. MEINERTZ et al. (8) fanden in diesem Patientengut VES in 93%, VES-Paare in 15% und Kammertachykardien in 44% der Fälle. Beide Erkrankungen bergen daher ein hohes Risiko des plötzlichen Herztodes in sich (3, 5, 7, 21). So erleiden in den USA täglich mehr als 1000 Menschen, oft im Alter unter 65 Jahre, einen sudden death (21). Der plötzliche Herztod ist ein aktuelles Problem in allen hochindustrialisierten Ländern. An dessen Lösung wird international an zahlreichen kardiologischen Zentren gearbeitet. Der derzeitige Erkenntnisstand ist in Kapitel 12.4.16 dargelegt.

Es hat den Anschein, daß Herzrhythmusstörungen an Häufigkeit zugenommen haben. Da hierzu jedoch keine epidemiologisch abgesicherten Erhebungen vorliegen, ist diese Annahme nicht beweisbar. ILLIG (11) berichtet, daß sich im Jahre 1960 2,8% der Patienten eines internistischen Krankengutes unter der Diagnose Arrhythmie in klinischer Behandlung befanden; diese Zahl war im Jahre 1977 auf 8,9% angestiegen. Ein ähnlicher Häufigkeitszuwachs war im genannten Zeitraum nur für den akuten Myokardinfarkt mit 2,6 im Vergleich zu 5,0% zu verzeichnen. Sicher werden seit Einführung der HOLTER-Technik häufiger Herzrhythmusstörungen diagnostiziert. Zu-

sätzlich werden Arrhythmien nach Kenntnis des Zusammenhanges zum plötzlichen Herztod ernster genommen.
Herzrhythmusstörungen bedeuten ferner ein gesundheitspolitisches und ökonomisches Problem. Ihre Behandlung ist nicht unerheblich an der Kostenexplosion des Gesundheitswesens beteiligt. Allein die Schrittmachertherapie — die Implantationsrate liegt in der DDR derzeitig bei 250 pro 1 Million Einwohner — erfordert große finanzielle Mittel. Die Zahl der angewandten Antiarrhythmika hat sich bei sprunghaft steigenden Preisen der neuen und hochwirksamen Substanzen in den vergangenen 10 Jahren verdoppelt. Trotzdem ist der Verbrauch an Chinidin in der DDR in den vergangenen 5 Jahren um 55% gestiegen, obgleich neue Pharmaka (Disopyramid, Amiodarone) unter identischem Indikationsspektrum eingeführt wurden. Sowohl die Schrittmacherimplantationszahlen als auch der Antiarrhythmikaverbrauch scheinen sich gegenwärtig auf einem stabilen Niveau einzupegeln. Dies dürfte auf eine verbesserte Prophylaxe und Therapie der Grundkrankheiten zurückgeführt werden können.
Die epidemiologischen Daten zeigen, daß Herzrhythmusstörungen häufig diagnostiziert werden, insbesondere dann, wenn durch Holter-Monitoring ausreichend lange Zeit nach ihnen gefahndet wird. Oft sind sie auch ein Zufallsbefund während einer Routine-EKG-Registrierung. Der behandelnde Arzt steht dann vor der Aufgabe, die *klinische Bedeutung der Arrhythmie*, ihren Schweregrad und ihre Therapiebedürftigkeit zu beurteilen. Um diese Entscheidung richtig treffen zu können, müssen mehrere Aspekte berücksichtigt werden:
— Von vordergründiger Bedeutung ist die klinische Symptomatik. Nicht selten werden Herzrhythmusstörungen vom Patienten nicht bemerkt oder nicht beachtet. Andere empfinden sie als unangenehm und belästigend und dringen aus Angst auf eine effektive Behandlung. In den beiden genannten Fällen muß jedoch eine Therapie nicht unbedingt indiziert sein. Nutzen und evtl. mögliche Nebenwirkungen der Pharmakotherapie sind gegeneinander abzuwägen. So hilft bei einer banalen Extrasystolie eine einfühlsame Aufklärung des Patienten über die Harmlosigkeit der Beschwerden. Allein eine Reduktion der Angst und der damit verbundenen Erwartungshaltung ist oftmals mit einer Abnahme der subjektiven und objektiven Symptomatik verbunden. Leider wird immer noch zu häufig ein klinisch unbedeutendes Symptom behandelt und damit eine „EKG-Kosmetik" betrieben.
— Bedingt eine Rhythmusstörung jedoch infolge ihrer hämodynamischen Auswirkungen eine deutliche Leistungsminderung, ist eine antiarrhythmische Therapie indiziert. Es ist zu berücksichtigen, daß in der überwiegenden Zahl der Fälle gleichzeitig eine effektive Behandlung der Grundkrankheit nötig ist. So wird insbesondere bei ventrikulären Arrhythmien auf der Basis einer koronaren Herzkrankheit oder Kardiomyopathie der Schweregrad und die Prognose durch die hämodynamische Situation und den Myokardbefund bestimmt.
— Bei allen Schlußfolgerungen ist daran zu denken, daß eine Arrhythmie zu einer akuten Gefährdung des Patienten führen kann. Dies ist der Fall bei brady- und tachykarden Herzrhythmusstörungen, die infolge einer akuten Abnahme der Auswurfleistung des Herzens eine Synkope herbeiführen können. Dies umfaßt nicht nur das Risiko eines plötzlichen Herztodes, sondern auch eine Gefährdung am Arbeitsplatz oder im Straßenverkehr. Daher sollten potentielle Risikoträger in einer Spezialambulanz durch einen erfahrenen Kardiologen überwacht werden.
Die **Einteilung der Herzrhythmusstörungen** kann nach elektrophysiologischen, elektro-

kardiographischen und klinischen Gesichtspunkten erfolgen (17). Im Jahre 1979 wurden von der WHO und der ISFC Task Force (20) eine Systematik vorgeschlagen. Auch wurden einige Begriffe der elektrokardiologischen Nomenklatur eindeutig definiert (19). Derartige Einteilungen und Begriffspräzisierungen sind insbesondere für epidemiologische Studien mit vergleichbaren Kodierungssystemen erforderlich.
Die von der WHO und der ISFC erarbeitete Einteilung geht von einer Basisklassifikation aus. Diese enthält folgende Aussagen:

1. Impulsursprung
1.1. supraventrikulär
1.2. ventrikulär
1.3. artifizielle Reizung
2. Entladungssequenz
2.1. regelmäßig
2.2. unregelmäßig
3. Entladungsfrequenz
4. Erregungsleitung
4.1. Austrittsblock
4.2. atrio-ventrikulär
4.3. intramyokardial
4.4. ventrikulo-atrial
5. Kammerfrequenz
6. Spezielle Phänomene

In Tabelle 7.1. sind die Subklassen der Basisklassifikation dargestellt. Es wird er-

Tabelle 7.1. Klassifikation von Herzrhythmusstörungen nach Empfehlungen der WHO und ISFC

1.	**Impulsursprung**
1.1.	supraventrikulär
1.1.1.	Sinusknoten
1.1.2.	Vorhof (rechts, links, multifokal)
1.1.3.	Av-Junction
1.2.	ventrikulär (rechts, links, septal, multifokal)
1.3.	Impulsursprung unbestimmt
1.4.	artifizielle Reizung (moderne Einteilung s. S. 138)
2.	**Entladungssequenz**
2.1.	Einzelne oder bis zu 2 konsekutive Entladungen
2.1.1.	Extrasystolen (Parasystolen ausgeschlossen)
2.1.1.1.	Doppelschläge
2.1.1.2.	Bigeminus
2.1.1.3.	Trigeminus
2.1.1.4.	R auf T Phänomen
2.1.2.	Fusionssystolen
2.1.3.	Ersatzschläge
2.2.	Regelmäßige Rhythmen
2.2.1.	mit normaler Frequenz
2.2.2.	Bradykardie
2.2.3.	beschleunigter Rhythmus
2.2.4.	Tachykardie
2.2.5.	Flattern (typisch oder atypisch)
2.3.	Unregelmäßige Rhythmen
2.3.1.	mit normaler Frequenz
2.3.2.	Bradykardie
2.3.3.	beschleunigter Rhythmus
2.3.4.	Tachykardie
2.3.5.	Flimmern
3.	**Entladungsfrequenz**
4.	**Erregungsleitung**
4.1.	Austrittsblock
4.1.1.	normal
4.1.2.	Block 1. Grades
4.1.3.	Block 2. Grades
4.1.3.1.	Typ I (Wenckebach)
4.1.3.2.	Typ II (Mobitz II)
4.1.4.	Unspezifischer Block (verborgene Impulsbildung)
4.1.5.	verzögerte Leitung infolge physiologischer Refraktärität
4.2.	atrio-ventrikuläre Leitung
4.2.1.	Allgemeine Klassifikation
4.2.2.	normal
4.2.3.	Block 1. Grades
4.2.4.	Block 2. Grades
4.2.4.1.	Typ I (Wenckebach)
4.2.4.2.	Typ II (Mobitz II)
4.2.5.	Block 3. Grades
4.2.6.	Unspezifischer Block
4.2.7.	verzögerte Leitung infolge physiologischer Refraktärität
4.2.8.	kurze PQ-Zeit
4.2.9.	alternierende Leitung
4.2.2.	Schenkel-Faszikel-Leitung
4.2.2.1.	normal

Tabelle 7.1. (Fortsetzung)

4.2.2.2.	Rechtsschenkelblock (RSB) (komplett, inkomplett, intermittierend, permanent)	6.4.2.	andere
4.2.2.3.	Linksschenkelblock (wie RSB)	6.5.	Supernormalität
4.2.2.4.	links-anteriorer Faszikelblock	6.5.1.	Leitung
4.2.2.5.	links-posteriorer Faszikelblock	6.5.2.	Erregbarkeit
4.3.	intramyokardiale Leitung	6.6.	Lücken-Phänomene
4.3.1.	intraatriale Leitungsstörung	6.6.1.	im Av-Leitungssystem (anterograd, retrograd)
4.3.2.	intraatrialer Block	6.6.2.	in anderen Abschnitten
4.4.	Ventrikulo-atriale Leitung (siehe 4.2.1.)	6.7.	Isorhythmische Dissoziation
5.	**Kammerfrequenz**	6.8.	Multiforme Konfiguration der Wellenform
6.	**Spezielle Phänomene**	6.8.1.	bidirektional
6.1.	Schrittmacherfunktion	6.8.2.	Fusionssystolen (atrial, ventrikulär)
6.1.2.	normal	6.9.	Präexzitation
6.1.3.	defekt (Pacing, Sensing oder beide)	6.9.1.	atrial (intermittierend, permanent)
6.2.	Verborgene Leitung	6.9.2.	ventrikulär
6.2.1.	in einem Schrittmacher	6.9.2.1.	WPW-Muster (intermittierend, permanent)
6.2.2.	innerhalb der Av-Junction	6.9.2.2.	„short PQ-syndrome“
6.2.3.	subjunctional	6.10.	Erregungskreisen
6.3.	Kupplungsintervall (konstant, variabel)	6.10.1.	atrial
6.4.	Eintrittsblock	6.10.2.	Av-Junctional
6.4.1.	Parasystolie (intermittierend, permanent)	6.10.3.	ventrikulär
		6.10.4.	kombiniert (verborgen, manifest)

sichtlich, daß ein derartiges Kodierungssystem in der täglichen kardiologischen Praxis nicht einsetzbar ist. Die Untergruppen entsprechen jedoch im wesentlichen den klinisch gebräuchlichen Bezeichnungen.

Literatur

1. Barrett, P. A., C. T. Peter, H. J. C. Swan, B. N. Singh u. W. J. Mandel: The frequency and prognostic significance of electrocardiographic abnormalities in clinically normal individuals. Prog. Cardiovasc. Dis. **23** (1981), 299–318
2. Bigger, J. T., R. J. Dresdale, R. H. Heissenbuttel, F. M. Weld u. A. L. Wit: Ventricular arrhythmias in ischemic heart disease: Mechanism, prevalence, significance and management. Prog. Cardiovasc. Dis. **19** (1977), 255–300
3. Breithardt, G., L. Seipel u. F. Loogen: Häufigkeit, Prognose und Therapie von Herzrhythmusstörungen bei koronarer Herzkrankheit. Z. Kardiol. **67** (1978), 1–12
4. Brodsky, M., D. Wu, P. Denes, C. Kanakis u. K. M. Rosen: Arrhythmias documented by 24 hour continuous electrocardiographic monitoring in 50 male medical students without apparent heart disease. Amer. J. Cardiol. **39** (1977), 390–395
5. Cobb, L. A., u. J. A. Werner: Editorial: Antiarrhythmic therapy, ventricular premature depolarizations and sudden cardiac death: The tip of the iceberg. Circulation **59** (1979), 864–865
6. Glasser, S. P., P. I. Clark u. H. J. Applebaum: Occurence of frequent complex arrhythmias detected by ambulatory monitoring. Findings in an apparently healthy asymptomatic elderly population. Chest **75** (1979), 565–568
7. Kuller, L. H.: Sudden death — Definition and epidemiologic considerations. Prog. Cardiovasc. Dis. **23** (1980), 1–12
8. Meinertz, T., W. Kasper, T. Hofmann, N. Treese, H. Bechtold u. T. Pop: Häufigkeit und klinische Bedeutung ventrikulärer Herzrhythmusstörungen bei dilativer Kardiomyopathie. Dt. med. Wochenschr. **108** (1983), 443–448
9. Meinertz, T., W. Kasper, B. Schmitt, N. Treese, A. Rückel, M. Zehender,

T. Hofmann, H. P. Schuster u. T. Pop: Herzrhythmusstörungen bei Herzgesunden. Dt. med. Wochenschr. **108** (1983), 527–531

10. Moss, A. J.: Clinical significance of ventricular arrhythmias in patients with and without coronary artery disease. Prog. Cardiovasc. Dis. **23** (1980), 33–52
11. Illig, H.: Veränderungen bei internistischen Krankenhauspatienten 1960 und 1977. Dt. med. Wochenschr. **106** (1981), 81–84
12. Orth-Gomer, K.: Ventricular arrhythmias and risk indicators of ischemic heart disease. Acta med. scand. **207** (1980), 283–289
13. Pantano, J. A., u. R. J. Oriel: Prevalance and nature of cardiac arrhythmias in apparently normal well-trained runners. Amer. Heart J. **104** (1982), 762–768
14. Raftery, E. B., u. P. M. M. Cashman: Long-term recording of the electrocardiogram in a normal population. Postgrad. Med. J. **52** (1976), 32–37
15. Romhilt, D. W., C. Chaffin, S. C. Choi u. E. C. Irby: Arrhythmias on ambulatory electrocardiographic monitoring in women without apparent heart disease. Amer. J. Cardiol. **54** (1984), 582–586
16. Ruberman, W., E. Weinblatt, C. W. Frank, J. D. Goldberg u. S. Shapiro: Repeated 1 hour electrocardiographic monitoring of survivors of myocardial infarction at 6 month intervals: Arrhythmia detection and relation to prognosis. Amer. J. Cardiol. **47** (1981), 1197–1204
17. Schröder, K.-H.: Zur Systematik der Rhythmusstörungen des Herzens. Nauheimer Fortbild.-Lehrg. **39** (1976), 67–76
18. Sobotka, P. A., J. H. Mayer, R. A. Bauernfeind, C. Kanakis u. K. M. Rosen: Arrhythmias documented by 24-hour continuous ambulatory electrocardiographic monitoring in young women without apparent heart disease. Amer. Heart J. **101** (1981), 753–759
19. WHO / ISFC Task Force: Definition of terms related to cardiac rhythm. Europ. J. Cardiol. **8** (1978), 127–144
20. WHO / ISFC Task Force: Classification of cardiac arrhythmias and conduction disturbances. Amer. Heart J. **98** (1979), 263–267
21. Zipes, D. P., J. J. Heger u. E. N. Prystowsky: Sudden cardiac death. Amer. J. Med. **107** (1981), 1151–1154

8. Die supraventrikuläre Bradykardie — Das Sinusknoten-Syndrom

Die verschiedenen Formen der supraventrikulären Bradykardie sind im fortgeschrittenen Lebensalter nicht selten. Sie sind ferner die häufigste Indikation zu einer Schrittmachertherapie. Elektrokardiographisch gelingt eine Erkennung der Bradykardie zumeist einfach. Schwierig gestaltet sich die Situation bei intermittierenden Formen des Sinusknotenaustrittsblocks, die nicht selten unter der His-Bündel-Elektrographie als Ursache unklarer Synkopen demaskiert werden. Gleichfalls problemreich ist bisweilen eine exakte Schweregradbeurteilung im Hinblick auf die Einschätzung der Therapiebedürftigkeit und Differentialtherapie.

8.1. Definition des Sinusknoten-Syndroms

Ferrer (34) gebührt das Verdienst, die unterschiedlichen Erscheinungsformen einer gestörten Sinusknotenfunktion wie

- die persistierende Sinusbradykardie,
- den Sinusstillstand bzw. Sa-Block mit Ersatzrhythmus,
- die nicht digitalisbedingte, langsame Form des chronischen Vorhofflimmerns,
- das Bradykardie-Tachykardie-Syndrom,
- das Karotissinus-Syndrom,
- den Sinusstillstand mit Asystolie und
- den Sinusstillstand nach Konversion von Vorhofflimmern

als nosologische Einheit erkannt und unter dem Terminus „sick sinus syndrome" zusammengefaßt zu haben.

Als Synonyma mit zum Teil nicht identischer Definition sind die Begriffe „sinoatrial heart block", „maladie du sinus" bzw. „maladie arythmique sinu-auriculaire" (16) und „sinoatrial disease" (8, 24, 30, 64) und „sinus node dysfunction" (1, 17, 26, 28, 46, 49, 80, 83, 93) gebräuchlich. Im deutschen Sprachraum haben sich die Termini „Syndrom des kranken Sinusknotens" oder „Sinusknoten-Syndrom" (6, 13, 29, 61, 71, 75) durchgesetzt.

Charakteristisch für das Sinusknoten-Syndrom (SKS) ist die Verkopplung unterschiedlichster brady- und tachykarder Vorhofrhythmusstörungen. So wird zunehmend das Bradykardie-Tachykardie-Syndrom (BTS) als Sonderform getrennt behandelt (13, 22, 35, 48, 58, 61, 70). Die von Ferrer (34) isoliert aufgeführten Formen des nicht digitalisbedingten langsamen Typs des Vorhofflimmerns und auch der Sinusstillstand nach Konversion von Vorhofflimmern dürften dem BTS zuzuordnen sein.

Ferner ist in einer großen Zahl der Fälle neben Störungen der Sinusknotenfunktion eine Schädigung weiterer Strukturen des Erregungsleitungssystems nachweisbar. So finden sich häufig zusätzlich Leitungsstörungen des Av-Knotens, des His-

schen Bündels sowie der Schenkel und Faszikel (6, 10, 13, 15, 28, 40, 58, 61, 68, 71, 93). Diese Formen wurden mit „binodal disease" (34) bei Störungen von Sinusknoten und Av-Knoten bzw. „panconductional disease" bei einer generalisierten Schädigung des Reizbildungs- und Erregungsleitungssystems bezeichnet.
Umstritten ist die Zuordnung des sog. Karotissinus-Syndroms (KSS). Während einige Autoren (13, 88) einen eigenständigen Pathomechanismus unterstellen, betrachten es andere (34, 67) als eine Sonderform des SKS.
Nicht unter die Definition eines SKS fallen akute symptomatische Störungen der Sinusknotenfunktion im Rahmen eines akuten Myokardinfarktes (13, 29, 35, 53, 71, 92) und einer floriden Myokarditis. Dies trifft in gleicher Weise für pharmaka-induzierte Vorhofbradykardien bei Digitalis-, Lidokain-, Chinidin-, Verapamil- und Beta-Rezeptorenblocker-Behandlung sowie für einige Inhalationsnarkotika (3, 13, 21, 52, 56, 58, 59, 60, 66, 83, 90, 96) zu. Andererseits muß jedoch jede abnorme Reaktion des Sinusknotens auf Pharmaka im therapeutischen Dosisbereich an eine Demaskierung eines bislang latenten SKS denken lassen.
Der Terminus „Sinusknoten-Syndrom" faßt beschreibend chronische, nicht reversible Störungen der Sinusknotentätigkeit unabhängig ihrer Ätiologie zusammen. Es handelt sich um eine progrediente Rhythmusstörung.

8.2. Elektrokardiologische Befunde

Im **Oberflächen-EKG** lassen sich permanent oder auch intermittierend folgende Rhythmusstörungen nachweisen:

— Eine permanente Sinusbradykardie (Zyklusdauer länger als 1 s) ist der häufigste Befund (Tab. 8.1., Abb. 8.1.). Sie muß

Tabelle 8.1. EKG-Befunde bei Patienten mit Sinusknoten-Syndrom ($n = 200$)

Sinusbradykardie	156 (78,0%)
Sinusbradyarrhythmie	137 (68,5%)
sa-Block, Typ Wenckebach	83 (41,5%)
sa-Block, 2:1-Typ	82 (40,0%)
Ersatzsystolen bzw. -rhythmen	97 (48,5%)
Bradykardie-Tachykardie-Syndrom	100 (50,0%)
av-Block 1. Grades	24 (12,0%)
av-Block 2. Grades	6 (3,0%)
sog. unifaszikuläre Blocks (LAH, LPH, RSB)	20 (10,0%)
sog. bifaszikuläre Blocks und Linksschenkelblock	12 (6,0%)

jedoch nicht in allen Fällen Ausdruck einer klinisch bedeutsamen Sinusknotenfunktionsstörung sein.
Die Sinusbradyarrhythmie (Spontanschwankungen der Zyklusdauer um mehr als 10%) ist oft schwerer interpretierbar. Sie kann neben einer instabilen Automatie des Sinusknotens in manchen Fällen auch durch Austrittsblockierungen mit völlig unregelmäßigem Überleitungsverhalten bedingt sein. Bei Kindern und Jugendlichen muß an eine respiratorische Arrhythmie oder einen wandernden Schrittmacher („pacemaker shift") mit wechselnder Konfiguration der P-Wellen gedacht werden. Eine Sinusbradykardie und -arrhythmie bei trainierten Sportlern und vagotoner Reaktionslage ist physiologisch.
Sinu-atriale Leitungsstörungen sind im Vergleich zur Bradykardie seltener. Der Sa-Block vom Typ Wenckebach (Abb. 8.2.) ist charakterisiert durch einen zyklischen Block einzelner P-Wellen nach vorausgehender Verkürzung der Periodenlänge mit 3:2-, 4:3- und $n:n-1$-Überleitung entsprechend der Definition von Ector et al. (30). Während der typische Sa-Block vom Typ Wenckebach häufig mit einer Sinusbradyarrhythmie verwechselt wird, kann ein permanenter 2:1-Sa-

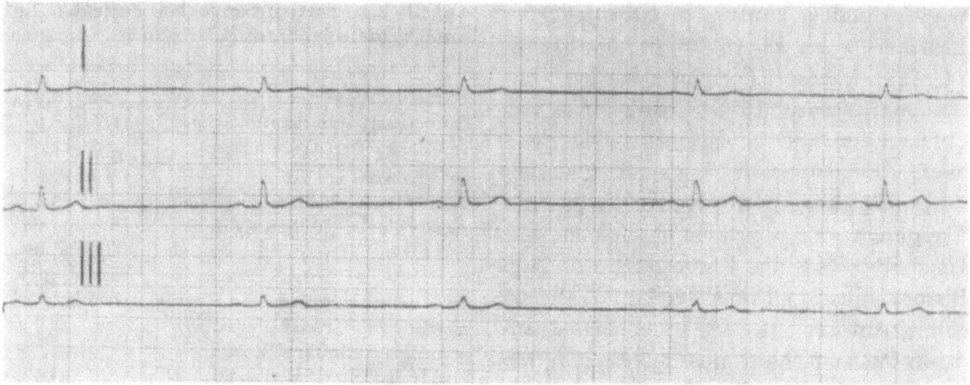

Abb. 8.1. Permanente Sinusbradykardie mit einer Zyklusdauer von 1320 ms entsprechend einer Frequenz von 45,5/min.
Einthoven-Abl. I bis III.

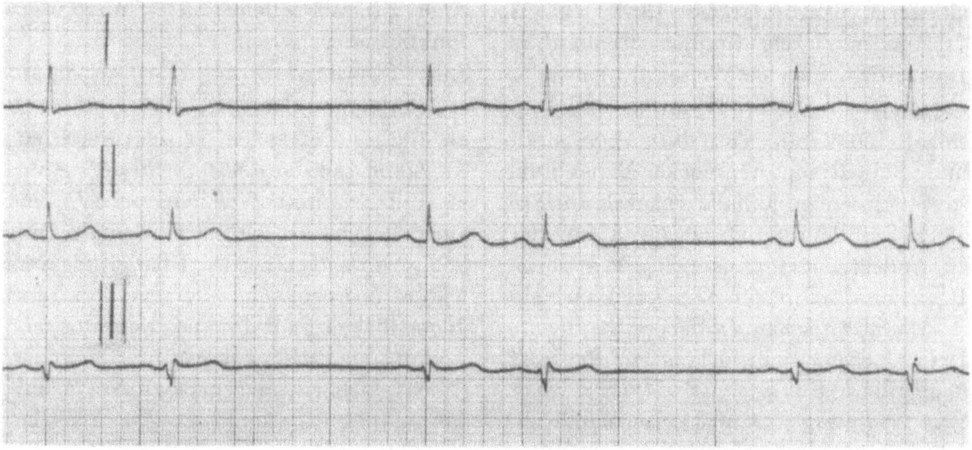

Abb. 8.2. Sinu-atrialer Block vom Typ Wenckebach mit 3:2-Überleitung. Nach zwei normal konfigurierten Vorhofaktionen folgt der Ausfall einer P-Welle.
Einthoven-Abl. I bis III.

Block das elektrokardiographische Bild einer hochgradigen Sinusbradyarrhythmie (Abb. 8.3.) zeigen. In der täglichen Praxis sind jedoch Sa-Leitungsstörungen relativ selten. Sie häufen sich jedoch bei Kranken, die zu einer Schrittmacherimplantation überwiesen werden. Da es sich bei dem von uns untersuchten Kollektiv um derartige Patienten handelt, ist der Anteil von 41,5% für den Sa-Block, Typ Wenckebach, und von 41% vom 2:1-Typ überdurchschnittlich hoch. Die Häufigkeitsangaben schwanken ansonsten zwischen 20 und 44% (13, 40, 82) bei Patienten mit SKS.

Nicht selten wird fälschlich ein Sa-Block diagnostiziert, wenn eine supraventrikuläre Extrasystole im Av-Leitungssystem blockiert wird und die P-Welle der Extrasystole in der T-Welle verborgen ist (Abb. 8.4.). Zumeist ist eine derartige Konstellation jedoch an einer veränderten

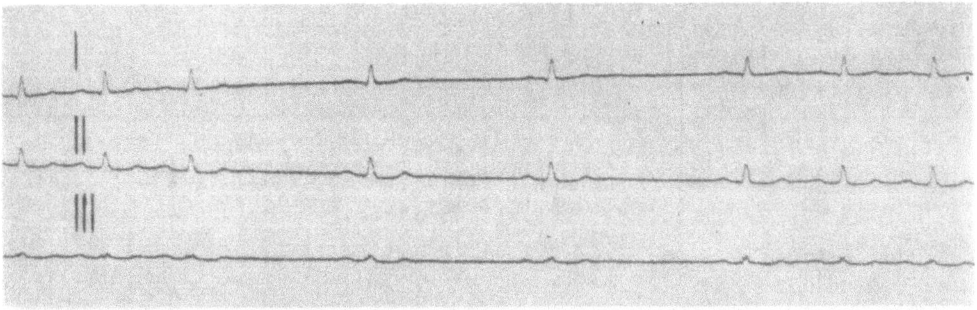

Abb. 8.3. Intermittierender Sa-Block vom 2:1-Typ. Nach 3 sinusinduzierten P-Wellen folgt eine Phase, in der jede zweite Vorhofaktion ausfällt.
Einthoven-Abl. I bis III.

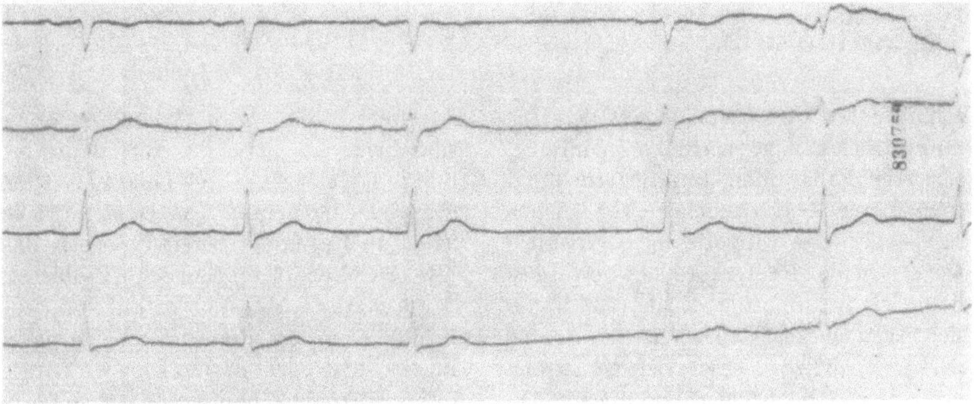

Abb. 8.4. Supraventrikuläre Extrasystolie mit kompensierender Pause.
Wilson-Abl. V_1 bis V_4.
In der 3. T-Welle ist eine blockierte P-Welle verborgen. Sie ist nur an einer im Vergleich zu allen anderen veränderten T-Wellen-Konfiguration zu erkennen.

Konfiguration von T im Vergleich zu den vorausgehenden oder folgenden T-Wellen erkennbar.
Das elektrokardiographische Bild kann sehr unübersichtlich werden, wenn längere Pausen einer Bradyarrhythmie oder eines Sa-Blockes durch Ersatzsystolen kompensiert werden (Abb. 8.5.). In derartigen Fällen kann mitunter der Befund einer Av-Dissoziation vorgetäuscht werden. Durch ein sorgfältiges Messen der Zeitintervalle übergeleiteter bzw. blockierter sinusinduzierter P-Wellen und der Zeiten bis zum Einspringen des Ersatzrhythmus kann ein System der Interferenz zweier Rhythmen, einer gestörten Sinusknotenautomatie und/oder Sa-Leitung und der Ersatzautomatie, erkannt werden.
Dem Nachweis von Ersatzsystolen oder -rhythmen kommt jedoch klinisch eine große Bedeutung zu, da sie eine höhergradige Bradykardie kompensieren und damit eine klinische Symptomatik verhindern (Schwindel, Synkopen). Die Arbeitsgruppe um Mandel (47) wies erstmals auf diesen Zusammenhang hin und

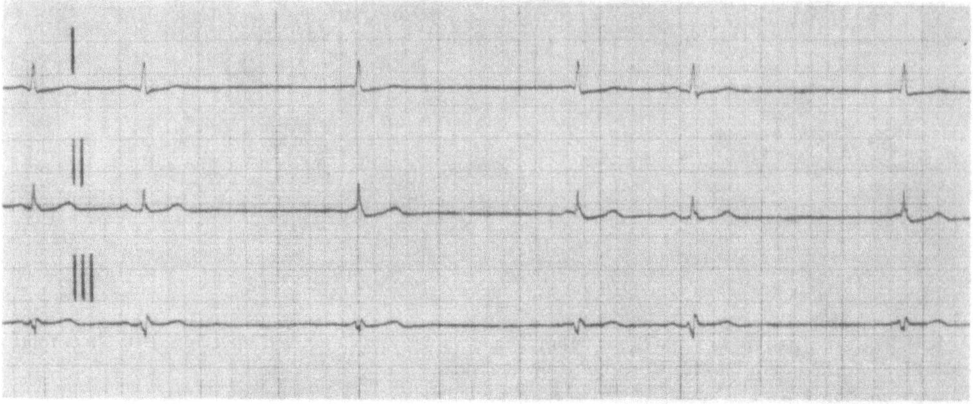

Abb. 8.5. Sa-Block 2. Grades vom Typ Wenckebach mit Beendigung der kurzzeitigen Vorhofpausen durch supraventrikuläre Ersatzsystolen. Die P-Wellen nach dem Sa-Block fallen jeweils in den aufsteigenden Schenkel der R-Zacke.
Einthoven-Abl. I bis III.

schlug unter klinischem Aspekt den Terminus „sick escape pacemaker syndrome" für alle Fälle ohne funktionstüchtigen sekundären Schrittmacher vor. Überraschenderweise wird diesem Sachverhalt bislang wenig Aufmerksamkeit gewidmet. Lediglich bei BLÖMER et al. (13) finden sich Angaben zur Häufigkeit von Ersatzrhythmen (52%). Dieser Befund stimmt mit unseren Beobachtungen überein. Es empfiehlt sich daher, bei der Interpretation von EKG zur Schweregradbeurteilung sorgfältig nach diesem Phänomen zu suchen.

Das klinische Bild des SKS wird durch die Kombination mit intermittierenden oder paroxysmalen Tachykardien (BTS) kompliziert. Ein Wechsel von Bradykardie und Tachykardie findet sich in 19 bis 67% der Fälle (13, 22, 35, 48, 58, 61, 70), im eigenen Krankengut bei 50% der Patienten. Am häufigsten ist ein Wechsel zwischen Bradykardie und Vorhofflimmern bzw. -flattern nachweisbar. In diesen Fällen kann ein unbedachter Konversionsversuch mit Digitoxin und/oder Chinidin oder durch Kardioversion ernste Folgen haben (Sinusknotenstillstand nach Konversion). In anderen Fällen würde die Persistenz von Vorhofflimmern sogar wünschenswert sein, da sich dann bei funktionstüchtiger Av-Leitung eine Schrittmachertherapie vermeiden ließe (94). Im Regelfalle bereitet jedoch das BTS erhebliche therapeutische Probleme, da die gestörte Sinusknotenfunktion dem Einsatz von auf dieser Ebene negativ chrono- und/oder dromotrop wirkender Antiarrhythmika limitierend gegenübersteht. Aus diesem Grunde ist mitunter bereits bei Patienten ohne eine bradykardiebedingte Symptomatik eine Schrittmachertherapie indiziert.

Als Manifestation einer generalisierten Schädigung des Reizbildungs- und Erregungsleitungssystems kommen in einer nicht unbeträchtlichen Zahl der Fälle (Tab. 8.1.) neben der Vorhofbradykardie Störungen der atrio-ventrikulären und intraventrikulären Leitung vor. Diese von FERRER (34) als „binodal disease" bzw. „panconductional disease" bezeichneten Kombinationsformen werden in einer Häufigkeit von 10—50% angegeben (13, 64, 84). Wird mittels His-Bündel-Elektrographie nach derartigen Störungen gesucht (68, 84), erhöht sich der Anteil zusätzlich entdeckter latenter Av-Leitungsstörungen auf maximal 67% (61). Die Kombination des SKS mit weiteren Schädigungen des spezifischen Myokards erhält unter therapeutischem Aspekt (Wahl des Stimulationsortes) eine hohe Bedeutung (61).

Eine **invasive Sinusknotenfunktionsprüfung** (s. 5.4.1.) ist indiziert, wenn eine exakte Schweregradbeurteilung des vermuteten oder bereits klinisch sicheren SKS nicht möglich ist, wenn eine medikamentöse Therapie durch Kombination mit paroxysmalen Tachykardien (BTS) Probleme bereitet oder wenn eine permanente atriale Stimulation geplant ist. Unter wissenschaftlichem Aspekt kann mit dieser Methode der Pathomechanismus einer Sinusknotenerkrankung exakt beurteilt werden (13, 17, 18, 19, 27, 28, 44, 51, 65, 74, 76, 82, 84, 88, 91).

Bereits Scherf (73) vermutete 1969 vor Einführung der elektrokardiologischen Sinusknotenfunktionsprüfung als Ursache einer intermittierenden oder permanenten Vorhofbradykardie im Einzelfalle unterschiedliche Pathomechanismen, wie

- Störungen der Reizbildung im Sinusknoten (Automatiestörung),
- Störungen der sinu-atrialen Leitung,
- Dysfunktionen der nervalen Steuerung der Sinusknotentätigkeit,
- eine Kombination der genannten Möglichkeiten.

Diese Hypothese konnte durch zahlreiche klinisch-elektrophysiologische Untersuchungen bestätigt werden. In eigenen Untersuchungen konnte nachgewiesen werden, daß einer klinisch bedeutsamen Sinusknotenfunktionsstörung verschiedene elektrophysiologische Mechanismen zugrunde liegen können (Tab. 8.2.). Auffällig ist dabei die große Zahl von Fällen mit einem pathologischen Verhalten von zwei oder drei Faktoren, die die Sinusknotentätigkeit determinieren (71). Werden die unter 5.4.7. unterstellten Grenzwerte einer Normalfunktion für die Sinusknotenautomatie mit 1400 ms, der sinu-atrialen Leitungszeit mit 120 ms und der Reaktion auf Karotissinusmassage mit 3000 ms angenommen, ist ein SKS somit durch Störungen der Sinusknotenautomatie und der sinu-atrialen Leitung zu etwa gleichen Teilen sowie durch eine pathologische Antwort auf Karotissinusreiz in geringerer Häufigkeit verursacht.

Tabelle 8.2. Pathomechanismen einer Sinusknotenfunktionsstörung ($n = 200$)

Mechanismus	Alter	n	%
Isolierte Störung:	59 ± 8	73	(36,5%)
Sinusknotenautomatie (SKA)	63 ± 11	18	(9,0%)
sinu-atriale Leitung (SAL)	54 ± 9	37	(18,5%)
hypersensitiver Karotissinus (KSS)	66 ± 8	18	(9,0%)
Kombinierte Störung:	61 ± 6	114	(57,0%)
SKA + SAL	58 ± 8	51	(25,5%)
SKA + KSS	67 ± 9	16	(8,0%)
SAL + KSS	60 ± 11	12	(6,0%)
SKA + SAL + KSS	61 ± 8	35	(17,5%)
fragliche Zuordnung	68 ± 12	13	(6,5%)

Sinusknotenautomatiestörung: In unserem Krankengut von 200 Patienten mit SKS betrug die maximale Sinusknotenerholungszeit (max. SKEZ) in der Gruppe der isolierten Störungen der Automatie 3485 ± 803 ms für die absoluten und 2360 ± 789 ms für die durch die Periodendauer korrigierten Werte. In der Gruppe der kombinierten Störungen ergaben sich Werte von 3464 ± 741 ms für die absolute SKEZ und 2414 ± 752 ms für die korrigierte SKEZ. Diese Werte differieren signifikant von den bei Normalpersonen ermittelten Befunden (Tab. 8.3.).

Die Abhängigkeit der SKEZ vom Ausmaß der vorliegenden sinu-atrialen Leitungsstörung (s. 5.4.1.) läßt daran denken, daß die Häufigkeit einer Störung der Automatiefunktion des Sinusknotens aufgrund falsch-negativer Ergebnisse der max.

Tabelle 8.3. Elektrokardiologische Befunde von 187 Patienten mit Sinusknoten-Syndrom im Vergleich zu einem Normalkollektiv ($\bar{x} \pm s_{\bar{x}}$)

Parameter	NORMALKOLLEKTIV	SINUSKNOTEN-SYNDROM	
		isolierte Störung	kombinierte Störung
	$(n = 51)$	$(n = 73)$	$(n = 114)$
Periodendauer (ms)	761 ± 18	907 ± 21 $(n = 18)$	1030 ± 18 $(n = 102)$
max. Sinusknotenerholungszeit (ms)			
— absolut	1041 ± 26	3485 ± 803	3464 ± 741
— korrigiert	281 ± 12	2360 ± 789	2414 ± 752
sinu-atriale Leitungszeit (ms)	90 ± 3	154 ± 4 $(n = 37)$	177 ± 8 $(n = 98)$
maximale Reaktion auf Karotissinus-massage (ms)	1000 ± 30	5394 ± 730 $(n = 18)$	4790 ± 717 $(n = 63)$

SKEZ zu niedrig bestimmt wird. Von mehreren Autoren (2, 12, 17, 19, 23, 26, 62, 71) wird über derartig maskierte Fälle berichtet, bei denen erst nach Atropinapplikation mit konsekutiver Verbesserung der sinu-atrialen Leitung eine pathologische max. SKEZ registriert wird. Allzu hoch dürfte die Dunkelziffer derartiger Fälle jedoch nicht sein. Unter 40 Fällen beobachteten wir nur bei 5 Patienten bei im Normbereich liegenden Werten der max. SKEZ vor Gabe von Atropin nach Vagusblockade ein pathologisches Verhalten der Sinusknotenautomatie. Die verbleibenden 15 Patienten mit einer paradoxen Reaktion der SKEZ nach Atropingabe hatten bereits vorher pathologische Werte der SKEZ (Abb. 8.6.).
Während unter einer physiologischen Funktion der Sinusknotenautomatie bei der Bestimmung der max. SKEZ die Stimulationsfrequenz und -dauer einen unwesentlichen Einfluß auf die Dauer der Poststimulationspause hat, erwies sich die Reizfrequenz für pathologische Fälle von wesentlicher Bedeutung. Diese Tatsache entspricht den Ergebnissen anderer Autoren (4, 17, 18, 28, 41, 47, 51, 54, 62, 82, 89) und ist mit der gestörten Erregungsleitung in der sinu-atrialen Grenzregion erklärt (89). Da wir das Ausmaß der retrograden Leitungsstörung unter der hochfrequenten Vorhofreizung nicht kennen, ist die tatsächlich am Sinusknoten wirksam werdende Stimulationsfrequenz

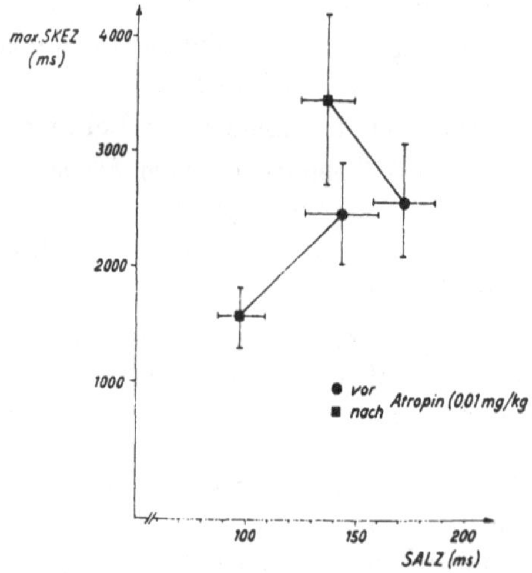

Abb. 8.6. Abhängigkeit der maximalen Sinusknotenerholungszeit (max. SKEZ) von der sinu-atrialen Leitungszeit (SALZ) vor und nach Atropinapplikation. 20 Patienten reagieren mit einer Verkürzung der max. SKEZ, während weitere 20 Fälle mit einer paradoxen Verlängerung der max. SKEZ antworten.

unbekannt. Zur Beurteilung der max. SKEZ in Fällen mit Sinusknoten-Syndrom sollte daher immer eine Reizung mit Frequenzen von 70—150 Impulsen/min erfolgen. Eine Testung bei ausschließlich 130/min kann zu erheblichen Fehlern führen.

In wenigen Fällen (4,3%) mit SKS ist das erste spontane Intervall nach Abschalten einer hochfrequenten Stimulation länger als die eigentliche Poststimulationspause. Dieses Phänomen ist bislang nicht ausreichend interpretierbar (71, 82, 84). Als Mechanismen sind durch die hochfrequente Stimulation provozierte Automatiestörungen oder ein Sinusknotenaustrittsblock anzunehmen. Der letztgenannte Mechanismus ist gesichert, wenn das erste spontane Intervall die doppelte Dauer der darauf folgenden Periode erreicht. Klinisch ist die Bedeutung der max. SKEZ und sekundärer Pausen identisch.

Im Regelfalle folgt der max. SKEZ eine stete Verkürzung der Periodenlängen. Das Phänomen des „Aufwärmens" der Sinusknotenautomatie kann durch die Bestimmung der sog. Gesamterholungszeit des Sinusknotens (18) genutzt werden. Unseres Erachtens bringt diese Methode keine wesentlichen zusätzlichen Informationen, erhöht jedoch den Aufwand beträchtlich.

Die Bestimmung der max. SKEZ als Maß einer gestörten Sinusknotenautomatie hat eine hohe Diskriminationsfähigkeit zwischen normalem und pathologischem Verhalten. Die SKEZ ist jedoch kein sicheres Kriterium für den Schweregrad einer Störung der Sinusknotenautomatie. Ihre Abhängigkeit vom Zustand der sinuatrialen Leitung läßt erkennen, daß in vielen Fällen nur eine qualitative Aussage möglich ist. Nur in Fällen mit extrem verlängerter Poststimulationspause (> 5 s) kann ihre Dauer Ausdruck einer hochgradigen Störung der Automatiefunktion des Sinusknotens sein und somit differentialtherapeutisch gewertet werden.

Sinu-atriale Leitungsstörung: Abgesehen von allen theoretischen Einwänden gegen die Methode der Kalkulation der sinuatrialen Leitungszeit (SALZ) (s. 5.4.1.) kann sich eine Störung der Erregungsleitung zwischen Sinusknoten und Vorhof in verschiedener Weise manifestieren (Abb. 8.7.):

In der Mehrzahl der Fälle findet sich bei graphischer Darstellung der postextrasystolischen Pause als Funktion der Vorzeitigkeit des Extrareizes ein dem Regelfalle entsprechender Verlauf mit der einzigen Ausnahme, daß die so ermittelte SALZ oberhalb des Normwertes liegt

Typ		n (%)	normale sa.-Ltg. n (%)	patholog. sa.-Ltg. n (%)	patholog. sa.-Ltg. Leitungszeit
A	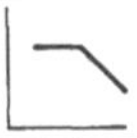	82 (43,9%)	37 (45,1%)	45 (54,9%)	170,1 ± 6,4
B	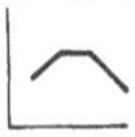	40 (21,4%)	9 (22,5%)	31 (77,5%)	161,2 ± 10,1
C	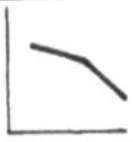	31 (16,6%)	6 (19,4%)	25 (80,6%)	179,2 ± 7,4
D	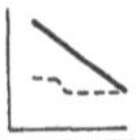	3 (1,6%)	—	3 (100%)	198,0 ± 21,6
E	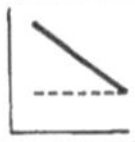	4 (2,1%)	—	4 (100%)	>226,3 ± 14,1
F	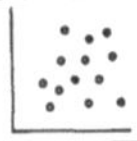	11 (5,9%)	—	11 (100%)	?
G	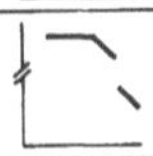	7 (3,7%)	—	7 (100%)	182,4 ± 8,3
H	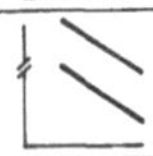	9 (4,8%)	—	9 (100%)	196,4 ± 14,8

Abb. 8.7. Gesamtübersicht zum Verhalten des Sinusknotens auf eine vorzeitige atriale Stimulation zur Kalkulation der sinu-atrialen Leitungszeit bei 187 Patienten mit Sinusknoten-Syndrom (Erläuterungen siehe Text).

(Typ A). Hierher gehören auch jene Fälle, bei denen sich eine Phase III nachweisen läßt (Typ B). Ein ansteigender Verlauf in der Phase des reset, sei es mit einer gegenüber der Phase II geringeren Steigung (Typ C), sei es in Fortsetzung der Steilheit der Phase II (Typ D), hat verschiedene Ursachen. Das Verhalten der Periodendauer nach der postextrasystolischen Pause läßt eine gewisse Differenzierung zu. Bleibt die Periodendauer unbeeinflußt (Typ E), können eine abnorm lange SALZ oder aber eine zunehmende Verlängerung der retrograden Leitungszeit mit zunehmender Vorzeitigkeit vermutet werden. Eine Kalkulation der SALZ ist nicht mehr möglich. Nimmt die Periodendauer dagegen ab einer bestimmten Vorzeitigkeit zu, ist der Anstieg der Phase II Ausdruck einer Beeinflussung der Sinusknotenautomatie durch den Extrareiz (Typ D). In diesen Fällen läßt sich die SALZ wieder ermitteln. Bisher nicht ausreichend interpretierbar ist ein Verhalten mit völlig regelloser Dauer der postextrasystolischen Pausen (Typ F). Von Seipel et al. (76) wird dieser Typ mit unregelmäßigen Überleitungen erklärt. Werden bei der Darstellung der postextrasystolischen Pause als Funktion des Extrareizes zwei im Abstand der Sinusknotenperiode parallel verlaufende Kurven gefunden (Typ H), kann ein 2:1-Block angenommen werden, wobei das Überleitungsverhältnis durch den vorzeitigen Reiz nicht gestört wird. Eine sprunghafte Verlängerung der Kurve ab einer bestimmten Vorzeitigkeit (Typ G) ist als Ausdruck einer durch die Stimulation ausgelösten Austrittsblockierung des Sinusknotens (provozierter Sa-Block 2. Grades) zu werten.

Ein erneut abfallender Kurvenschenkel bei zunehmender Vorzeitigkeit des Extrareizes (Typ B) wird bislang als Ausdruck von Echophänomenen erklärt. Ursächlich kommen auch eine unmittelbare Beeinflussung des Sinusknotenpotentials bei sehr vorzeitiger Reizung oder auch eine nur teilweise retrograde Leitung (Ermüdung) mit verzögerter antegrader Leitung der folgenden Sinusknotenentladung in Frage.

Zusammenfassend kann jedoch ausgesagt werden, daß die Beurteilung der sinuatrialen Leitung aufgrund der nach Strauss et al. (84) ermittelten Leitungszeit und/oder des Kurvenverlaufes der postextrasystolischen Pausen in Abhängigkeit von der Vorzeitigkeit einer Vorhofreizung mit hinreichender Sicherheit möglich ist. Unter diesen Vorbedingungen konnte die sinu-atriale Leitung in unserem Krankengut mit SKS in 135 von 187 Fällen beurteilt werden. Es konnte bei isolierter Störung der sinu-atrialen Leitung eine SALZ von im Mittel 154 $\pm$ 4 ms und bei kombiniertem Befall mehrerer Partialfunktionen des Sinusknotens von 177 $\pm$ 8 ms ermittelt werden. Die Differenz der Mittelwerte beider Gruppen ist statistisch signifikant (Tab. 8.3.).

Pathologische Reaktion auf Karotissinusmassage: Auffällig ist die große Zahl von Patienten mit einer hypersensitiven Reaktion des Sinusknotens auf Karotissinusreizung. In etwa drei Viertel der Fälle lassen sich zusätzliche Störungen der Automatie oder der sinu-atrialen Leitung nachweisen.

Dieser Befund läßt daran denken, daß die pathologische Antwort auf den Karotissinusreiz zumindest in einem Teil der Fälle nicht Ausdruck eines pathologisch gesteigerten nervalen Impulses am Herzen, sondern einer pathologischen Reaktion des Sinusknotens auf einen möglicherweise normalen nervalen Impuls ist. Damit ist der hypersensitive Karotissinusreflex überwiegend als besondere Ausdrucksform eines Sinusknoten-Syndroms zu werten.

In unserem Krankengut betrug die mittlere maximale Dauer des Vorhofstillstandes mit einer isolierten hypersensitiven Reflexantwort

5394 ± 730 ms. In der Gruppe mit kombinierten Störungen wurde ein Mittelwert von 4790 ± 717 ms ermittelt (Tab. 8.3.)

8.3. Klinische Befunde bei Patienten mit Sinusknoten-Syndrom

Störungen der Sinusknotentätigkeit finden sich überwiegend im höheren Lebensalter. Das Durchschnittsalter wird im allgemeinen zwischen 60 und 65 Jahren angegeben (13, 16, 71). Lediglich Kranke mit einem BTS sollen nach Kaplan et al. (48) älter sein, einen Befund, den wir nicht bestätigen können. Das SKS ist erwartungsgemäß nicht geschlechtsdifferent verteilt (13). In unserem Krankengut fanden sich 15% mehr Frauen.

8.3.1. Ätiologie des Sinusknoten-Syndroms

Verbindliche Aussagen zur Ätiologie des SKS müssen anfechtbar bleiben. In fast allen Fällen ist ein kausaler Zusammenhang zwischen anamnestisch bekannten Erkrankungen und klinisch diagnostizierten Grundleiden einerseits und Herzrhythmusstörung andererseits nicht mit Sicherheit beweisbar. Auch das histologische Bild des „kranken Sinusknotens" ist relativ uniform (9, 13, 24, 28, 33, 35, 44, 48, 53, 78, 85, 87). Jordan et al. (44) berichteten jedoch über eine positive Korrelation zwischen pathologischen Befunden bei Koronarangiographien z. T. mit Beteiligung der Sinusknotenarterie und elektrophysiologischen Zeichen einer gestörten Sinusknotenfunktion.
Werden alle reversiblen Sinusknotenfunktionsstörungen ausgeschlossen (3, 13, 29, 35, 53, 71, 92), geben viele Autoren (16, 48, 70, 71) eine hohe Koinzidenz von SKS und Angina pectoris an. Die Häufigkeitsangaben schwanken allerdings stark zwischen 11 und 65%. Auch bei Sinusknotenfunktionsstörungen in der akuten Phase des Myokardinfarktes kann in vielen Fällen eine Persistenz der Vorhofbradykardie gefunden werden. Somit dürfte die degenerative Schädigung des Sinusknotens im Rahmen einer ischämischen Herzerkrankung als ätiologisch häufigste Ursache angenommen werden.
In großer Häufung werden von Patienten mit SKS anamnestisch abgelaufene Diphtherieerkrankungen angegeben. Im eigenen Patientengut (Tab. 8.4.) war dies in 9,5% der Fälle nachweisbar; die Literaturmitteilungen schwanken zwischen 10 und 30% (13, 48, 71). Dieser Zusammenhang erscheint häufig konstruiert, insbesondere bei Patienten, bei denen 17 bis 48 Jahre zwischen Organerkrankung und Manifestation der Rhythmusstörung liegen. Pathologisch-anatomisch ließen sich jedoch typische postdiphtherische Veränderungen finden, die einen kausalen Zusammenhang erhärten (48).
Ähnliche Beziehungen bestehen zwischen einer rheumatischen Herzerkrankung und dem SKS (13, 64).
Über eine Koinzidenz einer anamnestisch abgelaufenen Myokarditis und SKS finden sich nur wenige Mitteilungen (10, 13, 24, 28, 78). Da in vielen Fällen eine entzündliche Herzerkrankung (z. B. Virusmyokarditis) ohne Diagnose und Therapie interkurrent abläuft, ist die Dunkelziffer möglicherweise hoch.

Tabelle 8.4. Auf der Grundlage anamnestischer Angaben und klinischer Befunde unterstellte Ätiologie des Sinusknoten-Syndroms ($n = 200$)

DEGENERATIVE SCHÄDIGUNG:	160 (80,0%)
davon mit Angina pectoris	124 (62,0%)
davon mit Myokardinfarkt	36 (18,0%)
davon mit art. Hypertonie	59 (29,5%)
INFEKTIÖS-TOXISCHE GENESE:	40 (20,0%)
davon postdiphtherisch	19 (9,5%)
davon postmyokarditisch	21 (10,5%)

Als weitere Ursachen eines SKS sind Grundkrankheiten, wie die Hypothyreose, die Amyloidose, die FRIEDREICHsche Ataxie und Angiopathien bekannt (13). Offenkundig ist ferner ein kausaler Zusammenhang eines SKS bei vorausgegangenen kardiochirurgischen Eingriffen kongenitaler Vitien (39, 58, 78). Gleichfalls müssen auch angeborene Sinusknotenfunktionsstörungen angenommen werden (55).

Das gemeinsame Vorkommen von atrioventrikulären und intraventrikulären Erregungsleitungsstörungen mit einem SKS lassen eine gemeinsame Ätiologie annehmen. Da auf dieser Ebene gleichfalls überwiegend eine degenerative und darauf folgend eine infektiös-toxische Genese angenommen wird, dürften am Sinusknoten gleiche Bedingungen wirksam werden.

8.3.2. Klinische Symptomatik des Sinusknoten-Syndroms

Das Beschwerdebild der Patienten mit SKS ist im wesentlichen beherrscht von 4 Symptomen: Synkopen, Schwindelzuständen, Stenokardien und latente oder manifeste Zeichen der Herzinsuffizienz. Weit seltener werden Embolien als Komplikation beobachtet (Tab. 8.5.).

Tabelle 8.5. Klinische Symptomatik beim Sinusknoten-Syndrom ($n = 200$)

Schwindelgefühl	194 (97,0%)
Adams-Stokes-Syndrom	107 (53,5%)
Linksherzinsuffizienz	121 (60,5%)
Rechtsherzinsuffizienz	48 (24,0%)
periphere art. Embolien	15 (7,5%)

In Abhängigkeit von der Selektion des Patientengutes differieren die Angaben zur Häufigkeit dieser Symptome in großen Grenzen. So werden von einigen Autoren (40, 71, 79) retrospektiv Patientengruppen beschrieben, die bei einer therapiebedürftigen Bradykardie einen Herzschrittmacher benötigten. In diesen Studien überwiegen naturgemäß höhere Schweregrade der klinischen Symptomatik.

Die von den Patienten angegebenen Beschwerden sind von Fall zu Fall sehr unterschiedlich. Sie reichen von Müdigkeit, Sehstörungen, Kopfschmerz über Schwindel mit aufsteigender Übelkeit bis zur plötzlichen Bewußtlosigkeit. In vielen Fällen besteht zwischen der Dauer der Vorhofasystolie und den damit einhergehenden Beschwerden kein eindeutiger Zusammenhang (4, 10, 13, 15, 28, 41, 42, 51, 54, 64, 74, 81, 88, 91). Diesen Sachverhalt konnten auch wir mehrfach durch EKG-Langzeitspeicherung und Beobachtungen bei Bestimmung der max. SKEZ sichern. In der Regel gaben die Patienten nach 6 bis 8 s Asystolie Schwindelgefühl an, Bewußtlosigkeit tritt zwischen der 10. und 12. s ein. In Einzelfällen bestehen andere Bedingungen. So konnten wir im Extremfalle bei einer 83jährigen Patientin durch hochfrequente Stimulation eine Asystolie von 22 s Dauer provozieren, ehe wir mit einer temporären Stimulation eingriffen. Die Patientin gab lediglich einen leichten Drehschwindel an. Bei einem anderen Kranken trat eine Synkope mit Konvulsionen bereits nach 4,5 s Asystolie ein.

— Unter Berücksichtigung dieser Beobachtungen ist das Adams-Stokes-Syndrom nicht mehr absolutes Schweregradkriterium einer Bradykardie.

Die Häufigkeit von Schwindel beim SKS wird in der Literatur mit 35 bis 75% angegeben (13, 58, 84). In unserem Patientengut war dieses Symptom überdurchschnittlich häufig. Ursache hierfür dürfte die Selektion des Krankengutes durch die Aufnahmebedingungen (geplante Schrittmacherimplantation) sein.

Die Häufigkeit von Synkopen wird relativ übereinstimmend in 40—70% der Fälle angegeben (16, 40, 58, 64). Der Eintritt

zerebraler Insulte ist selten. Die überwiegend nachweisbare Koinzidenz mit einem Bradykardie-Tachykardie-Syndrom läßt ursächlich am ehesten an Thromboembolien denken (8, 16, 58).
Eine unter der chronischen Vorhofbradykardie sich entwickelnde Herzinsuffizienz erschwert den klinischen Verlauf (13, 58). Nach eigenen Beobachtungen (69) werden Synkopen in vielen Fällen erstmals im Stadium der kardialen Dekompensation ausgelöst. Es entwickelt sich häufig ein circulus vitiosus, der nur durch eine Elektrostimulation zu durchbrechen ist.
Zeichen der Linksherzinsuffizienz sahen wir in unserem Patientengut in 60,5%, eine manifeste Rechtsherzinsuffizienz in 24% der Fälle. Diese Angaben stimmen mit der Literaturmeinung überein (13).
Das SKS ist ein chronisch-progredientes Leiden, bei dem gutartige Verläufe über 10 Jahre und mehr auftreten können. Entscheidend für den Verlauf und die Geschwindigkeit der Progredienz ist die Art des Grundleidens. Insbesondere bei der postdiphtherischen Myokardschädigung werden derartig lange Verläufe gesehen. Der chronische Verlauf erschwert die Diagnostik und die rechtzeitige Erkennung des drohenden Risikos. So ist es bekannt, daß nach einem über Jahre symptomlosen oder -armen Verlauf plötzlich ohne ersichtliche Vorzeichen eine Synkope eintritt. So ist die Beurteilung einer drohenden Gefährdung des Patienten ein bislang unbefriedigend gelöstes Problem.

8.4. Klinische Diagnostik des Sinusknoten-Syndroms

Bei der klinischen Beurteilung der Sinusknotenfunktion sollten zwei Aspekte Beachtung finden:

– Die Erkennung einer gestörten Sinusknotenfunktion ist mitunter in Fällen mit chronischer Sinusbradykardie ohne klinische Symptomatik und bei Patienten mit Synkopen bei unauffälligem EKG-Befund im Intervall problematisch.

– Für die Therapiebedürftigkeit und Differentialtherapie ist eine exakte Schweregradbeurteilung des diagnostizierten SKS sowie die Beurteilung einer drohenden Gefährdung des Patienten unerläßlich.

Zur diagnostischen Wertigkeit der klinischen Symptomatik und der verschiedenen konservativen Untersuchungsmethoden liegen bislang nur unvollständige vergleichende Untersuchungsergebnisse vor. Die anamnestischen Aussagen der Patienten erlauben nach eigener Erfahrung (71) in Kombination mit den klinischen und elektrokardiographischen Befunden in 78% der Fälle die Diagnose eines SKS. Bei 22% der Patienten ist das SKS mit konservativen Methoden nicht erkennbar. Spielberg et al. (81) stellten fest, daß in 90% der Fälle Krankenanamnese und EKG-Befund für die Diagnose eines SKS ausreichen. Weitere Autoren (13, 16, 34, 68) berichten über die hohe Aussagekraft der Symptomatik. Alle trennen jedoch nicht eindeutig zwischen den zwei genannten Aspekten der Diagnostik eines SKS.
Mehrere konservative Methoden können zur weiteren Einschätzung von Schweregrad und Gefährdung eines SKS hilfreich werden:

– die EKG-Langzeitspeicherung und Monitorüberwachung

Die Vorhofbradykardie tritt beim SKS in der überwiegenden Zahl der Kranken lediglich episodisch oder intermittierend in Erscheinung und bevorzugt die vegetativen Umschaltphasen (13, 34, 71). Eine Objektivierung der anamnestischen Angaben der Patienten durch einen EKG-Befund ist anzustreben. In dieser Hinsicht haben sich die Monitorüberwachung oder das Holter-EKG klinisch bewährt.
In Fällen mit intermittierenden supra-

ventrikulären Tachykardien oder Vorhofflimmer-flattern können eine erfolgreiche Erfassung von Beginn und Ende einer paroxysmalen Arrhythmie Aussagen zu deren Pathomechanismus bzw. der rhythmogenen Ursache einer Synkope zulassen. Ziel kann gleichfalls die Dokumentation einer präautomatischen Pause nach spontanem Ende einer Tachykardie sein. Die auf diese Weise ermittelte „wahre" Sinusknotenerholungszeit (13, 71) kann eine weitere invasive Diagnostik erübrigen.

— die Ergometrie

Die Bedeutung der physischen Belastung für die Beurteilung des Automatieverhaltens des Sinusknotens wird unterschiedlich beurteilt. Während einige Autoren (1, 47) diesem Test eine hohe Signifikanz aufgrund des Verhaltens der Herzfrequenz und des Sauerstoffverbrauches zuschreiben, wird die Möglichkeit einer gesicherten Aussage von anderen Autoren eingeschränkt (13, 71) bzw. total abgelehnt (42). Wir meinen, daß die Ergometrie zur Diagnose eines „kranken Sinusknotens" einen Beitrag bringt, ohne jedoch für die Schweregradbeurteilung bedeutungsvoll zu sein. Einschränkend kommt hinzu, daß in Anbetracht des Alters in vielen Fällen eine Belastung nicht vorgenommen werden kann. Ein inadäquater Frequenzanstieg um weniger als 25% des Ausgangswertes darf jedoch als sicheres Kriterium für eine Sinusknotenfunktionsstörung gewertet werden. In eigenen Untersuchungen (71) fand sich lediglich eine Verkürzung der Zyklusdauer von 1082 $\pm$ 54 ms auf 912 $\pm$ 38 ms (16%) trotz subjektiver Belastungsgrenze.

— die Karotissinusmassage

Die klinische Wertigkeit des Czermakschen Karotissinusmassageversuches zur Prüfung der Reaktion des Sinusknotens als auch zur Provokation von latenten Erregungsleitungsstörungen ist unbestritten (7, 10, 13, 15, 28, 46, 49, 67, 88). Dieser Test wird mitunter hinsichtlich seiner Sensitivität zur Bestimmung der max. SKEZ als gleichwertig angesetzt.

Probleme bereitet oft die Wertung pathologischer Befunde. So besteht bislang keine Einigung über den oberen Grenzwert des Normalverhaltens. Oft wird bereits ein Frequenzabfall unter 40/min als abnorme Reaktion angesehen. Diese Wertung ist sicher falsch. Wir bezeichnen eine Asystolie von länger als 2 s als pathologisch. Aber auch diesem Grenzwert muß nicht immer eine klinische Wertigkeit zukommen; dies dürfte erst bei einer Asystoliedauer von 5 s und mehr der Fall sein.

— Immer wieder aber können bei asymptomatischen Patienten lange Pausen oberhalb des Grenzwertes sowie höhergradige Av-Leitungsstörungen unter dieser Provokation festgestellt werden. So darf der Karotissinusmassage-Test ausschließlich im Zusammenhang mit einer klinischen Symptomatik gewertet und zu therapeutischen Entscheidungen angewandt werden. Vagusreizmanöver besitzen eine hohe Sensitivität bei geringer Spezifität, da mit einer Vielzahl falsch-positiver Resultate gerechnet werden muß.

— der Atropin-Test

Zur Beurteilung der Sinusknotenautomatie sind bislang unterschiedliche pharmakologische Tests erprobt worden, unter ihnen die Reaktion des Sinusknotens auf Propranolol (83), eine medikamentöse vegetative Blockade durch Atropin und Propranolol (2, 3, 36, 77), auf Verapamil (21) und Atropin (9, 12, 13, 23, 26, 62, 91). Nach übereinstimmender Ansicht wird dem Atropin-Test die größte Aussagekraft zugeschrieben (13, 71).

Normalpersonen reagieren auf eine intravenöse Applikation von 0,01 bis 0,02 mg/kg Körpermasse Atropin mit einem mittleren Frequenzanstieg um 64% des Ausgangswertes (13), wobei in allen Fällen Frequenzen von mehr als 90/min erreicht

werden. Ein Frequenzanstieg von weniger als 25% bzw. eine Minimalfrequenz von 90/min gelten als sicheres Kriterium einer gestörten Sinusknotenautomatie. Wir stimmen mit JORDAN et al. (47) überein, daß weniger dem prozentualen Frequenzanstieg als vielmehr der Grenzfrequenz von 90/min eine signifikante Bedeutung zukommt. Zur Beurteilung des Schweregrades eines SKS ist die Aussagekraft des Atropin-Testes gering.
Für die Alltagspraxis zeigen die konservativen Tests, insbesondere die Prüfung des Verhaltens des Sinusrhythmus auf Karotissinusmassage und nach Atropinapplikation, eine bedeutsame Aussagekraft. Die einfache und komplikationslose Ausführung erlaubt den Einsatz dieser Tests auch in den ambulanten Einrichtungen.

FÜR DIE TÄGLICHE PRAXIS

Das Sinusknoten-Syndrom manifestiert sich klinisch durch Synkopen und Schwindelzustände. Als rhythmogene Ursache finden sich in großer Häufigkeit Vorhofbradykardien unterschiedlichen Grades (Sinusbradykardie und -arrhythmie, Sa-Leitungsstörungen). Allein die sichere Koinzidenz der vom Patienten angegebenen Symptome mit den EKG-Zeichen erlauben die Diagnose eines SKS. Problemreich sind Fälle mit Synkopen und unauffälligem Intervall-EKG und Patienten mit chronischer Vorhofbradykardie ohne Symptomatik. Während im ersten Falle nach Ausschluß neurologischer Ursachen immer auch an eine rhythmogene Genese zu denken ist, muß bei Patienten ohne Synkopen immer nach Zeichen einer drohenden Gefährdung gesucht werden. In beiden Fällen können konservative Funktionstests hilfreich sein und differentialtherapeutische Schlußfolgerungen ermöglichen.
Führen alle Verfahren nicht zu einer schlüssigen Einschätzung, können semiinvasive (Ösophagusstimulation) oder invasive Methoden (His-Bündel-Elektrographie und programmierte Stimulation) als Entscheidungshilfe herangezogen werden. Diese Untersuchungen sind jedoch indiziert bei einer geplanten atrialen Schrittmacher-Therapie (AAI), im Falle eines therapierefraktären Bradykardie-Tachykardie-Syndroms und bei Patienten mit unklaren Synkopen.

8.5. Besondere Erscheinungsformen des Sinusknoten-Syndroms

8.5.1. Das Karotissinus-Syndrom

Der Begriff des „Karotissinus-Syndroms" hat klinisch zur Umschreibung eines Symptomenkomplexes einen festen Platz (13, 34, 67, 72, 88). Umstritten ist jedoch weiterhin seine ätiologische Zuordnung. SPANG unterscheidet zwischen dem sogenannten „hypersensitiven Karotissinus-Reflex" und dem „Karotissinus-Syndrom", wobei das letztere extrem selten sei. Er schreibt: „Die Supersensitivität kommt nicht dem Reflex, d. h. seinen Afferenzen oder Efferenzen, sondern dem kranken Herzen zu, das auf nervale Impulse stärker reagiert". In Übereinstimmung mit dieser Auffassung ordnet FERRER (34) das Karotissinus-Syndrom (KSS) dem „sick sinus syndrome" zu.
Der Karotissinus-Reflex ist klinisch weder in seinem afferenten und efferenten noch in seinen zentralen Anteilen einer pathophysiologischen Beurteilung zugängig. Ausschließlich vom Reflexerfolg ausgehend wird der kardio-vagale Typ (Hemmung von Reizbildung und Erregungsleitung), der depressorische Typ (Blutdruckabfall) sowie der seltene zentrale Typ (neurologische Symptome) unterschieden. Die Beurteilung des Reflexerfolges läßt jedoch keine Schlußfolgerungen zum Mechanismus zu, der somit weiterhin hypothetisch bleiben muß.

Eine angestrebte Differentialdiagnose zwischen Sinusknoten-Syndrom und KSS kann folglich nur durch Ausschluß von Störungen der Sinusknotenfunktion erfolgen. Die theoretisch mögliche Kombination beider Syndrome ist klinisch nicht beweisbar.

In unserem Patientengut von 200 Patienten mit SKS findet sich in 81 Fällen (40,5%) eine hypersensitive Reaktion auf Karotissinusmassage. Innerhalb dieser Gruppe liegen in 77,8% der Kranken Störungen der Sinusknotenautomatie und/oder sinu-atrialen Leitung vor (Tab. 8.2., S. 205). Diese Patienten sind mit Sicherheit einem SKS zuzuordnen. Eine Ausnahme scheinen lediglich 18 Patienten mit ausschließlich pathologischer Reaktion auf Karotissinusmassage zu bilden. Jedoch waren auch in dieser Gruppe in großer Zahl Zeichen einer Schädigung der atrio-ventrikulären ($n = 6$ von 18) bzw. intraventrikulären Erregungsleitung ($n = 10$ von 18) nachweisbar.

Die dem Regelfall entsprechende Kombination von Störungen der Sinusknotenfunktion sowie häufig gleichzeitig vorliegenden distalen Erregungsleitungsstörungen stützt die Annahme Spangs, nach der die „Supersensitivität" nicht dem Reflex, sondern dem Erfolgsorgan zugeordnet werden muß. Diese Folgerung wird untermauert durch die Kenntnis, daß bereits unter physiologischen Bedingungen der nervalen Regulation eine hervorragende Bedeutung innerhalb der elektrophysiologischen Abläufe am Reizbildungs- und Erregungsleitungssystem zukommt. Ferner sollte bedacht werden, daß auch andere Vagusreizversuche, insbesondere der Valsalva-Preßversuch oder der Schluckvorgang sowie die Miktion, ähnliche Reflexerfolge auslösen können, so daß die primäre Störung schwerlich im kranken Karotissinus lokalisiert sein kann.

Eine Trennung zwischen SKS und KSS erscheint klinisch auch nicht sinnvoll. Das überragende Symptom, das zum therapeutischen Handeln zwingt, ist die bedrohliche Vorhofbradykardie. Die Suche der primären Störung im Sinus caroticus führte zu Versuchen einer operativen oder radiologischen Denervierung. Bedenkt man, daß hierdurch lediglich eine überwiegend pathologische nervale Steuerung behandelt wird, Störungen von Reizbildung und Erregungsleitung in der überwiegenden Zahl der Fälle fortbestehen, ist eine ursächliche Therapie zweifelhaft.

Eine positive Reflexantwort auf Karotissinusmassage bei Patienten mit Synkopen spricht folglich für ein SKS. Es ist jedoch zu berücksichtigen, daß auch bei asymptomatischen Patienten in nicht geringer Zahl erhebliche asystolische Pausen durch Karotissinusmassage provozierbar sind. Aus diesen Gründen kommt diesem Test aufgrund einer hohen Sensitivität bei geringer Spezifität nur ein begrenzter Wert zu. Klagen jedoch die Patienten über Schwindel oder Ohnmachtszustände mit typischem Provokationsmechanismus (plötzliche Kopfwendung), muß eine pathologische Reflexantwort sogar als Gefährdungskriterium gelten.

Durch Vagusreizmanöver sind neben höhergradigen Vorhofbradykardien und -asystolien auch erhebliche atrio-ventrikuläre Überleitungsstörungen provozierbar. Bisweilen wird ein höhergradiger Av-Block, der fast ausnahmslos im Av-Knoten lokalisiert ist, durch die Vorhofbradykardie verdeckt. Dies kann zu folgenschweren Fehlentscheidungen führen, wenn eine permanente atriale Elektrostimulation geplant ist (AAI) und die atrio-ventrikuläre Leitung aufgrund der elektrokardiologisch bestimmten Parameter der AH-Zeit, der Refraktärzeiten und des Wenckebachpoint normal erscheint. Unter der atrialen Reizung können dann Vagusreize einen Block im Av-Knoten induzieren, so daß bei derartigen Patienten trotz funktionstüchtiger atrialer Stimulation weiterhin Synkopen eintreten können. Aus den genannten Gründen ist vor der Implantation eines Vorhofschrittmachers, eine Testung der Stabilität des Av-Knotens unter atrialer Reizung und Karotissinusmassage vorzunehmen. Mit dieser Ausnahme ist das KSS sowohl diagnostisch als auch therapeutisch in gleicher Weise wie das Sinusknoten-Syndrom einzuordnen.

8.5.2. Das Bradykardie-Tachykardie-Syndrom

Eine klinisch vordergründige Bradykardie kann durch intermittierende Tachykardien kompliziert sein. Aber auch im Falle einer paroxysmalen Tachykardie als beherrschendes Symptom kann eine Bradykardie im Intervall Probleme bereiten. Die Situation des Bradykardie-Tachykardie-Syndrom (BTS) ist insbesondere unter therapeutischer Sicht komplikationsbelastet. Während Pharmaka, die einer Bradykardie entgegenwirken (Orciprenalin), die Neigung zur Tachykardie verstärken können, wirken fast alle Antiarrhythmika, die gegen paroxysmale Tachykardien einsetzbar sind (Beta-Rezeptorenblocker, Verapamil, Disopyramid, Propafenon, Amiodarone), negativ chrono- und dromotrop auf den Sinusknoten. So kann das Bedingungsgefüge bei Patienten mit BTS von Fall zu Fall sehr stark variieren. Um eine differentialtherapeutische Entscheidung ohne Risiko fällen zu können, müssen abgesicherte Kenntnisse zu Art und Schweregrad der Sinusknotenfunktionsstörung und zum Mechanismus der Tachykardie vorliegen. Aus diesen Gründen ist bei vielen Patienten mit BTS eine invasive elektrokardiologische Diagnostik kaum zu umgehen. Sie sollte in jedem Falle einsetzen, wenn sich therapeutische Probleme bei der Rezidivprophylaxe von Tachykardien einstellen, im Intervall eine permanente Sinusbradykardie oder intermittierende sa-Leitungsstörungen 2. Grades bestehen und eine Therapie mit den o. g. Antiarrhythmika geplant ist. Wird dieser Forderung nicht Rechnung getragen, muß mit der medikamentös bedingten Induktion höhergradiger Sinusknotenfunktionsstörungen bis zum Sinusknotenstillstand gerechnet werden. Wir haben derartige Beobachtungen unter intravenöser Testung von Verapamil, Disopyramid und auch Propafenon machen müssen. Da jedoch derartige Effektivitäts- und Verträglichkeitsprüfungen grundsätzlich unter dem Schutz einer temporären Elektrostimulation ausgeführt wurden, blieben sie ohne Folgen.

Tabelle 8.6. Elektrokardiologische Befunde von Sinusknoten- und Vorhoffunktion von Patienten mit symptomatisch vordergründiger Bradykardie mit und ohne intermittierende Tachykardie (BTS)

	Bradykardie-Tachykardie-Syndrom ($n = 224$)	**isoliertes Sinusknoten-Syndrom** ($n = 420$)	
SINUSKNOTENFUNKTION:			
Periodendauer (ms)	948 ± 174	1022 ± 207	< 5%
max. Sinusknotenerholungszeit (ms)			
– absolut	1732 ± 792	1944 ± 1360	n. s.
– korrigiert	784 ± 686	922 ± 1211	n. s.
sinu-atriale Leitungszeit (ms)	158 ± 48	133 ± 36	< 1%
VORHOFFUNKTION:			
PA-Intervall (ms)	41 ± 15	32 ± 11	< 0,01%
ERP/A (ms)	278 ± 43	322 ± 36	< 0,1%

In Kombination zu einer klinisch vordergründigen Sinusknotenfunktionsstörung können alle nur möglichen Tachykardiemechanismen vorkommen. Im Rahmen einer gemeinsamen Ätiologie des „kranken Vorhofs" sind jedoch Vorhofflimmern und -flattern sowie sinu-atriale Reentry-Tachykardien besonders häufig. Auch hinsichtlich des Pathomechanismus haben Bradykardie und Tachykardie gemeinsame Ursachen (13, 22, 28, 34, 48, 49, 58, 70, 94). So bilden lange Leitungszeiten auf sinu-atrialer, atrialer und interatrialer Ebene die Vorbedingungen zur Perpetuierung von Kreiserregungen. Patienten mit Sinusknoten-Syndrom ohne Tachykardie unterscheiden sich von Kranken durch längere Mittelwerte von sinu-atrialer und atrialer Leitungszeit sowie längerer effektiver Refraktärperiode (Tab. 8.6.). Die Vulnerabilität der Vorhöfe und die Neigung zu intermittierenden Tachykardien sind folglich charakterisiert durch ein kritisches Verhältnis von Erregungsleitung und Refraktärität.

Beherrscht die Tachykardie die klinische Symptomatik und ist die begleitende Sinusknotenfunktionsstörung von sekundärer Bedeutung, finden sich aufgrund der elektrokardiologischen Befunde (Tab. 8.7.) andere Bedingungen. Es ist jedoch bemerkenswert, daß unter den von uns untersuchten 1000 Patienten mit paroxysmaler Tachykardie Sinusknotenfunktionsstörungen — werden subklinische Verzögerungen von max. SKEZ und sa-Leitungszeit einbezogen — in der Hälfte der Fälle nachweisbar sind. Jedoch sind Kranke mit BTS signifikant älter (49 ± 14 vs. 42 ± 15 Jahre). Auch sind in dieser

Tabelle 8.7. Elektrokardiologische Befunde der Sinusknoten- und Vorhoffunktion bei Patienten mit klinisch vordergründiger paroxysmaler Tachykardie mit und ohne begleitende Sinusknotenfunktionsstörung sowie deren Tachykardiemechanismen

Parameter/Mechanismus	mit Sinusknoten-	ohne Sinusknoten-
	funktionsstörung	
	(n = 513)	(n = 487)
SINUSKNOTENFUNKTION:		
Periodendauer (ms)	914 ± 165	794 ± 134
max. Sinusknotenerholungszeit (ms)		
— absolut	1514 ± 746	1090 ± 190
— korrigiert	602 ± 709	296 ± 114
sinu-atriale Leitungszeit (ms)	146 ± 51	95 ± 20
VORHOFFUNKTION:		
P-Wellen-Dauer (ms)	128 ± 17	120 ± 16
PA-Intervall (ms)	37 ± 12	34 ± 10
HRA/HLA-Intervall (ms)	42 ± 14 (n = 56)	33 ± 15 (n = 38)
FRP/A (ms)	288 ± 46	266 ± 39
ERP/A (ms)	238 ± 37	230 ± 33
TACHYKARDIEMECHANISMEN:		
Vorhofflimmer-flattern	375 (73,1%)	180 (37,0%)
sinu-atriales Reentry	64 (12,5%)	46 (9,4%)
Av-Knoten-Reentry	96 (18,7%)	103 (21,1%)
James-Faser-Reentry	6 (1,2%)	26 (5,3%)
WPW-Tachykardie	43 (8,4%)	71 (14,6%)
fokale Tachykardie	17 (3,3%)	31 (6,4%)

Gruppe alle kardialen Erkrankungen signifikant häufiger anzutreffen.
Als Mechanismen der Tachykardie dominieren ein Vorhofflimmer-flattern (s. auch Tab. 11.4.) und sinu-atriale Reentry-Tachykardien. Aber auch fokale supraventrikuläre, Av-Knoten-Reentry-, James-Faser-Reentry-Tachykardien und das WPW-Syndrom können durch Sinusknotenfunktionsstörungen kompliziert sein (Tab. 8.7.). Während die Erregungsleitungszeiten auf sinu-atrialer, atrialer und interatrialer Ebene naturgemäß in der Gruppe mit BTS signifikant länger sein müssen, sind die atrialen Refraktärzeiten bei Patienten mit isolierten Tachykardien kürzer.
Das Bradykardie-Tachykardie-Syndrom bedarf unter therapeutischem Aspekt besonderer Beachtung. Wie bereits betont, kann jede antiarrhythmische Therapie der paroxysmalen Tachykardie unabhängig von ihrem speziellen Pathomechanismus auch bei bislang subklinischer Sinusknotenfunktionsstörung durch Provokation höhergradiger Bradykardien bis zur Synkope folgenschwer sein. Unter gewissen Voraussetzungen kann aus diesen Gründen vor Einleitung der Antiarrhythmikabehandlung eine Schrittmachertherapie erforderlich werden. In allen klinisch zweifelhaften Fällen sollte eine invasive elektrokardiologische Diagnostik erfolgen. Es soll auch nicht unerwähnt bleiben, daß bei derartigen Patienten die Indikation zu einer Ablation des Hisschen Bündels großzügiger gestellt werden darf, vorausgesetzt, eine Schrittmacherimplantation ist unabhängig von diesem Eingriff angezeigt.

8.5.3. Generalisierte Störungen von Reizbildung und Erregungsleitung

Im Zusammenhang mit der überwiegend identischen Ätiologie aller bradykarden Herzrhythmusstörungen ist es verständlich, daß ein Sinusknoten-Syndrom durch zusätzliche atrio-ventrikuläre (binodal disease) und intraventrikuläre Erregungsleitungsstörungen kompliziert werden kann (34, 61, 68). Nicht selten ist es bei derartigen Patienten schwer, die Ursache einer Synkope zuzuordnen. So kann ein Adams-Stokes-Syndrom bei einem Kranken mit Bradykardie und sog. bifaszikulärem Block oder Linksschenkelblock durchaus durch einen intermittierenden Sinusknotenarrest oder einen totalen Av-Block bedingt sein. Diese oftmals auch rein theoretische Entscheidung — da eine Schrittmacherimplantation ohnehin indiziert ist — kann auch nach invasiver elektrokardiologischer Diagnostik nicht immer getroffen werden.
Wie die Häufigkeitsangaben der Tabelle 8.8. ausweisen, ist mit atrio-ventrikulären

Tabelle 8.8. Elektrokardiographische und elektrokardiologische Befunde der atrio-ventrikulären und intraventrikulären Leitung bei Patienten mit Sinusknoten-Syndrom ($n = 434$)

Av-Block 1. Grades	108 (24,9%)
Av-Block 2. Grades	
– Typ Wenckebach	4 (0,9%)
– Typ Mobitz II	4 (0,9%)
unifaszikulärer Block:	56 (12,9%)
LAH	34 (7,8%)
RSB	20 (4,6%)
LPH	2 (0,5%)
sog. bifaszikulärer Block:	34 (7,8%)
LAH + RSB	9 (2,1%)
LPH + RSB	3 (0,7%)
LSB	22 (5,1%)
davon mit verlängertem HV-Intervall	18 (4,1%)
AV-KNOTENFUNKTION:	
AH-Intervall (ms)	97 ± 27
FRP/AVN (ms)	461 ± 78
ERP/AVN (ms, $n = 288$)	337 ± 76
Wenckebach-point (min^{-1})	152 ± 32
Av-Knotenfunktionsstörung	91 (21,0%)
HIS-PURKINJE-FUNKTION:	
HV-Intervall (ms)	45 ± 14
His-Bündelstammblock	21 (4,8%)
Kontraindikation für permanente Vorhofstimulation	219 (50,4%)

und intraventrikulären Leitungsstörungen in etwa 50% der Fälle zu rechnen (6, 13, 28, 35, 40, 58, 61, 71, 86, 92, 93). Dieser Befund ist in zweierlei Hinsicht bedeutungsvoll: Patienten mit einem multilokulären Befall des Reizbildungs- und Erregungsleitungssystems sind bezüglich ihrer Prognose, Synkopen zu erleiden und auch hinsichtlich der Myokardfunktion als gefährdeter zu betrachten. Aus diesem Grunde sollte die Indikation zu einer Schrittmachertherapie großzügiger gestellt werden. Andererseits sind derartige Patienten von einer permanenten atrialen Stimulation (AAI) auszuschließen. Hierbei muß ein besonderer Umstand Berücksichtigung finden. Während eine Av-Knotenfunktionsstörung bereits aufgrund einer verlängerten PQ-Zeit oder durch Bestimmung des Wenckebach-point unter der Implantation erkennbar ist, sind Erregungsleitungsstörungen im Bereich des Bündelstammes (s. 9.1.3.) ausschließlich durch His-Bündel-Elektrographie erkennbar. Da diese in etwa gleicher Häufigkeit wie intraventrikuläre Leitungsstörungen auftreten, raten wir in allen Fällen, bei denen eine AAI-Stimulation geplant ist, zu einer invasiven Diagnostik. Das Risiko, nach Implantation eines atrial getriggerten Vorhofschrittmachers, einen höhergradigen atrio-ventrikulären Block zu entwickeln, ist sicher nicht sehr hoch (7, 68), jedoch muß es bei der Langlebigkeit der neueren Energiequellen in Betracht gezogen werden.

8.6. Schweregradbeurteilung des Sinusknoten-Syndroms

Wie bei allen bradykarden Rhythmusstörungen, so ist auch beim SKS die Indikationsstellung zur Schrittmacherimplantation bei vorausgegangener Synkope oder einer therapierefraktären bradykardiebedingten Herzinsuffizienz leicht. Schwierig ist hingegen die Beurteilung einer Gefährdung ansonsten asymptomatischer Patienten. Auch nach Einführung der verschiedenen invasiven elektrokardiologischen Methoden der Sinusknotenfunktionsprüfung (10, 17, 18, 19, 28, 38, 41, 47, 51, 62, 65, 74, 76, 82, 84, 87) fällt die Entscheidung für oder wider eine Schrittmacherimplantation in erster Linie empirisch durch die Schwere des klinischen Bildes (13, 68, 75, 81).

Alle Versuche, eine möglichst exakte Schweregradeinteilung des SKS nach klinischen Gesichtspunkten bzw. eine klare Richtlinie für das therapeutische Vorgehen zu erstellen, haben sich als statistisch nicht verläßlich erwiesen (13, 47, 48, 58, 68, 76, 84). Ursache für diesen Sachverhalt dürfte die große Vielfalt der Erscheinungsformen (11, 22, 34, 35, 58, 72), der unberechenbare Verlauf (35, 84) und die Abhängigkeit der Symptomatik und Prognose von zahlreichen, kaum überschaubaren Faktoren sein. Allein der Vergleich von Gruppen mit schwerer klinischer Symptomatik (Adams-Stokes-Syndrom) und stummem Verlauf könnte gewisse Anhaltspunkte für eine erhöhte Gefährdung von Patienten liefern (Tab. 8.9.):

— Der *klinische Befund* einer Herzinsuffizienz erlaubt keine Trennung beider Gruppen. So ist die kardiale Insuffizienz in vielen Fällen nicht nur durch die Bradykardie bedingt. Sie weist vielmehr auf eine Mitbeteiligung des Arbeitsmyokards im Rahmen der Grundkrankheit hin. Beide Ursachen können gleichzeitig vorliegen und sich summieren. Es ist daher berechtigt, die chronische therapierefraktäre Herzinsuffizienz als eine eigenständige Indikation ohne Vorliegen von Synkopen zur Schrittmacherimplantation anzusehen (11, 13, 22, 40, 58, 64).

— Auch der *elektrokardiographische Befund* einer permanenten Sinusbradykardie oder -arrhythmie sowie intermittierender Sa-Leitungsstörungen trägt nicht zur Tren-

Tabelle 8.9. Vergleich klinischer, elektrokardiographischer und elektrokardiologischer Befunde von Patienten mit und ohne Synkope

	Patienten mit Synkope ($n = 107$)	Patienten ohne Synkope ($n = 93$)	Signifikanz
KLINISCHE BEFUNDE:			
Stenokardien	71 (66%)	48 (58%)	n. s.
art. Hypertonie	47 (44%)	12 (13%)	< 0,1%
Linksherzinsuffizienz	59 (55%)	62 (67%)	n. s.
Rechtsherzinsuffizienz	27 (25%)	21 (34%)	n. s.
ELEKTROKARDIOGRAPHISCHE BEFUNDE:			
Sinusbradykardie	82 (77%)	74 (80%)	n. s.
Sinusbradyarrhythmie	71 (66%)	66 (71%)	n. s.
sa-Block, Typ Wenckebach	38 (36%)	45 (48%)	n. s.
sa-Block, 2:1-Typ	45 (42%)	37 (40%)	n. s.
Ersatzsystolen bzw. -rhythmen	25 (23%)	72 (77%)	< 0,5%
Bradykardie-Tachykardie-Syndrom	48 (45%)	52 (56%)	n. s.
Av-Leitungsstörungen	40 (37%)	29 (31%)	n. s.
intraventrikuläre Leitungsstörungen	19 (18%)	13 (14%)	n. s.
pathologische Reaktion auf Karotissinusreiz	55 (51%)	26 (28%)	< 1%
ELEKTROKARDIOLOGISCHE BEFUNDE: ($\bar{x} \pm s_{\bar{x}}$)			
isolierte Störung der Sinusknotenautomatie, sa-Leitung oder nervalen Steuerung	34 (35%)	39 (43%)	n. s.
kombinierte Störung	65 (65%)	51 (57%)	< 1%
Periodendauer (ms)	1004 ± 24	994 ± 22	n. s.
max. Sinusknotenerholungszeit (ms)			
– absolut	3425 ± 382	2244 ± 248	< 5%
– korrigiert	2421 ± 377	1251 ± 246	< 5%
sinu-atriale Leitungszeit (ms)	155 ± 7	149 ± 6	n. s.

nung der Gruppe mit bzw. ohne Synkopen bei. Bedeutungsvoll ist hingegen der Nachweis von Ersatzsystolen oder -rhythmen. Unabhängig von der Funktionstüchtigkeit des Sinusknotens spricht das frühzeitige Einspringen eines sekundären Ersatzzentrums mit hoher Automatierate für eine geringere Gefährdung eines Patienten (45, 50). Die Arbeitsgruppe um Mandel (45, 46, 47) wies erstmals auf diesen Zusammenhang hin und folgert, daß ein Sinusknoten-Syndrom erst dann klinisch bedeutsam wird, wenn eine Ersatzautomatie eine höhergradige Bradykardie nicht kompensiert. Sie leiten ab, daß es richtiger wäre, anstelle von „sick sinus syndrome" vom „sick escape pacemaker syndrome" zu sprechen.

Ein Bradykardie-Tachykardie-Syndrom wird in unserem Patientengut in den Gruppen mit bzw. ohne Synkopen in gleicher Häufigkeit gefunden. Führen die tachykarden Phasen zu einer retrograden und passiven Depolarisation des Sinusknotens, kann bei Sistieren der Tachykardie eine präautomatische Pause resultieren, die eine Synkope provoziert (13, 48, 58, 82). Aus diesem Grunde wird das BTS als eine zum Adams-Stokes-Syndrom neigende Variante des SKS angesehen und

zu einer frühzeitigen Schrittmachertherapie geraten (22, 40, 64). Wir sind der Auffassung, daß die Indikation zur Schrittmachertherapie in diesen Fällen durch invasive elektrokardiologische Untersuchungen differenzierbar ist. Es müssen hierbei die Funktion des Sinusknotens, der sekundären Zentren und die Leitungsverhältnisse tachykarder Aktionen retrograd zum Sinusknoten interessieren.
Auch atrio-ventrikuläre und intraventrikuläre Leitungsstörungen finden sich in den Gruppen mit und ohne Synkope in gleicher Häufigkeit. Führen diese zusätzlichen Läsionen des spezifischen Myokards nicht selbst zu einer höhergradigen Bradykardie, tragen sie nicht zu einer gesteigerten Gefährdung der Patienten bei.
Eine hypersensitive Reaktion auf Karotissinusmassage findet sich bei Patienten mit Adams-Stokes-Syndrom signifikant häufiger. Auch die Dauer des durch Vagusreiz induzierten Vorhofstillstandes differiert signifikant. Aus diesem Grunde ist eine pathologische Reflexantwort bei symptomatischen Patienten als Gefährdungszeichen zu betrachten. Diese Methode bietet sich daher auch für die ambulante und klinische Praxis als Routineverfahren zur Beurteilung der Stabilität der Sinusknotenfunktion und der Ersatzrhythmen an.
— Die *elektrokardiologische Sinusknotenfunktionsprüfung* weist eine Häufung kombinierter Störungen von Sinusknotenautomatie, sinu-atrialer Leitung und nervaler Steuerung in der Gruppe mit Synkopen nach. Während die Dauer der maximalen Sinusknotenerholungszeit in der Gruppe mit Adams-Stokes-Syndrom signifikant länger ist, besteht keine Differenz aufgrund der Länge der sinu-atrialen Leitungszeit. Diese Befunde beweisen, daß der elektrokardiologischen Funktionsprüfung des Sinusknotens nicht nur eine Bedeutung bei der Klärung des Pathomechanismus des SKS im Einzelfalle, sondern auch ein Stellenwert zur Abschätzung einer drohenden Gefährdung durch Synkopen zukommt (6, 19, 28, 41, 47, 54, 71, 82, 88). Es bestätigen sich ferner Befunde (13), die eine Zunahme des Schweregrades bei Nachweis mehrerer Funktionsstörungen des Reizbildungs- und Erregungsleitungssystems aufzeigen. Es besteht Einigkeit darüber, daß die sinuatriale Leitungszeit, isoliert betrachtet, für die Schweregradbeurteilung des Sinusknoten-Syndroms bedeutungslos ist (13, 19, 27, 37, 44, 63, 71, 74, 76, 88). Der max. Sinusknotenerholungszeit wird im Gegensatz hierzu eine größere klinische Relevanz zuerkannt. Es ist jedoch bei allen Überlegungen zu berücksichtigen, daß die SKEZ aufgrund ihrer Abhängigkeit von der sinu-atrialen Leitung nur ein qualitatives Maß für die Automatiefunktion des Sinusknotens sein kann. In einigen wenigen Fällen schließt ein Normalverhalten der SKEZ eine Störung nicht aus (falsch negative Befunde). Ferner ist bei der großen Streuung der Einzelbefunde die Aussagekraft dieses Parameters nur mit Vorsicht zu bewerten. Die längste von uns bei einem Patienten ohne Synkope gemessene maximale Sinusknotenerholungszeit betrug 5480 ms. Somit können nur sehr lange Poststimulationspausen von mehr als 5 s bei Patienten ohne Symptomatik als sicheres Gefährdungskriterium gelten.
Diese Daten zeigen summarisch, daß bei synoptischer Betrachtung aller klinischen, anamnestischen, elektrokardiographischen und invasiv oder semiinvasiv (Ösophagusstimulation) gewinnbaren Daten eine Schweregradbeurteilung eines SKS möglich ist und auf deren Grundlage eine therapeutische Entscheidung getroffen werden kann. Sicher kommt in diesem Zusammenhang der Erfahrung des Untersuchers mit dieser Rhythmusstörung eine große Bedeutung zu. Es wird ferner ersichtlich, daß der elektrokardiologischen

Sinusknotenfunktionsprüfung und insbesondere der max. SKEZ eine hohe klinische Relevanz zuzuschreiben sind. Unterstrichen werden soll jedoch, daß in der Mehrzahl der Fälle auf der Grundlage einer gründlich erhobenen Anamnese und des klinischen und elektrokardiographischen Befundes die Indikation für oder wider eine Schrittmachertherapie gestellt werden kann.

8.7. Die Therapie des Sinusknoten-Syndroms

Die Behandlung des SKS muß differentialtherapeutisch eine Vielzahl von Faktoren berücksichtigen. Der chronische und progrediente Verlauf der Herzrhythmusstörung bietet ein klinisch buntes Bild der unterschiedlichsten Erscheinungsformen. Zwischen symptomarmen Formen einer permanenten Sinusbradykardie, intermittierenden sinu-atrialen Blockierungen bis zum bedrohlichen, bisweilen letal endenden Vorhofstillstand ohne Ersatzrhythmus werden alle Übergänge gefunden. Der Verlauf ist im Einzelfall nicht immer vorausschaubar (13). So können nach langen Pausen einer scheinbar gutartigen Bradykardie völlig unerwartet schwere Synkopen beobachtet werden (13, 71). Wenn derartige Ereignisse auch selten sind, so ist doch eine kurzfristige ambulante Überwachung aller Patienten ohne Schrittmacher erforderlich.

Der Verlauf und die Spontanprognose des SKS sind im wesentlichen durch die Art und den Schweregrad des Grundleidens bestimmt. Eine kardiale Dekompensation führt das Grundleiden und die Rhythmusstörung in einen circulus vitiosus, der nicht selten im Adams-Stokes-Syndrom endet. Eine Unterbrechung ist in derartigen Fällen nur durch eine temporäre Elektrostimulation bzw. die definitive Schrittmacherimplantation möglich.

Weitere Probleme bei der therapeutischen Entscheidungsfindung bringt häufig die hämodynamische Ausgangssituation der Patienten. In vielen Fällen befinden sich die Kranken auch unter der Bradykardie gerade noch im Zustande kardialer Kompensation. Eine permanente ventrikuläre Stimulation schützt dann zwar vor Synkopen, gestaltet aber die hämodynamische Situation ungünstiger. So klagen einige Patienten nach erfolgter Implantation über einen deutlichen Leistungsabfall.

8.7.1. Die konservative Therapie des Sinusknoten-Syndroms

Die Differentialtherapie des SKS sollte sich in erster Linie am klinischen Bild orientieren. Für eine konservative Therapie eignen sich alle leichten und mittelschweren Fälle mit geringer Progredienz und Fehlen von Zeichen einer Herzinsuffizienz (69). Im eigenen Patientengut von 307 Fällen mit SKS kam in 58,6% der Kranken eine medikamentöse Therapie in Betracht. Während beim unkomplizierten SKS ohne paroxysmale Tachykardie eine Monotherapie von Atropin überwiegend einen ausreichenden Effekt mit sicherer Stabilisierung des Sinusrhythmus zeigte, waren beim Bradykardie-Tachykardie-Syndrom zusätzliche antiarrhythmisch wirksame Pharmaka (Glykoside, Verapamil, Chinidin, Disopyramid) erforderlich.

— Zielpunkt einer medikamentösen Therapie des SKS ist unseres Erachtens weniger die Steigerung der Frequenz des Sinusrhythmus auf normofrequente Werte, als vielmehr die Stabilisierung der Sinusknotenfunktion. Dieser therapeutisch angestrebte Effekt ist durch häufige EKG-Kontrollen, eine Monitorüberwachung oder eine EKG-Langzeitspeicherung am Rückgang bzw. Fehlen längerer Vorhofasystolien erkennbar. Diese Stabilisierung des Sinusknotens ist sowohl durch Atropin als auch durch Orciprenalin erreichbar. Die Ablehnung einer medikamentösen Therapie innerhalb der Literaturmitteilungen (11, 13, 22, 48) wird mit einem unzureichenden Frequenzanstieg nach Atropin- oder Orciprenalinmedikation begründet und auf den elektrokardiologischen Vergleich der Effekte auf den gesunden bzw. erkrankten Sinusknoten hingewiesen. Diese Begründung ist jedoch nicht stichhaltig, da Synkopen überwiegend durch vagale Reflexe ausgelöst werden. Die Blockade des N. vagus durch Atropin bzw. die Steigerung des adrenergen Antriebes führen am supraventrikulären spezifischen Myokard zu einem Schutz und zur Steigerung der primären und sekundären Automatie und Erregungsleitung. Folge ist — das beweisen unsere Behandlungsergebnisse — eine Abnahme der Neigung zu Synkopen. Jeder erste Adams-Stokes-Anfall ist für uns unter einer medikamentösen Therapie absolute Indikation zur Schrittmacherimplantation. Bei 132 ambulant überwachten Patienten waren wir zu einer sekundären Schrittmachertherapie aufgrund des Versagens einer konservativen Therapie lediglich in 16,7% der Kranken gezwungen. Dieser Sachverhalt entspricht der Progredienz des Leidens. Allein aus diesem Grunde ist die medikamentöse Behandlung des SKS in leichten und mittelschweren Fällen auf lange Sicht unsicher.

— Ein weiteres Argument gegen eine frühzeitige Schrittmachertherapie und für eine konservative Behandlung leichter und mittelschwerer Formen des SKS ist die Abnahme der Auswurfleistung des Herzens unter einer Kammerstimulation (VVI). Nur in etwa 40% der Fälle ist eine permanente atriale Reizung (AAI) möglich. Die bifokale Stimulation ist aus Kostengründen ausschließlich bei bereits insuffizienten Patienten oder einer drohenden Dekompensation möglich.

— Während die Entscheidungsfindung beim unkomplizierten SKS zumeist leicht fällt, stellt uns das *Bradykardie-Tachykardie-Syndrom* (BTS) therapeutisch vor schwierige Probleme. In vielen Fällen zwingen in erster Linie Tachykardien zur Behandlung, während die Sinusknotenfunktionsstörung noch kompensiert ist und Synkopen fehlen. Die meisten Antiarrhythmika sind — wie bereits begründet — infolge ihrer negativ chrono- und/oder negativ dromotropen Effekte kontraindiziert.

Auf der Grundlage der Kenntnisse zum Pathomechanismus des BTS muß in der überwiegenden Zahl der Fälle ein Erregungskreisen als Ursache der Tachykardie angenommen werden. Häufigste Auslösemechanismen sind supraventrikuläre Extrasystolen. Die Perpetuierung einer Tachykardie basiert auf einem kritischen Verhältnis von Leitungsgeschwindigkeit auf sinu-atrialer, atrialer und interatrialer Ebene zur Refraktärität in den genannten Strukturen (Tab. 8.7.). Sowohl die Auslöse- als auch die Perpetuierungsmechanismen müssen Angriffspunkt der Therapie sein.

In vielen Fällen ist eine Störung des kritischen Verhältnisses und der elektrischen Instabilität des Herzens durch eine Therapie mit Atropin und/oder Orciprenalin (Verkürzung der Leitungszeiten) in Kombination mit einem Glykosid (Verminderung der Vulnerabilität) ausreichend. In etwa 2/5 der Fälle macht sich jedoch der Einsatz eines Antiarrhythmikums erforderlich. Zum Schutz des Sinusknotens wird in diesen Fällen gleichfalls zur Atropinmedikation oder aber zur Sicherung des Herzrhythmus zu einer Schrittmacherimplantation geraten.

Unter einer invasiven elektrokardiologischen Untersuchung ist es jedoch möglich, unter intravenöser Gabe von Verapamil, Disopyramid und auch Propafenon die Effektivität der genannten Pharmaka zur

Tabelle 8.10. Effekt einer Digoxintherapie über 10 Tage unter dem Schutz einer temporären Elektrostimulation auf die Sinusknotenfunktion bei 8 Patienten mit Sinusknoten-Syndrom und bradykardiebedingter Herzinsuffizienz ($\bar{x} \pm s_{\bar{x}}$)

	KONTROLLE	nach DIGOXIN	Signifikanz
Periodendauer (ms)	1273 ± 43	1018 ± 35	< 1%
max. Sinusknotenerholungszeit (ms)			
– absolut	3503 ± 494	2133 ± 316	< 0,1%
– korrigiert	1229 ± 501	1115 ± 320	< 0,1%
sinu-atriale Leitungszeit (ms)	135 ± 20	151 ± 18	< 0,5%

Suppression der Arrhythmie (ausbleibende Provokation durch Elektrostimulation) und der Reaktion eines „kranken Sinusknotens" zu prüfen. Unter diesen Voraussetzungen ist auch eine Langzeitprophylaxe mit diesen Pharmaka möglich.

– Die Anwendung von Glykosiden beim SKS ist weiterhin umstritten. Sie gilt als bedenklich. Diese Anschauung basiert jedoch mehr oder weniger auf klinischer Tradition (59). Zahlreiche experimentelle und elektrokardiologische Untersuchungen haben inzwischen einen Einstellungswechsel herbeigeführt. Die bislang vorliegenden klinisch-elektrophysiologischen Untersuchungen zur Wirkung der Glykoside lassen keine wesentlichen Einflüsse auf die Sinusknotenautomatie bei einer diskreten Verlängerung der sinu-atrialen Leitungszeit nachweisen (25, 32, 59, 69, 95). Lediglich Margolis et al. (56) verweisen auf eine Einzelbeobachtung mit toxischer Sinusknotenfunktionsstörung. Unseren eigenen Erfahrungen entsprechend (69) verwiesen Steinbeck et al. (82) darauf, daß die Reaktion des Sinusknotens nicht in jedem Falle vorausschaubar ist und gelegentlich höhergradige Bradykardien und intermittierende sa-Leitungsstörungen auftreten können.

Unsere Befunde einer Digoxintherapie unter dem Schutz einer temporären Elektrostimulation (Tab. 8.10.) zeigen eine Verkürzung von Periodendauer und max. Sinusknotenerholungszeit bei einer Verlängerung der sinu-atrialen Leitungszeit. Da es sich ausschließlich um hydropisch dekompensierte Patienten mit einem Adams-Stokes-Syndrom infolge SKS unter der Insuffizienz handelte, kann eine Verbesserung der Automatie des Sinusknotens ausschließlich durch die kardiale Rekompensation eingetreten sein (69).

Die vorliegenden Erfahrungen insgesamt ermutigen zu einer Glykosidtherapie beim SKS. Sie kann bei vorsichtiger Dosierung und kurzfristiger Überwachung zur Rekompensation und damit zu einer günstigen Beeinflussung des klinischen Verlaufes beitragen. Insbesondere bei Patienten mit BTS kann auf diese Weise durch eine Hemmung der Vorhofvulnerabilität – auf die Engel und Del Gonzales (32) nachdrücklich hinweisen – eine Schrittmachertherapie hinausgezögert werden. Um eine gesteigerte Überempfindlichkeit beim BTS gegenüber Glykosiden zu erkennen (13), empfiehlt Ferrer (34) eine Überwachung der Glykosid-Plasmaspiegel und wiederholte EKG-Langzeitspeicherungen.

– Beim Bradykardie-Tachykardie-Syndrom wird mitunter ein spontaner Übergang in ein chronisches und stabiles Vorhofflimmern beobachtet. Dieser an sich pathologische Vorgang wird mitunter als „natürliche Heilung" eines Sinusknoten-Syndroms betrachtet (58, 78, 94). Es hat daher nicht an Versuchen gefehlt, ein chronisches Vorhofflimmern durch Elektrostimulation artifiziell zu induzieren.

Die Problematik besteht jedoch in dessen unzureichender Stabilität und der Neigung, in den Sinusrhythmus zurückzufallen (34, 35, 94). Dies birgt die Gefahr von Synkopen in sich, so daß diese Methode allgemein als obsolet gilt (94).

8.7.2. *Die Schrittmachertherapie des Sinusknoten-Syndroms*

Eine primäre Schrittmachertherapie beim SKS erscheint in der überwiegenden Zahl der Literaturmitteilungen (3, 13, 14, 20, 22, 40, 53, 57, 64, 80, 86) ungerechtfertigt betont. So hat in den vergangenen Jahren die Implantationshäufigkeit beim SKS international zugenommen (79). Aus unserer Sicht wird aus Sicherheitsgründen zu häufig implantiert.
Eine Indikation zur Schrittmachertherapie ist eindeutig gegeben:

— bei Synkopen unter einer medikamentösen Therapie mit Atropin und/oder Orciprenalin,

— bei einer chronischen und therapierefraktären bradykardiebedingten Herzinsuffizienz mit und ohne Synkope,

— wenn Synkopen ohne vorausgegangene konservative Therapie gehäuft eintraten und aufgrund der klinischen, elektrokardiographischen und falls erforderlich elektrokardiologischen Befunde eine schwere Sinusknotenfunktionsstörung sicher ist und

— wenn bei primärer Synkope neben der Sinusknoten-Dysfunktion zusätzliche Schädigungen der atrio-ventrikulären und intraventrikulären Leitung nachweisbar sind.

Unter diesen Vorbedingungen war lediglich bei 41,5% der Patienten mit SKS ($n = 307$) eine Schrittmachertherapie erforderlich.
Ist eine Schrittmacherimplantation bei einem Patienten mit SKS indiziert, muß sorgfältig die Art der Stimulation geplant werden. Da die Bemühungen der letzten Jahre über die ausschließliche elektrische Absicherung des Herzrhythmus hinausgehen und auf eine physiologische Reizung ausgerichtet sind, hat diese Entscheidung individuell für den Kranken zu erfolgen. Folgende Varianten stehen zur Auswahl:
— Eine permanente atriale Stimulation (AAI) ist indiziert, wenn eine isolierte Sinusknotenfunktionsstörung vorliegt. Sie ist kontraindiziert bei Patienten mit zusätzlichen atrio-ventrikulären und intraventrikulären Leitungsstörungen. Die Intaktheit der Erregungsleitung sollte durch His-Bündel-Elektrographie abgesichert sein (61). Bei Vorliegen eines Bradykardie-Tachykardie-Syndroms ist die Entscheidungsfindung für oder wider eine Vorhofstimulation schwieriger. Bei einer extrasystolischen Form des Vorhofflimmerflatterns sollte dieses Reizprinzip eher vermieden werden. Jedoch kann eine permanente Vorhofstimulation in gewissen Fällen rezidivierenden Embolien (8) entgegenwirken. Bestehen Zweifel, sollte vor der definitiven Implantation unter dem Schutz einer temporären (atrialen) Stimulation ein Versuch einer effektiven Suppression der Extrasystolie und Rezidivprophylaxe des Vorhofflimmerns durch eine Digitoxin-, Chinidin- und/oder Disopyramid-Therapie unternommen werden. Ist dieser Therapieversuch effektiv, steht einer permanenten atrialen Stimulation nichts im Wege.
— Bestehen Kontraindikationen für eine Vorhofstimulation und/oder treten die Bradykardien bzw. Sa-Leitungsstörungen nur intermittierend bei einer Basisfrequenz von schneller als 50—60/min auf, kann ein programmierbarer Schrittmacher mit oder ohne Hystereseschaltung implantiert werden. Dieser springt dann nur im Bedarfsfalle bei Unterschreitung der Grenzfrequenz oder im Falle einer kurzzeitigen Asystolie ein und beeinflußt im Intervall

nicht den physiologischen Erregungs- und Kontraktionsablauf.

— Sind die beiden erstgenannten Varianten nicht möglich, kann bei kardial dekompensierten Patienten bzw. einer drohenden Insuffizienz eine bifokale Reizung zur Anwendung kommen, die weiterhin einen physiologischen Kontraktionsablauf sichert.

— Bei allen weiteren Patienten kann eine ventrikuläre Stimulation erfolgen (VVI). Diese ist jedoch bei erhaltender retrograder Leitung zu den Vorhöfen (86, 93) durch subjektive Mißempfindungen (Vorhofpfropfung) durch ein Schrittmacher-Syndrom kompliziert. Dem modernen Trend der Schrittmachertherapie folgend sollte dieses Stimulationsprinzip mehr und mehr durch die erstgenannten Methoden abgelöst werden.

FÜR DIE TÄGLICHE PRAXIS

Voraussetzung für eine abgesicherte therapeutische Entscheidung sind beim Sinusknoten-Syndrom eine hinreichend sichere Schweregradbeurteilung sowie die Beachtung der speziellen Erscheinungsformen (Karotissinus- und Brady-Tachykardie-Syndrom, zusätzliche Av-Leitungsstörungen):

Eine medikamentöse Langzeitprophylaxe von präsynkopalen Zuständen und einer bradykardiebedingten Herzinsuffizienz ist möglich in leichten und mittelschweren Fällen mit einmaliger Synkope, bei kardialer Kompensation und Nachweis von Ersatzsystolen oder -rhythmen im EKG. Unter einer medikamentösen Führung der Patienten ist jedoch eine engmaschige ambulante Überwachung erforderlich, unter der bei jeder Konsultation der Grad der Progredienz und eine damit verbundene Gefährdung überprüft werden muß.

Als Pharmaka sind Atropin (0,25—0,5 mg in 4—6 Einzeldosen) und Orciprenalin (individuelle Dosistestung) einsetzbar. Auch bei Patienten mit Bradykardie-Tachykardie-Syndrom können Atropin in Kombination mit Digitalis und nach elektrokardiologischer Testung Verapamil (4 × 80 mg/die) und Disopyramid (4 × 100 mg/die) eingesetzt werden.

Bei Patienten mit schwerer Synkope und einer bradykardiebedingten und therapierefraktären Herzinsuffizienz sowie in Fällen mit BTS ohne Möglichkeit einer gefahrlosen antiarrhythmischen Therapie ist eine Schrittmachertherapie indiziert. Es sollte ein physiologisches, dem Einzelfall angepaßtes Stimulationsprinzip zur Anwendung kommen. Ist die Av-Leitung intakt, kann eine atriale Reizung (AAI), bei nur intermittierender Bradykardie eine Kammerstimulation mit niederfrequenter Impulsabgabe und Hystereseschaltung und bei insuffizienten Patienten ein bifokales System eingesetzt werden.

Literatur

1. Abbott, J. A., D. S. Hirschfeld, F. W. Kunkel, M. M. Scheinman u. G. Modin: Graded exercise testing in patients with sinus node dysfunction. Amer. J. Med. **62** (1977), 330—338
2. Alboni, P., C. Malcarne, P. Pedroni, A. Masoni u. O. S. Narula: Electrophysiology of normal sinus node with and without autonomic blockade. Circulation **65** (1982), 1236—1242
3. Alboni, P., N. Shantha, L. Filippi, R. Pirani, S. Preziosi, A. M. Tomasi u. A. Masoni: Clinical effects of digoxin on sinus node and atrioventricular node function after pharmacologic autonomic blockade. Amer. Heart J. **108** (1984), 1255—1261
4. Alboni, P., R. Pirani, L. Filippi, S. Scarfo, E. de Lorenzi, A. M. Tomasi u. A. Masoni: Latent abnormalities of sinus node function in patients with organic heart disease and normal sinus node on clinical basis. J. Electrocardiol. **17** (1984), 385—392
5. Asseman, P., B. Berzin, D. Desry, D. Vilarem, P. Durand, C. Delmotte, E. H. Sarkis, J. Lekieffre u. C. Thery: Persistent sinus nodal electrograms during abnormally prolonged postpacing atrial

pauses in sick sinus syndrome in humans: sinoatrial block vs. overdrive suppression. Circulation **68** (1983), 33—41

6. Augsten, G., K. J. Rostock, D. Pfeiffer u. K. Rathgen: Differentialtherapeutische Probleme beim Sinusknotensyndrom — medikamentöse oder elektrische Therapie? Z. ges. inn. Med. **41** (1986), 195—198
7. Barnay, C., A. Coste, J. Auberge u. J. L. Medvedowsky: Hypersensibilité sinocarotidienne et dysfonctionnement sinusal. Arch. Mal. Coeur et Vaiss. **76** (1982), 703—712
8. Bathen, J., S. Sparr u. R. Rokseth: Embolism in sinoatrial disease. Acta med. scand. **203** (1978), 7—11
9. Belic, N., u. J. V. Talano: Current concepts in sick sinus syndrome. I. Anatomy, physiology, and pharmacologic causes. Arch. Internal Med. **145** (1985), 521—523
10. Belic, N., u. J. V. Talano: Current concepts in sick sinus syndrome. II. ECG, manifestation and diagnostic and therapeutic approaches. Arch. Internal Med. **145** (1985), 722—726
11. Birchfield, R. I., E. E. Menefee u. G. D. N. Bryant: Disease of the sinoatrial node associated with bradycardia, asystole, syncope, and paroxysmal atrial fibrillation. Circulation **16** (1957), 20—26
12. Bissett, J. K., N. de Soyza, J. J. Kane u. N. M. Schmitt: Improved sinus node sensing after atropine. Amer. Heart J. **91** (1976), 752—756
13. Blömer, H., A. Wirtzfeld, W. Delius u. H. Sebening: Das Sinusknoten-Syndrom. Z. Kardiol. **64** (1975), 697—721
14. Boal, B. H. u. M. J. Kleinfeld: A study of patients with the sick sinus syndrome with long-term survival. J. Chron. Dis. **31** (1978), 501—505
15. Boudoulas, H., S. F. Schaal, C. V. Leier u. R. P. Lewis: The role of the autonomic nervous system in patients with sinoatrial and atrioventricular node dysfunction. Europ. J. Cardiol. **12** (1981), 311—319
16. Bouvrain, Y., R. Slama u. J. Temkine: Le bloc sino-auriculaire et les „maladies du sinus". Reflecions à propos de 63 observations. Arch. Mal. Coeur et Vaiss. **60** (1967), 753—773
17. Breithardt, G., L. Seipel u. F. Loogen: Sinus node recovery time and calculated sinoatrial conduction time in normal subjects and patients with sinus node dysfunction. Circulation **56** (1977), 43—50
18. Breithardt, G., u. L. Seipel: Influence of drugs on the relationship between sinus node recovery time and calculated sinoatrial conduction time in man. Basic Res. Cardiol. **73** (1978), 68—76
18. Breithardt, G., L. Seipel, H. Gramsch, E. Wiebringhaus u. C. Leuner: Die klinische Bedeutung der Sinusknotenerholungszeit. Z. Kardiol. **67** (1978), 443—451
19. Breithardt, G., L. Seipel, E. Wiebringhaus u. C. Leuner: Diagnostische Wertigkeit verschiedener Parameter der Sinusknotenfunktion. Z. Kardiol. **68** (1979), 382—389
20. Breivik, K., O.-J. Ohm u. L. Segadal: Sick sinus syndrome treated with permanent pacemaker in 109 patients. Acta med. scand. **206** (1979), 153—159
21. Carrasco, H. A., A. Fuenmayor, J. S. Barboza u. G. Gonzalez: Effect of verapamil on normal sinoatrial node function and on sick sinus syndrome. Amer. Heart J. **96** (1978), 760—771
22. Conde, C. A., J. Leppo, J. Lipski, B. Stimmel, R. Litwak, E. Donoso u. S. Dack: Effectiveness of pacemaker treatment in the bradycardia-tachycardia syndrome. Amer. J. Cardiol. **32** (1973), 209—214
23. Das, G., F. N. Talmers u. A. M. Weissler: New observations on the effect of atropine on the sinoatrial and atrioventricular nodes in man. Amer. J. Cardiol. **36** (1975), 281—285
24. Demoulin, J.-C., u. H. E. Kulbertus: Histopathological correlates of sinoatrial disease. Brit. Heart J. **40** (1978), 1384—1389
25. Dhingra, R. C., F. Amat-y-Leon, C. Wyndham, D. Wu, P. Denes u. K. M. Rosen: The electrophysiological effects of Ouabain on sinus node and atrium in man. J. Clin. Invest. **56** (1975), 555—562
26. Dhingra, R. C., F. Amat-y-Leon, C. Wyndham, P. Denes, D. Wu, R. H. Miller u. K. M. Rosen: Electrophysiologic effects of atropine on sinus node and atrium in patients with sinus nodal dysfunction. Amer. J. Cardiol. **38** (1976), 848—855
27. Dhingra, R. C., F. Amat-y-Leon, C. Wyndham, P. C. Deedwania, D. Wu, P. Denes u. K. M. Rosen: Clinical significance of prolonged sinoatrial conduction time. Circulation **55** (1977), 8—15
28. Dhingra, R. C.: Sinus node dysfunction. Pace **6** (1983), 1062—1069
29. Dittrich, J., B. Erhardt, U. Gärtner,

W. Rexroth u. G. Spaan: Reversibilität des Sinusknoten-Syndroms? Med. Welt **30** (1979), 546–550

30. Ector, H., J. Claessens, H. Kesteloot u. H. de Geest: On the diagnosis and treatment of sinoatrial disease with special reference to sinoatrial Wenckebach. Acta Cardiol. **24** (1974), 203–215
31. Engel, T. R., C. Leddy, A. del Gonzalez, S. G. Meister u. W. S. Frankl: Electrophysiologic effects of Hydralazine on sinoatrial function in patients with sick sinus node syndrome. Amer. J. Cardiol. **41** (1978), 763–769
32. Engel, T. R., u. A. del Gonzalez: Effect of digitalis on atrial vulnerability. Amer. J. Cardiol. **42** (1978), 570–576
33. Evans, R., u. D. B. Shaw: Pathological studies in sinoatrial disorder (sick sinus syndrome). Brit. Heart J. **39** (1977), 778–786
34. Ferrer, I.: The sick sinus syndrome. Circulation **47** (1973), 635–641
35. Ferrer, I.: The etiology and natural history of sinus node disorders. Arch. Internal Med. **142** (1982), 371–372
36. Gomes, J. A. C., P. S. Kang u. N. El-Sherif: Effects of Digitalis on the human sick sinus node after pharmacologic autonomic blockade. Amer. J. Cardiol. **48** (1981), 783–788
37. Gomes, J. A. C., P. S. Kang u. N. El-Sherif: The sinus node electrogram in patients with and without sick sinus syndrome: Techniques and correlation between directly measured and indirectly estimated sinoatrial conduction time. Circulation **66** (1982), 864–873
38. Gomes, J. A. C., R. I. Hariman u. I. A. Chowdry: New application of direct sinus node recordings in man: Assessment of sinus node recovery time. Circulation **70** (1984), 663–671
39. Greenwood, R. D., A. Rosenthal, L. J. Sloss, M. LaCorte u. A. S. Nadas: Sick sinus syndrome after surgery for congenital heart disease. Circulation **52** (1975), 208–213
40. Härtel, G., u. T. Talvensaari: Treatment of sinoatrial syndrome with permanent cardiac pacing in 90 patients. Acta med. scand. **198** (1975), 341–347
41. Hattori, M., J. Toyama, A. Ito, K. Sawada, T. Ito, J. Tsuzuki, S. Ishikawa, R. Kato, I. Sotohata u. S. Yasui: Comparative evaluation of depressed automaticity in sick sinus syndrome by Holter monitoring and overdrive suppression test. Amer. Heart J. **105** (1983), 587–592
42. Holden, W., J. H. McAnulty u. S. H. Rahimtoola: Characterization of heart rate response to exercise in the sick sinus syndrome. Brit. Heart J. **40** (1978), 923–930
43. Hombach, V., R. Zanker; D. W. Behrenbeck u. H. H. Hilger: Die Ableitung von Sinusknotenpotentialen beim Menschen. Z. Kardiol. **67** (1978), 155–162
44. Jordan, J., I. Yamaguchi u. W. J. Mandel: Characteristics of sinoatrial conduction in patients with coronary artery disease. Circulation **55** (1977), 569–574
45. Jordan, J., I. Yamaguchi, W. J. Mandel u. A. E. McCullen: Comparative effects of overdrive on sinus and subsidiary pacemaker function. Amer. Heart J. **93** (1977), 367–374
46. Jordan, J., I. Yamaguchi u. W. J. Mandel: Studies on the mechanism of sinus node dysfunction in the sick sinus syndrome. Circulation **57** (1978), 217–223
47. Jordan, J., I. Yamaguchi u. W. J. Mandel: Function and dysfunction of the sinus node: Clinical studies in the evaluation of sinus node function. In: Bonke, F. I. M. (Hrsg.): The sinus node. Structure, function and clinical relevance. Martinus Nijhoff Medical Division, The Hague/Boston/London 1978, S. 3–22
48. Kaplan, B. M., R. Langendorf, M. Lev u. A. Pick: Tachycardia-bradycardia syndrome (so-called „sick sinus syndrome"). Amer. J. Cardiol. **31** (1973), 497–508
49. Kaplan, K., u. R. Davison: Sinus node dysfunction: A clinicians view. J. Chron. Dis. **35** (1982), 311–312
50. Kleinfeld, M. J., u. B. H. Boal: Junctional escape rhythm in the sick sinus syndrome. Cardiology **63** (1978), 193–198
51. Kulbertus, H. E., F. de Leval-Rutten, L. Mary u. P. Casters: Sinus node recovery time in the elderly. Brit. Heart J. **37** (1975), 420–425
52. Leier, C. V., T. M. Johnson, H. Hashimoto u. S. F. Schaal: Effects of commonly used cardioactive drugs on atrial and sinoatrial conduction in man. J. Cardiovasc. Pharmacol. **2** (1980), 553–566
53. Lien, W. P., Y. S. Lee, F. Z. Chang, S. Y. Lee, C. M. Chen u. H. C. Tsai: The sick sinus syndrome. Natural history of dysfunction of the sinoatrial node. Chest **72** (1977), 628–634

54. Lien, W. P., J. J. Chen, T. L. Wu u. F. Z. Chang: Automaticity of subsidiary pacemakers of patients with dysfunction of the sinus node. Chest **78** (1980), 747—752
55. Livesley, B., P. F. Catley u. S. Oram: Familial sinuatrial disorder. Brit. Heart J. **34** (1972), 668—670
56. Margolis, J. R., H. C. Strauss, H. C. Miller, M. Gilbert u. A. G. Wallace: Digitalis and the sick sinus syndrome. Circulation **52** (1975), 162—169
57. Morley, C. A., E. J. Perrins, P. Grant, S. L. Chan, D. J. McBrien u. R. Sutton: Carotid sinus syncope treated by pacing. Brit. Heart J. **47** (1982), 411—418
58. Moss, A. J., u. R. J. Davis: Brady-Tachy-Syndrome. Prog. Cardiovasc. Dis. **16** (1974), 439—454
59. Ng, C. K., P. Husslein, R. Constantini, F. Dienstl, H. Simma u. R. Gmeiner: Die Wirkung von Strophanthin auf die Sinusknotenfunktion und die intrakardiale Erregungsleitung. Z. Kardiol. **66** (1977), 223—230
60. Pratila, M. G., u. V. Pratilas: Sick sinus syndrome manifested during anesthesia. Anesthesiology **44** (1976), 433—436
61. Rathgen, K., K. J. Rostock, A. Schirdewan, D. Pfeiffer u. G. Augsten: Zur Schrittmacherdifferentialtherapie des Sinusknotensyndroms. Z. ärztl. Fortbild. **79** (1985), 199—202
62. Reiffel, J. A., J. T. Bigger u. E. G. V. Giardina: Paradoxical prolongation of sinus nodal recovery time after atropine in the sick sinus syndrome. Amer. J. Cardiol. **36** (1975), 98—104
63. Reiffel, J. A., E. Gang, J. Gkliklich, M. B. Weiss, J. C. Davis, N. Patton u. J. T. Bigger: The human sinus node electrogram: A transvenous catheter technique and a comparison of directly measured and indirectly estimated sinoatrial conduction time in adults. Circulation **62** (1980), 1324—1334
64. Rokseth, R., u. L. Hatle: Prospective study on the occurrence and management of chronic sinoatrial disease, with follow-up. Brit. Heart J. **36** (1974), 582—587
65. Rostock, K. J., G. H. v. Knorre u. H. Schulz: Zum Pathomechanismus bradykarder Vorhofrhythmusstörungen. Dt. Gesundh.-Wesen **31** (1976), 2161—2168
66. Rostock, K. J., u. H. Schulz: Zur Wirkung verschiedener Beta-Rezeptorenblokker auf die nomotope Reizbildung des menschlichen Herzens. Dt. Gesundh.-Wesen **32** (1977), 1398—1403
67. Rostock, K. J., u. A. Schirdewan: Zur Problematik des „Karotissinus-Syndroms“. Dt. Gesundh.-Wesen **32** (1977), 2386—2390
68. Rostock, K. J., u. G. H. v. Knorre: Zur Indikation der Schrittmacherimplantation beim Sinusknoten-Syndrom. Dt. Gesundh.-Wesen **32** (1977), 2177—2182
69. Rostock, K. J., u. A. Schirdewan: Zur konservativen Therapie des Sinusknoten-Syndroms. Dt. Gesundh.-Wesen **32** (1977), 2182—2187
70. Rostock, K. J., u. A. Schirdewan: Zum Pathomechanismus des Bradykardie-Tachykardie-Syndroms. Dt. Gesundh.-Wesen **33** (1978), 1981—1987
71. Rostock, K. J.: Das Sinusknoten-Syndrom. Klinische und elektrophysiologische Untersuchungen zu Pathomechanismus, Schweregradbeurteilung und Therapie. Promotionsschrift B, Akademie der Wissenschaften der DDR, Berlin 1980
72. Runge, M., Pantlen, H., u. E. Luckmann: Klinisch-elektrophysiologische Befunde bei Patienten mit hypersensitivem Karotissinus-Reflex und Karotissinus-Syndrom. Herz, Kreisl. **14** (1982), 121—127
73. Scherf, D.: The mechanism of sinoatrial block. Amer. J. Cardiol. **23** (1969), 769—770
74. Schweitzer, P., u. H. Mark: The values and limitations of deductive analysis and electrophysiological testing in patients with sinoatrial arrhythmias. Pace **7** (1984), 403—420
75. Seipel, L., G. Breithardt, A. Both u. F. Loogen: Diagnostische Probleme beim Sinusknotensyndrom. Z. Kardiol. **64** (1975), 1—12
76. Seipel, L., G. Breithardt, B. Hellmuth u. C. Leuner: Die klinische Bedeutung der kalkulierten sinu-atrialen Leitungszeit. Z. Kardiol. **67** (1978), 317—322
77. Sethi, K. K., S. Jaishankar, J. Balachander, V. K. Bahl u. M. P. Gupta: Sinus node function after autonomic blockade in normals and in sick sinus syndrome. Int. J. Cardiol. **5** (1984), 707—719
78. Shaw, D. B.: The etiology of sino-atrial disorder (sick sinus syndrome). Amer. Heart J. **92** (1976), 539—540
79. Shaw, D. B., u. C. A. Kekwick: Potential candidates for pacemakers. Survey of heart block and sinoatrial disorder (sick sinus syndrome). Brit. Heart J. **40** (1978), 99—105

80. Simonsen, E., J. Staede-Nielsen u. B. L. Nielsen: Sinus node dysfunction in 128 patients. A retrospective study with follow-up. Acta med. scand. **208** (1980), 343–348
81. Spielberg, C., P. Tanczos u. R. Buchwalsky: Neue Erfahrungen in der Diagnostik des Sinusknoten-Syndroms. Z. Kardiol. **66** (1977), 374–381
82. Steinbeck, G., u. B. Lüderitz: Störungen der Sinusknotenfunktion. Dt. med. Wochenschr. **102** (1977), 35–42
83. Strauss, H. C., M. Gilbert, R. H. Svenson, H. C. Miller u. A. G. Wallace: Electrophysiologic effects of propranolol on sinus node function in patients with sinus node dysfunction. Circulation **54** (1976), 452–459
84. Strauss, H. C., J. T. Bigger, A. L. Saroff u. E. G. V. Giardina: Electrophysiologic evaluation of sinus node function in patients with sinus node dysfunction. Circulation **53** (1976), 763–776
85. Sugiura, M., u. S. I. Ohkawa: A clinicopathologic study on sick sinus syndrome with histological approach to the sinoatrial node. Jap. Circulat. J. **44** (1980), 497–504
86. Sutton, R., u. P. Citron: Electrophysiological and haemodynamic basis for application of new pacemaker technology in sick sinus syndrome and atrioventricular block. Brit. Heart J. **41** (1979), 600–612
87. Thery, C., B. Gosselin, J. Lekieffre u. H. Warembourg: Pathology of sinoatrial node. Correlation with electrocardiographic findings in 111 patients. Amer. Heart J. **93** (1977), 735–740
88. Thormann, J., F. Schwarz, R. Ensslen u. M. Sesto: Die Bedeutung elektrophysiologischer Befunde und der klinische Verlauf bei der symptomatischen Sinusknotendysfunktion. Z. Kardiol. **67** (1978), 328–334
89. Tonkin, A. M., u. W. F. Heddle: Electrophysiological testing of sinus node function. Pace **7** (1984), 735–748
90. Treese, N., W. Kasper, H. J. Gilfrich, T. Pop u. T. Meinertz: Influence of digoxin on sinus node function after pharmacological autonomic blockade. Klin. Wochenschr. **61** (1983), 523–527
91. Vallin, H., O. Edhag u. E. Sowton: Diagnostic capacity of sinus node recovery time after inhibition of autonomous neural tone. Europ. J. Cardiol. **12** (1980), 81–93
92. Vallin, H., u. O. Edhag: Associated conduction disturbances in patients with symptomatic sinus node disease. Acta med. scand. **210** (1981), 263–270
93. Van Mechelen, R., F. Hagemeijer, H. de Boer u. A. Schelling: Atrioventricular and ventriculo-atrial conduction in patients with symptomatic sinus node dysfunction. Pace **6** (1983), 13–21
94. Vera, Z., D. T. Mason, N. A. Awan, R. R. Miller, D. Janzen, M. J. Tonkin u. L. A. Vismara: Improvement of symptoms in patients with sick sinus syndrome by spontaneous development of stable atrial fibrillation. Brit. Heart J. **39** (1977), 160–167
95. Vera, Z., R. R. Miller, D. McMillin u. D. T. Mason: Effects of digitalis on sinus nodal function in patients with sick sinus syndrome. Amer. J. Cardiol. **41** (1978), 318–323
96. Vera, Z., N. A. Awan u. D. T. Mason: Assessment of oral quinidine effects on sinus node function in sick sinus syndrome patients. Amer. Heart J. **103** (1982), 80–84
97. Weiss, A. T., J. L. Rod, M. S. Gotsman u. B. S. Lewis: Hydralazine in the management of symptomatic sinus bradycardia. Europ. J. Cardiol. **12** (1981), 261–270

9. Die atrio-ventrikulären Leitungsstörungen

Bei einer retrospektiven Betrachtung wird bewußt, daß kaum auf einem anderen Gebiet der Inneren Medizin in den vergangenen 30 Jahren eine derartig faszinierende Entwicklung auf diagnostischem und therapeutischem Sektor abgelaufen ist, wie auf dem Gebiete der Av-Leitungsstörungen. Spang (115) beschreibt im Jahre 1957 die Einteilung des Av-Blockes in drei Grade und die Mobitz-Typen. Die trifaszikuläre Struktur des intraventrikulären Leitungssystems war noch nicht bekannt. Völlig pessimistisch äußert sich Spang zur Prognose des Patienten mit höhergradigem Block. Eine Schrittmachertherapie als dauerhaftes Behandlungsprinzip war derzeit wahrscheinlich kaum vorstellbar; vereinzelte Berichte einer erfolgreichen Reanimation durch eine transthorakale Stimulation waren jedoch bekannt.

Die Diagnostik und prognostische Beurteilung der Av-Leitungsstörungen wurden durch die Einführung der His-Bündel-Elektrographie im Jahre 1969 durch Scherlag et al. (105) vorangetrieben. Bis etwa 1978 konnte durch einige Arbeitsgruppen, insbesondere um K. M. Rosen und O. S. Narula, ein umfangreiches Kenntnisgut erarbeitet werden. Ausgerüstet mit diesen invasiv gewonnenen Ergebnissen sind wir heute in der Lage, einen Av-Block aufgrund der klinischen und elektrokardiographischen Befunde hinreichend exakt zu interpretieren und prognostisch zu beurteilen.

Bei der Diagnostik und Beurteilung eines Av-Blocks sind Anamnese, klinischer Status und EKG-Befunde von identischem Stellenwert. Eine Aussage, die einen Aspekt über- oder unterschätzt, muß naturgemäß mit Fehlern behaftet sein. So können Aussagen, wie Schwindelzustände oder Ohnmacht, alle weiteren therapeutischen Überlegungen erübrigen. Es ist zu berücksichtigen, daß insbesondere präsynkopale Zustände vom Patienten subjektiv unterschiedlich empfunden und artikuliert werden. So kann der zu Untersuchende sie als „plötzlich aufsteigende Übelkeit", „Leere im Kopf" und auch „unmotiviertes Stolpern" bezeichnen. Der klinische Befund einer akuten oder chronischen Herzinsuffizienz kann mit einem Block einhergehen, der nach erfolgreicher Rekompensation regredient ist. Digitalisüberdosierungen sollten nicht übersehen werden; Fälle einer fehlindizierten Schrittmacherimplantation wegen einer unerkannt gebliebenen Glykosidintoxikation sind bekannt. Bei der Interpretation des EKG müssen wir uns dem gegenwärtigen Erkenntnisstand von der alten Gradeinteilung als Kriterium des Schweregrades weitgehend freimachen. So wissen wir um schwere Synkopen infolge eines intermittierenden oder paroxysmalen totalen Av-Blocks ohne PQ-Zeitverlängerung im Intervall und um Leitungsunterbrechungen 3. Grades ohne klinische Symptomatik (96). Es muß viel eher der

Zielpunkt aller diagnostischen Bemühungen sein, die Blockebene und die damit verbundene Funktion von Ersatzrhythmen möglichst exakt zu diagnostizieren (62). Aus diesem Grunde soll vordergründig ein diagnostisches Handwerkzeug erarbeitet werden. Es kann im allgemeinen davon ausgegangen werden, daß ein Av-Block um so ungefährlicher ist, je höher die Blockebene ist und je stabiler die Ersatzautomatie funktioniert.

9.1. Der atrio-ventrikuläre Block mit schmalem QRS-Komplex

9.1.1. Der Block auf Vorhofebene

Neben einem Block im Av-Knoten und proximalem Bündelstamm könnte eine derartige Überleitungsstörung mit schmalem Kammerkomplex theoretisch auch im Vorhof eintreten (68). Geht man von der Definition aus, daß ein Av-Block 1. Grades bei einer PQ-Zeit von gleich oder größer 200 ms (Frequenzen von 60/min und kleiner ausgenommen) vorliegt (63), kann eine derartige Leitungsverzögerung auch ausschließlich durch eine sehr lange atriale Erregungsleitung bedingt sein. Eine solche Konstellation fanden wir bei 7 unter insgesamt 160 Patienten (4,4%) mit PQ-Zeitverlängerung. Aber auch das elektrokardiographische Bild eines Blocks 2. Grades könnte auf Vorhofebene verursacht werden. Tatsächlich ist ein derartiger Block bislang spontan nicht dokumentiert worden (68). Er kann aber durch Elektrostimulation provoziert werden (11) und manifestiert sich als Ausfall einer Beantwortung eines Stimulus nach vorausgehender konsekutiver Verlängerung des Stimulus-A-Intervalles bei einer Reizstärke sicher oberhalb der Schwellenspannung.

Mit Ausnahme der intraatrialen Leitungsstörungen können alle weiteren Blockebenen mit schmalem QRS-Komplex mittels His-Bündel-Elektrographie auf der Grundlage der Registrierung des Bündelpotentials H im HBE definiert werden (s. 5.4.3.). Unsicherheiten der Zuordnung können jedoch beim proximalen His-Bündelstammblock dann eintreten, wenn nicht mit Sicherheit ein H-Potential proximal und distal des Blocks registrierbar wird (68, 109).

9.1.2. Der Av-Knotenblock

Der Block innerhalb des Av-Knotens manifestiert sich im Oberflächen-EKG regelhaft:

- in einer Verlängerung der PQ-Zeit (1. Grades),
- einem periodischen Ausfall der Überleitung von Vorhofaktionen nach progressiver Verlängerung von PQ im Verhältnis $n:n-1$ (2. Grades, Typ Wenckebach),
- selten mit einer Überleitungsrate von 2:1 (2. Grades, Typ Mobitz II) bzw. im Verhältnis $n:1$ sowie
- einer totalen Unterbrechung der Erregungsleitung und einem Ersatzrhythmus mit schmalen Kammerkomplex.

Im His-Bündel-Elektrogramm findet sich:

- eine Verlängerung des AH-Intervalles im ersten Falle,
- eine progressive Verlängerung von AH und ein Fehlen von H vor einer nicht geleiteten atrialen Aktion im zweiten Falle,
- ein Ausfall von H nach jedem zweiten A-Potential und
- das Fehlen jeder Beziehung zwischen Vorhofaktion A und H, wobei das Bündelpotential H jedoch stets dem QRS-Komplex des Ersatzrhythmus vorausgeht (3, 5, 12, 41, 67, 86, 111, 124).

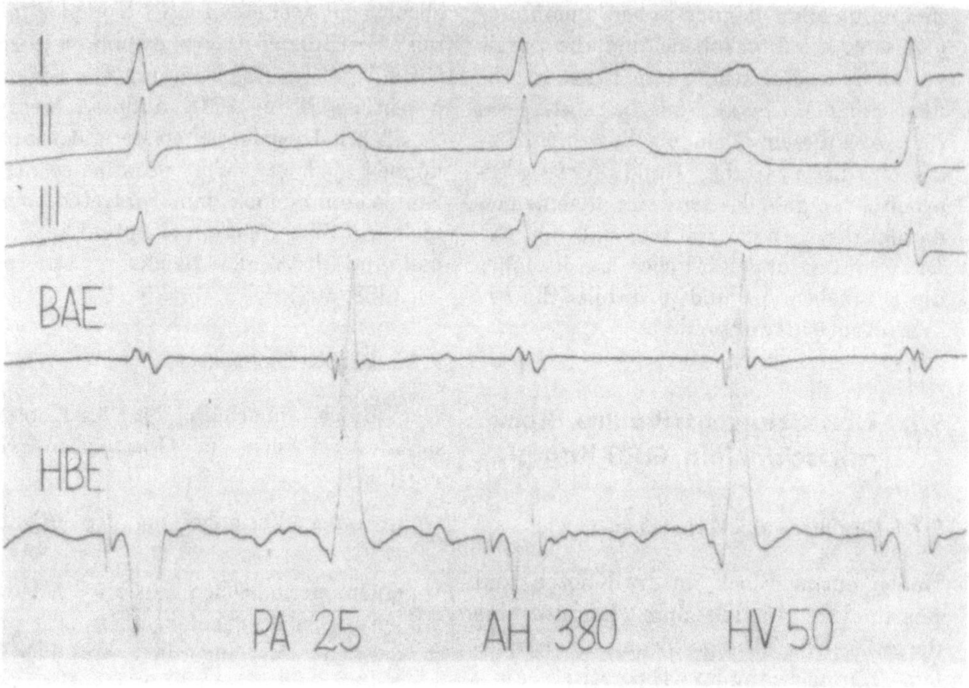

Abb. 9.1. Av-Knotenblock 1. Grades.
Einthoven-Abl. I bis III, bipolares atriales (BAE) und His-Bündel-Elektrogramm (HBE). Die PQ-Zeit ist auf 455 ms verlängert. Diese Leitungsverzögerung ist ausschließlich auf eine lange Av-Knotenleitungszeit AH zurückzuführen.

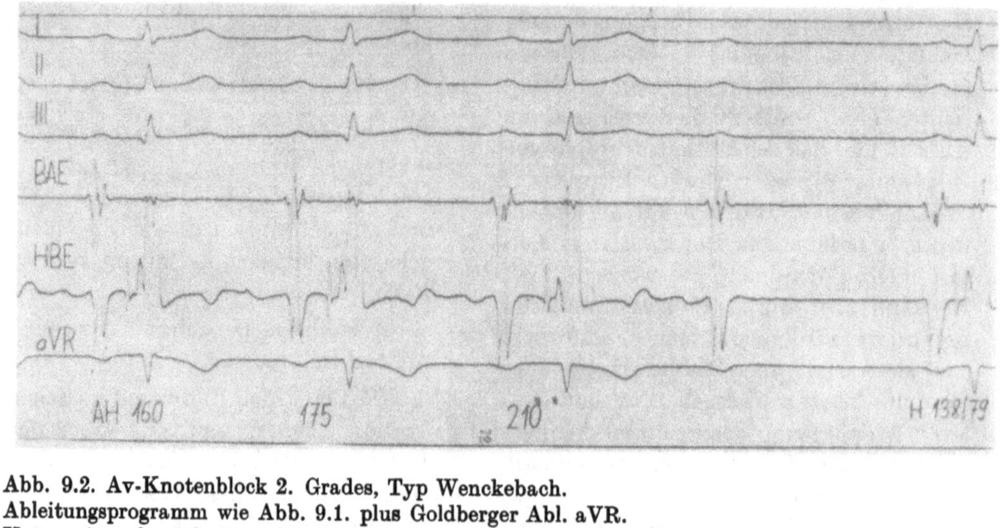

Abb. 9.2. Av-Knotenblock 2. Grades, Typ Wenckebach.
Ableitungsprogramm wie Abb. 9.1. plus Goldberger Abl. aVR.
Unter einer konsekutiven Verlängerung der PQ- bzw. AH-Zeit folgt ein Block im Av-Knoten (nach dem A-Potential im HBE ist keine H-Deflektion nachweisbar).

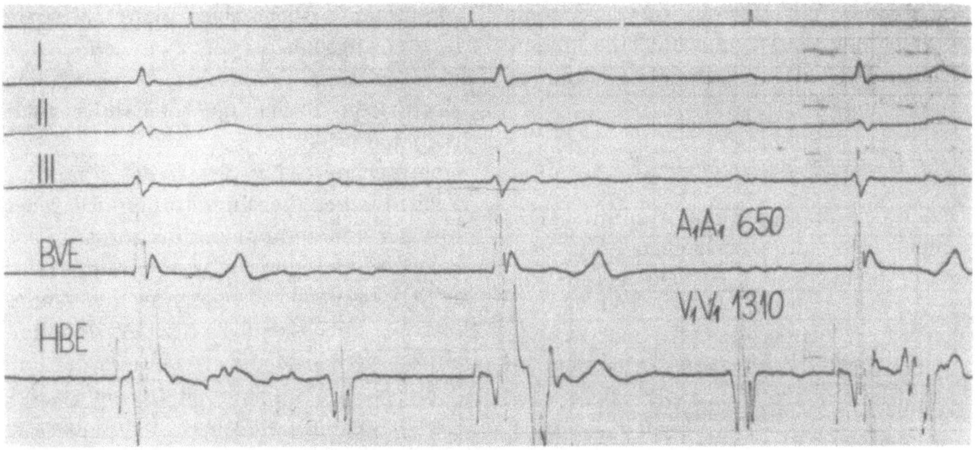

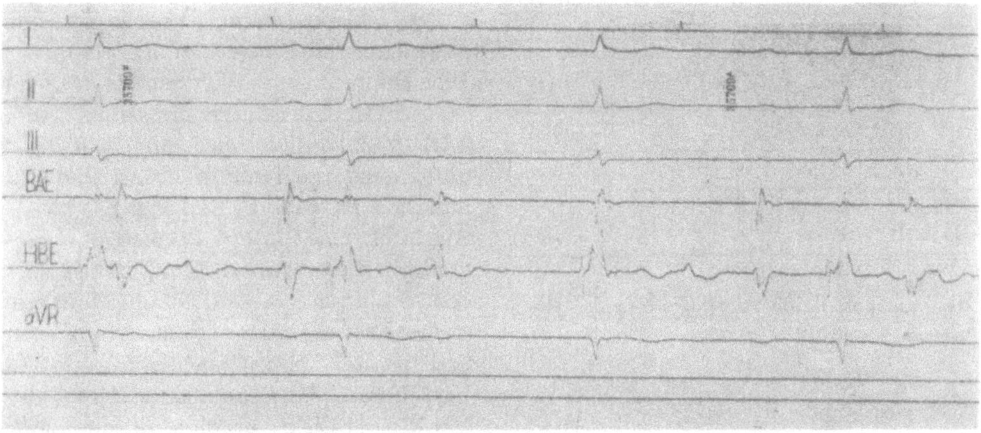

Abb. 9.3. 2 Beispiele eines Av-Knotenblocks 3. Grades.
Ableitungsprogramm wie Abb. 9.2. plus bipolares ventrikuläres Elektrogramm (BVE). Vorhof- und Kammeraktionen zeigen eine vollständige Dissoziation mit konstanten Zykluslängen. Jeder Kammeraktion geht als Ausdruck der supraventrikulären Ersatzautomatie ein H-Potential voraus.

Diese typischen Muster der Erregungsleitung sind in den Abbildungen 9.1. bis 9.3. dargestellt. Einen Av-Knotenblock 2. Grades mit einem Überleitungsverhältnis von 2:1 und konstantem AH-Intervall haben wir bislang nicht beobachtet. Tierexperimentelle Befunde (37) sprechen jedoch dafür, daß elektrophysiologisch zwischen beiden Mobitz-Typen pathogenetische Unterschiede nicht bestehen, so daß diese Gradeinteilung ohne Basis ist. Für klinische Zwecke ist sie jedoch hilfreich.

Für eine Leitungsverzögerung im Av-Knoten im Gegensatz zum proximalen Bündelstamm spricht ferner eine Verkürzung von PQ- oder AH-Zeit nach Vagolyse mit Atropin oder Steigerung des Sympathikotonus unter Belastung (7). Beim totalen Block im Av-Knoten ist die Ersatzautomatierate schneller als 45/min (63), sie kann bei Ausgang vom unteren

Av-Knoten (NH-Region) durch Atropin beschleunigt werden und hat eine kürzere Erholungszeit nach schneller Kammerstimulation.

9.1.3. Der His-Bündelstammblock

Der Block im His-Bündelstamm (HBB) äußert sich im Oberflächen-EKG sehr häufig nicht (Tab. 9.1.). Die elektrokardiologischen Zeichen im His-Bündel-Elektrogramm sind:

Tabelle 9.1. Analyse des AH- und HV-Zeitverhaltens im His-Bündel-Elektrogramm bei Patienten mit normaler bzw. verlängerter PQ-Zeit und schmalem Kammerkomplex

	PQ-Zeit < 200 ms ($n = 69$)	PQ-Zeit $\gtreqless 200$ ms ($n = 160$)
AH-Zeit < 120 ms HV-Zeit < 55 ms	–	7 (4,4%)
AH-Zeit > 120 ms	–	84 (52,5%)
HV-Zeit > 55 ms	69 (100%)	43 (26,8%)
AH-Zeit > 120 ms HV-Zeit > 55 ms	–	26 (16,3%)

- eine Verbreiterung des H-Potentials über 25 ms,
- eine Aufsplitterung des H-Potentials („split His“),
- eine Verlängerung der HV-Zeit über 55 ms,
- das Schwinden des H_2-Potentials unter einer programmierten atrialen Einzelstimulation bei hohen Vorzeitigkeiten (14) und
- ein Block distal des H-Potentials im Verhältnis 2:1 bei vorausgehend schmalem QRS-Komplex (14, 51, 67, 82, 93, 110).

Nur ausnahmsweise kann auch im Bereich des Bündelstammes ein Wenckebach-Phänomen (37, 83) nachgewiesen werden (Abb. 9.4.). Bei höhergradigen Leitungsunterbrechungen finden sich zwei H-Potentiale. So liegt beim Block 2. Grades die Leitungsblockierung zwischen beiden H-Potentialen, während beim totalen Block jede Beziehung zueinander fehlt (Abb. 9.5.) (54).

Eine Verbreiterung des H-Potentials als Zeichen einer Leitungsstörung ist recht unsicher. Sie kann auch durch ungünstige Ableitbedingungen induziert sein. Wird sie jedoch nach Atropingabe mit konsekutiver Verbesserung der Av-Knotenleitung verstärkt oder resultiert gar ein „split His“ (Abb. 9.6.), kann sie als bewiesen gelten. Derartige Befunde sind jedoch zumeist klinisch bedeutungslos und gehen nicht mit einer Symptomatik einher; sie deuten nur eine beginnende Schädigung im Bündelstamm an (80).

Eine Doppelung des H-Potentials während Sinusrhythmus ist extrem selten (Abb. 9.7.). Viel häufiger wird ein „split His“ unter einer programmierten atrialen Stimulation provoziert. Es kann bereits als Ausdruck einer intermittierenden höhergradigen Leitungsstörung angesehen werden. So litt der in Abbildung 9.8. dargestellte Patient unter schweren Synkopen und ist seit Schrittmacherimplantation jetzt über 5 Jahre anfallsfrei. Unter der His-Bündel-Elektrographie war ein Block distal His nicht induzierbar; die ERP/HPS war damit nicht bestimmbar. Im Regelfalle gelingt jedoch die Provokation eines Blockes bei symptomatischen Patienten (Abb. 9.9.). Sehr häufig treten unter der vorzeitigen atrialen Einzelreizung wechselnde Faszikel- oder Schenkelblockbilder auf, bis die Leitung im Bündelstamm unterbrochen wird. Im vorliegenden Beispiel beträgt die ERP/HPS 490 ms. Bei weiter zunehmender Vorzeitigkeit kann unter Umständen dann wieder fortgeleitet werden, wenn infolge Ermüdung des Av-Knotens das H_1H_2-Intervall die effektive Refraktärzeit des HPS überschreitet (29). Im vorliegenden Falle (Abb. 9.9. C) findet sich als Zeichen

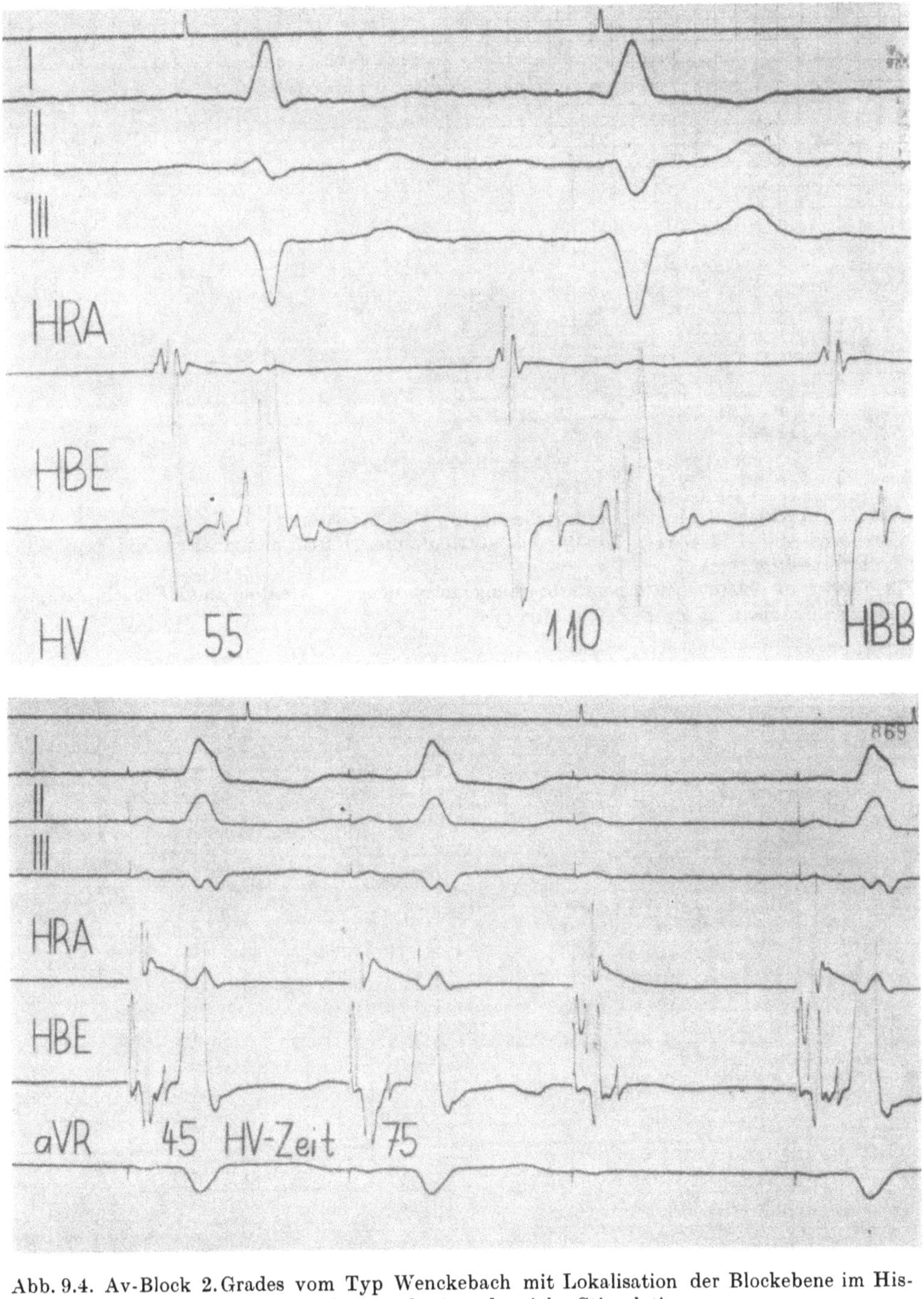

Abb. 9.4. Av-Block 2. Grades vom Typ Wenckebach mit Lokalisation der Blockebene im His-Bündelstamm während Sinusrhythmus (oben) und atrialer Stimulation.
Einthoven-Abl. I bis III, hohes rechtsatriales (HRA) und His-Bündel-Elektrogramm (HBE). Dem Block distal der His-Deflektion im HBE geht jeweils eine progressive Verlängerung der HV-Zeit voraus.

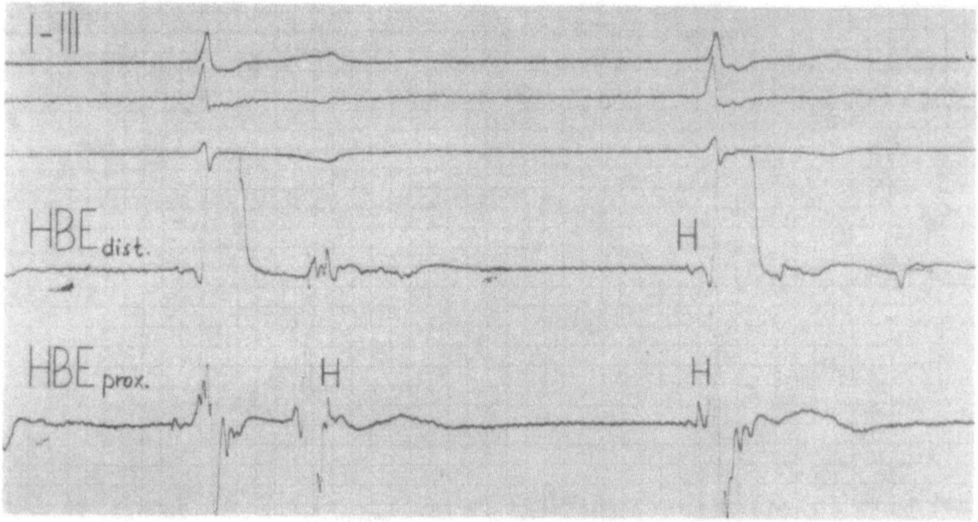

Abb. 9.5. Av-Block 3. Grades mit Lokalisation im Hisbündelstamm.
Einthoven-Abl. I bis III, His-Bündel-Elektrogramm (HBE) mit distaler und proximaler Katheterposition.
Bei dieser totalen av-Leitungsunterbrechung folgt dem A-Potential im HBE ein H-Spike, der QRS-Gruppe geht ein H-Potential voraus.

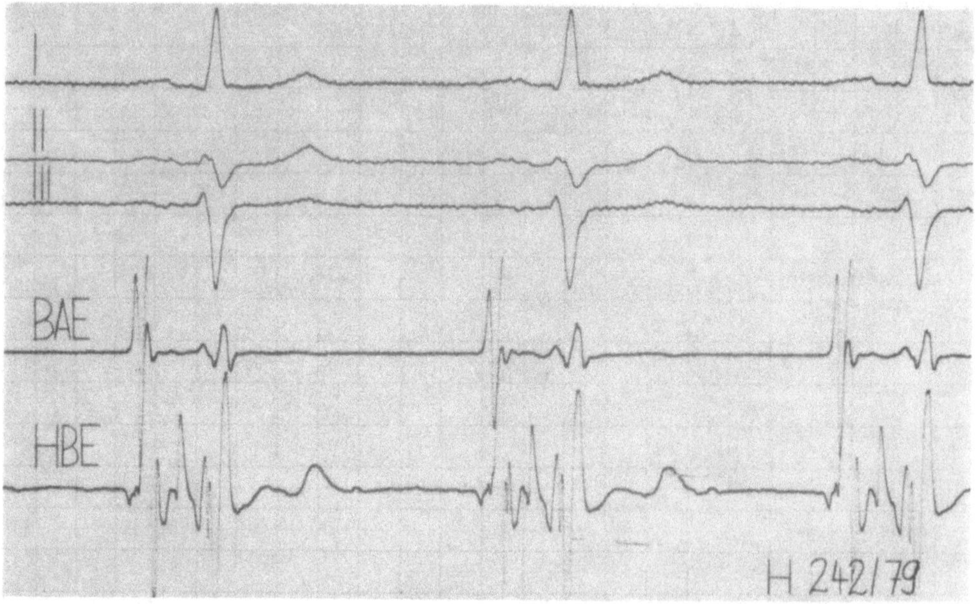

Abb. 9.6. Sicherung einer His-Bündel-Leitungsstörung mit der programmierten Stimulation unter Vagolyse mit Atropin.
Ableitungsprogramm wie Abb. 9.1.
Verbreiterung des H-Potentials während Sinusrhythmus ohne Vagolyse,

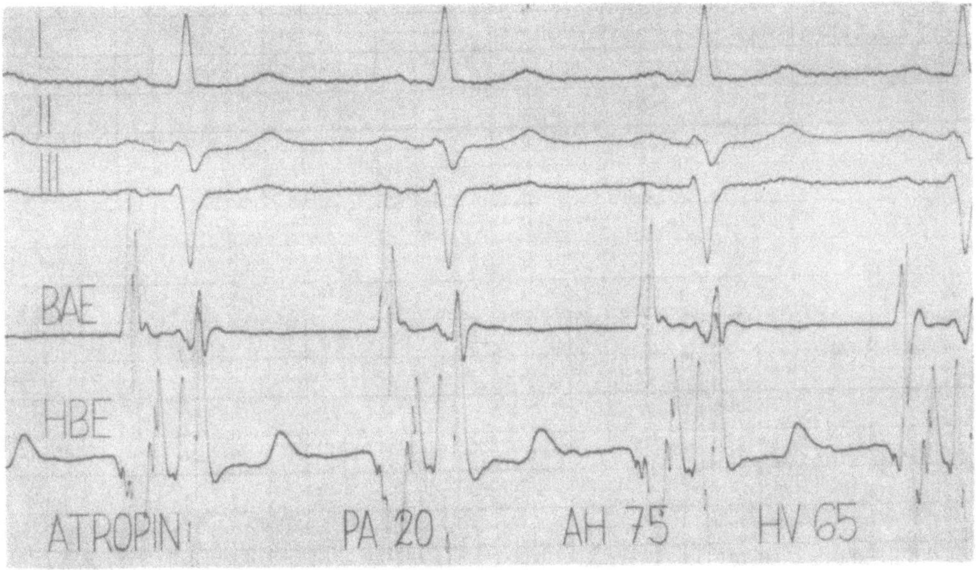

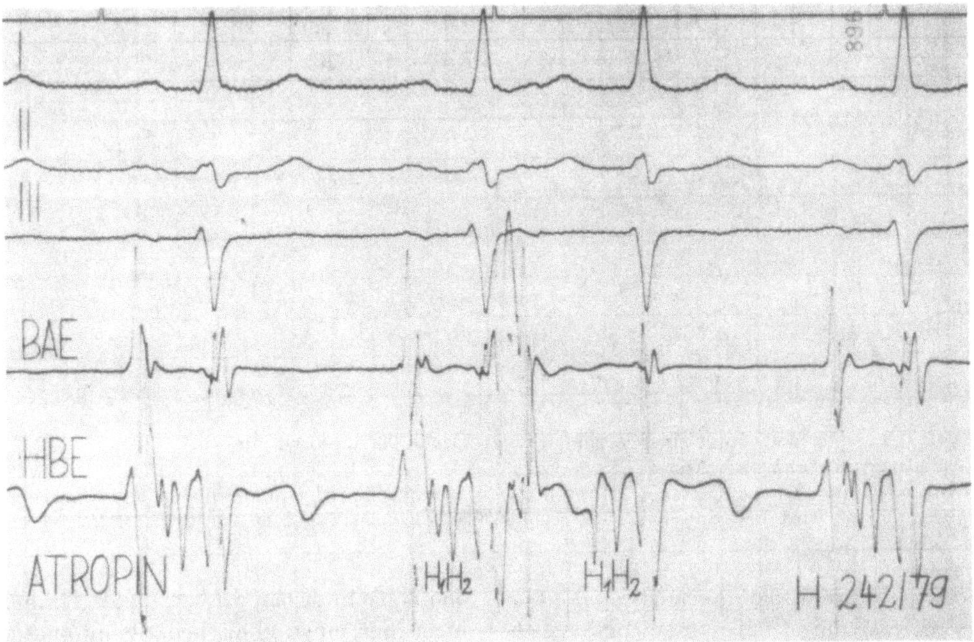

Abb. 9.6.
oben: angedeutetes „split-His“ nach Atropin-Gabe,
unten: sicherer Nachweis eines „split-His“ mit der programmiert vorzeitigen atrialen Stimulation unter Atropin-Medikation.

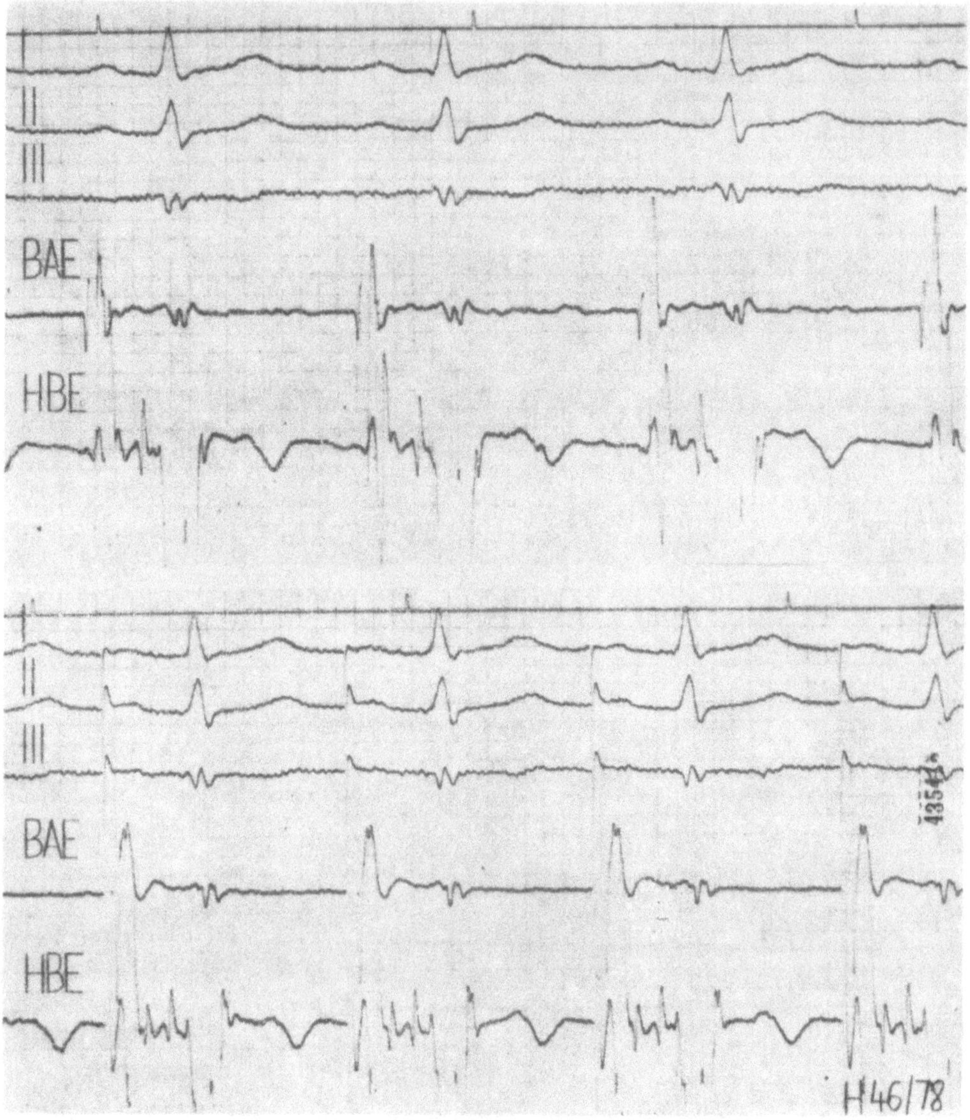

Abb. 9.7. „split-His“ unter einer Vorhofstimulation von 90 Impulsen/min. Ableitungsprogramm wie Abb. 9.1.
Während eine Doppelung des H-Potentials während Sinusrhythmus nicht mit Sicherheit erkennbar ist, wird diese durch eine nur geringe Frequenzbelastung demaskiert.

der geringen distalen Leitungsreserve eine Verbreiterung von H und ein Linksschenkelblock.

Üblicherweise ist jedoch beim HBB bereits während Sinusrhythmus eine Verlängerung des HV-Intervalles auf länger als 55 ms nachweisbar. Oft ist dieser Befund nicht mit einer klinischen Symptomatik verbunden (73). Nur in 18 von 136 Fällen (13,2%) war ein HBB Ursache von Synkopen. Die HV-Zeiten sind dann zumeist über 70 ms (Abb. 9.10.) hinaus verlängert.

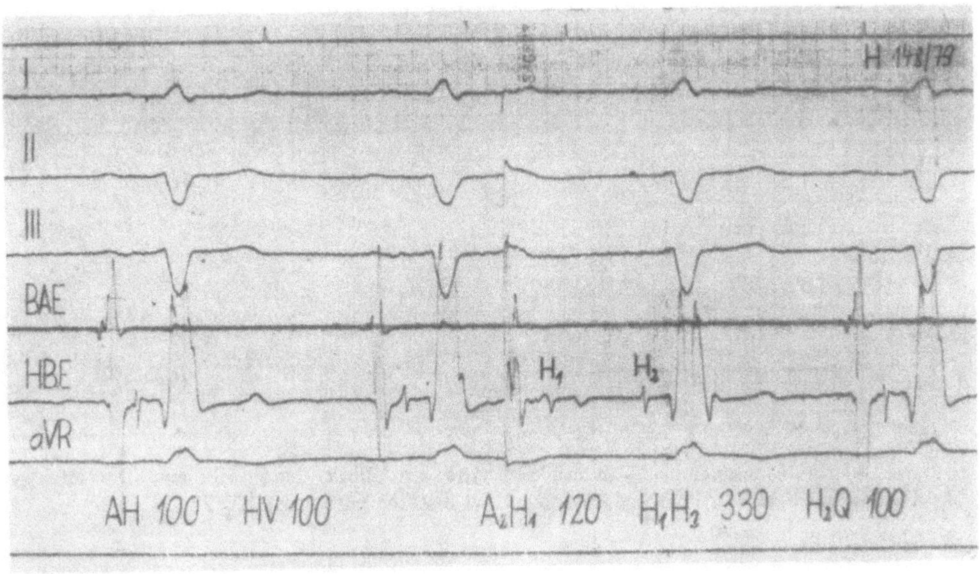

Abb. 9.8. Provokation eines „split-His" durch vorzeitige atriale Einzelstimulation.
Ableitungsprogramm wie Abb. 9.2.
Während bei Sinusrhythmus bereits eine Verlängerung des HV-Intervalles auf 100 ms eine distale Leitungsstörung vermuten läßt, induziert ein vorzeitiger atrialer Reiz eine ausgeprägte Leitungsverzögerung im Bündelstamm.

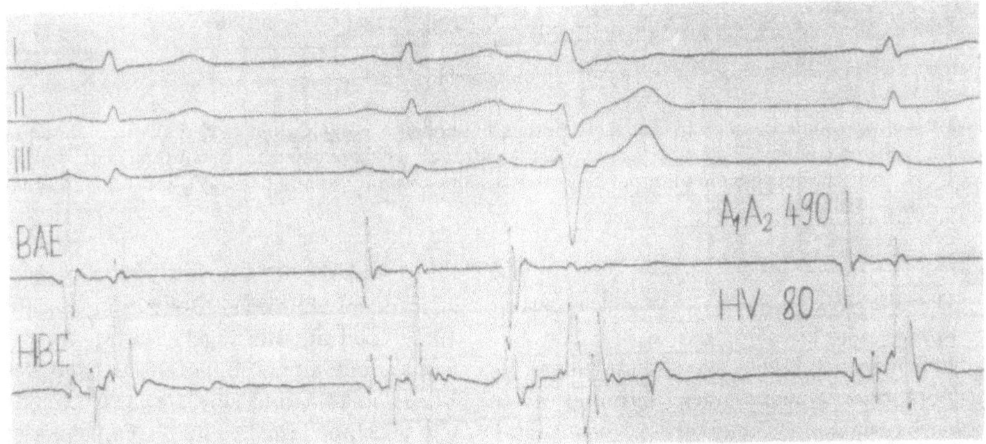

Abb. 9.9. Induktion eines Blocks distal His durch programmierte atriale Stimulation.
Ableitungsprogramm wie Abb. 9.1.
A: Ein atrialer Stimulus mit einer Vorzeitigkeit von 490 ms bewirkt eine Zunahme der HV-Zeit auf 80 ms.

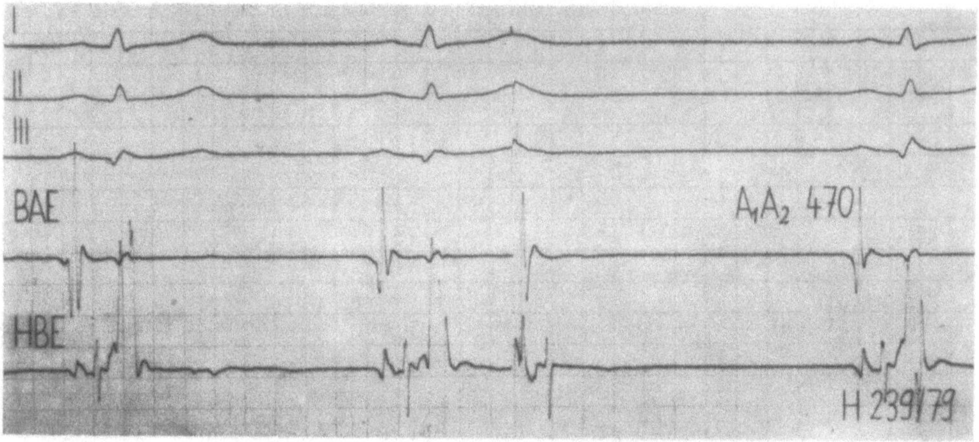

B: Bei weiter zunehmender Vorzeitigkeit tritt ein Block distal His ein. Die effektive Refraktärzeit des HPS beträgt 490 ms und ist deutlich pathologisch.

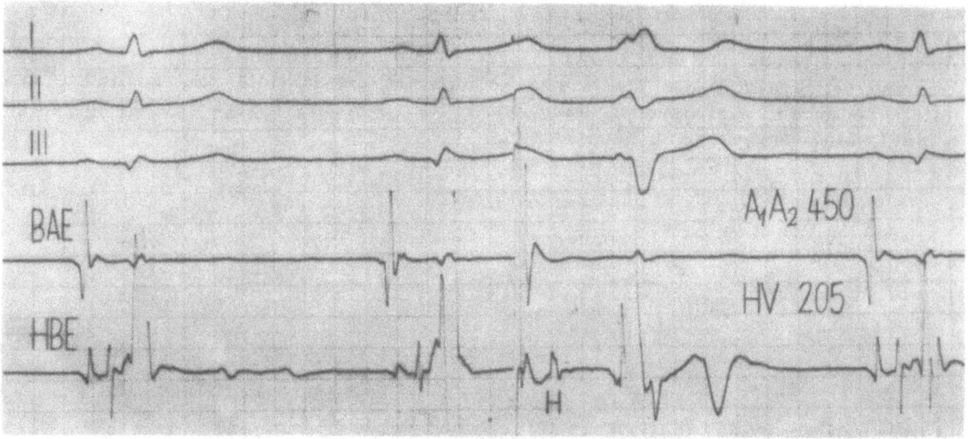

C: Infolge einer Ermüdung des Av-Knotens bei höherer Vorzeitigkeit (450 ms) wird das distale Leitungssystem erneut erregbar. Als Ausdruck der provozierten Ermüdung der distalen Leitung findet sich ein plumpes H-Potential, eine extrem verlängerte H_2V_2-Zeit und ein Linksschenkelblock.

Der Mittelwert dieser 18 Patienten betrug 82,5 ± 46,5 ms.
Leitungsunterbrechungen distal des H-Potentials können auch während einer paroxysmalen Tachykardie beobachtet werden (Abb. 9.11.). Ihr Eintritt setzt jedoch eine normale, wenn nicht sogar supernormale Av-Knotenfunktion voraus. Diesem Befund kommt jedoch überwiegend keine klinische Bedeutung zu (81, 108). Leitungsstörungen distal His 2. Grades mit einem H-Potential nach dem Vorhofspike A und einem zweiten vor der QRS-Gruppe mit gleichzeitig schmalem Kammerkomplex sind extrem selten (34). Eine Ableitung gelingt nach Austastung des Bündelstammes (109) oder durch Lagerung von zwei Elektroden in einer

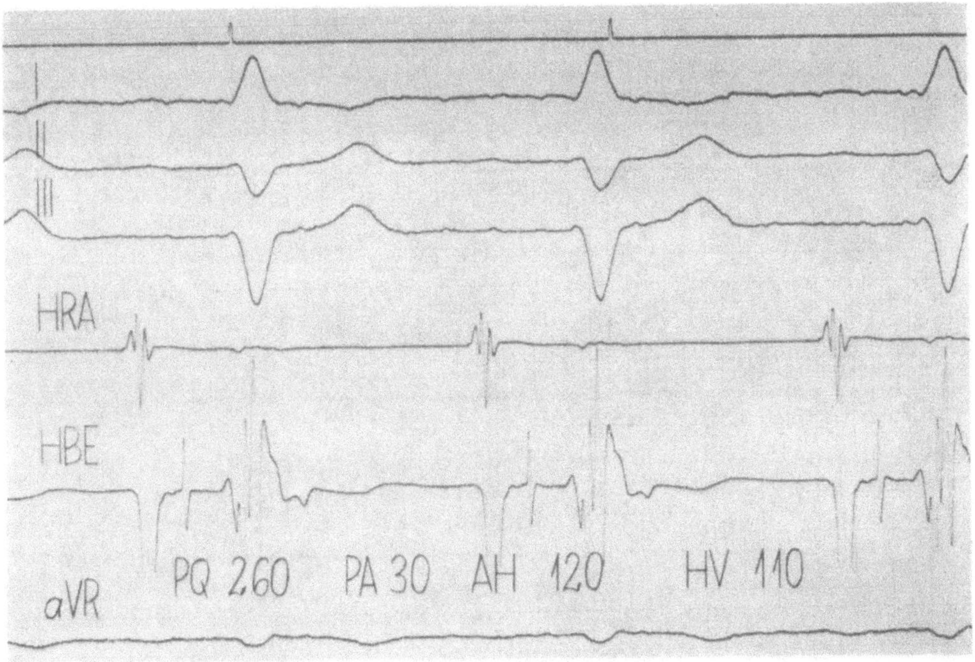

Abb. 9.10. Ausgeprägte Verlängerung des HV-Intervalles bei einem Patienten mit His-Bündelstammblock und Synkopen.
Ableitungsprogramm wie Abb. 9.2.

proximalen und distalen Position. Leitungsstörungen mit einem 2:1-Block mit Lokalisation im Bündelstamm sind häufiger ($n = 5$ von 136). Der Kammerkomplex ist in diesen Fällen jedoch oft über 120 ms hinaus verbreitert, ohne eine Zuordnung zu einem typischen Faszikel- oder Schenkelblockbild zu ermöglichen (Abb. 9.12.).
Die Problematik der Erkennung und Zuordnung der Leitungsstörungen im Bündelstamm wird kompliziert durch die Beobachtung, daß auch typische Bilder eines Linksschenkelblockes oder sog. bifaszikulären Blockes auftreten können (89, 114). Der Nachweis, daß die Leitungsverzögerung bzw. der Block im Bündelstamm liegen, ist ausschließlich mittels His-Bündel-Elektrographie möglich, es sei denn, daß im Falle eines intermittierenden totalen Blocks ein Ersatzrhythmus mit schmalem Kammerkomplex vorliegt. Ein derartig gelagertes Verhalten konnten wir bislang nicht beobachten. Gelingt es jedoch, durch Stimulation des distalen Anteils des Bündelstammes eine 1:1-Überleitung auf die Kammern bei gleichzeitiger Beseitigung des Schenkelblockbildes zu erzwingen, ist ein Block im Bündelstamm gesichert. Die Stimulus-V-Zeit ist in diesem Falle gleich oder kürzer im Vergleich zum Sinusrhythmus (8, 36, 38, 51, 61, 88, 93) (Abb. 9.13. und 9.14.).

9.1.4. Elektrokardiologische Befunde beim proximalen Av-Block

Die Problematik des Av-Blockes bei schmalem QRS-Komplex soll anhand des eigenen Patientengutes dargestellt und

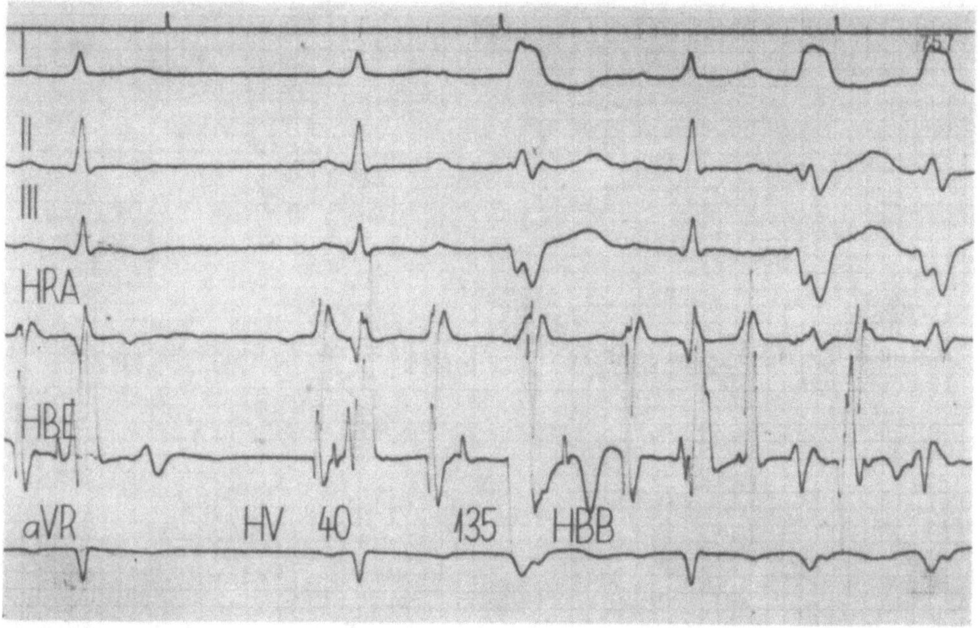

Abb. 9.11. Demaskierung einer His-Bündel-Leitungsstörung während des Beginns einer atrialen Tachykardie.
Ableitungsprogramm wie Abb. 9.2.
Die dritte dargestellte Vorhofaktion führt zu einer Verlängerung der HV-Zeit und zum Linksschenkelblock, die vierte Aktion ist distal H blockiert, nach dem fünften abgebildeten Vorhofsignal folgt wieder ein schmaler QRS-Komplex. Ab der sechsten atrialen Elektrosystole bleibt der Schenkelblock bestehen und ist aus dem Oberflächen-EKG allein kaum von einer Kammertachykardie zu unterscheiden. Bei den letzten Vorhofaktionen ist der Katheter vom HBE in den rechten Vorhof disloziert.

mit Literaturstudien verglichen werden. Es sei jedoch betont, daß die Häufigkeitsverteilung aller Gruppen nicht repräsentativ sein kann, da alle Fälle mit eindeutig höhergradigem Block und Synkopen ohne invasive Vordiagnostik zur Schrittmacherimplantation gelangen. Eine Ausnahme bilden lediglich jene Patienten im jüngeren Lebensalter, bei denen ein hämodynamisch optimales Stimulationsprinzip erwünscht war. Vor Implantation eines vorhofgesteuerten Kammerschrittmachers (VAT) wurde daher eine Sinusknotenfunktionsprüfung ausgeführt. Da diese Situation jedoch in allen elektrokardiologischen Zentren gleich ist, dürften vergleichbare Zahlen ermittelt worden sein.

Die Bedeutung der PQ-Zeit

Eine isolierte Verlängerung der PQ-Zeit auf gleich oder länger als 200 ms fand sich bei insgesamt 160 Patienten (Tab. 9.1.). In dieser Gruppe konnte in 52,5% der Fälle eine isolierte Av-Knotenfunktionsstörung, bei 26,8% der Patienten ein alleiniger Befall des Bündelstammes und bei 16,3% der Kranken eine Schädigung beider Kompartimente mittels His-Bündel-Elektrographie nachgewiesen werden. Trotz verlängerter PQ-Zeit fand sich bei gradueller Verlängerung aller Anteile der PQ-Zeit in die Nähe des oberen Grenzwertes (PA-, AH- und HV-Intervall) in 7 Fällen kein definitiver Block 1. Grades. Trotz kurzer PQ-Zeit war bei 69 der insgesamt 229 Patienten mit meßbarer PQ-Zeit während 1 : 1-Leitung (30,1%) eine Leitungsstörung im Bündelstamm nachweisbar. Davon waren sogar 12 Patienten symptomatisch und benötigten wegen wiederholter Synkopen einen Schrittmacher (Abb. 9.9.).

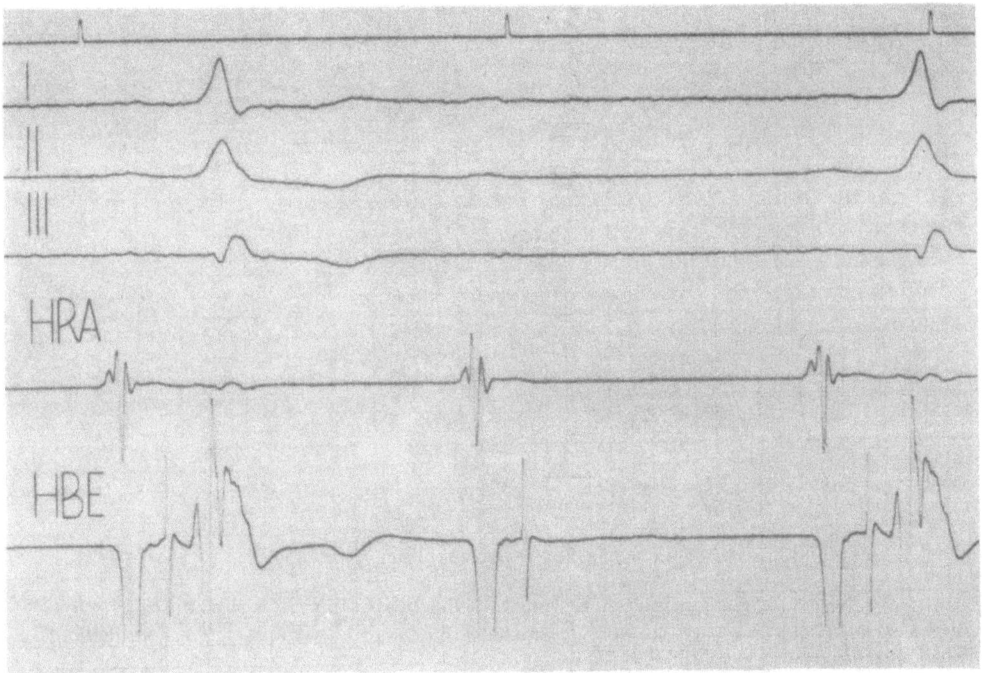

Abb. 9.12. Av-Block 2. Grades mit Lokalisation im Bündelstamm.
Ableitungsprogramm wie Abb. 9.1.

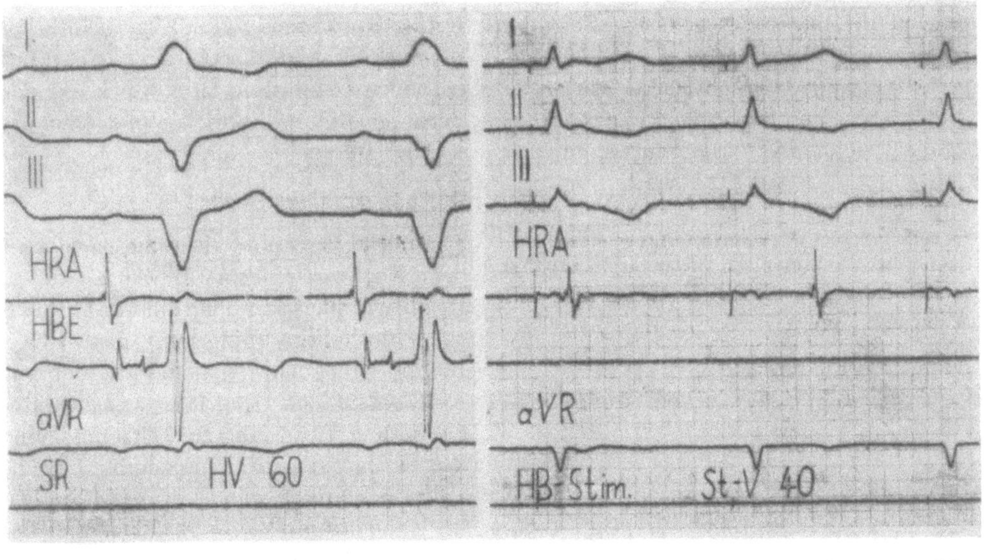

Abb. 9.13. Nachweis einer primären Leitungsstörung im His-Bündelstamm durch His-Bündel-Stimulation bei einem Patienten mit dem EKG-Bild eines Linksschenkelblocks.
Ableitungsprogramm wie Abb. 9.2.
Erläuterungen siehe Text.

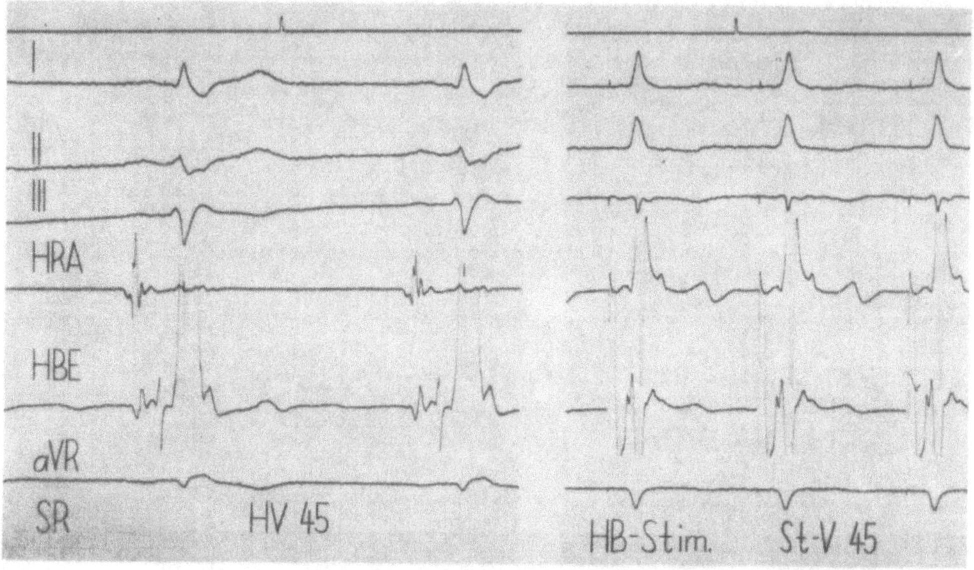

Abb. 9.14. Nachweis einer primären Leitungsstörung im His-Bündelstamm durch His-Bündel-Stimulation bei einem Patienten mit Rechtsschenkelblock plus links-anteriorem Faszikelblock. Ableitungsprogramm wie Abb. 9.2.
Erläuterungen siehe Text.

Diese Zahl im Oberflächen-EKG nicht erkennbarer Risikoträger muß alarmieren (51). Sie erklärt aber auf der anderen Seite, warum in einer nicht geringen Zahl der Fälle ein Bündelstammblock als Ursache unklarer Synkopen entdeckt wird. Der Befund eines normalen Oberflächen-EKG schließt somit eine vitale Bedrohung eines Patienten nicht aus (Tab. 9.2.).

Tabelle 9.2. Häufigkeitsverteilung einer normalen bzw. pathologisch verlängerten PQ-Zeit in Abhängigkeit von der Blockebene und der klinischen Symptomatik

	SYNKOPEN ($n = 25$)		KEINE SYNKOPEN ($n = 204$)	
	AVNB ($n = 7$)	HBB ($n = 18$)	AVNB ($n = 86$)	HBB ($n = 118$)
PQ < 200 ms	7	6	84	60
PQ $\geqq$ 200 ms	–	12	2	58

Eine Schweregradbeurteilung allein aufgrund einer verlängerten PQ-Zeit ist folglich nicht möglich. Der Anteil der Irrtümer ist zu groß. Eine schlüssige Beurteilung und Abschätzung einer potentiellen Gefährdung ergibt sich aus der Berücksichtigung klinischer und anamnestischer Daten.

Der höhergradige Block

Einfacher gestaltet sich die Situation beim Nachweis eines Av-Blocks 2. Grades. In allen Fällen war hier eine Zuordnung zur Blockebene aufgrund des EKG-Befundes möglich. Bei allen Patienten mit Av-Knotenblock ($n = 16$) waren bei Registrierung über längere Zeiträume eine Wenckebach-Periodik erkennbar, während dies unter den Leitungsstörungen im Bündelstamm ($n = 5$) nur einmal der Fall war (Abb. 9.4., Tab. 9.3.).

Totale Leitungsunterbrechungen bei schmalem QRS-Komplex im Intervall wurden bei 39 Kranken gesehen. Zur Zeit der invasiven Unter-

Tabelle 9.3. Häufigkeitsverteilung der Blockierungsgrade bei av-Leitungsstörungen mit schmalem QRS-Komplex

	1°	2°	3°	Synkopen
AVNB	68 (66,7%)	16 (15,7%)	18 (17,6%)	7 (6,9%)
HBB	110 (80,9%)	5 (3,7%)	21 (15,4%)	18 (13,2%)

suchung bestand nur bei 10 Patienten ein permanenter totaler Block. In 7 Fällen fand sich ein Ersatzrhythmus mit schmalem Kammerkomplex. Die Periodendauer des Ersatzrhythmus betrug beim Av-Knotenblock ($n = 6$) 1270 ± 128 ms und beim His-Bündelstammblock ($n = 4$) 1790 ± 268 ms. Die Differenz der Mittelwerte ist statistisch signifikant. Unter ausschließlicher Berücksichtigung der Oberflächen-EKG wurden vor der invasiven Untersuchung lediglich 3 Patienten mit breitem QRS-Komplex während der Ersatzautomatie fälschlich einem distalen Leitungsblock zugeordnet.

Unter Berücksichtigung der Breite des QRS-Komplexes, der Art einer höhergradigen Blockierung, der Konfiguration der Ersatzsystolen oder -rhythmen und deren Frequenz ist mit wenigen Ausnahmen eine klinisch hinreichend exakte Lokalisation der Blockebene möglich. Fehlerquellen ergeben sich bei Av-Knotenleitungsstörungen mit zusätzlichem Schenkelblock oder eines Bündelstammblocks unter dem Bilde eines Schenkel- oder sog. bifaszikulären Blocks. Über ähnliche Ergebnisse berichtet von Knorre (68).

Es kann ferner bereits an dieser Stelle nachgewiesen werden, daß der Lokalisation der Blockebene hinsichtlich einer Gefährdung durch Synkopen ein hoher Stellenwert zukommt. Während beim Av-Knotenblock 2. und 3. Grades nur 7 von insgesamt 34 Fällen (20,6%) über Synkopen klagten, war dies beim Bündelstammblock bei 18 von 26 Patienten (69,2%) zu beachten.

Zusätzliche Informationen erhofften wir uns von der Bestimmung der *Erholungszeit des Ersatzrhythmus* (90) als Reaktion auf eine schnelle Kammerstimulation in Analogie zur Sinusknotenerholungszeit. Die große und signifikante Differenz der Zyklusdauer der Ersatzautomatie ließ unter Provokationsbedingungen eine noch höhere Aussagekraft vermuten. Die Ergebnisse enttäuschen jedoch. Während beim totalen Av-Knotenblock im Mittel eine Erholungszeit von 3976 ± 3217 ms für den absoluten und 2849 ± 3029 ms für den korrigierten Wert ermittelt wurden, lagen die beim Bündelstammblock gemessenen entsprechenden Parameter im Mittel um 4178 ± 2387 ms bzw. 2967 ± 2308 ms. Dieses unerwartete Ergebnis ist schwer interpretierbar. Möglicherweise spielt im zweiten Falle (HBB) ein auch distal geschädigtes Leitungssystem eine Rolle, so daß bei ventrikulärer Stimulation in Analogie zum retrograden Sinusknoteneintrittsblock ein Block retrograd vor dem Ersatzautomatiezentrum gelegen ist. Der Bestimmung dieses Parameters dürfte nur dann klinische Signifikanz zukommen, wenn pathologische Werte von mehr als 3000 ms ermittelt werden.

Bedeutung der Leitungs- und Refraktärzeiten

— Bei latenten Störungen der Av-Knotenfunktion ist aus den Parametern der Erregungsleitung und Refraktärität ein weiterer Aufschluß hinsichtlich des Schweregrades zu erwarten. Wenn eine Blocklokalisation bekannt ist, ist es mitunter wichtig, die Prognose im Einzelfalle exakt zu definieren. Diese Forderung wird untermauert durch die Beobachtung, daß ins-

Tabelle 9.4. Elektrokardiologische Parameter der Av-Knotenfunktion in Abhängigkeit vom klinisch höchsten Blockierungsgrad

	PQ-Zeit (ms)	AH-Zeit (ms)	AH-Zeit 90/min (ms)	FRP/AVN (ms)	ERP/AVN (ms)
AVNB 1° ($n = 68$)	246 ± 46	161 ± 47	217 ± 79	544 ± 80	431 ± 87 ($n = 56$)
AVNB 2° ($n = 16$)	287 ± 105	208 ± 104	225 ± 110	638 ± 120	559 ± 132
AVNB 3° ($n = 18$)	320 ± 101	241 ± 105	–	739 ± 174	685 ± 175

besondere bei Av-Knotenfunktionsstörungen sich Phasen von Sinusrhythmus mit langer PQ-Zeit mit solchen 2. und 3. Grades abwechseln können (118) (z. B. nachts unter den Bedingungen der Vagotonie). In Tabelle 9.4. sind die elektrokardiologischen Parameter der Av-Knotenfunktion in Abhängigkeit vom höchsten elektrokardiographisch dokumentierten Blokkierungsgrad zusammengestellt. Es zeigt sich, daß alle Parameter differieren. Bei einer sehr großen Streubreite der Einzelwerte für die AH-Intervalle eignet sich diese Größe relativ wenig zur prognostischen Beurteilung. Die größte Trennschärfe kommt den Refraktärzeiten zu (39). Als Risikogruppe, einen totalen Av-Knotenblock zu entwickeln, sehen wir Patienten mit einer FRP/AVN von länger als 650 ms und einer ERP/AVN von länger als 550 ms an. Ein typisches Zeichen mit hoher Vorhersagekraft ist ferner die Differenz von FRP/AVN und ERP/AVN; mit zunehmendem Schweregrad wird diese Spanne kleiner und erreicht mit etwa 50 ms einen Gefährdungsbereich.

– Beim His-Bündelstammblock sind gleichfalls die funktionellen Parameter für eine Schweregradbeurteilung von Interesse. Die von uns erhobenen Befunde sind in Tabelle 9.5. zusammengestellt. Es zeigt sich, daß die PQ-Zeit erwartungsgemäß und in Übereinstimmung mit den bereits gemachten Aussagen ohne Wert ist. Auch die Leitungszeit HV ist für die prognostische Beurteilung infolge großer interindividueller Schwankungen nur begrenzt trennscharf. Es kann jedoch aufgrund von Erfahrungswerten davon ausgegangen werden, daß Werte von länger als 75 ms überwachungspflichtig sind und von länger als 90 ms in den Gefährdungsbereich fallen. Sind jedoch bereits synkopale Zustände bekannt, ist bereits der Nachweis eines HBB unabhängig vom aktuell nachweislichen Schweregrad therapiepflichtig. Während auch die FRP/HPS ohne klinische Relevanz ist, hat die ERP/HPS für

Tabelle 9.5. Elektrokardiologische Parameter beim Bündelstammblock in Abhängigkeit vom klinisch dokumentierten höchsten Blockierungsgrad

	PQ-Zeit (ms)	HV-Zeit (ms)	FRP/HPS (ms)	ERP/HPS (ms)
HBB 1° ($n = 119$)	206 ± 48	68 ± 20	478 ± 57 ($n = 46$)	449 ± 81 ($n = 24$)
HBB 2° ($n = 5$)	203 ± 32	88 ± 31	495 ± 78 ($n = 3$)	637 ± 93 ($n = 3$)
HBB 3° ($n = 12$)	173 ± 17	74 ± 21	486 ± 14 ($n = 10$)	578 ± 188 ($n = 6$)

die Beurteilung des Schweregrades einen hohen klinischen Stellenwert (91). Werte von länger als 400 ms sind suspekt. Der Gefährdungsbereich beginnt bei 450 ms (93). Dieser Parameter ist auch bei Kontrolluntersuchungen nach längeren Zeitintervallen relativ konstant (s. S. 264) und unabhängig von extrakardialen Faktoren.

9.2. Der atrio-ventrikuläre Block mit breitem QRS-Komplex

Der Av-Block mit breitem Kammerkomplex während Sinusrhythmus oder mit einem Ersatzrhythmus bei einer QRS-Breite von länger als 120 ms muß naturgemäß in erster Linie an einen distalen Block im Faszikel- und/oder Schenkelsystem denken lassen. Auf die Problematik der Entstehung derartiger EKG-Bilder auf der Ebene des Bündelstammes wurde bereits hingewiesen.

Während SPANG (115) nur Leitungsunterbrechungen in den beiden Schenkeln beschreiben konnte, hat in den vergangenen 15 Jahren das ROSENBAUMsche Konzept (98, 99) der „trifaszikulären" Struktur des intraventrikulären Leitungssystems auf Klinik und Therapie derartiger Leitungsstörungen positiv gewirkt. Diese verallgemeinernde und unabhängig von anatomischen Befunden — die eine sehr variable anatomische Struktur beschreiben — klinisch relevante Arbeitshypothese ist Grundlage aller elektrokardiologischen Interpretationen geworden. So liegen uns derzeit exakt definierte Kriterien zur Klassifikation nach Empfehlung der WHO und International Society and Federation for Cardiology vor (121).

Es werden folgende Definitionen vorgeschlagen:

— Ein *links-anteriorer Faszikelblock* darf diagnostiziert werden, wenn 1. die Linksachsenabweichung zwischen —45° und 90° liegt, 2. ein qR-Muster in Ableitung aVL vorliegt, 3. der obere Umschlagpunkt („R peak time") in aVL 45 ms und mehr beträgt und 4. die QRS-Dauer kürzer als 120 ms ist.

Es sei an dieser Stelle betont, daß die im amerikanischen Schrifttum häufig gebrauchte Bezeichnung „left axis deviation" nicht mit einem links-anterioren Faszikelblock gleichzusetzen ist.

— Ein *links-posteriorer Faszikelblock* ist charakterisiert 1. durch eine Abweichung der QRS-Achse von 90 bis 180° in der Frontalebene und 2. durch eine rS-Konfiguration in den Ableitungen I und aVL, verbunden mit einem qR-Muster in den inferioren Ableitungen und einer obligaten Q-Zacke in den Ableitungen III und aVF. Die Dauer der Q-Zacke sollte in den inferioren Ableitungen 40 ms und weniger betragen. Es resultiert ein typisches S_IQ_{III}-Muster, und 3. muß die QRS-Dauer kürzer als 120 ms sein.

— Ein *kompletter Rechtsschenkelblock* wird definiert 1. durch eine Verlängerung der QRS-Dauer auf 120 ms und mehr, 2. ein rsr-, rsR- oder rSR-Muster in den Ableitungen V_1 oder V_2. R' ist üblicherweise größer als die initiale R-Zacke. In einer geringen Zahl der Fälle ist ein breites und geknotetes R-Muster sichtbar. 3. Es ist in Ableitung V_6 und I ein QRS-Komplex mit einer breiten S-Zacke vorhanden, die von längerer Dauer als die R-Zacke oder länger als 40 ms ist. 4. Der obere Umschlagpunkt sollte in Ableitung V_1 länger als 50 ms und normal in den Ableitungen V_5 und V_6 sein.

— Ein *kompletter Linksschenkelblock* hat folgende Charakteristika: 1. Eine Verlängerung der QRS-Dauer auf 120 ms und länger, 2. die linkspräkordialen Ableitungen zeigen wie auch I und aVL breite und geknotete R-Zacken. Auch kann ein RS-Muster in den Ableitungen V_5 und V_6 vorliegen. 3. Mit Ausnahme der Ableitung aVL fehlen die Q-Zacken in den linkspräkordialen Ableitungen V_5, V_6 und I. 4. Der obere Umschlagspunkt ist in den Ableitungen I, V_5 und V_6 auf mehr als 60 ms verspätet, ist jedoch in den rechtspräkordialen Ableitungen normal. 5. In diesen Ableitungen hingegen findet sich initial ein schmales r, welches in der überwiegenden Zahl der Fälle von einer breiten und tiefen S-Zacke gefolgt ist. Die Übergangszone in den Brustwandableitungen ist nach links verlagert.

Entsprechend den Empfehlungen der WHO/ISFC Task Force sollten die Begriffe „Hemiblock“ sowie „bi-“ und „trifaszikulärer Block“ nicht mehr verwendet werden. Anstelle von „Hemiblock“ ist der Terminus Faszikelblock vorgeschlagen. Für die Bezeichnung „bifaszikulärer Block“ — die üblicherweise und auch durch uns für die Kombinationen eines Rechtsschenkelblocks mit einem linksanterioren bzw. -posterioren Faszikelblock gebraucht wird — sollten die exakten Bezeichnungen der gegebenen Definitionen genutzt werden.

Wenn eine verlängerte QRS-Dauer über 110 ms hinaus ohne die typischen Zeichen eines Faszikel- oder Schenkelblockes vorliegt, wird die Bezeichnung „unspezifischer intraventrikulärer Block“ vorgeschlagen.

Typische EKG-Muster der oben definierten Faszikel- und Schenkelblocks sind in den Abbildungen 9.15. bis 9.20. dargestellt.

9.2.1. *Elektrokardiologische Befunde beim distalen Av-Block*

Die klinisch relevanten Befunde bei Patienten mit intraventrikulären Leitungsstörungen sollen gleichfalls am eigenen Krankengut dargestellt und später im Vergleich zu Literaturmitteilungen diskutiert werden. Obgleich nicht unmittelbar Vorstufe eines höhergradigen Blocks, sollen zuerst die unifaszikulären Leitungsstörungen (LAH, LPH) und der Rechtsschenkelblock behandelt werden. Alle genannten Formen disponieren jedoch, werden die Patienten über eine ausreichend lange Zeit prospektiv überwacht, zur Progredienz. Die in die vorliegende Analyse eingehenden Fälle wurden aufgrund anderer Arrhythmien invasiv untersucht, da der isolierte Befund einer intraventrikulären Leitungsstörung (LAH, LPH, RSB) keine Indikation zu einem invasiven Vorgehen bietet.

9.2.1.1. *Die isolierten Faszikelblocks und der Rechtsschenkelblock*

Sowohl der Rechtsschenkelblock (RSB) als auch der links-anteriore (LAH) und links-posteriore Faszikelblock (LPH) können in mehr als ein Drittel der Fälle mit einer verlängerten PQ-Zeit einhergehen. Für diese verlängerte Av-Leitungszeit können alle Anteile der PQ-Zeit verantwortlich sein (Tab. 9.6.).

Nur 5 der insgesamt 129 Patienten litten unter Synkopen, 84 jedoch (66,7%) unter Schwindelattacken, die auf eine Sinusknotenfunktionsstörung bzw. einen hypersensitiven Karotissinus zurückführbar waren. Ausschließlich ein Patient mit einem Rechtsschenkelblock hatte Synkopen infolge eines zusätzlichen intermittierenden und später permanenten Linksschenkelblocks. Zur Zeit der His-Bündel-Elektrographie (Abb. 9.21.) fand sich ausschließlich ein 2:1-Av-Block mit relativ kurzer HV-Zeit (Typ Mobitz II).

Durch Stimulation des Hisschen Bündels konnte keine Normalisierung des Blockbildes oder eine 1:1-Überleitung erzwungen werden. Es verwundert nicht, daß unter den genannten intraventrikulären Leitungsstörungen einige Patienten zusätzliche Schädigungen der Av-Knotenfunktion aufweisen (18,6%). Ein multilokulärer Befall des Erregungsleitungssystems gehört eher zur Regel als zu den Ausnahmen (10, 68). So hatten bereits 23,3% der Kranken eine verlängerte HV-Zeit, davon 24 von 129 Fällen Zeiten zwischen 55 und 75 ms und sogar 4 Patienten eine HV-Zeit von länger als 75 ms. In keinem Falle fanden sich unter atrialer Stimulation Zeichen einer Schädigung des Bündelstammes („split His“, Verlängerung von H

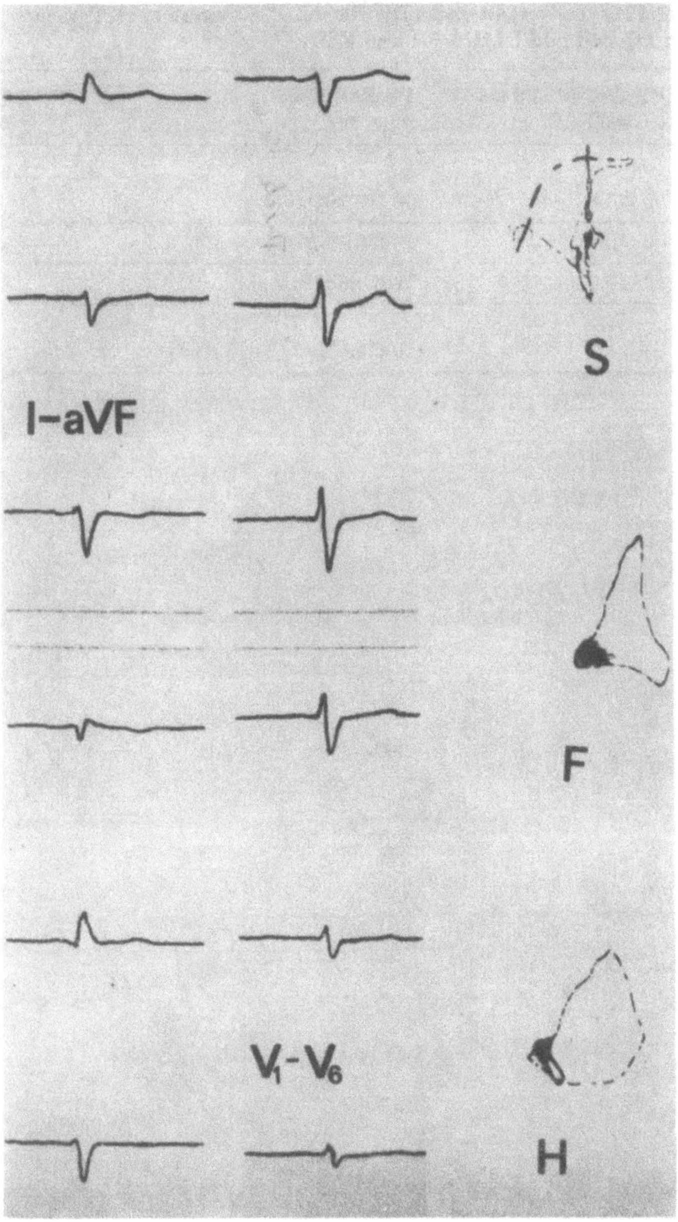

Abb. 9.15. Elektro- und vektorkardiographisches Bild eines links-anterioren Faszikelblocks.

über 25 ms), so daß die Verlängerung von HV Ausdruck einer beginnenden Leitungsstörung in weiteren Anteilen des Faszikel- oder Schenkelsystems sein muß.

In welchem Umfange derartige Kranke prognostisch gefährdet sind, kann nicht definitiv ausgesagt werden. Wir meinen aber, daß es sich um eine Risikogruppe handeln dürfte. Da aber in prospektiven Studien sehr lange Beobachtungszeiten erforderlich sind, um eine manifeste Gefährdung durch die Entwicklung eines höhergradigen Blocks zu erkennen, halten wir diese Patienten auch nicht für unbedingt überwachungsbedürftig (1, 10, 25, 31, 32, 40, 48,

Tabelle 9.6. Analyse des AH- und HV-Zeitverhaltens im His-Bündel-Elektrogramm bei Patienten mit normaler und verlängerter PQ-Zeit und LAH, LPH und RSB

	PQ-Zeit < 200 ms ($n = 80$)	PQ-Zeit ≥ 200 ms ($n = 39$)
AH-Zeit < 120 ms HV-Zeit < 55 ms	62 (77,5%)	9 (23,1%)
AH-Zeit > 120 ms	6 (7,5%)	12 (30,8%)
HV-Zeit > 55 ms	12 (15,0%)	12 (30,8%)
AH-Zeit > 120 ms HV-Zeit > 55 ms	–	6 (15,4%)

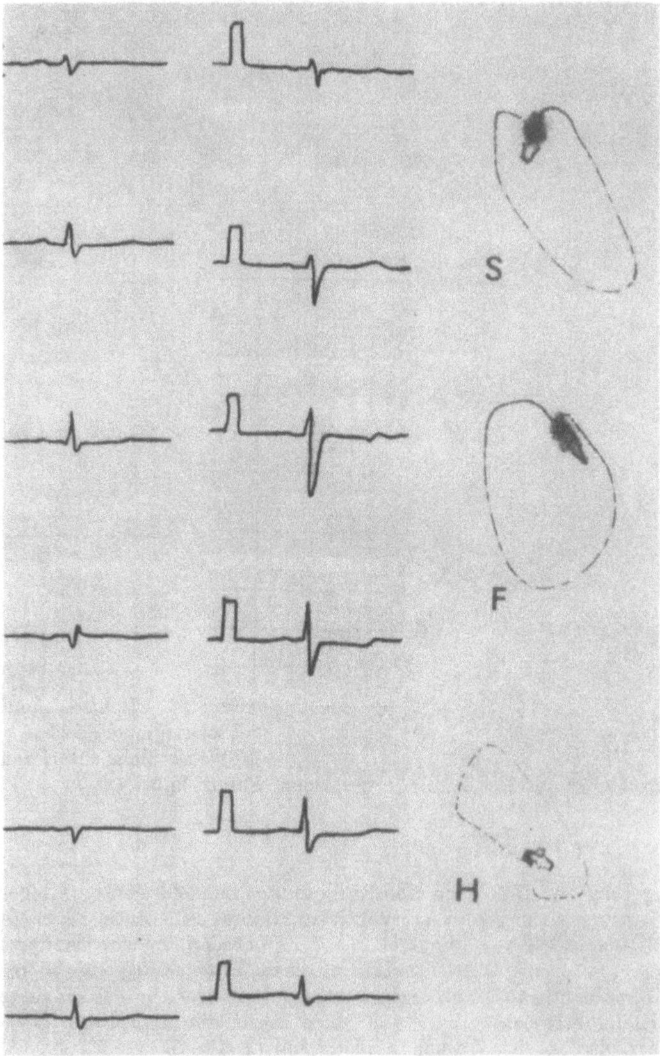

Abb. 9.16. Elektro- und vektorkardiographisches Bild eines links-posterioren Faszikelblocks.

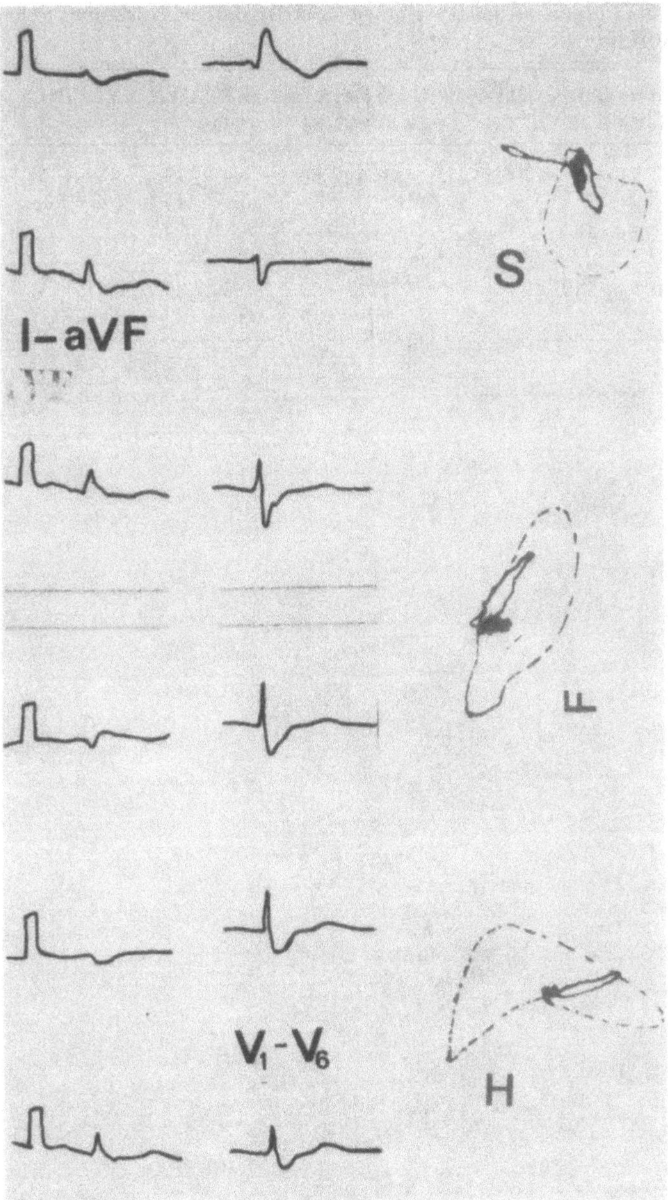

Abb. 9.17. Elektro- und vektorkardiographisches Bild eines Rechtsschenkelblocks.

50, 71, 77). In unserer Arrhythmie-Sprechstunde werden ausschließlich Fälle mit einer über 400 ms verlängerten effektiven Refraktärzeit des His-Purkinje-Systems überwacht. Es handelt sich um 5 Patienten mit RSB (ERP/HPS 433 ± 16 ms) und 8 Fälle mit LAH ERP/HPS 441 ± 11 ms) (s. Tab. 9.7.).

9.2.1.2. Die „bifaszikulären" Leitungsstörungen und der Linksschenkelblock

Die Kombination eines Rechtsschenkelblockes (RBB) mit einem links-anterioren (LAH) bzw. links-posterioren (LPH) Fas-

Tabelle 9.7. Elektrokardiologische Parameter der Av-Knoten- und His-Bündel-Purkinje-Funktion bei Patienten mit LAH, LPH und RSB

	PQ-Zeit (ms)	AH-Zeit (ms)	HV-Zeit (ms)	FRP/AVN (ms)	ERP/AVN (ms)	FRP/HPS (ms)
LAH ($n = 76$)	192 ± 34	103 ± 29	51 ± 13	464 ± 68	364 ± 77 ($n = 44$)	484 ± 54 ($n = 20$)
LPH ($n = 2$)	165 ± 7	96 ± 3	33 ± 4	310 ± 6		
RSB ($n = 50$)	190 ± 33	103 ± 33	47 ± 10	477 ± 98 ($n = 49$)	408 ± 30 ($n = 22$)	471 ± 57 ($n = 12$)

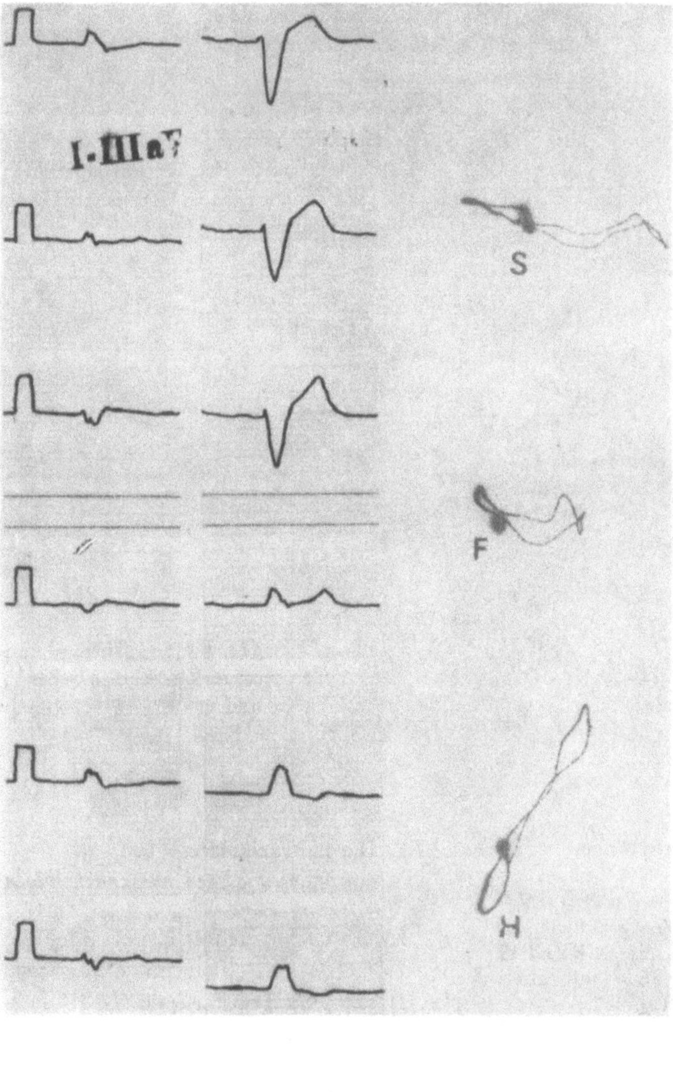

Abb. 9.18. Elektro- und vektorkardiographisches Bild eines Linksschenkelblocks.

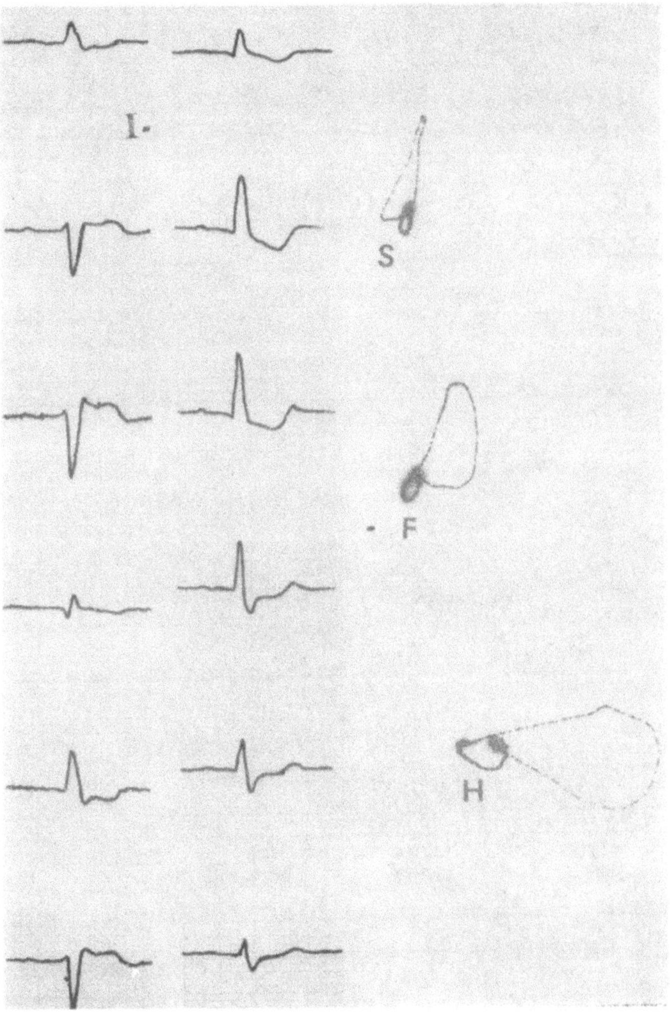

Abb. 9.19. Elektro- und vektorkardiographisches Bild der Kombination von links-anteriorem Faszikelblock und Rechtsschenkelblock.

zikelblock und auch der komplette Linksschenkelblock (LSB) deuten auf eine höhergradige intraventrikuläre Leitungsstörung hin. Da die distale Leitung dann nur noch durch einen verbleibenden Faszikel bzw. Schenkel realisiert wird, handelt es sich um eine Risikogruppe.

In unserem Patientengut finden sich insgesamt 204 Fälle, die dieser Definition entsprechen. Unter ihnen wurden jedoch nur etwa die Hälfte der Kranken mittels His-Bündel-Elektrographie untersucht, um eine mögliche Gefährdung auszuschließen (Block plus pathologische PQ-Zeit). Wir sehen aufgrund früherer Untersuchungen (69) dann eine Indikation zur His-Bündel-Elektrographie, wenn ein LAH + RSB, LPH + RSB oder LSB mit verlängerter PQ-Zeit länger als 3 Jahre besteht. Ferner halten wir eine invasive Diagnostik für indiziert, wenn Synkopen nicht mit hinreichender Sicherheit auf einen intermittierenden höhergradigen Block zurückzuführen sind. Bekanntlich geht ein derartiger intraventrikulärer Leitungsblock mit einer myokardialen Dys-

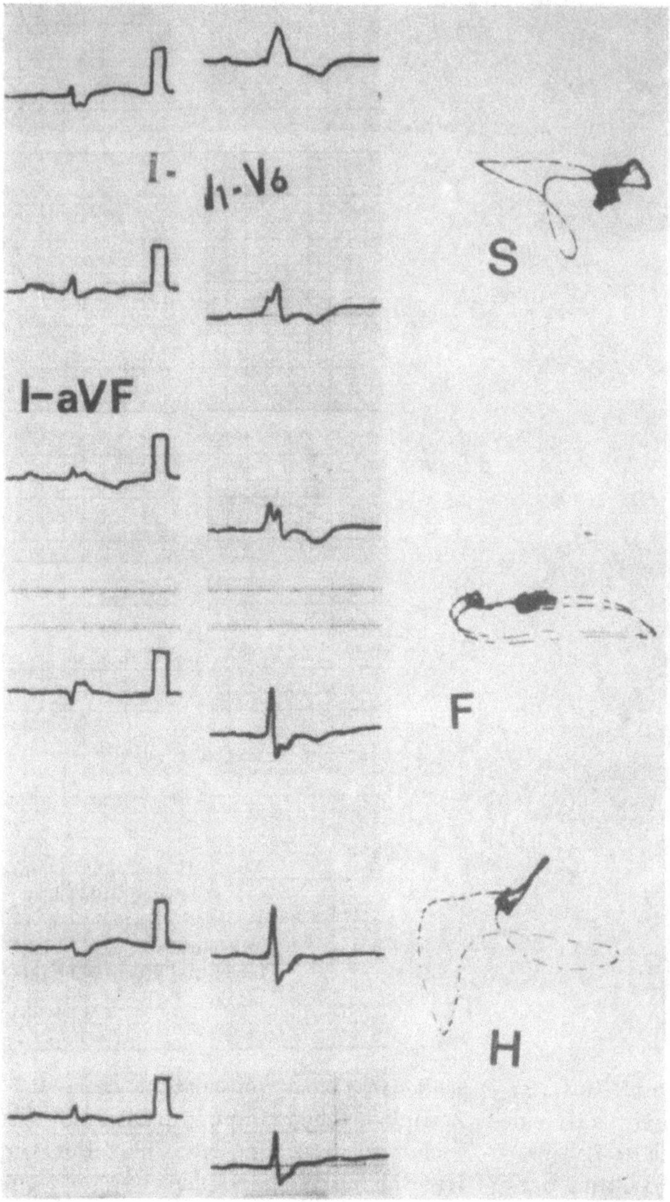

Abb. 9.20. Elektro- und vektorkardiographisches Bild der Kombination von links-posteriorem Faszikelblock und Rechtsschenkelblock.

funktion einher (21, 24, 56, 69, 76, 101, 112, 125) und prädisponiert zu hyperdynamen Attacken infolge Kammertachykardie oder Kammerflattern (40). Dies trifft insbesondere für Patienten nach Myokardinfarkt mit A- oder Hypokinesien sowie Aneurysmen zu. Bei einer Patientin mit LSB beobachteten wir auf dem Kathetertisch, ohne daß eine Elektrode appliziert war, einen hyperdynamen Anfall infolge Kammerflattern mit spontanem Ende, den die Patientin mit bekannten Synkopen identifizierte. Es ist ferner bekannt (69), daß auch Kranke mit

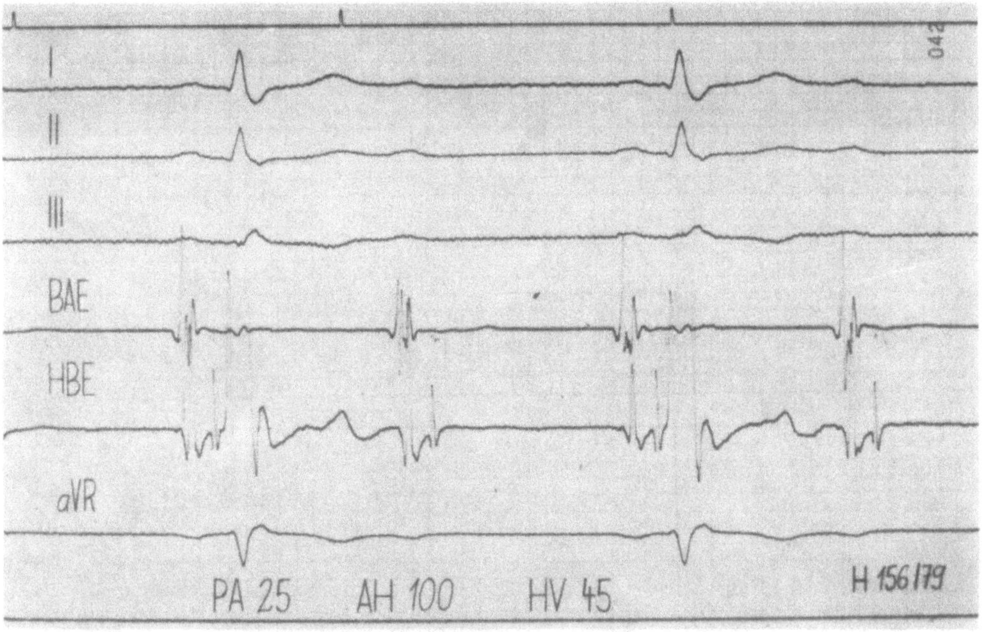

Abb. 9.21. Av-Block 2. Grades vom 2:1-Typ bei einem Patienten mit Rechtsschenkelblock. Ableitungsprogramm wie Abb. 9.2.

implantiertem Schrittmacher und vorbestehendem „bifaszikulären" Block bzw. LSB häufiger einen plötzlichen Herztod erleiden (40). Ist jedoch ein höhergradiger Block dokumentiert, unterlassen wir eine invasive Diagnostik und raten zur schnellen Implantation eines Schrittmachers.

Bedeutung der PQ-Zeit bei LPH + RSB, LAH + RSB und LSB

In unserem Patientengut fand sich eine PQ-Zeit von gleich oder länger als 200 ms in 56,7% der Fälle. Unter ihnen hatten nur 29 Kranke – also etwa ein Viertel – eine normale HV-Zeit und waren mit diesem Befund als Risikoträger, prognostisch einen höhergradigen Block zu entwickeln, mit hinreichender Sicherheit auszuschließen. Aber auch eine normale PQ-Zeit ist kein sicheres Zeichen, daß die Erregungsleitung im noch funktionstüchtigen intraventrikulären Leitungssystem nicht schon eine Schädigung zeigt (Tab. 9.8.). Immerhin hatten bereits 42,2% der Patienten mit normaler PQ-Zeit ein verlängertes HV-Intervall. Die PQ-Zeit ist somit kein sicheres Diskriminanzmerkmal, um eine drohende Gefährdung durch

Tabelle 9.8. Analyse des Verhaltens von AH- und HV-Intervall bei normaler bzw. pathologisch verlängerter PQ-Zeit bei Patienten mit LAH + RSB, LPH + RSB und LSB

	PQ-Zeit < 200 ms ($n = 90$)	PQ-Zeit $\geqq 200$ ms ($n = 113$)
AH-Zeit < 120 ms HV-Zeit < 55 ms	51 (56,7%)	9 (8,0%)
AH-Zeit > 120 ms	1 (1,1%)	20 (17,7%)
HV-Zeit > 55 ms	38 (42,2%)	55 (48,7%)
AH-Zeit > 120 ms HV-Zeit > 55 ms	–	29 (25,7%)

einen höhergradigen intraventrikulären Block zu erfassen (1, 18, 25, 40, 46, 55, 59, 75, 87, 104, 112). Diese Aussage wird noch deutlicher, wenn man das Verhalten der PQ-Zeit bei Patienten mit und ohne Synkopen vergleicht (Tab. 9.9.): Unter den 57 Fällen mit dokumentiertem höhergradigen Block und Synkope fanden sich immerhin noch 16 Patienten (28,1%) mit normaler PQ-Zeit. Davon konnte

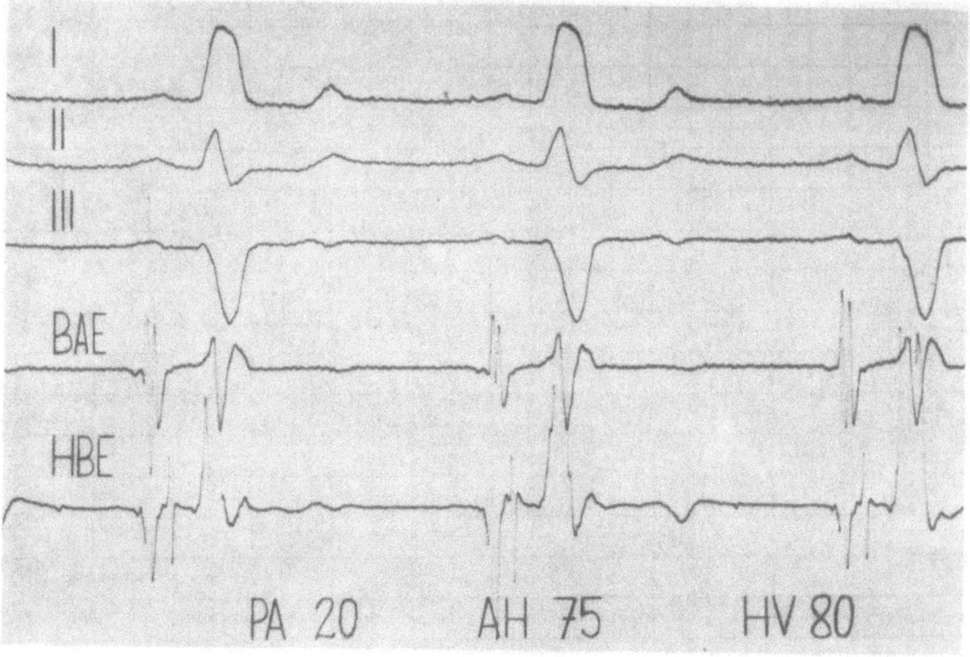

Abb. 9.22. Linksschenkelblock mit normaler PQ-Zeit und deutlicher Verlängerung der HV-Zeit. Ableitungsprogramm wie Abb. 9.1.

sogar bei 7 Kranken eine PQ-Zeit von gleich oder kleiner als 170 ms gemessen werden. Unter den Fällen ohne Synkopen waren 73 von 147 Patienten mit einem Av-Block 1. Grades.

Bei allen Formen des intraventrikulären Leitungsblocks kann folglich trotz normaler PQ-Zeit das HV-Intervall deutlich verlängert sein (Abb. 9.22.). Findet sich eine pathologische PQ-Zeit, kann eine Leitungsverzögerung im Av-Knoten die Ursache sein (Abb. 9.23.), oder aber es besteht eine kombinierte Schädigung sowohl proximaler als auch distaler Kompartimente der Erregungsleitung (Abb. 9.24.).

Tabelle 9.9. Verhalten der PQ-Zeit bei Patienten mit Synkopen und dokumentiertem höhergradigen intraventrikulären Block

	mit Synkope ($n = 57$)	ohne Synkope ($n = 147$)
PQ-Zeit $<$ 200 ms	16 (28,1%)	74 (50,3%)
PQ-Zeit $\geq$ 200 ms	41 (71,9%)	73 (49,7%)

In keinem Falle kann mit konservativen Methoden eine definitive Aussage zu Schweregrad und Prognose gemacht werden.

Bedeutung der QRS-Dauer

Obgleich bislang nur negative Ergebnisse bekannt sind (68, 69), die Breite des QRS-Komplexes als Diskriminanzmerkmal zu benutzen, ermutigten uns wiederholte Beobachtungen zu einer erneuten Analyse. Es wurde immer wieder auffällig, daß Kranke mit Synkopen über 150 ms hinaus verbreiterte Kammerkomplexe aufweisen. Eine Regressionsanalyse zur Prüfung der Korrelation zwischen HV-Intervall und QRS-Dauer (Tab. 9.10.) schien die bisherigen Befunde zu bestätigen, daß nur ein sehr loser Zusammenhang zwischen beiden Parametern besteht. Vergleicht man jedoch die QRS-Dauer bei Patienten mit und ohne Synkopen anhand eines vermuteten Diskriminanzwertes (150 ms), er-

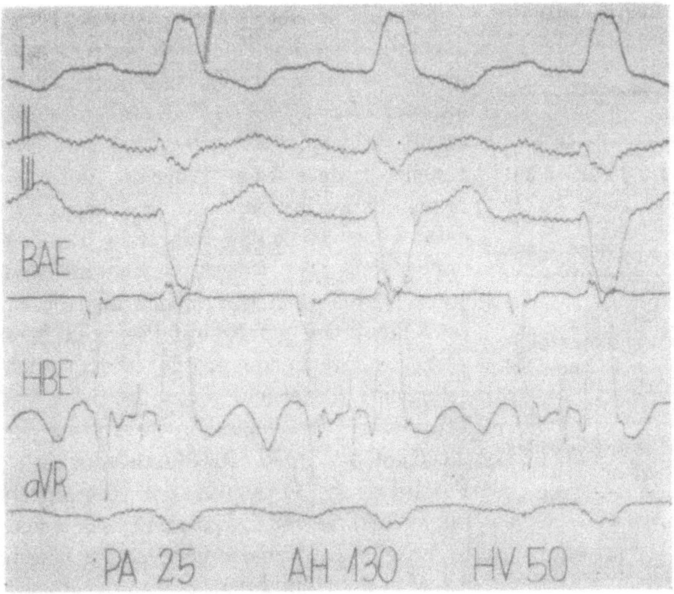

Abb. 9.23. Linksschenkelblock mit Av-Block 1. Grades infolge isolierter Verzögerung der Av-Knotenleitungszeit AH. Ableitungsprogramm wie Abb. 9.2.

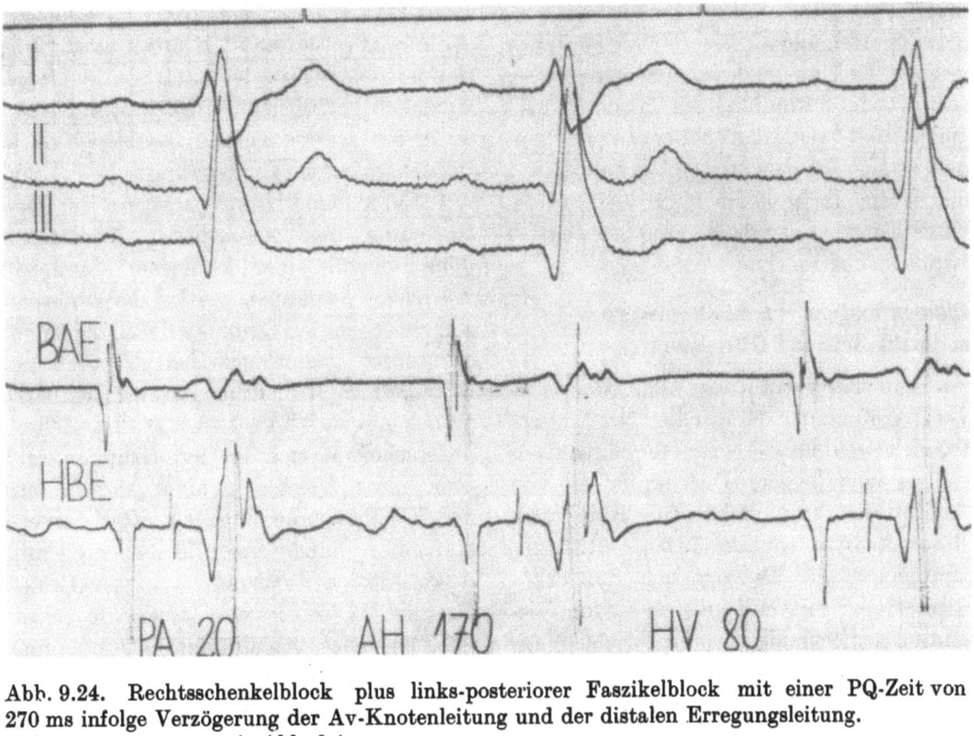

Abb. 9.24. Rechtsschenkelblock plus links-posteriorer Faszikelblock mit einer PQ-Zeit von 270 ms infolge Verzögerung der Av-Knotenleitung und der distalen Erregungsleitung. Ableitungsprogramm wie Abb. 9.1.

Tabelle 9.10. Ergebnisse der Regressionsanalyse zwischen QRS-Dauer und HV-Zeit (x = HV; y = QRS)

	a	b	r
RSB ($n = 50$)	149,9	−0,23	0,301
LAH + RSB ($n = 84$)	133,3	0,209	0,276
LPH + RSB ($n = 25$)	146,9	0,182	0,237
LSB ($n = 93$)	124,2	0,569	0,378

Tabelle 9.11. Häufigkeitsverteilung einer QRS-Breite von $\lesseqgtr$ 150 ms bzw. > 150 ms bei Patienten mit Synkopen

	mit Synkopen ($n = 57$)	ohne Synkopen ($n = 147$)
QRS $\lesseqgtr$ 150 ms	12 (21,1%)	77 (52,4%)
QRS > 150 ms	45 (78,9%)	70 (47,6%)

gibt sich doch ein gewisser Hinweis auf eine diagnostische Wertigkeit dieses Merkmals (Tab. 9.11.). Die vorliegenden Ergebnisse zeigen, daß Risikoträger in mehr als drei Viertel der Fälle richtig erkannt werden. Es findet sich jedoch ein zu großer Anteil von Patienten, die falsch positiv zugeordnet werden. Möglicherweise handelt es sich bei den letztgenannten 47,6% der Kranken tatsächlich um Gefährdete. Diese Frage ist nur durch eine prospektive Beobachtung klärbar.

Diskrimination von Risikoträgern nach PQ-Zeit und QRS-Dauer

Es liegt die Vermutung nahe, daß eine Verknüpfung der Merkmale: verlängerte PQ-Zeit und QRS-Dauer von länger als 150 ms eine bessere Diskrimination von Gefährdeten ermöglicht. Die Ergebnisse dieser Analyse sind in Tabelle 9.12. zusammengestellt: Es zeigt sich, daß echte Risikoträger mit Hilfe dieser beiden Diskriminanzmerkmale zu 93% richtig zugeordnet werden können. Nur bei 4 von insgesamt 57 Patienten hätte man — wären keine Synkopen bekannt — das potentielle Risiko bagatellisiert. Demgegenüber werden Patienten ohne Asystolie in drei Viertel der Fälle als ungefährdet erkannt. Nur 37 von 147 Kranken wären als Risikoträger deklariert worden. Obgleich wir diese Aussage bislang nicht belegen können, wagen wir die These, daß es sich bei Patienten mit einer PQ-Zeit von gleich oder länger als 200 ms und einer QRS-Dauer von länger als 150 ms tatsächlich um gefährdete Personen handelt. Entsprechende prospektive Studien scheinen erforderlich.

Die **elektrokardiologischen Parameter der Av-Knoten- und His-Bündel-Purkinje-Funktion** bei Patienten mit komplexen intraventrikulären Leitungsstörungen sind in Tabelle 9.13. zusammengestellt. Durch die Mittelwertsbildung ($\bar{x} \pm s$) der Daten aller Patienten (mit und ohne Synkope) werden keine wesentlichen Differenzen zwischen den verschiedenen Formen des intraventrikulären Leitungsblocks transparent. Es zeigt sich jedoch, daß die Kombination eines RSB mit einem LPH den höchsten Grad der Gefährdung infolge erheblich verzögerter HV-Zeiten aufweist. In dieser Gruppe wurden kasuistisch auch die extremsten Verzögerungen von HV auf 150 ms und mehr gesehen. Bei Unterteilung der wesentlichen Parameter entsprechend einer klinischen Symptomatik von Synkopen werden die Differenzen zwischen den Gruppen deutlicher, und es werden näherungsweise Angaben zu Grenzwerten hinsichtlich des Gefährdungsgrades möglich (Tab. 9.14.). Die PQ-Zeiten unterscheiden sich in den Gruppen mit bzw. ohne Synkopen nicht signifikant. Die HV-Intervalle hingegen differieren erheblich. So haben unter 56 Patienten mit Adams-Stokes-Syndrom insgesamt 34 Kranke HV-Zeiten von länger als 75 ms (60,7%). Dies war in der Gruppe ohne Synkopen nur in 11,7% der Fälle zu beobachten. Eine gewisse Ausnahme bilden Patienten mit LSB, bei denen trotz Syn-

Tabelle 9.12. Diskrimination von Patienten mit und ohne Synkopen infolge eines höhergradigen intraventrikulären Leitungsblocks anhand der Merkmale PQ-Zeit $\lesseqgtr$ 200 ms und QRS-Dauer > 150 ms

Patienten mit Synkope ($n = 57$)		Patienten ohne Synkope ($n = 147$)	
PQ-Zeit < 200 ms ($n = 16$)		PQ-Zeit $\lesseqgtr$ 200 ms ($n = 73$)	
QRS-Dauer $\gtreqless$ 150 ms	QRS-Dauer > 150 ms	QRS-Dauer $\gtreqless$ 150 ms	QRS-Dauer > 150 ms
$n = 4$ von 16	$n = 12$ von 16	$n = 36$ von 73	$n = 37$ von 73
(25,0%)	(75,0%)	(49,3%)	(50,7%)
falsch negativ: $n = 4$ von 57 (7,0%)		falsch positiv: $n = 37$ von 147 (25,2%)	

Tabelle 9.13. Elektrokardiologische Parameter Av-Knoten- und His-Bündel-Purkinje-Funktion bei Patienten mit LAH + RSB, LPH + RSB und LSB

	LAH + RSB ($n = 85$)	LPH + RSB ($n = 25$)	LSB ($n = 94$)
PQ-Zeit (ms)	207 ± 43	203 ± 24	210 ± 45
AH-Zeit (ms)	110 ± 34	90 ± 24	107 ± 38
FRP/AVN (ms)	454 ± 73	451 ± 71	470 ± 93
ERP/AVN (ms)	365 ± 85	336 ± 81	375 ± 109
	($n = 39$)	($n = 13$)	($n = 42$)
HV-Zeit (ms)	62 ± 22	75 ± 28	64 ± 15
FRP/HPS (ms)	462 ± 123	534 ± 123	449 ± 53
	($n = 15$)	($n = 7$)	($n = 10$)
ERP/HPS (ms)	447 ± 136	420 ± 82	453 ± 93
	($n = 9$)	($n = 3$)	($n = 8$)

Tabelle 9.14. Elektrokardiologische Parameter (PQ-, HV-Zeit und QRS-Dauer) bei Patienten mit intraventrikulären Leitungsstörungen in Abhängigkeit von der klinischen Symptomatik

	LAH + RSB	LPH + RSB	LSB
MIT SYNKOPEN:	$n = 24$	$n = 8$	$n = 24$
PQ-Zeit (ms)	218 ± 48	236 ± 35	218 ± 45
HV-Zeit (ms)	82 ± 29	97 ± 30	71 ± 17
QRS-Dauer (ms)	155 ± 15	172 ± 28	173 ± 23
OHNE SYNKOPEN:	$n = 60$	$n = 16$	$n = 70$
PQ-Zeit (ms)	203 ± 40	187 ± 33	207 ± 45
HV-Zeit (ms)	55 ± 13	63 ± 17	61 ± 13
QRS-Dauer (ms)	143 ± 16	154 ± 13	156 ± 20

kope nur ein Drittel der Kranken eine Verzögerung von HV auf länger als 75 ms zeigen. Dieser Sachverhalt erklärt sich hinreichend aus der Kenntnis, daß bereits unter Normalbedingungen der rechte Schenkel die längste effektive Refraktärzeit hat. Dies wird auch durch die Befunde der Tabelle 9.13. bestätigt. Schwierig ist und bleibt damit weiterhin die Abschätzung einer potentiellen Gefährdung auf der Grundlage der HV-Zeit. Zu diesem Problem finden sich auch in der Literatur (1, 18, 25, 40, 46, 55, 59, 75, 87, 104, 122) sehr differente Ansichten.

Wie aus den vorausgehenden Erläuterungen eindeutig ersichtlich, besteht das zentrale Problem der täglichen Praxis in einer Abschätzung des Schweregrades einerseits und seiner Prognose andererseits. Während die Beurteilung des aktuellen Schweregrades zwingend für eine therapeutische Entscheidung im Einzelfalle ist, muß eine Aussage zum prognostischen Wert Schlußfolgerungen für eine ambulante Überwachung zulassen.

Beide Aspekte der Beurteilung sind nicht ausschließlich auf der Basis der elektrokardiologischen Ergebnisse exakt definierbar. Es müssen immer anamnestische und klinische Daten berücksichtigt werden. Aus diesem Grunde sollen die Fragen nach Bearbeitung der klinischen Daten erneut behandelt werden.

9.3. Klinische Befunde bei Patienten mit atrio-ventrikulären Leitungsstörungen

Die Ätiologie, Symptomatik und Klinik aller Formen der Av-Leitungsstörungen sind relativ uniform. Unterschiede finden sich ausschließlich in Hinblick auf die Schwere der Symptomatik synkopaler Zustände. Unter Berücksichtigung der klinischen Besonderheiten sollen daher alle Befunde an dieser Stelle gemeinsam behandelt werden. Bei allen Interpretationen eigener und zitierter Daten ist jedoch daran zu denken, daß alle Studien einer gewissen Selektion des Patientengutes unterliegen. So müssen naturgemäß Untersuchungsergebnisse, die aus elektrokardiologischen Zentren mit großzügiger Indikation zur His-Bündel-Elektrographie stammen, im Vergleich zu Daten aus Implantationszentren differente Schweregrade aufweisen. Während in der erstgenannten Gruppe Patienten mit ungeklärten Synkopen überwiegen werden, sind Kranke, die einem Implantationszentrum überwiesen werden, zumeist hinsichtlich eines hohen Risikos definiert.

9.3.1. Ätiologie atrio-ventrikulärer Leitungsstörungen

Häufigste Ursache einer Av-Leitungsstörung ist die koronare Herzkrankheit (9, 49, 69). Es wird angenommen, daß die Myokardischämie zu einer unspezifischen Sklerose im Av-Leitungssystem führt (6). Die Häufigkeitsangaben einer ischämischen Herzkrankheit bei Patienten mit gestörter Av-Leitung schwanken zwischen 31 und 68% (9, 13, 17, 45, 27, 77, 78). Nach eigenen Ergebnissen (Tab. 9.15.) ist der Anteil einer ischämischen Herzkrankheit beim intraventrikulären Leitungsblock noch größer.

Als zweithäufigste Ursache atrio-ventrikulärer Leitungsstörungen wird eine idiopathische Sklerose des spezifischen Myokards angenommen (49). Hierzu zählt der Morbus Lenegre, eine durch morphologische Untersuchungen nachgewiesene Degeneration im Bereich der Schenkel und Faszikel (72). Von einer derartigen idiopathischen Sklerose sollen in erster Linie Patienten im mittleren Alter betroffen sein. Auch beim Morbus Lev (74) handelt es sich um einen idiopathischen Av-Block. Er entsteht durch eine Sklerose im Bereich des linken Herzskeletts und ist häufiger

Tabelle 9.15. Grundkrankheiten und Risikofaktoren bei Patienten mit atrio-ventrikulären Leitungsstörungen

	AVNB ($n = 102$)	HBB ($n = 136$)	LAH/RSB ($n = 126$)	LAH + RSB ($n = 85$)	LPH + RSB ($n = 25$)	LSB ($n = 94$)
ischämische Herzkrankheit	45 (44,1%)	79 (58,1%)	84 (66,7%)	72 (84,7%)	21 (84,0%)	66 (70,2%)
Myokardinfarkt-anamnese	2 (2,0%)	20 (14,7%)	16 (12,7%)	25 (29,4%)	4 (16,0%)	18 (19,1%)
arterielle Hypertonie	27 (26,5%)	46 (33,8%)	50 (39,7%)	39 (45,9%)	11 (44,0%)	34 (36,2%)
infektiös-toxische Myokardschädigung	10 (9,8%)	6 (4,4%)	10 (7,9%)	1 (1,2%)	–	8(8,4%)
Diphtherie-anamnese	16 (15,7%)	17 (12,5%)	16 (12,7%)	10 (11,8%)	2 (8,0%)	13 (13,8%)
Kardiomyopathie	–	17 (12,5%)	2 (1,6%)	3 (3,5%)	1 (4,0%)	7 (7,4%)
ohne kardiale Grundkrankheit	26 (25,5%)	12 (15,8)	14 (11,1%)	6 (7,1%)	3 (12,0%)	9 (9,6%)
Diabetes mellitus	4 (3,9%)	19 (14,0%)	14 (11,1%)	16 (18,8%)	4 (16,0%)	10 (10,6%)
Hyperlipidämie	13 (12,7%)	14 (18,4%)	24 (19,0%)	16 (18,8%)	4 (16,0%)	16 (17,0%)

bei älteren Menschen anzutreffen (30). Auf andere histologische Besonderheiten des idiopathischen Av-Blocks verweist SCHNEIDER (106). Als typisches Merkmal eines derartigen Blocks sieht er einen Faserverlust im distalen Teil des Hisschen Bündels und im Anfangsteil der Schenkel. Davon ausgehend entwickelt SCHNEIDER (107) eine Theorie der Herausbildung eines sog. idiopathischen Av-Blocks. Es ist bekannt, daß Störungen im postnatalen Formungsprozeß des Erregungsleitungssystems zu pathologischen Veränderungen desselben führen können. So vermutet er einen überschießenden Rückbildungsvorgang (Trennung von Vorhof- und Kammermyokard) im Bereich der Ventilebene als Ursache für einen idiopathischen Block. Andererseits hält er es für möglich, daß infolge eines unzureichenden Rückbildungsvorganges in der postnatalen Phase atrio-ventrikuläre Muskelbrücken erhalten bleiben und so das morphologische Substrat für ein Präexzitations-Syndrom bilden.

Klinisch dürften diese Formen der idiopathischen Av-Leitungsstörung den von vielen Autoren beobachteten Fällen mit primärer Schädigung der Av-Leitung entsprechen (2, 25, 28, 64, 65, 78, 79). Am höchsten ist der Anteil dieser Patienten in den Studien von MCANULTY et al. (79) und DHINGRA et al. (28) mit 23 bzw. 19%. Von uns wurden alle Kranke in diese Gruppe eingeordnet, bei denen sich auch nach intensiver Diagnostik keine kardiale Erkrankung nachweisen ließ (Tab. 9.15.). Eine primäre Av-Leitungsstörung läßt sich sowohl bei jungen als auch älteren Menschen nachweisen.

Größere Bedeutung kommt unseres Erachtens infektiös-toxischen Prozessen als ursächliche Erkrankung zu. In diese Gruppe fallen vor allem postmyokarditische und postdiphtherische Zustände. Im Einzelfall ist der ätiologische Zusammenhang einer anamnestisch abgelaufenen Diphtherie vor allem bei älteren Menschen unsicher. Die Literaturmitteilungen (20, 77) zur Häufigkeit infektiös-toxischer Pro-

zesse stimmen weitgehend mit unseren Beobachtungen überein.
Der hohe Anteil von Hypertonikern in unserem Patientengut ist möglicherweise durch das Profil unserer Einrichtung bedingt. Er wird von anderen Autoren (2, 77, 79) mit 7 bis 33% angegeben. Im allgemeinen wird der arteriellen Hypertonie ein prognostisch ungünstiger Verlauf der Av-Leitungsstörung zugeschrieben.
In einigen Studien (22, 79) wird eine Häufung eines Diabetes mellitus bei Kranken mit gestörter Av-Leitung beobachtet. Als Ursache für einen Block wird eine diabetestypische Gefäßveränderung mit Schädigung der Erregungsleitung diskutiert. Wahrscheinlicher ist jedoch, daß ein Diabetes die Entwicklung einer Arteriosklerose unspezifisch fördert und auf diese Weise die Herausbildung von Av-Leitungsstörungen begünstigt (60). In diesem Zusammenhang sehen wir auch eine Hyperlipoproteinämie als Risikofaktor für eine degenerative Schädigung des Myokards an.
Zusammenfassend wird die Ätiologie atrioventrikulärer Leitungsstörungen in erster Linie durch degenerative und infektiös-toxische Prozesse bestimmt. Dies trifft in gleicher Weise auch für den Sinusknoten zu. Es verwundert daher nicht, daß in nicht geringer Häufung Sinusknoten- und Erregungsleitungsstörungen kombiniert vorkommen (100, 122).

9.3.2. *Symptomatik bei atrio-ventrikulären Leitungsstörungen*

Die klinische Symptomatik der Av-Leitungsstörungen wird geprägt durch 4 Symptome: Synkopen, Schwindelzustände, Stenokardien und Herzinsuffizienz (2, 20, 21, 26, 56, 77, 78). Am häufigsten klagen diese Patienten über Schwindelattacken (Tab. 9.16.). Da dieses Symptom die unterschiedlichsten Ursachen hat und auch different definiert wird, sind Vergleiche nur sehr schwer möglich. Im Mittel werden Häufigkeiten von 25% angegeben (77, 79). Da wir diesem Symptom alle Beschwerden mit präsynkopalem Zustand zuordnen, liegen wir mit einer Häufigkeit von etwa 50% deutlich höher.
Entscheidendes Symptom für die klinische Schweregradbeurteilung und therapeutische Entscheidung sind Adams-Stokes-Anfälle. Hier wird über eine Häufigkeit zwischen 5 und 62% berichtet (56). In Übereinstimmung mit den Untersuchungsergebnissen von McAnulty et al. (79) und Amat-Y-Leon et al. (2) finden sich bei durchschnittlich einem Drittel der Patienten synkopale Anfälle. Es ist jedoch nicht immer ein Zusammenhang zwischen elektrokardiologisch dokumentierten höhergradigen Av-Leitungsstörungen und Synkope gegeben. Wir haben ausschließlich bei klinisch erfaßtem höhergradigen Block eine Zuordnung zu diesem prognostisch und therapeutisch entscheidenden Symptom zugelassen. Alle Patienten mit akuter Bewußtlosigkeit infolge eines Sinusknotenstillstandes (33,8%) oder unklarer Genese wurden ausgeschlossen. Wie bereits betont, kann ein leichtfertiger Analogieschluß — Nachweis eines LAH + RSB, LPH + RSB und LSB + Synkope = Schrittmachertherapie — zu schweren Fehlentscheidungen führen. Es sei in diesem Zusammenhang erneut auf das nicht seltene Vorkommen hyperdynamer Attacken in dieser Patientengruppe erinnert.
Mit Recht wird von vielen Autoren (18, 19, 20, 26, 28, 47, 77, 92, 101) auf die Bedeutung der Grundkrankheit bei der prognostischen Einschätzung hingewiesen. Das Vorliegen einer Rechtsherzinsuffizienz stellt einen erschwerenden Faktor dar. So wird unter einer Insuffizienz des Herzens in fast allen Fällen die Erregungsleitung negativ beeinflußt, so daß die Patienten in einen circulus vitiosus gelangen, in dem sich beide Komponenten

Tabelle 9.16. Klinische Symptomatik bei atrioventrikulären Leitungsstörungen

	AVNB (n = 102)	HBB (n = 136)	LAH/RSB (n = 126)	LAH + RSB, LSB, LPH + RSB (n = 204)
Synkopen	7 (6,9%)	18 (13,2%)	5 (4,0%)	57 (27,9%)
Schwindel	48 (47,1%)	75 (55,1%)	84 (66,7%)	99 (48,5%)
Stenokardie	43 (42,2%)	78 (57,4%)	76 (60,3%)	136 (66,7%)
Linksherzinsuffizienz	26 (25,5%)	54 (39,7%)	46 (36,5%)	108 (52,9%)
Rechtsherzinsuffizienz	7 (6,9%)	12 (8,8%)	4 (3,2%)	28 (13,7%)

gegenseitig verstärken. So kann bei einigen Patienten die kardiale Rekompensation das vordergründige therapeutische Ziel sein und sich die Erregungsleitung so weit erholen, daß eine Schrittmachertherapie nicht mehr erforderlich wird.

Der Zusammenhang zwischen einer myokardialen Dysfunktion und Erregungsleitung kann direkt an der Dauer der HV-Zeit nachgewiesen werden. So wiesen DENES et al. (18) in einer prospektiven Studie an 119 Patienten mit „bifaszikulärem" Block nach, daß eine Herzinsuffizienz signifikant häufiger mit einer verlängerten HV- und einer pathologischen PQ-Zeit einhergeht. Diese Autoren und auch KRÜNES (69) diskutieren folgenden Mechanismus: 1. Der gleiche Krankheitsprozeß (Arteriosklerose, Hypertonie) schädigt sowohl das Arbeitsmyokard als auch das Erregungsleitungssystem. 2. Die gleichen ätiologischen Faktoren lösen degenerative Veränderungen im His-Purkinje-System und eine Myokarderkrankung aus. 3. Ein verlängertes HV-Intervall kann bei Patienten mit „bifaszikulärem" Block und LSB eine Dehnung des linken Ventrikels widerspiegeln.

9.4. Die Prognose von Patienten mit atrio-ventrikulären Leitungsstörungen

Zur Beurteilung der Prognose von Av-Leitungsstörungen liegen zahlreiche Studien vor. Als Kriterien werden die Entwicklung eines höhergradigen Blocks und die Mortalitätsrate in einem prospektiven Beobachtungsintervall angegeben. Es existieren aber nur wenige harte Daten.

In unserem Patientengut von 1641 Fällen wurden insgesamt 94 Kranke aus klinischer Indikation zweimal invasiv untersucht. Der Vergleich der elektrokardiologischen Parameter für die Av-Knoten- und His-Bündel-Purkinje-Funktion von Erst- und Zweituntersuchung erlaubt Rückschlüsse zur Alterung eines normalen und der Progredienz eines geschädigten Kompartiments des spezifischen Myokards.

— Während der gesunde Av-Knoten innerhalb eines mittleren Beobachtungsintervalles von 3 Jahren keine Änderung der elektrokardiologischen Parameter zeigt, kann für den geschädigten Av-Knoten doch eine deutliche Progredienz der Leitungsstörung nachgewiesen werden (Tab. 9.17.).

— Diese Aussage trifft für den His-Bündelstamm nicht in gleicher Weise zu. Hier konnte sowohl bei Patienten mit normaler HV-Zeit in einem Zeitintervall von 43 ± 19 Monaten (n = 46) eine merkliche Verlängerung von 41 ± 7 ms auf 48 ± 9 ms nachgewiesen werden. Bei Patienten mit Bündelstammblock 1. Grades (n = 19) war nach einem Zeitraum von 40 ± 23 Monaten eine Zunahme der HV-Zeit von 65 ± 13 ms auf 78 ± 15 ms meßbar. Es scheint möglich, daß sich physiologische Alterungsprozesse und Progredienz einer Leitungsstörung auf dieser Ebene überlagern.

— Auch bei Patienten mit „bifaszikulärem" Block und Linksschenkelblock konnte in einem Beobachtungsintervall von im Mittel 39 Monaten eine deutliche und signifikante Zunahme

Tabelle 9.17. Progredienz einer Av-Leitungsstörung im Vergleich zur normalen Av-Knotenfunktion

	AH-Intervall (ms)	FRP/AVN (ms)	ERP/AVN (ms)	Wenckebach-point (min^{-1})
NORMALE Av-KNOTENFUNKTION ($n = 59$) Beobachtungsintervall: 27 ± 23 Monate				
Erstuntersuchung	95 ± 28	449 ± 53	332 ± 39	161 ± 27
Zweituntersuchung	93 ± 30	450 ± 52	338 ± 45	157 ± 21
Av-KNOTENBLOCK 1. Grades ($n = 12$) Beobachtungsintervall: 35 ± 18 Monate				
Erstuntersuchung	162 ± 109	608 ± 178	440 ± 158	117 ± 32
Zweituntersuchung	167 ± 98	647 ± 125	530 ± 154	88 ± 22

des Schweregrades nachgewiesen werden. Diese Ergebnisse stützen unsere These (69), nach der Patienten mit intraventrikulärem Leitungsblock 3 Jahre nach seiner Entstehung zur Beurteilung des Schweregrades invasiv untersucht werden sollten. Dies trifft insbesondere für Fälle mit einer verlängerten PQ-Zeit und einer QRS-Dauer von länger als 150 ms zu. Die Meßdaten (Tab. 9.18.) belegen, daß in diesem Zeitraum bereits eine Verlängerung von HV in einen kritischen Bereich entstehen kann.

Tabelle 9.18. Verhalten der elektrokardiologischen Parameter der Av-Knotenfunktion und der distalen Erregungsleitung bei Patienten mit LAH + RSB, LPH + RSB und LSB in Abhängigkeit von der Zeit
(Beobachtungsintervall: 39 ± 24 Monate; $n = 14$)

	Erstuntersuchung	Zweituntersuchung
AH-Zeit (ms)	123 ± 43	132 ± 59
FRP/AVN (ms)	499 ± 117	486 ± 115
ERP/AVN (ms)	385 ± 134	432 ± 181
HV-Zeit (ms)	59 ± 16	72 ± 16
QRS-Dauer (ms)	147 ± 30	171 ± 24

Es gilt die prinzipielle Aussage, daß jede intraventrikuläre Leitungsstörung die Potenz zum höhergradigen Block in sich birgt. Nach Ansicht vieler Autoren (22, 42, 59, 84, 116) ist der höhergradige distale Block die häufigste Ursache eines totalen Av-Blocks. So berichten DHINGRA et al. (27), daß sich beim „bifaszikulären" Block trotzdem in 50% der Fälle ein totaler Av-Knotenblock einstellt.

Bei den von uns untersuchten 82 Kranken mit totalem Av-Block war dieser zu 8,5% im Av-Knoten, zu 21,9% im Bündelstamm und zu 69,5% der Fälle im intraventrikulären Leitungssystem lokalisiert.

Die Prognose des Av-Blocks wird vom Fortschreiten des pathologischen Prozesses im intraventrikulären System einerseits und vom Verlauf der kardialen Grundkrankheit andererseits bestimmt. Zahlreiche Autoren (19, 28, 66, 70, 77, 78, 104) schätzen die Prognose anhand des Überganges in einen höhergradigen Block und der Mortalitätsrate ab. Retrospektive Studien geben die Häufigkeit des Überganges von „bifaszikulären" Blockbildern in einen totalen Av-Block zwischen 10 und 33% an (Tab. 9.19.). Eine genauere Aussage über die Wahrscheinlichkeit eines höhergradigen Blocks ist durch prospektive Langzeitstudien möglich. Es werden Raten von 2,4%/Jahr und 11%/Jahr angegeben (Tab. 9.19.). Mit diesen Daten wird deutlich, daß bei Patienten mit intraventrikulären Leitungsstörungen doch

Tabelle 9.19. Häufigkeit des Überganges eines „bifaszikulären" Blocks in einen höhergradigen Av-Block

Autor	n	Blocktyp	Inzidenzrate
Retrospektive Studien:			
LASSER et al., 1968	44	LAH + RSB, LPH + RSB	10%
SCANLON et al., 1970	28	LPH + RSB	21%
LANG et al., 1972	70	LAH + RSB	33%
GLEICHMANN et al., 1972	27	LAH + RSB	33%
Prospektive Studien:			
DENES et al., 1975	119	LAH + RSB	6%/Jahr
LISTER et al., 1977	79	LAH + RSB, LPH + RSB, LSB	5%/Jahr
KULBERTUS, 1973		LAH + RSB	6%/Jahr
DHINGRA et al., 1979		LAH + RSB, LPH + RSB, LSB	11%/Jahr
INOUE et al., 1979		LAH + RSB, LPH + RSB, LSB	2,4%/Jahr

relativ selten mit dem Eintritt eines totalen Av-Blocks gerechnet werden muß. Aus diesem Grunde ist eine prophylaktische Schrittmachertherapie bei allen Patienten mit LAH + RSB, LPH + RSB und LSB abzulehnen. Über die Indikation in Fällen mit kritisch verlängerter HV-Zeit ohne Synkopen und der Notwendigkeit zu einer antiarrhythmischen Pharmakotherapie (maligne ventrikuläre Arrhythmien) mit intraventrikulär negativ dromotrop wirkenden Antiarrhythmika muß jedoch im Einzelfalle nachgedacht werden.
Die EKG-Diagnostik erweist sich hinsichtlich ihrer prognostischen Aussagekraft als begrenzt. Zwar scheint die Wahrscheinlichkeit des Überganges in einen totalen Block beim „bifaszikulären" Block und LSB im Vergleich zum isolierten LAH, LPH und RSB viel größer zu sein, die Art der „bifaszikulären" Leitungsstörung ist jedoch völlig bedeutungslos (27, 104). Einige Autoren (42, 102) glauben jedoch an eine besondere Gefährdung im Falle eines LPH + RSB; dem wird durch andere Untersucher (24, 78, 104) widersprochen. Auch die Länge der PQ-Zeit als Kriterium erlaubt keine Abschätzung des Risikos einer intraventrikulären Leitungsstörung (75). SCHEINMAN et al. (104) äußern sich im Ergebnis einer prospektiven Studie pessimistisch und meinen, daß nur in Ausnahmefällen eine zutreffende Vorhersage möglich ist. Analysen zur Wertbestimmung der QRS-Dauer als Diskriminanzmerkmal wurden bislang nur wenig beachtet (18, 68, 95). Die günstigste positive Korrelation zwischen QRS-Dauer und HV-Zeit wurde bislang von KRÜNES (69) mit $r = 0{,}457$ für ein Patientenkollektiv mit RSB, LSB, LAH + RSB und LPH + RSB bestimmt. v. KNORRE (68) ermittelte an einem identischen Patientengut ($n = 76$) einen r-Wert von 0,4067 mit einer Irrtumswahrscheinlichkeit von 0,1%. In Untergruppen allein wird bislang von keinem Untersucher eine statistische Signifikanz erreicht. Wir meinen jedoch, daß die Kombination der Merkmale PQ-Zeit und QRS-Dauer (Tab. 9.12.) für klinische Belange recht zuverlässig diskriminiert und als Entscheidungshilfe herangezogen werden kann. So empfehlen wir — wie bereits erwähnt — eine Schrittmachertherapie bei symptomatischen Patienten (Schwin-

del, kurze Synkopen) mit PQ-Zeiten von gleich oder länger als 200 ms und einer Verbreitung von QRS auf mehr als 150 ms. Asymptomatische Kranke sollten als Risikoträger überwacht werden.

Überschießende Erwartungen hinsichtlich der Beurteilung der Prognose von Patienten mit intraventrikulären Leitungsstörungen wurden in die His-Bündel-Elektrographie gesetzt. Aus dieser anfänglichen Euphorie heraus resultieren zahlreiche Publikationen (1, 18, 23, 24, 42, 43, 46, 53, 55, 58, 59, 75, 87, 95, 103, 104). Man glaubte, mit dem HV-Intervall eine Meßgröße gefunden zu haben, die mit dem Fortschreiten des pathologischen Prozesses im His-Purkinje-System korreliert. So wird die Bedeutung der HV-Zeit als Risikofaktor für einen höhergradigen Av-Block in zahlreichen retrospektiven Studien hervorgehoben (53, 103). Der Wert dieser Daten ist gering. Jedoch verweisen die auf diese Weise erzielten Ergebnisse auf einen gewissen Zusammenhang zwischen einem bereits intermittierenden höhergradigen Block und verlängerten HV-Zeiten in Phasen der 1:1-Leitung. Damit — so hoffte man — könnten durch die His-Bündel-Elektrographie aufgrund der bestimmten HV-Intervalle diejenigen Patienten ermittelt werden, die einen intermittierenden höhergradigen Block haben oder prognostisch entwickeln können. Diese Erfahrung (112) wird zum Teil durch unsere Ergebnisse bestätigt. Auch zahlreiche prospektive Studien (46, 57, 87, 104, 112) heben die prognosebestimmende Bedeutung der Länge der HV-Zeit hervor. Es wird bei Patienten mit LAH + RSB, LPH + RSB und LSB und verlängerter HV-Zeit sowohl eine höhere Inzidenz des Überganges in einen totalen Av-Block als auch eine höhere Mortalitätsrate festgestellt. Als kritischen Grenzwert für eine derartige Entwicklung sehen Scheinman et al. (104) eine HV-Zeit von länger als 70 ms, Gupta et al. (56) von 75 ms und Seipel et al. (112) von länger als 90 ms an.

Trotz allem muß der prognostische Wert der HV-Zeit sehr kritisch betrachtet werden. So berichten Denes et al. (18), daß die Rate eines sich entwickelnden totalen Blocks bei Fällen mit normaler und verlängerter HV-Zeit identisch ist. Sie warnen vor einer Überschätzung dieses Parameters. Dhingra et al. (27) schränken die Bedeutung eines verlängerten HV-Intervalles als mögliches Gefährdungskriterium ein. Sie finden einen Zusammenhang zwischen Bestehen einer organischen Herzkrankheit und einem verlängerten AH-Intervall (26). Bei verlängerter AH-Zeit zeichnet sich nach diesen Autoren ein erhöhtes Risiko zum Übergang in einen totalen Av-Knotenblock ab. Sie kommen zu dem Schluß, daß eine verlängerte AH-Zeit ein aussagekräftiges prognostisches Kriterium für einen drohenden höhergradigen Block im Vergleich zur HV-Zeit ist.

Wir meinen, daß der HV-Zeit ein hoher Stellenwert zukommt, wenn eine Verlängerung über 90 ms hinaus meßbar ist. Asymptomatische Patienten mit distalen Leitungszeiten von länger als 90 ms zeigen, daß einerseits falsch-positive Aussagen und andererseits bei symptomatischen Kranken mit HV-Intervallen unter diesem Grenzwert und selbst unter dem Normwert auch falsch-negative Beurteilungen möglich sind.

9.5. Der plötzliche Herztod bei Patienten mit Av-Leitungsstörungen

Auch diesem Problem sind zahlreiche Studien gewidmet (19, 28, 57, 78, 79, 104). Eine zusammenfassende Darstellung geben Fisch et al. (40). Im Mittel ist mit einer Mortalitätsrate von 10%/Jahr in dieser Patientengruppe zu rechnen. Es wäre aber sicher ein Trugschluß, wolle man die plötzlichen Todesfälle ausschließlich auf einen akut eintretenden totalen Block ohne Ersatzrhythmus zurückführen. Es muß in gleicher Weise ein kardialer Tod als Folge der Herzerkrankung in Rechnung gestellt werden (113). Hierunter fallen ein akuter Tod bei Myokardinfarkt mit maligner Arrhythmie (76) oder mit plötzlichem Pumpversagen. Oft läßt sich der exakte Todesmechanismus nicht bestimmen. Es muß aber angenommen werden, daß der plötzliche Tod selten auf einen totalen Block zu beziehen ist (69). Wahrscheinlicher ist, daß in drei Viertel der Fälle ein Kammerflattern oder -flimmern die unmittelbare Todesursache ist (125). Dies scheint insbesondere für Patienten mit intraventrikulären Leitungsstörungen zuzutreffen (79). Denes et al. (19) verweisen auf den Widerspruch zwischen dem seltenen Übergang in einen totalen Block einerseits und der großen Häufigkeit eines plötzlichen Herztodes andererseits. Diese Autoren halten gleichfalls das Kammerflimmern für die häufigste Todesursache. Als indirekten Beweis für diese These werten sie die hohe Inzidenz einer ischämischen Herzkrankheit sowie ventrikulärer Dysrhythmien bei plötzlich versterbenden Patienten. Bei allen Patienten mit elektrokardiographischer Dokumentation des plötzlichen Todes wurde Kammerflimmern nachgewiesen.

In zahlreichen Studien wird der Versuch unternommen, Risikofaktoren für einen plötzlichen Herztod zu ermitteln. Folgende Risikomerkmale werden benannt:

- langes HV-Intervall und Herzinsuffizienz (104),
- ischämische Herzkrankheit, Herzinsuffizienz, Linksschenkelblock und ventrikuläre Arrhythmien (19),
- organische Herzkrankheit (28) und
- Linksschenkelblock und organische Herzkrankheit (120).

9.6. Schweregradbeurteilung zur Therapieentscheidung bei atrio-ventrikulären Leitungsstörungen

Bislang finden sich in der Literatur keine einheitlichen Auffassungen zu diesem klinisch relevanten Problem. Die Einordnung ist immer dann leicht, wenn Synkopen beobachtet wurden und der EKG-Befund eines permanenten oder intermittierenden höhergradigen Blocks vorliegt und ein eindeutiger Zusammenhang zwischen Befund und Symptomatik nachweisbar ist. Schwierig ist die Beurteilung in folgenden Situationen:

— Es findet sich ein pathologischer EKG-Befund ohne klinische Symptomatik. In seltenen Fällen kann ein kongenitaler Block unterstellt werden, wenn dieser Befund über viele Jahre besteht. Immer ist bei derartigen Patienten die Blockebene im Av-Knoten lokalisiert. Der Ersatzrhythmus zeigt schmale QRS-Komplexe und hat eine Frequenz oberhalb von 45/min. Entschließt man sich z. B. unter gutachterlicher Fragestellung (Verkehrstauglichkeit) zu einer invasiven Untersuchung, liegt die bestimmte Erholungszeit der Ersatzautomatie in der Größenordnung einer normalen Sinusknotenerholungszeit, d. h. kürzer als 1500 ms (90).

Komplizierter ist die Situation, wenn ein Block mit breitem Kammerkomplex einhergeht. Hier liegt zumeist ein permanenter Block vom Typ Mobitz II vor. Auch wenn bislang keine Synkopen bekannt sind, müssen diese Patienten als erheblich gefährdet betrachtet werden, da der Übergang in einen totalen Block — auch wenn der 2:1-Block über Jahre bestand — deletär enden kann. In diesen seltenen Fällen würden wir zu einer prophylaktischen Schrittmachertherapie raten.

— Es wurden Synkopen beobachtet, und

der EKG-Befund ist regelrecht. Bei diesen Patienten sollten vorerst alle nichtkardialen Ursachen einer Synkope ausgeschlossen werden. Sind nichtkardiale Mechanismen einer Synkope unwahrscheinlich, kann eine rhythmogene Genese durch eine His-Bündel-Elektrographie klärbar sein. Oft (im Mittel 80%) lassen sich maligne Kammerarrhythmien, ein intermittierender Sinusknotenaustrittsblock, ein His-Bündelstammblock oder ein Ermüdungsblock des Av-Knotens nachweisen.

Unsicherheiten bestehen ferner, wenn ein Av-Block 1. Grades bei schmalem Kammerkomplex oder eine normale PQ-Zeit in Kombination mit einem „bisfaszikulären" Block oder LSB vorliegen. Auch in diesen Situationen würden wir zu einer invasiven Diagnostik raten. Nicht selten läßt sich überraschend bei normaler oder sogar subnormaler AH-Zeit eine erheblich verlängerte HV-Zeit oder effektive Refraktärzeit des His-Purkinje-Systems (ERP/HPS) nachweisen, die dann einen intermittierenden höhergradigen distalen Block als Ursache der Synkopen wahrscheinlich macht und eine Schrittmachertherapie rechtfertigt.

— Findet sich ein pathologischer EKG-Befund ohne klinische Symptomatik, ist die Frage einer kardiologischen Überwachung derartiger Patienten als potentielle Risikoträger in einer Arrhythmie-Sprechstunde zu stellen. Hier kann die Lokalisation der Blockebene mit den dazu korrelierenden EKG-Zeichen zur Entscheidungsfindung beitragen. Liegt ausschließlich eine PQ-Zeitverlängerung oder ein Av-Block vom Typ Wenckebach vor, raten wir zu einer ausführlichen Aufklärung des Patienten über sein Krankheitsbild, das mögliche Risiko und die evtl. zu erwartende Symptomatik. Der Patient wird angehalten, sich im Falle einer Symptomatik (Schwindelzustände) unverzüglich bei einem Kardiologen vorzustellen.

— Bei Kranken mit bifaszikulärem Block sollte insbesondere in Fällen mit Av-Block 1. Grades und/oder einer QRS-Dauer von länger als 150 ms eine Überwachung erfolgen. Mit diesen Empfehlungen stehen wir in Übereinstimmung mit der vorherrschenden Meinung anderer Autoren (21, 22, 46, 55, 59, 103).

9.7. Therapie atrio-ventrikulärer Leitungsstörungen

Wenn eine Schweregradbeurteilung möglich war, erscheint die Behandlung von Patienten mit atrio-ventrikulären Leitungsstörungen auf den ersten Blick problemlos. Trotz allem soll aber vor einem schematischen Vorgehen gewarnt werden. Auch bei bradykarden Herzrhythmusstörungen müssen zahlreiche klinische Gesichtspunkte berücksichtigt werden.

— Die **Ursache der Bradykardie** sollte hinreichend bekannt sein. Dies ist im Regelfalle einfach, wenn eine symptomatische Herzkrankheit mit langer Anamnese bekannt ist. Komplizierter ist die Situation, wenn eine akute Symptomatik mit Synkopen besteht und keine EKG-Verlaufskontrollen vor dem Ereignis vorliegen. Hier ist in jedem Falle eine akute kardiale Erkrankung im Sinne eines akuten Myokardinfarktes ohne Schmerzsymptomatik, eine floride Karditis oder eine toxische Schädigung der Erregungsleitung auszuschließen. Liegt eine akute Herzerkrankung vor, sollte vorerst die Grundkrankheit und die Bradykardie symptomatisch behandelt werden. Dies kann durch Atropin und Orciprenalin beim proximalen Block oder durch Orciprenalin beim distalen Block erfolgen. Gelingt es medikamentös nicht, den Herzrhythmus zu stabilisieren, sollte von einer temporären Elektrostimulation Gebrauch gemacht werden. In gleicher Weise müssen toxisch induzierte Leitungsstörungen behandelt werden. In diesem Zusammenhang ist an chronische oder akute Digitalis-, Beta-Rezeptorenblocker- oder Antiarrhythmika-Überdosierungen zu denken. Bisweilen werden auch Intoxikationen in suizidaler Absicht vom Patienten verschleiert. Durch Plasmakonzentrationsbestimmung gelang es uns mehrfach, suizidale Beta-Rezeptorenblocker-Intoxikationen zu diagnostizieren.

Die **Schwere der kardialen Grundkrankheit** ist in gleicher Weise für die Therapieentscheidung bedeutungsvoll. Gelangt ein Patient im Stadium der manifesten Rechtsherzinsuffizienz zur Schrittmacherimplantation in die stationäre Betreuung, sollte vorerst eine Rekompensation angestrebt werden. Unter gewissen Voraussetzungen erholt sich nach dieser Therapie die Erregungsleitung soweit, daß eine Implantation vermieden werden kann. Dies trifft nicht selten für den Block bei der Bradyarrhythmia absoluta infolge Vorhofflimmerns zu. Im Extremfalle muß die Glykosidtherapie unter dem Schutz einer temporären Stimulation erfolgen. Auch wenn dieser Versuch fehlschlägt, bestehen für die definitive Implantation günstigere Voraussetzungen. So sind bei einem tonisierten und weniger dilatierten Herzen die Dislokationsgefahr der Endokardsonde deutlich geringer und die Reizschwelle niedriger.

Der Zustand der Myokardfunktion sollte aber auch nach getroffener Entscheidung für eine permanente Schrittmachertherapie bedacht werden. War der Patient z. B. bereits bei nur intermittierend bestehender Bradykardie insuffizient, d. h., kann keine bradykardiebedingte Herzinsuffizienz unterstellt werden und bestand ein Sinusrhythmus, wird durch eine Kammerstimulation die hämodynamische Situation ungünstiger. Unter diesen Vorbedingungen müssen die therapeutischen Bemühungen gleichzeitig auf eine physiologische Stimulation gerichtet sein. Ist die Sinusknotenfunktion intakt, kann eine atrial getriggerte Kammerstimulation (VAT) eingesetzt werden. Ist dies nicht der Fall, ist an eine bifokale Reizung (DDD) zu denken.

Kombinierte Arrhythmien können die therapeutische Entscheidung erschweren. In diesem Zusammenhang muß in erster Linie das Bradykardie-Tachykardie-Syndrom genannt werden. Findet sich bei einem paroxysmalen Vorhofflimmern oder -flattern zusätzlich ein LAH + RSB, LPH + RSB oder LSB, ist eine medikamentöse Therapie risikobelastet. Sowohl Chinidin als auch Disopyramid können die intraventrikuläre Leitung weiterhin negativ dromotrop beeinflussen und so einen höhergradigen Block begünstigen. In derartig gelagerten Fällen entscheiden wir uns zu einer His-Bündel-Elektrographie. Hierdurch können wir die Leitungsreserve (HV-Zeit, ERP/HPS) feststellen und zugleich die Reaktion der distalen Erregungsleitung auf das Antiarrhythmikum prüfen. Eine gleichartige Situation liegt bei vielen Patienten mit intraventrikulären Leitungsstörungen und malignen ventrikulären Arrhythmien vor. Da in unserer Arbeitsgruppe bei allen malignen Kammerarrhythmien (ventrikuläre Tachykardie, Kammerflattern) routinemäßig eine Therapiekontrolle durch programmierte ventrikuläre Stimulation praktiziert wird (s. S. 433), können die Parameter der distalen Leitung ohne und unter Antiarrhythmikagabe kontrolliert werden. In einigen Fällen haben wir uns beim „bifaszikulären" Block und LSB zu einer prophylaktischen Schrittmacherimplantation entschieden, wenn die HV-Zeit unter Pharmaka wie Ajmalin (Abb. 9.25.), Disopyramid, Mexiletin, Procainamid oder Propafenon kritisch verlängert wurde und damit das Risiko eines medikamentös provozierten höhergradigen Blocks eliminiert werden mußte.

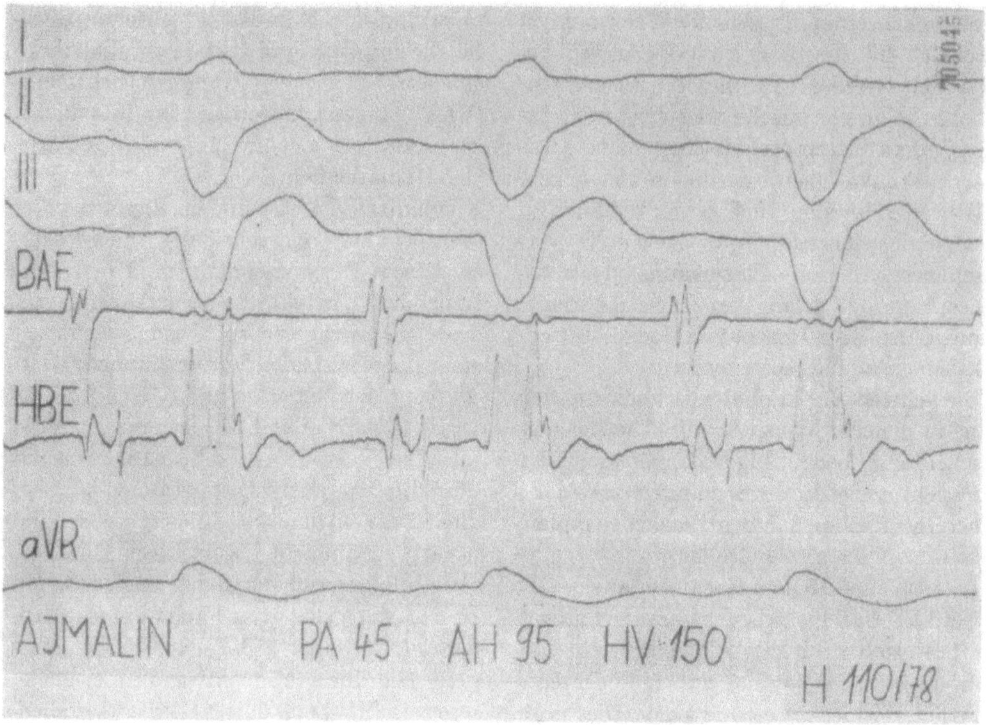

Abb. 9.25. Provokation einer extremen distalen Leitungsverzögerung (HV-Zeit) durch Applikation von 50 mg Ajmalin intravenös bei einem Patienten mit Linksschenkelblock. Ableitungsprogramm wie Abb. 9.2.

— Eine **prophylaktische Schrittmachertherapie** ist in allen verbleibenden Fällen umstritten. Während in einigen Ländern mit sehr hoher Implantationsrate beim „bifaszikulären" Block und LSB auch bei bislang asymptomatischen Patienten hiervon Gebrauch gemacht wird, verhalten wir uns konservativ. In Zweifelsfällen mit langer PQ-Zeit entscheiden wir uns am Ergebnis einer dann indizierten His-Bündel-Elektrographie, es sei denn, die HV-Zeit kann durch Registrierung des H-Potentials von der Brustwand (15, 44) bestimmt werden. Einer Empfehlung von Seipel et al. (112) folgend, würden wir eine prophylaktische Schrittmachertherapie bei bislang asymptomatischen Patienten ausschließlich bei HV-Intervallen von länger als 90 ms akzeptieren.

9.7.1. Konservative Therapie der Av-Leitungsstörungen

Die konservative Behandlung der Av-Leitung umfaßt Maßnahmen zur Stabilisierung der Erregungsleitung und der Myokardfunktion. Wie bereits betont, sind beide Funktionen eng miteinander verknüpft.

Bei gestörter Erregungsleitung von Av-Knoten und Bündelstamm sind Atropin (3—6mal täglich 0,25—1 mg) und/oder Orciprenalin einsetzbar. Ist eine Glykosidtherapie nicht möglich, kann die Kompensation des Myokards mit Diuretika (Triamteren, Spironolaktone) abgesichert werden. Alle Patienten sollten in speziellen Arrhythmie-Sprechstunden überwacht werden.

Beim distalen Leitungsblock ist ausschließlich Orciprenalin oder Isoprenalin effektiv. Die Dosis sollte individuell festgelegt werden.

9.7.2. Schrittmachertherapie der Av-Leitungsstörungen

In allen Fällen mit schweren Synkopen und nachweislich höhergradig gestörter Av-Leitung und einem gesicherten ursächlichen Zusammenhang zwischen Synkope und Bradykardie ist eine Schrittmachertherapie indiziert. Zusätzlich ist eine permanente Elektrostimulation auch ohne synkopale Zustände bei einer bradykardiebedingten und therapierefraktären Herzinsuffizienz (z. B. Bradyarrhythmia absoluta) angezeigt.
Ist die hämodynamische Situation günstig, kann eine ventrikuläre Reizung (VVI) erfolgen. Muß jedoch eine hämodynamisch optimale Lösung gefunden werden, sind bei funktionstüchtigem Sinusknoten eine atrial gesteuerte Kammerstimulation (VAT) oder eine bifokale Reizung indiziert. Durch invasive Methodik ist jedoch zuvor die Stabilität des Sinusknotens und des Vorhofes (Vorhofvulnerabilität) zu prüfen.
Spezielle Aspekte der Schrittmachertherapie sind unter 6.3.2. dargestellt.

FÜR DIE TÄGLICHE PRAXIS

Die Diagnostik und Schweregradbeurteilung einer Av-Leitungsstörung als Basis einer Therapieentscheidung muß auf die Lokalisation der Blockebene gerichtet sein. Je proximaler der Block liegt, desto gutartiger ist er einzuschätzen. So kann beim totalen Av-Knotenblock mit einer Automatierate des Ersatzzentrums von 45/min und schneller, im Falle des His-Bündelstamm- und intraventrikulären Leitungsblocks mit 40/min und weniger gerechnet werden. Je proximaler ein Automatiezentrum gelegen ist, desto stabiler ist seine Funktion.
Die Ebene des Blocks ist diagnostizierbar aufgrund der Merkmale: Breite des QRS-Komplexes vor dem Block und als Ersatzautomatie, Art der Blockierung (Typ Wenckebach oder Mobitz II), Ansprechbarkeit der Leitung und der Ersatzautomatie auf Atropin und Frequenz der Ersatzrhythmen (Tab. 9.20.).

Tabelle 9.20. Lokalisation der Blockebene anhand des EKG

Ebene	2. Grades	3. Grades (Ersatzrhythmus)
Av-Knoten	QRS < 120 ms Typ I, 2:1	QRS < 120 ms f 45/min
Bündelstamm	QRS < 120 ms Typ II, n:1	QRS < 120 ms f 45/min
Schenkel/ Faszikel	QRS ≧ 120 ms Typ II, n:1	QRS ≧ 120 ms unsicher

Sind Synkopen bekannt, schließt auch ein normales Intervall-EKG eine rhythmogen bedingte Ursache nicht aus. Blockierungen im Bündelstamm und auch bei LAH + RSB, LPH + RSB und LSB können auch bei einer PQ-Zeit im Normbereich eintreten. Nach Ausschluß extrakardialer Mechanismen der Synkope ist eine His-Bündel-Elektrographie unter der Indikation unklarer Synkopen indiziert. In derartig gelagerten Fällen lassen sich nicht selten (etwa 80%) intermittierende Sinusknotenaustrittsblocks, ein paroxysmaler Bündelstammblock oder hyperdyname Attacken infolge ventrikulärer Tachykardien und Kammerflattern nachweisen.
Beim „bifaszikulären" Block und LSB sind Patienten mit dem EKG-Befund einer verlängerten PQ-Zeit und einer QRS-Dauer von länger als 150 ms als Risikoträger zu betrachten. Sie bedürfen auch ohne klinische Symptomatik einer kardiologischen Überwachung.
Vor jeder therapeutischen Entscheidung sind die Ursache der Bradykardie (akute Myokarderkrankung, Intoxikation), die

Schwere der kardialen Erkrankung (Kompensation) und evtl. zusätzlich auftretende Rhythmusstörungen zu berücksichtigen. Eine Schrittmachertherapie sollte ausschließlich bei Nachweis eines kausalen Zusammenhangs zwischen Synkope und Bradykardie erfolgen. Hyperdyname Zustände müssen insbesondere bei Patienten mit Infarktanamnese und intraventrikulärem Leitungsblock bedacht werden.

Literatur

1. Altschuler, H., J. D. Fisher u. S. Furman: Significance of isolated H-V prolongation in symptomatic patients without documented heart block. Amer. Heart J. **97** (1979), 19–26
2. Amat-y-Leon, F., R. C. Dhingra, P. Denes, D. Wu, C. Wyndham, R. Chuquimia u. K. M. Rosen: The clinical spectrum of chronic His bundle block. Chest **70** (1976), 747–754
3. Aranda, J. M., B. Befeler, A. Castellanos u. N. El-Sherif: His-bundle recordings: Their contribution to the understanding of human electrophysiology. Heart & lung **5** (1976), 907–918
4. Badouy, M., J.-P. Camous, A. Varenne, P. Ptieur, L. Guarino u. J.-B. Guiran: Bloc auriculo-ventriculaire paradoxal intrahisien. Arch. Mal Coeur et Vaiss. **70** (1977), 1329–1333
5. Berbari, E. J., R. Lazzara, P. Samet u. B. J. Scherlag: Noninvasive technique for detection of electrical activity during P-R segment. Circulation **48** (1983), 1005–1013
6. Bharati, S., M. Lev, D. Wu, P. Denes, R. C. Dhingra u. K. M. Rosen: Pathophysiologic correlates in two cases of split His bundle potentials. Circulation **49** (1974), 615–623
7. Bissett, J. K., D. B. de Soyza, J. J. Kane u. M. L. Murphy: Electrophysiology of atropine. Cardiovasc. Res. **9** (1975), 73–76
8. Bloch Thomsen, P. E.: Asynchronous conduction in the human His bundle. Europ. J. Cardiol. **6** (1978), 323–335
9. Blondeau, M.: Epidemiology and aetiology of chronic AV block. Acta Cardiol. **21** (1976), 9–18
10. Boudoulas, H., S. F. Schaal u. R. P. Lewis: Electrophysiologic risk factors of syncope. J. Electrocardiol. **11** (1978), 339–342
11. Castellanos, A., R. Iyengar, A. S. Agha u. C. A. Castillo: Wenckebach-phenomenon within the atria. Brit. Heart J. **34** (1972), 1121–1126
12. Castellanos, A., R. J. Sung, J. L. Aldrich, M. Maxwell u. R. J. Myerburg: Electrocardiographic manifestations and clinical significance of atrio-ventricular nodal alternating Wenckebach periods. Chest **73** (1978), 69–74
13. Childers, R.: The AV node: Normal and abnormal physiology. Prog. Cardiovasc. Dis. **19** (1977), 361–382
14. Csapo, G., u. A. Weisswange: Disappearing His deflection. Electrophysiological evidence for conduction defect within the His bundle. Brit. Heart J. **40** (1978), 1153–1164
15. Damato, A. N.: Noninvasive methods for recording bundle of His activity. Amer. J. Cardiol. **33** (1974), 444–448
16. Damato, A. N., P. J. Varghese, A. R. Caracta, M. Akhtar u. S. H. Lau: Functional 2:1 block within the His-Purkinje system. Simulation of type II second-degree A-V block. Circulation **47** (1973), 534–542
17. Demoulin, J. C., u. H. E. Kulbertus: Histopathological examination of concept of the left hemiblock. Brit. Heart J. **34** (1972), 807–812
18. Denes, P., R. C. Dhingra, D. Wu, R. Chuquimia, F. Amat-y-Leon, C. Wyndham u. K. M. Rosen: H-V interval in patients with bifascicular block (right bundle branch block and left anterior hemiblock). Amer. J. Cardiol. **35** (1975), 23–29
19. Denes, P., R. C. Dhingra, D. Wu, C. R. Wyndham, F. Amat-y-Leon u. K. M. Rosen: Sudden death in patients with chronic bifascicular block. Arch. Internal Med. **137** (1977), 1005–1010
20. DePasquale, N. P., u. M. S. Bruno: Natural history of combined right bundle branch block and left anterior hemiblock (bilateral bundle branch block). Amer. J. Med. **54** (1973), 297–303
21. Dhingra, R. C., P. Denes, D. Wu, R. Chuquimia, F. Amat-y-Leon, C. Wyndham u. K. M. Rosen: Syncope in patients with chronic bifascicular block. Significance, causative mechanisms and clinical implications. Ann. Internal Med. **81** (1974), 302–306

22. Dhingra, R. C., P. Denes, D. Wu, R. Chuquimia u. K. M. Rosen: The significance of second degree atrioventricular block and bundle branch block. Observations regarding site and type of block. Circulation **49** (1974), 638–646

23. Dhingra, R. C.: His bundle recordings in acquired conduction disease. Arch. Internal Med. **135** (1975), 397–403

24. Dhingra, R. C., P. Denes, D. Wu, R. Chuquimia, F. Amat-y-Leon, C. Wyndham u. K. M. Rosen: Chronic right bundle branch block and left posterior hemiblock. Clinical, electrophysiologic, and prognostic observations. Amer. J. Cardiol. **36** (1975), 867–872

25. Dhingra, R. C., P. Denes, D. Wu, C. R. Wyndham, F. Amat-y-Leon, W. D. Towne u. K. M. Rosen: Prospective observations in patients with chronic bundle branch block and marked H-V prolongation. Circulation **53** (1976), 600–604

26. Dhingra, R. C., C. Wyndham, F. Amat-y-Leon, D. Wu, P. Denes, W. D. Towne u. K. M. Rosen: Significance of AH interval in patients with chronic bundle branch block. Clinical, electrophysiologic and follow-up observations. Amer. J. Cardiol. **37** (1976), 231–236

27. Dhingra, R. C., C. Wyndham, F. Amat-y-Leon, P. Denes, D. Wu, S. Sridhar, A. G. Bustin u. K. M. Rosen: Incidence and site of atrio-ventricular block in patients with chronic bifascicular block. Circulation **59** (1979), 238–246

28. Dhingra, R. C., C. Wyndham, R. Bauernfeind, P. Denes, D. Wu, S. Swiryn u. K. M. Rosen: Significance of bifascicular block without apparent organic heart disease. Circulation **60** (1979), 33–39

29. Dhingra, R. C., C. Wyndham, R. Bauernfeind, S. Swiryn, P. C. Deedwania, T. Smith, P. Denes u. K. M. Rosen: Significance of block distal to the His bundle induced by atrial pacing in patients with chronic bifascicular block. Circulation **60** (1979), 1455–1464

30. Dhingra, R. C., C. Wyndham, P. C. Deedwania, R. Bauernfeind, S. Swiryn, D. Best u. K. M. Rosen: Effect of age on atrioventricular conduction in patients with chronic bifascicular block. Amer. J. Cardiol. **45** (1980), 749–756

31. Domenighetti, G., u. C. Perret: Intraventricular conduction disturbances in acute myocardial infarction: Short and long-term prognosis. Europ. J. Cardiol. **11** (1980), 51–59

32. Dreifus, L. S.: Types and clinical significance of fascicular blocks. Cardiovasc. Clin. **7** (1975), 173–182

33. Edhag, O., u. A. Swahn: Prognosis of patients with complete heart block or arrhythmic syncope who were treated with artificial pacemakers. Acta med. scand. **200** (1976), 457–463

34. El-Sherif, N., B. J. Scherlag u. R. Lazzara: Pathophysiology of second degree AV block: A unified hypothesis. Amer. J. Cardiol. **35** (1975), 421–434

35. El-Sherif, N., B. J. Scherlag u. R. Lazzara: An appraisal of second degree and paroxysmal atrio-ventricular block. Europ. J. Cardiol. **4** (1976), 117–130

36. El-Sherif, N., F. Amat-y-Leon, C. Schonfield, B. J. Scherlag, K. M. Rosen, R. Lazzara u. C. Wyndham: Normalization of bundle branch block patterns by distal His bundle pacing. Clinical and experimental evidence of longitudinal dissociation in the pathologic His bundle. Circulation **57** (1978), 473–483

37. El-Sherif, N., J. Aranda, B. Befeler u. R. Lazzara: Atypical Wenckebach periodicity simulating Mobitz II AV block. Brit. Heart J. **40** (1978), 1376–1383

38. Fabregas, R. A., W. W. Tse u. J. Han: Conduction disturbances of bundle branches produced by lesions in nonbranching portion of His bundle. Amer. Heart J. **92** (1976), 356–362

39. Ferrier, G. R., u. P. E. Dresel: Relationship of the functional refractory period to the conduction in the atrioventricular node. Circulat. Res. **35** (1974), 204–212

40. Fisch, G. R., D. P. Zipes u. C. Fisch: Bundle branch block and sudden death. Prog. Cardiovasc. Dis. **23** (1980), 187–224

41. Fleischmann, D., S. Effert, W. Bleifeld, T. Pop u. W. Irnich: Lokalisation der Leitungsunterbrechung beim kompletten AV-Block mittels His-Bündel-Elektrographie. Dt. med. Wochenschr. **100** (1975), 723–728

42. Fleischmann, D., S. Effert, W. Bleifeld, J. Wormuth u. R. Müller: Häufigkeit und Prognose intraventrikulärer Leitungsstörungen beim chronischen Herzblock mit Adams-Stokes-Syndrom. Klin. Wochenschr. **50** (1972), 768–775

43. Fleischmann, D., D. Mathey, W. Blei-

FELD, W. IRNICH u. S. EFFERT: His-Bündel-Elektrographie bei Patienten mit intraventrikulären Leitungsstörungen. Klin. Wochenschr. 51 (1973), 1066–1073

44. FLOWERS, N. C., R. C. HAND, P, C. ORANDER, C. B. MILLER, M. O. WALDEN u. L. G. HORAN: Surface recording of electrical activity from the region of the bundle of His. Amer. J. Cardiol. 33 (1974), 384–389
45. FUKUDA, K.: Histopathological study on the conduction system with complete atrioventricular block – with special reference to configuration of QRS complex. Jap. Circulat. J. 42 (1978), 1265–1274
46. GANN, D., N. EL-SHERIF u. P. SAMET: Prognostic value of the H-V interval in conduction disorders. The role of electrophysiologic study. In: (102)
47. GINKS, W., A. LEATHAM u. H. SIDDONS: Prognosis of patients paced for chronic atrioventricular block. Brit. Heart J. 41 (1979), 633–636
48. GLEICHMANN, U., L. SEIPEL, B. GRABENSEE u. F. LOOGEN: Häufigkeit und klinische Bedeutung uni-, bi- und trifaszikulärer Blockbilder. Dt. med. Wochenschr. 97 (1972), 539–544
49. GLEICHMANN, U., L. SEIPEL, B. GRABENSEE u. F. LOOGEN: Intraventrikuläre Erregungsleitungsstörungen. Dt. med. Wochenschr. 97 (1972), 569–573
50. GREENE, H. L., P. F. RYAN u. V. A. McKUSICK: Profound first-degree atrioventricular block. A 30-year study. Chest 74 (1978), 212–214
51. GUIMOND, C., u. P. PUECH: Intra-His bundle blocks (102 cases). Europ. J. Cardiol. 4 (1976), 481–493
52. GUPTA, P. K., E. LICHSTEIN u. K. D. CHADDA: Electrophysiologic features of Mobitz type II AV block occurring within the His bundle. Brit. Heart J. 34 (1972), 1232–1237
53. GUPTA, P. K., K. D. CHADDA, E. LICHSTEIN, H. LIU u. M. SAYEED: Intraventricular conduction time in patients with bundle branch block. J. Electrocardiol. 6 (1973), 181–192
54. GUPTA, P. K., E. LICHSTEIN u. K. D. CHADDA: Electrophysiological features of complete AV block within the His bundle. Brit. Heart J. 35 (1973), 610–615
55. GUPTA, P. K., E. LICHSTEIN u. K. D. CHADDA: H-Q interval and bifascicular block. Circulation 54 (1976), 162–168
56. GUPTA, P. K., E. LICHSTEIN u. K. D. CHADDA: Chronic His bundle block. Clinical, electrocardiographic, electrophysiological and follow-up studies on 16 patients. Brit. Heart J. 38 (1976), 1343–1349
57. GUPTA, P. K., E. LICHSTEIN u. K. D. CHADDA: Follow-up studies in patients with right bundle branch block and left anterior hemiblock. Significance of H-V interval. J. Electrocardiol. 10 (1977), 221–224
58. HAFT, J. I., M. WEINSTOCK, R. DEGUIA, P. K. GUPTA u. A. FANO: Assessment of atrioventricular conduction in left and right bundle branch block using His bundle electrogram and atrial pacing. Amer. J. Cardiol. 27 (1971), 474–480
59. HAFT, J. I.: The H-V interval in patients with bifascicular block. J. Electrocardiol. 10 (1977), 1–3
60. HAGER, W., H.-R. ZERKOWSKI u. K.-O. BISCHOFF: Untersuchungen zur Ätiologie bradykarder Herzrhythmusstörungen. Z. Kardiol. 70 (1981), 8–12
61. HAN, J., u. R. A. FABREGAS: Can His bundle lesions produce the electrocardiographic pattern of bundle branch block? J. Electrocardiol. 10 (1977), 205–206
62. HECHT, H. H., R. D. PRUITT, R. C. TRUEX, H. N. UHLEY u. P. B. WATT: Atrioventricular and intraventricular conduction. Revisited nomenclature and concepts. Amer. J. Cardiol. 31 (1973), 232–244
63. HEINECKER, R.: EKG in Praxis und Klinik. G. Thieme Verlag, Stuttgart 1980
64. HUDSON, R. E. B.: The human conducting system and its examination. J. Clin. Pathol. 16 (1963), 492–496
65. HUNT, D., J. T. LIE, J. VOHRA u. G. SLOMAN: Histopathology of heart block complicating acute myocardial infarction. Correlation with His bundle electrogram. Circulation 48 (1973), 1252–1261
66. INOUE, H., K. UEDA, S. OHKAWA, C. KAMATA, J. MIFUNE, M. SUGIURA u. H. MATSUO: Electrophysiologic study and prognosis of chronic bifascicular block. Jap. Heart J. 20 (1979), 141–151
67. JOSEPHSON, M. E.: Clinical cardiac electrophysiology. Techniques and interpretations. Lea & Febiger, Philadelphia 1979
68. KNORRE, v. G. H.: Störungen der atrioventrikulären Erregungsleitung als Ursache bradykarder und tachykarder

Rhythmusstörungen. Promotionsschrift B, Wilhelm-Pieck-Universität Rostock 1980

69. Krünes, U.: Atrio-ventrikuläre Leitungsstörungen — Klinische und elektrophysiologische Untersuchungen zur Beurteilung von Schweregrad, Gefährdung und Prognose. Promotionsschrift A, Akademie der Wissenschaften der DDR, Berlin 1982
70. Kulbertus, H. E.: The magnitude of risk of developing complete heart block in patients with LAD-RBBB. Amer. Heart J. **86** (1973), 278—283
71. Lang, K.: Clinical significance of AV conduction disturbances. In: Lüderitz, B. (Hrsg.): Cardiac pacing. Diagnostic and therapeutic tools. Springer-Verlag, Berlin—Heidelberg—New York 1976
72. Lenegre, J.: Etiology and pathology of bilateral bundle branch block. Prog. Cardiovasc. Dis. **6** (1964), 409—423
73. Lerman, B. B., F. E. Marchlinski, F. C. Kempf, A. E. Buxton, H. L. Waxman u. M. E. Josephson: Prognosis in patients with intra-His conduction disturbances. Int. J. Cardiol. **5** (1984), 449—457
74. Lev, M.: Anatomic basis of atrioventricular block. Amer. J. Med. **37** (1964), 742—752
75. Levites, R., u. J. I. Haft: Significance of first degree heart block in bifascicular block. Amer. J. Cardiol. **34** (1974), 259—264
76. Lichstein, E., P. K. Gupta, K. D. Chadda, H. M. Liu u. M. Sayeed: Findings of prognostic value in patients with incomplete bilateral bundle branch block complicating acute myocardial infarction. Amer. J. Cardiol. **32** (1973), 913—918
77. Lister, J. W., R. S. Kline u. M. E. Lesser: Chronic bilateral bundle branch block. Long-term observations in ambulatory patients. Brit. Heart J. **39** (1977), 203—207
78. McAnulty, J. H., S. Kaufman, E. Murphy, D. G. Kassebaum u. S. H. Rahimtoola: Survival in patients with intraventricular conduction defects. Arch. Internal Med. **138** (1978), 30—35
79. McAnulty, J. H., S. H. Rahimtoola, E. S. Murphy, S. Kaufman, L. W. Ritzmann, P. Kanarek u. H. DeMots: A prospective study of sudden death in "high-risk" bundle branch block. New Engl. J. Med. **299** (1978), 209—215
80. McAnulty, J. H., E. Murphy u. S. H. Rahimtoola: A prospective evaluation of intrahisian conduction delay. Circulation **59** (1979), 1035—1039
81. Moe, G. K., u. C. Mendez: Functional block in the intraventricular conduction system. Circulation **43** (1971), 949—954
82. Narula, O. S., B. J. Scherlag u. P. Samet: His bundle blocks and His bundle rhythms. Chest **56** (1969), 238—244
83. Narula, O. S., u. P. Samet: Wenckebach and Mobitz type II block due to block within His bundle and bundle branches. Circulation **41** (1970), 947—965
84. Narula, O. S., B. J. Scherlag, R. P. Javier, F. J. Hildner u. P. Samet: Analysis of the A-V conducting defects in complete heart block utilizing His bundle electrograms. Circulation **41** (1970), 437—448
85. Narula, O. S. (Hrsg.): His bundle electrography and clinical electrophysiology. F. A. Davies Company, Philadelphia 1975
86. Narula, O. S.: Current concepts of atrioventricular block. In: (85)
87. Narula, O. S., D. Gann u. P. Samet: Prognostic value of H-V intervals. In: (85)
88. Narula, O. S.: Longitudinal dissociation in the His bundle. Bundle branch block due to asynchronous conduction within the His bundle in man. Circulation **56** (1977), 996—1006
89. Narula, O. S.: The manifestation of bundle branch block due to lesions within the His bundle. A dilemma in electrocardiographic interpretations. Chest **73** (1978), 312—314
90. Narula, O. S.: Junctional pacemakers in man. Response to overdrive suppression with and without parasympathetic blockade. Circulation **57** (1978), 880—889
91. Perrot, B., F. Cherrier u. G. Faivre: Valeurs de la periode refractaire anterograde effective du faisceau de His. Arch. Mal Coeur et Vaiss. **74** (1981), 381—386
92. Peters, R. W., M. M. Scheinman, G. Modin, J. O'Young, C. A. Somelofski u. C. Mies: Prophylactic permanent pacemakers for patients with chronic bundle branch block. Amer. J. Med. **66** (1979), 978—985
93. Pfeiffer, D., K. J. Rostock, A. Schirdewan u. K. Rathgen: Zur Schweregradbeurteilung von His-Bündel-Leitungsstörungen. Herz, Kreisl. **16** (1984), 123—130
94. Rosen, K. M., S. H. Rahimtoola, R. Chuquimia, S. H. Loeb u. R. M. Gunnar:

Electrophysiologic significance of first degree atrio-ventricular block with intraventricular conduction disturbance. Circulation **33** (1971), 491–502
95. ROSEN, K. M., A. EHSANI u. S. H. RAHIMTOOLA: H-V intervals in left bundle branch block. Circulation **46** (1972), 717–723
96. ROSEN, K. M., R. C. DHINGRA, S. H. LOEB u. S. H. RAHIMTOOLA: Chronic heart block in adults. Clinical and electrophysiologic observations. Arch. Internal Med. **131** (1973), 663–672
97. ROSENBAUM, M. B., M. V. ELIZARI, J. O. LAZZARI, G. J. NAU, R. J. LEVI u. M. S. HALPERN: Intraventricular trifascicular blocks. Amer. Heart J. **78** (1969), 450–465
98. ROSENBAUM, M. B.: The hemiblocks: Diagnostic criteria and clinical significance. Mod. Concepts Cardiovasc. Dis. **39** (1970), 141–147
99. ROSTOCK, K. J.: Das Sinusknoten-Syndrom. Klinische und elektrophysiologische Untersuchungen zu Pathomechanismus, Schweregradbeurteilung und Therapie. Promotionsschrift B, Akademie der Wissenschaften der DDR, Berlin 1980
100. ROSTOCK, K. J., U. KRÜNES u. K. RATHGEN: Zur Sinusknotenfunktion bei intraventrikulären Leitungsstörungen. Dt. Gesundh.-Wesen **36** (1981), 1053–1058
101. ROTMAN, M., u. J. H. TRIEBWASSER: A clinical and follow-up study of right and left bundle branch block. Circulation **51** (1975), 477–484
102. SAMET, P., u. N. EL-SHERIF: Cardiac pacing. Grune & Stratton, New York 1980
103. SCHEINMAN, M. M., A. WEISS u. F. KUNKEL: His bundle recordings in patients with bundle branch block and transient neurologic symptoms. Circulation **48** (1973), 322–330
104. SCHEINMAN, M. M., R. W. PETERS, G. MODIN, M. BRENNAN, C. MIES u. J. O'YOUNG: Prognostic value of infranodal conduction time in patients with chronic bundle branch block. Circulation **56** (1977), 240–244
105. SCHERLAG, B. J., S. H. LAU, R. H. HELFANT, W. D. BERKOWITZ, E. STEIN u. A. N. DAMATO: Catheter technique for recording His bundle activity in man. Circulation **39** (1969), 13–18
106. SCHNEIDER, J.: Der plötzliche Herztod als Folge einer Reizleitungsstörung. II. Teil: Plötzlicher Herztod bei Ausfällen im Reizleitungssystem. Schweiz. med. Wochenschr. **111** (1981), 582–591
107. SCHNEIDER, J.: Der plötzliche Herztod als Folge einer Reizleitungsstörung. III. Teil: Ist der sogenannte idiopathische AV-Block Folge einer kongenitalen Entwicklungsstörung? Schweiz. med. Wochenschr. **111** (1981), 884–892
108. SCHUILENBURG, R. M., u. D. DURRER: Rate-dependency of functional block in the human His bundle and bundle branch-Purkinje system. Circulation **48** (1973), 526–540
109. SCHUILENBURG, R. M., u. D. DURRER: Problems in the recognition of conduction disturbances in the His bundle. Circulation **51** (1975), 68–74
110. SEBAG, C., G. MOTTE, P. PARIENTEU u. J. M. DAVY: Fragmentation du potentiel hisien apres extrastimulus auriculaire. Arch. Mal. Coeur et Vaiss. **74** (1981), 705–717
111. SEIPEL, L.: His-Bündel-Elektrographie und intrakardiale Stimulation. G. Thieme Verlag, Stuttgart 1978
112. SEIPEL, L., G. BREITHARDT u. F. LOOGEN: Die prognostische Bedeutung der HV-Zeit bei Patienten mit intraventrikulären Leitungsstörungen. Z. Kardiol. **68** (1979), 61–70
113. SIDDONS, H.: Death in long-term paced patients. Brit. Heart J. **36** (1974), 1201–1208
114. SOBRINO, J. A., J. F. SOTILLO, A. DEL RIO, N. SOBRINO u. I. MATE: Fascicular block within the His bundle. Chest **74** (1978), 215–218
115. SPANG, K.: Rhythmusstörungen des Herzens. G. Thieme Verlag, Stuttgart 1957
116. STEINER, C., S. H. LAU, E. STEIN, A. L. WIT, M. W. WEISS, A. N. DAMATO, J. I. HAFT, M. WEINSTOCK u. P. K. GUPTA: Electrophysiologic documentation of trifascicular block as the common cause of complete heart block. Amer. J. Cardiol. **28** (1971), 436–441
117. STRASBERG, B., F. AMAT-Y-LEON, R. C. DHINGRA, L. PALILEO, S. SWIRYN, R. BAUERNFEIND, C. WYNDHAM u. K. M. ROSEN: Natural history of chronic 2nd-degree atrioventricular block. Circulation **63** (1981), 1043–1049
118. WATANABE, Y., u. L. S. DREIFUS: Factors controlling impulse transmission with special reference to AV conduction. Amer. Heart J. **89** (1975), 790–803
119. WELLENS, H. J. J., K. I. LIE u. M. J.

JANSE (Hrsg.): The conduction system of the heart. Structure, function and clinical implications. H. E. Stenfert Kroese B.V., Leiden 1976

120. WIBERG, T. A., H. G. RICHMAN u. F. L. GOEBEL: The significance and prognosis of chronic bifascicular block. Chest **71** (1977), 329–334

121. WILLEMS, J. L., E. O. ROBLES DE MEDINA, R. BERNARD, P. COUMEL, C. FISCH, D. KRIKLER, N. A. MAZUR, F. L. MEIJLER, L. MOGENSEN, P. MORET, Z. PISA, P. M. RAUTAHARJU, B. SURAWICZ, Y. WATANABE u. H. J. J. WELLENS: Criteria for intraventricular conduction disturbances and pre-excitation. J. Amer. Coll. Cardiol. **5** (1985), 1261–1275

122. WYSE, D. G., J. H. MCANULTY, S. H. RAHIMTOOLA u. E. S. MURPHY: Electrophysiologic abnormalities of the sinus node and atrium in patients with bundle branch block. Circulation **60** (1979), 413–420

123. ZEPPILLI, P., R. FENICI, M. SASSARA, M. M. PIRRAMI u. G. CASELLI: Wenckebach 2nd-degree A-V block in top-ranking athletes: An old problem revisited. Amer. Heart J. **100** (1980), 281–284

124. ZIPES, D. P.: Second-degree atrioventricular block. Circulation **60** (1979), 465–472

125. ZIPES, D. P., J. J. HEGER u. E. N. PRYSTOWSKY: Sudden cardiac death. Amer. J. Med. **70** (1981), 1151–1154

10. Die extrasystolischen Dysrhythmien

Unter Mitarbeit von D. Pfeiffer

Die Extrasystolie ist die weitaus häufigste Herzrhythmusstörung und wird bei ausreichend langer Speicherdauer einer EKG-Langzeit-Registrierung sowohl bei Gesunden als auch Kranken in über 50% der Fälle nachgewiesen. Da das Symptom Extrasystolie ohne klinische Bedeutung, aber auch Präkursor maligner und sogar bedrohlicher Arrhythmien sein kann, ist die Beurteilung seiner Wertigkeit nicht immer leicht (2, 4, 6, 12, 13, 14, 16). So wird in der täglichen Praxis oftmals eine Behandlung eingeleitet, aus Furcht, eine risikobehaftete Situation zu übersehen (8). Wird jedoch im Einzelfalle die klinische Symptomatik und die Schwere des Grundleidens nicht berücksichtigt, erfolgt eine Therapie unbegründet und wird zu einer „EKG-Kosmetik". Hierbei ist zu bedenken, daß eine antiarrhythmische Pharmakotherapie in einer nicht unerheblichen Zahl der Fälle mit dem Risiko arrhythmogener Effekte verknüpft ist.

10.1. Definition, Ursachen und Einteilungsprinzipien

Die Extrasystole ist eine Kontraktion des gesamten Herzens oder eines Herzteils, die durch eine Erregung hervorgerufen wird, welche aufgrund ihres Ursprungsortes (ektop) oder des Zeitpunktes innerhalb der Diastole (vorzeitig) abnorm ist. Die häufige Extrasystolie interferiert mit dem dominierenden Rhythmus und hat im Regelfalle einen konstanten zeitlichen Abstand zur vorangehenden Herzaktion (Kupplungsintervall).

Die einer Extrasystole zugrunde liegenden elektrophysiologischen Mechanismen sind auf der Basis des EKG nur im Ausnahmefall hinreichend exakt interpretierbar. Eine didaktisch sehr gute Übersicht hierzu gibt Schamroth (15).

Während Parasystolien, Ersatzsystolen und akzelerierte ventrikuläre Rhythmen eindeutig auf einen fokalen Automatiemechanismus zurückgeführt werden können, gelingt dies bei Extrasystolen mit fixer Kupplung nicht. Deren Entstehung ist zumeist an den vorausgehenden Normalschlag gebunden. Somit muß bei Ausbleiben der Extrasystole während einer Asystolie (Abb. 10.1.) eine einmalige Kreiserregung oder eine getriggerte Automatie unterstellt werden. Eine Differenzierung beider Mechanismen ist zumeist nicht möglich.

Die Kenntnis der verschiedenen *ätiologischen Faktoren* erleichtert die klinische Beurteilung und Therapie der Extrasystolie (4). Neben einer vegetativen Labilität und einem Genußmittelabusus ist an zahlreiche kardiale und extrakardiale Ursachen zu denken (Tab. 10.1.). So können Infektionen, endokrine Störungen, Stoffwechselstörungen, endokrine und abdominelle Erkrankungen mit einer Extrasystolie einhergehen. Auch die Medika-

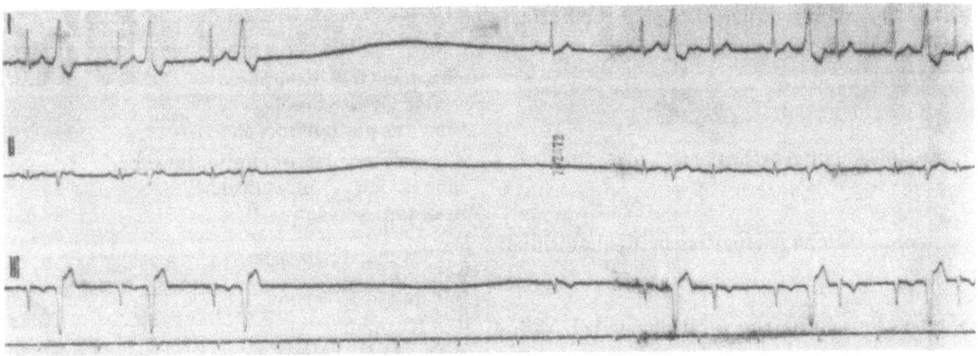

Abb. 10.1. Unterbrechung einer konstanten ventrikulären Extrasystolie bei einer durch Karotissinusmassage provozierten Vorhofasystolie. Die Extrasystolie ist an die Existenz der vorausgehenden Normalaktion gebunden.

Tabelle 10.1. Ursachen der Extrasystolie (4)

1. **Vegetative Labilität**
2. **Genußmittel**
   (Nikotin, Koffein)
3. **Kardiale Erkrankungen**
   Koronare Herzkrankheit
   Myokardinfarkt
   Karditis
   Vitien
   Cor pulmonale
   Herzinsuffizienz
   Kardiomyopathie
   Herztrauma
4. **Infektionen**
5. **Endokrine Störungen**
   Thyreotoxikose
   Phäochromozytom
6. **Abdominalerkrankungen**
   Hiatushernie
   Meteorismus
   ROEMHELDscher Symptomenkomplex
   Cholelithiasis
7. **Elektrolytstörungen**
   — Kaliummangel
8. **Elektrounfall**
9. **Pharmaka**
   Antiarrhythmika
   Glykoside
   Narkotika

tion von Glykosiden, Antiarrhythmika und Narkotika ist in der Lage, derartige Dysrhythmien zu provozieren. Aus diesem Grunde muß vor der Behandlung des Symptoms nach einer Grundkrankheit gesucht und deren Therapie vordergründig betrieben werden. Dies trifft in gleicher Weise für eine kardiale Erkrankung zu. So kann die Behandlung einer ischämischen Herzkrankheit, eines Vitiums oder einer Karditis sowie einer Herzinsuffizienz auch ohne Antiarrhythmikum das Symptom beseitigen.

Zur *Einteilung der Extrasystolie* können zahlreiche Phänomene benutzt werden (Tab. 10.2.). Zumeist jedoch wird die Extrasystolie aufgrund ihres Ursprungsortes in supraventrikuläre und ventrikuläre Formen gegliedert. Unter therapeutischem Blickwinkel schlägt HEINECKER (7) vor, unbedeutende von klinisch bedeutsamen Extrasystolen zu trennen. Unter der Überlegung, daß Extrasystolen zum Triggermechanismus weiterer und schwerer Arrhythmien werden können, scheint uns die Grobeinteilung auf der Basis des Entstehungsortes am sinnvollsten. Alle weiteren elektrokardiologischen und klinischen Aspekte und die spezielle Phäno-

Tabelle 10.2. Einteilungsprinzipien für Extrasystolen

1. deskriptiv:	schmaler QRS-Komplex breiter QRS-Komplex monomorph, polymorph
2. nach Erregungsursprung:	supraventrikulär — suprabifurkal ventrikulär — infrabifurkal monotop, polytop
3. nach elektrophysiologischem Mechanismus:	fokal Reentry getriggert
4. nach Beziehung zur vorausgehenden Aktion:	fixe Kupplung gleitende Kupplung
5. nach Beziehung zum Grundrhythmus:	kompensierend, nicht kompensierend interponiert Bigeminus, Trigeminus usw. 2:1- oder 3:1-Extrasystolie
6. nach Reaktion der Av-Leitung:	normal geleitet aberrierend blockiert
7. nach Induktionsmechanismus:	tachykardie- oder bradykardiebedingt belastungsinduziert
8. nach hämodynamischer Wirkung:	hämodynamisch wirksam frustran

menologie sollten erfaßt werden, um hierdurch eine Beurteilung der Wertigkeit, der Malignität und der Behandlungsbedürftigkeit zu erleichtern.

10.2. Elektrokardiologische Phänomene der Extrasystolie

Zahlreiche Phänomene werden sowohl bei supra- als auch bei ventrikulärer Extrasystolie beobachtet:

Ein regelmäßiger Wechsel von Sinusknoten-induzierter Aktion und Extrasystole wird als *Bigeminus* bezeichnet (Abb. 10.2. und 10.3.). Folgen jedem Normalschlag zwei bzw. drei Extrasystolen, spricht man von einem *Tri-* bzw. *Quadrigeminus* (Abb. 10.4. und 10.5.). Im Gegensatz hierzu wird ein Einfall einer Extrasystole nach zwei oder drei Normalaktionen als 2:1- oder 3:1-Extrasystolie bezeichnet (Abb. 10.6.). Gelegentlich kann während Sinusrhythmus oder absoluter Arrhythmie ein regelhaftes Auftreten von Extrasystolen nach bradykarden Zyklen beobachtet werden (Abb. 10.7.). Die Pause führt dann zwangsläufig zu einer Extrasystole und die postextrasystolische Pause nicht selten zu einer Bigeminuskette. Dieses Phänomen ist als „Bigeminusregel" benannt worden (15).

Häufig verkannt wird eine *Parasystolie.* Diese basiert auf dem elektrophysiologischen Substrat eines ektopen Automatieherdes, der zumeist mit langsamer Frequenz arbeitet. Seine Impulsabgabe ist durch einen unidirektionalen Eintrittsblock vor den Erregungen des Sinusknotens geschützt. Eine Parasystolie ist zumeist nur bei Vorliegen eines längeren EKG-Streifens mit Sicherheit nachweisbar. Die typischen Zeichen einer Parasystolie sind eine inkonstante oder *gleitende Kupplung* der ektopen Aktion an den vorausgehenden Normalschlag. Da der Automatieherd ungehindert durch den normalen Rhythmus entlädt, kommt es

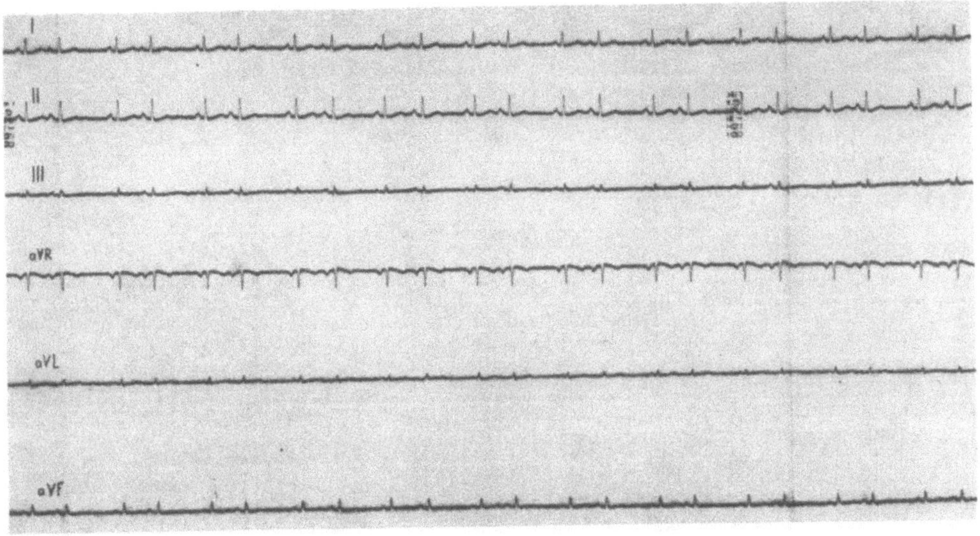

Abb. 10.2. Atrialer Bigeminus. Die P-Wellenmorphologie der Extrasystole unterscheidet sich im Vergleich zu der des Normalschlages am deutlichsten in den Ableitungen III und aVF.

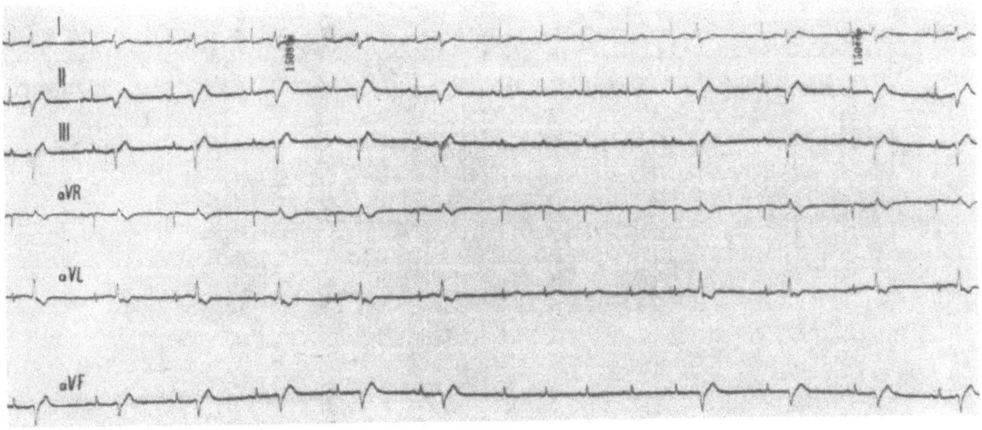

Abb. 10.3. Ventrikulärer Bigeminus.

zu einem Wettstreit zweiter Automatiezentren, wobei nur die momentanen Refraktäreigenschaften des Myokards darüber entscheiden, ob die Sinusknotenaktion, der parasystolische Fokus oder beide die folgende Aktion initiieren. So findet sich neben den typischen Kombinations- oder *Fusionssystolen* ein arithmetisches Zeitintervall zwischen den Parasystolen. Es kann bei Schwankungen bis zu 200 ms gleich sein oder das Doppelte, Drei- oder Vielfache betragen. Dieses Phänomen beweist eine Parasystolie (Abb. 10.8.).

Ist der Sinusknoten jedoch durch einen Eintrittsblock (Schutzblock) vor einer retrograden Depolarisation durch die ektope Entladung geschützt, entsteht das

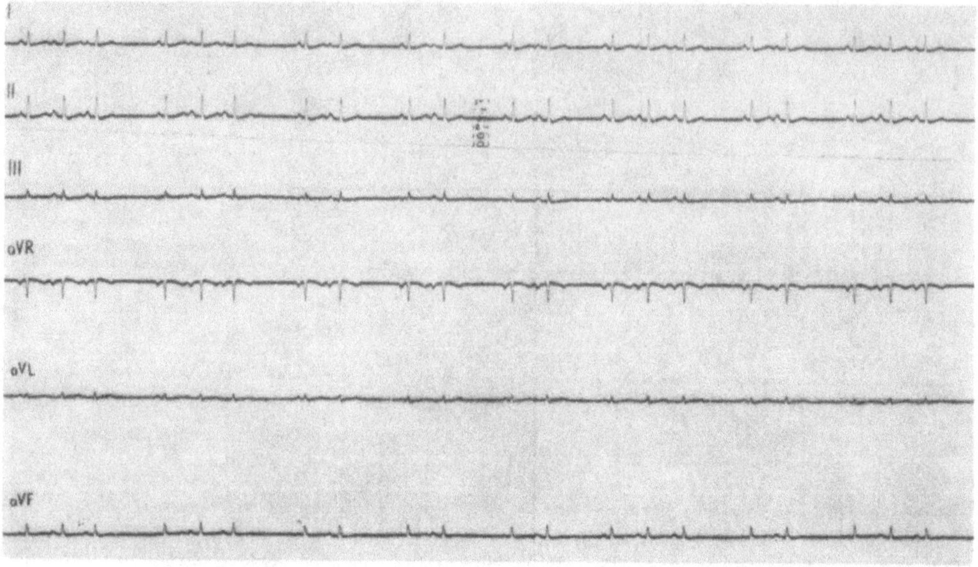

Abb. 10.4. Wechsel zwischen atrialem Bi- und Trigeminus. Kasuistik wie in Abb. 10.2.

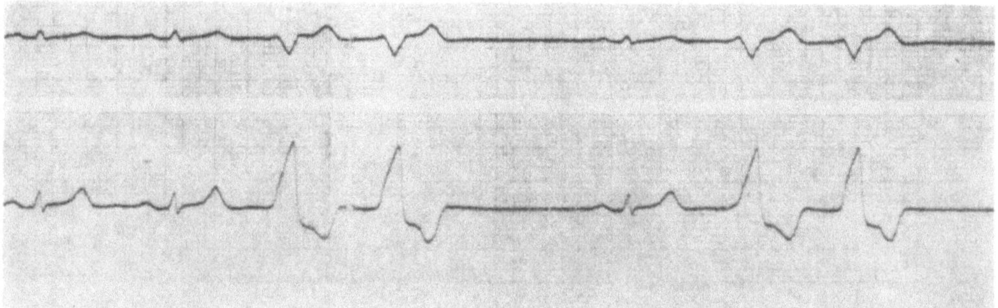

Abb. 10.5. Ventrikulärer Trigeminus.

elektrokardiographische Bild der *Interferenzdissoziation*.

Auf der Basis der formalen Analyse des QRS-Komplexes der Zusatzerregung werden Extrasystolen mit normalem von solchen mit verbreitertem Kammerkomplex unterschieden. Bei schmalem QRS-Komplex kann immer ein supraventrikulärer oder suprabifurkaler Ursprungsort angenommen werden. Im Gegensatz hierzu kann bei einem verbreiterten bzw. schenkelblockartig deformiertem QRS nicht ohne Vorbehalt ein ventrikulärer bzw. infrabifurkaler Erregungsursprung unterstellt werden. So können frühzeitig einfallende supraventrikuläre Extrasystolen

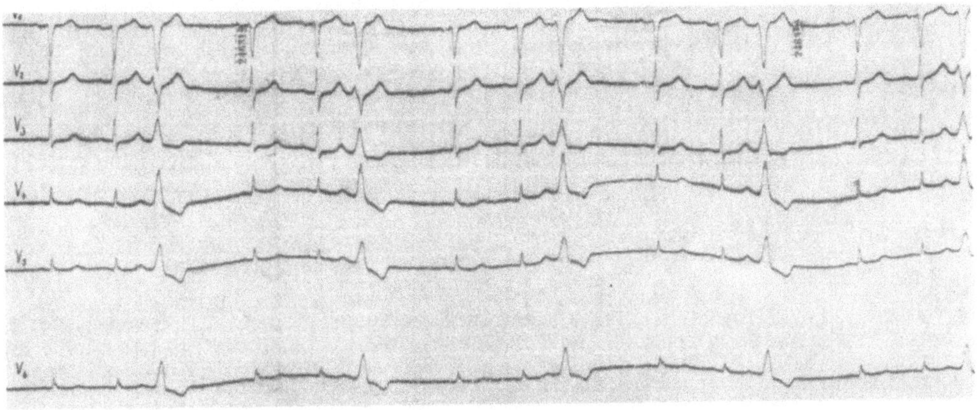

Abb. 10.6. Ventrikuläre 2:1-Extrasystolie. Je zwei normalen Aktionen folgt konstant eine Extrasystole.

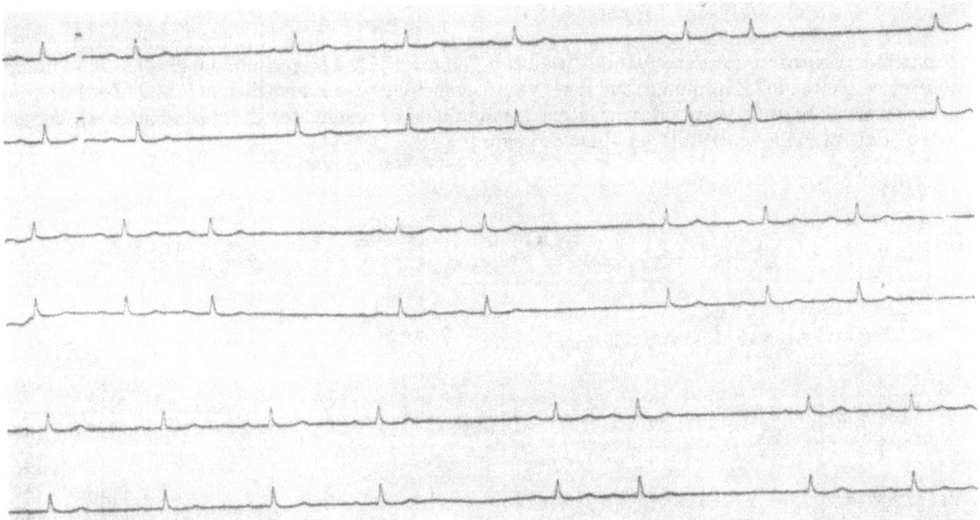

Abb. 10.7. Bradykardieinduzierte supraventrikuläre Extrasystolie. Es findet sich ein intermittierender Sa-Block 2. Grades. Nach den Pausen folgt häufig eine supraventrikuläre Extrasystole (oberer Streifen: vorletzte Aktion; mittlerer Streifen: 5. Aktion; unterer Streifen: 6. und 8. Aktion).

Teile des His-Purkinje-Systems refraktär vorfinden, in ihnen blockiert werden. Auf diese Weise erscheint der Kammerkomplex der Extrasystole deformiert. Dieses Phänomen ist auf einen funktionellen Block zurückzuführen und wird als *aberrierende Leitung* bezeichnet (Abb. 10.9.).

Da der rechte Schenkel bereits unter Normalbedingungen die längste effektive Refraktärzeit besitzt, findet sich zumeist eine rechtsschenkelblockartige Deformierung von QRS. Die Breite von QRS ist abhängig von der Vorzeitigkeit des supraventrikulären Extraschlages und von der

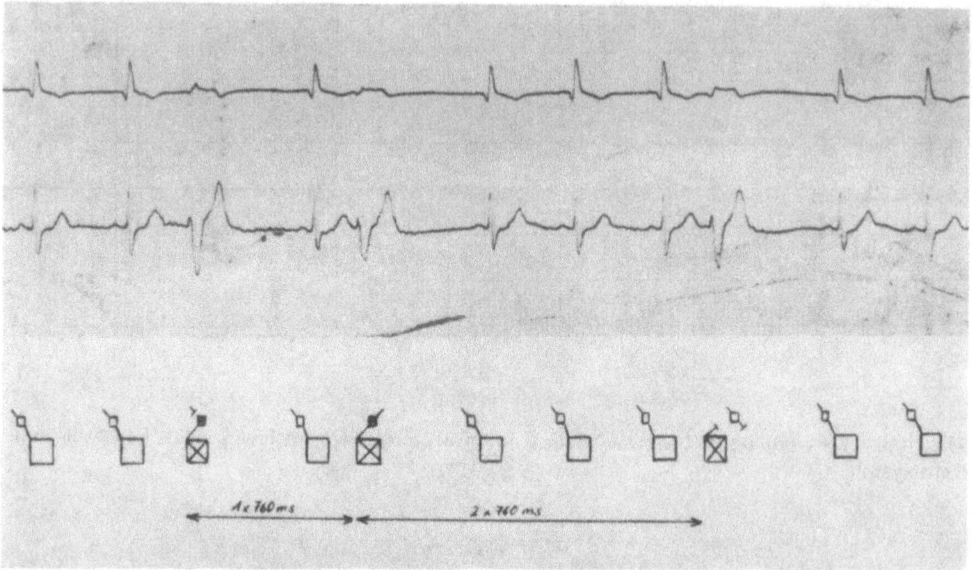

Abb. 10.8. Ventrikuläre Parasystolie während einer EKG-Langzeitaufzeichnung. Es findet sich eine gleitende Kupplung zu den vorausgehenden Normalschlägen. Das Zeitintervall zwischen zweiter und dritter Extrasystole beträgt das Doppelte der Zyklusdauer zwischen der ersten und zweiten ventrikulären Zusatzerregung.

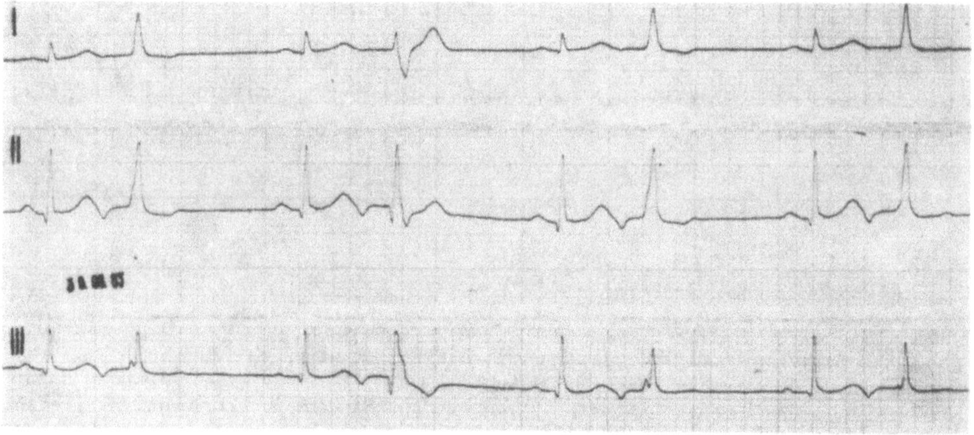

Abb. 10.9. Supraventrikuläre Extrasystolie mit aberrierender Leitung zu den Kammern.

Zyklusdauer der vorausgehenden Sinusaktion (Ashman-Phänomen).

Schwierigkeiten bereitet bisweilen die Differenzierung von Zusatzerregungen mit breitem QRS-Komplex während einer absoluten Arrhythmie. Diese können einerseits supraventrikulären Ursprungs und aberrierend geleitet sein oder andererseits auch als Kammerextrasystolie interpretiert werden. Die in Tabelle 10.3. aufgeführten Kriterien können bei der Entscheidungsfindung hilfreich sein.

Tabelle 10.3. Differentialdiagnose zwischen aberrierend geleiteten supraventrikulären Aktionen und ventrikulären Extrasystolen bei Vorhofflimmern oder -flattern

	aberrierende Leitung	Extrasystolie
Kupplungsintervall	zumeist gleitend überwiegend kurz	zumeist fix
Beziehung zwischen **Kupplungsintervall und Zykluslänge**	vorausgehende Periodendauer zumeist länger	keine Beziehung nachweisbar
Quotient aus **Kupplungsintervall und vorhergehender Zykluslänge**	je kleiner der Quotient, desto breiter QRS	Quotient beeinflußt die QRS-Breite nicht
QRS-Konfiguration	zumeist RSB rsR' in V_1	variabel
Intervall zum folgenden Schlag	nicht unbedingt länger als das mittlere RR-Intervall	zumeist länger
QRS-Konfiguration bei zwei aufeinander folgenden Aktionen	häufig mehrere in Folge bei identischer Konfiguration	zumeist solitär

Bei sehr frühzeitigem Einfall einer supraventrikulären Extrasystole kann die ektope Erregungswelle im Av-Knoten blokkiert werden (Abb. 8.4.). Die der Zusatzerregung folgende kompensierende Pause täuscht dann das Bild eines Sa-Blocks 2. Grades vor, wenn die innerhalb der T-Welle verborgene supraventrikuläre Aktion nicht erkannt wird (s. S. 204).

Extrasystolen können in den Sinusrhythmus *interponiert* sein, ohne die Zyklusdauer der folgenden Aktionen zu beeinflussen. Häufiger fällt jedoch die folgende Normalerregung aus. Aufgrund der Dauer der postextrasystolischen Pause im Vergleich zur Spontanperiodendauer kann entschieden werden, ob die Extrasystole den Sinusknoten retrograd und passiv depolarisiert hat — es handelt sich um eine *nichtkompensierende Pause* — oder ob eine Sinusknotenentladung fehlt — die Pause ist dann *kompensierend*.

Für das postextrasystolische Verhalten des Sinusrhythmus bei ventrikulären Extrasystolen ist die Stabilität der ventrikuloatrialen Leitung verantwortlich. Wird die Erregungswelle der Extrasystole retrograd im His-Purkinje-System oder dem Av-Knoten blockiert, und wird die nachfolgende Sinusknotenaktion anterograd geleitet, resultiert eine interponierte ventrikuläre Zusatzerregung (Abb. 10.10.). Oftmals ist jedoch an der PQ-Zeitverlängerung der nachfolgend geleiteten Aktion abzulesen, daß die Erregungswelle der Extrasystole retrograd in den Av-Knoten eingedrungen und die volle Erregbarkeit des Av-Knotens noch nicht eingetreten ist. Die verlängerte PQ-Zeit ist somit Ausdruck einer *verborgenen Leitung* (Abb. 10.10.). Gelegentlich findet sich jedoch auch ein Block der nachfolgenden Sinusaktion im Av-Knoten, da diese noch in die absolute Refraktärzeit fällt.

10.3. Klinische Bedeutung der supraventrikulären Extrasystolie

Supraventrikuläre Extrasystolen werden im Vergleich zu denen der Kammer hämodynamisch besser toleriert und oftmals vom Patienten nicht bemerkt. Sie sind häufiger Ausdruck einer vegetativen Labilität und endokriner Störungen (Tab. 10.1.). Während sie bei kardial Gesunden nicht unbedingt behandlungsbedürftig sind, können sie bei Patienten mit einer Insuffizienzkonstellation, schwerer koro-

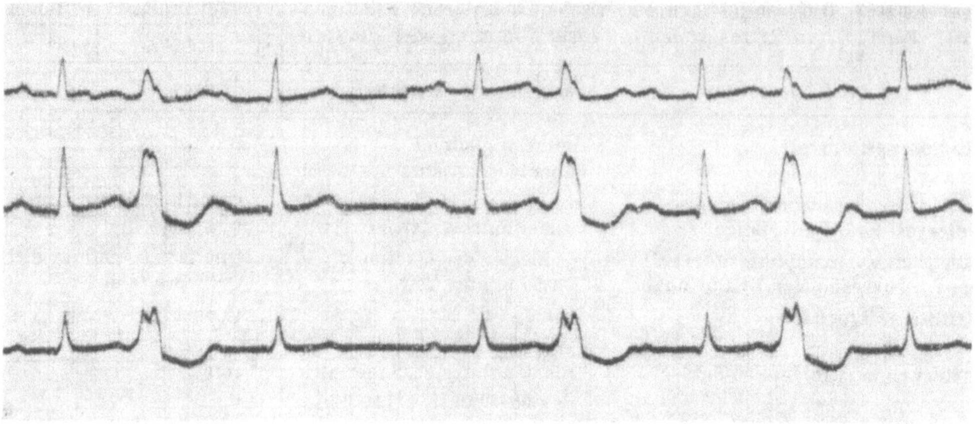

Abb. 10.10. Interponierte ventrikuläre Extrasystolie. Als Zeichen der von der Extrasystole ausgehenden Erregungswelle und deren Eindringen in den Av-Knoten findet sich eine verlängerte PQ-Zeit der sinusinduzierten Aktion nach der Zusatzerregung (Phänomen der verborgenen Leitung).

narer Herzkrankheit oder Kardiomyopathie und Vitien Präkursoren eines Vorhofflimmerns oder -flatterns sein. Dann ist eine Behandlungsindikation gegeben. Jedoch ist auch in diesen Fällen die Therapie der Grundkrankheit vorrangig. Dies trifft auch für eine akute Myokarditis zu, bei der eine Extrasystolie nicht selten neben einer Leistungsminderung und leichten Dilatation des Herzens das einzige elektrokardiographische Zeichen ist.

10.4. Klinische Bedeutung der ventrikulären Extrasystolie

Die Bewertung einer ventrikulären Extrasystolie hinsichtlich ihres Schweregrades, ihrer Bedeutung als Vorläufer maligner ventrikulärer Arrhythmien und ihrer Behandlungsbedürftigkeit ist oftmals schwierig. Dies trifft insbesondere für monotope ventrikuläre Extrasystolen (VES) in einer Häufigkeit von weniger als 30 VES pro Stunde zu. Klinisch bedeutsamer ist der Nachweis polytoper und paarweiser VES. In allen Fällen ist jedoch die Art und Schwere der kardialen Grundkrankheit zu berücksichtigen. So sind VES bei Patienten mit abgelaufenem Myokardinfarkt und großer Infarktnarbe bzw. Aneurysma oder bei Kranken mit fortgeschrittener Kardiomyopathie immer ernst zu nehmen, insbesondere dann, wenn sie polytopen Ursprungs sind (Abb. 10.11.) und salvenartig auftreten (Abb. 10.12.). Die Bedeutung des R-auf-T-Phänomens (10) als Zeichen einer Malignität der VES wurde inzwischen eingeschränkt, nachdem beobachtet werden konnte, daß Zustände von Kammerflimmern bzw. -flattern in gleicher Häufigkeit auch ohne ein extrem kurzes Kupplungsintervall der auslösenden VES eintreten (2, 3, 6, 14, 16). Diese Beobachtungen haben zu Kritiken an den von Lown und Wolf 1971 (12) vorgeschlagenen Malignitäts-Kriterien geführt (Tab. 10.4.). Aus unserer Sicht aussagekräftiger ist die von Myerburg et al. (14) erarbeitete Klassifikation, in der getrennt die Häufigkeit und die Form der VES berücksichtigt wird (Tab. 10.5.). Alle Einteilungsprinzipien lösen jedoch nicht das Problem, daß der Malignitätsgrad einer ventrikulären Extrasystolie entscheidend durch die Art und den Schweregrad der kardialen Grund-

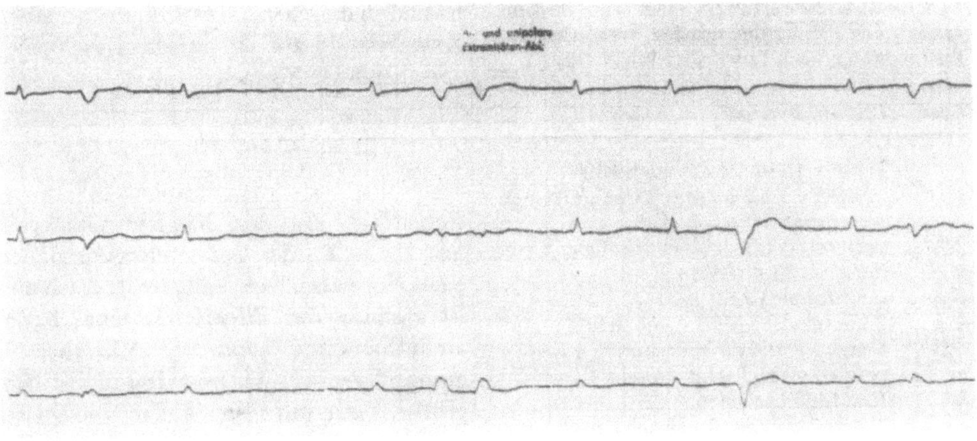

Abb. 10.11. Polytope ventrikuläre Extrasystolie.

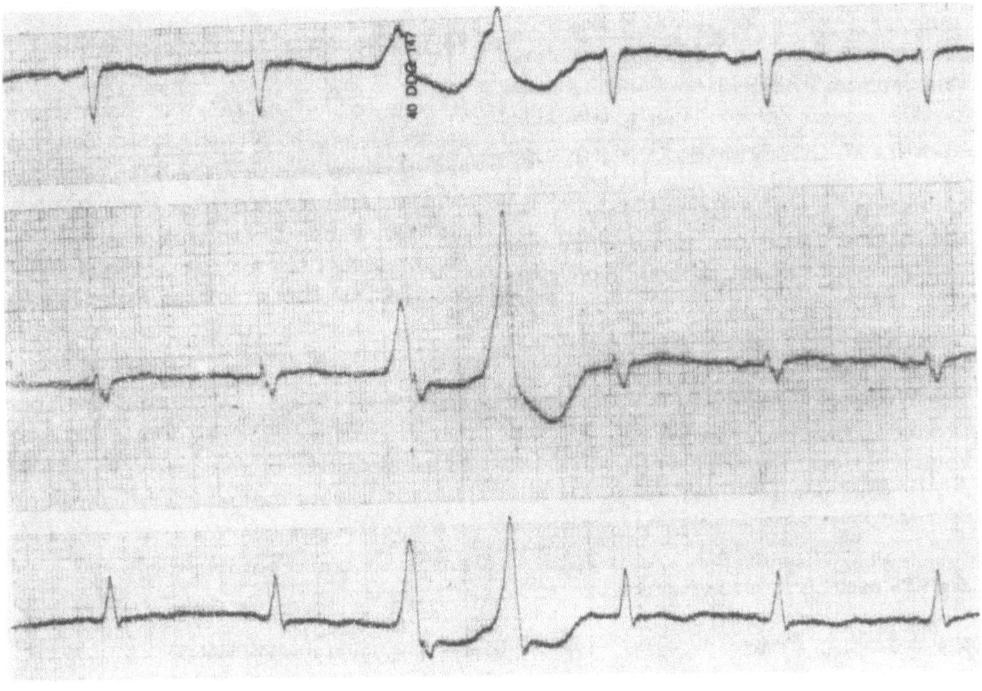

Abb. 10.12. Ventrikuläre Salven-Extrasystolie.

krankheit bestimmt wird (5, 16, 17) (siehe auch Kap. 12.5.).
Die Unterscheidung in VES mit links- bzw. rechtsschenkelblockartiger Deformierung des QRS-Komplexes ist klinisch von geringem Wert. Die Aussage, VES mit RSB-Konfiguration seien linksventrikulären Ursprungs, trifft sicher häufig zu. Im Gegensatz hierzu sind VES mit LSB-Konfiguration von QRS nicht regelhaft rechtsventrikulären Ursprungs. Lewis et al. (11) berichten, daß linksventrikuläre

Tabelle 10.4. Bewertungssystem zur Bestimmung des Malignitätsgrades ventrikulärer Extrasystolen nach LOWN und WOLF (12)

Grad	EKG-Kriterium
0	keine VES im 24-Stunden-EKG
1	uniforme VES in einer Häufigkeit von weniger als 30 pro Stunde
2	uniforme VES in einer Häufigkeit von mehr als 30 pro Stunde
3	multiforme VES
4 A	2 konsekutive VES („couplets")
4 B	3 und mehr als 3 konsekutive VES (ventrikuläre Tachykardien)
5	R-auf-T-Phänomen

VES häufiger bei Herzkranken vorkommen. Werden derartige VES nachgewiesen, sollte nach einer kardialen Erkrankung gesucht werden. Das Vorkommen rechtsventrikulärer VES bei Herzkranken deuten die Autoren als Zeichen einer zusätzlichen Schädigung des rechten Ventrikels. Ist dies nicht der Fall, kann die Extrasystolie unabhängig von der Herzerkrankung bestehen oder aber die rechtsventrikulär gedeutete VES ist tatsächlich linksventrikulären Ursprungs. Wir meinen, daß diese Einteilung klinisch unsicher und nur von sehr begrenztem Wert ist.

Der Wert des R-auf-T-Phänomens wurde bereits diskutiert. Unabhängig hiervon kommt jedoch dem Vorzeitigkeitsindex (VZI) eine gewisse Bedeutung für die hämodynamischen Auswirkungen einer Extrasystolie zu. Er errechnet sich entsprechend der Formel:

$$\mathrm{VZI} = \frac{Q_N - Q_{ES}}{Q_N - T_N}$$

wobei $Q_N - Q_{ES}$ dem Kupplungsintervall und $Q_N - T_N$ der Gesamterregungsdauer eines Normalschlages entspricht. Auch zur Beurteilung der Effektivität eines Antiarrhythmikums kann der VZI herangezogen werden. Wird der Index deutlich größer, kann unter Umständen eine Dosissteigerung des Antiarrhythmikums erfolgversprechend sein.

10.5. Therapie der Extrasystolie

Ist die Indikation zu einer Behandlung gegeben, vergeht oft eine lange Zeit, bis das effektive Antiarrhythmikum gefunden wird, da sich ein „gewisses Herumprobieren" (7) oftmals nicht vermeiden läßt.

Da differentialtherapeutische Empfehlungen nicht möglich sind, kann lediglich eine gewisse Rangfolge des Einsatzes von Antiarrhythmika gegeben werden:

Bei *supraventrikulären Extrasystolien* können Propranolol (3 × 25—40 mg/die) oder andere Beta-Rezeptorenblocker, Verapamil (4 × 80—120 mg/die) oder als Retardform

Tabelle 10.5. Klassifikation ventrikulärer Arrhythmien aufgrund der Häufigkeit und Form der VES nach MYERBURG et al. (14)

Klasse 0	keine VES	**Klasse A**	uniforme Morphologie
Klasse I	weniger als 1 VES pro Stunde	**Klasse B**	multiform, multifokal
Klasse II	1 bis 9 VES pro Stunde	**Klasse C**	repetitive Formen (Couplets, Salven) 3—5 repetitive VES
Klasse III	10 bis 29 VES pro Stunde	**Klasse D**	spontan endende ventrikuläre Tachykardie (mehr als 6 konsekutive Aktionen bis zu 30 Sekunden Dauer)
Klasse IV	mehr als 30 VES pro Stunde	**Klasse E**	nicht spontan endende Kammertachykardie in einer Dauer von länger als 30 Sekunden

in entsprechender Dosierung, Chinidin (3 × 250 mg/die), Ajmalin (4 × 50 mg/die), Disopyramid (3–4mal 100 mg/die) oder Propafenon (3 × 150–300 mg/die) eingesetzt werden.
Eine *ventrikuläre Extrasystolie* ist mit Chinidin (3 × 250 mg/die), Ajmalin (4 × 50 mg/die), Procainamid (4 × 250–500 mg/die), Disopyramid (4 × 100 mg/die), Mexiletin (3 × 200 mg/die) oder Propafenon (3 × 150–300 mg/die) behandelbar. Weitere therapeutische Möglichkeiten sind in Kapitel 6 dargestellt.

Literatur

1. ANDRESEN, D., E.-R. v. LEITNER, K. WEGSCHEIDER u. R. SCHRÖDER: Nachweis komplexer tachykarder ventrikulärer Rhythmusstörungen im Langzeit-EKG. Dt. med. Wochenschr. **107** (1982), 571–574
2. BIGGER, J. T.: Definition of benign versus malignant ventricular arrhythmias: Targets for treatment. Amer. J. Cardiol. **52** (1983), 47C–54C
3. BIGGER, J. T., F. M. WELD u. L. M. ROLNITZKY: Prevalence, characteristics and significance of ventricular tachycardia (three or more complexes) detected with ambulatory electrocardiographic recording in the late hospital phase of acute myocardial infarction. Amer. J. Cardiol. **48** (1981), 815–823
4. BÖRGER, H. H.: Bedeutung und Behandlung der Extrasystolie. Medizin. Klinik **72** (1977), 1661–1666
5. CALVERT, A., B. LOWN u. R. GORLIN: Ventricular premature beats and anatomically defined coronary heart disease. Amer. J. Cardiol. **39** (1977), 627–634
6. EL-SHERIF, N., R. J. MYERBURG, B. J. SCHERLAG, B. BEFELER, J. M. ARANDA, A. CASTELLANOS u. R. LAZZARA: Electrocardiographic antecedents of primary ventricular fibrillation: Value of the R-on-T phenomenon in myocardial infarction. Brit. Heart J. **38** (1976), 415–422
7. HEINECKER, R.: EKG in Praxis und Klinik. 11. Aufl., G. Thieme Verlag, Stuttgart–New York 1980
8. HUNT, D., u. P. KERTES: Arrhythmias: Common dilemmas in treatment. Drugs **22** (1981), 328–335
9. KINOSHITA, S.: Mechanisms of ventricular parasystole. Circulation **58** (1978), 715–722
10. KUANG-HUNG, T., A. SAMANT, K. B. DESSER u. A. BENCHIMOL: R on T or R on P phenomenon? Relation to the genesis of ventricular tachycardia. Amer. J. Cardiol. **44** (1979), 632–637
11. LEWIS, S., C. KANAKIS, K. M. ROSEN u. P. DENES: Significance of site of origin of premature ventricular contractions. Amer. Heart J. **97** (1979), 159–164
12. LOWN, B., u. M. WOLF: Approaches to sudden death from coronary heart disease. Circulation **44** (1971), 130–142
13. MOSS, A. J.: Clinical significance of ventricular arrhythmias in patients with and without coronary artery disease. Prog. Cardiovasc. Dis. **23** (1980), 33–52
14. MYERBURG, R. J., K. M. KESSLER, R. M. LUCERI, L. ZAMAN, R. G. TROHMAN, D. ESTES u. A. CASTELLANOS: Classification of ventricular arrhythmias based on parallel hierarchies of frequency and form. Amer. J. Cardiol. **54** (1984), 1355–1358
15. SCHAMROTH, L.: The physiological basis of ectopic ventricular rhythm: A unifying concept. In: SANDOE, E., D. G. JULIAN u. J. W. BELL (Hrsg.): Management of ventricular tachycardia – Role of mexiletine. Excerpta Medica, Amsterdam–Oxford 1978
16. SEIPEL, L., u. O. ICKRATH: Die prognostische Bedeutung der LOWN-Klassifikation ventrikulärer Rhythmusstörungen. Dt. med. Wochenschr. **110** (1985), 1617–1619
17. VLAY, S. C., u. P. R. REID: Ventricular ectopy: Etiology, evaluation and therapy. Amer. J. Med. **73** (1982), 899–913
18. WATANABE, Y., u. L. S. DREIFUS: Cardiac arrhythmias: Electrophysiologic basis for clinical interpretation. Grune & Stratton, New York–San Francisco–London 1977

11. Die supraventrikulären Tachykardien

Paroxysmale supraventrikuläre Tachykardien (PST) sind definiert als plötzlich beginnende und ebenso abrupt wieder endende Attacken mit beschleunigter Herzschlagfolge. Sie sind charakterisiert durch eine lange Anfallsanamnese und ein typisches Anfallsmuster. PST gehören noch immer zu den Problemen der kardiologischen Praxis. Sie überfallen den Patienten häufig ohne erkennbare Vorboten, machen ihn nicht selten infolge ihrer hämodynamischen Auswirkungen handlungsunfähig (56) und sind während der nachfolgenden Arztkonsultation nicht mehr nachweisbar. So beginnen die Probleme mit der elektrokardiographischen Dokumentation und Diagnose einer PST. Auch ist der Weg zu einer effektiven Rezidivprophylaxe in vielen Fällen recht lang. Hieran hat auch die stete Erweiterung der Palette neuer und stark wirksamer Antiarrhythmika wenig geändert. Trotz Ausschöpfung aller medikamentösen Behandlungsmöglichkeiten bleiben einige Patienten mit PST ineffektiv eingestellt (18, 23, 48, 55, 75, 83, 90, 94, 102, 126, 130). In diesen Problemfällen kann unter gewissen Voraussetzungen die Implantation eines tachykardieterminierenden Schrittmachers erfolgreich sein (67, 78, 96, 97, 116, 126, 137, 138, 148). Bei malignen Formen der PST werden gegenwärtig vermehrt transvenöse Ablationstechniken oder operative Verfahren am offenen Thorax eingesetzt.

Im vorliegenden Kapitel sollen unsere Erfahrungen zur Diagnostik und Therapie paroxysmaler Tachykardien dargestellt werden. Sie basieren auf den Ergebnissen von insgesamt 1000 in den Jahren 1978 bis 1985 klinisch und invasiv untersuchten und ambulant behandelten Patienten.

11.1. Klinische Diagnostik paroxysmaler Tachykardien

Die überwiegende Zahl der Patienten ist von dem Erlebnis einer PST stark beeindruckt; sie erleben derartige Attacken zumeist als bedrohlich (161, 174). So sind sie in der Lage, recht detaillierte Angaben zur Anamnese zu machen, aus denen der Erfahrene vielfältige Schlüsse ziehen kann. Typisches Merkmal einer PST sind ein plötzlicher Beginn und ein plötzliches Ende („als ob jemand das Herzjagen ein- und wieder ausschaltet“). Auch die Beschreibung der Tachykardie und die subjektiven Empfindungen können diagnostisch gewertet werden. Die Beantwortung der Frage: „Schlägt das Herz im Anfall gleichmäßig oder völlig unregelmäßig?“, kann eine gewisse Unterscheidung zwischen einer klassischen PST oder einem paroxysmalen Vorhofflimmern bzw. -flattern zulassen. Vorhofflimmern wird von den Kranken oft als „Poltern“, „Blubbern“, „Rattern“ oder auch „Eiern“ des Herzens bezeichnet. Eine PST benennen die Patienten mit „Rasen“ oder „Jagen“. So berichtete ein Patient mit WPW-Syndrom: „Ich habe zwei Arten von Herzjagen, zuerst jagt es, dann eiert es.“ Es handelte sich um die Kombination einer typischen WPW-Tachykardie mit einem Vorhofflimmern.

Die Patienten können ferner Aussagen machen zu potentiell auslösenden und beendenden Umständen und zur ungefähren Herzfrequenz. Tritt die Arrhythmie vornehmlich am Abend auf, nachts oder am frühen Morgen, also zu Zeiten der vegetativen Umschaltung, und ist die Herzschlagfolge unregelmäßig, so handelt es sich mit hinreichender Sicherheit um ein paroxysmales Vorhofflimmer-flattern. Führt ein plötzlicher Lagewechsel (Bücken, schnelles Aufstehen) zur Auslösung einer PST, ist die Arrhythmie von regelmäßig schneller Rate und läßt sie sich durch Vagusreizmanöver (Brechreiz, Karotissinusmassage, Bulbusdruck, Valsalva) beenden, kann eine klassische PST unterstellt werden.

Kann eine PST beobachtet werden, hilft auch die klinische Untersuchung weiter. Die Regelmäßigkeit kann direkt geprüft werden. Bei AV-Tachykardien findet sich ein typisches Zeichen, das durch die gleichzeitige Kontraktion von Vorhöfen und Kammern bedingt ist. Die Kontraktion der Vorhöfe gegen die geschlossenen AV-Klappen führt zu einem positiven Halsvenenpuls synchron zur Kammerkontraktion (10, 16, 26, 143).

Steht ein Anfalls-EKG zur Verfügung, kann eine Verdachtsdiagnose gestellt werden. In Abbildung 11.1. sind die typischen Muster der PST zusammengestellt. Sie unterscheiden sich hinsichtlich ihrer Frequenz, der Polarität der P-Welle und deren Lage zwischen den QRS-Komplexen. In vielen Fällen ist jedoch eine P-Welle, insbesondere für den Ungeübten, schwer erkennbar. Wird der Arzt mit einem Anfall konfrontiert, ist es daher sinnvoll, die P-Welle durch eine Ösophagus-Ableitung (38, 48, 52, 70) oder durch eine über die V. cubitalis einschwemmbare Elektrode transparent zu machen. Ist die P-Welle positiv, wechselsinnig oder auch selten negativ zwischen den QRS-Komplexen erkennbar, ist die Frequenz im Vergleich zu anderen PST relativ langsam (120—150/min) und findet sich innerhalb kurzer Zeiteinheiten ein häufiger Wechsel in den Sinusrhythmus, handelt es sich zumeist um eine **fokale PST** (137). Charakteristisch für diese Form ist ferner, daß bereits die erste P-Welle hinsichtlich ihrer Konfiguration mit allen folgenden identisch ist und die Frequenz zu Beginn leicht ansteigt und kurz vor Beendigung wieder abnimmt.

Sind die P-Wellen positiv oder wechselsinnig, selten auch negativ eindeutig zwischen zwei QRS-Komplexen erkennbar, die PQ- bzw. AV-Zeit und die VA-Zeit etwa gleich lang und liegt die Frequenz zwischen 130 und 160/min, muß eine PST infolge **Erregungskreisen auf Sinusknoten- oder Vorhofebene** angenommen werden (24, 61, 42, 104). In der überwiegenden Zahl der Fälle handelt es sich bei diesen Patienten um symptomatisch Herzkranke mit vergleichsweise kurzer Tachykardieanamnese.

Ist im Tachykardie-EKG keine P-Welle sichtbar und kann durch Registrierung einer Ösophagus- oder Vorhofableitung bestätigt werden, daß P innerhalb von QRS verborgen ist (16, 168, 171), kann eine **AV-Reentry-Tachykardie** im Sinne eines Av-Knoten-Reentry oder einer Kreistachykardie über einen atrio-nodalen Bypass (James-Faser) diagnostiziert werden. Dies ist unter allen PST der häufigste Tachykardiemechanismus. Bei einer zumeist langen Anfallsanamnese und ohne kardiale Grundkrankheit erreicht die PST Frequenzen zwischen 150 und 220/min (10).

Findet sich im Intervall-EKG eine Delta-

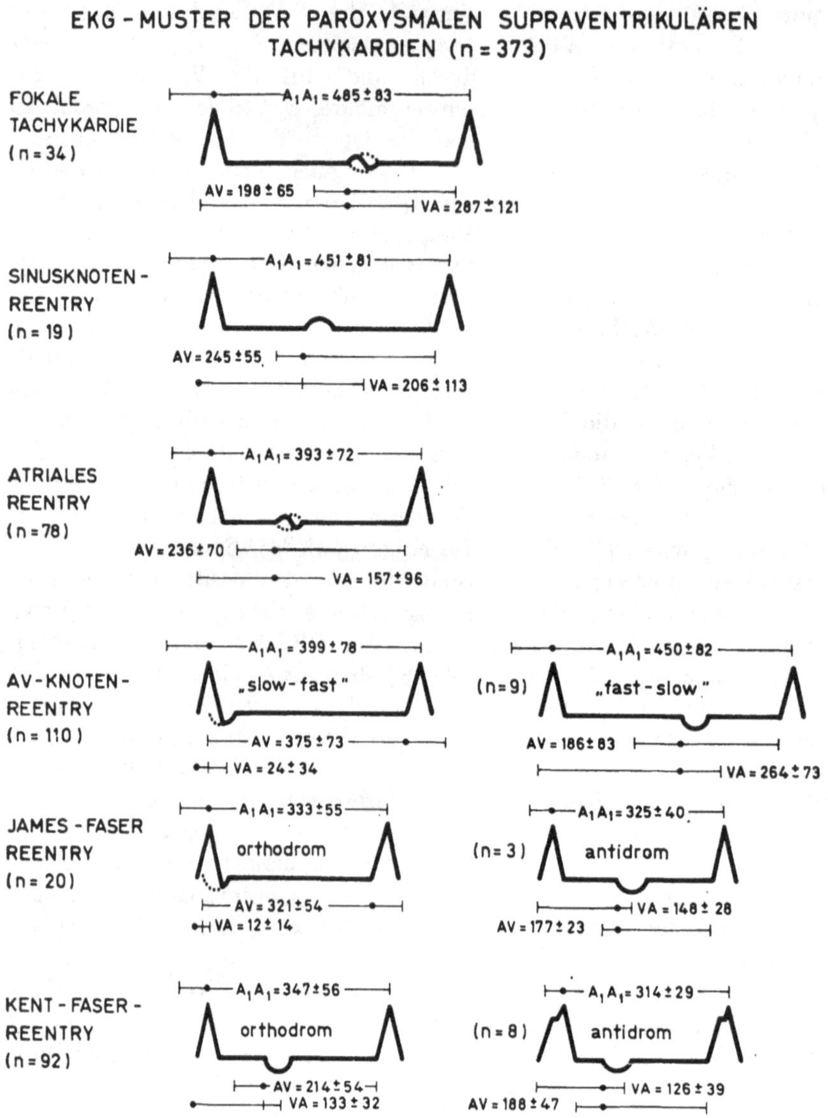

Abb. 11.1. Schematische Darstellung der typischen EKG-Muster paroxysmaler supraventrikulärer Tachykardien. Die Parameter Zyklusdauer, AV- und VA-Zeit wurden auf der Basis der invasiv ermittelten Werte bestimmt ($\bar{x} \pm s$).

Welle, können anamnestisch geschilderte bzw. dokumentierte Tachykardien im Regelfalle auf eine **WPW-Tachykardie** zurückgeführt werden. Diese ist durch Frequenzen zwischen 150 und 220/min und dem QRS-Komplex folgende negative P-Wellen charakterisiert (Abb. 11.1). Derartige PST finden sich jedoch auch bei Patienten, bei denen niemals eine Delta-Welle gefunden wurde (maskiertes oder verborgenes WPW-Syndrom, 82, 115). Es ist jedoch zu bedenken, daß beim WPW-Syndrom auch andere Tachykardieformen auftreten können (Vorhofflimmer-flattern,

atriale Tachykardie), ohne daß jemals klassische WPW-Tachykardien beobachtet werden (13, 62, 63, 79, 132, 135).
Mitunter schwierig ist die Beurteilung von **Tachykardien mit breitem Kammerkomplex** (QRS > 120 ms). Sie werden primär oft als Kammertachykardie eingestuft (3, 45, 80). Diese Fehlinterpretation führt dann zwangsläufig zu falschen therapeutischen Schlußfolgerungen. Neben der Diagnose einer ventrikulären Tachykardie sind zwei weitere Mechanismen in Rechnung zu stellen: Unter jeder PST und einem Vorhofflattern (2:1-Überleitung) kann es durch Ermüdung der distalen bzw. intraventrikulären Erregungsleitung zu einem funktionellen oder frequenzabhängigen Schenkelblock kommen (Abb. 11.2.). In seltenen Fällen wird beim WPW-Syndrom die atrio-ventrikuläre akzessorische Bahn (Kent-Faser) für die anterograde Leitung benutzt. Bei der letztgenannten Form (antidrome Tachykardie des WPW-Syndrom) ist jedoch auch unter der PST durch den trägen Anstieg von QRS mit Delta-Welle ein WPW-Syndrom diagnostizierbar (Abb. 11.3.). Dies trifft auch für eine schnelle Überleitung eines Vorhofflimmerns oder -flatterns über den Bypass zu. Auch ist bei der oft bedrohlichen Arrhythmie eine nicht ganz rhythmische Überleitung auf die Kammern zu beobachten.
Im Zweifelsfalle kann zur Unterscheidung einer PST mit Schenkelblock oder einer atypischen Tachykardie beim WPW-Syndrom der Nachweis der P-Welle (Ösophagus- oder atriales Elektrogramm) differentialdiagnostisch Klärung bringen.
An eine Kammertachykardie ist zu denken, wenn anamnestisch eine ischämische Herzkrankheit mit Myokardinfarktanamnese vorliegt. In diesem Fall findet sich elektrokardiographisch eine Dissoziation von Vorhöfen und Kammern (Abb. 11.4.).
Zur vorläufigen Diagnose einer PST ist es sicher sinnvoll, sich die typischen EKG-Muster der verschiedenen Tachykardieformen (Abb. 11.1) einzuprägen.
Bei allen Patienten mit paroxysmalen Tachykardien sollte es nicht versäumt werden, auch wenn die Anfallsanamnese sehr weit zurück reicht, nach einer kardialen oder extrakardialen Grundkrankheit zu fahnden. Oftmals geben sich ins-

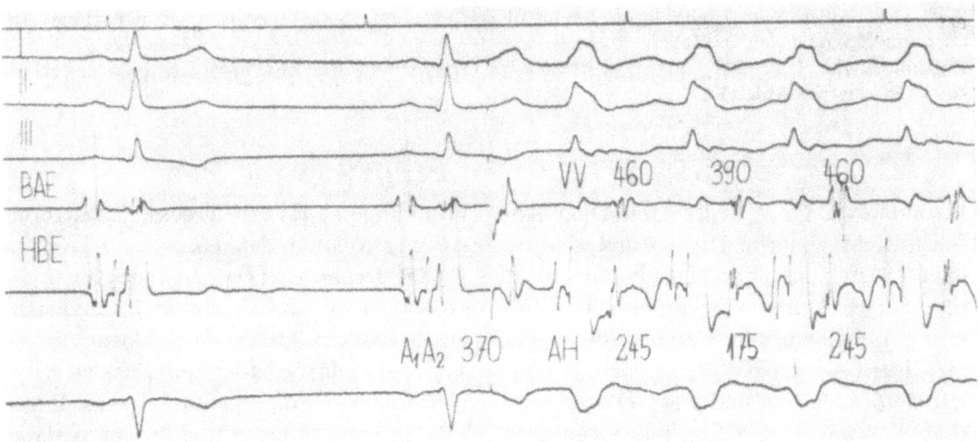

Abb. 11.2. Artifiziell induzierte paroxysmale supraventrikuläre Tachykardie mit Linksschenkelblock bei einem Patienten mit verborgenem WPW-Syndrom.
Einthoven-Abl. I bis III, bipolares atriales (BAE) und His-Bündel-Elektrogramm (HBE) sowie Goldberger Abl. aVR.

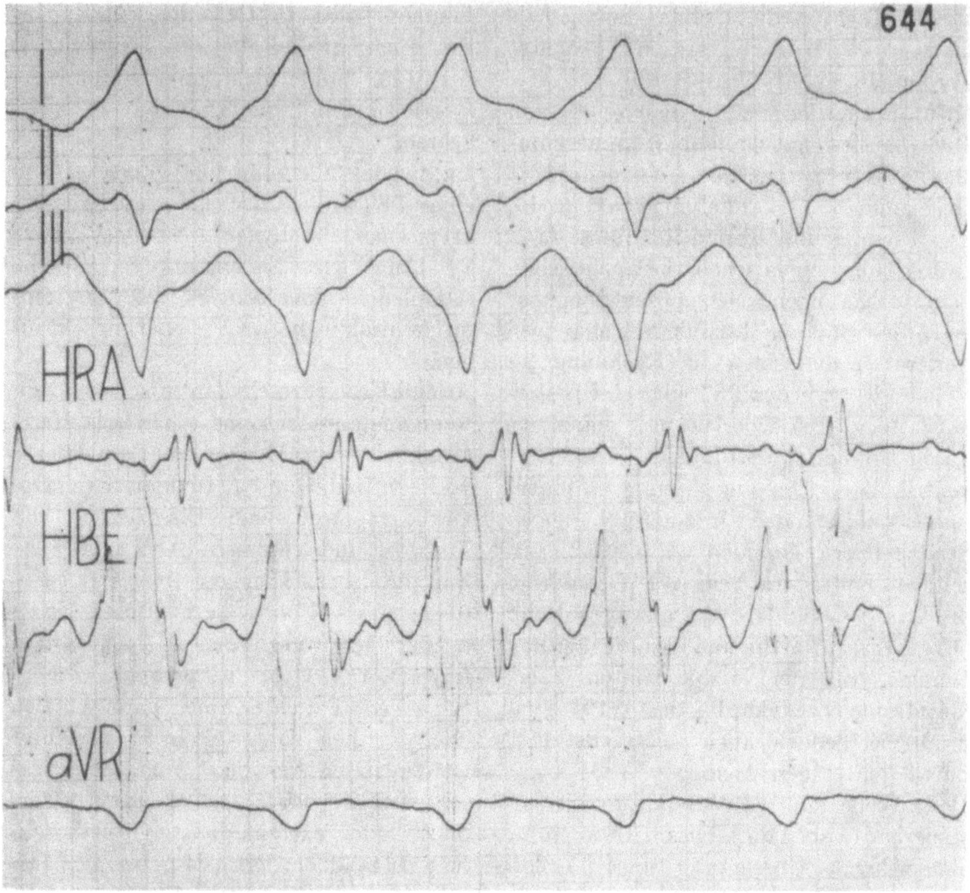

Abb. 11.3. Antidrome Tachykardie beim WPW-Syndrom. Charakteristisch ist der träge Anstieg zur R-Zacke (Delta-Welle).
Einthoven-Abl. I bis III, hohes rechtsatriales (HRA) und His-Bündel-Elektrogramm (HBE) sowie Goldberger Abl. aVR.

besondere junge Patienten mit einer Anfallsunterbrechung zufrieden und sind an einer weiterführenden Diagnostik nicht interessiert. Durch eine gründliche klinische Untersuchung, die durch die Dokumentation eines EKG, einer Röntgenaufnahme des Thorax und einer Echokardiographie ergänzt wird, sollten Vitien, ein Mitralklappenprolaps, Vorhofvergrößerungen und Störungen der Kontraktilität und Pumpfunktion (Kardiomyopathie) ausgeschlossen werden. An extrakardiale Erkrankungen (Hyperthyreose, Elektrolytstörungen) ist zu denken.

Es ist ferner wichtig, das prognostische Risiko einer paroxysmalen Tachykardie einzuschätzen. Dies erscheint bedeutungsvoll bei lang anhaltenden atrialen Dysrhythmien (Emboliegefahr), bei PST von sehr hoher Frequenz und langer Anfallsdauer (hämodynamische Insuffizienz) und beim WPW-Syndrom (maligne Arrhythmien bei Vorhofflimmern mit schneller Überleitung über den Bypass). Bei allen

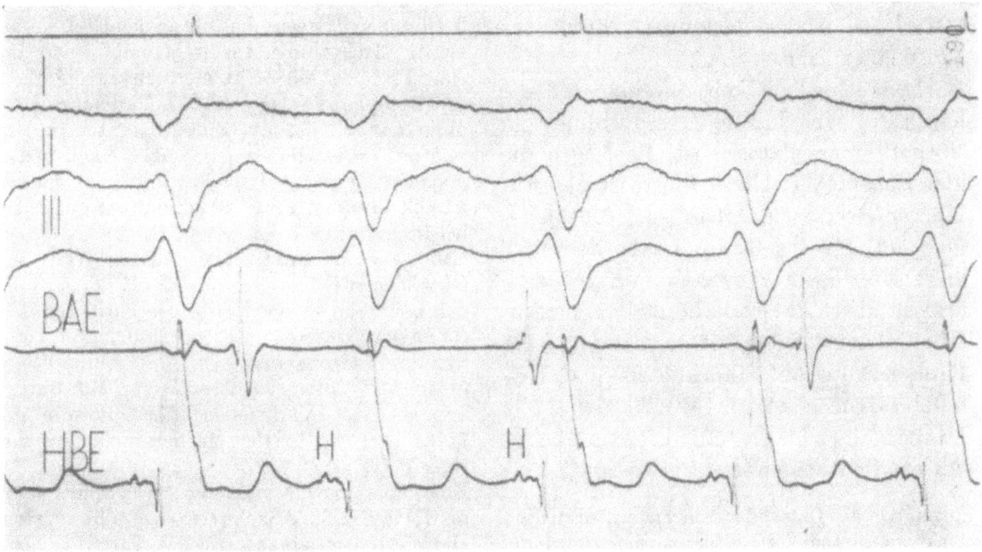

Abb. 11.4. Ventrikuläre Tachykardie mit relativ langsamer Frequenz (Zyklusdauer 480 ms). Die av-Dissoziation ist im Oberflächen-EKG nur schwer erkennbar: sie wird jedoch im BAE deutlich.
Ableitungsprogramm siehe Abbildung 11.2.

Kammertachykardien muß das potentielle Risiko eines plötzlichen Herztodes bedacht werden.

Ist eine **PST nicht dokumentierbar,** sollte in allen therapierefraktären und hämodynamisch bedrohlichen Formen eine exakte Diagnose des Mechanismus der Tachykardie angestrebt werden. Hier bringen auch häufige EKG-Langzeitaufzeichnungen nur selten Erfolg (77). Bei diesen Patienten ist daher ein invasives Vorgehen indiziert. Mittels His-Bündel-Elektrographie in Verbindung mit gezielter atrialer und ventrikulärer Stimulation gelingt es, eine auf Erregungskreisen basierende PST artifiziell zu induzieren und auch wieder zu beenden (29, 76, 158). Die Art und Lokalisation des Reentry-Kreises werden bestimmbar. Ferner können aus den Daten der Leitungs- und Refraktäreigenschaften der an der Kreiserregung beteiligten Strukturen Rückschlüsse auf die medikamentöse Therapie gezogen werden (38, 48, 119, 153). Es ist sogar möglich, bereits unter der Untersuchung die Effektivität eines Medikamentes zu prüfen. Eine effektive Rezidivprophylaxe kann vorhergesagt werden, wenn unter Therapie keine PST artifiziell induzierbar sind. Die für die Programmierung eines tachykardieterminierenden Schrittmachers erforderlichen Daten (Erkennungsfrequenz, Stimulationsort, Anzahl und Frequenz der erforderlichen Reize), sind ausschließlich mit dieser Methode zu gewinnen. Durch zusätzliche Anwendung von Mapping-Techniken (51, 133) können akzessorische Leitungsbahnen oder fokale Herde lokalisiert werden und sind in therapierefraktären Fällen einer transvasalen Katheterablation oder einer chirurgischen Intervention am offenen Thorax zugängig.

11.2. Häufigkeit der verschiedenen Tachykardieformen

Die Angaben zur Häufigkeitsverteilung der verschiedenen Mechanismen einer Tachykardie schwanken in weiten Gren-

zen. Diese sind determiniert durch das Profil einer Einrichtung.
Es besteht jedoch kein Zweifel, daß die häufigste tachykarde Dysrhythmie ein Vorhofflimmer-flattern ist. Es folgen die klassischen PST. Unter ihnen ist das Av-Knoten-Reentry der häufigste Mechanismus (76) (40 bis 60%). Unter den PST an zweiter Stelle rangiert das Erregungskreisen über akzessorische atrio-ventrikuläre Bahnen (20 bis 35%). Während eine Kreiserregung auf Sinusknoten- und Vorhofebene in etwa ein Viertel der Fälle Ursache einer PST ist, sind fokale Tachykardien deutlich seltener (etwa 10%).

Legen wir die Daten der von uns untersuchten 1000 Patienten mit Tachykardie zugrunde, ergibt sich folgendes Bild (Tab. 11.1.): 555 Kranke litten unter einem paroxysmalen Vorhofflimmer-flattern; dieses war nicht selten die zweite Arrhythmieform in Kombination zu einer PST oder einer Kammertachykardie. Eine AV-Tachykardie lag bei 227 Patienten vor; diese war auf ein Av-Knoten-Reentry in 197 und auf eine Kreiserregung über einen atrionodalen Bypass (James-Faser) in 30 Fällen zurückzuführen. Ein WPW-Syndrom fand sich bei insgesamt 116 Patienten. Nur in 54 dieser Fälle war im Intervall eine Delta-Welle im Oberflächen-EKG nachweisbar. Es muß folglich bei mehr als der Hälfte der Patienten mit einem maskierten oder verborgenen WPW-Syndrom gerechnet werden. 108 Kranke litten unter PST infolge Kreiserregung auf Sinusknoten- oder Vorhofebene. Lediglich in 48 Fällen war ein fokaler Mechanismus Ursache einer PST.
Eine Kombination mehrerer Arrhythmien war in 31,4% der Fälle nachweisbar. Am häufigsten alternierten miteinander WPW-Tachykardien, ein sinu-atriales Reentry und eine AV-Reentry-Tachykardie mit einem Vorhofflimmer-flattern.

Tabelle 11.1. Häufigkeitsverteilung paroxysmaler Tachykardien und ihres kombinierten Auftretens unter 1000 Patienten

	FOKALE TACHYKARDIE	SINUSKNOTEN-REENTRY	ATRIALES REENTRY	AV-KNOTEN-REENTRY	JAMES-FASER-REENTRY	KENT-FASER-REENTRY	VORHOFFLIMMERN, -FLATTERN	VENTRIKULÄRE TACHYKARDIE
FOKALE TACHYKARDIE	**48**	1	–	1	–	–	9	1
SINUSKNOTEN-REENTRY	1	**21**	1	–	–	–	5	–
ATRIALES REENTRY	–	1	**87**	6	3	6	37	3
AV-KNOTEN-REENTRY	1	–	6	**197**	–	3	55	9
JAMES-FASER-REENTRY	–	–	3	–	**30**	2	4	–
KENT-FASER-REENTRY	–	–	6	3	2	**116**	51	–
VORHOFFLIMMERN -FLATTERN	9	5	37	55	4	51	**570**	28
VENTRIKULÄRE TACHYKARDIE	1	–	3	9	–	–	28	**155**

Auch eine Kombination mehrerer Formen des Erregungskreisens wurde beobachtet ($n = 21$); bei drei Patienten fanden sich sogar drei unterschiedliche Kreiserregungen.

11.3. Das paroxysmale Vorhofflimmern und -flattern

Die paroxysmalen atrialen Dysrhythmien sind häufigste Ursache einer anfallsartigen Tachykardie. Ein isoliertes Vorhofflimmern (VF) überwiegt im Vergleich zum isolierten Vorhofflattern (VFL); jedoch wird auch nicht selten ein Wechsel zwischen beiden Formen der atrialen Dysrhythmie festgestellt. Während diese Arrhythmie diagnostisch nur sehr selten Probleme bereitet, ist sie oft therapierefraktär. Die Behandlung ist durch die Kombination mit bradykarden Herzrhythmusstörungen bisweilen problemreich, da durch negativ chrono- und/oder dromotrope Effekte vieler Antiarrhythmika eine medikamentöse Therapie limitiert wird (Bradykardie-Tachykardie-Syndrom). Ferner ist der Behandlungserfolg wesentlich von der Schwere der Grundkrankheit und deren Beeinflussung abhängig.

Während zu den anderen Tachykardieformen bereits wertvolle Informationen zu den Mechanismen ihrer Entstehung und Perpetuierung erarbeitet wurden, sind beim VF und VFL noch zahlreiche Fragen ungeklärt. Der Brückenschlag von tierexperimentell erhobenen Befunden zur klinischen Alltagspraxis konnte noch nicht vollzogen werden.

11.3.1. Elektrokardiologische Grundlagen

Ein Vorhofflimmer-flattern kann permanent vorliegen oder aber auch in unterschiedlich großen Intervallen paroxysmal auftreten. Es manifestiert sich als reines Vorhofflattern (VFL) oder auch als reines Vorhofflimmern (VF). Nicht selten ist jedoch auch ein steter Wechsel zwischen Flimmern und Flattern (VF/VFL) zu beobachten. Während ein VF elektrokardiographisch oftmals nur eine Unruhe der Isoelektrischen, insbesondere in der Ableitung V_1, bedingt, und die Erregungsleitung zu den Kammern in weiten Grenzen schwanken kann, findet sich beim VFL ein typisches Sägezahnmuster. Beim VFL kann die Überleitung mit einem 2:1- oder 3:1-Av-Block einhergehen; die Kammererregung erfolgt in diesen Fällen rhythmisch.

Im intraatrialen Elektrogramm manifestiert sich das VF als ein chaotisches Erregungsmuster mit Spikes unterschiedlicher Amplitude und Dauer (Abb. 11.5.); es sind keine geordneten hochfrequenten Vorhofaktionen abgrenzbar. Beim VFL kehrt jede schnelle atriale Erregung zur Isoelektrischen zurück, so daß alle Einzelaktionen voneinander trennbar sind (Abb. 11.6.). Die Zyklusdauer des VFL liegt zwischen minimal 180 und maximal 350 ms und geht im oberen Bereich nahtlos in den Befund eines atrialen Reentry über.

Einem Vorschlag Prinzmetals folgend wird von einigen Autoren (44, 49, 54, 69, 134) ein gewöhnlicher Typ („common type“) mit negativen P-Wellen in den Ableitungen II, III und aVF (Abb. 11.7.) von einem seltenen Typ („uncommon type“) mit positiven P in diesen Ableitungen (Abb. 11.8.) unterschieden. Aus unserer Sicht hat diese Einteilung ausschließlich deskriptiven Charakter und ist klinisch und differentialtherapeutisch wertlos.

Bedeutungsvoller erscheint uns eine Unterteilung des VFL in die Typen I und II nach Waldo et al. (151, 152). Der Typ I ist charakterisiert durch Frequenzen zwischen 240 und 340/min und kann nach Waldo immer durch eine schnelle Stimulation im oberen Vorhof terminiert werden. Typ II des VFL hat Frequenzen zwischen 340 und 430/min und ist durch eine atriale Elektrostimulation nicht beeinflußbar.

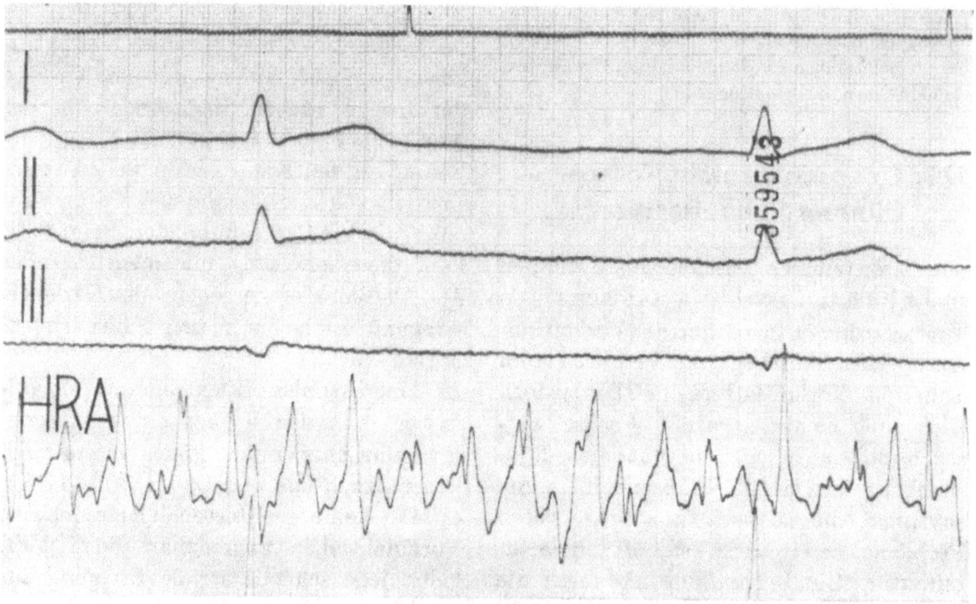

Abb. 11.5. Intraatriales Erregungsmuster beim Vorhofflimmern. Es sind keine geordneten Erregungen abgrenzbar.
Einthoven-Abl. I bis III, hohes rechtsatriales Elektrogramm (HRA).

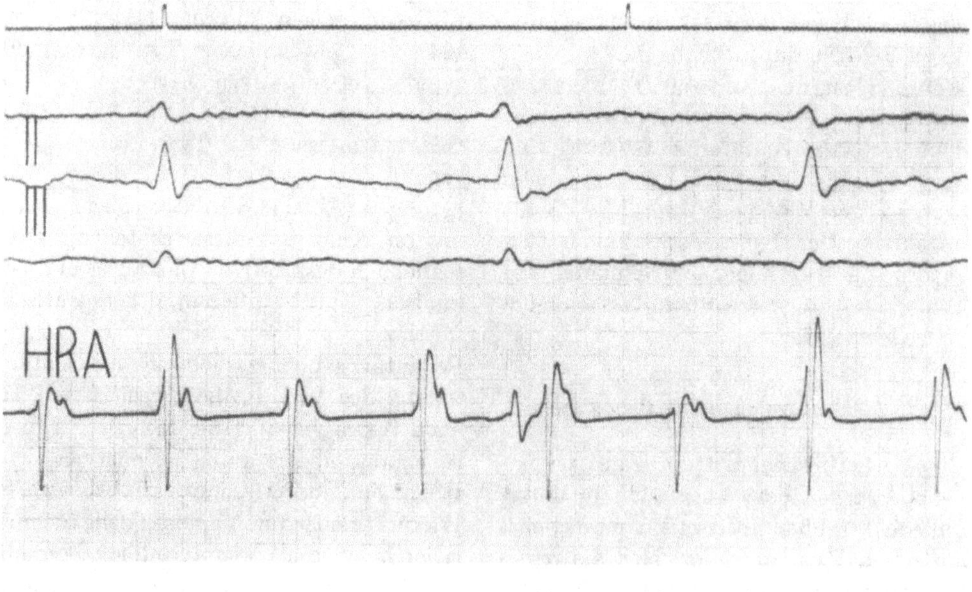

Abb. 11.6. Intraatriales Erregungsmuster beim Vorhofflattern. Es ist möglich, schnelle atriale Erregungen zu erkennen; zwischen diesen wird die Isoelektrische erreicht.
Ableitungsprogramm siehe Abbildung 11.5.

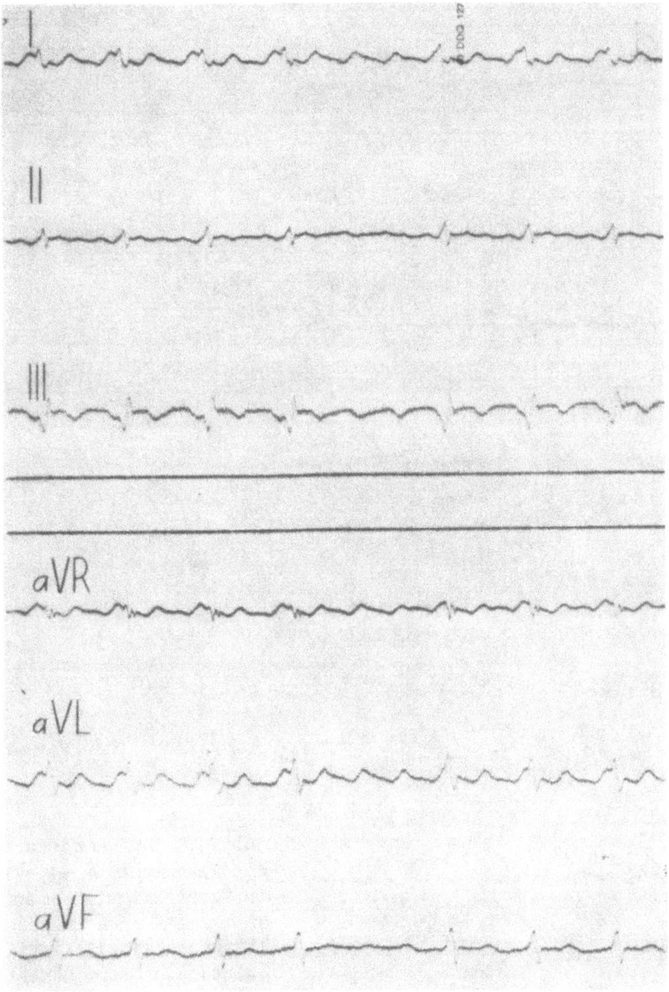

Abb. 11.7. Häufiger Typ („common type") des Vorhofflatterns mit negativen P-Wellen in II, III und aVF.
Einthoven- und Goldberger-Abl.

Beide Formen des VFL können ineinander übergehen. Sie unterscheiden sich nicht hinsichtlich ihrer P-Wellenmorphologie oder -polarität. In gewissen Fällen findet sich von Schlag zu Schlag ein Wechsel von Amplitude und Zyklusdauer. Die Gründe für die unterschiedliche Beeinflußbarkeit durch schnelle atriale Stimulation bei Typ I im Vergleich zu Typ II sind nicht mit Sicherheit bekannt. Waldo et al. (152) halten es für möglich, daß eine kurze Refraktärzeit in Verbindung mit einer langsamen atrialen Erregungsleitung und einer großen Distanz des Stimulationsortes vom Reentry-Zentrum beim Typ II eine Unterbrechung der Kreiserregung verhindert. Es kann jedoch nicht ausgeschlossen werden, daß der Typ II nicht auf einem Reentry, sondern auf einer hochfrequenten fokalen Erregungsbildung basiert. Sicher ist hingegen, daß es sich beim Typ I um eine Kreiserregung mit erregbarer Lücke handelt. Diese Theorie ist bereits mehr als 60 Jahre alt und wurde von der Arbeitsgruppe um Sir Thomas Lewis in der Zeitschrift „Heart" bereits in den Jahren 1920 (*7*, 247 und 293) und 1921 (*8*, 37, 83 und 141) inauguriert.

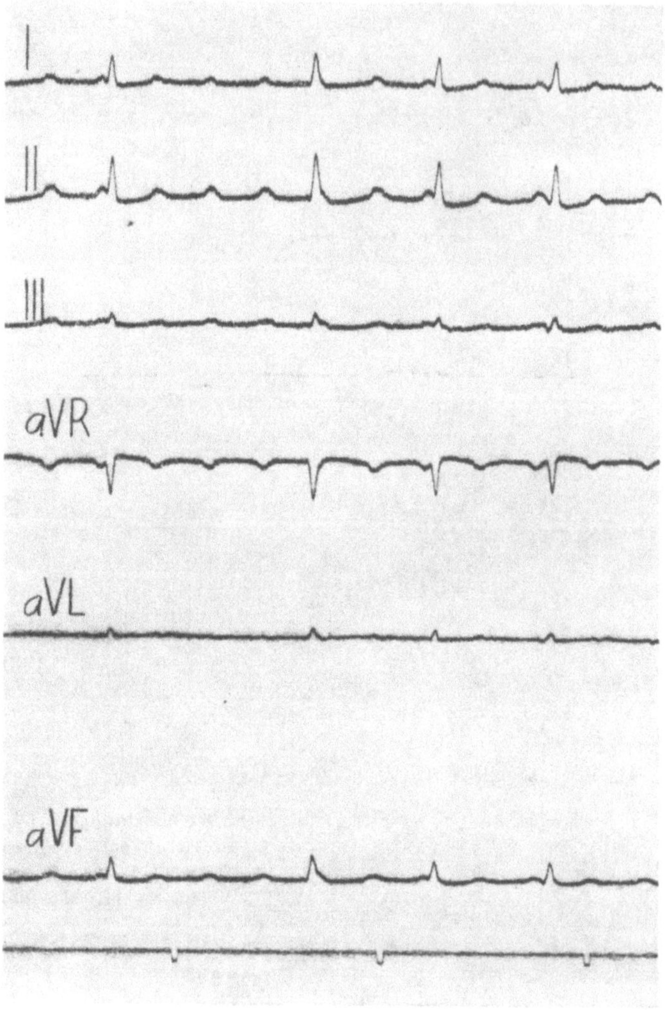

Abb. 11.8. Ungewöhnlicher Typ („uncommon type") des Vorhofflatterns mit positiven P-Wellen in den Abl. II, III und aVF. Ableitungsprogramm siehe Abbildung 11.7.

Lewis war der Überzeugung, daß das VFL auf einer „Mutter-Kreiserregung" um die Mündungen der Venae cavae beruht, die weitere „Tochtererregungskreise" an das übrige Vorhofmyokard abgibt. Diese Hypothese wurde erst sehr spät erneut aufgegriffen und mit erheblich optimierter Methodik kontrolliert. So postulieren Allessie et al. (5, 6, 8) aufgrund experimenteller Befunde am Vorhofmuskelstreifen und am Kälberherzen ein Mikroreentry außerhalb präformierter Strukturen („leading circle concept"). Diese Hypothese wird durch Befunde beim Menschen untermauert. So konnten Gavrilescu et al. (53, 54) mittels Saugelektrodentechnik nachweisen, daß eine plötzliche Verkürzung der Vorhofrefraktärzeit zu einem VFL prädisponiert. Wyndham et al. (172) zeigen in Ergänzung zu diesen Befunden, daß Extrasystolen — die als Auslöser eines VF bzw. VFL bekannt sind — zu einer abrupten Verkürzung der Refraktärität führen. Weitere Untersucher (1, 21, 31, 44, 69, 89, 120, 136, 151) weisen nach, daß bereits ohne artifizielle Provokationen in einem „kranken Vorhof" eine Inhomogenität der Refraktärität und Erregungsleitung vorliegt. Sowohl die absolute Refraktärzeitverkürzung als auch die Inhomogenität der Refraktärität werden bei höherer Frequenz spontan bzw. unter atrialer Stimulation verstärkt. Akhtar et al. (1), Plumb et al. (107) und auch Sung et al. (141) berichten, daß bei Patienten mit VF und VFL in umschriebenen Arealen der Vorhöfe eine Leitungsverzögerung, ein intra- oder interatrialer Block sowie Phänomene der verborgenen Leitung nachweisbar sind. Das Vorliegen intra- und interatrialer Leitungsstörungen (Abb. 11.9.) erklärt auch Beobachtungen eines gleichzeitigen Bestehens von VF und VFL in verschiedenen Abschnitten beider Vorhöfe (60, 87, 88, 120) sowie eines VF im linken und VFL im rechten Vorhof oder umgekehrt (Abb. 11.10.) sowie eines Sinusrhythmus im rechten und einer atrialen Dysrhythmie im linken Atrium.

Boineau et al. (20, 21) fassen den derzeitigen Erkenntnisstand auf der Basis tierexperimenteller Befunde zum Pathomechanismus des VF und VFL zusammen. Sie folgern, daß eine atriale Dysrhythmie eintritt, wenn:

- eine Vorhofextrasystolie mit kritischer Vorzeitigkeit,
- eine Inhomogenität des Refraktärzeitverhaltens und
- eine verlangsamte Leitung im Erregungskreis vorliegen.

Diese überwiegend tierexperimentell erhobenen Daten lassen sich nur schwer auch am Menschen nachweisen. Das klinische Korrelat ist, da es eine aufwendige invasive Methodik voraussetzt (Mapping und Refraktärzeitbestimmung an zahlreichen Orten beider Vorhöfe), nur kasuistisch nachweisbar. Auch unter Beachtung der Grenzen einer verallgemeinerungswürdigen Aussage lassen sich jedoch zahlreiche Ursachen einer atrialen Dysrhythmie innerhalb des multifaktoriellen Gefüges aus den invasiv gemessenen Parametern beim Menschen ablesen und Schlußfolgerungen für eine effektive Differentialtherapie treffen. Auch läßt sich unter Berücksichtigung aller bedeutsamen elektrokardiologischen Parameter der Refraktärität und Erregungsleitung im Einzelfalle und auch innerhalb von Patientengruppen eine allgemeine Gesetzmäßigkeit der atrialen Vulnerabilität ableiten.

11.3.2. Elektrokardiologische Befunde bei atrialen Dysrhythmien

Bei der Interpretation der durch uns erhobenen Daten müssen folgende Vorbedingungen beachtet werden: Naturgemäß ist ein VF bzw. VFL als isolierte Arrhythmie niemals Grund zu einem invasiven Vorgehen. Ausgenommen sind die insgesamt doch seltenen Patienten, bei denen ein VFL mit schneller Überleitung auf die Kammern zu einem Konversionsversuch mittels schneller Vorhofstimulation zwingt. Eine Indikation zu einer invasiven elektrokardiologischen Untersuchung sehen wir ferner, wenn der Verdacht eines Bradykardie-Tachykardie-Syndroms (BTS) besteht und vor einer Medikation mit Disopyramid, Verapamil oder Amiodarone die Stabilität des Sinusrhythmus geprüft werden soll. Weiterhin untersuchen wir Patienten mit einem sicheren BTS und therapierefraktärem VF bzw. VFL zur seriellen Therapiekontrolle durch programmierte atriale Stimulation. Selbstverständlich muß diese Patientenselektion die Ergebnisse determinieren. Aus diesem Grunde ist insbesondere der Anteil von Fällen mit BTS besonders hoch.

Die **elektrokardiologischen Befunde von Reizbildung und Erregungsleitung** können zu einem gewissen Teil die bereits dargestellten elektrophysiologischen Grundlagen des VF und VFL auch beim Menschen erhärten:

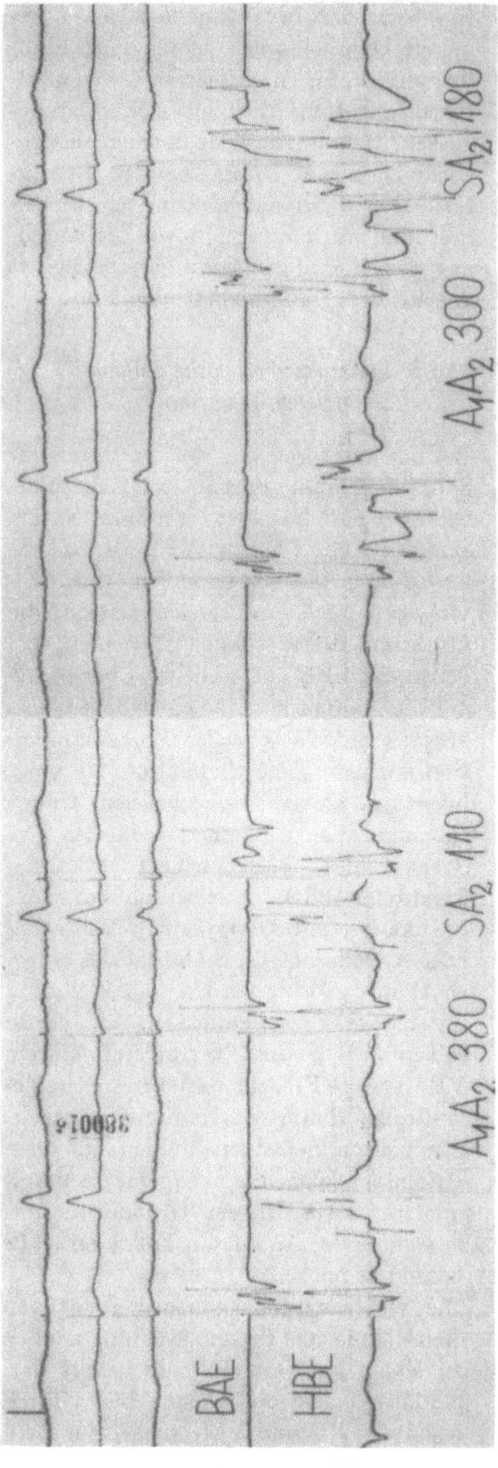

Abb. 11.9. Provokation eines intraatrialen Leitungsblocks durch eine vorzeitige atriale Stimulation.
Ableitungsprogramm siehe Abbildung 11.2.
Unter einer Vorhofreizung von 90/min bedingt eine vorzeitig einfallende Elektrosystole mit einem Impulsabstand von 380 ms eine Verzögerung von A_2 von 110 ms. Bei einer Vorzeitigkeit von 300 ms beträgt der Abstand zwischen Stimulus und A_2 bereits 180 ms.

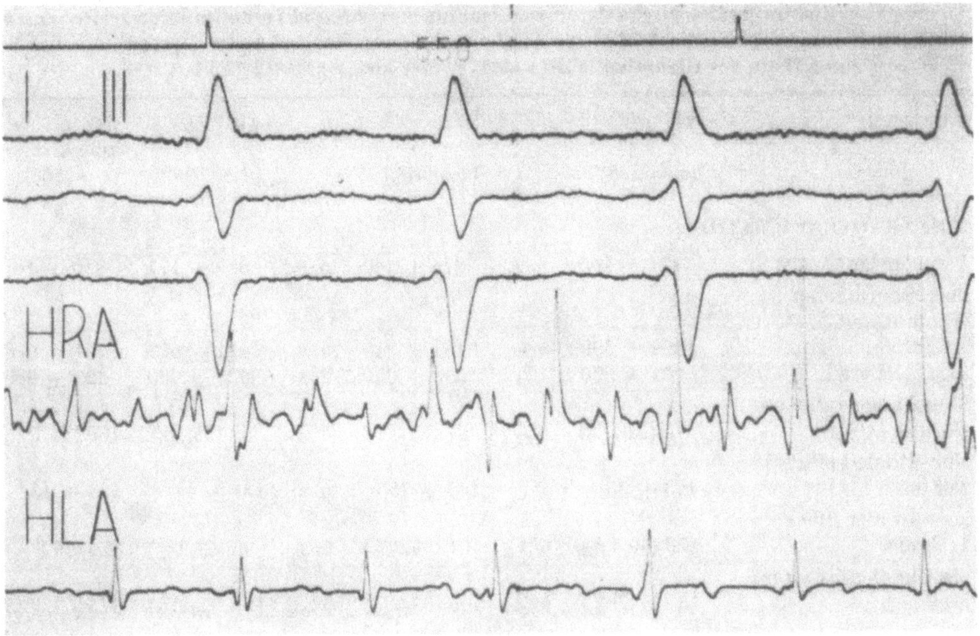

Abb. 11.10. Kasuistisches Beispiel eines Vorhofflimmerns im rechten und eines Vorhofflatterns im linken Vorhof.
Einthoven-Abl. I bis III, hoher rechter (HRA) und hoher linker Vorhof (HLA).

Unter 555 Patienten mit atrialen Dysrhythmien fand sich in 238 Fällen (42,9%) ein reines VF, bei 153 Kranken (27,6%) ein isoliertes VFL und bei 164 Patienten (29,5%) ein Wechsel zwischen VF und VFL. Zwischen diesen 3 Gruppen finden sich aufgrund der Parameter der Sinusknoten- und Vorhoffunktion (Tab. 11.2.) zum Teil signifikante Differenzen. Während sich die Spontanperiodendauer des Sinusknotens nicht unterscheidet, ist die maximale Sinusknotenerholungszeit sowohl für den absoluten als auch korrigierten Wert bei VFL signifikant länger. Dies trifft bei der Gruppe mit VFL auch für die sinu-atriale Leitungszeit zu. Sinusknotenfunktionsstörungen nehmen an Häufigkeit vom VF über das VFL bis zum VF/VFL konsekutiv zu und trennen die Gruppen mit statistischer Signifikanz.

Auch auf Vorhofebene finden sich Unterschiede. Die im Oberflächen-EKG gemessene Dauer der P-Welle ist bei Patienten mit VFL am längsten. Die rechtsatriale Leitungszeit PA zeigt ein ähnliches Verhalten; die Differenzen sind jedoch nicht signifikant. Die interatriale Leitungszeit HRA/HLA zeigt ein reziprokes Verhalten; dieses Zeitintervall ist bei Patienten mit VF am längsten.

Diese Befunde erlauben gewisse Rückschlüsse auf die Ursachen der atrialen Vulnerabilität. Akzeptiert man, daß es sich beim VF und VFL überwiegend um ein Mikroreentry handelt, müssen auch hier die zur *Perpetuierung* einer Kreiserregung typischen Charakteristika erfüllt sein. Waldo et al. (152) unterstellen, daß auch auf Vorhofebene das theoretische Modell des Av-Knoten-Reentry in übertragenem Sinne anwendbar ist. Es müssen als Vorbedingungen eine Zone mit langsamer Leitungsgeschwindigkeit, ein unidirektionaler Block und eine erregbare Lücke vorliegen. Aus unserer Sicht kann sowohl die Verzögerung der Erregungs-

Tabelle 11.2. Elektrokardiologische Parameter der Sinusknoten- und Vorhoffunktion bei Patienten mit Vorhofflimmern (VF), Vorhofflattern (VFL) und einem Wechsel beider Dysrhythmien (VF/VFL) sowie innerhalb des Gesamtkollektivs tachykarder atrialer Dysrhythmien

Parameter	VF ($n = 238$)		VFL ($n = 153$)		VF/VFL ($n = 164$)	Gesamtkollektiv ($n = 555$)
SINUSKNOTENFUNKTION:						
Periodendauer (ms)	877 ± 155	n. s.	875 ± 147	n. s.	889 ± 177	880 ± 161
max. Sinusknotenerholungszeit (ms)						
– absolut	1309 ± 399	5%	1463 ± 940	n. s.	1414 ± 526	1401 ± 998
– korrigiert	431 ± 330	1%	588 ± 920	n. s.	525 ± 450	522 ± 969
Sinusknotenautomatiestörung (n/%)	74 (31,1%)	5%	57 (37,3%)	5%	58 (35,4%)	189 (34,1%)
sinu-atriale Leitungszeit (ms)	123 ± 35	1%	143 ± 70	n. s.	131 ± 44	128 ± 43
sinu-atrialer Block 1. Grades	120 (50,4%)	5%	101 (66,0%)	n. s.	95 (57,9%)	316 (56,9%)
Sinusknoten-Syndrom (n/%)	150 (63,0%)	5%	105 (68,6%)	5%	120 (73,2%)	375 (67,6%)
VORHOFFUNKTION:						
P-Wellen-Dauer (ms)	125 ± 17	1%	130 ± 18	5%	126 ± 18	127 ± 18
atriale Leitungszeit PA (ms)	34 ± 11	n. s.	39 ± 12	n. s.	38 ± 11	38 ± 16
interatriale Leitungszeit HRA/HLA (ms)	44 ± 14 ($n = 14$)	n.s.	41 ± 18 ($n = 9$)	n. s.	38 ± 12 ($n = 12$)	40 ± 14 ($n = 35$)
funktionelle Refraktärzeit FRP/A (ms)	280 ± 44	n. s.	285 ± 54	n. s.	281 ± 49	281 ± 45
effektive Refraktärzeit bei 90/min (ms)	222 ± 38	5%	238 ± 44	n. s.	241 ± 38	233 ± 36

leitung als auch der unidirektionale Block auf der Ebene der Vorhöfe selbst, der interatrialen Leitung, aber auch in der sinu-atrialen Grenzregion eintreten. Die Häufigkeit sinu-atrialer Leitungsstörungen und auch die signifikant längere Dauer der sinu-atrialen Leitungszeit in der Patientengruppe mit VFL lassen vermuten, daß die längere Zyklusdauer des VFL durch eine Beteiligung der sinu-atrialen Grenzregion bedingt sein kann. Für diese These spricht, daß nach WALDO et al. (152) eine Unterbrechung eines VFL, insbesondere bei schneller Reizung des rechten oberen Vorhofes, eintritt. Es kann theoretisch unterstellt werden, daß die hochfrequente Stimulation einen bidirektionalen Block innerhalb der sinu-atrialen Grenzregion induziert und damit ein VFL terminiert.

Das VF ist charakterisiert durch kürzere Leitungszeiten auf intraatrialer und sinu-atrialer Ebene bei deutlich kürzeren Refraktärzeiten im Vergleich zum VFL. Während sich die beim Sinusrhythmus gemessenen funktionellen Refraktärzeiten des Vorhofes innerhalb der drei Gruppen nur unwesentlich unterscheiden, reagieren Patienten mit VF unter einer höherfrequenten atrialen Stimulation mit einer deutlichen Steigerung der Erregbarkeit; bei etwa identischer Spontanperiodendauer während des Sinusrhythmus wird die effektive Refraktärzeit bei 90/min in der Patientengruppe mit VF im Vergleich zu den anderen Gruppen signifikant kürzer. Die Differenzen zwischen FRP/A und ERP/A betragen bei Fällen mit VF 58 ms (20,7%), bei Patienten mit VFL 47 ms (16,5%) und bei Kranken mit einem Wechsel zwischen VF und VFL 40 ms (14,2%). Somit wird bei kürzeren Leitungszeiten durch die gesteigerte Erregbarkeit eine Kreiserregung ermöglicht. Dieser Zusammenhang zwischen Leitungszeit und Refraktärität wird deutlich, wenn man eine Gruppenbildung („cluster") aufgrund von Leitungs- und Refraktärzeiten durchführt (Tab. 11.3.). Die Daten zeigen deutlich, daß mit länger werdenden Leitungszeiten auf sinu-atrialer und atrialer Ebene auch die Refraktärzeiten länger werden. Es besteht ein eindeutiger mathematischer Zusammenhang zwischen diesen drei Meßgrößen. So sind im Einzelfalle niemals die Absolutwerte der Parameter, sondern das Bedingungsgefüge zur Beurteilung einer gesteigerten Erregbarkeit heranzuziehen. Bei der großen biologischen Streubreite der Einzelwerte läßt sich eine statistische Signifikanz zwischen den benachbarten Cluster-Gruppen der Tabelle 11.3. nicht nachweisen. Trotzdem kann in dieser Tabelle jeder Patient einem bestimmten Feld zugeordnet werden. Liegen die im Einzelfalle meßbaren Refraktärzeiten bei kurzer Leitungszeit deutlich über bzw. bei langer Leitungszeit erheblich unter den in den Cluster-Feldern angegebenen Refraktärzeiten, ist eine gesteigerte atriale Vulnerabilität auszuschließen.

Wie bereits aus den elektrokardiologischen Befunden der Sinusknotenfunktion ersichtlich, konnte bei 67,6% unserer Patienten ein Sinusknoten-Syndrom bzw. Bradykardie-Tachykardie-Syndrom nachgewiesen werden. Diese Häufung dürfte in der täglichen Praxis nicht den realen Bedingungen entsprechen. Trotzdem ist es interessant, die pathogenetisch unterschiedlichen Vorbedingungen für die atriale Dysrhythmie zu untersuchen. Hierzu können erneut die elektrokardiologischen Parameter der Sinusknoten- und Vorhoffunktion Auskunft geben (Tab. 11.4.): Es müssen naturgemäß die Parameter der Sinusknotenautomatie und sinu-atrialen Leitung in hohem Grade statistisch signifikante Differenzen zeigen, da die Grup-

Tabelle 11.3. Beziehungen zwischen verlängerten Erregungsleitungszeiten und effektiven atrialen Refraktärzeiten bei Patienten mit tachykarden atrialen Dysrhythmien

	sinu-atriale Leitungszeit (ms)					
atriale Leitungszeit PA	< 100 ms	100–125 ms	126–150 ms	151–175 ms	176–200 ms	> 200 ms
> 60 ms	295 ± 51 (n = 5)	293 ± 40 (n = 4)	307 ± 6 (n = 5)	310 ± 40 (n = 5)	360 ± 10 (n = 3)	390 ± 11 (n = 3)
50–59 ms	287 ± 43 (n = 26)	289 ± 37 (n = 25)	293 ± 57 (n = 16)	332 ± 34 (n = 8)	343 ± 12 (n = 6)	353 ± 36 (n = 4)
40–49 ms	280 ± 38 (n = 22)	284 ± 47 (n = 44)	285 ± 19 (n = 16)	291 ± 43 (n = 24)	301 ± 23 (n = 10)	323 ± 52 (n = 11)
30–39 ms	265 ± 45 (n = 39)	274 ± 45 (n = 47)	282 ± 41 (n = 45)	288 ± 44 (n = 45)	289 ± 43 (n = 16)	299 ± 43 (n = 9)
20–29 ms	243 ± 33 (n = 26)	245 ± 28 (n = 22)	279 ± 43 (n = 20)	286 ± 34 (n = 18)	294 ± 40 (n = 10)	305 ± 58 (n = 8)

Tabelle 11.4. Elektrokardiologische Parameter der Sinusknoten- und Vorhoffunktion bei Patienten mit Sinusknotenfunktionsstörung (Bradykardie-Tachykardie-Syndrom) **im Vergleich zur Gruppe mit idiopathischem Vorhofflimmer-flattern**

	Bradykardie-Tachykardie-Syndrom ($n = 375$)	**idiopathisches VF und VFL** ($n = 180$)	
SINUSKNOTENFUNKTION:			
Periodendauer (ms)	929 ± 167	808 ± 117	< 1%
max. Sinusknotenerholungszeit (ms)			
– absolut	1591 ± 832	1097 ± 147	< 0,1%
– korrigiert	662 ± 798	289 ± 112	< 0,1%
sinu-atriale Leitungszeit (ms)	146 ± 43	96 ± 17	< 0,1%
VORHOFFUNKTION:			
P-Wellen-Dauer (ms)	132 ± 16	126 ± 19	n. s.
PA-Intervall (ms)	39 ± 12	34 ± 11	< 5%
FRP/A (ms)	292 ± 44	265 ± 41	< 5%
ERP/A (ms)	246 ± 36	228 ± 28	< 1%

penbildung anhand dieser Parameter erfolgte. Da ein Sinusknoten-Syndrom aber bei einer Vielzahl der Patienten auch mit einer Erkrankung der Vorhöfe einhergeht, verwundert es nicht, daß auch die atrialen Erregungsleitungszeiten statistisch signifikante Differenzen aufweisen. Nach den bereits gezogenen Folgerungen müssen jedoch theoretisch die Refraktärzeiten des Vorhofes in der Gruppe ohne Sinusknotenfunktionsstörung („idiopathisches" VF und VFL) deutlich kürzer sein, um ein Mikroreentry zu ermöglichen (Tab. 11.4.).

Weitere Gesichtspunkte zur besonderen elektrokardiologischen Situation des Bradykardie-Tachykardie-Syndroms sind unter 8.5.2. dargestellt.

Bislang wurden ausschließlich die Ursachen für die Möglichkeit zur Perpetuierung eines VF und VFL beschrieben. Innerhalb des für eine atriale Dysrhythmie erforderlichen multifaktoriellen Ursachengefüges sind die *Initiierungsmechanismen* von nicht geringerer Bedeutung. Durch häufige EKG-Kontrollen oder Langzeit-EKG über 24 Stunden konnte bei insgesamt 454 Patienten eine Induktion eines VF und VFL dokumentiert werden. Neben der häufigen Auslösung der atrialen Dysrhythmien durch supraventrikuläre Extrasystolen ($n = 376$; 82,8%), kann beim Bradykardie-Tachykardie-Syndrom nicht selten auch eine Induktion durch Ersatzsystolen beobachtet werden ($n = 78$; 17,2%) (Abb. 11.11.). Da eine Initiierung eines VF bzw. VFL durch Ersatzsystolen ausschließlich in Fällen mit schwerer Sinusknotenfunktionsstörung eintreten kann, finden sich in dieser Patientengruppe extrem verlängerte Parameter der Sinusknotenautomatie (Tab. 11.5.). Die Leitungszeiten auf sinu-atrialer und atrialer Ebene sind im Vergleich zur Patientengruppe mit extrasystolischer Auslösung des VF gleichfalls länger, so daß auch eine verlängerte Refraktärität vorliegen kann.

Die Erkennung einer ersatzsystolischen Auslösung der atrialen Dysrhythmie kann therapeutisch bedeutungsvoll sein. Gelingt es, medikamentös den Sinusrhythmus zu stabilisieren, ohne daß Ersatzautomatiezentren längere asystolische Pausen kompensieren müssen, kann eine Induktion des VF verhindert werden. Dies gelingt

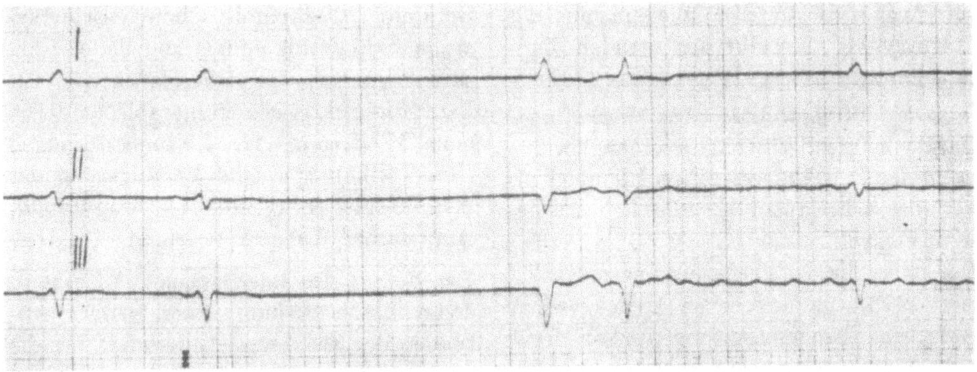

Abb. 11.11. Induktion eines Vorhofflatterns durch eine Ersatzsystole. Nach zwei sinusinduzierten Vorhofaktionen folgt eine Pause, die durch eine Ersatzsystole beendet wird. Diese induziert ein Vorhofflattern.

fast ausnahmslos durch Implantation eines Schrittmachers. Ist eine ausschließlich ersatzsystolische Auslösung des VF sicher, ist es bei physiologischer atrio-ventrikulärer Leitung möglich, einen Vorhofschrittmacher (AAI) zu implantieren.

Zusammenfassend können auf der Grundlage der vorliegenden Befunde folgende Schlußfolgerungen gezogen werden:

— Auch mit relativ einfachen elektrokardiologischen Verfahren kann die elektrische Instabilität bzw. Vulnerabilität bei Patienten mit VF bzw. VFL charakterisiert werden. Es finden sich die im Tierexperiment nachgewiesenen und für die Verhältnisse beim Menschen als identisch unterstellten Verhältnisse.

— Zu einer Perpetuierung eines VF oder VFL prädisponieren Leitungsstörungen auf sinu-atrialer, atrialer und interatrialer Ebene. Im Einzelfalle mögen einzelne dieser Kompartimente in unterschiedlichem Grade beteiligt sein. Der Nachweis derartiger Erregungsleitungsstörungen ist

Tabelle 11.5. Elektrokardiologische Parameter der Sinusknoten- und Vorhoffunktion bei Patienten mit extrasystolischer im Vergleich zur ersatzsystolischen Induktion eines Vorhofflimmer-flatterns

	ersatzsystolische Ind. ($n = 78$)	**extrasystolische Ind.** ($n = 376$)	
SINUSKNOTENFUNKTION:			
Periodendauer (ms)	1037 ± 210	870 ± 114	< 0,01%
max. Sinusknotenerholungszeit (ms)			
– absolut	2416 ± 1927	1386 ± 648	< 0,1%
– korrigiert	1379 ± 1388	516 ± 579	< 0,1%
sinu-atriale Leitungszeit (ms)	161 ± 51	137 ± 41	< 0,1%
VORHOFFUNKTION:			
P-Wellen-Dauer (ms)	132 ± 13	127 ± 16	n. s.
PA-Intervall (ms)	38 ± 13	40 ± 11	n. s.
ERP/A (ms)	265 ± 28	221 ± 44	< 0,1%

ein Argument für den Mechanismus des Reentry als Ursache der atrialen Dysrhythmien.

— Die Vulnerabilität des Vorhofmyokards manifestiert sich in einer Verkürzung der Refraktärzeit. Eine Inhomogenität der elektrischen Erregbarkeit ist bedeutungsvoll.

Somit ist für die Perpetuierung eines VF und VFL ein kritisches Gleichgewicht zwischen Erregungsleitung und Refraktärität verantwortlich.

— Neben einer bislang vordergründig betrachteten Auslösung von VF und VFL durch Extrasystolen muß eine ersatzsystolische Initiierung der atrialen Dysrhythmie als weiterer Mechanismus in Betracht gezogen werden. Mit einer derartig induzierten Arrhythmie ist insbesondere bei Fällen mit primärer und oft noch subklinischer Sinusknotenfunktionsstörung (Bradykardie-Tachykardie-Syndrom) zu rechnen.

Klinisch und therapeutisch ergeben sich aus diesen Erkenntnissen folgende Konsequenzen:

— Patienten mit VF und VFL leiden häufig an einer Sinusknotenfunktionsstörung. Auch wenn diese bislang nur subklinischer Natur ist, muß bei allen elektrischen (Kardioversion, schnelle Vorhofstimulation) oder medikamentösen Konversionsversuchen mit einem posttachykarden Sinusknotenstillstand gerechnet werden. Erst eine gründliche Analyse des EKG während des Sinusrhythmus ermöglicht es, derartige Komplikationen auszuschließen. In allen Zweifelsfällen oder bei gesichertem BTS sollte der Schutz einer temporären Elektrostimulation angewandt werden.

— Die Prophylaxe eines VF und VFL muß auf eine Ausschaltung der Auslöse- und Perpetuierungsmechanismen abzielen. Während im ersten Falle eine konsequente Bekämpfung einer Extra- (Chinidin, Disopyramid, Verapamil) bzw. Ersatzsystolie (Sympathikomimetika, Vagolytika, Schrittmacher) erfolgversprechend ist, kann die elektrische Vulnerabilität durch eine Minderung der Leitungsstörungen (Vagolytika) oder eine Verlängerung der Refraktärzeiten (Chinidin, Disopyramid, Amiodarone) behandelt werden.

Der **Befund des Oberflächen-EKG** gibt in erster Linie Auskunft über weitere Störungen der Erregungsleitung und über die Schwere der kardialen Grundkrankheit. In einem Drittel der Fälle kann aufgrund einer Sinusbradykardie oder -bradyarrhythmie und erheblich seltener durch Nachweis eines höhergradigen Sa-Blocks auf eine Sinusknotenfunktionsstörung geschlossen werden (Tab. 11.6.). Ein Av-Block 1. Grades findet sich im arrhythmiefreien Intervall in etwa einem Viertel der Fälle; distale intraventrikuläre Leitungsstörungen sind deutlich seltener.

Tabelle 11.6. Elektrokardiographische Befunde bei Patienten mit Vorhofflimmern und -flattern

Sinusrhythmus	356 (64,1%)
Sinusbradykardie	179 (32,3%)
Sinusbradyarrhythmie	105 (18,9%)
Ersatzsystolen und -rhythmen	96 (8,8%)
sa-Block, Typ Wenckebach	18 (3,2%)
sa-Block, 2:1-Typ	20 (3,6%)
supraventrikuläre Extrasystolie	402 (72,6%)
supraventrikuläre Salven	40 (7,2%)
av-Block 1. Grades	125 (22,5%)
LAH, RSB, LPH	56 (10,1%)
LAH + RSB, LPH + RSB, LSB	49 (8,7%)

11.3.3. Klinische Befunde bei tachykarden atrialen Dysrhythmien

Ein VF und VFL ist überwiegend Symptom einer kardialen Erkrankung. So ist ein VF typisch für den Eintritt einer Dekompensation eines Vitiums, insbesondere eines Mitralfehlers. In unserem Krankengut waren Vitien selten. Dies ist begründet durch das klinische Profil der Einrichtung als auch durch die Tatsache, daß bei Herzfehlern eine invasive Diagnostik der Arrhythmie nur sehr selten erforderlich ist. Die therapeutische Konsequenz besteht

Tabelle 11.7. Klinische Diagnosen bei Patienten mit Vorhofflimmern und -flattern

Ischämische Herzkrankheit	268 (48,3%)
Zustand nach Myokardinfarkt	25 (4,5%)
arterielle Hypertonie	177 (31,9%)
Myokarditisanamnese	58 (10,5%)
Diphtherieanamnese	73 (13,2%)
Kardiomyopathie	13 (2,3%)
Vitium	9 (1,6%)
ohne organische Herzkrankheit	151 (27,2%)
Diabetes mellitus	47 (8,5%)
Hyperlipoproteinämie	49 (8,8%)

vorwiegend in einer Operation, da erst nach Korrektur des Herzfehlers und konsekutiver Verkleinerung der Vorhöfe eine antiarrhythmische Therapie sinnvoll ist.

Ein VF und VFL kann in großer Häufung auf eine ischämische Herzerkrankung zurückgeführt werden (Tab. 11.7.). Auch wenn sich häufig ein ursächlicher Zusammenhang nur sehr schwer nachweisen läßt, müssen auch postmyokarditische und postdiphtherische Zustände angenommen werden. Aber auch weitere Erkrankungen können ein VF auslösen, so eine Hyperthyreose und ausgeprägte Elektrolytstörungen. In gewissen Fällen bleibt die Ursache der atrialen Dysrhythmie auch nach gründlicher internistischer Diagnostik unklar.

Die **klinische Symptomatik** von Patienten mit VF und VFL wird bestimmt durch die Schwere der kardialen Grundkrankheit. Aus diesem Grunde sind die Häufigkeitsverteilungen unseres Patientengutes nicht repräsentativ, da alle Fälle mit manifester Herzinsuffizienz infolge fehlender therapeutischer Konsequenz (Rhythmisierungsversuch) ausgeschlossen wurden. So soll auf die Mitteilung dieser Daten verzichtet werden.

Bedeutungsvoll hingegen scheint, daß ein Viertel der Patienten über Synkopen und fast die Hälfte der Behandelten über Schwindelzustände klagten. Oft traten diese Beschwerden im Zusammenhang mit einem spontanen Ende der Arrhythmie auf und müssen dann als Ausdruck einer längeren posttachykarden Pause gewertet werden (Sinusknotenfunktionsstörung). Aber auch zu Beginn einer Arrhythmie und unter derselben können Synkopen und präsynkopale Zustände entweder durch einen höhergradigen Überleitungsblock oder durch eine extrem tachykarde Kammerfrequenz bedingt sein. Der zweite Mechanismus ist insbesondere beim VFL mit 2:1- oder sogar 1:1-Av-Leitung möglich.

Klarheit über die ursächlichen Zusammenhänge ist in erster Linie von EKG-Langzeituntersuchungen zu erwarten.

11.3.4. Die Therapie von Vorhofflimmern und -flattern

Die atrialen Dysrhythmien bereiten in der kardiologischen Alltagspraxis nicht selten therapeutische Probleme. Ursache hierfür ist, daß es sich bei den die Arrhythmie auslösenden und unterhaltenden Hintergründen um ein multifaktorielles Geschehen handelt. Alle bereits genannten Faktoren müssen unter differentialtherapeutischen Aspekten in Betracht gezogen werden. Im folgenden sollen die unterschiedlichen Konstellationsformen dargestellt und für die spezielle Situation therapeutische Empfehlungen abgeleitet werden.

11.3.4.1. Bedeutung der Grundkrankheit und ihres Schweregrades

Als generelle Richtlinie kann ausgesagt werden, daß die ursächliche Therapie der Grundkrankheit, sei sie kardialer oder extrakardialer Natur, bei allen weiteren Überlegungen primäre Beachtung finden muß. Oft erübrigt sich, insbesondere bei extrakardialer Ursache (Hyperthyreose, Elektrolytstörungen), unter einer effektiven Behandlung jede weitere antiarrhythmische Intervention. Liegt eine akute Erkrankung des Herzens vor (Myokardinfarkt, Myokarditis) ist gleichfalls die Therapie der Grundkrankheit vordergründig wichtig. Bei allen chronischen kardialen Erkrankungen ist eine Verbesserung der Kompensation anzustreben. Oft geraten die Patienten in einen Teufelskreis, in dem eine zunehmende Insuffizienz der Pumpfunktion die Arrhythmie begünstigt und auslöst und die Arrhythmie die Auswurfleistung des Herzens weiter verschlechtert. In diesen Fällen kann eine Durchbrechung des circulus vitiosus durch rekompensierende und gleichzeitig antiarrhythmische Maßnahmen die Myokardfunktion und damit auch sekundär den Herzrhythmus stabilisieren. Liegt ein Vitium vor, ist das erste Auftreten einer Flimmerarrhythmie oft das primäre Zeichen einer Schweregradzunahme des Herzfehlers. Dies trifft insbesondere für Mitralfehler zu. Der Kardiologe sollte folglich primär prüfen, ob zum gegebenen Zeitpunkt eine operative Korrektur erforderlich ist. Ist eine Indikation zum kardiochirurgischen Vorgehen gegeben, tritt die Behandlung der Arrhythmie in den Hintergrund. Erst nach erfolgreicher Operation des Vitiums und Stabilisierung des Myokards sollte eine Rhythmisierung angestrebt werden.

Schwieriger gestaltet sich die Situation bei einer chronisch-progredienten Herzerkrankung, wie der ischämischen Herzkrankheit oder der Kardiomyopathie. In beiden Fällen sollte jedoch gleichfalls die Möglichkeit einer chirurgischen Intervention nicht unbedacht bleiben.

Grundsatz einer antiarrhythmischen Therapie des VF und VFL ist jedoch, daß insbesondere bei der permanenten Form der Arrhythmie ohne eine Besserung der Grundkrankheit keine nachhaltige Stabilisierung des Sinusrhythmus zu erwarten ist. Unter dieser Zielstellung müssen alle konservativen und invasiven Möglichkeiten ausgeschöpft werden. Liegt keine Indikation zur chirurgischen Therapie vor, sollten dem Einzelfall angepaßt und unter gleichzeitiger Berücksichtigung weiterer, später genannter ursächlicher Faktoren Herzglykoside, Diuretika (Triamteren, Spironolaktone), Antihypertensiva und Koronarpharmaka eingesetzt werden.

11.3.4.2. Bedeutung der Dauer der Arrhythmieanamnese

Die Zeitdauer des Bestehens einer Flimmerarrhythmie erlaubt mit gewissen Einschränkungen Rückschlüsse auf die Erfolgsrate einer antiarrhythmischen Therapie. Liegt eine permanente Form des VF bereits länger als ein Jahr vor, ist eine stabile Rhythmisierung ohne durchgreifende Besserung des Grundleidens kaum zu erwarten. Die paroxysmale Form des VF und VFL mit spontan beginnenden und wieder endenden Attacken mit täglicher Häufung ist oft noch ausreichend behandelbar. Hier zeigt der spontane Eintritt des Sinusrhythmus eine gewisse Tendenz zur Stabilität an.

Bei der permanenten Form des VF mit einer Dauer der Tachykardieanamnese und Schwere der Grundkrankheit, die noch eine dauerhafte Rhythmisierung erwarten läßt, sollte eine Konversion versucht und eine Rezidivprophylaxe geplant werden. Es ist jedoch zu bedenken, daß in diesen Fällen durch die Konversion eine Mobilisierung in den Vorhöfen haftender Thromben und damit eine systemische oder pulmonale Embolie provoziert werden kann. Aus diesem Grunde ist in vielen kardiologischen Kliniken eine vorausgehende effektive Antikoagulantientherapie über 3 bis 4 Wochen üblich. Erst nach dieser

Zeitspanne ist zu erwarten, daß Vorhofthromben fest verhaftet und organisiert sind und keine Gefahr der Embolisierung mehr besteht. Diese Regel sollte insbesondere bei Patienten mit großen Vorhöfen (Mitralvitien) eingehalten werden.

11.3.4.3. Bedeutung der Stabilität des Sinusrhythmus

Vor einer geplanten Konversion sind die der atrialen Dysrhythmie vorausgehenden EKG hinsichtlich der Stabilität des Sinusrhythmus exakt zu analysieren. Wie im Diagnostikteil dieses Kapitels dargestellt, muß ein großer Teil der Patienten mit VF und VFL dem großen Formenkreis des Bradykardie-Tachykardie-Syndroms zugeordnet werden. Finden sich im EKG Hinweiszeichen für eine Sinusknotenfunktionsstörung, wie Sinusbradykardie oder -bradyarrhythmie sowie sinu-atriale Blockierungen, ist bei der Konversion Vorsicht geboten. Ist ein Sinusknoten-Syndrom bereits mit Symptomen, wie Synkopen oder schweren Schwindelattacken verknüpft, ist die Frage zu stellen, ob ein Kardioversionsversuch sinnvoll ist. Der Übergang einer Sinusknotenfunktionsstörung in ein chronisches Vorhofflimmern kann sogar als eine „Spontanheilung" betrachtet werden, da bei ausreichend stabiler Av-Leitung eine ansonsten erforderliche Schrittmachertherapie unterbleiben kann.

Liegen keine EKG während des Sinusrhythmus vor oder bestehen Unsicherheiten bezüglich der Einschätzung der Sinusknotenfunktion, sollte zur Sicherheit für den Patienten eine temporäre Elektrostimulation unter einem Kardioversionsversuch vorgesehen werden. Auch für die Rezidivprophylaxe mittels Antiarrhythmika ist zu berücksichtigen, daß ein großer Teil der Substanzen negativ chrono- und dromotrope Effekte auf den Sinusknoten ausübt (Beta-Rezeptorenblocker, Glykoside, Disopyramid, Verapamil). Da aus hämodynamischer Sicht bei latent insuffizienten Patienten der Erhalt des Vorhofbeitrages zum Herzzeitvolumen wünschenswert ist, besteht eine dringliche Indikation zur Rhythmisierung. In derartigen Fällen kann bei nur intermittierend gestörter Sinusknotenfunktion (z. B. intermittierender Sa-Block) auch eine Schrittmacherimplantation erforderlich sein. Bei Anwendung von Generatoren mit niederfrequenter Impulsabgabe bleibt der Sinusrhythmus über lange Zeiten erhalten. Diese therapeutische Alternative ist jedoch bei höhergradiger Bradykardie auch unter körperlicher Belastung sinnlos. Eine Ausnahme bilden Patienten, bei denen eine permanente atriale Stimulation (AAI) möglich ist. Die Entscheidung zu einem derartigen Stimulationsprinzip ist strittig. Eine eindeutige Indikation zur AAI-Stimulation liegt jedoch bei den ersatzsystolisch induzierten Formen des VF und VFL vor. Ist aber das VF durch eine massive supraventrikuläre Extrasystolie ausgelöst und ist diese durch eine Antiarrhythmikatherapie nicht supprimierbar, besteht die Gefahr des Vorhofflimmerns fort und die Vorhofreizung wird ineffektiv. Im Zweifelsfalle kann eine invasive elektrokardiologische Untersuchung mit Testung von Pharmaka (artifizielle Induktion von VF mit und ohne Antiarrhythmikum) und/oder eine temporäre Elektrostimulation die Entscheidung erleichtern. Zu diesem Vorgehen ermutigen Beobachtungen, bei denen Patienten mit VF und rezidivierenden Embolien durch eine permanente Vorhofstimulation in Verbindung mit einer effektiven Antiarrhythmikabehandlung keine weiteren Embolisierungen erlitten.

Bei leichten und mittelschweren Formen des Bradykardie-Tachykardie-Syndroms mit Tendenz zur Sinusbradykardie und intermittierenden sa-Leitungsstörungen ohne klinische Symptomatik kann die Sinusknotenfunktion auch medikamentös stabilisiert werden. Da Orciprenalin die Vulnerabilität der Vorhöfe steigert, ziehen wir bei derartigen Patienten Atropin ($4 \times 0{,}25$ bis 0,50 mg/die) oder Ipratropiniumsulfat (2 bis 3×10 mg/die) vor. Der den Sinusknoten stabilisierende Effekt dieser Pharmaka ist oftmals nicht an einer deutlichen Steigerung der Herzfrequenz abzulesen. Bei Überwachung durch Holter-Monitoring fällt vielmehr auf, daß bedeutsame Bradykardien nicht mehr auftreten. Die Problematik der Atropintherapie und damit die zum Teil berechtigten Zweifel an ihrer Effektivität erklären sich durch die kurze Halbwertszeit des Medikamentes. Dies erfordert vom Patienten eine hohe Compliance. Die anticholinergen Nebenwirkungen belästigen den Patienten zumeist nur in der Einleitungsphase der Behandlung und werden bei einfühlsamer Aufklärung durch den Arzt zumeist toleriert und verlieren in der Langzeittherapie immer mehr an Bedeutung. Wir haben mit dieser Therapieform bei einer großen Zahl der Patienten gute Erfolge. Atropin ist zur Rezidivprophylaxe des VF und VFL problemlos kombinierbar mit Digitoxin, Chinidin und Verapamil. Ausschließlich beim Disopyramid ist eine kombinierte Behandlung kontraindiziert, da dann die negativ chrono- und dromotropen Effekte des Disopyramid deutlicher wirksam werden können.

11.3.4.4. Konversion von Vorhofflimmern und -flattern

Eine Konversion des VF und VFL kann medikamentös oder mittels DC-Schock (Kardioversion) erfolgen. Die Entscheidung, welches Vorgehen zu bevorzugen ist, muß von der Dringlichkeit abhängig gemacht werden. Liegt eine schnelle Av-Überleitung vor und ist die hämodynamische Situation ungünstig (drohender oder manifester Schock), ist eine Elektrokonversion zu bevorzugen, da durch Antiarrhythmika negativ inotrope Wirkungen die Auswurfleistung des Herzens hemmen. In allen verbleibenden Fällen sollte eine medikamentöse Konversion als erster Schritt versucht werden (Tab. 11.8.)

— Eine *schnelle Digitalisierung* zeigt eine hohe Effektivität in Fällen ohne schwere kardiale Grundkrankheit. Oft kann bereits nach 3 bis 4 Einzelgaben von 0,5 mg Digitoxin intravenös innerhalb von 12 bis 24 Stunden eine Rhythmisierung erzwungen werden.

— Bleibt eine Digitoxin-Monotherapie erfolglos oder besteht das VF bzw. VFL länger als eine Woche, ist ein Rhythmisierungsversuch mit *Chinidin* indiziert. Nach einer Testdosis von 250 mg Chinidin (cave: Chinidin-Synkope) werden im Verlaufe von 24 Stunden bis zu 2,5 g Chinidinsulfat gegeben. Tritt eine Rhythmisierung innerhalb von 24 Stunden nicht ein, sollte der Versuch abgebrochen werden.

— Unter Beachtung der Stabilität des Sinusrhythmus wird in einigen Zentren eine Rhythmisierung mit einer Kombinationstherapie von *Chinidin plus Verapamil* (4×250 bis 500 mg/die Chinidin plus 4×80 mg Verapamil/die) angewandt. Wir haben mit dieser Verfahrensweise keine umfangreichen eigenen Erfahrungen und haben gegenüber einer Monotherapie mit Chinidin keine wesentlichen Vorteile gesehen.

Schlagen alle konservativen Versuche fehl, ist eine Elektrokonversion zu planen. Hierzu wird neben der Einleitung einer Antikoagulantientherapie eine Digitalisierung wegen möglicher arrhythmogener Effekte abgebrochen. In Narkose werden 100 bis maximal 400 Joule extern über großflächige Elektroden innerhalb der elektrischen Herzachse appliziert.

Bei den paroxysmalen Formen der Flimmerarrhythmie ist eine Elektrokonversion in der Regel sinnlos. Hier liegt das therapeutische Ziel vorzugsweise in einer Rezidivprophylaxe. Jedoch kann auch in dieser

Tabelle 11.8. Therapeutischer Stufenplan zur Konversion und Rezidivprophylaxe von Vorhofflimmern und -flattern in Abhängigkeit von den Vorbedingungen

VORHOFFLIMMERN/-FLATTERN
(permanent oder paroxysmal)

VORBEDINGUNG:		THERAPIEREGIME:
Extrakardiale Grundkrankheit Herzkrankheit mit Insuffizienz-konstellation	→	Konservative oder chirurgische Therapie der Grundkrankheit
Lange Dauer der Arrhythmieanamnese Instabiler Sinusrhythmus	→	Kein Rhythmisierungsversuch, Pseudorhythmisierung Tachyarrhythmie: Digitoxin, Propranolol, Verapamil Bradyarrhythmie: Atropin, Orciprenalin, Schrittmacher
Kurze Dauer der Arrhythmieanamnese Stabiler Sinusrhythmus	→	**KONVERSIONSVERSUCH:** 1. Digitoxin (schnelle Sättigung) 2. Digitoxin + Chinidin 3. Disopyramid 4. Disopyramid + atrial pacing 5. DC-Elektrokonversion
SINUSRHYTHMUS NACH KONVERSION		
Gestörte Sinusknotenfunktion	→	**REZIDIVPROPHYLAXE:** 1. Atropin + Digitoxin + Chinidin 2. Disopyramid 3. Schrittmachertherapie + antiarrhythmische Behandlung
Normale Sinusknotenfunktion	→	1. Digitoxin 2. Digitoxin + Chinidin 3. + Propranolol 4. Digitoxin + Disopyramid 5. + Propranolol 6. Digitoxin + Chinidin + Verapamil 7. Digitoxin + Amiodarone

Situation in vereinzelten Fällen mit längerer Dauer und/oder in hämodynamischer Notsituation eine Konversion erforderlich sein. Unter diesen Voraussetzungen ist eine Antikoagulantieneinstellung nicht erforderlich.

Ferner ist bei Patienten mit stabilem Vorhofflattern an die Möglichkeit einer *Terminierung durch atriale Stimulation* zu denken. Wir bevorzugen folgendes therapeutische Vorgehen: Ist der Patient kompensiert, sind die Vorhöfe nicht deutlich vergrößert (Echokardiographie) und liegt die Kammerfrequenz nicht unter 60 bzw. über 130/min, applizieren wir nach Lagerung einer intrakardialen Elektrode 2 bis max. 3 mg/kg Körpermasse Disopyramid langsam über 10 Minuten intravenös. Die Sicherung des Patienten durch eine sofortige und effektive Möglichkeit zur temporären Elektrostimulation basiert auf der Erfahrung, daß in Ausnahmefällen nach Konversion des VFL ein Sinusknotenstillstand resultiert oder aber, daß bereits unter dem VFL ein totaler Block distal His eintritt. Ferner kann versucht werden, über die intraatrial liegende Elektrode das VFL durch Stimulation zu terminieren. Im Regelfalle gelingt es mit Disopyramid sogar, ein VF in ein VFL zu überführen; beim VFL wird die Zyklusdauer deutlich länger. Tritt unter der Disopyramidgabe bzw. bis zu 10 Minuten nach Abschluß der Injektion kein Sinusrhythmus ein, schöpfen wir in Abhängigkeit von eventuell auftretenden negativen Effekten (Blutdruckabfall, Steigerung der Kammerfrequenz, höhergradiger Av-Block) die maximale Dosis des Antiarrhythmikums aus (3 mg/kg Körpermasse). Findet sich ein VFL mit Zykluslängen von länger als 250 ms, wird der Stimulationskatheter an das interatriale Septum gelegt und mit einem „overdriving“ begonnen. Ist die Stimulation effektiv und das VFL „eingefangen“, wird die Periodendauer der Reizung langsam, aber stetig verlängert („tune-down“- bzw. „decremental ramp-pacing“). Gelingt es, nach effektiver Stimulation des Vorhofes die Periodendauer des pacing über die des VFL zu steigern, ist die Kreiserregung unterbrochen und die Stimulation kann abgeschaltet werden. Es resultiert nach einer typischen Poststimulationspause ein Sinusrhythmus. Bleibt dieser Methode der Erfolg versagt, wählen wir ein entgegengesetztes Stimulationsprinzip.

Nach Einfangen des VFL wird die Zyklusdauer der Vorhofstimulation langsam bis kurz vor die effektive Refraktärzeit des Vorhofes verkürzt. Auf der höchst möglichen Frequenzstufe bzw. kürzesten Zyklusdauer der Stimulation mit einer 1:1-Beantwortung der Reize wird über etwa 10 bis 20 s stimuliert und dann unterbrochen. Häufig kann ein Sinusrhythmus erzwungen werden. Diese Stimulationsform („incremental ramp-pacing“) ist insbesondere für ein VFL mit Periodenlängen zwischen 200 und 250 ms geeignet.

Schlagen beide Reizmanöver fehl, folgt eine höherfrequente Stimulation mit Frequenzen zwischen 400 und 800 Impulsen/min und maximal möglicher Ausgangsspannung (10—20 V). Zumeist wird das VFL in ein VF überführt, das nach Abschalten der Reizung bzw. bis zu 10 s danach sistieren kann.

Da man zumindest für das VFL eine Kreiserregung unterstellen kann, ist die Lage der Reizelektrode von besonderer Bedeutung. Je länger der myokardiale Leitungsweg vom Stimulationsort bis zur Kreiserregung ist, desto kleiner wird die erregbare Lücke. Aus diesen Gründen versuchen wir in therapierefraktären Fällen eine Stimulation über die distalen Elektroden von zwei Sonden, von denen eine im günstigsten Falle im linken Vorhof und die andere an das Herzohr gelegt wird. Kann der linke Vorhof nicht sondiert werden, lagern wir die zweite Elektrode an das mittlere interatriale Septum. Mit diesem Vorgehen gelingt es bisweilen doch noch, eine Kreiserregung zu terminieren.

Im eigenen Patientengut konnte eine Konversion durch intravenöse Gabe von Disopyramid und unter Umständen in Kombination mit den beschriebenen Stimulationsverfahren in mehr als drei Viertel der Fälle erzwungen werden. Von besonderer Bedeutung für diese hohe Erfolgsrate sind sicher sehr strenge Indikationskriterien. So wurden alle Patienten mit einer Dauer des VF und VFL von länger als 4 Wochen, mit deutlich vergrößerten Vorhöfen, mit einer bekannten symptomatischen Sinusknotenfunktionsstörung, Fälle mit Vitium oder Kardiomyopathie sowie mit manifester Herzinsuffizienz ausgeschlossen.

11.3.4.5. Rezidivprophylaxe von Vorhofflimmern und -flattern

Sind alle genannten Begleitumstände eines permanenten oder paroxysmalen VF bzw. VFL in Betracht gezogen, ist die Grundkrankheit effektiv behandelt und eine Konversion in den Sinusrhythmus erreicht, ist die Art der Rezidivprophylaxe von Häufigkeit, Dauer und der hämodynamischen Situation abhängig.

Bei sporadischem Auftreten des VF und VFL bei Patienten ohne oder geringgradige Herzkrankheit kann eine Monotherapie mit Digitoxin unter Umständen ausreichen. Sind diese Voraussetzungen nicht erfüllt, wird die zusätzliche Gabe eines Antiarrhythmikums erforderlich. Wir bevorzugen primär Chinidin in einer Dosierung von 3 × 250 bis 500 mg/die. Treten therapeutische Probleme ein, ist daran zu denken, daß die Pharmakokinetik des Chinidin interindividuell großen Schwankungen unterliegt. Bei diesem Antiarrhythmikum versagt häufig eine rein schematische Dosierung. Aus diesen Gründen machen wir nicht selten von einer Bestimmung der Plasmaspiegel Gebrauch. Hierzu bestellen wir den Patienten am Morgen ohne eingenommene Medikation und bestimmen vor der erneuten Einnahme den Minimalspiegel. Der Plasmaspiegel wird dann nach Applikation des Chinidin über 3 Blutentnahmen über 3 Stunden zur Ermittlung des Maximalspiegels verfolgt. Aus den ermittelten Parametern kann auf einen effektiven oder zu niedrigen Plasmaspiegel geschlossen werden. Bestehen Abweichungen, kann nachdosiert werden oder aber ein therapeutisches Versagen kann auf eine Unwirksamkeit zurückgeführt werden, wenn der Plasmaspiegel im Normbereich liegt.

Bleibt eine Medikation von Digitoxin plus Chinidin ohne Erfolg, d. h., es treten weiterhin Rezidive auf, kombinieren wir — falls es die Sinusknotenfunktion erlaubt — zusätzlich mit Propranolol (3 × 25 bis 40 mg/die). Auch zum Propranolol können Plasmaspiegel ermittelt werden.

Nicht selten ergeben sich auch nach längeren Versuchen mit diesen Kombinationen in unterschiedlicher Dosierung therapeutische Probleme. In derartigen Fällen können weitere Medikamente eingesetzt werden. Das Vorgehen ist dann abhängig von den Erfahrungen des behandelnden Arztes mit einem Antiarrhythmikum.

In einigen Einrichtungen wird eine Therapie mit Chinidin plus Verapamil bevorzugt. Da diese Kombination mit deutlichen negativ inotropen Effekten einhergeht, bevorzugen wir als folgenden Schritt einen Behandlungsversuch mit Digitoxin plus Disopyramid (3—4mal 100—150 mg/die). Obgleich von adversen Reaktionen berichtet wird (Sinusknotenstillstand), haben wir auch mit einer Kombination von Digitoxin plus Disopyramid plus Propranolol bei Patienten mit intakter Sinusknotenfunktion gute Erfahrungen. Das Disopyramid kann in dieser Kombination niedriger dosiert werden.

Als Pharmakon der letzten Wahl setzen wir in Analogie zum Vorgehen bei Kammertachykardien Amiodarone ein. Nach einer schnellen Sättigung mit Gaben von 1 g über 7 bis 10 Tage, kann die Dosis kontinuierlich reduziert werden. Erhaltungsdosen von 200 bis 400 mg/die sind die Regel.

11.3.4.6. Pseudorhythmisierung von Vorhofflimmern und -flattern

Bei allen Patienten, bei denen eine ausreichend stabile Sicherung des Sinusrhythmus nicht gelingt, ist es erforderlich, die Av-Überleitung zu ökonomisieren. Bei den tachyarrhythmischen Formen ist dies mitunter schwierig. Zum Einsatz kommen Pharmaka, die negativ dromotrop auf den Av-Knoten wirken. Wir wählen als Monotherapie oder auch in Kombination Digitoxin, Propranolol (3 × 25 bis 80 mg/die) oder Verapamil (4 × 80 bis 120 mg/die).

Bei der Bradyarrhythmia absoluta müssen im Gegensatz zur oben genannten Form positiv dromotrope Pharmaka (Atropin, Orciprenalin) eingesetzt werden. Geht eine Bradyarrhythmie mit einer Herzinsuffizienz einher, kann unter dieser Indikation eine Schrittmachertherapie erforderlich werden.

FÜR DIE TÄGLICHE PRAXIS

Vorhofflimmern und -flattern gehören neben den Extrasystolien zu den häufigsten Arrhythmieformen. Sie sind leicht aufgrund der anamnestischen Angaben erkennbar und auch im EKG dokumentierbar. Das elektrokardiologische Ursachengefüge basiert auf einem „kranken", elektrisch instabilen Vorhofmyokard mit verzögerter Erregungsleitung auf sinu-atrialer, atrialer und interatrialer Ebene (P-Wellen-Dauer) und verkürzter Refraktärzeit. Die oftmals begleitende Sinusknotenfunktionsstörung kann latent vorliegen oder bereits mit bradykardiebedingter Symptomatik einhergehen (Brady-kardie-Tachykardie-Syndrom). Auslöser der tachykarden Episoden sind meist supraventrikuläre Extrasystolen. Im Falle höhergradiger Bradykardien sind jedoch auch Ersatzsystolen als Trigger wirksam. — In Abhängigkeit von der Funktion der atrioventrikulären Leitung manifestiert sich ein VF bzw. VFL als Tachy-oder Bradyarrhythmie. Beide Formen prägen das klinische Bild, können die hämodynamische Situation im Verlauf ungünstig beeinflussen oder zu einer Notfallsituation führen.

Die Akutversorgung der Arrhythmie muß auf eine Normalisierung der Av-Überleitung abzielen. Bei tachyarrhythmischen Formen kann eine Schnellsättigung mit Digitoxin erfolgen oder Verapamil bzw. Beta-Blocker intravenös gegeben werden. Die Dosierung erfolgt entsprechend der Wirkung. — Die Bradyarrhythmie kann durch Atropin oder Orciprenalin und bei extremer Symptomatik durch eine temporäre Elektrostimulation beeinflußt werden.

Die Langzeit-Therapie wird durch die Grundkrankheit bestimmt: Liegen extrakardiale Erkrankungen (Hyperthyreose, Elektrolytstörungen) vor, sind diese primär behandlungsbedürftig. Bei akuter kardialer Grundkrankheit (Myokarditis, Herzinfarkt) steht deren Therapie im Vordergrund. Bei chronisch Herzkranken (Vitien, Kardiomyopathie, koronare Herzkrankheit) bestimmt die Schwere der Grundkrankheit die Therapieeffektivität und Prognose. Ohne bedeutsame Beeinflussung der Myokardfunktion kann keine stabile Rhythmisierung erwartet werden.

Vor jedem medikamentösen oder elektrischen Konversionsversuch sind mehrere Fragen zu beantworten:

— Kann aufgrund der Dauer der Arrhythmieanamnese und der Schwere der Grundkrankheit eine dauerhafte Rhythmisierung erwartet werden? In vielen Fällen wird die Entscheidung für eine Konversion zu großzügig gefällt und der Patient durch häufige Rezidive und erneute Therapieversuche neurotisiert. Oft bedeutet der Rhythmisierungsversuch eine EKG-Kosmetik, wenn der Patient die Arrhythmie nicht bemerkt und sich hämodynamisch nicht beeinträchtigt fühlt. Auch eine Ökonomisierung der Überleitungsfrequenz (Pseudorhythmisierung) ist als Therapieziel akzeptabel.

— Sind alle Vorbedingungen für eine komplikationslose Konversion gegeben? — Das Embolierisiko kann bei einer effektiven Antikoagulation über 3 Wochen gering gehalten werden. Diese Vorbedingung ist bei einer Dauer der Arrhythmie über länger als eine Woche zu fordern, sowohl bei geplanter medikamentöser als auch elektrischer Konversion. — Ist die Stabilität des Sinusrhythmus nicht sicher, sollte eine temporäre Elektrostimulation eingesetzt werden, um im Falle eines posttachykarden Sinusknotenstillstandes zur Verfügung zu stehen. Sind alle Voraussetzungen für eine dauerhafte und komplika-

tionslose Rhythmisierung erfüllt, kann ein Konversionsversuch (Tab. 11.8.) medikamentös (Digitoxin, Chinidin, Disopyramid), durch Elektrostimulation in Fällen von Vorhofflattern oder durch DC-Schock erfolgen. Unmittelbar nach Herstellung des Sinusrhythmus muß eine Rezidivprophylaxe einsetzen. Diese kann medikamentös die Vulnerabilität des Vorhofmyokards beeinflussen (Digitoxin, Chinidin, Disopyramid, Beta-Blocker) oder auf eine Unterdrückung der Triggermechanismen abzielen. Extrasystolen sollten supprimiert und eine höhergradige Bradykardie durch Atropin bzw. Orciprenalin oder Schrittmacherimplantation kompensiert werden. Ist eine anhaltende Rhythmisierung nicht erreichbar, muß primär eine Fehleinschätzung der Ausgangssituation unterstellt werden und u. U. eine erneute Therapie der Grundkrankheit einsetzen: In allen anderen Fällen sollten alle Maßnahmen auf eine Pseudorhythmisierung durch Regularisierung der Kammerfrequenz ausgerichtet sein. Bei derartigen Patienten macht sich eine dauerhafte Antikoagulation zur Embolieprophylaxe erforderlich.

11.4. Die paroxysmalen supraventrikulären Tachykardien

Unsere Kenntnis zu den paroxysmalen supraventrikulären Tachykardien (PST) ist in den vergangenen Jahren durch die Einführung der His-Bündel-Elektrographie und programmierten Stimulation sprunghaft angewachsen. So können die wesentlichen Formen mittels invasiver elektrokardiologischer Methodik eindeutig zugeordnet werden. Kriterien zur differentialdiagnostischen Trennung wurden erarbeitet, und der Weg zu einer auf den Pathomechanismus zugeschnittenen Therapie ist gegenwärtig eröffnet.
Die einzelnen Formen sollen in diesem Kapitel in der Reihenfolge ihrer Häufigkeit bearbeitet werden. Es wird dabei jeweils von den elektrokardiologischen Charakteristika ausgegangen, um, auf diesen basierend, klinisch relevante Aussagen zu Diagnose und Differentialtherapie zu erarbeiten.

11.4.1. Das Av-Knoten-Reentry

Das Erregungskreisen über zwei oder mehrere Av-Knotenleitungsbahnen mit unterschiedlichen Refraktär- und Leitungseigenschaften (AVNR) wird in allen Lebensaltern angetroffen. Da im Regelfalle, insbesondere bei jungen Patienten, keine kardiale Grundkrankheit nachweisbar ist, muß eine kongenitale Anomalie des Av-Knotens unterstellt werden. Nur in Ausnahmefällen entsteht bei ersten PST im fortgeschrittenen Lebensalter der klinische, bislang unbewiesene Eindruck, daß derartige Anomalien der atrio-ventrikulären Leitung erworben werden können. Dies trifft unter gewissen Umständen bei hypertrophen Kardiomyopathien zu. Diese Hypothese wird gestützt durch Beobachtungen, die nachweisen, daß eine funktionelle Längsdissoziation des Av-Knotens für die antero- und/oder retrograde Richtung (AVLD) mit und ohne Tachykardieneigung bei Hochleistungssportlern mit ausgeprägter Herzhypertrophie überdurchschnittlich häufig vorkommt (127).
Die klinische *Verdachtsdiagnose* eines AVNR darf gestellt werden, wenn PST über viele Jahre bestehen, keine kardiale Grundkrankheit vorliegt, das Intervall-EKG keine Normabweichungen zeigt und wenn im Anfalls-EKG keine P-Wellen sichtbar sind. Als sinnvolle Alternativ-Diagnose kann nur eine PST bei einem verborgenen, ausschließlich retrograd leitfähigen akzessorischen Leitungsweg (47, 93) akzeptiert werden. Diese gleichfalls kongenitale Anomalie wird jedoch in deut-

lich geringerer Häufigkeit gefunden. Die endgültige Diagnose eines AVNR kann jedoch durch konservative diagnostische Verfahren nicht gesichert werden. Sie ist ausschließlich im Ergebnis einer invasiven elektrokardiologischen Untersuchung zu stellen (48).

11.4.1.1. Elektrokardiologische Befunde

Ein AVNR setzt eine Dissoziation der Leitungs- und Refraktäreigenschaften des Av-Knotens in minimal 2 Leitungsbahnen für die antero- und/oder retrograde Richtung voraus (19, 40, 57, 139, 166). Bereits durch eine einfache vorzeitige atriale Reizung mit programmierten Einzelreizen oder durch eine langsam gesteigerte schnelle Vorhofstimulation kann ein AVNR aufgrund einer abrupten Verlängerung von PQ- oder AH-Zeit vermutet werden. Dieses Verhalten ist erklärt durch einen anterograden Leitungsblock der schnell leitenden Bahn, wobei die weitere Erregungsleitung dann über eine langsam leitende Fasergruppe realisiert wird. Der endgültige Beweis für das Vorliegen einer AVLD ist nur durch Validierung anhand indirekter **elektrokardiologischer Kriterien** möglich, da es nicht gelingt, Potentiale vom Av-Knoten direkt abzuleiten und so die Erregungswelle zu lokalisieren. Typische Zeichen einer AVLD sind:

— *Nachweis einer diskontinuierlichen Av-Knotenleitungskurve* (14, 41, 58, 84, 122, 171): Unter einer programmierten Vorhofeinzelstimulation (A_1A_2) während des Sinusrhythmus oder höherfrequenter atrialer Reizung werden die H_1H_2-Intervalle in Abhängigkeit von der zunehmenden Vorzeitigkeit stetig kürzer. Kurz vor Beginn der effektiven Refraktärzeit findet sich eine Ermüdung des nodalen Systems unter der die H_1H_2-Intervalle kurzzeitig gleichbleiben, um dann sogar länger zu werden. Dieses sog. Leitungsdekrement ist ein für den Av-Knoten typisches Leitungsmuster. Ist die effektive Refraktärzeit der schnell leitfähigen Bahn erreicht, findet sich eine abrupte Verlängerung von H_1H_2 (Abb. 11.12.). Dieses sog. „break"-Phänomen ist charakteristisch für eine AVLD. In Abgrenzung zu diskontinuierlichen Leitungskurven bei Vorliegen einer paranodalen akzessorischen Bahn im Sinne einer James-Faser findet sich eine Verlängerung der effektiven Refraktärzeit der schnell leitenden Bahn unter höherfrequenter Vorhofstimulation im Vergleich zum Sinusrhythmus („break"-Phänomen mit Rechtsverschiebung). Auf diese Weise können die Refraktäreigenschaften beider Leitungsbahnen des Av-Knotens indirekt hinreichend exakt bestimmt werden (Abb. 11.13.).

Ein gleiches Leitungsverhalten mit typischem Dekrement und „break"-Phänomen kann bei einem Viertel bis einem Drittel der Patienten auch für die retrograde Erregungsleitung nachgewiesen werden (14, 84, 122, 139, 164, 166). In der überwiegenden Zahl der Fälle findet sich jedoch rückläufig nur eine solitäre, im Vergleich zur Vorwärtsleitung schneller leitfähige Bahn. Es kommt nach nur geringer Ermüdung mit Verlängerung von A_1A_2 unter der Kammerstimulation V_1V_2 zu einem retrograden VA-Block ohne „break"-Phänomen. Durch Registrierung des retrograden atrialen Erregungsablaufes muß nachweisbar sein, daß die Erregungswelle ausschließlich über Hissches Bündel und Av-Knoten läuft.

Ist jedoch ein „break"-Phänomen für die retrograde Leitung aufgrund eines plötzlichen Sprunges von A_1A_2 nachweisbar, muß gesichert sein, daß diese plötzliche Leitungsverzögerung im Av-Knoten lokalisiert ist. Im Regelfalle resultiert eine retrograde Leitungsermüdung auf einer Verlängerung des V_2H_2-Intervalles, d. h., das H-Potential wird bei hoher Vorzeitig-

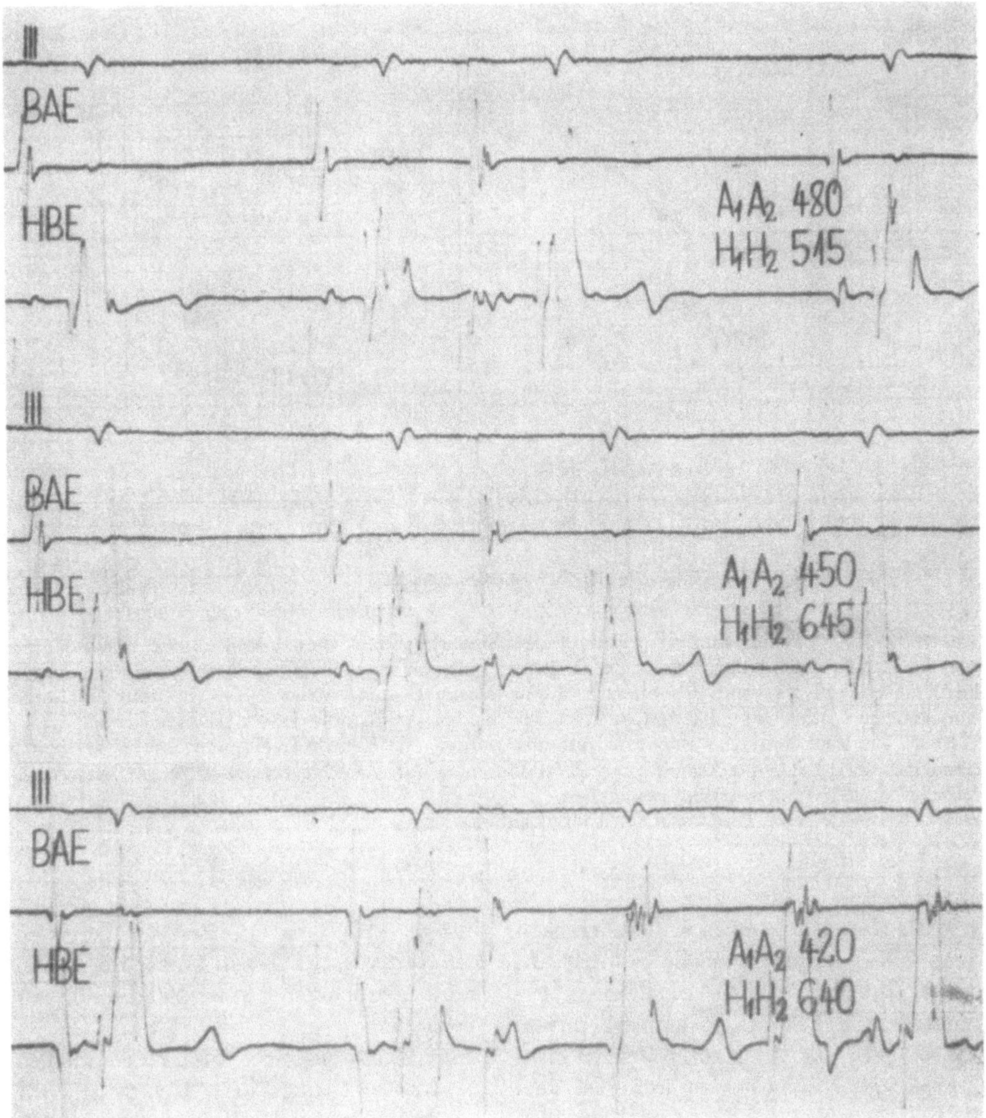

Abb. 11.12. Verhalten der H_1H_2-Intervalle in Abhängigkeit von der Vorzeitigkeit einer programmierten atrialen Stimulation während des Sinusrhythmus bei einem Patienten mit Av-Knoten-Reentry.
Einthoven-Abl. III, bipolares atriales (BAE) und His-Bündel-Elektrogramm (HBE).
Bei einer Verkürzung der Vorzeitigkeit des atrialen Extrareizes von 480 auf 450 ms kommt es zu einer sprunghaften Verlängerung des H_1H_2-Intervalles von 515 auf 645 ms. Die effektive Refraktärzeit der schnell leitfähigen Av-Knotenbahn ist erreicht; sie wird damit zu einer retrograden Erregung frei. Bei einer weiteren Verkürzung des Kupplungsintervalles auf 420 ms wird bei einer nur unwesentlichen Veränderung von H_1H_2 eine Reentry-Tachykardie induziert.

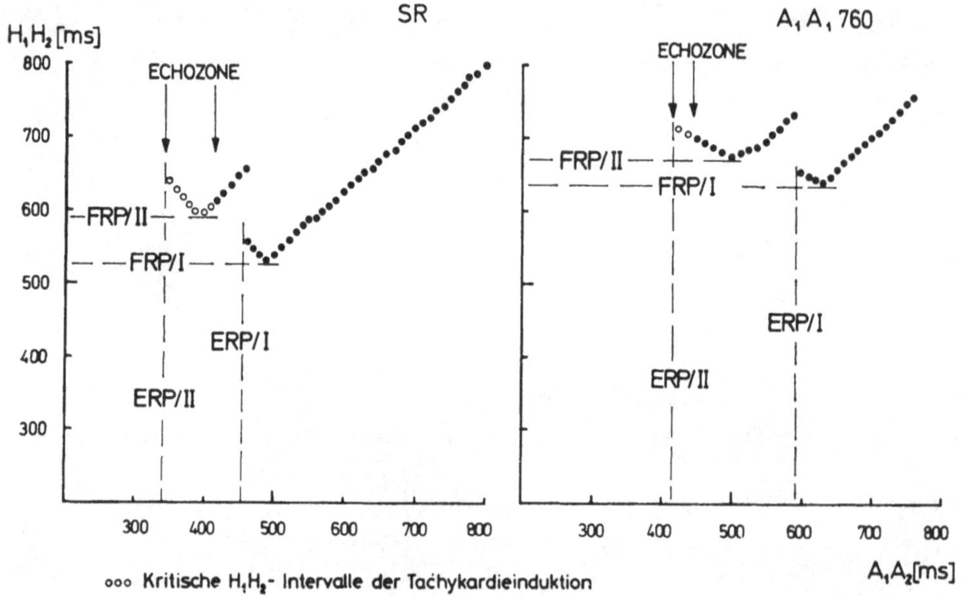

Abb. 11.13. Av-Leitungskurven während des Sinusrhythmus (links) und atrialer Stimulation von 760 ms Periodenlänge bei einem Patienten mit paroxysmalen supraventrikulären Tachykardien. Sowohl während des Sinusrhythmus als auch unter atrialer Reizung sind die funktionellen und effektiven Refraktärzeiten der beiden Av-Knoten-Leitungsbahnen exakt definierbar. Im Vergleich zum Spontanrhythmus werden alle Refraktärzeiten unter der artifiziell schnellen Vorhoffrequenz länger („break"-Phänomen mit Rechtsverschiebung). Die Echozone induzierbarer Tachykardien ist angegeben.
ooooo Kritische H_1H_2-Intervalle der Tachykardieinduktion.

keit des Kammerextrareizes plötzlich nach dem QRS-Komplex von V_2 sichtbar. In diesen Fällen bleibt die rückläufige Av-Knotenleitungszeit H_2A_2 zumeist unverändert. Ein im Av-Knoten lokalisiertes „break"-Phänomen basiert auf einer Verlängerung von H_2A_2. Ein derartiges Verhalten kann unterstellt werden, wenn H nicht am Ende des QRS-Komplexes von V_2 sichtbar wird.

Aus diesen Befunden mit Nachweis einer antero- und/oder retrograd diskontinuierlichen Leitungskurve können die beiden Bahnen charakterisiert werden. Es ist jedoch kein sicherer Rückschluß möglich, daß die schnelle Bahn sowohl antero- als auch retrograd die besseren Leitungseigenschaften aufweist. Da unter einer PST infolge AVNR die VA-Zeit im Vergleich zur Kammerstimulation kürzer ist, stehen keine Möglichkeiten einer Validierung zur Verfügung.

Zum Nachweis einer diskontinuierlichen Av-Knotenleitungskurve bevorzugen wir die Messung der H_1H_2-Intervalle in Abhängigkeit von A_1A_2 für die anterograde Leitung und die A_1A_2-Intervalle in Relation zu V_1V_2 für die Rückleitung (Abb. 11.13. und 11.14.). Es ist jedoch auch möglich, sich anhand der A_2H_2- bzw. V_2A_2-Zeiten in Abhängigkeit von A_1A_2 bzw. V_1V_2 identische Informationen zu erarbeiten.

Mit dem Nachweis einer diskontinuierlichen Av-Knotenleitungskurve ist das Vorliegen einer AVLD bewiesen. Dies

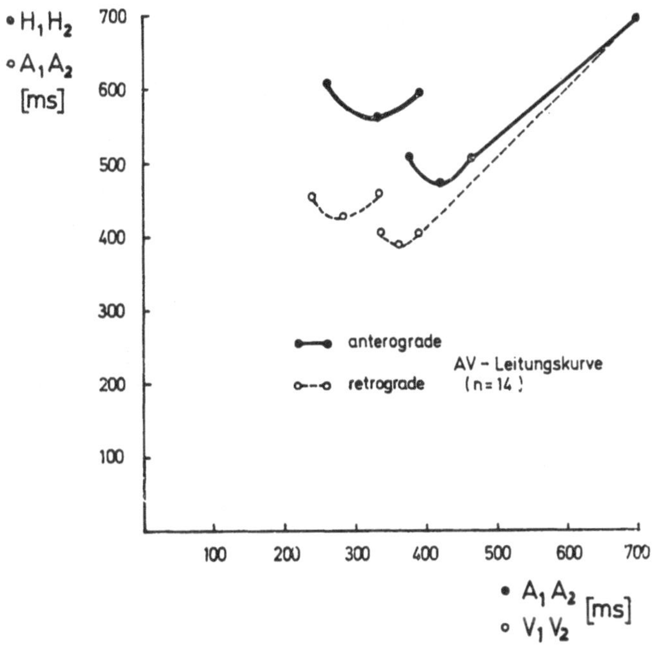

Abb. 11.14. Typische Av-Leitungskurven für die antero- bzw. retrograde Erregungsleitung als Mittelwerte aus 14 Einzelmessungen (Erläuterungen siehe Text).

läßt jedoch nicht den Schluß zu, daß die AVLD auch Ursache und Mechanismus einer anamnestisch bekannten oder elektrokardiographisch dokumentierten PST ist. Eine AVLD ist kein seltener Befund. Ohne daß jemals Tachykardien auftraten, wird er bei Kindern (32, 146) nicht selten nachgewiesen. In unserem Patientengut fanden wir eine Längsdissoziation in 7,2% der Fälle ohne Tachykardieanamnese und bei 8,1% der Patienten mit PST, Fälle mit AVNR ausgeschlossen. Unter den letztgenannten 81 von 1000 Patienten wurden als Tachykardiemechanismus ein Vorhofflimmer-flattern ($n = 39$), eine fokale supraventrikuläre Tachykardie ($n = 4$), ein sinu-atriales Erregungskreisen ($n = 4$), eine Kreistachykardie über einen atrioventrikulären Bypass ($n = 8$) und eine ventrikuläre Tachykardie ($n = 26$) nachgewiesen.

Aus den genannten Gründen kann eine AVLD als Mechanismus eines AVNR nur durch den Nachweis weiterer elektrokardiologischer Kriterien bewiesen werden:

— Identität von plötzlicher *AH-Zeitverlängerung und Tachykardieinduktion* (58)

Für eine kreisende Erregung ist ein unidirektionaler Block in einer von zwei alternativen und verbundenen erregungsleitenden Strukturen erforderlich. Der unidirektionale Block ist durch das „break"-Phänomen bewiesen. Ist mit dem Springen der Erregungsleitung von der schnellen auf die langsame Bahn ein Reentry verbunden, kann eine Beteiligung des Av-Knotens an der Kreiserregung unterstellt werden. Nicht in allen Fällen tritt sofort nach dem „break" eine perpetuierte Tachykardie ein. Oft beginnt unter der zunehmend vorzeitiger werdenden atrialen Einzelreizung die Manifestation des Reentry mit solitären atrialen Umkehrsystolen. Diese projizieren sich in den QRS-Komplex oder sind in der S-Zacke verborgen. Auch wenn es nicht gelingt, eine perpetuierte PST zu provozieren, genügen einzelne Echoschläge zur Diagnose eines AVNR. Eine derartige Situation fand sich

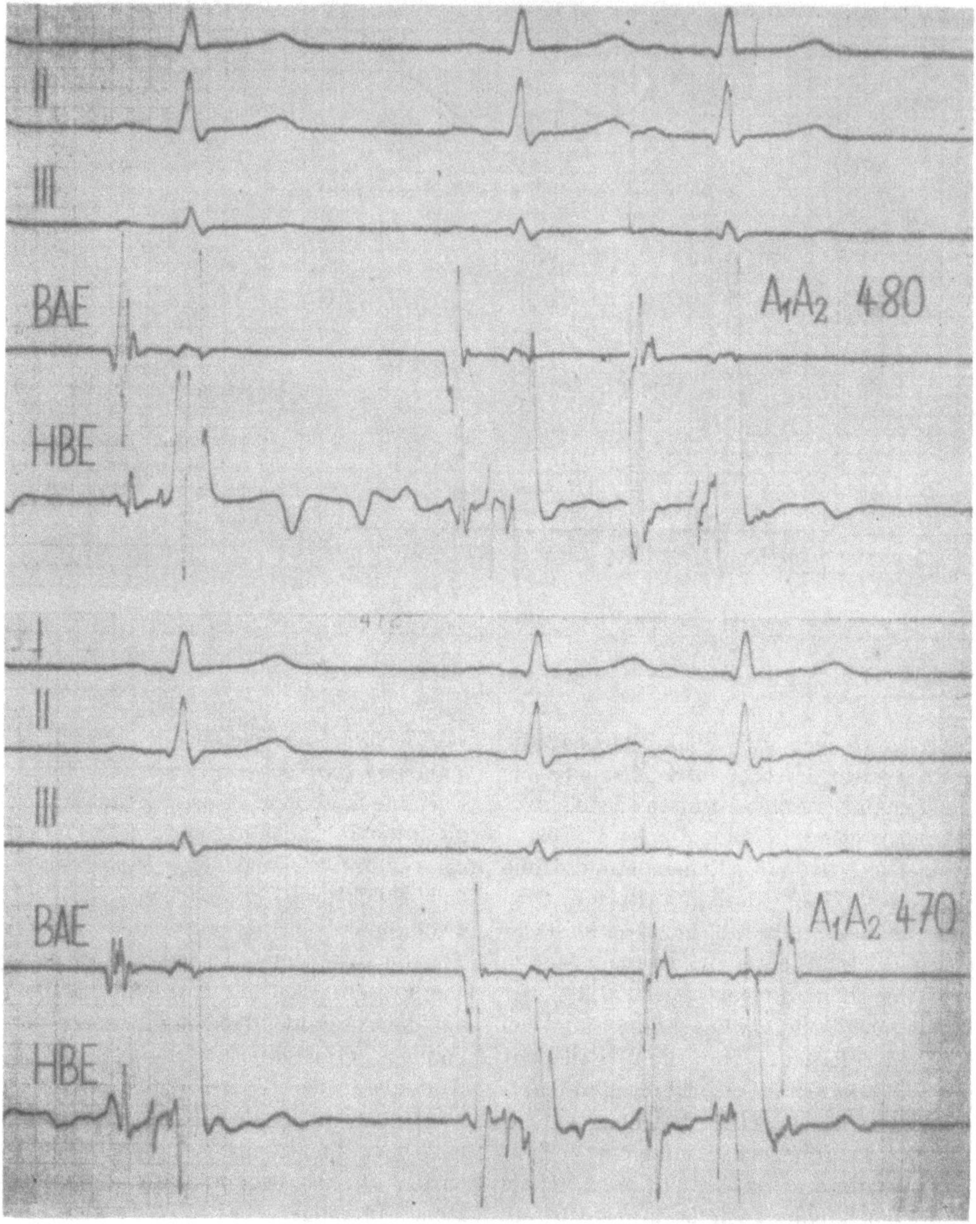

Abb. 11.15. Diagnose einer Av-Knoten-Reentry-Tachykardie aufgrund solitärer Echoschläge bei einem Patienten mit paroxysmalen supraventrikulären Tachykardien.
Ableitungsprogramm siehe Abbildung 11.2.
Bei einer vorzeitigen atrialen Einzelstimulation während des Sinusrhythmus mit einer Vorzeitigkeit von 480 ms wird bereits über die langsam leitfähige Bahn geleitet. Bei Vorzeitigkeiten zwischen 470 und 360 ms kommt es ausschließlich zur Induktion solitärer Echophänomene (kurz nach QRS im BAE sichtbar).

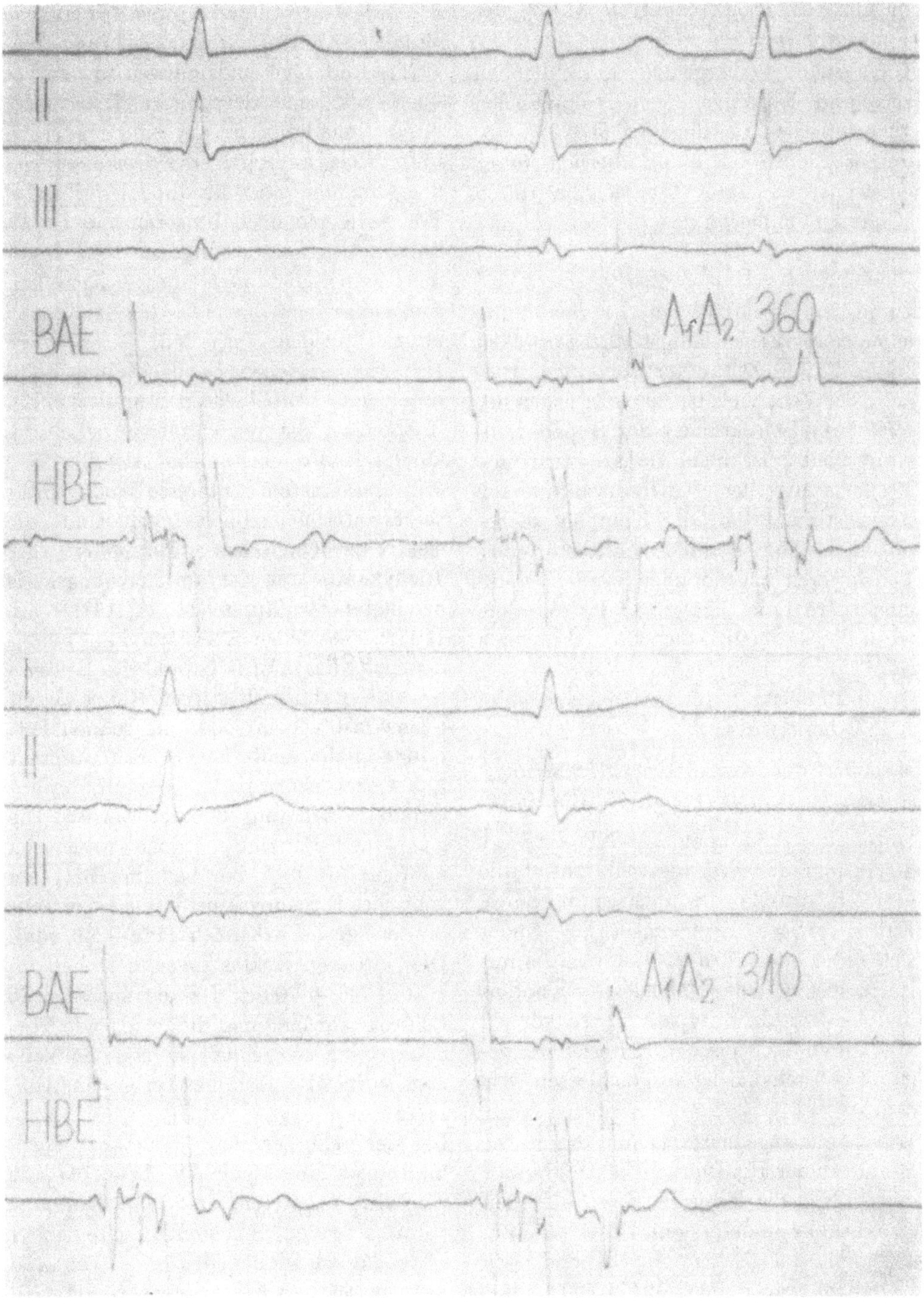

Abb. 11.15.

in unserem Patientengut in 34,0% der Fälle (Abb. 11.15.).

Um einen verborgenen, ausschließlich retrograd leitfähigen ventrikulo-atrialen akzessorischen Leitungsweg (47, 82, 115) auszuschließen, ist es erforderlich, unter einer perpetuierten Tachykardie durch Kammerstimulation das

— *Verhalten der VA-Zeit* (16)

zu prüfen. Während bei der Benutzung einer retrograd leitfähigen akzessorischen Bahn die VA-Zeit unter vorzeitiger Reizung des Ventrikels bis zum Erreichen der effektiven Refraktärzeit des Bypass konstant bleibt, ist beim AVNR stets eine Verlängerung des VA-Intervalles nach einem stimulierten QRS-Komplex zu beobachten. Ferner muß ein akzessorischer Leitungsweg angenommen werden, wenn eine retrograde Erregung der Vorhöfe trotz Blocks im Hisschen Bündel möglich ist.

Große Beweiskraft für die Diagnose eines AVNR besitzt das

Mapping der retrograden *Aktivierungssequenz der Vorhöfe* (14, 51, 76, 133, 143)

Unter einer PST infolge AVNR aktiviert die retrograde Erregungswelle zuerst die septalen Anteile des rechten Vorhofes. Ein derartiges Erregungsmuster findet sich unter einer fokalen Tachykardie mit Reizursprung in der Nähe des Av-Knotens und bei septalem Bypass. Diese können aber durch die typischen Kriterien der genannten Tachykardie ausgeschlossen werden.

Wie bereits angedeutet, gelingt es mit den Methoden der His-Bündel-Elektrographie, ein AVNR für klinische Zwecke hinreichend exakt zu definieren. Unter klinisch-elektrophysiologischem Aspekt sind noch vielfältige Fragen ungelöst (65, 171). Diese betreffen den Erregungsumschlagspunkt innerhalb der verschiedenen Av-Knoten-Areale. Da in Einzelfällen nachweisbar ist, daß die Vorhöfe (73) und das Hissche Bündel (43) nicht zur Perpetuierung einer PST erforderlich sind, müssen sowohl der obere als auch der untere Umschlagspunkt innerhalb des Av-Knotens liegen (59). Nicht außerhalb der Diskussion ist die Annahme eines intranodalen Bypass. Für seine mögliche Existenz spricht die kurze retrograde Leitungszeit unter Kammerreizung mit einem nur geringen Leitungsdekrement, einem für den Av-Knoten ungewöhnlichen Verhalten. Gegen diese Hypothesen stehen Beobachtungen, daß unter einer ventrikulären Stimulation ein Ansprechen der retrograden VA-Leitung auf Vagusreize nachweisbar ist (72).

Von besonderem Interesse auch unter therapeutischem Blickwinkel sind die **elektrokardiologischen Parameter der Tachykardie und der am Erregungskreis beteiligten Strukturen** (14, 41, 168) (Tab. 11.9.): Unter einer Kreistachykardie können bei einer AVLD sowohl die langsam leitende Bahn mit kurzer Refraktärzeit („slow-fast"-Form) oder die schnell leitfähige Bahn mit langer Refraktärzeit („fast-slow"-Form) (26, 164) für die anterograde Erregung benutzt werden. Die „slow-fast"-Form ist jedoch wesentlich häufiger (94,9%). Sie hat im EKG ein typisches Erregungsmuster mit einem sehr breiten Frequenzbereich (120—240/min). Die mittleren Zykluslängen betrugen im Mittel 396 ± 76 ms. Da die anterograde Leitung sehr lang und die retrograde Vorhoferregung sehr schnell ist, ist die P-Welle zumeist im QRS-Komplex verborgen (Abb. 11.16.).

Bei der sehr seltenen „fast-slow"-Form findet sich eine kurze AV- bzw. PQ-Zeit mit einer negativen, dem QRS-Komplex vorausgehenden, P-Welle. Bei einer mittleren Periodendauer der PST von 450 ± 82 ms ist die VA-Zeit lang (Abb. 11.17.). Während die erstgenannte Tachykardieform überwiegend durch atriale Stimulation induzierbar ist, wird die „fast-slow"-

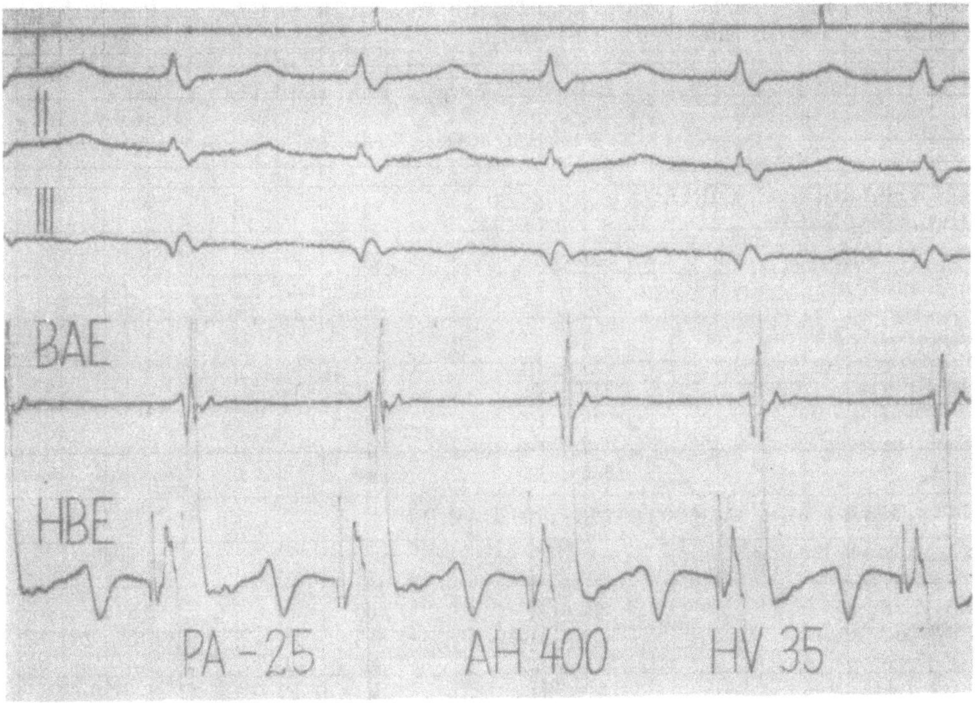

Abb. 11.16. Typisches Tachykardiemuster eines Av-Knoten-Reentry vom Typ „slow-fast". Vorhof- und Kammererregung erfolgen gleichzeitig (siehe III und BAE). Ableitungsprogramm siehe Abbildung 11.2.

Tachykardie zumeist durch ventrikuläre Reizung provoziert.

Im eigenen Patientengut fand sich die „slow-fast"-Form in einer Häufigkeit von 94,9% ($n = 187$ von 197) und die „fast-slow"-Form in 5,1% der Fälle ($n = 10$ von 197); ein Patient litt unter PST beider Mechanismen.

Die Refraktäreigenschaften beider Av-Knotenleitungsbahnen (Tab. 11.9.) gewähren einen tieferen Einblick in die Perpetuierungsmechanismen des AVNR. In allen Fällen der häufigeren PST waren für die anterograde Leitung zwei differente Bahnen nachweisbar; dies traf für die „fast-slow"-Tachykardie nur in 6 der insgesamt 10 Fälle zu. Für die unterschiedliche Richtung der Kreiserregung dürften die differenten Refraktärzeiten für die retrograde Leitung verantwortlich sein. Während sich die Refraktärperioden für die anterograde Richtung zwischen beiden Formen kaum unterscheiden, sind die retrograden funktionellen und effektiven Refraktärzeiten bei der „fast-slow"-Form signifikant länger. Diese Aussage kann jedoch ausschließlich für die Fälle mit retrogradem „break"-Phänomen bewiesen werden. Es ist ferner bemerkenswert, daß bei Patienten mit einer „fast-slow"-Form in zwei Drittel der Fälle auch für die retrograde Leitung zwei unterschiedliche Leitungsbahnen nachweisbar sind (26, 164).

Unter den insgesamt 197 Patienten mit AVNR gelang in 67 Fällen (34,0%) keine Induktion perpetuierter Tachykardien. Es waren jedoch multiple Echo-Phänomene induzierbar, die eine Diagnose erlaubten. In der Regel war in diesen Fällen die für die Vorwärtsleitung verantwortliche lang-

Tabelle 11.9. Elektrokardiologische Parameter der Tachykardie und der am Erregungskreis beteiligten Strukturen beim Av-Knoten-Reentry

	„slow-fast"-Form ($n = 122$)		„fast-slow"-Form ($n = 9$)		ohne Perpetuierung ($n = 67$)
TACHYKARDIEPARAMETER:					
(Oberflächen-EKG)					
Periodendauer (ms)	396 ± 76		450 ± 82		–
AV-Zeit (ms)	372 ± 72		186 ± 82		–
VA-Zeit (ms)	24 ± 32		264 ± 73		–
(His-Bündel-Elektrogramm)					
PA-Zeit (ms)	−17 ± 10		−16 ± 7		–
AH-Zeit (ms)	329 ± 71		143 ± 83		–
HV-Zeit (ms)	42 ± 9		43 ± 9		–
Echozone (ms)	277 ± 54		253 ± 5		–
(A_1A_2)	355 ± 73		325 ± 17		–
PARAMETER DER AV-KNOTENLEITUNGSBAHNEN:					
2 anterograde Bahnen	$n = 122$		$n = 6$		$n = 67$
FRP/fast (ms)	468 ± 83		464 ± 33		475 ± 105
ERP/fast (ms)	389 ± 86		409 ± 43		413 ± 43
FRP/slow (ms)	532 ± 108		518 ± 102		543 ± 127
ERP/slow (ms)	276 ± 67		327 ± 122		315 ± 95
	($n = 78$)		($n = 3$)		($n = 48$)
2 retrograde Bahnen	$n = 38$		$n = 9$		$n = 12$
FRP/fast (ms)	377 ± 38	< 0,1%	465 ± 45	< 0,1%	375 ± 51
ERP/fast (ms)	331 ± 43	< 0,1%	425 ± 43	< 0,1%	330 ± 64
FRP/slow (ms)	419 ± 72	< 0,1%	549 ± 76	< 1%	457 ± 159
ERP/slow (ms)	237 ± 42	< 0,1%	260 ± 62	< 5%	225 ± 27
	($n = 16$)		($n = 6$)		($n = 7$)
1 retrograde Bahn	$n = 84$		–		$n = 32$
FRP (ms)	371 ± 51		–		401 ± 76
ERP (ms)	304 ± 89		–		379 ± 123

sam leitfähige Bahn limitierend (11, 27); die Perpetuierung eines AVNR brach infolge eines anterograden Blocks ab. In einzelnen Fällen gelingt es dann, nach Atropingabe (1 bis 2 mg i.v.) eine anhaltende PST zu provozieren (167). Derartig erhobene Befunde wurden in der Auswertung nicht berücksichtigt. Die Ursache für die fehlende Perpetuierung basiert auf einer längeren effektiven Refraktärzeit der langsam leitfähigen Bahn in der Gruppe ohne anhaltende im Vergleich zur fortlaufenden PST (315 ± 94 ms vs. 276 ± 67 ms). Ein ähnliches Verhalten kann auch für Patienten mit AVLD beobachtet werden, die niemals eine PST erlitten. Allgemein kann ausgesagt werden, daß eine PST infolge AVNR immer dann schwer auslösbar ist, wenn die Differenzen der funktionellen Refraktärzeiten beider Bahnen groß und die der effektiven Refraktärzeiten klein sind (Abb. 11.18.). Ferner zeigt sich, daß leicht induzierbare PST mit breiter Echozone auch schwerer prophylaktisch behandelbar sind im Vergleich zu Fällen ohne Induktion unter der His-Bündel-Elektrographie.

Für die Induktion der PST eignen sich in

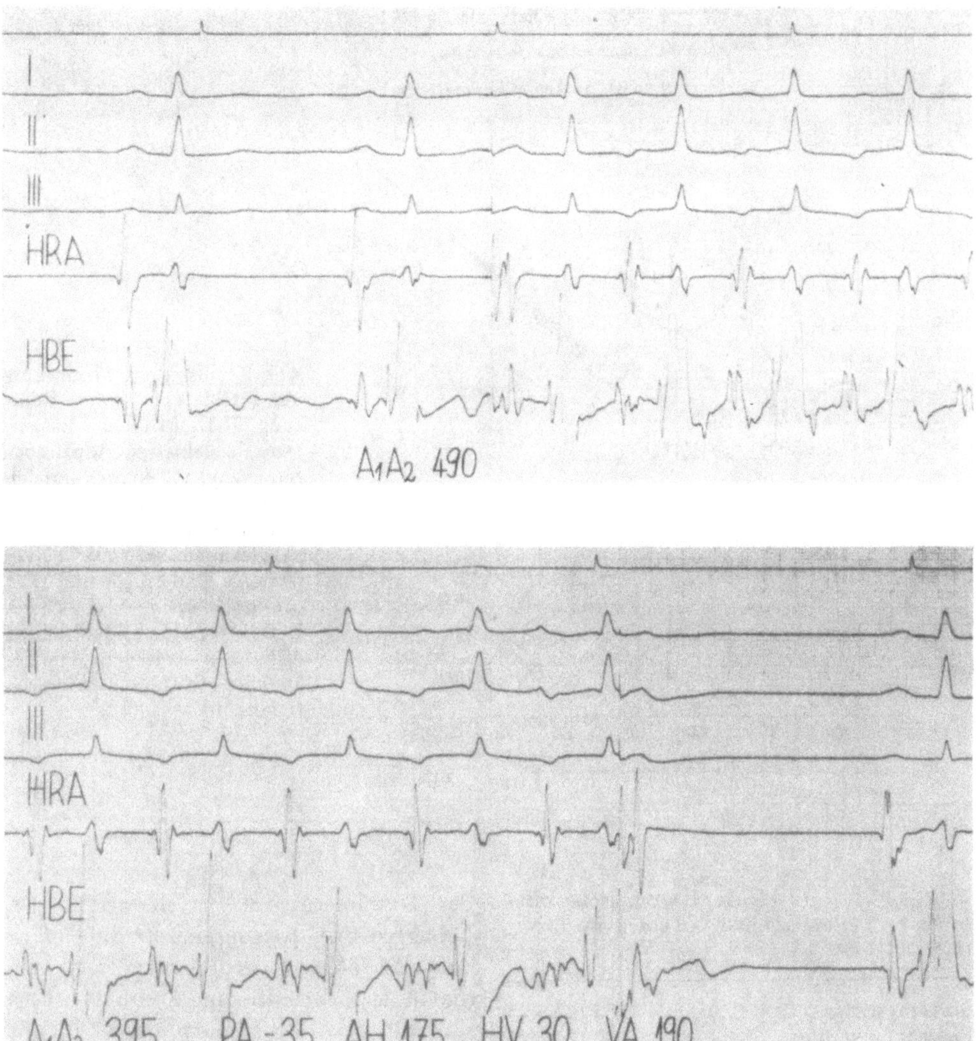

Abb. 11.17. Induktion und Terminierung einer „fast-slow"-Form des Av Knoten-Reentry durch programmierte atriale Einzelstimuli.
Ableitungsprogramm siehe Abbildung 11.3.
Unter der laufenden Tachykardie ist eine negative P-Welle zwischen den QRS-Komplexen erkennbar; die AV- (205 ms) und die VA-Zeit (190 ms) sind fast gleich lang.

erster Linie vorzeitige atriale Stimuli während des Sinusrhythmus oder bei höherfrequenter Vorhofstimulation (70,8% der Fälle). Eine schnelle atriale Reizung führt bei fast einem Drittel der Patienten (30,0%) zur Auslösung. Doppelstimuli im Vorhof bzw. eine vorzeitige Kammerreizung gehören zu den seltenen Induktionsmechanismen (2,3 bzw. 10,8%). Hieraus kann gefolgert werden, daß auch unter Normalbedingungen eine supraventrikuläre Extrasystolie der übliche Triggermechanismus eines AVNR sein dürfte (Abb. 11.19. und 11.20. und Tab. 11.10.).

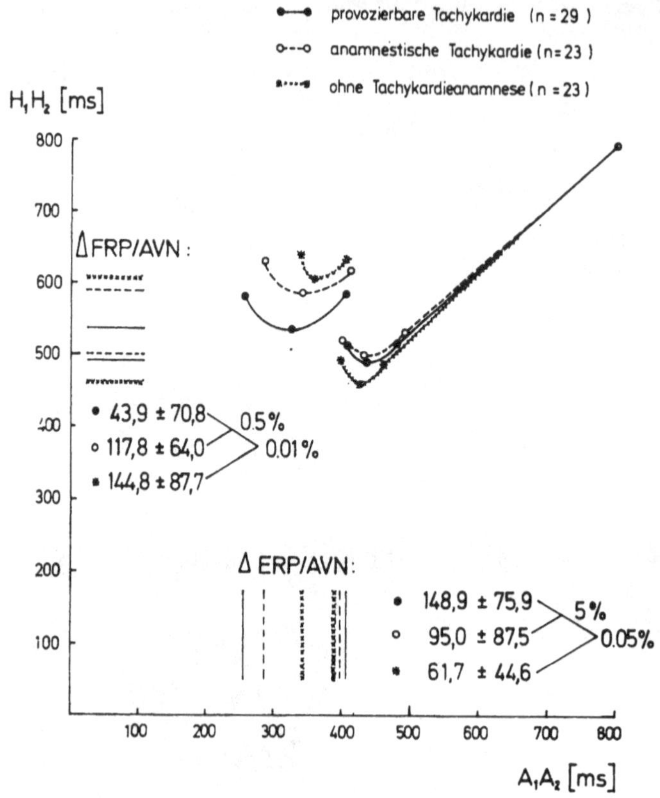

Abb. 11.18. Av-Leitungskurven für die anterograde Richtung (H_1H_2/A_1A_2) bei Patienten mit elektrisch induzierbaren Tachykardien im Vergleich zu einer Gruppe ohne artifizielle Provokation und Tachykardieanamnese und Fällen ohne Av-Knoten-Reentry. Die funktionellen und effektiven Refraktärzeiten beider Bahnen differieren zwischen den genannten Gruppen statistisch signifikant.

Tabelle 11.10. Elektrokardiographische Befunde bei Patienten mit Av-Knoten-Reentry ($n = 197$)

Sinusrhythmus	165 (83,8%)
Sinusbradykardie	32 (16,2%)
Sinusbradyarrhythmie	19 (9,6%)
supraventrikuläre Ersatzsystolen	5 (2,5%)
supraventrikuläre Ersatzrhythmen	2 (1,0%)
sinu-atrialer Block 1. Grades	3 (1,5%)
supraventrikuläre Extrasystolen	46 (23,4%)
supraventrikuläre Salven	10 (5,1%)
av-Block 1. Grades	22 (11,2%)
„short PQ-Syndrom"	12 (6,1%)
LAH, RSB, LPH	14 (7,1%)
LAH + RSB, LPH + RSB, LSB	14 (7,1%)
Vorhofflimmer-flattern	55 (27,9%)

Von besonderer Bedeutung für eine möglicherweise erforderliche und indizierte antitachykarde Schrittmachertherapie ist der Terminierungsmodus einer PST. Da bei aggressiver Reizung immer die Gefahr der Überführung der Reentry-Tachykardie in ein Vorhofflimmern droht, ist es sinnvoll, eine Beendigung der PST mit einem einfachen Stimulationsmodus zu erzwingen. In unserem Patientengut gelang eine Terminierung durch Einzelreize in 20,0%, durch Doppelstimuli in 18,5% und durch eine Kammerreizung mit Einzelimpulsen in nur 6,9% der Fälle. Eine aggressive Reizung mit einer schnellen Vorhofstimulation war bei über der Hälfte der Patienten (54,6%) erforderlich. Dies betraf in erster Linie Fälle mit einer Zyklusdauer der PST unter 350 ms. Gerade in dieser Patientengruppe ist jedoch die Häufung eines Vorhofflimmerns besonders hoch.

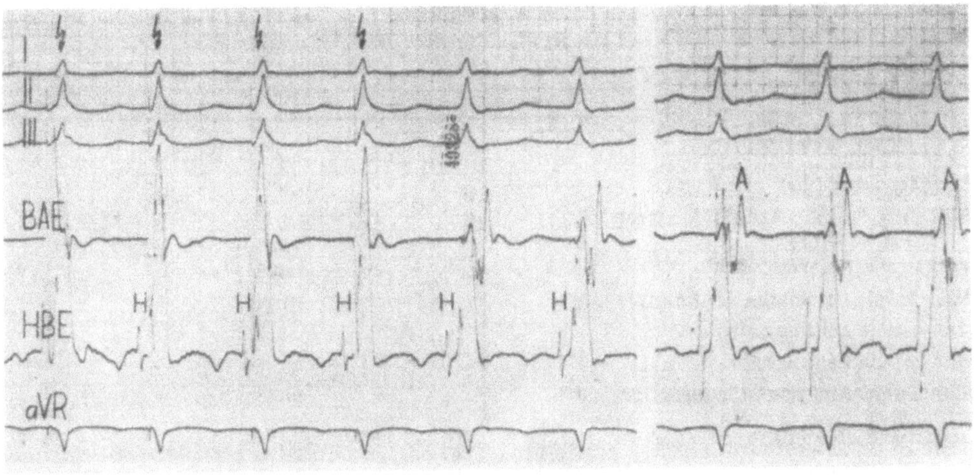

ybb. 11.19. Induktion einer Av-Knoten-Reentry-Tachykardie der „slow-fast"-Form durch eine schnelle atriale Reizung.
Ableitungsprogramm siehe Abbildung 11.2.

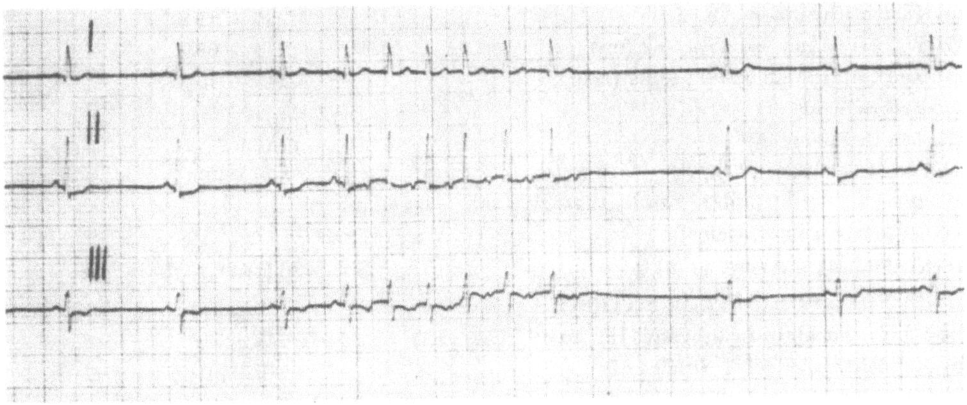

Abb. 11.20. Auslösung einer Av-Knoten-Reentry-Tachykardie durch eine spontan einfallende supraventrikuläre Extrasystole mit spontanem Ende infolge eines anterograden Blockes innerhalb der schnell leitfähigen Bahn (Mechanismus durch HBE gesichert).

Die **elektrokardiologischen Befunde von Reizbildung und Erregungsleitung** charakterisieren ein Patientengut hinsichtlich zusätzlicher Störungen (Tab. 11.11.). In diesem Zusammenhang soll erwähnt werden, daß Kranke mit PST zumeist erst im fortgeschrittenen Alter zur invasiven Diagnostik überwiesen werden, wenn die PST hämodynamisch schwerer toleriert wird. Aus diesem Grunde finden sich bereits in nicht geringer Häufung zusätzliche Schädigung der Sinusknotenfunktion (43,7%), der atrialen Leitung (15,2%) und der His-Bündel-Faszikel-Leitung. So waren bereits ein sog. bifaszikulärer Block und Linksschenkelblock mit kritisch verlängerter HV-Zeit in 4,1% der Fälle nachweisbar. Ein Block distal His war bei 6,1% der

Tabelle 11.11. Elektrokardiologische Befunde (His-Bündel-Elektrographie) **von Reizbildung und Erregungsleitung bei Patienten mit Av-Knoten-Reentry** ($n = 197$)

Parameter	**(ms)/n** (%)
SINUSKNOTENFUNKTION:	
Periodendauer (ms)	830 ± 151
maximale Sinusknotenerholungszeit (ms)	
– absoluter Wert	1233 ± 542
– korrigierter Wert	403 ± 487
Sinusknotenautomatiestörung (n)	31 (15,7%)
sinu-atriale Leitungszeit (ms)	112 ± 37
sinu-atriale Leitungsstörung (n)	75 (38,1%)
Sinusknotenfunktionsstörung insgesamt (n)	86 (43,7%)
VORHOFFUNKTION:	
P-Wellen-Dauer (ms)	117 ± 14
intraatriale Leitungszeit PA (ms)	33 ± 10
interatriale Leitungszeit (HRA/HLA, ms)	32 ± 15
effektive Refraktärzeit ERP/A (ms)	227 ± 29
AV-KNOTENFUNKTION:	
Av-Knotenleitungszeit AH (ms)	85 ± 21
AH-Zeit bei 90/min atrial pacing (ms)	118 ± 62
AH-Zeit bei 110/min atrial pacing (ms)	142 ± 78
AH-Zeit = 60 ms (n)	25 (12,7%)
AH-Zeit = 120 ms (n)	11 (5,6%)
„enhanced conduction" (n)	8 (4,1%)
maximale atrio-ventrikuläre Leitungskapazität mit 1:1-Leitung („Wenckebach-point") (min^{-1})	154 ± 32
Av-Knotenfunktionsstörung (n)	30 (15,2%)
HIS-BÜNDEL-PURKINJE-FUNKTION:	
His-Bündel-Purkinje-Leitungszeit HV (ms)	44 ± 9
His-Bündelstammblock 1. Grades (n)	14 (6,1%)

Kranken provozierbar; die effektive Refraktärzeit des His-Purkinje-Systems betrug in diesen Fällen im Mittel 433 ± 70 ms. Besondere Beachtung verdient ferner die Tatsache, daß bei insgesamt 55 der 197 Patienten (27,9%) ein intermittierendes Vorhofflimmer-flattern nachweisbar war. Hierfür müssen zwei Ursachen diskutiert werden (Tab. 11.12.): Da sich die Häufigkeit einer Sinusknotenfunktionsstörung in der Gruppe mit Vorhofflimmern (60,9 vs. 43,0%), ein sinu-atrialer Block 1. Grades (58,7 vs. 31,4%) mit mittleren sinu-atrialen Leitungszeiten von 125 ± 35 ms vs. 107 ± 36 ms und eine gesteigerte Vorhofvulnerabilität signifikant von Fällen ohne Vorhofflimmern trennen lassen, muß für eine Vielzahl dieser Kranken ein Brady-kardie-Tachykardie-Syndrom unterstellt werden. Es ist jedoch auch möglich, daß unter der PST infolge der kürzeren Zyklusdauer bei Patienten mit Vorhofdysrhythmie die retrograde Erregungswelle in die vulnerable Phase des Vorhofes trifft und die sekundäre Arrhythmie auslöst.

Von Interesse sind ferner die globalen

Tabelle 11.12. Klinische, elektrokardiographische und elektrokardiologische (His-Bündel-Elektrographie) **Befunde bei Patienten mit und ohne Vorhofflimmer-flattern beim Av-Knoten-Reentry**

	mit Vorhofflimmern ($n = 55$)	**ohne Vorhofflimmern** ($n = 142$)	**Irrtums-wahrscheinlichkeit**
KLINISCHER BEFUND:			
ohne kardiale Grundkrankheit (n)	29 (52,7%)	83 (58,5%)	n. s.
EKG-BEFUND:			
supraventrikuläre Extrasystolie (n)	21 (38,2%)	25 (17,6%)	< 1%
supraventrikuläre Salven	8 (14,5%)	2 (1,4%)	< 0,1%
HIS-BÜNDEL-ELEKTROGRAPHIE:			
Sinusknotenfunktionsstörung (n)	34 (61,8%)	52 (36,6%)	< 5%
atriale Leitungsstörung (n)	10 (18,2%)	16 (11,3%)	n. s.
FRP/A (ms)	259 ± 42	274 ± 42	< 5%
ERP/A (ms)	218 ± 32	230 ± 28	< 5%
Tachykardie-Parameter:			
Periodendauer (ms)	378 ± 76	410 ± 68	< 5%
AV-Zeit (ms)	355 ± 65	388 ± 68	< 5%
VA-Zeit (ms)	23 ± 29	22 ± 29	n. s.

Eigenschaften des Av-Knotens. Die AH-Intervalle unterscheiden sich nicht von Patienten mit anderen Formen der PST. Es überwiegt jedoch eine Neigung zu schneller nodaler Leitung (12, 15, 17, 71, 91). PQ-Zeiten von gleich oder kleiner 120 ms wurden in 6,1%, eine „enhanced conduction" in 4,1% der Fälle angetroffen. Eine AH-Zeit von gleich oder kleiner 60 ms fand sich jedoch bei 12,7% der Patienten.

11.4.1.2. Anamnestische und klinische Befunde

In der Literatur werden nur extrem selten klinische Befunde von Patienten mit AVNR mitgeteilt, da ausschließlich die elektrokardiologischen Probleme behandelt werden (76, 171). Insbesondere bei jungen Patienten ist die PST alleiniges Symptom. Die Tachykardieanamnese ist zumeist sehr lang (119 ± 124 Monate). Bei hoher Frequenz der PST werden Schwindelzustände und weit seltener Attacken von Ohnmacht angegeben (Tab. 11.13.). In Abhängigkeit und Übereinstimmung mit einer bereits erworbenen kardialen Grundkrankheit (Tab. 11.14.) wird über Stenokardien, eine Belastungsinsuffizienz und Ödemneigung geklagt. Diese Symptome sind jedoch für ein AVNR nicht typisch und erklären sich durch den hohen Altersdurchschnitt des Krankengutes (41 ± 16 Jahre).

Ein AVNR wird signifikant häufiger bei Frauen (57,9%) angetroffen. Insgesamt handelt es sich bei dieser Gruppe der PST um kardial gesunde monosymptomatische Patienten mit einer Anfallshäufung im jugendlichen und frühen Erwachsenen-

Tabelle 11.13. Symptomatik bei Patienten mit Av-Knoten-Reentry ($n = 197$)

Synkopen	38 (19,3%)
Schwindelzustände	72 (36,5%)
Stenokardien	51 (25,9%)
Linksherzinsuffizienz	31 (15,7%)
Rechtsherzinsuffizienz	6 (3,0%)

Tabelle 11.14. Kardiale Grundkrankheiten und Risikofaktoren bei Patienten mit Av-Knoten-Reentry ($n = 197$)

Chronische-ischämische Herzkrankheit	49 (24,9%)
Zustand nach Myokardinfarkt	4 (2,0%)
arterielle Hypertonie	46 (23,4%)
Zustand nach Myokarditis	13 (6,6%)
Diphtherieanamnese	14 (7,1%)
Kardiomyopathie	2 (1,0%)
Vitium	2 (1,0%)
ohne kardiale Erkrankung	112 (56,9%)
Diabetes mellitus	7 (3,6%)
Hyperlipoproteinämie	10 (5,1%)

alter. Zumeist nimmt die Tachykardieneigung mit fortschreitendem Alter ab. Bleibt die Tachykardiefrequenz weiterhin hoch, führen die hämodynamischen Begleiterscheinungen der PST zur dringlichen Diagnostik und Therapie.

11.4.1.3. Die Therapie des Av-Knoten-Reentry

Bei der überwiegenden Zahl der Patienten bereitet die Therapie und Rezidivprophylaxe der PST infolge AVNR keine Probleme. Fast ausnahmslos gelingt unter der PST eine Konversion in den Sinusrhythmus durch intravenöse Gabe von 5 bis 10 mg Verapamil (112, 142). Hierbei kommt der Applikationsgeschwindigkeit eine besondere Bedeutung zu. Es ist zu bedenken, daß eine Terminierung der PST ausschließlich durch die Überführung des unidirektionalen Blocks (schnell leitfähige Bahn) in einen bidirektionalen Block (langsam leitende Bahn) provozierbar ist, da die retrograde Leitung über den schnellen Leitungsweg nur ausnahmsweise alteriert wird. Wie bei unerfahrenen und daher ängstlichen Kollegen zu beobachten, wird oft zu langsam injiziert, so daß der Verapamileffekt auf den Av-Knoten unzureichend ist und keine Terminierung gelingt. Es ist jedoch auch zu bedenken, daß bei sehr rascher Injektionsgeschwindigkeit durch die peripher vasodilatierenden Effekte des Verapamil in Verbindung mit der alterierten Kreislaufsituation unter der PST eine bedrohliche Hypotonie bis zum Schock auftreten kann. Ferner wird über totale Av-Überleitungsstörungen nach Beendigung der PST berichtet. Es gilt daher der Grundsatz, das Verapamil unter fortlaufender EKG-Kontrolle unter Berücksichtigung der Blutdruckreaktion und der Frequenz der PST zu applizieren. Sehr oft sind sogar vom Patienten Hinweise zur Applikationsgeschwindigkeit aus vorausgegangenen Erfahrungen zu erhalten.

Nur in Ausnahmefällen sind PST infolge AVNR medikamentös nicht terminierbar. Hier gelingt es bisweilen, durch einen kräftigen Schlag auf die absolute Herzdämpfung und Auslösung einer Extrasystole die PST zu beenden (36). Als sehr wirksame Methode kann zu einer Beendigung durch Elektrostimulation über eine Ösophagus- oder Vorhofelektrode geraten werden. Hierbei sollte die Stimulationsfrequenz kurz oberhalb der Frequenz der PST angesetzt werden. Dann kann langsam bis zum sichtbaren höhergradigen Av-Block gesteigert werden. Wird die Stimulationsfrequenz zu hoch angesetzt, resultiert oft ein Vorhofflimmern. Dieses endet jedoch zumeist nach wenigen Minuten spontan.

Zur **Rezidivprophylaxe** sind gleichfalls Verapamil (110, 112, 142, 147, 156, 170) ($4 \times 80-120$ mg/die), Propranolol (3×25 bis 80 mg/die), Chinidin (169) (3×250 mg/die), Disopyramid (4×100 mg/die) und Propafenon (153) ($3 \times 150-300$ mg/die) einsetzbar. In einigen Fällen mit langer effektiver Refraktärzeit der langsam leitfähigen Bahn kann sogar Digitoxin effektiv sein. Als Mittel der letzten Wahl setzen wir Amiodarone ein. In wenigen Ausnahmefällen kann eine antitachykarde Schrittmachertherapie (48, 78, 96, 97, 126, 137, 148) oder eine His-Bündel-Ablation

(90, 94, 130) indiziert sein. Es muß das Ziel einer Therapie sein, im Einzelfalle so exakt wie möglich, den Mechanismus einer Arrhythmie anzugehen. Bislang liegen zu diesem Aspekt keine detaillierten Erfahrungen vor.

1985 wurden 179 Patienten mit PST infolge AVNR, soweit sie nicht in unserer Arrhythmie-Sprechstunde überwacht wurden, zu einer Kontrolle einbestellt. Es erschienen insgesamt 111 Kranke (62,0%). 70 von 111 Patienten (63,1%) waren ohne Rezidive der PST. Eine geringe Tachykardieneigung mit tolerablem Frequenzverhalten und spontanem Ende der Attacken nach kurzer Dauer wurde in 33 Fällen (29,7%) angegeben. Von diesen 103 Patienten (92,8%) mit gutem oder zufriedenstellendem Therapieeffekt standen 48 Patienten (46,6%) unter einer Medikation von Verapamil, 9 (8,7%) unter Propranolol, 7 Kranke erhielten Digitoxin (6,8%) oder Disopyramid bzw. Propafenon (je 6,8%) und in 8 Fällen (7,8%) wurde Atropin eingesetzt und 4 Patienten (3,9%) nahmen Chinidin.
Ausschließlich von 8 Kranken wurde über einen unbefriedigenden Behandlungserfolg infolge unveränderter Rezidivneigung und intolerablem Frequenzverhalten unter einer PST berichtet. Aus dieser Gruppe waren je ein Patient nach einer His-Bündel-Ablation und einer tachykardieterminierenden Schrittmachertherapie gut behandelbar, 3 Kranke berichteten über eine effektive Rezidivprophylaxe unter Amiodarone.
In Tabelle 11.15. sind die wesentlichen elektrokardiologischen Befunde der 3 Gruppen zusammengestellt. Es zeigt sich, daß die ineffektiv behandelbare Patientengruppe durch eine schnellere und stabilere anterograde Av-Knotenleitung (AH-Zeit bei atrial pacing von 90/min, Wenckebach-point, ERP/AVN der schnell und langsam leitfähigen Bahn) charakterisiert ist. Dies manifestiert sich auch in einer signifikant kürzeren Zyklusdauer der PST. Gegenüber der Gruppe B findet sich bei den Nonrespondern auch eine kürzere funktionelle Refraktärzeit für die retrograde Leitung.
Bei den nachuntersuchten 111 Patienten wurden insgesamt 245 medikamentöse Therapieversuche mit verschiedenen Antiarrhythmika unternommen (2,2 Pharmaka/Patient). Nachfolgende Pharmaka wurden eingesetzt (Erfolgsraten in Klammern): Verapamil ($n = 48$ von 87; 55,2%), Propranolol ($n = 10$ von 42; 23,8%), Ajmalin ($n = 7$ von 30; 23,3%), Digitoxin ($n = 6$ von 8; 75,0%), Disopyramid ($n = 8$ von 14; 57,1%), Atropin ($n = 10$ von 42; 23,8%), Propafenon ($n = 6$ von 10; 60,0%) und Amiodarone ($n = 6$ von 12; 50,0%). Es zeigt sich, daß durch Verapamil, Digitoxin, Disopyramid und Propafenon mehr als 50% der Patienten zufriedenstellend behandelbar sind. Es ist jedoch zu ergänzen, daß Disopyramid insbesondere in Fällen mit intermittierendem Vorhofflimmer-flattern und Propafenon in ansonsten therapierefraktären Fällen eingesetzt wurden.

Aus dem Vergleich der elektrokardiologischen Parameter von Effektoren und Nonrespondern gegenüber einem Antiarrhythmikum erhofften wir uns weitere Rückschlüsse auf eine Differentialtherapie. Für die Pharmaka Verapamil und Propranolol liegen ausreichend repräsentative Fallzahlen vor, die einen statistischen Vergleich ermöglichen:

– Für das Verapamil (Tab. 11.16.) finden sich nur zwei Parameter, die Effektoren von Nonrespondern signifikant trennen. So ist bei den mit Verapamil erfolgreich behandelten Patienten die Av-Knotenleitung langsamer; entsprechend ist die Zyklusdauer einer PST länger im Vergleich zum Kontrollkollektiv.

– Für Propranolol liegen reziproke Verhältnisse vor (Tab. 11.17.). Effektoren einer Propranololtherapie haben signifikant kürzere Av-Knotenleitungszeiten, eine kürzere FRP/AVN der schnell leitfähigen Bahn, eine kürzere ERP/AVN der langsam leitenden Bahn und folglich eine kürzere AH-Zeit und Zyklusdauer unter der PST.

Für Propafenon wurden bei kleiner Fallzahl ($n = 10$) ähnliche Verhältnisse wie für Propranolol nachgewiesen. Beim Vergleich der mit Disopyramid behandelten Patienten ($n = 14$) differierte ausschließlich die Refraktärzeit des Av-Knotens für die retrograde Leitung signifikant; die ERP/AVN war bei Respondern länger (360 ± 43 ms vs. 293 ± 137 ms).
Zusammenfassend kann hinsichtlich einer

Tabelle 11.15. Elektrokardiologische Befunde von Patienten mit Av-Knoten-Reentry und effektiver Therapie der PST ohne Rezidive (A), mit zufriedenstellendem Effekt (B) und ohne ausreichenden medikamentösen Behandlungserfolg

	A ($n = 70$)		B ($n = 33$)		C ($n = 8$)
OBERFLÄCHEN-EKG:					
supraventrikuläre Extrasystolie	25 (35,7%)		8 (24,3%)		1 (12,5%)
intermittierendes Vorhofflimmern	18 (25,7%)		8 (24,3%)		1 (12,5%)
HIS-BÜNDEL-ELEKTROGRAPHIE:					
AH-Zeit (ms)	84 ± 20		89 ± 23		76 ± 10
AH-Zeit 90/min (ms)	111 ± 57	< 1%	157 ± 85	< 1%	81 ± 15
Wenckebach-point (min^{-1})	155 ± 31		145 ± 30		179 ± 32
FRP/fast (ms)	463 ± 81	< 5%	506 ± 112	< 5%	411 ± 45
ERP/fast (ms)	396 ± 85		430 ± 115		350 ± 68
FRP/slow (ms)	530 ± 100	< 1%	594 ± 126	< 1%	459 ± 62
ERP/slow (ms)	284 ± 58		292 ± 88		255 ± 43
Tachykardie-Parameter:					
Periodendauer (ms)	399 ± 81		418 ± 65	< 0,1%	323 ± 67
AH-Intervall (ms)	328 ± 74		367 ± 63	< 5%	263 ± 53
HV-Intervall (ms)	41 ± 8		44 ± 11		38 ± 11
VA-Intervall (ms)	31 ± 41		7 ± 29		23 ± 25

Tabelle 11.16. Elektrokardiologische Befunde von Patienten mit Av-Knoten-Reentry und effektiver bzw. erfolgloser Rezidivprophylaxe mit Verapamil

	Responder ($n = 48$)		**Nonresponder** ($n = 39$)
OBERFLÄCHEN-EKG:			
supraventrikuläre Extrasystolie (n)	11 (22,9%)		8 (20,5%)
intermittierendes Vorhofflimmern (n)	14 (29,2%)		9 (23,1%)
HIS-BÜNDEL-ELEKTROGRAPHIE:			
AH-Zeit (ms)	83 ± 19		87 ± 21
AH-Zeit 90/min (ms)	120 ± 68	< 5%	92 ± 30
FRP/fast (ms)	468 ± 90		460 ± 84
ERP/fast (ms)	401 ± 93		392 ± 86
FRP/slow (ms)	546 ± 112		516 ± 99
ERP/slow (ms)	297 ± 66		273 ± 66
Tachykardie-Parameter:			
Periodendauer (ms)	404 ± 91	< 1%	367 ± 52
AH-Intervall (ms)	331 ± 77		314 ± 65
HV-Intervall (ms)	41 ± 9		38 ± 6
VA-Intervall (ms)	31 ± 30		16 ± 26

Tabelle 11.17. Elektrokardiologische Befunde von Patienten mit Av-Knoten-Reentry und erfolgreicher bzw. nichteffektiver Rezidivprophylaxe mit Propranolol

	Responder ($n = 10$)		Nonresponder ($n = 32$)
OBERFLÄCHEN-EKG:			
supraventrikuläre Extrasystolie (n)	3		8
intermittierendes Vorhofflimmern (n)	1		11
HIS-BÜNDEL-ELEKTROGRAPHIE:			
AH-Zeit (ms)	70 ± 18		86 ± 25
AH-Zeit 90/min (ms)	81 ± 10	< 1%	104 ± 28
FRP/fast (ms)	409 ± 55	< 5%	477 ± 92
ERP/fast (ms)	343 ± 68		408 ± 105
FRP/slow (ms)	478 ± 92		542 ± 123
ERP/slow (ms)	253 ± 63	< 5%	318 ± 74
Tachykardie-Parameter:			
Periodendauer (ms)	330 ± 11	< 1%	382 ± 86
AH-Intervall (ms)	281 ± 31	< 5%	326 ± 92
HV-Intervall (ms)	38 ± 10		39 ± 6
VA-Intervall (ms)	11 ± 13		17 ± 24

Rezidivprophylaxe von Patienten mit PST infolge AVNR folgende Empfehlung gegeben werden: Ist die Zyklusdauer der PST lang (> 350 ms), raten wir zu einer Behandlung mit Verapamil (4×80 bis 120 mg/die). Bei Formen mit kürzerer Periodendauer der PST ist Propranolol (3×25—80 mg/die) der Vorzug zu geben. Unter gleicher Vorbedingung kann auch Propafenon (3×150—300 mg/die) eingesetzt werden. Ist die retrograde Leitung der labile Teil der Kreiserregung, kommen Chinidin (3×250 mg/die) oder Disopyramid (4×100 mg/die) in Frage. In allen therapierefraktären Formen kann als ultima ratio Amiodarone angewandt werden. Besteht eine Ineffektivität gegenüber allen Antiarrhythmika sind eine antitachykarde Schrittmachertherapie (s. S. 145f.) oder eine His-Bündel-Ablation (s. S. 168f.) indiziert.

FÜR DIE TÄGLICHE PRAXIS

Ein Av-Knoten-Reentry tritt häufiger bei Frauen auf. Die Patienten haben oft eine lange Tachykardieanamnese. In der überwiegenden Zahl der Fälle findet sich keine kardiale Erkrankung und die Tachykardie ist alleiniges Symptom. Bei einem Viertel der Kranken wird im fortgeschrittenen Alter ein AVNR durch ein intermittierendes Vorhofflimmer-flattern kompliziert.

Bei der häufigeren Form des AVNR („slow-fast"-Form) liegt die Tachykardiefrequenz zwischen 120 und 230/min, zumeist jedoch um 170/min. Im Anfalls-EKG ist keine P-Welle erkennbar; sie ist innerhalb von QRS verborgen oder deutet sich durch eine Rundung der S-Zacke vornehmlich in den Ableitungen III und aVF mit negativer Polarität an.

Die Tachykardie ist regelhaft durch intravenöse Gabe von Verapamil (10 mg) terminierbar. Die Rezidivprophylaxe gelingt überwiegend durch Verapamil bei den langsamen und durch Propranolol bei den schnellen Tachykardieformen.

Therapierefraktäre Fälle sollten einem elektrokardiologischen Zentrum zur invasiven Diagnostik und evtl. auch invasiven Therapie oder tachykardieterminierenden Schrittmacherbehandlung überwiesen werden.

11.4.2. Das Lown-Ganong-Levine-Syndrom

In seiner klassischen Definition (34, 85) beschreibt das LGL-Syndrom den Symptomenkomplex einer kurzen PQ-Zeit mit schmalem Kammerkomplex während Sinusrhythmus und paroxysmaler Tachykardien. Dieses Syndrom ist jedoch keine nosologische Einheit (14, 15, 33, 76, 91, 123, 162). Trotzdem wird es vielfach mit dem Mechanismus paroxysmaler Tachykardien infolge Kreiserregung über eine atrio-nodale bzw. -faszikuläre Kommunikation identifiziert.
Eine kurze PQ-Zeit mit schmalem Kammerkomplex wird in Elektrokardiogrammen einer Normalpopulation häufig beobachtet. Legt man den strengen Maßstab einer PQ-Zeit von gleich oder kürzer 120 ms bei intrakavitärer Messung der Av-Intervalle an, ist das LGL-Syndrom auch unter Patienten mit PST selten. Die spontanen oder durch Stimulation induzierten PST können einen ganz unterschiedlichen Mechanismus haben.

Unter 1000 Patienten entsprachen der Definition des LGL-Syndrom 31 Fälle. In diesem Krankengut hatten jedoch 92 Fälle eine beschleunigte Av-Knotenleitung von gleich oder kürzer 60 ms und nur 24 Patienten entsprachen der Definition einer „enhanced conduction" (AH-Zeit $<$ 60 ms, maximale AH-Zeitverlängerung unter atrialer Reizung 100 ms, Wenckebach-point $\gtrless$ 200/min). Unter den 31 Patienten mit LGL-Syndrom wurden folgende Tachykardiemechanismen nachgewiesen:

- AV-Knoten-Reentry-Tachykardie ($n = 12$),
- paroxysmale Kammertachykardie ($n = 5$),
- sinu-atriale Reentry-Tachykardie ($n = 4$),
- paroxysmales Vorhofflimmern bzw. -flattern ($n = 3$),
- fokale atriale Tachykardie ($n = 1$) und nur in etwa einem Fünftel der Fälle,
- eine Reentry-Tachykardie über einen atrio-nodalen Bypass ($n = 6$).

Im Gegensatz zu diesen Befunden fand sich bei 24 Patienten ohne kurze PQ-Zeit ein Erregungskreisen über eine James-Faser.

Eine kurze PQ-Zeit bzw. ein subnormales AH-Intervall können folglich nicht ohne Kritik als Ausdruck eines Präexzitations-Syndroms gewertet werden. Zu dieser Diagnose ist der Nachweis weiterer elektrokardiologischer Charakteristika erforderlich. Somit beschreibt der Terminus LGL-Syndrom lediglich ein klinisches Erscheinungsbild, ohne einen Rückschluß auf den zugunde liegenden Mechanismus der PST zu erlauben.
Das Erregungskreisen über eine atrionodale bzw. -faszikuläre akzessorische Bahn im Sinne einer James-Faser ist hingegen nicht an eine kurze PQ-Zeit bzw. ein verkürztes AH-Intervall gebunden. Wie auch von atrio-ventrikulären Bahnen (Kent-Faser) bekannt, kann die Leitung über eine James-Faser schneller, gleich oder aber langsamer als die des Av-Knotens sein. Im Extremfalle findet sich ein totaler anterograder Block mit ausschließlich retrograder Leitfähigkeit ($n = 2$ von 30). Aus der Sicht des Elektrokardiologen sollte der Mechanismus einer PST exakt benannt werden. Obgleich wir hiermit gegen die Definitionen der European study group for preexcitation verstoßen — wo atrio-nodale bzw. -faszikuläre Bahnen benannt sind —, schlagen wir für eine derartige PST den Terminus „James-Faser-Reentry" vor.

11.4.3. Das James-Faser-Reentry

Das klinische Bild des James-Faser-Reentry (JFR) ist mit konservativen Methoden nicht vom AVNR trennbar. Unterschiede finden sich ausschließlich im Hinblick auf zumeist höhere Frequenzen unter einer PST. Andererseits ist das JFR elektrokardiologisch außerordentlich interessant. Da diese Reentry-Form auch unter Nichtkardiologen bekannt ist, sollen hier die derzeitigen Kenntnisse dargestellt werden.

11.4.3.1. Elektrokardiologische Befunde

Wie bereits angedeutet, ist die exakte Diagnose des JFR nur durch eine invasive elektrokardiologische Untersuchung zu stellen. Es soll jedoch nicht verschwiegen werden, daß auch von Fachkennern Zweifel über die Existenz eines Erregungskreisens über paranodale, ausschließlich den Av-Knoten umgehende Bahnen geäußert werden. Diese beziehen sich in erster Linie auf die Exaktheit der Kriterien, die eine Abgrenzung gegenüber einem AVNR ermöglichen.
Wir diagnostizieren ein JFR bei Nachweis folgender **elektrokardiologischer Charakteristika** (12, 14, 15, 33, 48, 72, 76, 91, 123, 163, 171):

— Als Zeichen einer akzessorischen Leitung werten wir eine kurze PQ- oder AH-Zeit, die sich auch unter einer programmierten bzw. schnellen atrialen Stimulation nur unwesentlich verlängert (Abb. 11.21.) (12, 14, 15, 171). Im Gegensatz zur AVLD kommt es unter atrialer Reizung (H_1H_2-Intervall) bzw. ventrikulärer Stimulation (A_1A_2-Intervall) ohne ein deutliches Leitungsdekrement nach Erreichen der effektiven Refraktärperiode der James-Faser zu einer plötzlichen Verlängerung von A_2H_2 bzw. H_1H_2 in Abhängigkeit von A_1A_2 bze. von A_1A_2 in Beziehung zu V_1V_2 bei ventrikulärer Reizung. Zeichnet man die Av-Leitungskurve (Abb. 11.22.), findet sich im ersten Abschnitt bei späten Vorzeitigkeiten eine lineare Abhängigkeit von Av-Leitung und vorzeitiger Reizung (Leitung über den paranodalen Bypass). Ist die effektive Refraktärzeit erreicht, kommt es nach einem „break"-Phänomen zu einem zweiten Kurvenschenkel mit den typischen Merkmalen einer nodalen Leitung (Dekrement).

— Im Vergleich zum Sinusrhythmus verkürzt sich die effektive Refraktärzeit des Bypass unter einer schnellen atrialen Stimulation („break"-Phänomen mit Linksverschiebung). Wir halten dieses Zeichen für besonders aussagekräftig, da es das typische Refraktärzeitverhalten akzessorischer Bahnen widerspiegelt (98, 127).

— Die Induktion einer Kreistachykardie ist somit immer verbunden mit einer plötzlichen Verlängerung von A_2H_2 bzw. H_1H_2

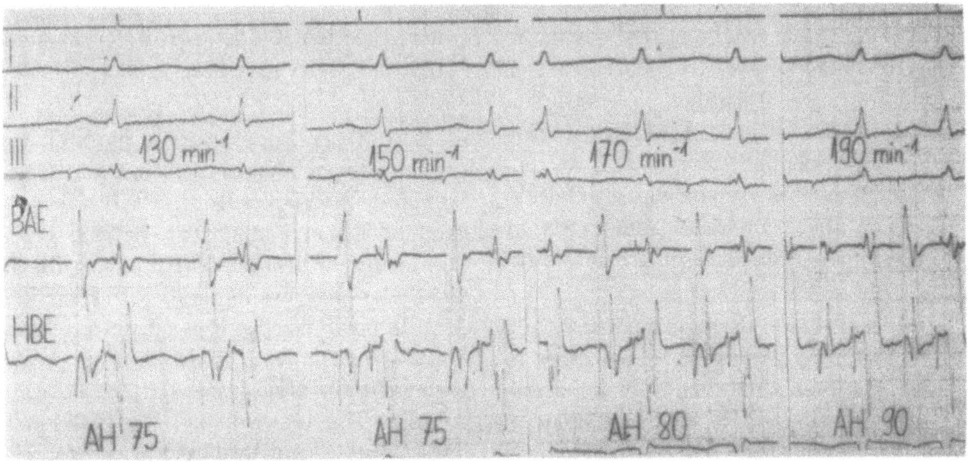

Abb. 11.21. Verhalten der atrio-ventrikulären Überleitung unter einer hochfrequenten Stimulation bei Vorliegen eines atrio-nodalen Bypass (Ableitungsprogramm siehe Abbildung 11.2.). Die av-Leitungszeit (AH-Intervall) nimmt unter der Reizung nur unwesentlich zu.

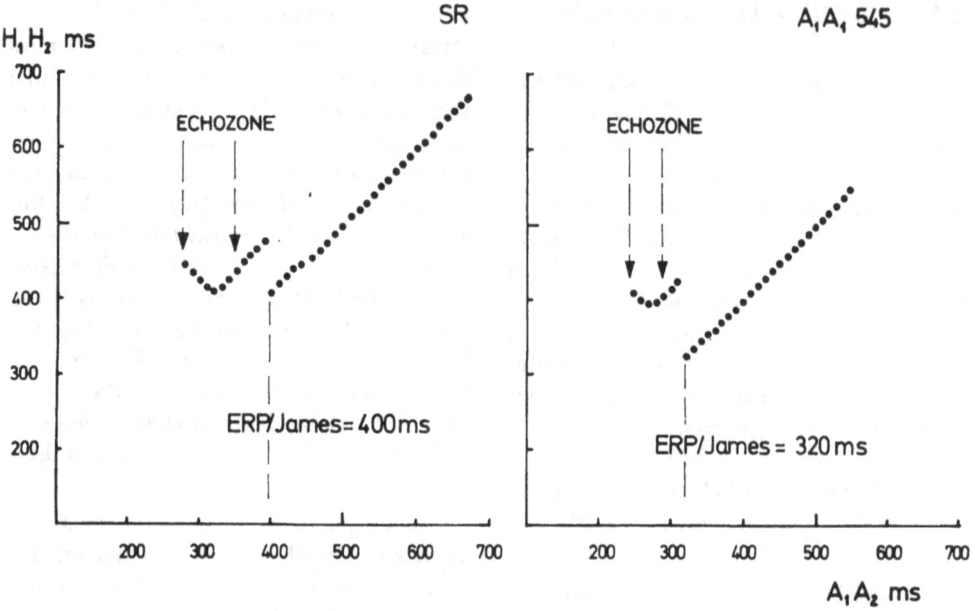

Abb. 11.22. Av-Leitungskurve (H_1H_2/A_1A_2) bei einem Patienten mit Erregungskreisen über eine James-Faser unter den Bedingungen des Sinusrhythmus (SR) sowie einer atrialen Stimulation von 110/min (A_1A_1 = 545 ms).
Unter einer programmiert vorzeitigen Vorhofstimulation wird sowohl während des Sinusrhythmus als auch während der atrialen Reizung über die paranodale Bahn geleitet. Nach einem plötzlichen Sprung („break"-Phänomen) zum Zeitpunkt der effektiven Refraktärzeit der James-Faser (ERP/James) erfolgt die Erregungsleitung über den Av-Knoten. Während der Leitung über die akzessorische Bahn kommt es trotz zunehmender Vorzeitigkeit der Extrastimulation nur zu einer unwesentlichen Leitungsverzögerung. Die ERP/James wird im Vergleich zu SR bei stimulierter Grundfrequenz kürzer („break"-Phänomen mit Linksverschiebung).

bei atrialer oder von A_1A_2 bei ventrikulärer Reizung. Dieses Ereignis stellt sich innerhalb einer kritischen Vorzeitigkeit (Echozone) ein (48, 58). Eine Kreistachykardie wird möglich, wenn nach anterogradem Block des Bypass dessen Refraktärperiode abgeklungen ist und er damit für eine retrograde Erregung zur Verfügung steht (Abb. 11.23.).

— Die retrograde Erregungsausbreitung ist vom Mündungsort der James-Faser in beiden Vorhöfen abhängig, falls die akzessorische Bahn — wie in der überwiegenden Zahl der Fälle — für die retrograde Leitung unter der PST genutzt wird. Der exzentrische Erregungsbeginn kann durch Mapping mit einem im Koronarvenensinus liegenden Katheter in Referenz zum HBE und HRA gesichert werden (51, 70, 133).

— Eine Abgrenzung zu einer unidirektional leitfähigen akzessorischen Bahn (verborgenes WPW-Syndrom) ist durch folgende Zeichen möglich (47, 64, 82, 115): Die Tachykardie besteht bei einem Block distal H weiter, wenn die distale Insertion der James-Faser am Av-Knoten bzw. oberen Anteil des Bündelstammes liegt. Dies trifft für atrio-faszikuläre bzw. -ventrikuläre Bahnen nicht zu. Die PST kann ferner durch ventrikuläre Extrareize, die in die effektive Refraktärzeit des Hisschen Bündels fallen, nicht unterbrochen werden.

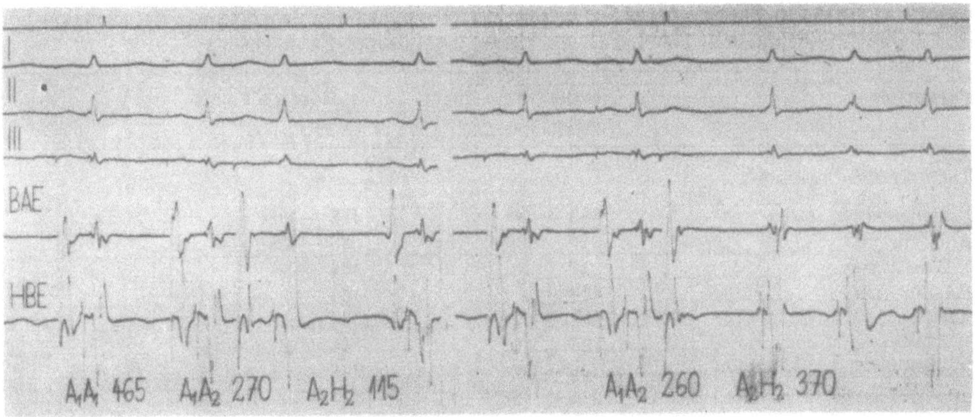

Abb. 11.23. Induktion einer paroxysmalen Tachykardie infolge James-Faser-Reentry durch eine vorzeitige atriale Stimulation (Ableitungsprogramm siehe Abbildung 11.2.).
Bei einer stimulierten atrialen Grundfrequenz von 130/min führt eine vorzeitige Reizung (A_1A_2 270 ms) zu einer leichten Verlängerung von A_2H_2. Bei einer Vorzeitigkeit von 260 ms wird die James-Faser anterograd blockiert und die Erregungswelle läuft über den Av-Knoten (A_2H_2 370 ms). Die sprunghafte Leitungsverzögerung ist erkennbar. Die James-Faser ist für die retrograde Leitung frei, und die Kreistachykardie ist initiiert.

Die **elektrokardiologischen Befunde der Tachykardie und der am Erregungskreis beteiligten Strukturen** sind in Tabelle 11.18. zusammengestellt. Ein JFR als Ursache einer PST wurde bei insgesamt 30 von 499 Patienten (6,0%) nachgewiesen. Perpetuierte PST waren jedoch nur in 25 Fällen provozierbar. Bei der üblichen Form des JFR wird, wie bereits dargestellt, die James-Faser für die rückläufige Erregung benutzt (orthodrome Form) ($n = 26$ von 30). Sie ist wie das AVNR charakterisiert durch eine Vorhoferregung innerhalb oder am Ende der elektrischen Kammersystole (QRS). Damit ist die P-Welle im Kammerkomplex verborgen.

Die antidrome Form des JFR ist selten ($n = 4$ von 30). Da die James-Faser für die anterograde Leitung verantwortlich ist, ist die AV-Zeit kürzer als die VA-Zeit; die P-Welle liegt negativ zwischen den QRS-Komplexen.

Die Frequenzen beider Kreiserregungen unterscheiden sich nur unwesentlich (Zyklusdauer: 338 ± 58 ms vs. 311 ± 66 ms). Sie liegen zumeist zwischen 170 und 230/min und sind damit überwiegend höher im Vergleich zum AVNR. Bauernfeind et al. (12) fanden hingegen keine Differenzen der Frequenz zwischen einem JFR und AVNR.

Im Anfalls-EKG wird die antidrome Variante des JFR zumeist mit einer orthodromen Tachykardie des WPW-Syndroms verwechselt, da die P-Welle negativ zwischen den QRS-Komplexen erkennbar ist. Eine gewisse Unterscheidung ist jedoch unter Beachtung der Relation von AV- zur VA-Zeit möglich. Während bei der WPW-Tachykardie die VA-Zeit kürzer ist, liegen für die PST beim JFR reziproke Verhältnisse vor; hier ist die AV-Zeit kürzer (Tab. 11.18.). Da jedoch das WPW-Syndrom anteilmäßig wesentlich häufiger ist, dürften Fehlinterpretationen in der täglichen Praxis nicht bedeutungsvoll sein.

Das Entstehen entgegengesetzter Richtungen der Kreiserregung bei der ortho-

Tabelle 11.18. Elektrokardiologische Parameter (His-Bündel-Elektrographie) der Tachykardie und der am Erregungskreis beteiligten Strukturen beim James-Faser-Reentry

Parameter	orthodrome Form ($n = 21$)		antidrome Form ($n = 4$)
Tachykardie-Parameter:			
Periodendauer (ms)	338 ± 58		311 ± 66
AV-Zeit (ms)	325 ± 62		128 ± 22
VA-Zeit (ms)	13 ± 15		184 ± 80
PA-Zeit (ms)	-18 ± 8		-24 ± 6
AH-Zeit (ms)	287 ± 59		84 ± 27
HV-Zeit (ms)	38 ± 10		44 ± 13
Echozone (ms)	259 ± 32		278 ± 13
(A_1A_2)	315 ± 48		335 ± 31
ERP/James anterograd (ms)	336 ± 59		318 ± 33
FRP/AVN anterograd (ms)	423 ± 64		> ERP/James anterograd
ERP/James retrograd (ms)	316 ± 50		310 ± 25
FRP/AVN retrograd (ms)	345 ± 35	< 0,1%	280 ± 15
ERP/AVN retrograd (ms)	294 ± 43		≷ ERP/V

und antidromen Form des JFR ist durch die Refraktäreigenschaften von Av-Knoten und James-Faser für beide Leitungsrichtungen determiniert: Bei der orthodromen Form ist die anterograde Refraktärzeit des Bypass länger als die des Av-Knotens. Auf diese Weise wird eine ausreichend frühzeitig einfallende supraventrikuläre Extrasystole in der akzessorischen Bahn blockiert und erreicht über den Av-Knoten mit langsamer Leitungsgeschwindigkeit die distale Insertionsstelle der James-Faser. Eine frühzeitig einfallende ventrikuläre Extrasystole hingegen trifft infolge der kürzeren Refraktärzeit des Bypass auf einen retrograd nicht leitfähigen Av-Knoten. Dieser steht dann jedoch für die anterograde Erregungswelle zur Verfügung.

Bei der antidromen PST sind die Verhältnisse entgegengesetzt. Hier ist die James-Faser anterograd bis zu höheren Vorzeitigkeiten im Vergleich zum Av-Knoten leitfähig. Da dies auch für die rückläufige Leitung zutrifft, müßten theoretisch Kammerextrasystolen unter diesen Bedingungen auch orthodrome PST induzieren. Eine Kombination beider Tachykardiemuster bei einem Patienten wurde jedoch nur in einem Falle gesehen.

Aus der bisherigen Darstellung aller möglichen Befunde wird ersichtlich, daß viele der Fakten eine große Übereinstimmung mit den PST infolge einer funktionellen Längsdissoziation des Av-Knotens zeigen. Aus diesem Grunde besteht gegenwärtig ein großes Interesse an Merkmalen zu einer exakten Trennung von paranodalem (JFR) und intranodalem Erregungskreisen (AVNR). Bislang verfügen wir nicht über allgemein akzeptierte Kriterien (75), so daß alle Interpretationen zuerst einer kritischen Betrachtung der in einer Untersuchung angewandten elektrokardiologischen Klassifikationszeichen bedürfen (123). Es soll versucht werden, die Gültigkeit der von uns unterstellten Charakteristika zu untermauern: Sicher sind eine kurze PQ-Zeit bzw. AH-Intervall während des Sinusrhythmus sehr unsichere Zeichen. Eine geringfügige Verlängerung von AH unter einer programmierten vorzeitigen oder schnellen atrialen Stimulation oder von VA unter einer derartigen Kammerreizung bis zum Eintritt eines plötzlichen Leitungssprunges („break"-Phänomen) sind Indiz für eine akzessorische Leitung. Sie könnten jedoch auch mit einer Av-Knotenanomalie (anatomisch sehr kleiner Av-Knoten bzw. sehr schnelle Leitfähigkeit) erklärt werden (15, 91, 123). Den größten Wert zu einer Trennung einer nodalen von einer paranodalen Leitung hat unseres Erachtens das Verhalten der effektiven Refraktärzeit während des Sinusrhythmus im Vergleich zu einer schnellen Stimulation. Während sich die Refraktärität des Av-Knotens bei passiver Steigerung verlängert, verhalten sich akzessorische Bahnen entgegengesetzt. Diese Aussage steht in Übereinstimmung mit Beobachtungen beim WPW-Syndrom (98). Es ist jedoch zu betonen, daß unter rein klinischem Aspekt eine Trennung von JFR und AVNR unwesentlich ist, da beide in identischer Weise behandelt werden. Unterschiede bestehen ausschließlich hinsichtlich ihres Frequenzverhaltens unter der PST und den daraus resultierenden hämodynamischen Folgen. Im Falle einer geplanten tachykardieterminierenden Schrittmachertherapie sollte jedoch eine Differenzierung von JFR und AVNR angestrebt werden; dies gilt auch für eine transvenöse Katheterablation (127).

Die **elektrokardiologischen Befunde von Reizbildung und Erregungsleitung** beweisen, daß es sich bei dieser Patientengruppe um Herzgesunde handelt. Nur im fortgeschrittenen Alter finden sich bisweilen eine Sinusknotenfunktionsstörung (16,7%) oder ein atrialer Block 1. Grades (23,3%).

Tabelle 11.19. Elektrokardiologische Befunde (His-Bündel-Elektrographie) **von Reizbildung und Erregungsleitung bei Patienten mit James-Faser-Reentry** ($n = 30$)

Parameter	**(ms)/n** (%)
SINUSKNOTENFUNKTION:	
Periodendauer (ms)	782 ± 165
maximale Sinusknotenerholungszeit (ms)	
– absoluter Wert	1122 ± 289
– korrigierter Wert	339 ± 163
Sinusknotenautomatiestörung (n)	3 (10,0%)
sinu-atriale Leitungszeit (ms)	100 ± 30
sinu-atriale Leitungsstörung (n)	5 (16,7%)
Sinusknotenfunktionsstörung insgesamt	5 (16,7%)
VORHOFFUNKTION:	
P-Wellen-Dauer (ms)	119 ± 12
PA-Zeit (ms)	34 ± 11
interatriale Leitungszeit HRA/HLA (ms)	35 ± 10 ($n = 4$)
effektive Refraktärzeit ERP/A (ms)	242 ± 28
AV-KNOTENFUNKTION:	
AH-Zeit (ms)	64 ± 13
AH-Zeit bei 90/min atrial pacing (ms)	69 ± 18
AH-Zeit bei 110/min atrial pacing (ms)	75 ± 18
AH-Zeit 60 ms (n)	14 (46,7%)
„enhanced conduction“ (n)	4 (13,3%)
Av-Knotenfunktionsstörung (n)	0
HIS-BÜNDEL-PURKINJE-FUNKTION:	
HV-Zeit (ms)	37 ± 8
His-Bündelstammblock 1. Grades (n)	0

Die AH-Zeit ist überwiegend kurz; in fast der Hälfte der Fälle gleich oder kürzer 60 ms. Sie wird auch unter atrialer Reizung nur unwesentlich länger. Es ist jedoch zu berücksichtigen, daß sie in dieser Patientengruppe kein Maß der Leitungsgeschwindigkeit über den Av-Knoten ist. Die Av-Knotenfunktion ist erst nach anterogradem Block des Bypass einer Beurteilung zugängig. Als Referenzgrößen können ausschließlich die nach induziertem „break"-Phänomen gemessenen Refraktärzeiten (Tab. 11.19.) gewertet werden.

Es ist ferner auffällig und zugleich typisch für das Vorliegen einer James-Faser, daß überdurchschnittlich häufig die Refraktärzeiten des His-Purkinje-Systems bestimmbar werden ($n = 7$ von 30). So konnte ein Block distal His (ERP/HPS) in 6 Fällen provoziert werden. Dieses Verhalten basiert darauf, daß die anterograde Erregungswelle den Bypass ohne wesentliche Leitungsverzögerung durchdringt und auf ein total oder relativ refraktäres distales Leitungssystem trifft.

Der EKG-Befund (Tab. 11.20.) bietet neben einer überwiegend kurzen PQ-Zeit bei fast allen Patienten keine Normabweichungen. Ein paroxysmales Vorhofflimmer-flattern wird im Vergleich zu allen anderen Formen der PST überdurchschnittlich selten (13,3%) angetroffen. Eine Erklärung hierfür kann nicht gegeben werden. Theoretisch müßte auch hier — wie beim WPW-Syndrom — die sehr frühzeitig einfallende retrograde Erregungswelle in die vulnerable Phase des Vorhofes fallen und atriale Dysrhythmien induzieren.

Tabelle 11.20. Elektrokardiographische Befunde bei Patienten mit James-Faser Reentry ($n = 30$)

Sinusrhythmus	26 (86,7%)
Sinusbradykardie	4 (13,3%)
Sinusbradyarrhythmie	3 (10,0%)
supraventrikuläre Extrasystolie	5 (16,7%)
„short PQ-Syndrom"	6 (20,0%)
LAH, RSB, LPH	2 (6,7%)
Vorhofflimmer-flattern	4 (13,3%)

11.4.3.2. Klinische Befunde beim James-Faser-Reentry

Ein JFR kommt signifikant häufiger bei Frauen vor (73,3%). Die Patienten kommen gleichfalls spät, wenn die Begleiterscheinungen der PST nicht mehr kompensiert werden, in eine kardiologische Betreuung (mittleres Alter: 40 ± 14 Jahre). Die Anfallsanamnese ist dann bereits sehr lang (168 ± 100 Monate).

Nur in Ausnahmefällen und im fortgeschrittenen Alter kann eine kardiale Erkrankung diagnostiziert werden (Tab. 11.21.). Die Tachykardie ist zumeist alleiniges Symptom.

Tabelle 11.21. Kardiale Grundkrankheiten und Risikofaktoren bei Patienten mit James-Faser-Reentry

Chronisch-ischämische Herzkrankheit	3 (10,0%)
arterielle Hypertonie	2 (6,7%)
ohne kardiale Grundkrankheit	25 (83,3%)
Diabetes mellitus	1 (6,7%)
Hyperlipoproteinämie	1 (3,3%)

11.4.3.3. Therapie des James-Faser-Reentry

Die Konversion eines JFR in den Sinusrhythmus ist bisweilen problematisch. Es können, wie auch bei allen anderen Formen der PST, Ajmalin (50—100 mg i.v.) zur Provokation eines Blockes im Bypass, Verapamil (10 mg i.v.) zur Induktion eines retrograden Blockes im Av-Knoten und Propafenon (2 mg/kg Körpermasse) unter der Zielstellung der Leitungsunterbrechung der James-Faser eingesetzt werden. Häufiger als bei anderen Formen der PST ist der Arzt jedoch gezwungen, von Verfahren der temporären Elektrostimulation Gebrauch zu machen. Hier gelingt eine

Tabelle 11.22. Initiierungs- und Terminierungsmethoden einer Elektrostimulation bei Patienten mit paroxysmalen supraventrikulären Tachykardien

	Av-Knoten-Reentry	James-Faser-Reentry	Kent-Faser-Reentry	sinu-atriales Reentry
INDUKTION:				
atriale Einzelreizung	92 (70,8%)	25 (100%)	80 (76,2%)	93 (92,0%)
atriale Doppelreizung	3 (2,3%)	8 (32,0%)	3 (2,9%)	64 (63,4%)
schnelle Vorhofreizung	39 (30,0%)	8 (32,0%)	40 (36,1%)	24 (23,8%)
ventrikuläre Einzelstimulation	14 (10,8%)	–	40 (36,1%)	3 (3,0%)
TERMINIERUNG:				
atriale Einzelreizung	26 (20,0%)	–	26 (24,8%)	18 (17,8%)
atriale Doppelreizung	24 (18,5%)	4 (16,0%)	21 (20,0%)	6 (5,9%)
schnelle Vorhofreizung	71 (54,6%)	21 (84,0%)	24 (22,9%)	35 (34,7%)
ventrikuläre Einzelstimulation	9 (6,9%)	–	28 (26,7%)	–

Anfallsunterbrechung ausschließlich mit aggressiven Methoden (schnelle Stimulation; Tab. 11.22.).
Die Rezidivprophylaxe bereitet überraschend wenige Probleme. Ist jedoch eine medikamentöse Therapie mit Verapamil oder Propafenon (4 × 80–120 mg/die bzw. 3 × 300 mg/die) nicht effektiv, sind zumeist invasive Therapieverfahren erforderlich.

Unsere Erfahrungen sollen anhand der Therapiekontrollen im Jahre 1985 dargestellt werden: Es erschienen 25 der 30 Patienten. In 14 Fällen konnte eine Rezidivfreiheit unter medikamentöser Therapie festgestellt werden, 8 Patienten berichteten über seltene Attacken mit spontanem Ende nach kurzer Dauer. Es waren also 22 von 25 Kranken zufriedenstellend medikamentös behandelbar. Von diesen Patienten erhielten 15 Verapamil, je 3 Patienten waren auf Digitoxin bzw. Propafenon und nur 1 Fall mit Propranolol behandelt worden. Nur 3 Kranke litten weiterhin unter intolerablen Anfällen der PST. Davon erhielten 2 Frauen mit extrem schneller PST einen tachykardieterminierenden Schrittmacher. Ein Patient mit der Kombination eines WPW und JFR (Kasuistik: Abb. 11.38.) war erst nach einer His-Bündel-Ablation anfallsfrei.
Diese 3 Patienten hatten im Vergleich zu allen anderen eine kürzere Zyklusdauer unter der PST (273 ± 54 ms vs. 350 ± 43 ms), eine signifikant (1%) kürzere AH-Zeit im Anfall (227 ± 52 ms vs. 290 ± 29 ms) und eine kürzere FRP/AVN (1%) während des Sinusrhythmus (373 ± 31 ms vs. 446 ± 56 ms).
Ein statistischer Vergleich von Effektoren und Nonrespondern für spezielle Antiarrhythmika kann nur für Verapamil infolge einer zu kleinen Besetzung der anderen Gruppen geführt werden. Die Ergebnisse sind in Tabelle 11.23. dargestellt.

Führt eine medikamentöse Therapie mit Verapamil, Digitoxin, Propafenon oder Beta-Rezeptorenblockern auch unter maximaler Dosis nicht zu einer effektiven Rezidivprophylaxe, sollten derartige Patienten einem elektrokardiologischen Zentrum überwiesen werden. Hier können die Möglichkeiten einer antitachykarden Schrittmachertherapie oder einer His-Bündel-Ablation geprüft werden.

FÜR DIE TÄGLICHE PRAXIS

Ein James-Faser-Reentry ist mit klinischen Mitteln nicht oder nur sehr selten zu sichern. Es hat fast identische Befunde und ein fast gleichartiges Therapieregime wie das Av-Knoten-Reentry. Aus diesem Grunde gelten alle dort gemachten Aussagen.
Unter rein klinischem Aspekt können beide Formen der PST als AV-Reentry-Tachykardie zusammengefaßt werden (s. S. 386).

Tabelle 11.23. Elektrokardiologische Parameter (His-Bündel-Elektrographie) **von Patienten mit James-Faser-Reentry und erfolgreicher bzw. nichteffektiver Rezidivprophylaxe mit Verapamil**

Parameter	**Effektoren** ($n = 15$)		**Nonresponder** ($n = 12$)
Tachykardie-Parameter:			
Periodendauer (ms)	339 ± 47		295 ± 50
AH-Intervall (ms)	292 ± 47	5%	245 ± 45
HV-Intervall (ms)	41 ± 5	1%	32 ± 8
VA-Intervall (ms)	6 ± 12	5%	18 ± 13
FRP/AVN (ms)	438 ± 68		406 ± 44
ERP/James anterograd (ms)	336 ± 60		333 ± 36
ERP/James retrograd (ms)	329 ± 30	5%	290 ± 35

11.4.4. Das Wolff-Parkinson-White-Syndrom

Das WPW-Syndrom (WPW) basiert auf einer Hemmungsmißbildung der elektrischen Isolation zwischen Vorhöfen und Kammern im Bereich der Ventilebene. Es ist damit das Gegenstück zum angeborenen totalen Av-Block. Während beim WPW-Syndrom elektrisch leitende Areale oder Stränge von Arbeitsmyokard in individuell unterschiedlicher Lokalisation die Ventilebene durchsetzen, ist beim kongenitalen Block (Literatur: s. S. 261) die elektrische Isolation zwischen Vorhöfen und Kammern komplett.

Träger dieser Anomalie können bereits im Fetalleben und bis ins hohe Alter mit schweren und zum Teil bedrohlichen Arrhythmien konfrontiert sein. Bei dem doch weitgehend uniformen morphologischen Substrat – die Lokalisation und Zahl der atrio-ventrikulären Kurzschlußverbindungen ausgenommen – ist das WPW hinsichtlich der auftretenden Arrhythmien keine nosologische Einheit. In nicht wenigen Fällen findet sich elektrokardiographisch das typische Bild der Präexzitation, Arrhythmien treten jedoch zeitlebens nicht auf.

Neben den typischen Reentry-Tachykardien unter Einschluß des Bypass in die Kreisbahn können Attacken von paroxysmalem Vorhofflimmer-flattern mit schneller Leitung über die akzessorische Bahn vital bedrohlich werden. Ferner ist daran zu denken, daß beim WPW auch alle anderen Formen der Tachykardie auftreten können. Zusätzlich müssen auch Fälle ohne elektrokardiographisch erkennbare Delta-Welle mit ausschließlich rückläufig leitfähiger akzessorischer Bahn und typischen PST (47, 64, 76, 82, 115, 125, 160, 163) diesem Syndrom zugeordnet werden (verborgenes WPW-Syndrom).

Im Regelfalle jedoch ist das WPW an einer typischen Delta-Welle im EKG erkennbar. Entsprechend der vorzugsweisen Präexzitation unterteilte Holzmann in einen sternalpositiven und -negativen sowie Intermediär-Typ. Diese Einteilung erlaubt gewisse Rückschlüsse auf die Lokalisation des Bypass, hat jedoch zusätzlich keine Aussagekraft hinsichtlich Tachykardieneigung, Schwere der PST oder Therapie.

11.4.4.1. Elektrokardiologische Befunde

Die Zuordnung eines Patienten zu einem definierten Tachykardiemechanismus erfolgt auf der Grundlage eindeutig identifizierbarer PST im Oberflächen- oder Langzeit-EKG bzw. den Ergebnissen der His-Bündel-Elektrographie. Beim WPW ist es eine Vorbedingung für alle weiteren Interpretationen, durch **klinisch-elektro-**

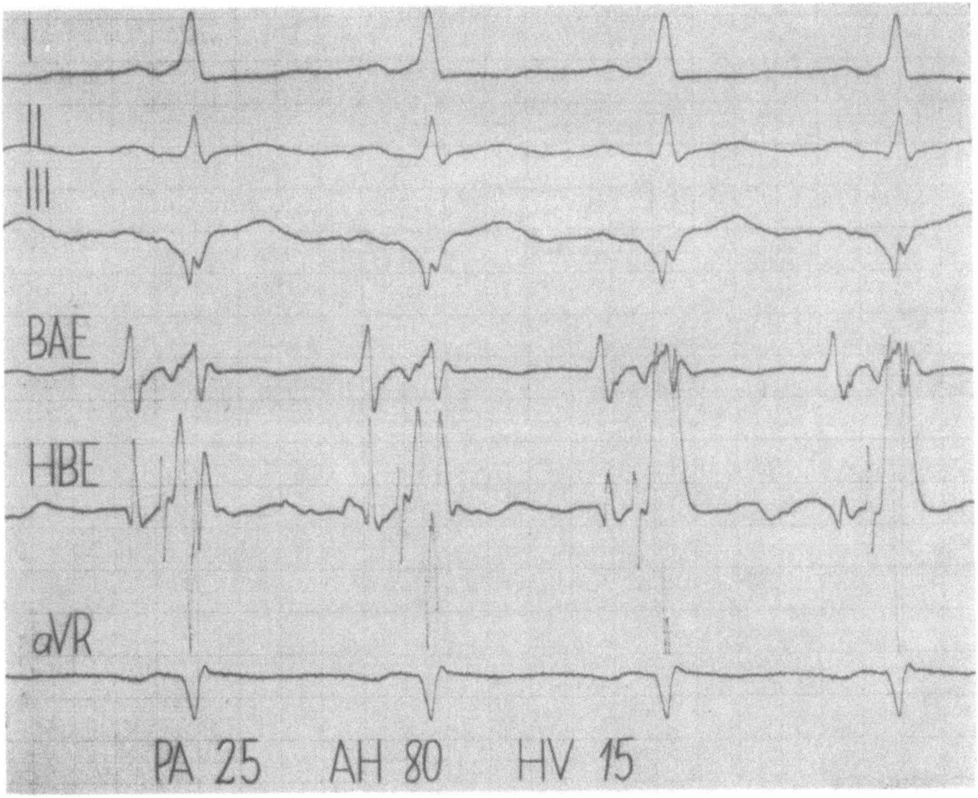

Abb. 11.24. Typische Verhaltensweisen von nodaler und akzessorischer Erregungsleitung unter einer programmierten vorzeitigen atrialen Stimulation beim WPW-Syndrom (Erläuterungen siehe Text).
Ableitungsprogramm siehe Abbildung 11.2.

kardiologische Methoden und Kriterien den Nachweis einer antero- und/oder retrograd leitfähigen atrio-ventrikulären Kommunikation zu führen. Zu deren Nachweis legen wir folgende Kriterien an:

— Nachweis einer Delta-Welle bei kurzer av-Leitungszeit während des Sinusrhythmus oder unter schneller oder programmierter atrialer Stimulation.

— Beweis einer kontinuierlichen Zunahme der Präexzitation der Kammern unter vorzeitiger oder schneller Vorhofreizung bei gleichzeitiger Verkürzung des HV-Intervalles bis zu negativen Werten. Die Delta-Welle ist Ausdruck einer Vorerregung bestimmter Myokardareale über einen akzessorischen Leitungsweg. So ist der QRS-Komplex mit Delta-Welle eine elektrische Kombinationssystole zweier Erregungswellen, einer über den Bypass und einer zweiten über das physiologische Leitungssystem. Diese Fusionssystole hat ein mechanisches Korrelat, das durch geeignete Methoden (Radiokardiographie, Ventrikulographie) nachweisbar ist und damit eine Lokalisation der akzessorischen Bahn erleichtert. Da paraspezifische Bahnen nach dem sog. „Alles oder Nichts-Gesetz" leiten, das physiologische Erregungsleitungssystem und besonders der Av-Knoten einer Ermüdung unter vorzeitig oder schnell einfallenden Erregungen

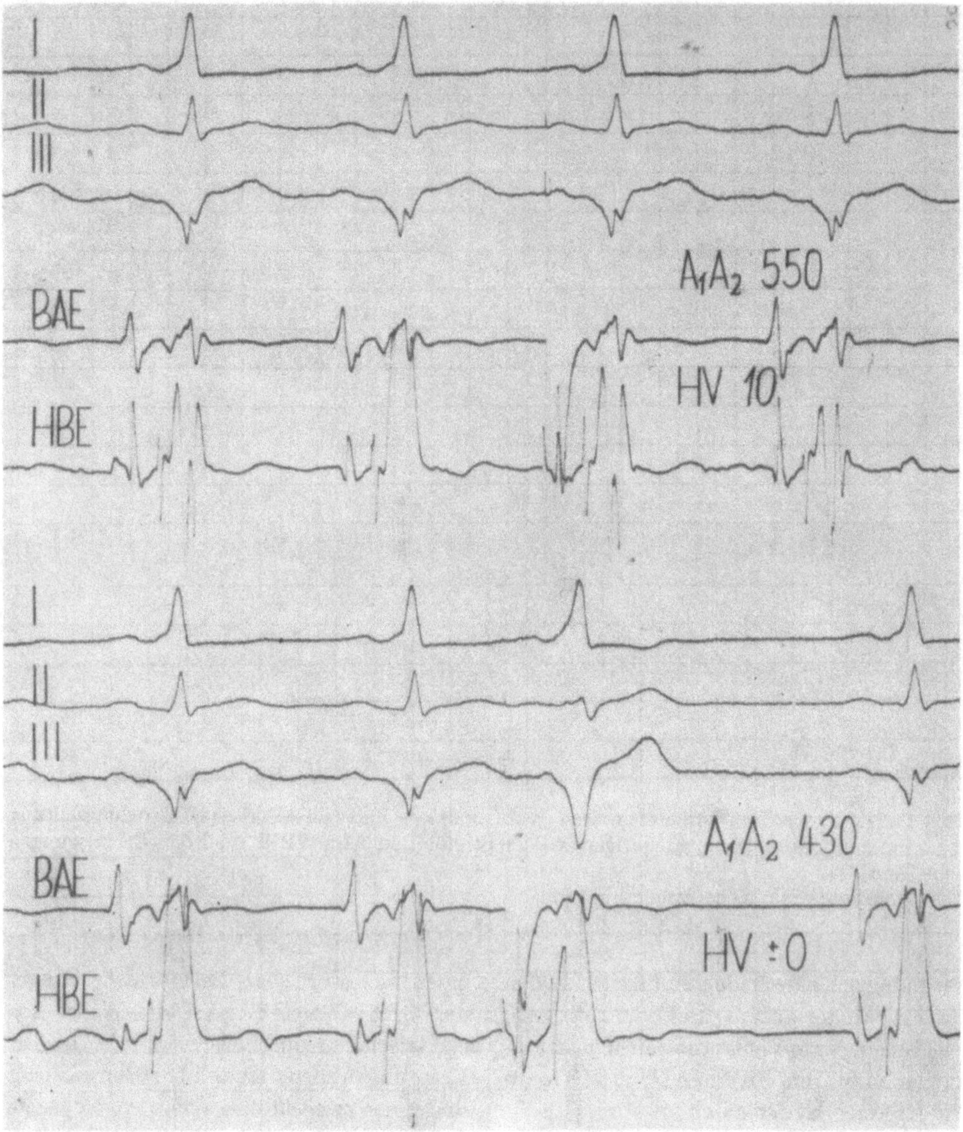

Abb. 11.24.

unterliegen, kann die Präexzitation provoziert und verstärkt werden. Abbildung 11.24. zeigt den typischen Ablauf unter einer programmierten vorzeitigen Vorhofreizung: Bei später Vorzeitigkeit nimmt die Delta-Welle nur geringfügig zu. Je früher in der Folge dann die Einzelreize einfallen, um so mehr verstärkt sich die Präexzitation bis zu einem Zeitpunkt, zu dem die überwiegenden oder alle Anteile der Kammern über den Bypass erregt werden. Gleichzeitig ist die Ermüdung des Av-Knotens daran erkennbar, daß die HV-Zeit anfänglich immer kürzer wird und

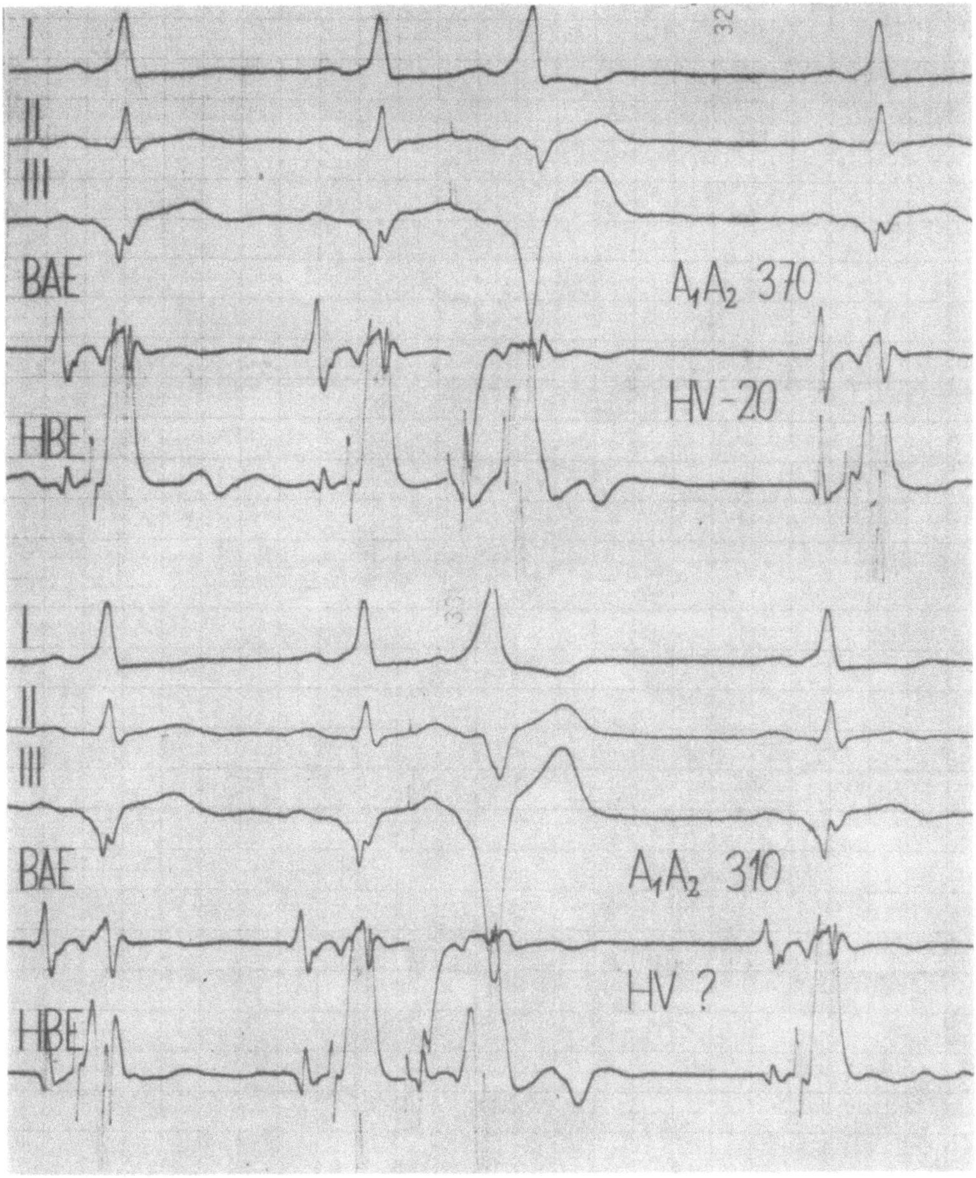

Abb. 11.24.

dann im QRS-Komplex nicht mehr auszumachen ist. Im Extremfalle wird die über das physiologische Leitungssystem nachhinkende Erregungswelle so weit verzögert, daß die Refraktärperiode der Kammern nach Erregung über den Bypass bereits abgeklungen ist und die zweite Wellenfront die Ventrikel erneut erregt. So kann eine Vorhofaktion zu zwei Ventrikelerregungen führen (108). Dieses Er-

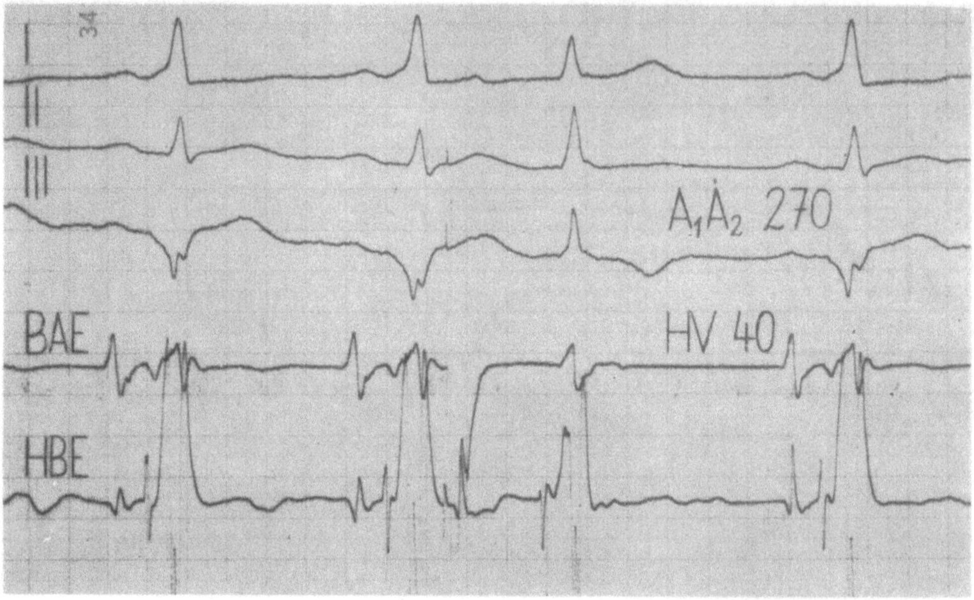

Abb. 11.24.

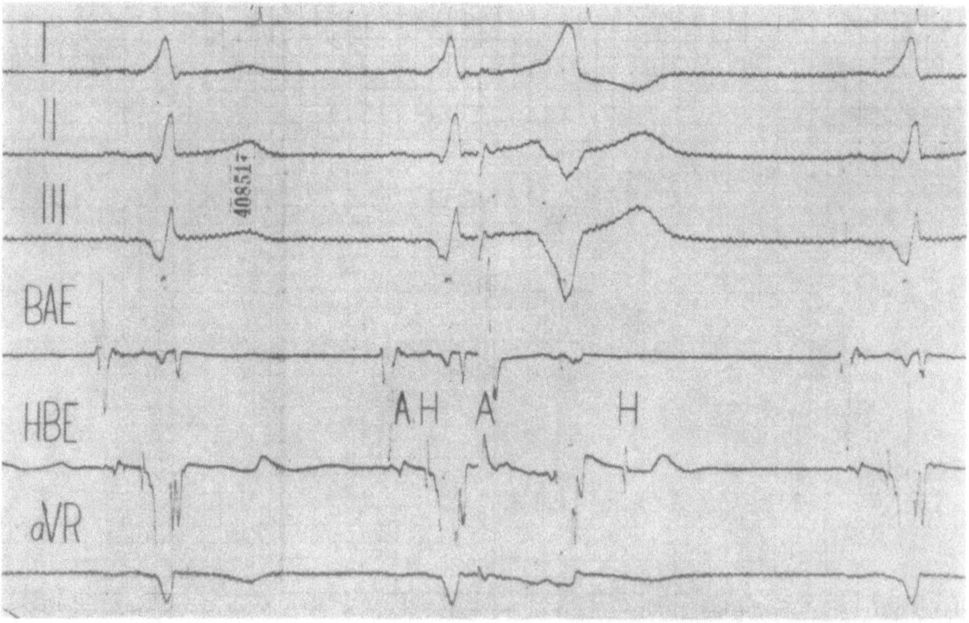

Abb. 11.25. Extreme Verzögerung der Av-Knotenleitung unter einer vorzeitigen atrialen Reizung. Das H-Potential ist nach dem stimulierten QRS-Komplex sichtbar. Die Ventrikel werden ausschließlich über die Kent-Faser erregt.
Ableitungsprogramm siehe Abbildung 11.2.

eignis ist extrem selten. Häufiger hingegen ist das H-Potential nach QRS erkennbar (Abb. 11.25.).
Ist jedoch bei sehr frühzeitiger Vorhoferregung die effektive Refraktärzeit (ERP/K/ant.) erreicht, kommt es zu einer

— abrupten Verlängerung der av-Leitungszeit ohne Delta-Welle und erneut nachweisbarem H-Spike (46, 48, 77, 98, 125, 160). Dieses Ereignis erklärt sich durch einen anterograden Block des Bypass, in dessen Folge wieder über das physiologische Leitungssystem erregt wird. Es ist jedoch auch möglich, daß gleich- oder frühzeitiger die effektive Refraktärzeit von Av-Knoten oder His-Purkinje-System erreicht ist. In diesem Falle resultiert ein totaler Überleitungsblock der artifiziell induzierten atrialen Extrasystole.

Trotz anterograder Leitfähigkeit einer akzessorischen Bahn muß nicht in allen Fällen während des Sinusrhythmus eine Delta-Welle im EKG nachweisbar sein. In Ausnahmefällen kann eine Präexzitation ausschließlich durch Provokationsmanöver demaskiert werden. Bei diesen maskierten Formen des WPW werden zwei Faktoren wirksam, die eine Erkennung der paraspezifischen Leitung in anterograder Richtung während des Sinusrhythmus verhindern (125):

1. In der Regel wird in diesen Fällen die Erregungsleitung zu den Kammern über das physiologische Leitungssystem realisiert, da es eine höhere Leitungsgeschwindigkeit besitzt. Hier kann auch die atriale Insertionsstelle der Faser eine entscheidende Bedeutung haben (50, 68). Erst eine vorzeitige oder schnelle atriale Reizung führt zur Ermüdung des Av-Knotens und demaskiert den akzessorischen Leitungsweg. Gelingt es jedoch, die atriale Mündung des Bypass direkt zu stimulieren (75), zeigt sich die Bedeutung der myokardialen Leitung für eine Erkennung der Präexzitation der Kammern (Abb. 11.26.). Diese Methode („pace mapping") ist ferner geeignet, eine akzessorische Faser zu lokalisieren und ermöglicht eine Ablation des Bypass mittels DC-Schock oder eine chirurgische Durchtrennung (83).

2. In anderen Fällen von maskiertem WPW ist die effektive Refraktärzeit für die anterograde Leitung der Kent-Faser länger als die Zyklusdauer des Sinusrhythmus. Hier kommt die Delta-Welle nur unter den Bedingungen der Bradykardie, bei der die Periodendauer der Kammern die Refraktärzeit des Bypass überschreitet, zur Darstellung (Abb. 11.27.). Derartige Beobachtungen können durch Vagusreizmanöver, nach Ablauf einer Poststimulationspause oder im Falle eines höhergradigen Av-Blocks provoziert werden.

Diese Form des maskierten WPW geht nahtlos in die verborgene Form des WPW über, bei der die Faser anterograd nicht leitfähig ist (47, 64, 115, 125, 128).

— Beim verborgenen WPW ist es erfordeılich, das Vorliegen einer retrograd leitfähigen Bahn zu beweisen (115). Dieser Nachweis kann indirekt geführt werden, wenn unter vorzeitiger Kammerstimulation eine lineare Verkürzung des VA-Intervalles ohne Leitungsdekrement in Abhängigkeit von der Vorzeitigkeit V_1V_2 des Stimulus vorliegt und sich VA bei Erreichen der retrograden Refraktärzeit des Bypass (ERP/K/retr.) plötzlich verlängert, da — in Analogie zum anterograden Leitungsverhalten — dann über das physiologische Leitungssystem rückläufig erregt wird. Eine retrograde Präexzitation kann als zweifelsfrei unterstellt werden, wenn die Vorhöfe vor dem Hisschen Bündel aktiviert sind (Abb. 11.28.). Bei einem Mapping des retrograden Erregungsablaufes (51, 70, 133) findet sich in Abhängigkeit von der Lokalisation der atrialen Mündung des Bypass ein exzen-

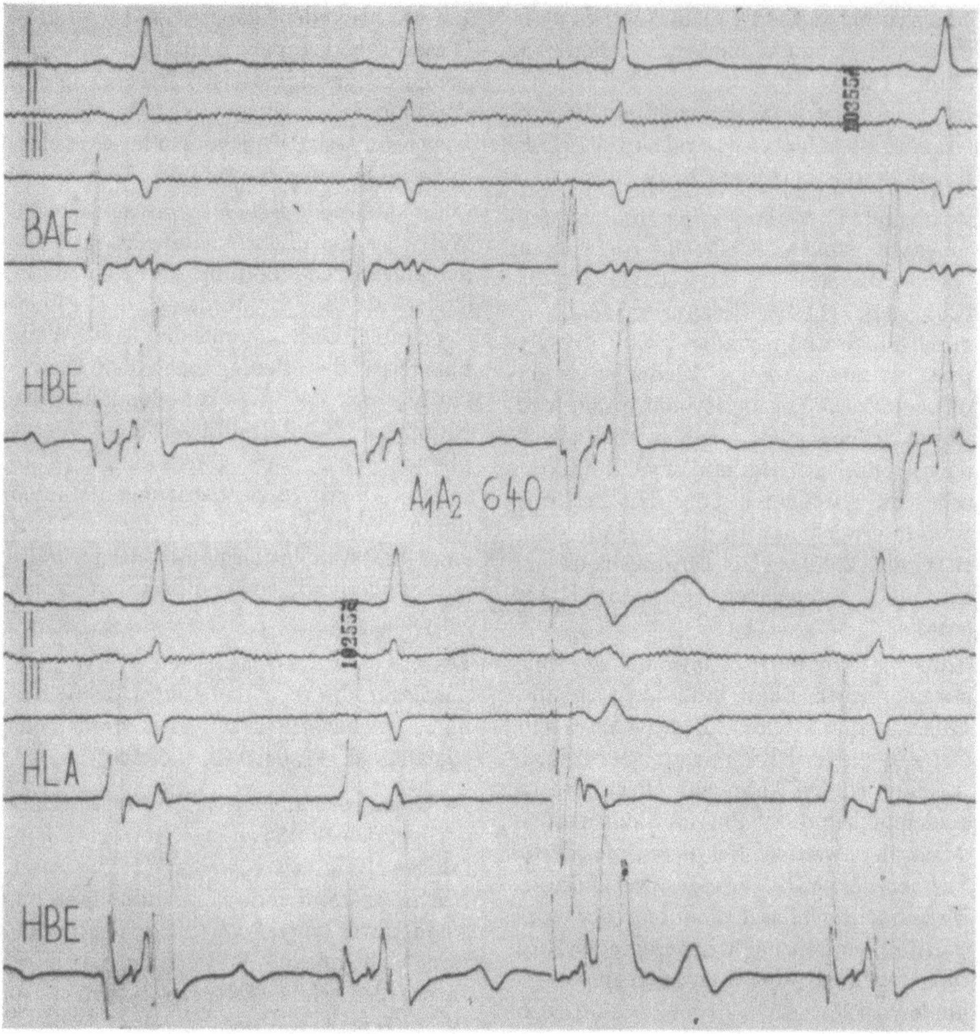

Abb. 11.26. Abhängigkeit der Präexzitation der Kammern vom Ort der Stimulation beim maskierten WPW-Syndrom.
Einthoven-Abl. I bis III, bipolares Elektrogramm des rechten (HRA, oben) und des linken Vorhofs (HLA, unten) sowie His-Bündel-Elektrogramm (HBE).
Während Sinusrhythmus ist keine Delta-Welle im Einthoven-EKG nachweisbar. Eine vorzeitige Vorhofreizung (A_1A_2 640 ms) führt bei rechtsatrialer Stimulation (oben) zu keiner wesentlichen Änderung der QRS-Konfiguration, während bei Reizung des linken Vorhofes (unten) eine Präexzitation der Kammern über einen links-atrio-ventrikulären Bypass demaskiert wird.

trischer Ablauf der Vorhoferregung (47). Weitere Methoden der Validierung einer retrograden Leitfähigkeit einer Kent-Faser ergeben sich aus elektrischen Interventionen unter einer PST (160). So bleibt unter einer PST bei einer vorzeitigen Kammerstimulation die VA-Zeit bis zum Erreichen der ERP/K/retr. konstant. Wird die Refraktärzeit durch die Vorzeitigkeit des Stimulus unterschritten, tritt ein retro-

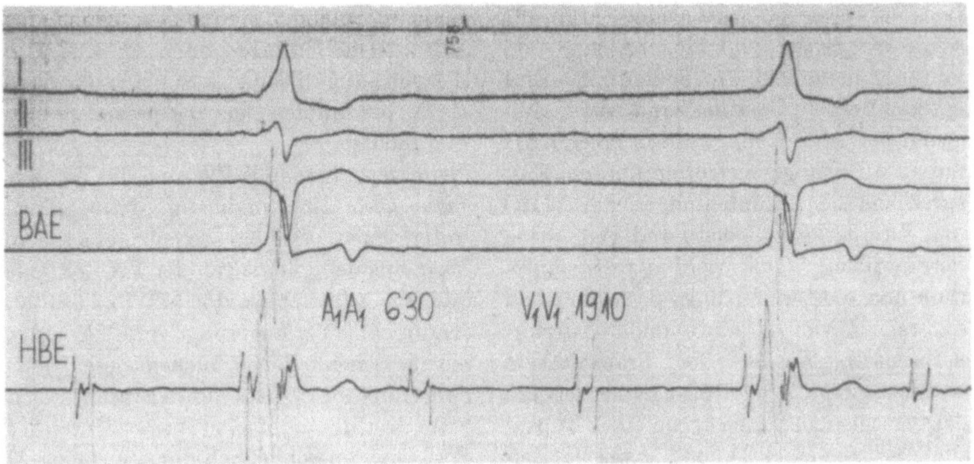

Abb. 11.27. Demaskierung einer extrem langsam anterograd leitfähigen Kent-Faser im Falle eines totalen av-Blockes (Ableitungsprogramm wie Abb. 11.2.). Während eines totalen Blockes distal His findet sich eine 3:1-Überleitung über den Bypass.

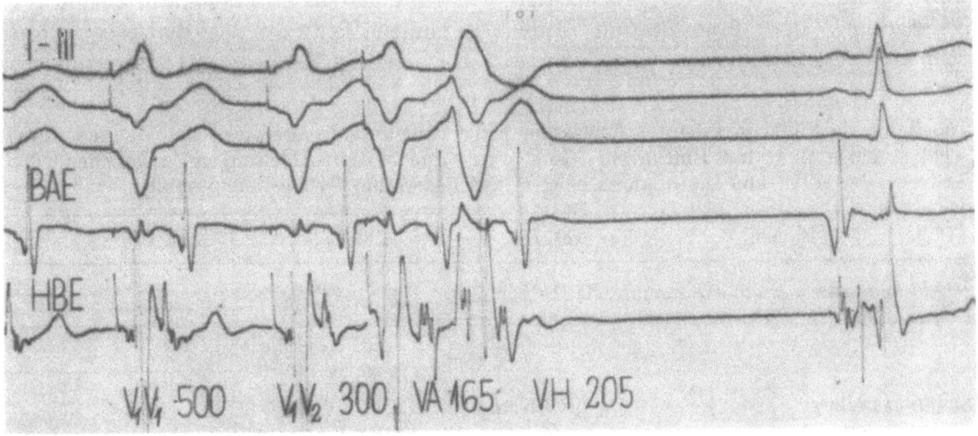

Abb. 11.28. Nachweis einer retrograd leitfähigen akzessorischen ventrikulo-atrialen Kommunikation bei einem Patienten mit verborgenem WPW-Syndrom (Ableitungsprogramm wie Abb. 11.2.). Unter einer programmierten ventrikulären Stimulation mit einer Zyklusdauer von 500 ms induziert eine vorzeitig applizierte Schrittmacherextrasystole (V_1V_2 300 ms) eine Leitungsverzögerung über Schenkel-Faszikel-System und Bündelstamm von 205 ms (VH-Intervall). Der untere rechte Vorhof (HBE) ist bereits früher erregt (VA-Zeit 165 ms). — Die nachfolgende linksschenkelblockartig deformierte Kammeraktion ist das Resultat eines interventrikulären Reentry nach kritischer Verlängerung von VH.

grader Block ein; gleichzeitig wird die Kreiserregung unterbrochen. Die Länge der VA-Zeit muß nicht mit der unter der PST ermittelten übereinstimmen; die Dauer von VA unter einer Kammerreizung ist abhängig von der Lage der Reizelektrode einerseits und der ventrikulären Mündung des Bypass andererseits.

— Die Lokalisation eines akzessorischen

Leitungsweges gewinnt nach Einführung semichirurgischer und chirurgischer Verfahren zunehmend an Bedeutung. Eine gewisse Vorentscheidung kann bereits aufgrund der QRS-Konfiguration eines EKG mit 12 Ableitungen getroffen werden. Entsprechend den Empfehlungen der WHO und International Society and Federation for Cardiology (163) werden rechts-anteriore und -posteriore, links-posteriore und -laterale sowie anterior- und posterior-paraseptale Formen der Präexzitation unterschieden. Die EKG-Charakteristika der verschiedenen Lagetypen eines Bypass sind in Tabelle 11.24. und typische Beispiele in den Abbildungen 11.29. bis 11.34. zusammengestellt.

Die Lokalisation eines akzessorischen atrio-ventrikulären Leitungsweges kann durch Nuklidtechniken bei gleichzeitiger Verstärkung der Präexzitation durch schnelle atriale Stimulation weiter erhärtet und untermauert werden. Ist jedoch eine chirurgische Unterbrechung geplant, wird die vorläufige Diagnose durch intraoperatives epikardiales Mapping präzisiert werden müssen.

Beim verborgenen WPW sind die Verhältnisse besonders ungünstig. Tritt jedoch unter einer PST ein Schenkelblock ein, kann aus dem Verhalten der VA-Zeit eine Aussage getroffen werden (47, 76, 80, 160). Kann eine Verlängerung von VA unter einem Schenkelblock nachgewiesen werden, muß der Bypass auf der ipsilateralen Seite des Blocks lokalisiert sein. Unter der PST wird ausschließlich der kontralateral vom Block gelegene Ventrikel frühzeitiger erregt. Um die ventrikuläre Insertionsstelle des Bypass zu erreichen und retrograd die Vorhöfe zu erregen, muß die Erregungswelle erst myokardial zum ipsilateralen Ventrikel des Blocks wandern. Dies bedingt die verzögerte Erregung der

Tabelle 11.24. Näherungsweise Lokalisation atrio-ventrikulärer akzessorischer Bahnen durch Analyse eines EKG mit Einthoven-, Goldberger- und Wilson-Ableitungen entsprechend den Kriterien der WHO und International Society and Federation for Cardiology (163)

	Abl. I	Abl. III	Abl. V_1	Abl. V_6
rechts-anteriore Präexzitation	Delta-Welle und QRS-Komplex positiv	QRS-Komplex negativ	Delta-Welle isoelektrisch QRS-Komplex negativ	
rechts-posteriore Präexzitation		QRS-Komplex negativ Q- und QS-Muster	Delta-Welle und QRS-Komplex negativ	
links-posteriore Präexzitation	Delta-Welle und QRS-Komplex positiv	QRS-Komplex negativ Q- und QS-Muster	Delta-Welle und QRS-Komplex positiv	Delta-Welle negativ oder isoelektrisch
links-laterale Präexzitation	Q- und QS-Muster	QRS-Komplex positiv	Delta-Welle positiv	Delta-Welle negativ oder isoelektrisch Q- und QS-Muster
anterior-paraseptale Präexzitation	Delta-Welle positiv	Delta-Welle positiv oder isoelektrisch	Delta-Welle isoelektrisch	
posterior-paraseptale Präexzitation	Delta-Welle positiv	Delta-Welle negativ	rS-Konfiguration von QRS (Rs-Konfiguration in V_2)	Delta-Welle positiv in V_2 bis V_6

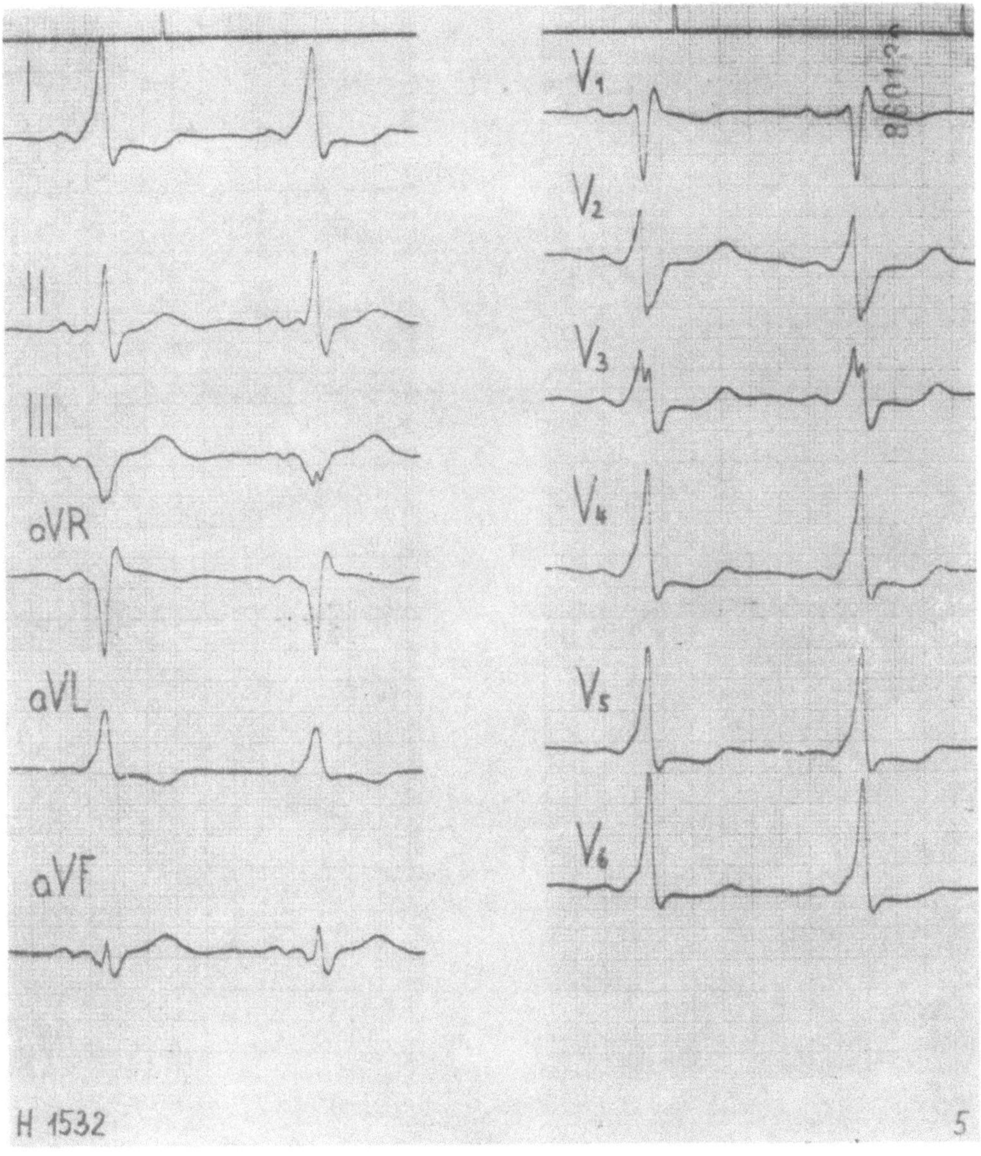

Abb. 11.29. Elektrokardiographisches Bild einer rechts-anterioren Präexzitation (siehe Tabelle 11.24.).

Vorhöfe (Abb. 11.35.). Aus den Verzögerungszeiten der retrograden Erregungswelle können sogar weitere Rückschlüsse gezogen werden (160). Findet sich bei einem Linksschenkelblock eine Verlängerung von VA um mehr als 25 ms, kann eine Insertionsstelle an der freien Wand der linken Kammer angenommen werden. Eine Verzögerung um den gleichen Betrag bei Rechtsschenkelblock berechtigt, eine Mündung der Faser an der freien Wand der rechten Kammer zu unterstellen. Ist

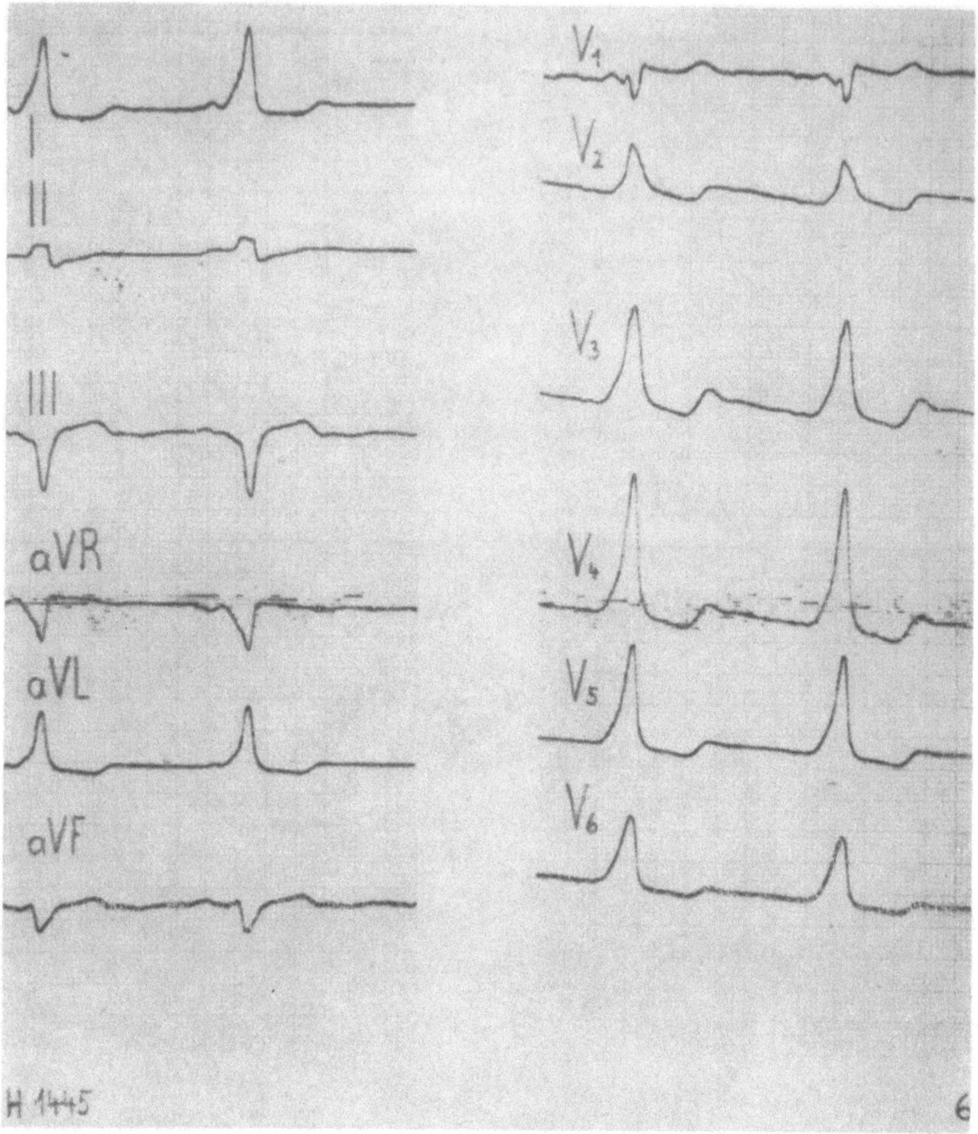

Abb. 11.30. Elektrokardiographisches Bild einer rechts-posterioren Präexzitation (siehe Tabelle 11.24.).

jedoch die Verlängerung von VA beim Rechtsschenkelblock kleiner als 25 ms, kann eine anteroseptale und bei Nachweis eines Linksschenkelblocks eine posteroseptale Lage des Bypass postuliert werden.

Nach KERR et al. (80) sind ähnliche Schlußfolgerungen aus dem Verhalten der VA-Zeiten während rechtsventrikulärer Stimulation unter einer PST ableitbar: Bei links-atrio-ventrikulärer Lage des Bypass führt eine rechtsventrikuläre Reizung zu einer Verlängerung von VA um mehr als 25 ms. Liegt die akzessorische Bahn in

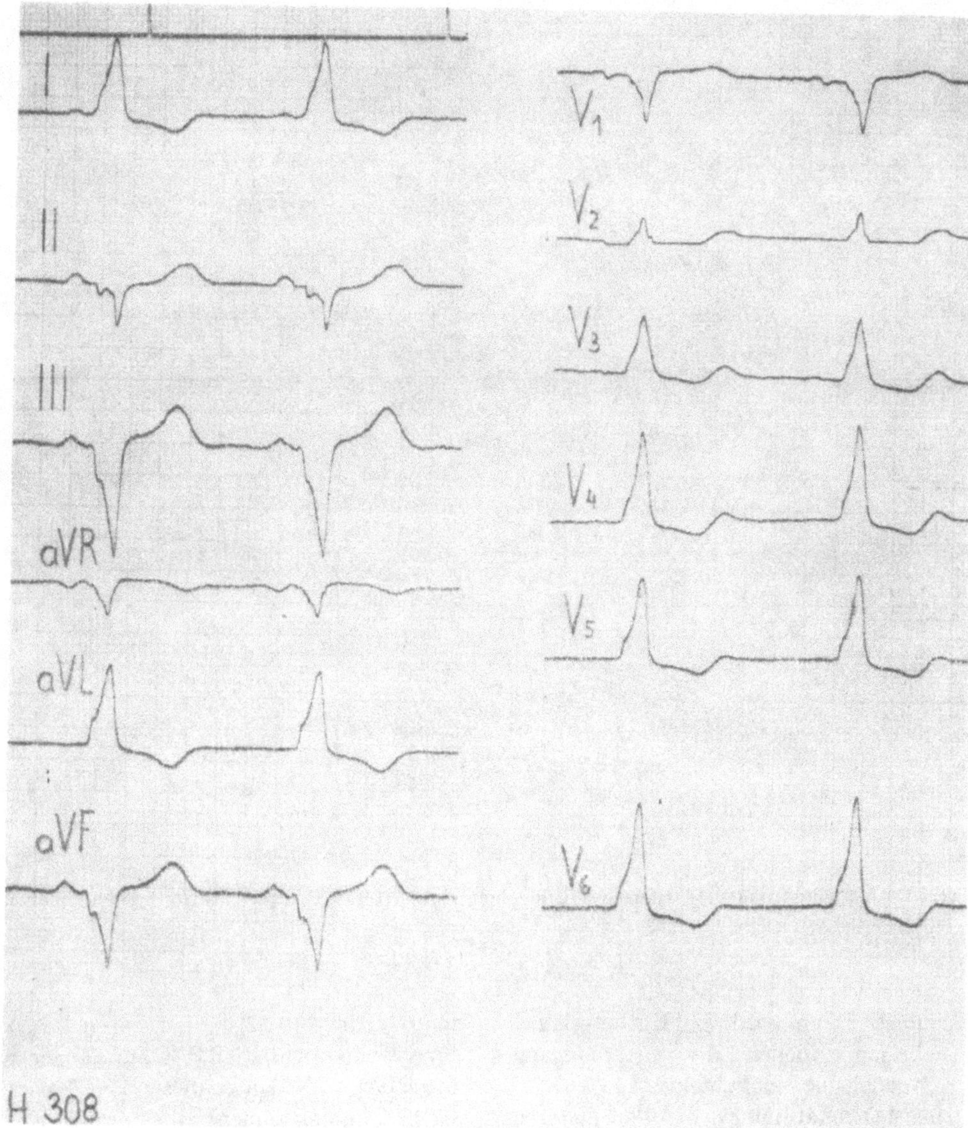

Abb.11.31. Elektrokardiographisches Bild einer links-posterioren Präexzitation (siehe Tabelle 11.24.).

der freien Wand der rechten Kammer, führt eine rechtsventrikuläre Stimulation zu einer Verkürzung von VA, während sich bei einer septalen Bahn VA nicht verändert.

– Für eine exakte Lokalisation einer akzessorischen Bahn eignet sich ein „pace-mapping". Es wird atrial und ventrikulär stimuliert und auf beiden Ebenen die Ventilebene ausgetastet, bis die maximale anterograde (AV-Zeit, Delta-Welle) oder retrograde (VA-Zeit) Präexzitation gefun-

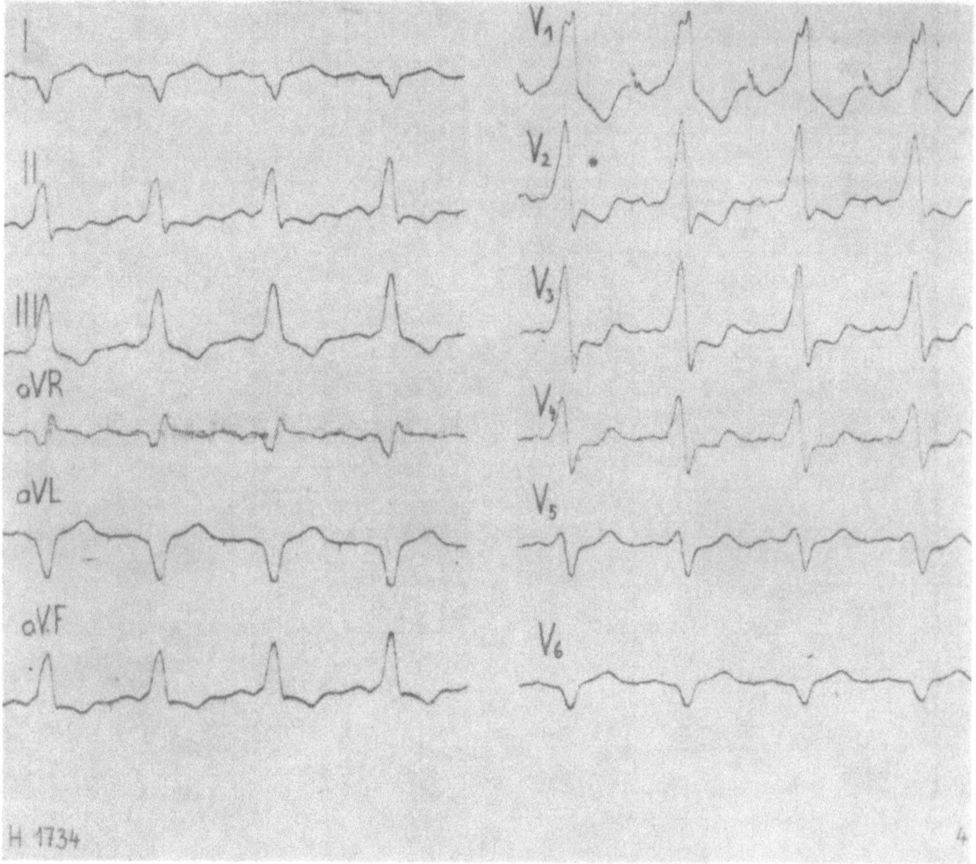

Abb. 11.32. Elektrokardiographisches Bild einer links-lateralen Präexzitation (siehe Tabelle 11.24.) während Vorhofstimulation.

den ist. Dann wird die Katheterlage in mehreren Ebenen des Strahlenganges röntgenologisch dokumentiert.

Die **elektrokardiologischen Parameter der akzessorischen Bahn und des physiologischen Leitungssystems** determinieren die Art und Richtung der möglichen Kreiserregung und auch die Neigung zu malignen Rhythmusstörungen beim WPW (Tab. 11.25.): Im Regelfalle wird unter einer PST die Kent-Faser für die retrograde Erregung und das nodale System für die Vorwärtsleitung benutzt (orthodrome Form). Ein derartiges Verhalten fanden wir unter 116 Patienten mit WPW in 107 Fällen (92,2%). Bei diesen Patienten ist zumeist die ERP/K/ant. länger als die ERP/AVN. Unter dieser PST hat der QRS-Komplex zumeist eine normale Konfiguration (Ausnahme: frequenzabhängige Schenkelblocks) (3). Weitaus seltener wird der Bypass unter der PST für die anterograde Leitung benutzt (antidrome Tachykardie) (Abb. 11.36. und 11.37.).

Bei dieser Form der PST sind die Refraktärzeiten der akzessorischen Bahn im Vergleich zu denen des Av-Knotens für die anterograde Leitung kürzer und für die retrograde Erregung länger. Eine antidrome PST ist im Oberflächen-EKG für

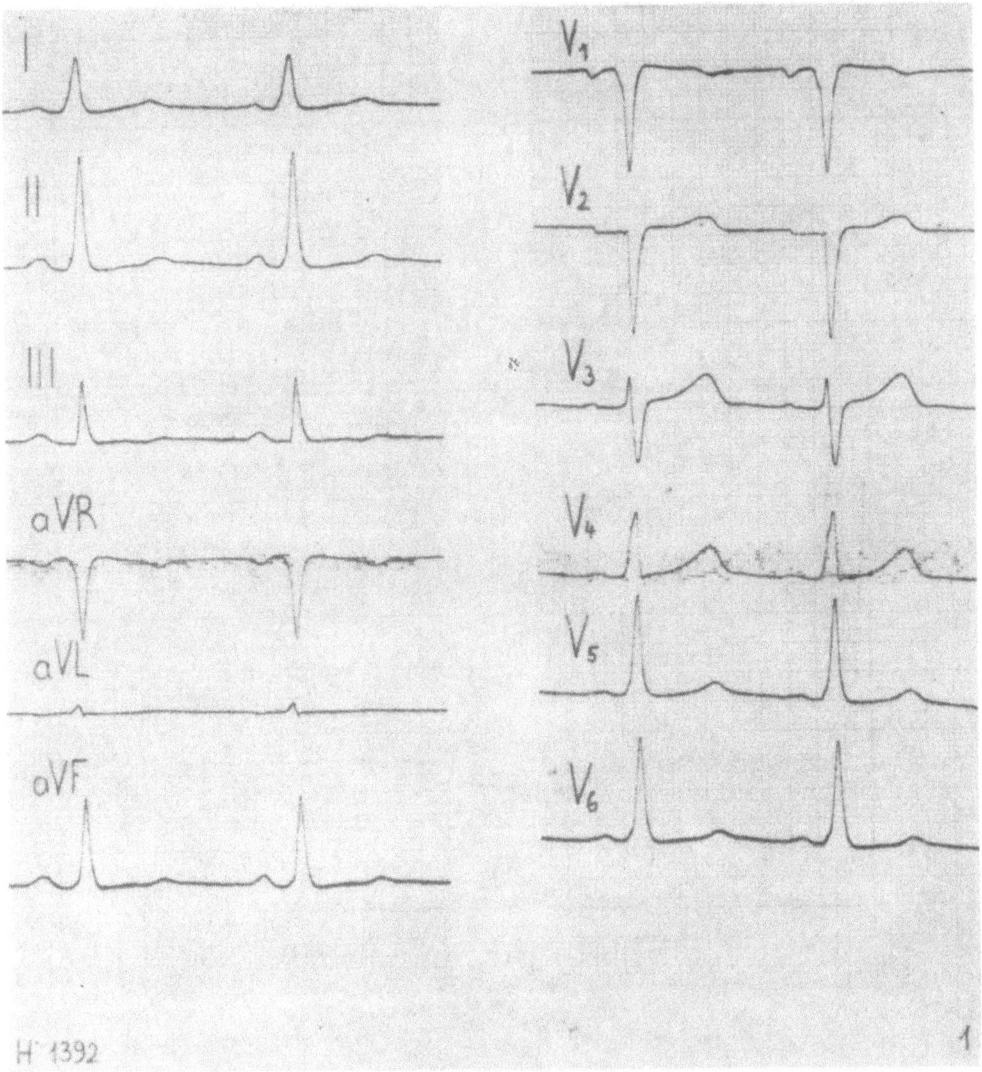

Abb. 11.33. Elektrokardiographisches Bild einer anterior-paraseptalen Präexzitation (siehe Tabelle 11.24.).

den Geübten leicht erkennbar, da sie das Vollbild der Präexzitation bietet (breiter QRS-Komplex infolge maximal möglicher Delta-Welle). Mitunter werden jedoch derartige PST mit einer Kammertachykardie oder einer PST mit einem frequenzabhängigen Schenkelblock verwechselt. Die P-Welle ist negativ zwischen den QRS-Komplexen vorhanden; sie ist infolge einer geänderten Erregungsrückbildung durch die Präexzitation einer Kammer und eine tachykardiebedingte ST-Streckensenkung bisweilen schwer erkennbar. Falls sie sichtbar ist, ist die PQ- oder AV-Zeit länger als die VA-Zeit (Abb. 11.1.).

Wie alle Reentry-Tachykardien, so sind die PST beim WPW artifiziell durch Elek-

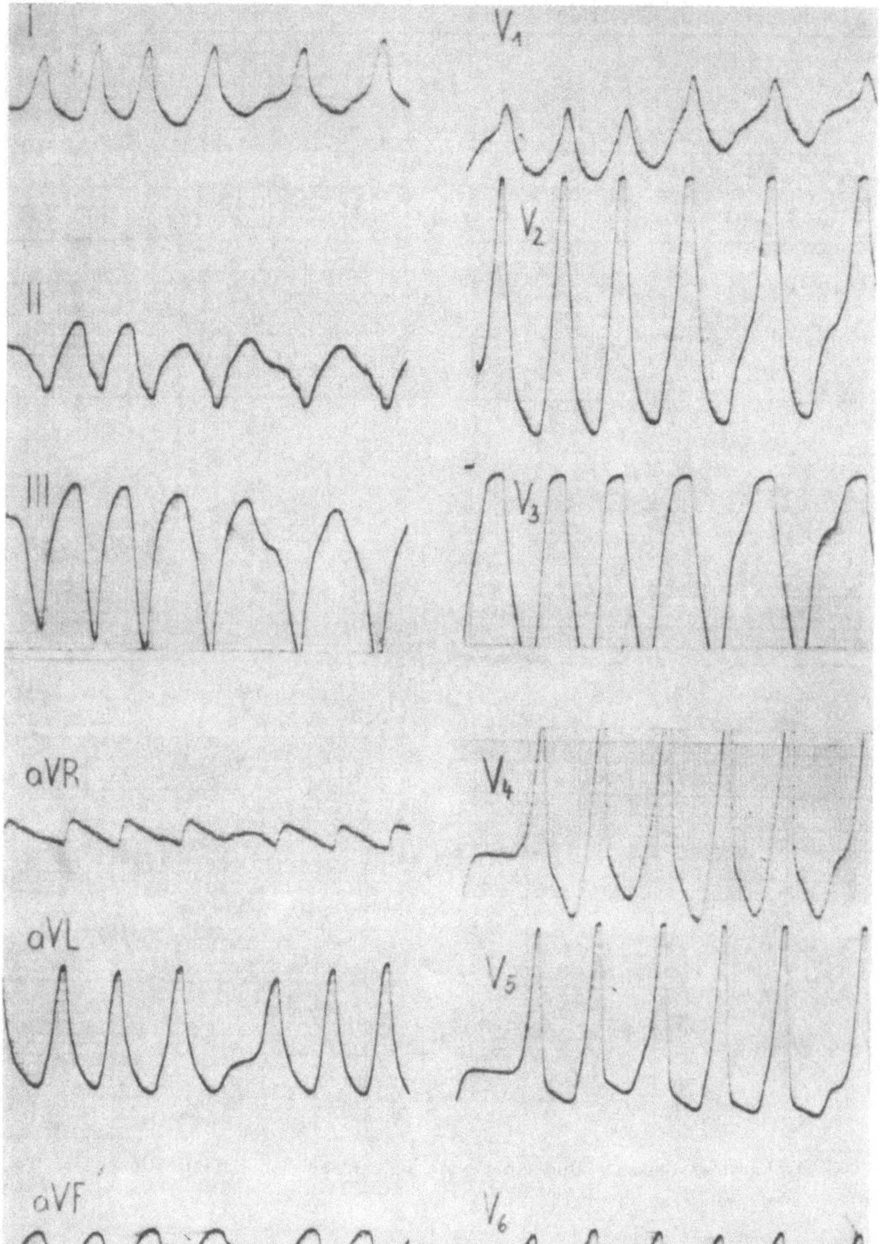

Abb. 11.34. Elektrokardiographisches Bild einer posterior-paraseptalen Präexzitation (siehe Tabelle 11.24.).

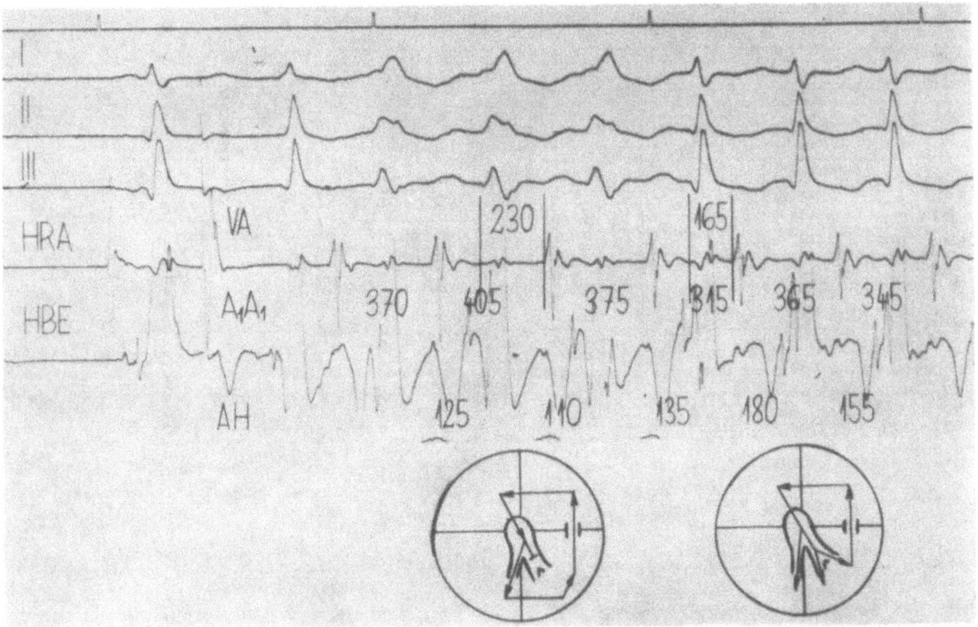

Abb. 11.35. Lokalisation einer akzessorischen Bahn beim verborgenen WPW-Syndrom bei einem frequenzabhängigen Schenkelblock unter der supraventrikulären Tachykardie. Unter dem Linksschenkelblock findet sich eine Verlängerung der retrograden Leitungszeit VA auf 230 ms. Liegt kein Linksschenkelblock vor (rechts), beträgt VA 165 ms. Der Bypass muß links-atrioventrikulär gelegen sein, da im Falle des Schenkelblockes die Erregungswelle über den rechten Ventrikel die Insertionsstelle erreicht (siehe schematische Darstellung).
Ableitungsprogramm siehe Abbildung 11.2.

Tabelle 11.25. Elektrokardiologische Parameter der Tachykardie und der am Erregungskreis beteiligten Strukturen beim WPW-Syndrom

Parameter	orthodrome Form ($n = 105$)		antidrome Form ($n = 9$)
Tachykardie-Parameter:			
Periodendauer (ms)	347 ± 56		316 ± 27
AV-Zeit (ms)	212 ± 56		187 ± 45
VA-Zeit (ms)	135 ± 32		129 ± 37
PA-Zeit (ms)	−23 ± 15		−22 ± 6
AH-Zeit (ms)	167 ± 55		–
HV-Zeit (ms)	45 ± 11		–
Echozone (ms)	279 ± 40		258 ± 51
(A_1A_2)	360 ± 77		313 ± 34
verborgenes WPW-Syndrom	42 (40,0%)		–
maskiertes WPW-Syndrom	20 (19,0%)		2 (22,2%)
ERP/Kent anterograd (ms)	375 ± 194	< 1%	288 ± 44
FRP/AVN (ms)	410 ± 58		416 ± 34
ERP/AVN (ms)	320 ± 45		> ERP/Kent anterograd
ERP/Kent retrograd (ms)	301 ± 55	< 5%	351 ± 58
FRP/AVN retrograd (ms)	352 ± 55		347 ± 41
ERP/AVN retrograd (ms)	296 ± 66		255 ± 92

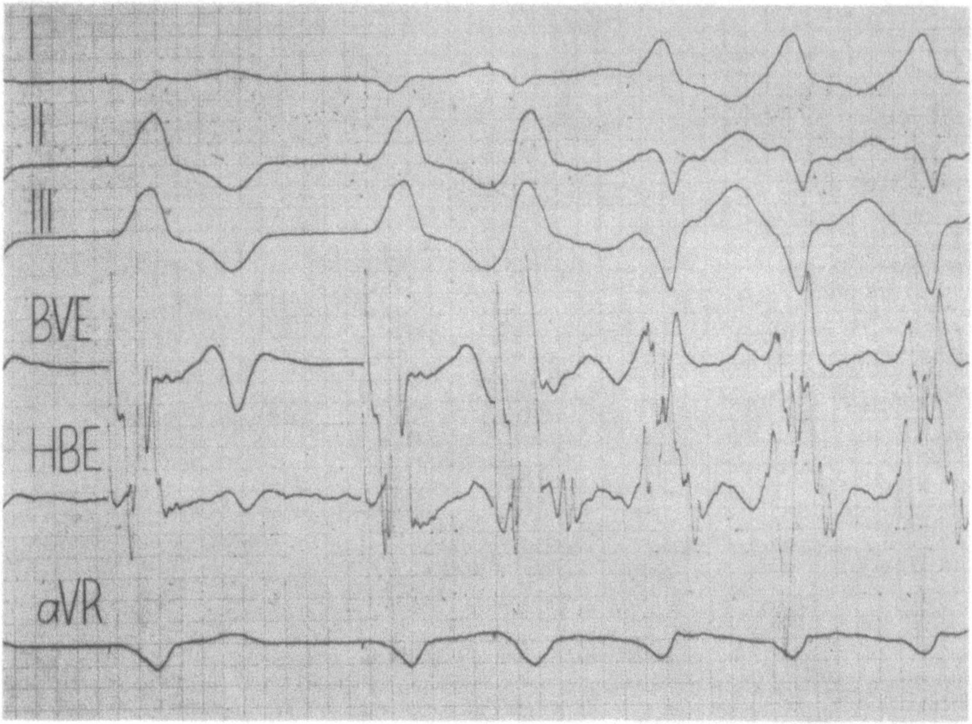

Abb. 11.36. Induktion einer antidromen Tachykardie beim WPW-Syndrom durch programmiert vorzeitige Kammerstimulation. Die Welle der Kreiserregung benutzt anterograd den Bypass und retrograd das physiologische Leitungssystem. Unter der Tachykardie ist daher im HBE kein H-Potential nachweisbar (vergleiche auch identische Kasuistik der Abbildung 11.3.).
Einthoven-Abl. I bis III, bipolares ventrikuläres (BVE) und His-Bündel-Elektrogramm (HBE).

Tabelle 11.26. Möglichkeiten der Induktion und Terminierung einer Tachykardie beim WPW-Syndrom

Stimulationsmodus	**orthodrome Form** ($n = 105$)	**antidrome Form** ($n = 9$)
INDUKTION:		
vorzeitige atriale Einzelstimulation	80 (76,2%)	9 (100%)
atriale Doppelreizung	3 (2,9%)	–
vorzeitige ventrikuläre Einzelreizung	40 (36,1%)	4 (44,4%)
schnelle Vorhofstimulation	40 (36,1%)	4 (44,4%)
TERMINIERUNG:		
vorzeitige atriale Einzelstimulation	26 (24,8%)	–
atriale Doppelreizung	21 (20,0%)	3 (33,3%)
vorzeitige ventrikuläre Einzelreizung	28 (26,7%)	4 (44,4%)
schnelle Vorhofstimulation	24 (22,9%)	2 (22,2%)

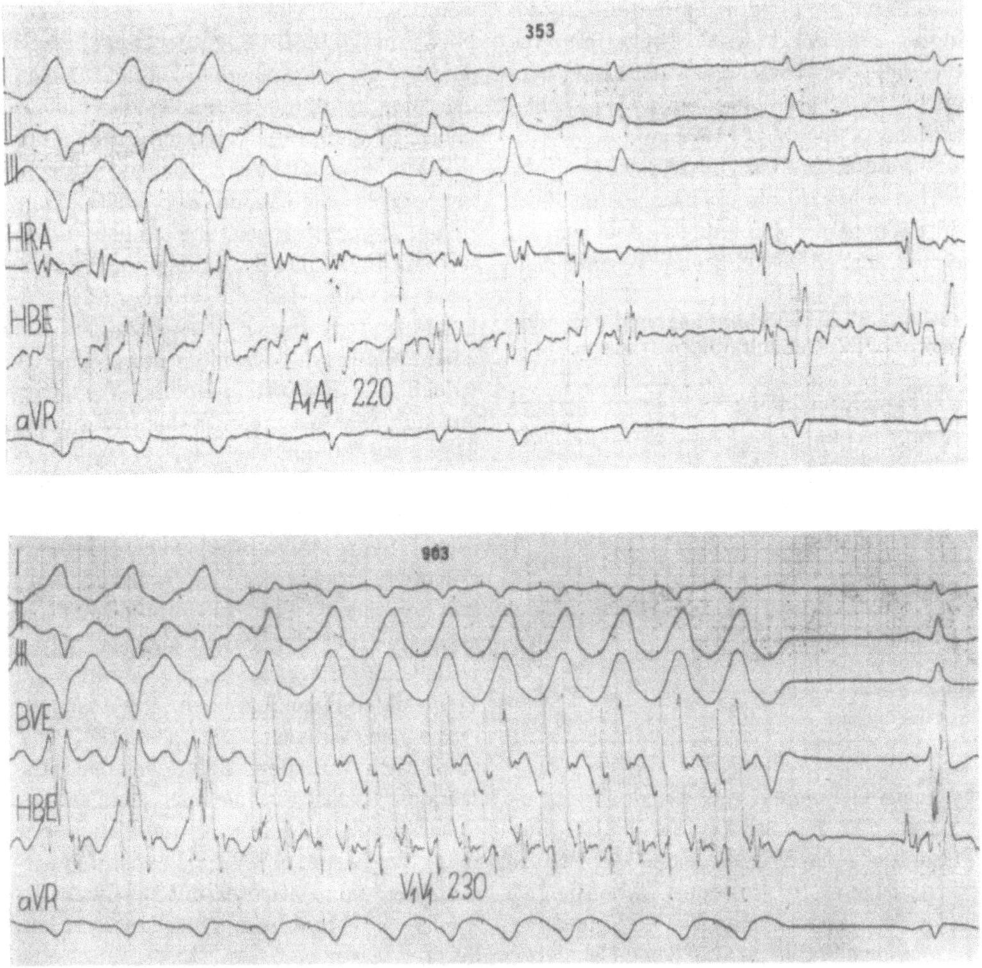

Abb. 11.37. Terminierung einer antidromen Tachykardie beim WPW-Syndrom durch eine hochfrequente Vorhof- (oben) und Kammerstimulation (unten). Zur Beendigung der Tachykardie durch Induktion eines antero- bzw. retrograden Blockes sind von beiden Reizorten extrem hohe Stimulationsfrequenzen erforderlich.
Einthoven-Abl. I bis III, hohes rechtsatriales Elektrogramm (HRA, oben), bipolares ventrikuläres (BVE, unten) und His-Bündel-Elektrogramm (HBE).

trostimulation provozierbar. Die Arten der erfolgreichen Reizmanöver sind in Tabelle 11.26. zusammengestellt. Während der Provokationsmechanismus einer PST zumeist ohne klinische Relevanz ist, spielt die Terminierung durch ein definiertes Stimulationsprinzip unter dem therapeutischen Aspekt einer tachykardieterminierenden Schrittmachertherapie eine wesentliche Rolle. Es ist in diesem Zusammenhang überraschend, daß bei beiden Formen der PST annähernd die Hälfte der Patienten auf eine Stimulation mit Einzelreizen in Vorhof oder Kammer mit einer Unterbrechung der PST reagieren. Wir haben bei 3 Patienten positive Erfahrungen mit der Implantation eines Kammerdemand-Schrittmachers (VVI), der im

Falle einer PST vom Patienten mittels Magnet entsteuert wird. Die dann einfallenden Schrittmacher-Parasystolen wirken bei all diesen Patienten sicher tachykardiebeendend.

Der **Befund des Oberflächen-EKG** (Tab. 11.27.) bietet in der überwiegenden Zahl der Fälle neben der zumeist deutlich erkennbaren Delta-Welle keine wesentlichen

Tabelle 11.27. Elektrokardiographische Befunde bei Patienten mit WPW-Syndrom
($n = 116$)

Sinusrhythmus	105 (90,5%)
Sinusbradykardie	11 (9,5%)
Sinusbradyarrhythmie	5 (4,3%)
sinu-atrialer Block 2. Grades	1 (0,9%)
supraventrikuläre Extrasystolie	20 (17,2%)
av-Block 1. Grades	11 (9,5%)
LAH, RSB, LPH	2 (1,8%)
LAH + RSB, LPH + RSB, LSB	4 (3,4%)
Vorhofflimmer-flattern	51 (44,0%)
rechts atrio-ventrikulärer Bypass	38 (32,8%)
links atrio-ventrikulärer Bypass	42 (36,2%)
septaler Bypass	7 (6,0%)

Normabweichungen. Es ist jedoch zu beachten, daß nur knapp die Hälfte der Patienten eine Präexzitation der Kammern zeigen. In unserem Patientengut lagen maskierte Formen in 17,2% und ein verborgenes WPW in 37,5% der Fälle vor. Bei einer ausschließlich retrograd leitfähigen Bahn kann die anterograde av-Leitung sogar im Sinne eines Av-Blocks 1. Grades (26,2%) verzögert sein.

Im Vergleich zu anderen Tachykardieformen wird beim WPW überdurchschnittlich häufig ein intermittierendes Vorhofflimmer-flattern gesehen (13, 62, 63, 79, 132, 135, 174) (44,0%). Derartige Patienten bedürfen einer sehr sorgfältigen Diagnostik. Es sind Risikofälle (160), die bei schneller Leitfähigkeit der akzessorischen Bahn durch einen plötzlichen Herztod bedroht sind. Bei all diesen Kranken sollte nur dann auf eine invasive elektrokardiologische Untersuchung verzichtet werden, wenn aus dem Befund des Oberflächen-EKG eine gute anterograde Leitfähigkeit des Bypass mit Sicherheit auszuschließen ist. Dies kann mit hinreichender Sicherheit bei den intermittierenden Formen des WPW oder bei einem plötzlichen frequenzabhängigen Schwinden der Delta-Welle unter Ergometerbelastung angenommen werden. In beiden Situationen kann unterstellt werden, daß die anterograde Refraktärperiode des Bypass lang ist. Bei einem Viertel der Kranken mit WPW ist jedoch die Refraktärzeit der Vorwärtsleitung bereits unter Ruhebedingungen kürzer als 300 ms (Tab. 11.28.). Stellt man zusätzlich in Rechnung, daß sich die Refraktärität einer akzessorischen Bahn unter Sympathikotonie oder frequenzabhängig unter einer Tachykardie erheblich verkürzen kann (98, 160), muß bei einer Vielzahl der Patienten eine potentielle Gefährdung angenommen werden.

Die elektrophysiologischen *Ursachen für ein intermittierendes Vorhofflimmer-flattern* sind auch aus den Befunden der His-Bündel-Elektrographie nur sehr schwer ablesbar (Tab. 11.29.). Es muß auch hier in Analogie zum AVNR mit einem gewissen Anteil von Patienten mit Bradykardie-Tachykardie-Syndrom gerechnet werden. So fanden wir eine Sinusknotenfunktionsstörung immerhin bei 32,8% der Kranken und atriale Leitungsstörungen 1. Grades in 20,7% der Fälle. Vergleicht man jedoch die elektrokardiologischen Befunde von Patienten mit und ohne VF/VFL, werden weitere Schlüsse möglich: Es zeigt sich, daß die Gruppe mit VF/VFL durch eine schnellere Leitfähigkeit des Av-Knotens und der Kent-Faser für die anterograde Richtung während des Sinusrhythmus und auch unter der PST charakterisiert ist. Somit erscheint es möglich, daß die retrograd eintreffende Erregungswelle in die vulnerable Phase des Vorhofes trifft und eine atriale Dysrhythmie induziert (62). Diese Hypothese wird gestützt durch

Tabelle 11.28. Elektrokardiologische Befunde (His-Bündel-Elektrographie) **von Reizbildung und Erregungsleitung bei Patienten mit WPW-Syndrom** ($n = 116$)

Parameter	(ms)/n (%)
SINUSKNOTENFUNKTION:	
Periodendauer (ms)	811 ± 139
maximale Sinusknotenerholungszeit (ms)	
– absoluter Wert	1184 ± 297
– korrigierter Wert	373 ± 223
Sinusknotenautomatiestörung (n)	16 (13,8%)
sinu-atriale Leitungszeit (ms)	109 ± 32
sinu-atriale Leitungsstörung (n)	35 (30,2%)
Sinusknotenfunktionsstörung insgesamt	38 (32,8%)
VORHOFFUNKTION:	
P-Wellen-Dauer (ms)	119 ± 15
intraatriale Leitungszeit PA (ms)	34 ± 10
interatriale Leitungszeit HRA/HLA (ms)	40 ± 15 ($n = 8$)
effektive Refraktärzeit ERP/A (ms)	233 ± 31
AV-KNOTENFUNKTION:	
Av-Knotenleitungszeit AH (ms)	84 ± 23
AH-Zeit bei 90/min atrial pacing (ms)	108 ± 38
AH-Zeit bei 110/min atrial pacing (ms)	119 ± 48
AH-Zeit $\leqq$ 60 ms (n)	16 (13,8%)
AH-Zeit $\geqq$ 120 ms (n)	9 (7,8%)
Av-Knotenfunktionsstörung (n)	1 (0,9%)
FUNKTION DER AKZESSORISCHEN BAHN:	
effektive Refraktärzeit anterograd (ms)	356 ± 194
effektive Refraktärzeit retrograd (ms)	311 ± 55
ERP/Kent ant. < 300 ms (n)	26 (22,4%)
ERP/Kent ant. < 250 ms (n)	7 (6,0%)
HIS-BÜNDEL-PURKINJE-FUNKTION:	
His-Bündel-Purkinje-Leitungszeit HV (ms)	32 ± 23
His-Bündelstammblock 1. Grades (n)	5 (4,3%)

eine Mitteilung von Sharma et al. (135), daß bei Fehlen einer schweren organischen Herzkrankheit ein zuvor bestehendes VF nach chirurgischer Durchtrennung des Bypass ausschließlich in extremen Ausnahmefällen rezidiviert.

– Eine weitere Risikogruppe bilden Patienten, bei denen akzessorische Bahnen nicht solitär vorkommen (50, 68). In Kombination zu einem atrio-ventrikulären Bypass fanden wir in 13 von 116 Fällen (11,2%) akzessorische Bahnen im Sinne einer James-Faser. Jedoch nur bei 2 Kranken waren auch typische PST mit anterograder Leitung über den Av-Knoten und retrograder Erregung der Vorhöfe über die James-Faser provozierbar (Abb. 11.38.). Da jedoch unter der WPW-Tachykardie der atrio-nodale Bypass für die Vorwärtsleitung benutzt wurde, erreichten diese Kranken unter der PST extrem hohe Frequenzen, da in beiden Leitungsrichtungen das Filter des Av-Knotens umgangen wird. Als weitere PST in Kombi-

Tabelle 11.29. Klinische, elektrokardiographische (His-Bündel-Elektrographie) **Befunde bei Patienten mit und ohne Vorhofflimmer-flattern beim WPW-Syndrom**

	mit Vorhofflimmern ($n = 51$)	**ohne Vorhofflimmern** ($n = 65$)	**Signifikanz**
KLINISCHER BEFUND:			
ohne kardiale Grundkrankheit (n)	32 (62,7%)	56 (86,2%)	< 5%
EKG-Befund:			
supraventrikuläre Extrasystolie (n)	14 (27,5%)	6 (9,2%)	< 5%
HIS-BÜNDEL-ELEKTROGRAPHIE:			
Sinusknotenfunktionsstörung (n)	21 (41,2%)	17 (26,2%)	< 5%
sinu-atriale Leitungsstörung	17 (33,3%)	18 (27,7%)	n. s.
atriale Leitungsstörung	11 (20,7%)	16 (24,6%)	n. s.
AV-Knoten:			
AH-Zeit (ms)	86 ± 15	111 ± 37	< 5%
FRP/AVN (ms)	389 ± 50	419 ± 56	< 5%
Kent-Faser:			
ERP/Kent ant.	339 ± 138	446 ± 229	< 5%
Tachykardie-Parameter:			
Periodendauer (ms)	339 ± 59	354 ± 53	n. s.
AH-Intervall (ms)	154 ± 38	178 ± 52	< 5%
HV-Intervall (ms)	47 ± 13	44 ± 8	n. s.
VA-Intervall (ms)	138 ± 36	132 ± 32	n. s.

nation zur WPW-Tachykardie beobachteten wir in 6 Fällen ein atriales und in 3 Fällen die seltene Kombination (113) mit einem Av-Knoten-Reentry.

11.4.4.2. Klinische Befunde beim WPW-Syndrom

PST beim WPW-Syndrom kommen signifikant häufiger bei Männern vor (56,9%). Die Patienten kommen im Vergleich zu anderen Formen der PST früher in eine kardiologische Betreuung (mittleres Alter: 35,8 ± 13,3 Jahre). Die Anfallsanamnese ist wie auch bei Fällen mit AVNR sehr lang (155 ± 128 Monate).

Nur wenige Patienten leiden unter einer organischen Herzkrankheit (Tab. 11.30.). Trotz der oftmals sehr hohen Frequenzen unter einer PST werden relativ selten Synkopen (7,8%) oder präsynkopale Schwindelzustände (25,9%) angegeben. So ist die Tachykardie überwiegend alleiniges Symptom.

Tabelle 11.30. Kardiale Erkrankungen bei Patienten mit WPW-Syndrom ($n = 116$)

Ischämische Herzkrankheit	14 (12,1%)
arterielle Hypertonie	10 (8,6%)
Zustand nach Myokarditis	3 (2,6%)
Diphtherieanamnese	7 (6,0%)
Kardiomyopathie	1 (0,9%)
ohne Herzkrankheit	88 (75,9%)

11.4.4.3. Therapie und Rezidivprophylaxe

Im Tachykardieanfall können nach Versagen konservativer Provokationsmethoden (Bulbusdruck, Valsalva, Karotissinusmassage) (72, 155) medikamentöse und elektrische *Verfahren zur Beendigung* der

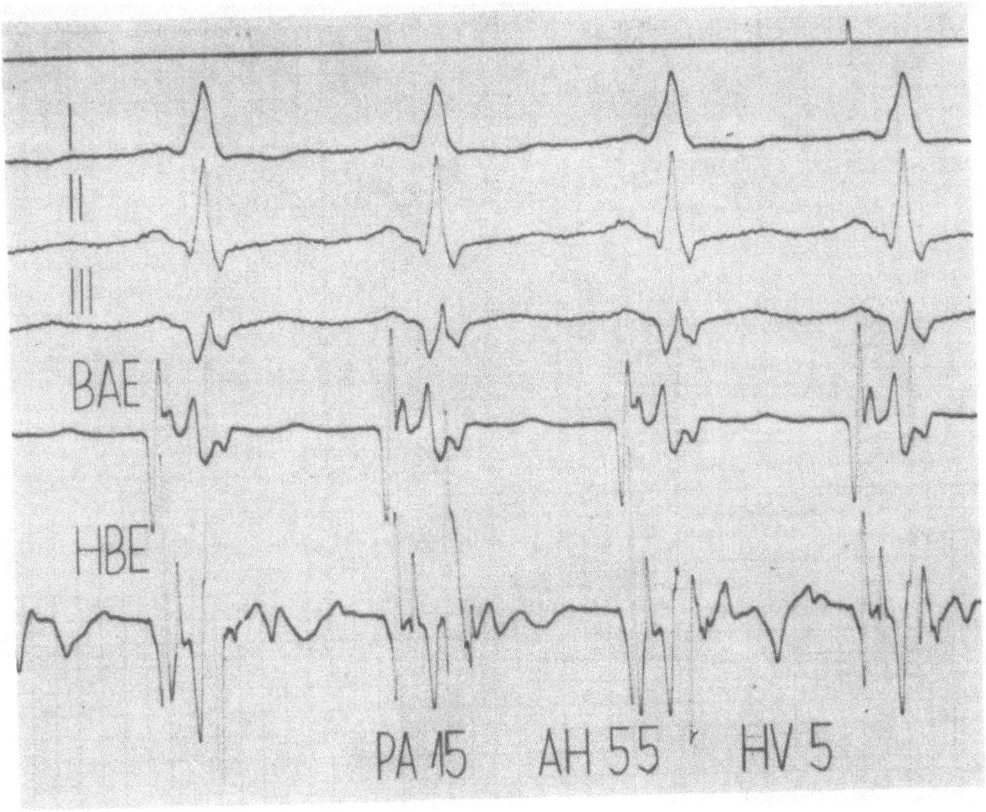

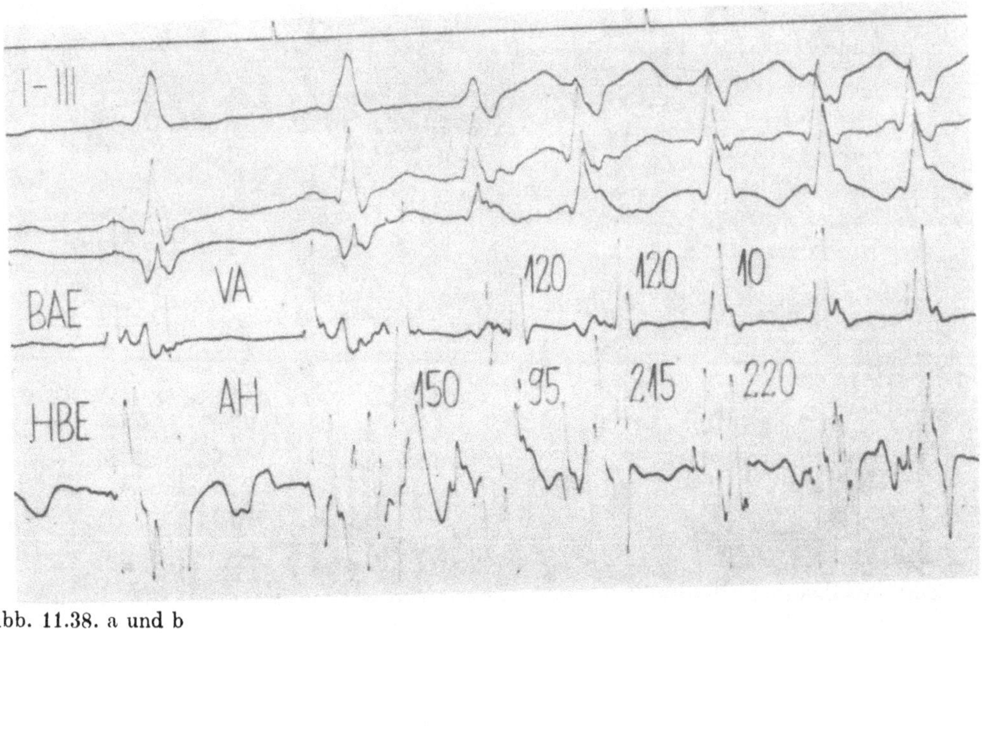

Abb. 11.38. a und b

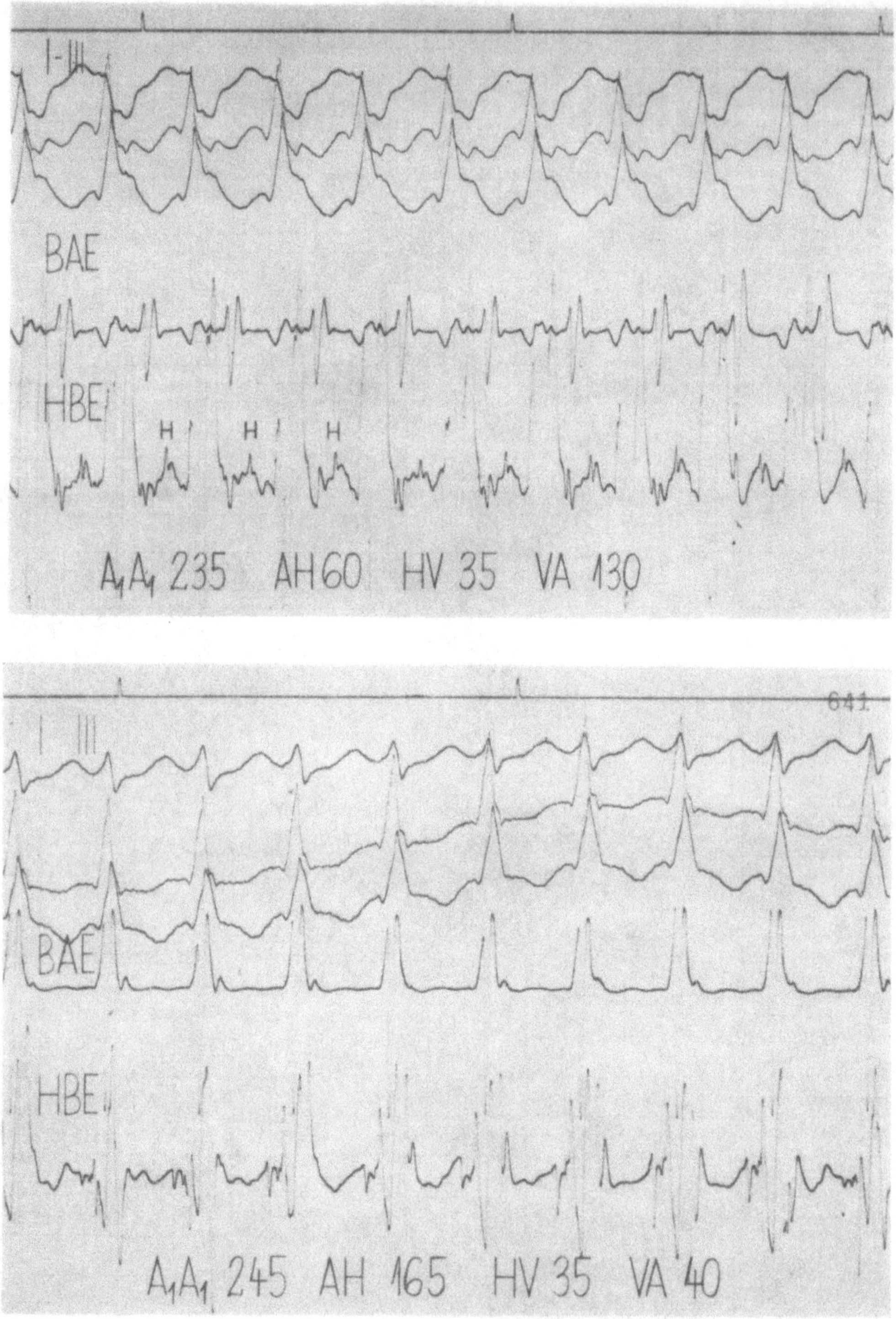

Abb. 11.38. c und d

PST eingesetzt werden. Im Regelfalle weiß der Patient aus langer Erfahrung das für ihn geeignete Medikament, zumeist Ajmalin (28) oder Verapamil (66, 170). Beide können intravenös appliziert werden; es sollte jedoch ausschließlich unter laufender EKG-Kontrolle dosiert werden. Während durch Verapamil (10 mg) ein anterograder Block des Av-Knoten provoziert wird, ist die Anfallsunterbrechung durch Ajmalin (50—100 mg) auf die Induktion eines Blocks distal His oder eine Blockade der retrograden Vorhoferregung über die Kent-Faser gerichtet. Wie bereits im gleichen Zusammenhang beim AVNR berichtet, sollte die Injektionsgeschwindigkeit nicht zu zaghaft bemessen sein. Bleibt ein medikamentöser Konversionsversuch in den Sinusrhythmus ohne Erfolg, ist es nicht sinnvoll, mit einem zweiten Pharmakon ohne längere Wartezeit einen zweiten Versuch der Unterbrechung zu wagen. Da die meisten Antiarrhythmika zu einer hypotonen Kreislaufsituation führen, negativ inotrop wirken und sich der Patient unter der PST in einem labilen Zustand befindet, kann dies bisweilen im Schockzustand enden. In derartigen Fällen ist es sinnvoller, über eine Ösophaguselektrode oder eine atriale Stimulation mit hoher Reizfrequenz eine Terminierung zu erzwingen. Bei Patienten, die bereits nach langer Tachykardiedauer im Präschock aufgenommen werden, üben wir dieses Verfahren primär.

Die Rezidivprophylaxe einer PST verläuft bei vielen Patienten nicht ohne Probleme. Dies trifft insbesondere für die verborgenen Formen des WPW zu, bei denen die Kent-Faser immer zu einer retrograden Vorhoferregung zur Verfügung steht. In diesen Fällen kann jede kritische Steigerung der Herzfrequenz unter Belastung zu einem Tachykardieanfall führen.

Im allgemeinen gilt noch Ajmalin als Medikament der ersten Wahl. In einigen Ländern hat sich das Propafenon an seine Stelle gesetzt. Verapamil wird zumeist nach Versagen des Ajmalin angewandt. Aber auch Propranolol oder andere Beta-Rezeptorenblocker, Chinidin, Procainamid (28) und Disopyramid können im Einzelfalle effektiv sein. Primär kontraindiziert sind ausschließlich Herzglykoside, da sie

Abb. 11.38. Tachykardiemechanismen bei einem Patienten mit atrio-ventrikulärer (Kent-Faser) und atrio-faszikulärer akzessorischer Kommunikation (James-Faser). Ableitungsprogramm siehe Abbildung 11.2.

Während des Sinusrhythmus (A) findet sich im Einthoven-EKG das für ein WPW-Syndrom typische Bild. Sowohl das AH- (55 ms) als auch das HV-Intervall (5 ms) sind kurz. Eine programmiert applizierte Vorhofextrasystole (B) provoziert einen anterograden Block der Kent-Faser (3. Aktion ohne Delta-Welle). Gleichzeitig verlängert sich das AH-Intervall auf 150 ms, d. h. die Erregungswelle läuft anterograd über den Av-Knoten. Die anterograd blockierte Kent-Faser ist nun retrograd leitfähig und erregt den Vorhof rückläufig (B: 4. Aktion im BAE; VA-Intervall 120 ms). Die nachfolgende anterograde Erregungswelle (AH-Zeit 95 ms) läuft vermutlich über die James-Faser und ist mit einem funktionellen Rechtsschenkelblock verknüpft. Die retrograde Erregung des Vorhofes (B: fünfte Aktion im BAE; VA-Zeit 120 ms) erfolgt erneut über die Kent-Faser. Nach einem anterograden Block der James-Faser (AH-Zeit 215 ms) kommt es zu einer plötzlichen Änderung der retrograden Vorhoferregung (VA-Zeit 10 ms). Der Vorhof wird nun über die James-Faser rückläufig erregt.

Beide Tachykardiemechanismen kommen auch über längere Zeit isoliert vor. Bei der ersten und häufigeren Form (C) erfolgt die Erregung über die James-Faser anterograd (AH-Zeit 60 ms) und geht mit einem tachykardieabhängigen Rechtsschenkelblock einher. Die retrograde Erregung der Vorhöfe erfolgt über die Kent-Faser (VA-Intervall 130 ms).

Ferner wird eine Tachykardie (D) mit anterograder Erregung der Kammern über den Av-Knoten (AH-Intervall 165 ms) und rückläufiger Erregung der Vorhöfe über die James-Faser (VA-Zeit 40 ms) beobachtet.

die Refraktärzeiten des Bypass verkürzen können (159).

Eine Kontrolluntersuchung aller Patienten mit WPW-Syndrom im Jahre 1985 zu der 64 der 116 Kranken (55,2%) erschienen, ergab, daß in 38 von 64 Fällen (59,4%) unter einer Therapie keine Rezidive auftraten. 16 Patienten (25,0%) waren mit dem Behandlungserfolg bei seltenen PST mit kurzer Dauer und tolerabler Frequenz zufrieden. Von diesen ausreichend effektiv behandelten Kranken erhielten 18 Ajmalin (33,3%), 13 Verapamil (24,2%), je 5 Propranolol bzw. Propafenon (9,3%), 4 Patienten Chinidin (7,4%), 2 Disopyramid (3,7%) und 3 zuvor schwer behandelbare Patienten (5,6%) Amiodarone. Ausschließlich 10 von 64 Kranken (15,6%) waren mit dem Behandlungserfolg unzufrieden. Im weiteren Verlauf erhielten 3 Patienten einen tachykardieterminierenden Schrittmacher und 3 weitere Kranke waren nach Ablation des Hisschen Bündels und Implantation eines Schrittmachers (VVI) rezidivfrei.

Insgesamt waren bei den 64 ambulant kontrollierten Patienten insgesamt 129 medikamentöse Behandlungsversuche (2,0 Pharmaka/Patient) unternommen worden. Ajmalin erwies sich als effektiv bei 16 von 37 Patienten, Verapamil in 15 von 35, Beta-Rezeptorenblocker in 7 von 26 Fällen, Propafenon in 6 von 12, Chinidin in 3 von 9 Fällen, Disopyramid bei 2 von 4 und Amiodarone bei 4 von 6 Patienten.

Der statistische Vergleich von Effektoren und Nonrespondern gegenüber einem Antiarrhythmikum ergab keine beweiskräftigen Differenzen, die zu einer echten differentialtherapeutischen Empfehlung führen könnten. Es ist lediglich der Trend feststellbar, daß Verapamil bei langer AV-Zeit unter der PST und Ajmalin bei hochgradiger Präexzitation der Kammern während des Sinusrhythmus, nicht jedoch beim verborgenen WPW-Syndrom, effektiver sind. Infolge der multifaktoriellen Zusammenhänge bei der Auslösung und Perpetuierung einer PST und der komplizierenden Arrhythmien (VF/VFL) sowie der mannigfaltigen interindividuellen Variation des WPW, sind wir weiterhin zu einer empirischen Pharmakotherapie gezwungen.

Für therapierefraktäre Formen der PST sind jedoch durch Einführung der antitachykarden Schrittmachertherapie, der transvasalen Katheterablation und als ultima ratio der chirurgischen Unterbrechung von akzessorischen Bahnen erhebliche Fortschritte zu verzeichnen. Mit diesen Methoden ist gegenwärtig auch für Risikopatienten eine positive Prognose gegeben.

FÜR DIE TÄGLICHE PRAXIS

Das WPW-Syndrom ist die zweithäufigste Ursache paroxysmaler Tachykardien. Von einer PST werden überwiegend Männer im jugendlichen und mittleren Alter bei zumeist langer Tachykardieanamnese befallen. Nur ausnahmsweise findet sich eine kardiale Erkrankung; die PST ist alleiniges Symptom.

Die Diagnose WPW-Tachykardie kann gestellt werden, wenn im EKG unter der PST entweder ein schmaler QRS-Komplex mit negativen P-Wellen nach der Kammererregung oder breite Kammerkomplexe mit typischer Delta-Welle mit gleichfalls negativem P zwischen den QRS erkennbar sind (orthodrome bzw. antidrome Tachykardie). An eine WPW-Tachykardie ist auch dann zu denken, wenn während Sinusrhythmus keine Delta-Welle erkennbar ist (maskierte oder verborgene Form).

Besondere Beachtung verdienen Patienten, bei denen typische WPW-Tachykardien mit einem Vorhofflimmer-flattern alternieren oder das VF bzw. VFL isoliert mit extrem schneller Leitung über den akzessorischen Bypass auftreten (Abb. 11.39) (Verwechslung mit einer Kammertachykardie). Dies sind Risikofälle, die unverzüglich einem elektrokardiologischen Zentrum überwiesen werden sollten.

Zur Konversion einer PST können Ajmalin (50—100 mg i.v.) oder Verapamil (10 mg i.v.) eingesetzt werden. Schlägt eine medikamentöse Konversion fehl, sollte eine elektrische Terminierung über eine Ösophagus-

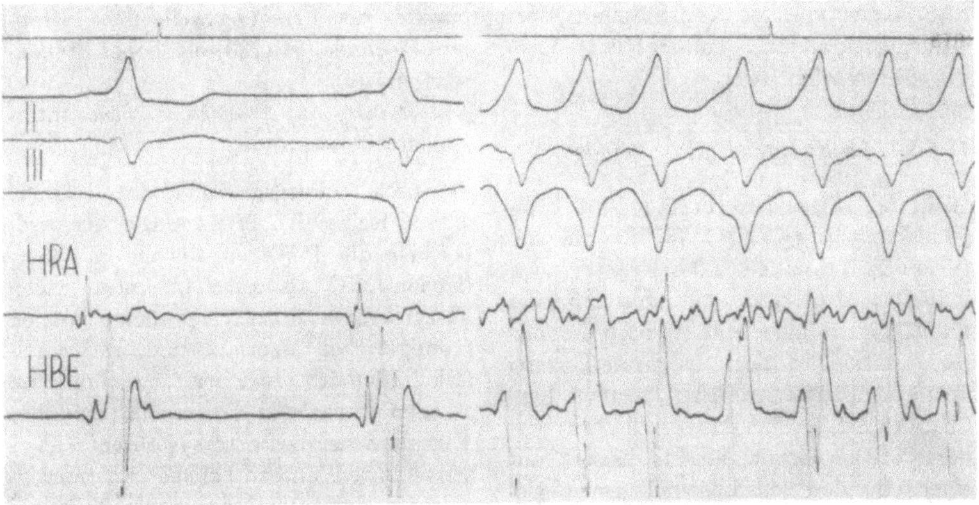

Abb. 11.39. WPW-Syndrom während Sinusrhythmus (links) und paroxysmalem Vorhofflimmern mit schneller Überleitung auf die Kammern (Ableitungsprogramm siehe Abbildung 11.2.).
Bereits während des Sinusrhythmus werden die Kammern überwiegend über die Kent-Faser erregt; das H-Potential im HBE ist nicht sichtbar. Bei Vorhofflimmern (siehe HRA) ändert sich die Konfiguration des QRS-Komplexes kaum. Die hochfrequenten Vorhoferregungen werden über die Kent-Faser auf die Kammern übertragen.

elektrode oder Vorhofstimulation angestrebt werden. Diese Methoden können auch primär bei schockgefährdeten Patienten empfohlen werden.
Die Rezidivprophylaxe kann nur empirisch erfolgen. Erfolgversprechend sind Antiarrhythmika wie Ajmalin, Verapamil, Beta-Rezeptorenblocker und Propafenon (25, 159) sowie als Medikament der letzten Wahl Amiodarone.
In therapierefraktären Fällen sollte an die Möglichkeit einer tachykardieterminierenden Schrittmachertherapie, an eine His-Bündel-Ablation oder eine chirurgische Intervention (83) gedacht werden.

11.4.5. Das sinu-atriale Reentry

Diesen Formen der PST wird im allgemeinen wenig Beachtung geschenkt. Sogar in speziellen Monographien über tachykarde Arrhythmien (76, 77) werden sie sehr kurz abgehandelt. Wir halten dies nicht für berechtigt, da die PST infolge eines sinu-atrialen Reentry (SAR) an Häufigkeit zwar hinter dem Vorhofflimmern und -flattern (VF/VFL) zurückstehen, auf der anderen Seite aber ernste therapeutische Probleme bereiten.
Im Gegensatz zu anderen Formen der Kreistachykardie (AVNR, WPW) setzt die Manifestation eines SAR ein pathologisches Substrat auf Sinusknoten- und Vorhofebene voraus. Dies ist oft durch einfache Methoden erkennbar (deutliche Vorhofdilatation im Röntgen- oder Echokardiographiebild) (74, 145), zeigt sich im Oberflächen-EKG in Form einer Verbreiterung oder Doppelgipfligkeit der P-Welle (30, 74), kann jedoch auch nur mit invasiver elektrokardiologischer Methodik demaskierbar sein (9, 89, 107, 172). In Analogie zum elektrophysiologischen Substrat bei Kammertachykardien kann beim

SAR eine typische Konstellation einer gesteigerten atrialen Vulnerabilität nachgewiesen werden (101).

11.4.5.1. Elektrokardiologische Befunde

Während für andere Formen des Erregungskreisens (AVNR, WPW) die allgemeinen Kennzeichen des Reentry zwar indirekt, aber doch mit ausreichender Exaktheit nachgewiesen werden können (unidirektionaler Block, langsame Leitung über eine alternative Bahn), bleiben diese Charakteristika für das SAR eher verborgen. Der Grund hierfür basiert auf einer fehlenden elektrokardiologischen Beweisbarkeit präformierter elektrisch leitfähiger Bahnen mit spezifischen Refraktär- und Leitungseigenschaften. Die Annahme einer Kreiserregung über das BACHMANNsche Bündel (100) bleibt bislang eher hypothetisch. Es gelingt lediglich, unspezifische intra- und interatriale Leitungsverzögerungen aufzudecken (1, 21, 31, 86, 107, 141), ohne die Erregungsumschlagspunkte der Kreiserregung zu erfassen. Dies hat zu Kontroversen geführt. So wird von einigen Autoren (37, 165) die Existenz einer isolierten Kreiserregung innerhalb des Sinusknotens angezweifelt. Sicher hat diese Frage auch keine vordergründige klinische Relevanz und ist ausschließlich für den Elektrokardiologen von theoretischem Interesse. Da wir viele dieser Zweifel teilen, soll in diesem Abschnitt auch die sinu-atriale Kreistachykardie überwiegend unter klinischem Aspekt gemeinsam (Sinusknoten- plus atriales Reentry) behandelt werden.

Die **elektrokardiologischen Kriterien** eines Erregungskreisens auf Sinusknoten- (24, 39, 61, 92, 103, 104, 105, 121, 129, 157) und Vorhofebene (37, 121, 172) basieren vordergründig auf den allgemeinen Charakteristika einer Kreiserregung: artifizielle Induktion und Terminierung. Zusätzlich kommt der Lokalisation des Quellpunktes der Erregungswelle durch Mapping-Technik (51, 133) ein hoher Stellenwert zu.

Ein Reentry auf Sinusknotenebene unterstellen wir, wenn:

— durch vorzeitige und/oder schnelle atriale Reize eine PST induzierbar wird, bei der die P-Wellen sowohl im Oberflächen-EKG als auch im intraatrialen Elektrogramm hinsichtlich ihrer formalen Konfiguration identisch sind. Im Regelfalle findet sich unter der programmierten atrialen Einzelstimulation ein typisches Verhalten der postextrasystolischen Pausen (A_2A_3). Während bei später Vorzeitigkeit des Extrareizes eine kompensierende Pause nachweisbar ist, kommt es nach einer Phase des „reset" des Sinusknotens mit nichtkompensierenden Pausen zu einer erneuten Verkürzung von A_2A_3. Dieses als inkomplette oder komplette Interpolation (Sinusknoteneintrittsblock) bezeichnete Phänomen zeigt an, daß die retrograde Erregungswelle nicht oder nur teilweise in den Sinusknoten eintritt. Das längste A_1A_2-Intervall, das nicht mit einer nichtkompensierenden Pause einhergeht, wird daher auch als die effektive Refraktärzeit des Sinusknotens bezeichnet. Die Dissoziation der Refraktäreigenschaften von Vorhof und Sinusknoten (ERP/A, ERP/SK) prädisponiert zu kreisenden Erregungen. So ist es theoretisch nicht verwunderlich, daß in dieser Phase solitäre und multiple Echo-Phänomene oder gar perpetuierte Tachykardien provozierbar sind (24, 39, 61, 129).

— die Erregungsausbreitung innerhalb der Vorhöfe unter der PST nachweislich von kranial nach kaudal erfolgt. Dies kann ausschließlich durch ein intraatriales Mapping (133) mit Ableitung der Erregungen von möglichst vielen definierten Punkten des rechten Vorhofes gesichert werden (Abb. 11.40.—42.).

— eine kritische Leitungsverzögerung im

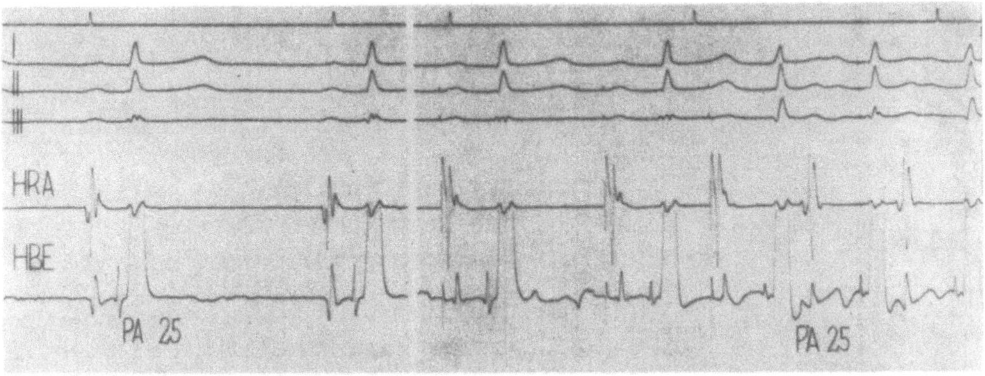

Abb. 11.40. Induktion eines Sinusknoten-Reentry durch eine programmierte atriale Einzelstimulation (Ableitungsprogramm siehe Abbildung 11.2.). Eine vorzeitige atriale Elektrosystole induziert eine Tachykardie, deren PA-Zeit und formale Konfiguration der P-Welle mit der während des Sinusrhythmus identisch ist. Der intraatriale Erregungsablauf wurde durch Mapping (Abb. 11.41.) gesichert.

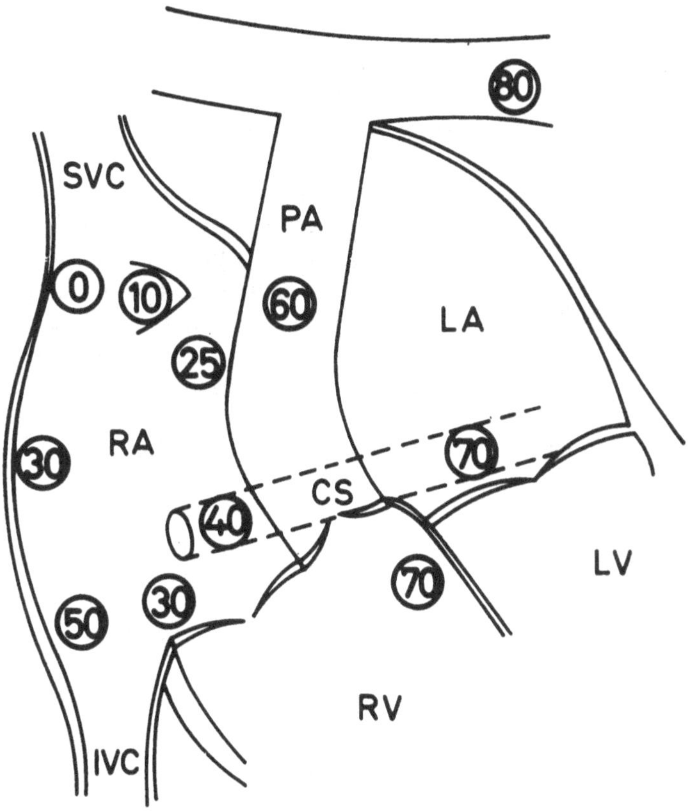

Abb. 11.41. Schematische Darstellung der Ergebnisse eines intraatrialen Mapping unter einer supraventrikulären Tachykardie. Der Ursprung der Erregung findet sich im Sinusknoten-Areal.

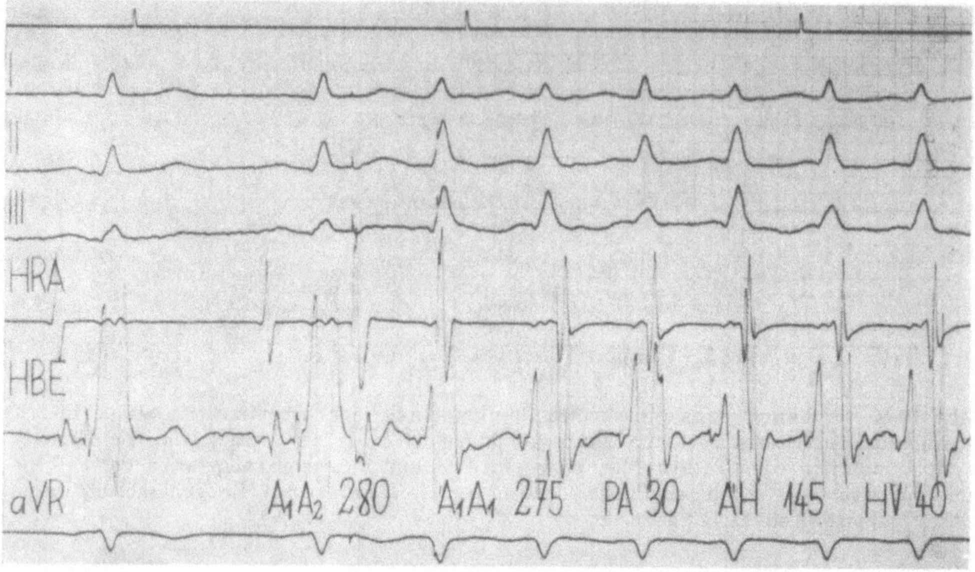

Abb. 11.42. Induktion einer atrialen Reentry-Tachykardie durch vorzeitige Vorhof-Doppelstimulation (Ableitungsprogramm siehe Abbildung 11.2.). Die PA-Zeit als auch die formale Konfiguration P unterscheiden sich während der Tachykardie im Vergleich zum Sinusrhythmus.

AH-, AV- oder VA-Intervall im Beginn der Echozone in Abgrenzung zum AVNR oder verborgenen WPW-Syndrom ausgeschlossen werden kann.

— Die Tachykardie kann trotz Block im Av-Knoten oder His-Bündel-Faszikelsystem persistieren.

Eine *Kreiserregung auf Vorhofebene* diagnostizieren wir, wenn alle Kriterien eines Sinusknoten-Reentry erfüllt sind mit der Ausnahme, daß:

— die Erregungsausbreitung innerhalb beider Vorhöfe je nach Ort der Kreiserregung unterschiedlich sein kann. Auf diese Weise können die P-Wellen im Oberflächen-EKG von Fall zu Fall positiv, wechselsinnig oder auch negativ sein.

Eine Kreiserregung innerhalb des Sinusknotens als Ursache einer PST wurde erstmals am isolierten Vorhofpräparat mittels Mikroelektrodentechnik nachgewiesen. Paulay et al. (105) erkannten diesen Mechanismus erstmals beim Menschen. Seither wurde aus mehreren Arbeitsgruppen (24, 39, 61, 92, 103, 121, 129, 157) unter ausschließlich elektrokardiologischem Aspekt über diese seltene Form einer PST berichtet. Gleichfalls unübersichtlich gestaltet sich die Situation bei Kreiserregungen auf Vorhofebene. Allessie et al. (5, 6, 8) postulierten auf der Grundlage von Befunden am isolierten Vorhofpräparat eine Form der Kreiserregung ohne anatomisches Substrat und benannten diese das „leading circle concept". Auf der Basis dieser Befunde müßte die Kreiserregung wechselnde Areale beider Vorhöfe in Anspruch nehmen. Unter den Methoden des atrialen Mapping findet sich jedoch überwiegend ein über lange Zeit gleichbleibender Erregungsablauf. Obgleich die Existenz spezifischer atrialer oder interatrialer Bahnen stark umstritten ist (s. S. 2), sehen wir in der Möglichkeit zu einer kreisenden Erregungswelle mit reproduzierbarer Aktivierungsfolge und identischen Auslöse- und Terminierungsmechanismen eher einen indirekten Beweis für das Vorhandensein internodaler Strukturen (100). So ist es denkbar, daß sich bei atrialer oder interatrialer Erregungsleitungsstörung Kreisbahnen über die mit den Namen James, Thorel und Wenckebach sowie Bachmann verknüpften Internodal- bzw. Interatrial-Trakte aufbauen.

Trotzdem wir die Kriterien eines Sinusknoten- und atrialen Reentry getrennt dargestellt haben, hegen wir Zweifel (121), ob es richtig ist, beide Formen des Erregungskreisens voneinander abzugrenzen. Die Sequenz der Erregungsausbreitung — auch wenn sie mittels Mapping-Technik abgesichert ist — erscheint uns zu diesem Vorgehen nicht ausreichend beweiskräftig. So halten wir es nicht für ausgeschlossen, daß beim Erregungskreisen im Sinusknoten Anteile des oberen Vorhofes und umgekehrt einbezogen sind. Die Trennung beider Formen ist sicher nur von elektrophysiologischem Interesse. Für die tägliche Praxis und Therapie eines Patienten ist sie sicher bedeutungslos. Aus diesem

Tabelle 11.31. Elektrokardiologische Befunde (His-Bündel-Elektrographie) **von Reizbildung und Erregungsleitung bei Patienten mit Sinusknoten-** ($n = 21$) **und atrialem Erregungskreisen** ($n = 87$)

Parameter	Sinusknoten-Reentry ($n = 21$)	atriales Reentry ($n = 87$)
SINUSKNOTENFUNKTION:		
Periodendauer (ms)	834 ± 141	839 ± 168
max. Sinusknotenerholungszeit		
— absoluter Wert (ms)	1187 ± 229	1231 ± 405
— korrigierter Wert (ms)	361 ± 158	391 ± 308
Sinusknotenautomatiestörung (n)	2 9,5%)	14 16,1%)
sinu-atriale Leitungszeit (ms)	135 ± 54	117 ± 43
sinu-atriale Leitungsstörung (n)	12 (57,1%)	35 (40,2%)
Sinusknotenfunktionsstörung (n)	12 (57,1%)	41 (47,1%)
VORHOFFUNKTION:		
P-Wellen-Dauer (ms)	133 ± 19	128 ± 19
atriale Leitungszeit PA (ms)	37 ± 12	36 ± 12
interatriale Leitungszeit (ms)	—	33 ± 17 ($n = 11$)
effektive Refraktärzeit ERP/A (ms)	218 ± 23	229 ± 32
AV-KNOTENFUNKTION:		
Av-Knotenleitungszeit AH (ms)	99 ± 31	89 ± 25
AH-Zeit bei 90/min atrial pacing	121 ± 37	110 ± 39
AH-Zeit bei 110/min atrial pacing	141 ± 42	131 ± 60
AH-Zeit 60 ms (n)	2 (9,5%)	9 (10,3%)
AH-Zeit 120 ms (n)	5 (23,8%)	9 (10,3%)
„enhanced conduction“ (n)	1 (4,8%)	4 (4,6%)
funktionelle Refraktärzeit (ms)	427 ± 50	423 ± 53
effektive Refraktärzeit (ms)	303 ± 69 ($n = 7$)	307 ± 48 ($n = 25$)
Av-Knotenfunktionsstörung (n)	—	2 (2,3%)
HIS-BÜNDEL-PURKINJE-FUNKTION:		
His-Bündel-Purkinje-Leitungszeit HV (ms)	50 ± 10	44 ± 14
His-Bündelstammblock 1. Grades (n)	5 (23,8%)	10 (11,5%)

Grunde werden beide Formen, wenn es um klinische Gesichtspunkte geht, zusammen als sinu-atriales Reentry (SAR) behandelt.

Ein SAR als Ursache paroxysmaler Tachykardien wurde in 107 von insgesamt 499 PST (21,4%) nachgewiesen. In Tabelle 11.31. sind die **elektrokardiologischen Befunde von Reizbildung und Erregungsleitung** und in Tabelle 11.32. die elektrokardiologischen Parameter der Tachykardie zusammengestellt. Es ist nachweisbar, daß bei der Hälfte der Patienten eine Sinusknotenfunktionsstörung und in einem Drittel der Fälle ein atrialer Block 1. Grades und eine im Vergleich zu Normalkollektiven kürzere effektive Refraktärzeit des Vorhofes (ERP/A) vorliegen (9, 89, 107, 172). Ferner sind die typischen Makro-Reentry-Tachykardien in 39,3% der Kranken durch ein VF/VFL kompliziert. Alle diese Befunde lassen sich im Sinne eines „kranken" oder vulnerablen Vorhofes erklären.

Tabelle 11.32. Elektrokardiologische Parameter (His-Bündel-Elektrographie) **der Tachykardie von Patienten mit Sinusknoten- und atrialem Reentry**

Parameter	Sinusknoten-Reentry ($n = 21$)	atriales Reentry ($n = 87$)
Periodendauer (ms)	460 ± 76	392 ± 66
AV-Intervall (ms)	243 ± 57	238 ± 68
VA-Intervall (ms)	217 ± 111	155 ± 92
PA-Intervall (ms)	37 ± 12	12 ± 27
AH-Intervall (ms)	158 ± 54	174 ± 69
HV-Intervall (ms)	48 ± 12	48 ± 15
Echozone (ms)	300 ± 54	282 ± 54
(A_1A_2)	388 ± 79	360 ± 82

Perpetuierte Tachykardien eines SAR waren bei 101 Patienten (94,4%) reproduzierbar und ließen sich durch Elektrostimulation provozieren. Die effektiven Induktions- und Terminierungsmechanismen sind in Tabelle 11.33. dargestellt. Zur Auslösung eines SAR sind vorwiegend atriale Einzel- (86,2%) oder Doppelreize (60,9%) geeignet. Zur Unterbrechung hingegen sind aggressivere Manöver erforderlich. Ein großer Anteil der PST sistiert nach kürzerer Dauer auch spontan (42,5%).

Tabelle 11.33. Techniken der Elektrostimulation zur Induktion und Terminierung bei Patienten mit sinu-atrialen Reentry-Tachykardien

Stimulationsmodus	Erfolgsrate (n/%)
INDUKTION:	
vorzeitige atriale Einzelreizung	75 (86,2%)
atriale Doppelstimulation	53 (60,9%)
schnelle atriale Stimulation	23 (26,4%)
vorzeitige Kammerstimulation	3 (3,8%)
TERMINIERUNG:	
vorzeitige atriale Einzelreizung	14 (17,5%)
atriale Doppelstimulation	5 (6,3%)
schnelle atriale Stimulation	27 (33,8%)
vorzeitige Kammerstimulation	0 —
spontanes Ende	34 (42,5%)

Unter der Tachykardie werden Frequenzen zwischen 100 und 170/min (mittlere Periodendauer 406 ± 74 ms) erreicht. PST infolge SAR sind im Vergleich zum AVNR, JFR und WPW langsamer (Abb. 11.1.). Die P-Welle ist positiv, wechselsinnig oder negativ zwischen den QRS-Komplexen erkennbar; die AV- oder PQ-Zeit ist zumeist länger als die VA-Zeit.

Der Befund des Oberflächen-EKG im Intervall zeigt im Gegensatz zu den bisher behandelten PST in größerer Häufigkeit Normabweichungen. Eine Sinusbradykardie fand sich in 20,6%, eine Sinusbradyarrhythmie in 17,8% sowie sinu-atriale Blockierungen höheren Grades in 4,7% der Fälle. Bei fast der Hälfte der Patienten konnten gehäuft supraventrikuläre Extrasystolen als Auslöser der PST nachgewiesen werden. Ein intermittierendes Vorhofflimmerflattern fand sich bei 42 von 107 Kranken (39,3%). Ein Av-Block 1. Grades lag bei fast einem Fünftel der Patienten vor. Als Ausdruck einer kardialen Grundkrankheit waren sog. bifaszikuläre Leitungsstörungen bzw. ein Linksschenkelblock in 12,1% und ein drohender totaler („trifaszikulärer") in 7,5% der Fälle nachweisbar. Wie bereits ausgewiesen, ist die P-Wellen-Dauer von regelhaft längerer Länge als 110 ms (im Mittel 128 ± 19 ms); sie ist ein verläßlicher Indikator eines vulnerablen Vorhofes.

11.4.5.2. *Klinische Befunde beim Sinusknoten-Vorhof-Reentry*

Im Gegensatz zu allen anderen Formen der PST handelt es sich überwiegend um Patienten mit kardialer Grundkrankheit. Mit konservativen Methoden kann ausschließlich bei etwa einem Viertel der Kranken keine symptomatische Herzerkrankung nachgewiesen werden. Sehr häufig wird der Beginn der Arrhythmie mit einem protrahiert verlaufenden Virusinfekt in Zusammenhang gebracht. Wir meinen daher, daß unter diesen monosymptomatischen Patienten viele mit einer interkurrent verlaufenden und unerkannt gebliebenen Myokarditis verborgen sind. Diese Form der PST befällt beide Geschlechter in etwa gleicher Häufigkeit. Der Altersdurchschnitt liegt im Vergleich zu den anderen Arrhythmien höher (mittleres Alter: 47 ± 14 Jahre), die Dauer der Tachykardieanamnese ist vergleichsweise kürzer (90 ± 103 Monate).

Die Häufigkeitsverteilung der in unserem Patientengut diagnostizierten Grundkrankheiten und möglicher Risikofaktoren ist in Tabelle 11.34. zusammengestellt. Bei fast der Hälfte der Patienten findet sich eine ischämische Herzkrankheit. Überdurchschnittlich häufig ist ferner die Angabe einer toxisch verlaufenden Diphtherie in der Anamnese. Die Beobachtung steht in Übereinstimmung mit der großen Häufung einer Diphtherie bei Patienten mit Sinusknoten-Syndrom.

Neben der Tachykardie klagen über drei Viertel der Patienten über weitere Symptome. So wird über Synkopen (24,3%), Schwindelattacken (42,1%), Stenokardien (52,3%) und eine Belastungsinsuffizienz (32,7%) berichtet.

Tabelle 11.34. Häufigkeitsverteilung der kardialen Grundkrankheit bei Patienten mit sinuatrialen Reentry-Tachykardien ($n = 108$)

Ischämische Herzkrankheit	52 (48,1%)
Myokardinfarktanamnese	4 (3,7%)
arterielle Hypertonie	38 (35,3%)
Zustand nach Myokardiitis	16 (14,8%)
Diphtherieanamnese	14 (13,0%)
Kardiomyopathie	2 (1,9%)
Vitium	5 (4,6%)
keine Herzerkrankung	33 (30,6%)
Diabetes mellitus	17 (15,7%)
Hyperlipoproteinämie	14 (13,0%)

11.4.5.3. *Die Therapie des sinu-atrialen Reentry*

Patienten mit SAR bedürfen frühzeitiger als andere Kranke mit PST im Falle von Attacken einer dringlichen Konversion in den Sinusrhythmus. In Abhängigkeit von der Schwere der kardialen Grundkrankheit haben sie eine geringere hämodynamische Toleranzbreite und gelangen daher schneller in eine Insuffizienzkonstellation. Aus diesen Gründen sollte eine latente Insuffizienz unterstellt und prophylaktisch behandelt werden. Prinzipiell kann vorgegangen werden wie unter einer Attacke von Vorhofflimmern oder -flattern. Eine schnelle Digitalisierung ist ratsam. Tritt innerhalb einer erwünschten Zeit keine Konversion ein und bahnt sich eine akute Herzinsuffizienz an, sind weitere Maßnahmen möglich. Ist jedoch bereits eine Dekompensation eingetreten, sollte auf eine weitere medikamentöse Konversion verzichtet werden. Hier können die Verfahren der Elektrostimulation über Ösophagus- oder Vorhofelektroden effektiv sein. Im Notfalle kann eine Konversion durch DC-Schock erzwungen werden.

Ist der Patient suffizient und besteht auch nicht die Gefahr einer bedrohlichen Hypotonie oder des Schocks, ist Verapamil (5 bis 10 mg langsam i.v.) das Mittel der ersten Wahl. Wird keine Konversion erreicht, resultiert zumeist ein intermittierender Av-Überleitungsblock, der die Kammerfrequenz ökonomisch gestaltet. Ferner ist Disopyramid anwendbar. Es kann intravenös (2 mg/kg Körpermasse) appliziert werden. Bei langsamer Tachykardiefrequenz und nur geringer Belästigung des Patienten durch die PST, kann eine Chinidintherapie eingeleitet werden. Diese sollte jedoch immer mit einer Digitalisierung kombiniert werden.

Auch die **Rezidivprophylaxe** eines SAR darf die Behandlung der Grundkrankheit nicht unbeachtet lassen. Wie auch zur Konversion können Verapamil (4 × 80 bis 120 mg/die), Chinidin (3 × 250 mg/die), Disopyramid (4 × 100 mg/die), Propranolol (3 × 25—50 mg/die) und als ultima ratio Amiodarone angewandt werden. In allen Fällen sollten jedoch an die häufig vorkommenden Sinusknotenfunktionsstörungen gedacht werden. Bei Vorliegen eines Bradykardie-Tachykardie-Syndroms ergeben sich für alle genannten Antiarrhythmika Kontraindikationen. Nicht selten kann eine effektive Behandlung der Tachykardie erst nach Schrittmacherimplantation eingeleitet werden.

Zu unserer Kontrolluntersuchung im Jahre 1985 erschienen 55 der 107 Patienten (51,4%). Von diesen waren 29 Kranke (52,7%) rezidivfrei, 21 Patienten (38,2%) gaben tolerable Rezidive von kurzer Dauer und spontanem Ende und einen zufriedenstellenden Behandlungserfolg an. Ausschließlich in 5 Fällen (9,1%) war der Therapieeffekt infolge einer unveränderten Schwere und Häufigkeit der Attacken unzureichend. Neben einer zumeist eingesetzten Digitoxin-Basistherapie erhielten 15 Patienten (27,3%) Verapamil, 14 Kranke (25,5%) Propranolol bzw. Talinolol. In 6 Fällen (10,9%) war Chinidin, in 9 Disopyramid (16,4%) und bei 4 Kranken (7,3%) Amiodarone verordnet worden.

Es wurden insgesamt 98 Behandlungsversuche an 55 Patienten (1,8 Antiarrhythmika/Patient) unternommen. Dabei erwiesen sich folgende Pharmaka als effektiv (Erfolgsrate in Klammern): Verapamil ($n = 18$ von 39), Disopyramid ($n = 10$ von 14), Chinidin ($n = 8$ von 15), Beta-Rezeptorenblocker ($n = 13$ von 26) und Amiodarone ($n = 4$ von 4).

Der statistische Vergleich der elektrokardiologischen Parameter von Reizbildung und Erregungsleitung sowie des Tachykardiebefundes zwischen den zufriedenstellend und ineffektiv behandelten Patienten ergab keine bedeutsamen Differenzen. Ausschließlich die Tachykardie-Periodendauer war in der Gruppe der Nonresponder signifikant kürzer (384 ± 77 ms vs. 310 ± 20 ms). Auch die Schwere der Grundkrankheit sowie die Rate einer supraventrikulären Extrasystolie und eines intermittierenden VF/VFL differierten in beiden Gruppen nicht.

Wertvolle Hinweise für eine Differentialtherapie erbrachte der statistische Vergleich von Effektoren und Nonrespondern gegenüber den verschiedenen Antiarrhythmika: Erfolgreich mit Verapamil behandelte Patienten sind im Vergleich zu Fällen mit Therapieversagen durch eine kürzere intraatriale Leitungszeit PA (34 ± 8 ms vs. 39 ± 7 ms), eine kürzere funktionelle (248 ± 27 ms vs. 288 ± 42 ms) und effektive Refraktärzeit des Vorhofes (216 ± 23 ms vs. 264 ± 39 ms) charakterisiert. Alle Differenzen sind statistisch signifikant.

Effektoren einer Chinidin- und Disopyramid-Behandlung zeigen ein reziprokes Verhalten. So haben gut mit Chinidin behandelte Patienten gegenüber Nonrespondern eine längere PA-Zeit (43 ± 11 ms vs. 36 ± 12 ms) und eine längere funktionelle Vorhofrefraktärzeit (280 ± 42 ms vs. 258 ± 41 ms). Etwa gleichartige Befunde können beim Vergleich von Effek-

toren gegenüber Nonrespondern von Disopyramid erhoben werden. Die PA-Zeit (49 ± 9 ms vs. 33 ± 8 ms) und auch die funktionelle atriale Refraktärzeit sind bei erfolgreich mit Disopyramid behandelten Patienten länger (290 ± 44 ms vs. 238 ± 29 ms).
Diese Befunde können mit hinreichender Sicherheit leider nur dann zu einer differentialtherapeutischen Entscheidung herangezogen werden, wenn eine invasive elektrokardiologische Diagnostik vorausging und die erforderlichen Daten vorliegen. Da jedoch PA-Zeit und P-Wellen-Dauer gut korrelieren, sollte bei Patienten mit normaler Konfiguration der P-Welle und einer P-Wellen-Dauer von kürzer als 110 ms Verapamil bevorzugt werden. Ist die P-Wellen-Dauer länger, raten wir zu einer Chinidin- oder Disopyramid-Behandlung.

FÜR DIE TÄGLICHE PRAXIS

Patienten mit sinu-atrialen Reentry-Tachykardien sind zumeist symptomatisch herzkrank. Häufig werden Synkopen, Schwindelzustände und Stenokardien angegeben. Das elektrokardiographische Bild mit häufigen supraventrikulären Extrasystolen und einem intermittierenden Vorhofflimmerflattern kann sehr oft dem Formenkreis des Bradykardie-Tachykardie-Syndroms zugeordnet werden.
Die PST infolge SAR ist überwiegend leicht erkennbar. Die Tachykardiefrequenz liegt im Regelfalle zwischen 130 und 160/min. Die P-Welle ist zwischen den QRS-Komplexen positiv, wechselsinnig oder negativ erkennbar. Die PQ- oder AV-Zeit ist zumeist länger als die VA-Zeit. Im Intervall-EKG findet sich eine deformierte und verlängerte P-Welle.
Bei allen therapeutischen Überlegungen müssen die Art und Schwere der Grundkrankheit berücksichtigt werden. Eine Konversion gelingt mittels Digitoxin und/oder Verapamil intravenös. Im Falle einer Insuffizienzkonstellation unter der PST sollten nichtmedikamentöse Maßnahmen (Elektrostimulation, DC-Schock) bei dringlicher Behandlungsnotwendigkeit bevorzugt werden. Die Rezidivprophylaxe kann durch Digitoxin plus Verapamil (kurze P-Wellen-Dauer) oder Chinidin sowie Disopyramid eingeleitet werden. Liegt ein Bradykardie-Tachykardie-Syndrom vor und ist die Sinusknotenfunktionsstörung bereits symptomatisch, ist vor Einleitung der medikamentösen Langzeitbehandlung eine Schrittmacherimplantation indiziert.

11.4.6. Die fokalen supraventrikulären Tachykardien

Paroxysmale supraventrikuläre Tachykardien infolge einer gesteigerten ektopen Impulsbildung sind insgesamt selten. Sie können in allen Altersgruppen und bereits im Kindesalter (19, 37, 48, 55, 76) beobachtet werden und sind, da sie zumeist keine hohen Frequenzen erreichen (127), weniger bedrohlich. Die fokalen Tachykardien (FST) belästigen den Patienten, da sie innerhalb kurzer Zeiteinheiten den Sinusrhythmus durchbrechen. Häufig ist eine Ursache der Rhythmusstörung auch mit aufwendiger Methodik nicht nachweisbar.
Die FST sind überwiegend schwer behandelbar. Oftmals gelingt medikamentös ausschließlich eine Depression der Frequenz in einen akzeptablen Bereich. Eine antitachykarde Schrittmachertherapie ist naturgemäß nicht möglich. Für verzweifelte Fälle bleibt therapeutisch eine chirurgische Exzision (75, 102, 173, 175) oder — falls über einen Elektrodenkatheter erreichbar — eine Ablation des Fokus mittels DC-Schock (45).

11.4.6.1. Elektrokardiologische Befunde

Zur Einordnung einer PST in den Formenkreis einer FST besteht eine Berechtigung, wenn eine Kreiserregung als ursächlicher

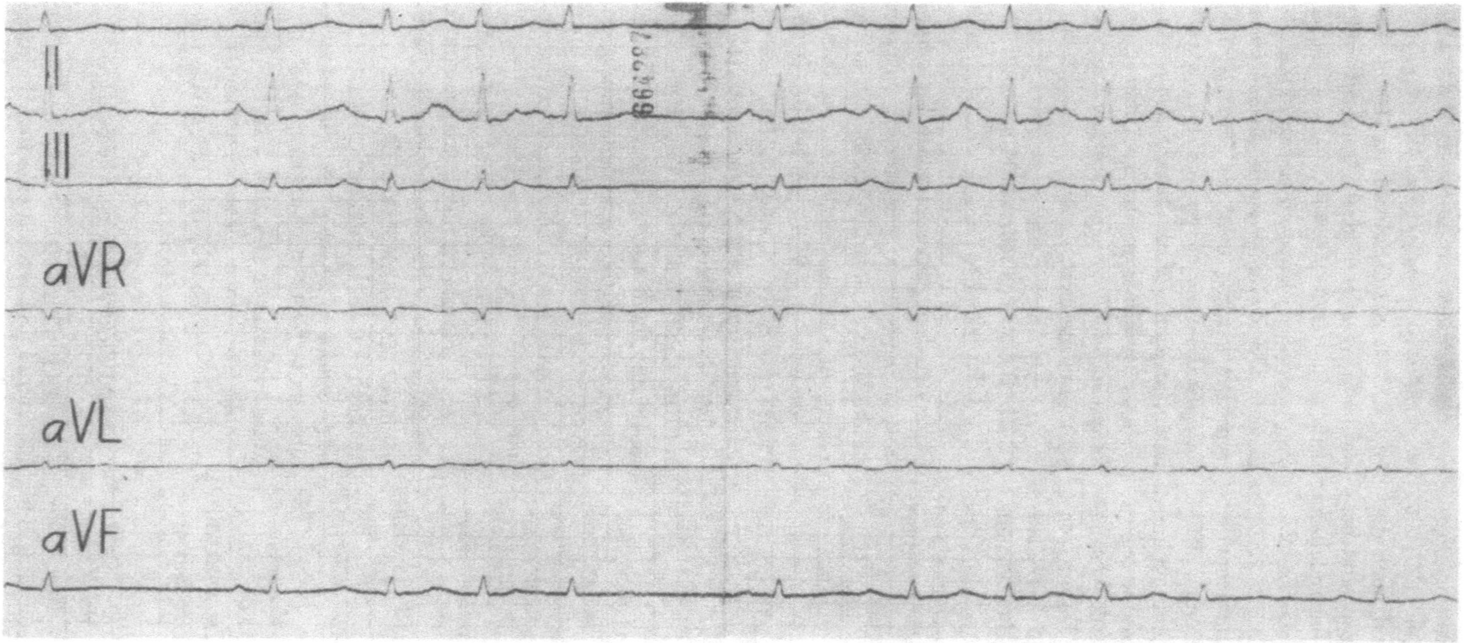

Abb. 11.43. Typisches Beispiel einer fokalen supraventrikulären Tachykardie. Sie endet innerhalb kurzer Zeiten spontan. Die Konfiguration der 1. P-Welle entspricht der allen folgenden.

Mechanismus ausgeschlossen werden kann. Da FST zumeist nicht artifiziell induzierbar sein können, müssen alle EKG-Befunde und das Verhalten des Herzrhythmus unter einem Holter-Monitoring berücksichtigt werden. Während physische Belastung zumeist mit einer Suppression der ektopen Automatie verbunden ist, da der schnelle Sinusrhythmus den fokalen Mechanismus „überholt" und im Sinne der „overdrive suppression" unterdrückt, nimmt unter psychischer Erregung die Neigung zur Ektopie oftmals zu. Weitere Zeichen erhärten die Diagnose einer FST (Abb. 11.43.):

— Die Konfiguration der ersten P-Welle der Tachykardie ist hinsichtlich ihres Ursprungsortes mit allen folgenden Aktionen identisch. Im Gegensatz zur Kreiserregung, die zumeist extrasystolisch induziert wird (Ausnahme: kritisches Überschreiten einer Grenzfrequenz), beginnt die FST ohne erkennbare Vorboten. Oftmals setzt sie nach einer Pause oder bei Unterschreiten einer kritischen Sinusfrequenz ein. So gehorcht die FST den Abläufen einer Interferenzdissoziation im Sinne eines Wettstreits zweier Automatiezentren (Sinusknoten und ektoper Herd).

— Es finden sich eine kontinuierliche Zunahme der Frequenz zu Beginn der FST („warming up") und eine Verlängerung der Zyklusdauer vor ihrem spontanen Ende („cool down").

— Eine FST reagiert auf eine schnelle Stimulation in der Nachbarschaft des Fokus mit einer vorübergehenden Verlangsamung der Entladungsfrequenz („overdrive suppression").

— Wird jedoch eine PST durch definierte Einzelstimuli innerhalb einer typischen Echozone oder eine kritische Reizfrequenz induziert, kann mit hinreichender Sicherheit eine typische FST ausgeschlossen werden (Tab. 11.35.).

Unter gewissen Voraussetzungen kann jede Herzzelle die Fähigkeit zur automatischen Impulsbildung gewinnen und, sobald ihre Entladungsrate schneller ist als die des dominierenden Schrittmachers, den Herzrhythmus bestimmen. Zumeist geht jedoch eine derartige Dysrhythmie von Zellen des spezifischen Myokards aus. Auf supraventrikulärer Ebene sind dies insbesondere die Purkinje-ähnlichen Zellen der internodalen Bahnen und die Verbindungszonen des Av-Knotens (AN- und NH-Region). Der kompakte Av-Knoten (N-Region) zeigt im wesentlichen keine Automatieeigenschaften.

Die Vorbedingungen, die zu einer ektopen fokalen Impulsbildung prädisponieren, sind eine gesteigerte Sympathikotonie bzw. Anhäufung adrenerger Mediatorsubstanzen, Ischämie mit Sauerstoffmangel und/oder Erhöhung der CO_2-Spannung sowie Elektrolytstörungen. Auch die Glykosid-induzierten Arrhythmien gehören in diesen Formenkreis.

Es bedeutete einen großen Fortschritt (76, 77), Arrhythmien entsprechend der Art ihrer Reaktion auf definierte Stimulationsmanöver einem Erregungskreisen oder einer fokalen Impulsbildung zuzuordnen. Eine Reentry unterstellte man als gesichert, wenn eine PST durch Elektrostimulation auslösbar und/oder terminierbar ist, während eine FST auf schnelle Reizung nur mit einer „overdrive suppression" reagiert. Die Erkenntnis, daß auch andere Formen der Automatie durch elektrische Reizung auslösbar sein können, führte zu einer gewissen Verunsicherung bezüglich der Richtigkeit der bislang als gesichert akzeptierten elektrokardiologischen Kriterien des Reentry. Die tachykarden und extrasystolischen Dysrhythmien infolge triggerbarer Nachpotentiale (NP) sind bislang fast ausschließlich dem experimentell arbeitenden Elektrophysiologen bekannt. Vor dem klinischen Elektrokardiologen steht gegenwärtig die Frage: Ist es möglich, diese drei

Tabelle 11.35. Elektrokardiographische und elektrokardiologische Kriterien von Arrhythmien infolge automatischer Impulsbildung, diastolischer Nachpotentiale und eines Erregungskreisens

Zeichen	fokale Impulsbildung	diastolisches Nachpotential	Kreiserregung
1. Erscheinungsbild	Extrasystolie und/ oder Tachykardie	Extrasystolie und/ oder Tachykardie	Tachykardie und/oder Extrasystolie
2. Auslösung	**unabhängig** vom Grundrhythmus oder spontanen bzw. artifiziellen Interventionen	**triggerbar** durch **Frequenzsteigerung** bzw. Extrareize oder -systolen	Induktion durch **kritische Vorzeitigkeit** oder Frequenz
3. Bedeutung eines Leitungsblocks für Induktion der Beendigung	keine	keine	Induktion durch **unidirektionalen Block,** Terminierung durch **bidirektionalen Block**
4. Vorzeitigkeit der induzierten Arrhythmie	variabel und unabhängig	späte Vorzeitigkeit von A2A3, lineare Beziehung zwischen Induktionsfrequenz und Vorzeitigkeit	frühe Vorzeitigkeit von A2A3
5. Verhalten der Tachykardie	„Warming up" und „cool down", **häufiger Wechsel** zum Sinusrhythmus	nur **kurze Phasen** einer spontan endenden Tachykardie	Wechsel der Periodenlängen nach Beginn **perpetuierte Tachykardie**
6. Zyklusdauer der Tachykardie	400–600 ms	500–700 ms	250–450 ms
7. Reaktion auf schnelle Reizung	**„overdrive suppression"**	zumeist keine Reaktion, **„overdrive acceleration"**	**Terminierung**
8. Terminierung	spontan	spontan, selten durch Extrasystolen oder hochfrequente Reizung	Vagusreizmanöver Einzelstimuli „overdriving"

unterschiedlichen Mechanismen einer Tachykardie auch mit elektrokardiologischen Methoden beim Menschen zu unterscheiden? Unter Berücksichtigung der bislang bekannten elektrophysiologischen und elektrokardiologischen Beobachtungen soll versucht werden, zu einer Differenzierungsskala der unterschiedlichen Mechanismen für klinische Zwecke zu kommen (Tab. 11.35.):

– Die *Auslösung einer Tachykardie* kann Rückschlüsse auf den zugrunde liegenden Mechanismus erlauben. Während eine FST weitgehend unabhängig vom Grundrhythmus spontan eintritt, ist zur Initiierung einer Kreiserregung bzw. einer Tachykardie infolge NP („getriggerte" Tachykardie) ein Auslösemechanismus erforderlich. Dies ist im Falle einer getriggerten Tachykardie überwiegend eine Frequenzsteigerung, bei Induktion einer Kreiserregung überwiegend eine spontan oder artifiziell einfallende Extrasystole. Ein solitärer Extrareiz führt nur in Ausnahmefällen zu einem NP.

Im Gegensatz zu den Reentry-Tachykardien ist bei allen anderen Formen der PST

– die *Induktion eines unidirektionalen Blockes* nicht mit dem Tachykardiebeginn ursächlich verknüpft. Der Nachweis dieses Zusammenhanges ist aber für die häufigsten Formen des Reentry auf supraventrikulärer Ebene leicht führbar (z. B. WPW-Syndrom, James- und Av-Knoten-Reentry).

Ein weiteres Kriterium ist durch das Verhalten des

— *Vorzeitigkeitsindex* einer induzierten Extrasystole oder Tachykardie gegeben. Dysrhythmien infolge NP zeigen im Gegensatz zu induzierten Kreiserregungen zumeist sehr lange Kupplungsintervalle von A_2A_3.

Fokale Tachykardien und Arrhythmien infolge NP

— manifestieren sich nach *Beginn der Tachykardie* mit einem konsekutiven Abnehmen der Zyklusdauer („warming up") sowie einem Langsamerwerden der Frequenz zu Ende einer PST („cool down"). Diese Reaktion ist für Reentry-Tachykardien wenig typisch.

Sehr aufschlußreich sind

— *elektrische Interventionen* unter einer PST. Während ein fokaler Automatieherd auf einen Einzelreiz mit einer nichtkompensierenden Pause reagiert („reset" des Fokus), findet sich bei einer PST infolge von NP eine kurzzeitige Beschleunigung der folgenden Entladungen. Auf eine Impulsserie reagiert ein automatischer Fokus mit einer vorübergehenden Verlangsamung seiner Frequenz („overdrive suppression"), während eine Tachykardie infolge von NP nicht beeinflußt wird oder sich eine Beschleunigung der Tachykardiefrequenz („overdrive acceleration") nachweisen läßt.

— Eine *elektrische Terminierung* durch Einzelreize oder eine schnelle Stimulation gelingt bei fokalen PST nicht, während diese Manöver beim Reentry zumeist erfolgreich sind. Bei Tachykardien infolge von NP dürften Extrasystolen oder eine schnelle Reizung nur selten eine Beendigung bewirken; wenn dies der Fall ist, werden sehr hohe Reizfrequenzen benötigt.

Diese bislang möglichen Schlußfolgerungen gestatten aus unserer Sicht eine gewisse Sicherheit der elektrokardiologischen Kriterien zur Diagnose einer PST (114). In den vorliegenden Untersuchungsergebnissen sind diese Charakteristika der unterschiedlichen Mechanismen (Tab. 11.35.) bewußt berücksichtigt. Da wir alle artifiziell induzier- oder terminierbaren Arrhythmien aus der Gruppe der FST ausgeschlossen haben, dürften keine „getriggerten" Tachykardien erfaßt worden sein. Bei einer retrospektiven Durchsicht aller PST, können wir heute nur bei 3 atrialen und 2 ventrikulären Tachykardien eine Frequenztriggerung und ein proportionales Verhalten von A_2A_3 im Verhältnis zu A_1A_2 bzw. von V_2V_3 zu V_1V_2 diagnostizieren. Zu ähnlichen Ergebnissen kamen in retrospektiven Studien die Arbeitsgruppen um Wellens (77) und Zipes (176). Damit dürften die sog. „getriggerten" Tachykardien in der täglichen Praxis keine bedeutsame Relevanz haben.

Die **elektrokardiologischen Befunde der Tachykardie** sind in Tabelle 11.36. zusammengestellt. Im Vergleich zu allen anderen Formen der PST hat die FST die längste Zyklusdauer. Aus diesem Grunde sind die AV- oder PQ-Zeiten regelhaft kürzer als die VA-Zeit. Die P-Welle ist in Abhängigkeit von der Lokalisation des Fokus positiv, wechselsinnig oder negativ zwischen den QRS-Komplexen erkenn-

Tabelle 11.36. Elektrokardiologische Parameter der Tachykardie bei fokalen supraventrikulären Mechanismen ($n = 48$)

Periodendauer (ms)	490 ± 81
AV-Intervall (ms)	191 ± 64
VA-Intervall (ms)	299 ± 112
PA-Zeit (ms)	6 ± 29
AH-Zeit (ms)	130 ± 55
HV-Zeit (ms)	45 ± 9

bar. Besonders charakteristisch ist neben den bereits aufgeführten Kriterien ein häufiger Wechsel zwischen FST und dem Sinusrhythmus innerhalb kurzer Zeiteinheiten.

Durch Mapping-Technik konnte der Herd in 21 von 36 Fällen in den oberen rechten Vorhof, in 2 Fällen in den mittleren rechten Vorhof (Region des Foramen ovale), bei 2 Patienten in den unteren rechten Vorhof und bei 5 Kranken in den linken Vorhof lokalisiert werden. Ein Erregungsursprung im Av-Knoten hat ein besonders charakteristisches Bild ($n = 6$).

Die fokale Av-Tachykardie ist insgesamt selten. Sie tritt in vielen Fällen als permanente Form auf. Im Anfalls-EKG gehen die P-Wellen in den Ableitungen II und III sowie aVF mit negativer Polarität dem QRS-Komplex voraus. Die von uns untersuchten 6 Patienten (Tab. 11.37.)

Tabelle 11.37. Elektrokardiologische Parameter einer permanenten Av-Tachykardie fokaler Genese und einer Av-Knoten-Reentry-Tachykardie vom „fast-slow"-Typ

	Permanente AV-Tachykardie ($n = 6$)	**„fast-slow" Form des AVNR** ($n = 9$)
Periodendauer (ms)	496 ± 59	450 ± 82
AV-Intervall (ms)	163 ± 46	186 ± 82
VA-Intervall (ms)	333 ± 91	264 ± 73
PA-Zeit (ms)	−36 ± 10	−16 ± 7
AH-Zeit (ms)	117 ± 35	143 ± 83
HV-Zeit (ms)	47 ± 14	43 ± 9
artifizielle Induktion und Terminierung	unmöglich	reproduzierbar

zeigten unter der elektrophysiologischen Untersuchung alle Zeichen eines fokalen Mechanismus: Die PST konnte durch höherfrequente Stimulation unterdrückt werden, setzte jedoch nach Abschalten der Reizung prompt wieder ein. Bei einer vorzeitigen atrialen Stimulation wird bisweilen der Eindruck erweckt, als würde die PST artifiziell induziert. Dies war jedoch niemals der Fall. Eine vorzeitige atriale Einzelstimulation erleichterte lediglich durch die Länge der postextrasystolischen Pause das Einspringen des fokalen Rhythmus. War der Sinusrhythmus infolge emotionaler Belastung schneller als die PST, wurde letztere unterdrückt.

Sung (144) meint, daß eine derartige Tachykardie („incessant supraventricular tachycardia") durch ein Av-Knoten-Reentry vom „fast-slow"-Typ, durch einen ausschließlich retrograd langsam leitenden akzessorischen Leitungsweg und durch Vorhoftachykardien infolge einer Kreiserregung oder einer fokalen Automatie ausgelöst werden kann. Die von uns beobachteten Fälle der extrem seltenen PST infolge Erregungskreisens mit anterograder Leitung über eine schnelle Bahn beim AVNR ($n = 9$ von 499; 1,8%) zeigten im Gegensatz zur permanenten Av-Tachykardie das typische Bild eines Reentry und kamen niemals in einer permanenten Form vor. Aus diesem Grunde halten wir es für möglich, daß die von Sung (144) unterstellten Mechanismen vorkommen, aber eine „Rarität" darstellen; die größte klinische Relevanz dürfte unter den permanenten Av-Tachykardien einem fokalen Mechanismus zukommen.

Die elektrokardiologischen **Befunde von Reizbildung und Erregungsleitung** (Tab. 11.38.) zeigen keine charakteristischen Merkmale, die eine Abgrenzung zu anderen Formen der PST erlauben. Im fortgeschrittenen Alter können zusätzliche Sinusknotenfunktionsstörungen (20,8%), Störungen der Av-Knotenleitung (14,6%), ein His-Bündelstammblock (12,5%) oder intraventrikuläre Leitungsstörungen nachgewiesen werden. Es fällt jedoch auf, daß der prozentuale Befall der Schädigungen des spezifischen Myokards von proximal (Sinusknoten) nach distal abnimmt. Möglicherweise ist dies Ausdruck einer überwiegend sinu-atrialen Läsion. Überein-

Tabelle 11.38. Elektrokardiologische Parameter (His-Bündel-Elektrographie) **von Reizbildung und Erregungsleitung bei Patienten mit fokalen supraventrikulären Tachykardien**

Parameter	**(ms)/n** (%)
SINUSKNOTENFUNKTION:	
Periodendauer (ms)	852 ± 156
max. Sinusknotenerholungszeit (ms)	
– absoluter Wert	1246 ± 325
– korrigierter Wert	391 ± 243
Sinusknotenautomatiestörung (n)	9 (18,8%)
sinu-atriale Leitungszeit (ms)	118 ± 38
sinu-atriale Leitungsstörung (n)	15 (31,3%)
Sinusknotenfunktionsstörung insgesamt	18 (37,5%)
VORHOFFUNKTION:	
intraatriale Leitungszeit (ms)	35 ± 10
interatriale Leitungszeit (ms)	34 ± 6 ($n = 4$)
effektive Refraktärzeit (ms)	242 ± 38
AV-KNOTENFUNKTION:	
Av-Knotenleitungszeit AH (ms)	94 ± 23
AH-Zeit bei 90/min atrial pacing (ms)	118 ± 35
AH-Zeit bei 110/min atrial pacing (ms)	133 ± 42
AH-Zeit 60 ms (n)	3 (6,3%)
AH-Zeit 120 ms (n)	4 (8,3%)
funktionelle Refraktärzeit (ms)	429 ± 53
effektive Refraktärzeit (ms)	321 ± 45 ($n = 22$)
Av-Knotenfunktionsstörung (n)	7 (14,6%)
HIS-BÜNDEL-PURKINJE-FUNKTION:	
His-Bündel-Purkinje-Leitungszeit HV (ms)	47 ± 11
His-Bündelstammblock 1. Grades (n)	6 (12,5%)

stimmend mit diesen Befunden konnte der Fokus gleichfalls in der weitaus größten Zahl der Fälle in die oberen Abschnitte des rechten Vorhofes lokalisiert werden. Der elektrokardiographische Befund gibt im Vergleich zu den beschriebenen invasiv gemessenen Parametern keine neuen Gesichtspunkte (Tab. 11.39.).

Tabelle 11.39. Elektrokardiographische Befunde bei Patienten mit fokalen supraventrikulären Tachykardien ($n = 48$)

Sinusrhythmus	40 (83,3%)
Sinusbradykardie	7 (14,6%)
Sinusbradyarrhythmie	4 (8,3%)
sinu-atrialer Block 2. Grades	3 (6,3%)
supraventrikuläre Extrasystolie	32 (66,7%)
supraventrikuläre Salven	21 (43,8%)
av-Block 1. Grades	10 (20,8%)
„short PQ-Syndrom"	1 (2,1%)
LAH, LPH, RSB	6 (12,5%)
LAH + RSB, LPH + RSB, LSB	2 (4,2%)

11.4.6.2. Klinische Befunde bei fokalen Tachykardien

Eine FST wird bei beiden Geschlechtern in identischer Häufigkeit angetroffen; sie finden sich in allen Altersgruppen (mittleres Alter: 41 ± 15 Jahre). Die Anfallsanamnese der PST ist sehr unterschiedlich lang (mittlere Dauer: 59 ± 64 Monate). Ein direkter Zusammenhang zwischen kardialer Erkrankung und Auftreten einer FST ist nur bei etwa der Hälfte der Patienten gegeben. Er ist am auffälligsten bei Kranken mit einer bekannten Myokarditis (20,8%) und kann mit gewisser Vorsicht bei chronisch-ischämischer Herzkrankheit (37,5%) unterstellt werden. Oftmals findet sich jedoch, insbesondere bei jüngeren Patienten, keine kardiale Erkrankung (35,4%).

Während ein Teil der Patienten über ernst zu nehmende Symptome, wie Schwindelzustände (37,5%) und Synkopen (12,5%), Stenokardien (31,2%) sowie eine Belastungsinsuffizienz (25,0%), klagen, ist in etwa der Hälfte der Fälle die PST das alleinige Symptom. In den letztgenannten Fällen haben sich die Patienten auf eine erhöhte Herzfrequenz um 120/min eingestellt und gehen ihrer beruflichen Tätigkeit nach. Nicht selten erfolgt erst im Rahmen einer Routineuntersuchung die erste Dokumentation der PST im EKG, die dann zur Überweisung zum Kardiologen führt.

11.4.6.3. Die Therapie der fokalen Tachykardien

Der Weg zu einer effektiven Therapie der FST ist fast immer mit zahlreichen Rückschlägen verbunden. Mit Ausnahme von Amiodarone können wir von keinem anderen Antiarrhythmikum eine überzeugende Wirkung erwarten. Von theoretischer Warte aus müßten — da ein fokaler Mechanismus über den Kalziumkanal vermittelt wird — Kalziumantagonisten erfolgreich einsetzbar sein. Aus diesem Grunde ist für uns auch das Verapamil das Mittel der ersten Wahl. Es werden jedoch zumeist sehr hohe Dosen zu einer effektiven Suppression der pathologischen Automatie erforderlich (4×120 bis 160 mg/die). Oftmals kann nach einer Phase der Wirksamkeit ein sekundäres Therapieversagen beobachtet werden. Vieles spricht für die Entwicklung einer Tachyphylaxie, denn nach passagerem Unterbrechen der Verapamilbehandlung findet sich dann erneut eine gute Ansprechbarkeit der PST. Als weitere Antiarrhythmika haben wir Chinidin (3×250 bis 500 mg/die), Beta-Rezeptorenblocker (3×25—80 mg Propranolol/die), Disopyramid (4×100 mg/die) und Propafenon (3×300 mg/die) eingesetzt.

Zu einer Kontrolluntersuchung erschienen 28 der 48 Patienten (58,3%). Nur 12 Kranke gaben einen guten oder zufriedenstellenden Therapieeffekt an (42,9%). An diesen 28 Patienten waren insgesamt 92 Behandlungsversuche mit den unterschiedlichen Antiarrhythmika (3,3 Medikamente/Patient) unternommen worden. Letztlich gelang eine vollständige Suppression der FST in keinem Falle. Von Patienten als hinreichend wirksam wurde die Gabe folgender Antiarrhythmika bezeichnet (Erfolgsrate in Klammern): Verapamil ($n = 8$ von 19), Chinidin ($n = 6$ von 12), Propranolol ($n = 1$ von 13), Ajmalin ($n = 3$ von 5) und Amiodarone ($n = 4$ von 5).

Ein statistischer Vergleich der elektrokardiologischen Parameter der mit Verapamil bzw. Chinidin effektiv bzw. ohne Erfolg behandelten Patienten ergab keine signifikanten Differenzen.
Der Kardiologe ist folglich beim Nachweis einer FST weiterhin zu einer systematischen Effektivitätsprüfung von Antiarrhythmika gezwungen. Es können keine Hinweise für eine differentialtherapeutische Entscheidung gegeben werden.

FÜR DIE TÄGLICHE PRAXIS

Tachykardien infolge eines fokalen Mechanismus werden in jedem Lebensalter angetroffen. Während bei Jugendlichen zumeist keine kardiale Grundkrankheit nachweisbar ist, findet sich später ein ätiologischer Zusammenhang mit einer vorausgegangenen Myokarditis oder einer ischämischen Herzkrankheit.
Während in der ersten Gruppe die PST alleiniges Symptom ist, finden sich bei Herzkranken Symptome wie Schwindel, Stenokardien und eine Belastungsinsuffizienz.
Das elektrokardiographische Bild der FST ist typisch und wird nur selten fehlinterpretiert. Auffallendstes Merkmal ist ein häufiger Wechsel der Arrhythmie in den Sinusrhythmus. Zu Beginn der PST wird die Frequenz konsekutiv schneller („warming up"), um kurz vor Beendigung wieder langsamer zu werden („cool down"). Eine FST hat im Vergleich zu allen anderen PST die längste Zyklusdauer; die AV-Zeit ist kürzer als die VA-Zeit.
Zur Therapie muß empirisch in systematischer Testung eine effektive Antiarrhythmikabehandlung erprobt werden.

11.4.7. Differentialdiagnose paroxysmaler supraventrikulärer Tachykardien

Es ist das Ziel einer wissenschaftlich begründeten Arzneimitteltherapie, den definitiven Mechanismus einer Funktionsstörung direkt und exakt zu beeinflussen. Dies setzt im Falle der PST die Diagnose der vorliegenden Tachykardieform voraus. Diese konnte bislang ausschließlich mittels His-Bündel-Elektrographie und programmierter Stimulation festgestellt werden. Wie in den vorausgehenden Abschnitten dieses Kapitels ausführlich dargestellt, unterscheiden sich die klinischen und elektrokardiographischen Befunde der therapeutisch relevanten Formen der PST — der fokalen, sinu-atrialen, Av- (AVNR + JFR) und WPW-Tachykardie (Abb. 11.1.) — deutlich voneinander. So liegt die Vermutung nahe, daß allein auf der Grundlage noninvasiver Daten, eine Unterscheidung der verschiedenen Mechanismen einer PST möglich wird. Ein besonderer Stellenwert kommt in diesem Zusammenhang den Parametern eines Anfalls-EKG zu (10, 127).

Um diese Vermutung statistisch zu sichern, wurde eine multivariate Varianz- und Diskriminanzanalyse ausgeführt, in der folgende Daten verwandt wurden:

— die *Diagnose* einer 1. ischämischen Herzkrankheit bzw. 2. das Fehlen einer organischen kardialen Erkrankung,

— die *anamnestischen Angaben* zu 3. Dauer der Tachykardieanamnese, 4. Schwindel, 5. Stenokardien oder 6. einer Belastungsinsuffizienz,

— die *elektrokardiographischen Befunde* während des Sinusrhythmus der 7. P-Wellen-Dauer, 8. PQ-Zeit, 9. PQ-Zeit von gleich oder kleiner als 120 ms, 10. Av-Block(s) 1. Grades, 11. supraventrikulären Extrasystolie oder 12. supraventrikulären Salven sowie 13. supraventrikulären Ersatzsystolen und 14. -rhythmen, 15. intermittierenden Vorhofflimmerns, 16. sternalpositiven, 17. sternalnegativen und 18. Intermediär-Typ des WPW-Syndroms nach HOLZMANN und 19. Periodendauer während des Sinusrhythmus,

— die *Befunde des Anfalls-EKG* 20. eines häufigen Wechsels der Tachykardie in den Sinusrhythmus oder 21. von alternierenden Formen einer PST, einer 22. nicht sichtbaren, 23. negativen oder 24. positiven oder wechselsinnigen P-Welle, 25. einer morphologischen Identität der ersten P-Welle mit allen folgenden, 26. in bezug auf Periodendauer der PST sowie deren 27. AV- und 28. VA-Zeit.

Von den Daten wurde aufgrund der multivariaten Trennmaße durch die statistische Bearbeitung die in Tabelle 11.40. aufgeführte zur Diskrimination optimale Merkmalskombination ausgewählt. Zusätzlich sind in dieser Tabelle die Koeffizienten der nichtelementaren Diskriminanzfunktionen aufgeführt.

Von insgesamt 390 Fällen mit unterschiedlichen Formen der PST wurden durch die Diskriminanzanalyse 344 Patienten dem richtigen — mittels His-Bündel-Elektrographie bestimmten — Tachykardiemechanismus zugeordnet; die Fehlerquote ($n = 46$ von 390) betrug

Tabelle 11.40. Optimale Merkmalskombination zur Diskrimination paroxysmaler supraventrikulärer Tachykardien entsprechend ihres Mechanismus und dazugehörige Koeffizienzen der nichtelementaren Diskriminanzfunktionen

Merkmal	Koeffizienten	
	I	II
keine organische Herzkrankheit	−0,1743	+0,0077
P-Wellen-Dauer	−0,0058	+0,0002
PQ-Zeit 120 ms	+0,2680	+0,0423
supraventrikuläre Extrasystolen	−0,1128	+0,0388
supraventrikuläre Salven	−0,4520	−0,1731
intermittierendes Vorhofflimmern	+1,124	+0,3175
sternalpositiver WPW-Typ nach HOLZMANN	−0,2437	+2,5070
sternalnegativer WPW-Typ nach HOLZMANN	−0,2822	+2,6720
Intermediärtyp des WPW-Syndrom	−0,2622	+2,5600
P-Welle negativ	+0,0824	+0,2881
Periodendauer der PST	−0,0014	+0,0026
AV-Zeit der PST	+0,0011	+0,0004
häufiger Wechsel zum Sinusrhythmus	+9,2740	+0,0511
1. P-Welle identisch mit allen folgenden	+7,7020	−0,2987
alternierende PST	−1,0410	−0,4657
P-Welle nicht sichtbar	−0,3188	−2,6580

11,7%. Während mit einer Ausnahme alle fokalen Tachykardien richtig erkannt wurden, war die Fehlerrate ($n = 31$ von 86) in der Gruppe der sinu-atrialen Reentry-Tachykardien (36,0%) am höchsten. Wie in Abbildung 11.33. deutlich ersichtlich, wird dieses Patientenkollektiv im Koordinatensystem der nichtelementaren Diskriminanzfunktion zwischen den Gruppen mit Av-Reentry und WPW-Tachykardie eingeordnet. Es ist ferner ablesbar, daß ein Teil der Patienten mit sinu-atrialem Reentry innerhalb der Streubereiche ($\bar{x} \pm s$ der Einzelwerte der Diskriminanzfunktion) der Gruppen mit AVNR (rechts) und WPW-Tachykardie (links) eingeordnet ist. Die Diskrimination zur Patientengruppe mit fokaler Tachykardie (oben) ist extrem gut. Das endgültige Diskriminationsresultat ist in Tabelle 11.41. zusammengestellt.

Tabelle 11.41. Diskriminationsresultat der Zuordnung paroxysmaler supraventrikulärer Tachykardien zum Pathomechanismus

		Diskriminationsresultat			
		FST	SAR	AVR	WPW
vorgegebene Klasse	FST	**32**	0	0	0
	SAR	1	**86**	8	2
	AVR	0	13	**138**	4
	WPW	0	17	0	**89**

Die multivariate Varianz- und Diskriminanzanalyse bestätigte unsere Vermutung, daß auf der Basis noninvasiver Daten in einer unerwartet großen Zahl der Fälle eine richtige Zuordnung zu dem invasiv ermittelten Mechanismus einer PST gelingt. Dies ermutigte uns zur Erarbeitung eines klinischen Screening-Tests. Hierfür wurden Ergebnisse eines univariaten Vergleichs von Häufigkeitsmerkmalen (chi-Quadrat-Test) und Mittelwertsvergleiche (t-Test für unabhängige Stichproben) zugrunde gelegt. Alle Merkmale mit signifikanten Unterschieden zwischen den verschiedenen Formen der PST (5%-Niveau) wurden berücksichtigt. Für die elektrokardiologischen Parameter wurden auf der Basis der Streubereiche die Grenzwerte willkürlich festgelegt. Alle Befunde ergaben den in Abbildung 11.44. dargestellten Screening zur Differentialdiagnose paroxysmaler supraventrikulärer Tachykardien. Die Anwendbarkeit für diesen Test ist limitiert durch die Tatsache, daß ein Anfalls-EKG vorliegen muß. Da dies nicht immer der Fall ist, bleibt ein Teil der Fälle (42,3%) mit nicht dokumentierten PST auch weiterhin ungeklärt.

Der Screening vereinfacht die bunte Vielfalt der möglichen Mechanismen der PST auf 4 klinisch und therapeutisch relevante Formen. So werden neben den fokalen Tachykardien das Sinusknoten- und atriale Reentry zusammengefaßt (SAR). Die Gruppe AV-Reentry (AVR) schließt das Erregungskreisen über eine atrio-nodale akzessorische Kommunikation (James-Faser) und über einen funktionell längsdissoziierten Av-Knoten ein. Dabei bleiben die ortho- und antidrome Form des JFR sowie die „fast-slow"- bzw. „slow-fast"-Form des AVNR als differente Mechanismen willkürlich vereinfacht in einer Gruppe. Dies trifft auch für die ortho- und antidrome Tachykardie beim WPW-Syndrom zu. Wir sahen uns zu diesem Vorgehen berechtigt, da sowohl die „fast-slow"-Form des AVNR als auch der antidrome Typ der PST beim James-Faser-Reentry extrem selten sind.

Der Screening wird in folgender Weise genutzt: Nach Erstellung eines Leiterdiagramms mit den o. g. 4 Formen der PST werden für die im Screening aufgeführten Merkmale der klinischen Diagnose und des Oberflächen-EKG (während des Sinusrhythmus (links) und unter der PST) sowie für die elektrokardiologischen Parameter der Tachykardie (Periodendauer, AV-Zeit, VA-Zeit) entsprechend der Anzahl der Kreuze im Diagramm Punkte vergeben. Die vorgegebene Form der PST, die die meisten Punkte auf sich vereinigt, entspricht der klinischen Verdachtsdiagnose. Das Hauptproblem der

SYMPTOM → / TACHYKARDIE MECHANISMUS ↓	GRUNDLEIDEN		EKG-BEFUND					TACHYKARDIE – EKG												
												A_1A_1			AV			VA		
	symptom. Herzkrankheit	ohne Herzkrankheit	P-Wellen-Dauer > 120 ms	PQ-Zeit < 150 ms	Delta-Welle	supraventr. Salven-Extra syst.	intermittierendes VH-flimmern	häufiger Wechsel zum Sinusrhyth.	P-Welle nicht sichtbar	P-Welle positiv o. wechselsinnig	P-Welle negativ	< 350 ms	350–450 ms	> 450 ms	< 200 ms	200–300 ms	> 300 ms	< 50 ms	50–200 ms	> 200 ms
FOKALE TACHYKARDIE						× ×		× ×						×	×					×
SINU-ATRIALES REENTRY	×		×			×	×			×			×		×	×			×	×
AV-REENTRY		×		×					×			×	×			×	×	×		
WPW-TACHYKARDIE	×				× ×						× ×	×	×							

Abb. 11.44. Screening zur Differentialdiagnose paroxysmaler supraventrikulärer Tachykardien (Erläuterungen siehe Text).

Anwendung ist durch eine oft erschwerte Erkennung der P-Welle unter der PST bedingt. Da auch bei der orthodromen WPW-Tachykardie eine retrograde Vorhoferregung nur sehr schwer erkannt werden kann, da die negative P-Welle in der ST-Strecke verborgen bleibt, ergeben sich die häufigsten Fehler. Ist jedoch P nicht sichtbar, wird die AV-Zeit gleich A_1A_1 und VA gleich kleiner als 50 ms gesetzt.

Dieser Screening wurde auf seine Zuverlässigkeit an 2 Patientengruppen geprüft:

— Bei 358 Patienten, bei denen unter der His-Bündel-Elektrographie perpetuierte PST artifiziell induzierbar waren, erfolgte eine Testung der Sensitivität des Screening auf der Grundlage der klinischen Daten und der Parameter der induzierten Tachykardie, ohne daß dem Untersucher die endgültige Diagnose bekannt war. Eine richtige Zuordnung gelang in 312 Fällen (87,2%), eine zweifelhafte in 13 Fällen (3,6%) und eine falsche bei 33 Patienten (9,2%) (Tab. 11.42.). Die höchste Fehlerquote ergab sich in Fällen mit Av-Reentry und Erregungskreisen auf sinu-atrialer Ebene. Beim WPW-Syndrom gelang nur in 2 Fällen keine sichere Einordnung.

— Ferner wurde auf der Grundlage des vorliegenden Screening bei 74 konsekutiv zur invasiven Diagnostik überwiesenen Patienten versucht, bei vorliegendem Anfalls-EKG eine Verdachtsdiagnose zu stellen. 3 erfahrenen Elektrokardiologen (A mit 12 Jahren, B mit 5 Jahren und C mit 4 Jahren Praxiserfahrung) wurden die Befunde vor der invasiven Untersuchung vorgelegt. Sie wurden aufgefordert, unabhängig voneinander ihre Verdachtsdiagnose schriftlich niederzulegen. Vom Untersucher A wurde in 85,1%, vom Untersucher B in 83,5% und vom Untersucher C in 75,7% der Fälle die richtige elektrokardiologische Diagnose der PST gestellt (Tab. 11.43).

Tabelle 11.42. Diskriminationsergebnis des Screening zur Diagnose des Mechanismus einer supraventrikulären Tachykardie bei 358 Patienten

	n	falsche	zweifelhafte	richtige
		Zuordnung zum Mechanismus		
fokale PST	32	3 (9,4%)	–	29 (90,6%)
SA-Reentry	90	8 (8,8%)	7 (7,7%)	75 (83,5%)
AV-Reentry	138	21 (15,2%)	3 (3,6%)	112 (81,2%)
WPW-Tachykardie	98	1 (1,0%)	1 (1,0%)	96 (98,0%)
Summe	358	33 (9,2%)	13 (3,6%)	312 (87,2%)

Tabelle 11.43. Diskriminationsergebnis des Screening zur Diagnose des Mechanismus einer supraventrikulären Tachykardie durch 3 unabhängige Untersucher bei 74 Patienten

	n	falsche			richtige Zuordnung		
Untersucher:		A	B	C	A	B	C
fokale PST	14	2	2	2	12	12	12
		14,3%	14,3%	14,3%	85,7%	85,7%	85,7%
SA-Reentry	8	1	2	4	7	6	4
		12,5%	25,0%	50,0%	87,5%	75,0%	50,0%
AV-Reentry	26	5	4	5	21	22	21
		19,2%	15,4%	19,2%	80,8%	84,6%	80,9%
WPW-Tachykardie	26	3	4	7	23	22	19
		11,5%	15,4%	26,9%	88,5%	84,6%	73,1%
Summe	74	11	12	18	63	62	56
		14,9%	16,2%	24,3%	85,1%	83,8%	75,7%

Nach einer Analyse der Fehler des Screening können vermeidbare von unvermeidbaren Fehlerquellen unterschieden werden. Die vermeidbaren Irrtümer ergeben sich fast ausschließlich durch eine nicht sichere Erkennbarkeit der P-Welle im Anfalls-EKG. So kann die dem QRS-Komplex folgende negative P-Welle in der ST-Strecke verborgen sein. In anderen Fällen mit sehr hoher Frequenz kann beim Av-Reentry die ST-Strecke derart verändert sein, daß der Untersucher meint, eine negative P-Welle zu erkennen. Derartige Fehler lassen sich durch eine exakte Darstellung der P-Welle mittels Ösophagus- oder atrialer Ableitung vermeiden. Weitere Irrtümer sind vorgezeichnet, wenn eine fokale supraventrikuläre Tachykardie ausnahmsweise permanent besteht und das typische Zeichen eines Rückfalls in den Sinusrhythmus fehlt und die Identität der P-Wellenkonfiguration der ersten mit allen folgenden Aktionen nicht geprüft werden kann. Derartige Fälle werden fälschlich einem sinu-atrialen Reentry zugeordnet.

Unvermeidbare Fehler sind, wenn eine „slow-fast"-Form des Av-Knoten-Reentry oder eine antidrome Tachykardie beim James-Faser-Reentry vorliegen. Bei einer sicher zwischen QRS erkennbaren negativen P-Welle mit kurzer AV- und langer VA-Zeit werden derartige Fälle als orthodrome WPW-Tachykardie fehlinterpretiert. Da diese Formen der PST jedoch extrem selten sind, dürfte dieser Fehler klinisch keine besondere Bedeutung haben.

Ähnliche Untersuchungen, die PST aufgrund klinischer Daten zu diagnostizieren, wurden bislang ausschließlich durch BÄR et al. (10) vorgelegt. Ihnen gelang eine richtige Erkennung des Tachykardiemechanismus in 48 von 57 Fällen (84,2%). Die vorliegenden Ergebnisse zeigen, daß bei drei Vierteln der Patienten auf der Grundlage klinischer Befunde und des EKG während des Sinusrhythmus und im Anfall eine richtige Verdachtsdiagnose gestellt werden kann. Werden diese Kenntnisse und Erfahrungen in der täglichen Praxis genutzt, kann auf der Grundlage einer auf diese Weise ermittelten Verdachtsdiagnose eine Differentialtherapie eingeleitet werden.

FÜR DIE TÄGLICHE PRAXIS

Im Falle einer anamnestisch geschilderten paroxysmalen Tachykardie sollte vorerst die Dokumentation eines Anfalls-EKG angestrebt werden. Hierzu sollte der Patient einer ambulanten, seinem Wohnort und Arbeitsplatz naheliegenden medizinischen Einrichtung vermittelt werden, in der zu jeder Tageszeit im Tachykardieanfall ein EKG registriert werden kann. Gelingt dies nicht, kann eine probatorische Therapie mit Verapamil und Ajmalin erfolgen. In hämodynamisch bedrohlichen und therapierefraktären Fällen ist dann eine invasive Diagnostik indiziert. Diese sollte dann jedoch umfassend auch unter der Fragestellung einer möglichen antitachykarden Schrittmachertherapie oder einer semichirurgischen (Ablationstechnik) oder chirurgischen Therapie (Mapping des arrhythmogenen Herdes) erfolgen.

11.4.8. Das Therapiekonzept bei paroxysmalen supraventrikulären Tachykardien

Bei der überwiegenden Zahl der Patienten kann davon ausgegangen werden, daß eine medikamentöse Rezidivprophylaxe effektiv möglich ist. Diese kann zielgerichtet entsprechend des Mechanismus der PST oder empirisch in Form einer Effektivitätstestung von Antiarrhythmika erfolgen. Ausschließlich bei malignen Formen mit Synkope oder hämodynamischer Insuffizienz unter einem Anfall sollte sofort eine invasive Diagnostik und gezielte Therapie unter Effektivitätskontrolle durch programmierte Stimulation einsetzen. Während bei bekanntem Tachykardiemechanismus entsprechend unseren Empfehlungen (s. u. speziellen Tachykardieformen) vorgegangen werden kann, schlagen wir für die empirische Testung von Antiarrhythmika folgende Reihenfolge und Dosierung der Anwendung vor: Verapamil (4×80–120 mg/die), Ajmalin (4×50 mg/die), Propranolol (3×25 bis 80 mg/die), Chinidin (3×250–500 mg/die), Disopyramid (3–4×100 mg/die), Propafenon (3×150–300 mg/die) und Amiodarone (nach Schnellsättigung 200 bis 400 mg/die). Unter diesen Pharmaka ist mit einer Effektivitätsrate von etwa 90% zu rechnen.

In unserem Patientengut mit antiarrhythmischer Langzeitprophylaxe wurden 1985 insgesamt 443 Patienten zu einer Kontrolluntersuchung schriftlich bestellt. Es erschienen 286

Tabelle 11.44. Effektivität einer medikamentösen Rezidivprophylaxe in Abhängigkeit vom Pathomechanismus der Tachykardie

	Therapiekontrolle			Gesamt
	A	B	C	
Paroxysmale supraventrikuläre Tachykardie	180	80	26	286
Fokale PST	22	2	–	24
Sinusknoten-Reentry	7	–	–	7
Atriales Reentry	29	21	5	55
Av-Knoten-Reentry	70	33	8	111
James-Faser-Reentry	14	8	3	25
Kent-Faser-Reentry	38	16	10	64

A: ohne Rezidive; B: seltene Rezidive mit tolerablem Frequenzverhalten; C: ohne ausreichenden Therapieeffekt

Tabelle 11.45. Therapieregime bei paroxysmalen supraventrikulären Tachykardien

Form der PST	KONVERSION	REZIDIVPROPHYLAXE
FOKALE TACHYKARDIE	zumeist nicht erforderlich **Verapamil** (10 mg i.v.)	Zyklusdauer > 500 ms: **Verapamil** (4×80–120 mg/die) Zyklusdauer < 500 ms: **Chinidin** (4×250–500 mg/die) therapierefraktäre Formen: **Amiodarone** (300–400 mg/die) Katheterablation oder chirurgische Exzision des Fokus
SINU-ATRIALES REENTRY	**Verapamil** (10 mg i.v.) Disopyramid (2–3 mg/kg KM i.v.) hochfrequente Vorhofstimulation	**Verapamil** (4×80–120 mg/die) **Disopyramid** (4×100 mg/die) **Chinidin** (3×250–500 mg/die) Kombinationstherapie: Chinidin + Propranolol Disopyramid + Propranolol Verapamil + Chinidin therapierefraktäre Formen: antitachykarde Schrittmachertherapie, Kardiochirurgie
AV-REENTRY	**Verapamil** (10 mg i.v.) **Propafenon** (2 mg/kg MK i.v.) hochfrequente Vorhofstimulation	Zyklusdauer > 350 ms: **Verapamil** (4×80–120 mg/die) Zyklusdauer < 350 ms: **Propranolol** (3×25–80 mg/die) **Propafenon** (3×150–300 mg/die) Amiodarone (100–400 mg/die) therapierefraktäre Formen: His-Bündel-Ablation, antitachykarde Stimulation
WPW-SYNDROM	**Ajmalin** (50–100 mg i.v.) **Verapamil** (10 mg i.v.) hochfrequente Vorhof- oder Kammerstimulation	Zyklusdauer > 350 ms: **Verapamil** (4×80–120 mg/die) **Propranolol** (3×25–80 mg/die) Zyklusdauer < 350 ms: **Ajmalin** (4×100 mg/die) **Propafenon** (3×150–300 mg/die) Amiodarone (100–600 mg/die) therapierefraktäre Formen: antitachykarde Stimulation, His-Bündel-Ablation, Kardiochirurgie

Kranke (64,6%), zu denen damit Aussagen zur Wirksamkeit einer medikamentösen Behandlung gemacht werden können. Da Arrhythmiepatienten sich infolge des großen Leidensdruckes durch eine hohe Compliance auszeichnen, ist anzunehmen, daß die nicht zur Kontrolle erschienenen Kranken optimal oder zumindest zufriedenstellend behandelt sind. In Tabelle 11.44. sind die Ergebnisse der Nachuntersuchung zusammengestellt: Ohne Tachykardierezidiv (A) waren 180 von 286 Patienten (62,9%). Als zufriedenstellend (B) bezeichneten 80 Kranke (28,0%) ihre Behandlung bei äußerst geringer Rezidivneigung und tolerablem Frequenzverhalten unter der PST. Unterstellt man, daß die 157 zur Kontrolluntersuchung nicht erschienenen Patienten zur Gruppe A oder B gehören, d. h. einen zumindest zufriedenstellenden Therapieeffekt haben, ergibt sich eine Erfolgsrate von 415 von 443 Fällen (93,7%). Lediglich 26 der Nachuntersuchten (9,1%) waren mit dem Behandlungserfolg infolge unveränderter Rezidivhäufigkeit und intolerablem Frequenzverhalten unter der PST unzufrieden; auf das Gesamtkollektiv bezogen, unterstellen wir somit ein Therapieversagen medikamentöser Maßnahmen in 5,9% der Fälle. Die häufigsten Ursachen einer vermeidbar ineffektiven Rezidivprophylaxe sind in einer unzureichenden Dosierung des Antiarrhythmikums (nach dem Schema 3 × 1/täglich) und der kurzen Halbwertszeit bestimmter Pharmaka (Ajmalin, Chinidin) zu sehen. Eine Zusammenfassung unserer Therapieempfehlungen ist in Tabelle 11.45. zusammengestellt.

Ist eine medikamentöse Rezidivprophylaxe auch nach Einsatz aller genannten Antiarrhythmika ohne Erfolg, ist an eine tachykardie-terminierende Schrittmachertherapie zu denken. Diese ist naturgemäß nicht möglich in Fällen von fokaler supraventrikulärer PST. Weitere Kontraindikationen dieser Behandlungsform sind gegeben 1. bei einem sehr häufigen Wechsel in den Sinusrhythmus und 2. zumeist bei Vorliegen mehrerer Tachykardieformen, insbesondere einem intermittierenden Vorhofflimmer-flattern. Alle solitär vorkommenden Tachykardien infolge Erregungskreisen sind jedoch mit derartigen Schrittmachern optimal behandelbar. Die speziellen Formen der antitachykarden Reizung (s. S. 145f.) und die erforderlichen elektrokardiologischen Voruntersuchungen sind an anderer Stelle dargestellt (s. S. 67f.).

Bei allen Patienten mit einer Kontraindikation zur antitachykarden Stimulation kann als ultima ratio eine artifizielle Unterbrechung der Erregungsleitung innerhalb des Reentry-Kreises (Kent-Faser, Av-Knoten) oder der atrio-ventrikulären Überleitung (His-Bündel) durch eine transvasale Katheterablation mittels DC-Schock oder Laser-Technik erfolgen. Die Indikation ist, da es sich um einen „verstümmelnden" und irreparablen Eingriff handelt, sehr streng zu stellen (s. S. 168).

Literatur

1. Akhtar, M., A. R. Caracta, S. H. Lau, C. J. Gilbert u. A. N. Damato: Demonstration of intra-atrial conduction delay, block, gap and reentry: A report of two cases. Circulation **58** (1978), 947–955
2. Akhtar, M., A. N. Damato, W. P. Batsford, A. R. Caracta, J. N. Ruskin, G. M. Weisfogel u. S. H. Lau: Induction of atrioventricular nodal reentrant tachycardia after atropine. Amer. J. Cardiol. **36** (1975), 286–291
3. Akhtar, M.: Electrophysiologic basis for wide QRS complex tachycardia. Pace **6** (1983), 81–98
4. Alboni, P., N. Shantha, R. Pirani, F. Baggioni, S. Scarfo, A. M. Tomasi u. A. Masoni: Effect of amiodarone on supraventricular tachycardia involving bypass tracts. Amer. J. Cardiol. **53** (1984), 93–98
5. Allessie, M. A., F. I. M. Bonke u. F. J. G Schopman: Circus movement in rabbit atrial muscle as a mechanism of tachycardia. II. The role of nonuniform recovery of excitability in the occurence of unidirectional block, as studied with multiple microelectrodes. Circulat. Res. **39** (1976). 168–177
6. Allessie, M. A., F. I. M. Bonke u. F. J. G. Schopman: Circus movement in rabbit atrial muscle as a mechanism of tachycardia. III. The "leading circle" concept: A new model of circus movement in cardiac tissue without the involvement of an anatomical obstacle. Circulat. Res. **41** (1977), 9–18
7. Allessie, M. A., u. F. I. M. Bonke: Direct demonstration of sinus node reentry in the rabbit heart. Circulat. Res. **44** (1979), 557–568
8. Allessie, M. A., W. J. E. P. Lammers, I. M. Bonke u. J. Hollen: Intra-atrial reentry as a mechanism for atrial flutter induced by acetylcholine and rapid pacing in the dog. Circulation **70** (1984), 123–135
9. Attuel, P., R. Childers, B. Cauchemez, J. Poveda, J. Mugica u. P. Coumel: Failure in the rate adaptation of the atrial refractory period: its relationship to vulnerability. Int. J. Cardiol. **2** (1982), 179–197
10. Bär, F. W. H. M., P. Brugada, W. R. M. Dassen u. H. J. J. Wellens: Differential diagnosis of tachycardia with narrow QRS complex (shorter than 0.12 second). Amer. J. Cardiol. **54** (1984), 555–560
11. Bauernfeind, R. A., D. Wu, P. Denes u. K. M. Rosen: Retrograde block during dual pathway atrioventricular nodal reentrant paroxysmal tachycardia. Amer. J. Cardiol. **42** (1978), 499–505

12. BAUERNFEIND, R. A., B. F. AYRES, C. C. WYNDHAM, R. C. DHINGRA, S. P. SWIRYN, B. STRASBERG u. K. M. ROSEN: Cycle length in atrioventricular nodal reentrant paroxysmal tachycardia with observations on the Lown-Ganong-Levine syndrome. Amer. J. Cardiol. **45** (1980), 1148–1153
13. BAUERNFEIND, R. A., C. R. WYNDHAM, S. P. SWIRYN, E. V. PALILEO, B. STRASBERG, W. LAM, D. WESTVEER u. K. M. ROSEN: Paroxysmal atrial fibrillation in the Wolff-Parkinson-White syndrome. Amer. J. Cardiol. **47** (1981), 562–569
14. BAUERNFEIND, R. A., S. SWIRYN, B. STRASBERG, E. PALILEO, C. WYNDHAM, C. E. DUFFY u. K. M. ROSEN: Analysis of anterograde and retrograde fast pathway properties in patients with dual atrioventricular nodal pathways. Observations regarding the pathophysiology of the Lown-Ganong-Levine syndrome. Amer. J. Cardiol. **49** (1982), 283–290
15. BENDITT, D. G., E. L. C. PRITCHETT, W. M. SMITH, A. G. WALLACE u. J. J. GALLAGHER: Characteristics of atrioventricular conduction and the spectrum of arrhythmias in Lown-Ganong-Levine syndrome. Circulation **57** (1978), 454–465
16. BENDITT, D. G., E. L. C. PRITCHETT, W. M. SMITH u. J. J. GALLAGHER: Ventriculoatrial intervals: Diagnostic use in paroxysmal supraventricular tachycardia. Ann. Internal Med. **91** (1979), 161–166
17. BENDITT, D. G., M. L. EPSTEIN, C. E. ARENTZEN, J. M. KRIETT u. G. J. KLEIN: Enhanced atrioventricular conduction in patients without preexcitation syndrome: Relation to heart rate in paroxysmal reciprocating tachycardia. Circulation **65** (1982), 1474–1479
18. BHANDARI, A., F. MORADY, E. N. SHEN, A. B. SCHWARTZ, E. BOTVINICK u. M. M. SCHEINMAN: Catheter-induced His bundle ablation in a patient with reentrant tachycardia associated with a nodoventricular tract. J. Amer. Coll. Cardiol. **4** (1984), 611–616
19. BIGGER, J. T., u. B. N. GOLDREYER: The mechanism of supraventricular tachycardia. Circulation **42** (1970), 673–688
20. BOINEAU, J. P., R. B. SCHUESSLER, C. R. MOONEY, A. C. WYLDS, C. B. MILLER, R. D. HUDSON, J. M. BORREMANS u. C. W. BROCKUS: Multicentric origin of the atrial depolarization wave: The Pacemaker complex. Circulation **58** (1978), 1036–1048
21. BOINEAU, J. P., R. B. SCHUESSLER, C. R. MOONEY, C. B. MILLER, A. C. WYLDS, R. D. HUDSON, J. M. BORREMANS u. C. W. BROCKUS: Natural and evoked atrial flutter duc to circus movement in dogs. Role of abnormal atrial pathways, slow conduction, nonuniform refractory period distribution and premature beats. Amer. J. Cardiol. **45** (1980), 1167–1181
22. BOINEAU, J. P., A. C. WYLDS, L. J. AUTRY, R. B. SCHUESSLER u. C. B. MILLER: Mechanisms of atrial flutter as determined from spontaneous and experimental models. In: (77)
23. BORGGREFE, M., u. G. BREITHARDT: Transvenöse elektrische Ablation einer akzessorischen Leitungsbahn bei therapierefraktären supraventrikulären Reentry-Tachykardien. Z. Kardiol. **74** (1985), 475–479
24. BREITHARDT, G., u. L. SEIPEL: Further evidence for the site of reentry in so-called sinus node reentrant tachycardia in man. Europ. J. Cardiol. **11** (1980), 105–113
25. BREITHARDT, G., M. BORGGREFE, E. WIEBRINGHAUS u. L. SEIPEL: Effect of Propafenone in the Wolff-Parkinson-White syndrome: Electrophysiologic findings and long-term follow-up. Amer. J. Cardiol. **54** (1984), 29D–39D
26. BRUGADA, P., F. W. H. M. BÄR, E. J. VANAGT, P. L. FRIEDMAN u. H. J. J. WELLENS: Observations in patients showing A-V junctional echoes with a shorter P-R than R-P interval. Amer. J. Cardiol. **48** (1981), 611–622
27. BRUGADA, P., D. ROSS, F. W. H. M. BÄR, E. J. VANAGT, W. R. M. DASSEN u. H. J. J. WELLENS: Observations on spontaneous termination of atrioventricular nodal reentrant tachycardia. Amer. J. Cardiol. **47** (1981), 703–707
28. BRUGADA, P., W. R. DASSEN, S. BRAAT, A. P. GORGELS u. H. J. J. WELLENS: Value of the Ajmaline-Procainamide test to predict the effect of long-term oral Amiodarone on the anterograde effective refractory period of the accessory pathway in the Wolff-Parkinson-White syndrome. Amer. J. Cardiol. **52** (1983), 70–72
29. BRUGADA, P., u. H. J. J. WELLENS: Standard diagnostic programmed electrical stimulation protocols in patients with recurrent paroxysmal tachycardias. Pace **7** (1984), 1121–1128
30. BUXTON, A. E., u. M. E. JOSEPHSON: The

role of P wave duration as a predictor of postoperative atrial arrhythmias. Chest **80** (1981), 68–73

31. Buxton, A. E., H. L. Waxman, F. E. Marchlinski u. M. E. Josephson: Atrial conduction: Effects of extrastimuli with and without atrial dysrhythmias. Amer. J. Cardiol. **54** (1984), 755–761
32. Casta, A., G. S. Wolff, A. V. Mehta, D. Tamer, O. L. Garcia, A. S. Pickoff, P. L. Ferrer, R. J. Sung u. H. Gelband: Dual atrioventricular nodal pathways: A benign finding in arrhythmia-free children with heart disease. Amer. J. Cardiol. **46** (1980), 1013–1018
33. Castellanos, A., L. Zaman, F. Moleiro, J. M. Aranda u. R. J. Myerburg: The Lown-Ganong-Levine syndrome. Pace **5** (1982), 715–740
34. Clerc, A., R. Levy u. C. Cristesco: A propos du raccourcissement permanent de l'espace P-R de l'electrocardiogramme sans déformation du complexe ventriculaire. Arch. Coeur **6** (1931), 569–582
35. Cosio, F. G., A. Llovet u. J. M. Vidal: Mechanism and clinical significance of atrial repetitive responses in man. Pace **6** (1983), 53–59
36. Cotoi, S.: Precordial thump and termination of cardiac reentrant tachyarrhythmias. Amer. Heart J. **101** (1981), 675–677
37. Coumel, P., D. Flammang, P. Attuel, J. F. Leclercq: Sustained intra-atrial reentrant tachycardia. Clin. Cardiol. **2** (1979), 167–178
38. Critelli, G., G. Grassi, F. Perticone, F. Coltorti, V. Monda u. M. Condorelli: Transesophageal pacing for prognostic evaluation of preexcitation syndrome and assessment of protective therapy. Amer. J. Cardiol. **51** (1983), 513–518
39. Curry, P. V. L., T. R. Evans u. D. M. Krikler: Paroxysmal reciprocating sinus tachycardia. Europ. J. Cardiol. **6** (1977), 199–228
40. Denes, P., D. Wu, R. C. Dhingra, R. Chuquimia u. K. M. Rosen: Demonstration of dual A-V nodal pathways in patients with paroxysmal supraventricular tachycardia. Circulation **48** (1973), 549–555
41. Denes, P., D. Wu, F. Amat-y-Leon, R. Dhingra, C. R. Wyndham u. K. M. Rosen: The determinants of atrioventricular nodal reentrance with premature atrial stimulation in patients with dual A-V nodal pathways. Circulation **56** (1977), 253–259
42. Denes, P., R. Kehoe u. K. M. Rosen: Multiple reentrant tachycardias due to retrograde conduction of dual atrioventricular bundles with atrioventricular nodal-like properties. Amer. J. Cardiol. **44** (1979), 162–170
43. Di Marco, J. P., D. Sellers u. L. Belardinelli: Paroxysmal supraventricular tachycardia with Wenckebach block: Evidence for reentry within the upper portion of the atrioventricular node. J. Amer. Coll. Cardiol. **3** (1984), 1551–1555
44. Disertori, M., G. Inama, G. Vergara, M. Guarniero, A. del Favero u. F. Furlanello: Evidence of a reentry circuit in the common type of atrial flutter in man. Circulation **67** (1983), 434–440
45. Dongas, J., M. H. Lehmann, R. Mahmud, S. Denker, J. Soni u. M. Akhtar: Value of preexisting bundle branch block in the electrocardiographic differentiation of supraventricular from ventricular origin of wide QRS tachycardia. Amer. J. Cardiol. **55** (1985), 717–721
46. Durrer, D., R. M. Schuilenburg u. H. J. J. Wellens: Pre-excitation revisited. Amer. J. Cardiol. **25** (1970), 690–697
47. Farshidi, A., M. E. Josephson u. L. N. Horowitz: Electrophysiologic characteristics of concealed bypass tracts: Clinical and electrocardiographic correlates. Amer. J. Cardiol. **41** (1978), 1052–1060
48. Fisher, J. D.: Role of electrophysiologic testing in the diagnosis and treatment of patients with known and suspected bradycardias and tachycardias. Progr. Cardiovasc. Dis. **24** (1981), 25–90
49. Friedman, P. L., P. Brugada, K. H. Kuck, D. Roy, J. Farre, F. W. H. M. Bär u. H. J. J. Wellens: Inter- and intraatrial dissociation during spontaneous atrial flutter: Evidence for a focal origin of the arrhythmia. Amer. J. Cardiol. **50** (1982), 756–761
50. Gallagher, J. J., W. C. Sealy, J. Kasell u. A. G. Wallace: Multiple accessory pathways in patients with the preexcitation syndrome. Circulation **54** (1976), 571–591
51. Gallagher, J. J., E. L. C. Pritchett, D. G. Bebditt, A. M. Tonkin, R. W. F. Campbell, F. A. Dugan, T. M. Basore, A. Tower u. A. G. Wallace: New catheter techniques for analysis of the sequence

of retrograde atrial activation in man. Europ. J. Cardiol. 6 (1977), 1–14

52. Gallagher, J. J., W. M. Smith, C. R. Kerr, J. Kasell, L. Cook, M. Reiter, R. Sterba u. M. Harte: Esophageal pacing: A diagnostic and therapeutic tool. Circulation **65** (1982), 336–341
53. Gavrilescu, S., u. S. Cotoi: Monophasic action potential of right human atrium during atrial flutter and after conversion to sinus rhythm. Argument for re-entry theory. Brit. Heart J. **34** (1972), 396–402
54. Gavrilescu, S., S. Cotoi u. T. Pop: Monophasic action potential of the right atrium in paroxysmal atrial flutter and fibrillation. Brit. Heart J. **35** (1973), 585–589
55. Gillette, P. C., A. Garson, C. J. Porter, D. Ott, P. McVey, A. Zinner u. H. Blair: Junctional automatic ectopic tachycardia: New proposed treatment by transcatheter His bundle ablation. Amer. Heart J. **106** (1983), 619–623
56. Goldreyer, B. N., J. A. Kastor u. K. L. Kershbaum: The hemodynamic effects of induced supraventricular tachycardia in man. Circulation **54** (1976), 783–789
57. Goldreyer, B. N., u. J. T. Bigger: Site of reentry in paroxysmal supraventricular tachycardia in man. Circulation **43** (1971), 15–26
58. Goldreyer, B. N., u. A. N. Damato: The essential role of atrioventricular conduction delay in the initiation of paroxysmal supraventricular tachycardia. Circulation **43** (1971), 679–687
59. Gomes, J. A. C., M. S. Dhatt, D. S. Rubenson u. A. N. Damato: Electrophysiologic evidence for selective retrograde utilization of a specialized conducting system in atrioventricular nodal reentrant tachycardia. Amer. J. Cardiol. **43** (1979), 687–698
60. Gomes, J. A. C., P. S. Kang, M. Matheson, W. B. Gough u. N. El-Sherif: Coexistence of sick sinus rhythm and atrial flutter-fibrillation. Circulation **63** (1981), 80–86
61. Gomes, J. A., R. J. Hariman, P. S. Kang u. I. H. Chowdry: Sustained symptomatic sinus node reentrant tachycardia: Incidence, clinical significance, electrophysiologic observations and the effects of antiarrhythmic agents. J. Amer. Coll. Cardiol. **5** (1985), 45–57
62. Gressard, A., G. Atallah, M. T. Chatelain u. P. Touboul: Genèse de la fibrillation auriculaire dans le syndrome de Wolff-Parkinson-White. Arch. Mal. Coeur et Vaiss. **74** (1981), 1277–1282
63. Gulamhusein, S., P. Ko, S. G. Carruthers u. G. J. Klein: Acceleration of the ventricular response during atrial fibrillation in the Wolff-Parkinson-White syndrome. Circulation **65** (1982), 348–354
64. Hammill, S. C., E. L. C. Pritchett, G. J. Klein, W. M. Smith u. J. J. Gallagher: Accessory atrioventricular pathways that conduct only in the anterograde direction. Circulation **62** (1980), 1335–1340
65. Hariman, R. J., C.-M. Chen, A. R. Caracta u. A. N. Damato: Evidence that AV nodal re-entrant tachycardia does not require participation of the entire AV node. Pace **6** (1983), 1252–1257
66. Harper, R. W., E. Whiteford, K. Middlebrook, J. Federman, S. Anderson u. A. Pitt: Effects of verapamil on the electrophysiologic properties of the accessory pathway in patients with the Wolff-Parkinson-White syndrome. Amer. J. Cardiol. **50** (1982), 1323–1330
67. Hartzler, G. O., D. R. Holmes u. M. J. Osborn: Patient-activated transvenous cardiac stimulation for the treatment of supraventricular and ventricular tachycardia. Amer. J. Cardiol. **47** (1981), 903–909
68. Heddle, W. F., P. Brugada u. H. J. J. Wellens: Multiple circus movement tachycardia with multiple accessory pathways. J. Amer. Coll. Cardiol. **4** (1984), 168–175
69. Inoue, H., H. Matsuo, K. Takayanagi u. S. Murao: Clinical and experimental studies of the effects of atrial extrastimulation and rapid pacing on atrial flutter cycle. Evidence for macro-reentry with an excitable gap. Amer. J. Cardiol. **48** (1981), 623–631
70. Ishinaga, T., u. C. Komatsu: Utility of the filtered bipolar esophageal lead in the diagnosis of arrhythmias. Jap. Circulat. J. **48** (1984), 1289–1298
71. Jackman, W. M., E. N. Prystowsky, G. V. Naccarelli, N. S. Fineberg, T. Rahilly, J. J. Heger u. D. P. Zipes: Reevaluation of enhanced atrioventricular nodal conduction: Evidence to suggest a continuum of normal atrioventricular nodal physiology. Circulation **67** (1983), 441–448
72. Josephson, M. E., S. E. Seides, W. B. Batsford, A. R. Caracta, A. N. Damato

u. J. A. KASTOR: The effects of carotid sinus pressure in re-entrant paroxysmal supraventricular tachycardia. Amer. Heart J. **88** (1974), 694–697

73. JOSEPHSON, M. E., u. J. A. KASTOR: Paroxysmal supraventricular tachycardia. Is the atrium a necessary link? Circulation **54** (1976), 430–435
74. JOSEPHSON, M. E., J. A. KASTOR u. J. MORGANROTH: Electrocardiographic left atrial enlargement. Amer. J. Cardiol. **39** (1977), 967–971
75. JOSEPHSON, M. E., J. F. SPEAR, A. H. HARKEN, L. N. HOROWITZ u. R. J. DORIO: Surgical excision of automatic atrial tachycardia: Anatomical and electrophysiologic correlates. Amer. Heart. J. **104** (1982), 1076–1085
76. JOSEPHSON, M. E., u. S. F. SEIDES: Clinical cardiac electrophysiology. Techniques and interpretations. Lea & Febiger, Philadelphia 1979
77. JOSEPHSON, M. E., u. H. J. J. WELLENS (Hrsg.): Tachycardias: Mechanisms, diagnosis, treatment. Lea & Febiger, Philadelphia 1984
78. KAHN, A., J. J. MORRIS u. P. CITRON: Patient-initiated rapid atrial pacing to manage supraventricular tachycardia. Amer. J. Cardiol. **38** (1976), 200–204
79. KAPPENBERGER, L. J., M. A. FROMER, W. STEINBRUNN u. M. SHENASA: Efficacy of amiodarone in the Wolff-Parkinson-White syndrome with rapid ventricular response via accessory pathway during atrial fibrillation. Amer. J. Cardiol. **54** (1984), 330–335
80. KERR, C. R., J. J. GALLAGHER u. L. D. GERMAN: Changes in ventriculoatrial intervals with bundle branch block aberration during reciprocating tachycardia in patients with accessory atrioventricular pathways. Circulation **66** (1982), 196–201
81. KERR, C. R.: Sustained "slow-fast" and "fast-slow" AV nodal re-entrant tachycardia in a patient with recurrent supraventricular tachycardia. Pace **6** (1983), 972–978
82. KLEIN, G. J., u. S. S. GULAMHUSEIN: Intermittend preexcitation in the Wolff-Parkinson-White syndrome. Amer. J. Cardiol. **52** (1983), 292–296
83. KLEIN, G. J., G. M. GUIRAUDON, D. G. PERKINS, D. L. JONES, R. YEE u. E. JARVIS: Surgical correction of the Wolff-Parkinson-White syndrome in the closed heart using cryosurgery: A simplified approach. J. Amer. Coll. Cardiol. **3** (1984), 405–409
84. KUCK, K. H., B. KUCH u. W. BLEIFELD: Multiple anterograde and retrograde AV nodal pathways: Demonstration by multiple discontinuities in the AV nodal conduction curves and echo time intervals. Pace **7** (1984), 656–662
85. LOWN, B., W. F. GANONG u. S. A. LEVINE: The syndrome of short P-R interval, normal QRS complex and paroxysmal rapid heart action. Circulation **5** (1952), 693–706
86. LEIER, C. V., J. A. MEACHAM u. S. F. SCHAAL: Prolonged atrial conduction. A major predisposing factor for the development of atrial flutter. Circulation **57** (1978), 213–216
87. LEIER, C. V., u. S. F. SCHAAL: Dissimilar atrial rhythms. A patient with interatrial block. Brit. Heart J. **34** (1977), 680–684
88. LEIER, C. V., u. S. F. SCHAAL: Biatrial electrograms during coarse atrial fibrillation and flutter-fibrillation. Amer. Heart J. **99** (1980), 331–341
89. LUCK, J. C., u. T. R. ENGEL: Dispersion of atrial refractoriness in patients with sinus node dysfunction. Circulation **60** (1979), 404–412
90. MANZ, M., G. STEINBECK, U. GERCKENS u. B. LÜDERITZ: Supraventrikuläre Tachykardie. Ergebnisse der His-Bündel-Ablation. Dt. med. Wochenschr. **110** (1985), 576–582
91. MORO, C., u. F. G. COSIO: Electrophysiologic study of patients with short P-R interval and normal QRS complex. Europ. J. Cardiol. **11** (1980), 81–90
92. NARULA, O. S.: Sinus node reentry. A mechanism for supraventricular tachycardia. Circulation **50** (1974), 1114–1128
93. NARULA, O. S.: Retrograde preexcitation. Comparison of antegrade and retrograde conduction intervals. Circulation **50** (1974), 1129–1143
94. NARULA, O. S., S. BHARATI, M. C. CHAN, A. A. EMBI u. M. LEV: Microtranssection of the His bundle with Laser radiation through a pervenous catheter: Correlation of histologic and electrophysiologic data. Amer. J. Cardiol. **54** (1984), 186–192
95. NARULA, O. S., B. K. BOVEJA, D. M. COHEN, J. T. NARULA u. P. P. TARJAN: Laser catheter-induced atrioventricular nodal delays and atrioventricular block in dogs.

Acute and chronic observations. J. Amer. Coll. Cardiol. **5** (1985), 259–267

96. Nathan, A. W., A. J. Camm, R. S. Bexton, K. J. Hellestrand u. R. A. J. Spurrell: Initial experience with a fully implantable, programmable, scanning, extrastimulus pacemaker for tachycardia termination. Clin. Cardiol. **5** (1982), 22–26
97. Neumann, G., H. Funke, H. Simon, H. Aulepp, E. Grube u. A. Schaede: Therapie supraventrikulärer Reentry-Tachykardien durch Implantation bedarfsgesteuerter Overdrive-Schrittmacher. Herz, Kreisl. **9** (1977), 714–721
98. Neuss, H., H. F. Spies u. M. Schlepper: Herzfrequenz und Refraktärverhalten akzessorischer Leitungsbahnen. Z. Kardiol. **66** (1977), 231–237
99. Nilsson, G., u. I. Ringqvist: Long-term control of reciprocating paroxysmal tachycardia by ventricular pacing in a case of Wolff-Parkinson-White syndrome. Brit. Heart J. **47** (1982), 609–612
100. Ogawa, S., L. S. Dreifus u. M. J. Osmick: Longitudinal dissociation of Bachmann's bundle as a mechanism of paroxysmal supraventricular tachycardia. Amer. J. Cardiol. **40** (1977), 915–922
101. Ohe, T., M. Matsuhisa, S. Kamakura, J. Yamada, I. Sato, K. Nakajima u. K. Shimomura: Relation between the widening of the fragmented atrial activity zone and atrial fibrillation. Amer. J. Cardiol. **53** (1983), 1219–1222
102. Olsson, S. B., P. Blomström, K. G. Sabel u. G. William-Olsson: Incessant ectopic atrial tachycardia: Succesful surgical treatment with regression of dilated cardiomyopathy picture. Amer. J. Cardiol. **53** (1984), 1465–1466
103. Pahlajani, D. B., R. A. Miller u. M. Serratto: Sinus node reentry and sinus node tachycardia. Amer. Heart J. **90** (1975), 305–311
104. Paritzky, Z., K. Obayashi u. M. J. Mandel: Atrial tachycardia secondary to sino-atrial node reentry. Chest **66** (1974), 526–529
105. Paulay, K. L., G. M. Weisfogel u. A. N. Damato: Sinus nodal reentry. Effect of Quinidine. Amer. J. Cardiol. **33** (1974), 617–622
106. Petersen, P., u. J. Godtfredsen: Atrial fibrillation. A review of course and prognosis. Acta med. scand. **216** (1984), 5–9
107. Plumb, V. J., R. B. Karp, T. N. James u. A. L. Waldo: Atrial excitability and conduction during rapid atrial pacing. Circulation **63** (1981), 1140–1149
108. Probst, P., O. Pachinger, H. Zasmeta u. F. Kaindl: Zweifache Kammererregung bei einem Vorhofstimulus bei WPW-Syndrom Typ A. Herz, Kreisl. **9** (1977), 187–191
109. Prystowsky, E. N., u. D. P. Zipes: Postvagal tachycardia. Amer. J. Cardiol. **55** (1985), 995–999
110. Reddy, C. P., u. R. G. McAllister: Effect of Verapamil on retrograde conduction in atrioventricular nodal reentrant tachycardia. Amer. J. Cardiol. **54** (1984), 535–543
111. Reddy, C. P., u. B. Surawicz: Terminology of tachycardias: Historical background and evolution. Pace **6** (1983), 1123–1142
112. Rinkenberger, R. L., E. N. Prystowsky, J. J. Heger, P. J. Troup, W. M. Jackman u. D. P. Zipes: Effect of intravenous and chronic oral verapamil administration in patients with supraventricular tachyarrhythmias. Circulation **62** (1980), 996–1010
113. Rosen, K. M.: A-V nodal reentrance. An unexpected mechanism of paroxysmal tachycardia in a patient with preexcitation. Circulation **42** (1973), 1267–1273
114. Rosen, M. R., u. R. F. Reder: Does triggered activity have a role in the Genesis of cardiac arrhythmias? Ann. Internal Med. **94** (1981), 794–801
115. Ross, D. L., u. J. B. Uther: Diagnosis of concealed accessory pathways in supraventricular tachycardia. Pace **7** (1983), 1069–1085
116. Ruskin, J. N., H. Garan, F. Poulin u. J. W. Harthorne: Permanent radiofrequency ventricular pacing for management of drugresistant ventricular tachycardia. Amer. J. Cardiol. **46**, (1980), 317–321
117. Rostock, K. J., A. Schirdewan u. U. Krünes: Klinisch-elektrophysiologische Untersuchungen zur Wirkung neuer Antiarrhythmika. I. Methodik, Probleme, Grenzen und Möglichkeiten. Dt. Gesundh.-Wesen **35** (1980), 1337–1342
118. Rostock, K. J., A. Schirdewan u. U. Krünes: Klinisch-elektrophysiologische Untersuchungen zur Wirkung neuer Antiarrhythmika. II. Amiodarone. Dt. Gesundh.-Wesen **35** (1980), 1368–1374
119. Rostock, K. J., K. Rathgen, U. Krünes u. J. Lembcke: Zum Pathomechanismus

paroxysmaler Tachykardien als Grundlage einer Differentialtherapie. I. Differentialdiagnostik paroxysmaler Tachykardien. Dt. Gesundh.-Wesen **36** (1981), 1376–1382

120. Rostock, K. J., K. Rathgen, U. Krünes, A. Schirdewan u. B. Kortschlag: Zum Pathomechanismus paroxysmaler Tachykardien als Grundlage einer Differentialtherapie. II. Paroxysmales Vorhofflimmern und -flattern. Dt. Gesundh.-Wesen **38** (1983), 1124–1130
121. Rostock, K. J., K. Rathgen, A. Schirdewan, U. Krünes u. B. Schön: Paroxysmale supraventrikuläre Tachykardien infolge Erregungskreisens auf Sinusknoten- und Vorhofebene. Dt. Gesundh.-Wesen **38** (1983), 1173–1177
122. Rostock, K. J., U. Krünes, K. Rathgen u. A. Schirdewan: Paroxysmale supraventrikuläre Tachykardien infolge funktioneller Längsdissoziation des Av-Knotens. Dt. Gesundh.-Wesen **38** (1983), 1199–1205
123. Rostock, K. J., U. Krünes, K. Rathgen u. A. Schirdewan: Das Lown-Ganong-Levine-Syndrom. Dt. Gesundh.-Wesen **38** (1983), 1249–1255
125. Rostock, K. J., A. Schirdewan, K. Rathgen u. U. Krünes: Zum Mechanismus paroxysmaler Tachykardien beim Wolff-Parkinson-White-Syndrome. Dt. Gesundh.-Wesen **38** (1983), 1317–1323
126. Rostock, K. J., K. Rathgen, A. Schirdewan, U. Krünes u. D. Pfeiffer: Zur Indikation der permanenten antitachykarden Stimulation. Dt. Gesundh.-Wesen **37** (1982), 1880–1884
127. Rostock, K. J.: Invasive Diagnostik und Langzeittherapie supraventrikulärer Tachykardien. In: Naumann d'Alnoncourt, C.: Diagnostik und Elektrotherapie der Herzrhythmusstörungen, im Druck
128. Salerno, J. A., L. Tavazzi, M. Chimienti, M. Ray u. P. Bobba: Paroxysmal atrioventricular tachycardia involving an anomalous pathway with antegrade unidirectional block. Europ. J. Cardiol. **9** (1979), 285–305
129. Satake, S., J. Bianchi, L. S. Dreifus, Y. Watanabe u. E. L. Michelson: Tachycardia and apparent sino-atrial block due to concealed sinus node reentry. Pace **6** (1983), 229–237
130. Scheinman, M. M., F. Morady, D. S. Hess u. R. Gonzalez: Catheter-induced ablation of the atrioventricular junction to control supraventricular arrhythmias. J. amer. Med. Assoc. **248** (1982), 851–855
131. Scheinman, M. M., u. T. Evans-Bell: Catheter ablation of the atrioventricular junction: a report of the percutaneous mapping and ablation registry. Circulation **70** (1984), 1024–1029.
132. Sclarovsky, S., O. H. Kracoff, B. Strasberg, R. Lewin u. J. Agmon: Paroxysmal atrial flutter and fibrillation associated with preexcitation syndrome: Treatment with Ajmaline. Amer. J. Cardiol. **48** (1981), 929–933
133. Seipel, L., u. G. Breithardt: Die Analyse des atrialen Erregungsablaufes mittels multipler Ableitungen (atriales „Mapping"). Z. Kardiol. **68** (1979), 390–395
134. Sen, S., Rettig, G., G. Fröhlig, P. Doenecke, H. Schieffer u. L. Bette: Temporäre transvenöse atriale Stimulation zur Konversion von Vorhofflattern: Analyse von 222 Stimulationen. Herz, Kreisl. **17** (1985), 3–8
135. Sharma, A. D., G. J. Klein, G. M. Giraudon u. S. Milstein: Atrial fibrillation in patients with Wolff-Parkinson-White syndrome: Incidence after surgical ablation of the accessory pathway. Circulation **72** (1985), 161–169
136. Simpson, R. J., J. F. Foster, J. P. Mulrow u. L. S. Gettes: The electrophysiological substrate of atrial fibrillation. Pace **6** (1983), 1166–1170
137. Spurrell, R. A. J., A. W. Nathan, R. S. Bexton, K. J. Hellestrand, T. Nappholz u. A. J. Camm: Implantable automatic scanning pacemaker for termination of supraventricular tachycardia. Amer. J. Cardiol. **49** (1982), 753–760
138. Steinbeck, G., M. Manz u. B. Lüderitz: Neue Möglichkeiten in der Therapie bedrohlicher tachycarder Rhythmusstörungen: Medikamentös – elektrisch – operativ. Internist **25** (1984), 351–358
139. Strasberg, B., S. Swiryn, R. Bauernfeind, E. Palileo, D. Scagliotti, C. E. Duffy u. K. M. Rosen: Retrograde dual atrioventricular nodal pathways. Amer. J. Cardiol. **48** (1981), 639–646
140. Sung, R. J., J. L. Styperek, R. J. Myerburg u. A. Castellanos: Initiation of two distinct forms of atrioventricular nodal reentrant tachycardia during programmed ventricular stimulation in man. Amer. J. Cardiol. **42** (1978), 404–415
141. Sung, R. J., R. J. Myerburg u. A. Ca-

STELLANOS: Electrophysiological demonstration of concealed conduction in the human atrium. Circulation 58 (1978), 940–946
142. SUNG, R. J., B. ELSER u. R. G. MCALLISTER: Intravenous verapamil for termination of re-entrant supraventricular tachycardias. Ann. Internal. Med. 93 (1980), 682–689
143. SUNG, R. J., H. L. WAXMAN, S. SAKSENA u. Z. JUMA: Sequence of retrograde atrial activation in patients with dual atrioventricular nodal pathways. Circulation 64 (1981), 1059–1067
144. SUNG, R. J.: Incessant supraventricular tachycardia. Pace 6 (1983), 1306–1326
145. TAKAHASHI, N., K. IMATAKA, A. SEKI u. J. FUJII: Left atrial enlargement in patients with paroxysmal atrial fibrillation. Jap. Heart J. 23 (1982), 677–683
146. THAPAR, M. K., u. P. C. GILLETTE: Dual atrioventricular nodal pathways: A common electrophysiologic response in children. Circulation 60 (1979), 1369–1374
147. TONKIN, A. M., P. E. AYLWARD, S. E. JOEL u. W. F. HEDDLE: Verapamil in prophylaxis of paroxysmal atrioventricular nodal reentrant tachycardia. J. Cardiovasc. Pharmacol. 2 (1980), 473–486
148. VOHRA, J., A. HAMER, H. MOND, G. SLOMAN u. D. HUNT: Patient initiated implantable pacemakers for paroxysmal supraventricular tachycardia. Aust. N.Z. J. Med. 11 (1981), 27–34
149. WALDECKER, B., P. BRUGADA, K. DEN DULK, M. ZEHENDER u. H. J. J. WELLENS: Arrhythmias induced during termination of supraventricular tachycardia. Amer. J. Cardiol. 55 (1985), 412–417
150. WALDO, A. L., W. A. H. MACLEAN, R. B. KARP, N. T. KOUCHOUKOS u. T. N. JAMES: Entrainment and interruption of atrial flutter with atrial pacing. Circulation 56 (1977), 737–745
151. WALDO, A. L.: Some observations concerning atrial flutter in man. Pace 6 (1983), 1181–1189
152. WALDO, A. L., R. W. HENTHORN u. V. J. PLUMB: Relevance of electrograms and transient entrainment for antitachycardia devices. Pace 7 (1984), 588–600
153. WALEFFE, A., L. MARY-RABINE, R. DE RUBEL, D. SOYEUR, V. LEGRAND u. H. E. KULBERTUS: Electrophysiological effects of propafenone studied with programmed electrical stimulation of the heart in patients with recurrent paroxysmal supraventricular tachycardia. Europ. Heart J. 2 (1981), 345–352
154. WATSON, R. M., u. M. E. JOSEPHSON: Atrial flutter. I. Electrophysiologic substrates and modes of initiation and termination. Amer. J. Cardiol. 45 (1980), 732–741
155. WAXMAN, M. B., R. W. WALD, A. D. SHARMA, F. HUERTA u. D. A. CAMERON: Vagal techniques for termination of paroxysmal supraventricular tachycardia. Amer. J. Cardiol. 46 (1980), 655–664
156. WAXMAN, H. L., R. J. MYERBURG, R. APPEL u. R. J. SUNG: Verapamil for control of ventricular rate in paroxysmal supraventricular tachycardia and atrial fibrillation or flutter. Ann. Internal Med. 94 (1981), 1–6
157. WEISFOGEL, G. M., W. P. BATSFORD, K. L. PAULAY, M. E. JOSEPHSON, U. B. OGUNKELU, M. AKHTAR, S. F. SEIDES u. A. N. DAMATO: Sinus node re-entrant tachycardia in man. Amer. Heart J. 90 (1975), 295–304
158. WELLENS, H. J. J.: Value and limitations of programmed electrical stimulation of the heart in the study and treatment of tachycardias. Circulation 57 (1978), 845–853
159. WELLENS, H. J. J., F. W. BÄR, W. R. M. DASSEN, P. BRUGADA, E. J. VANAGT u. J. FARRE: Effect of drugs in the Wolff-Parkinson-White syndrome. Amer. J. Cardiol. 46 (1980), 665–669
160. WELLENS, H. J. J., u. P. BRUGADA: Value of programmed stimulation of the heart in patients with the Wolff-Parkinson-White syndrome. In: (77), 199–222
161. WIENER, I., D. RUBIN, R. PITCHON u. D. BOCCARDO: Rapid AV nodal re-entrant tachycardias presenting with syncope or pre-syncope: Use of electrophysiological studies to select therapy. Pace 5 (1982), 173–179
162. WIENER, I.: Syndromes of Lown-Ganong-Levine and enhanced atrioventricular nodal conduction. Amer. J. Cardiol. 52 (1983), 637–639
163. WILLEMS, J. L., E. O. ROBLES DE MEDINA, R. BERNARD, P. COUMEL, C. FISCH, D. KRIKLER, N. A. MAZUR, F. L. MEIJLER, L. MOGENSEN, P. MORET, Z. PISA, P. M. RSUTAHARJU, B. SURAWICZ, Y. WATANABE u. H. J. J. WELLENS: Criteria for intraventricular conduction disturbances and pre-excitation. J. Amer. Coll. Cardiol. 5 (1985), 1261–1275

164. WOLFF, G. S., R. J. SUNG, A. PICKOFF, O. L. GARCIA, R. WERBLIN, P. L. FERRER, D. TAMER u. H. GELBAND: The fast-slow form of atrioventricular nodal reentrant tachycardia in children. Amer. J. Cardiol. **43** (1979), 1181–1188

165. WU, D., F. AMAT-Y-LEON, P. DENES, R. C. DHINGRA, R. J. PIETRAS u. K. M. ROSEN: Demonstration of sustained sinus and atrial re-entry as a mechanism of paroxysmal supraventricular tachycardia. Circulation **51** (1975), 234–243

166. WU, D., P. DENES, F. AMAT-Y-LEON, C. R. C. WYNDHAM, R. DHINGRA u. K. M. ROSEN: An unusural variety of atrioventricular nodal re-entry due to retrograde dual atrioventricular nodal pathways. Circulation **56** (1977), 50–59

167. WU, D., P. DENES, R. BAUERNFEIND, R. C. DHINGRA, C. WYNDHAM u. K. M. ROSEN: Effects of atropine on induction and maintenance of atrioventricular nodal reentrant tachycardia. Circulation **59** (1979), 779–788

168. WU, D., J. S. HUNG, C. T. KUO: Determinants of sustained slow pathway conduction and relation to reentrant tachycardia in patients with dual atrioventricular nodal transmission. Amer. Heart J. **101** (1981), 521–528

169. WU, D., J. S. HUNG, C. T. KUO, K. S. HSU u. W. B. SHIEH: Effects of Quinidine on atrioventricular nodal reentrant paroxysmal tachycardia. Circulation **64** (1981), 823–831

170. WU, D., H. C. KUO, S. J. YEH, F. C. LIN u. J. S. HUNG: Effects of oral verapamil in patients with atrioventricular reentrant tachycardia incorporating an accessory pathway. Circulation **67** (1983), 426–433

171. WU, D.: A-V nodal reentry. Pace **6** (1983), 1190–1200

172. WYNDHAM, C. R. C., F. AMAT-Y-LEON, D. WU, P. DENES, R. DHINGRA, R. SIMPSON u. K. M. ROSEN: Effects of cycle length on atrial vulnerability. Circulation **55** (1977), 260–267

173. WYNDHAM, C. R. C., M. F. ARNSDORF, S. LEVITSKY, T. C. SMITH, R. C. DHINGRA, P. DENES u. K. M. ROSEN: Successful surgical excision of focal paroxysmal atrial tachycardia. Observation in vivo and in vitro. Circulation **62** (1980), 1365–1372

174. YEE, R., u. G. J. KLEIN: Syncope in the Wolff-Parkinson-White syndrome: Incidence and electrophysiologic correlatates. Pace **7** (1984), 381–388

175. YEE, R., G. M. GUIRAUDON, M. J. GARDNER, S. S. GULAMHUSEIN u. G. J. KLEIN: Refractory paroxysmal sinus tachycardia: Management by subtotal right atrial exclusion. J. Amer. Coll. Cardiol. **3** (1984), 400–404

176. ZIPES, D. P., P. R. FOSTER, P. J. TROUP u. D. H. PEDERSEN: Atrial induction of ventricular tachycardia: Reentry versus triggered automaticity. Amer. J. Cardiol. **44** (1979), 1–8

12. Die malignen ventrikulären Tachyarrhythmien

Unter Mitarbeit von Karin Rathgen

Diagnostik, Therapie und Rezidivprophylaxe ventrikulärer Tachyarrhythmien (VTA) sind derzeitig aktuellster Forschungsgegenstand auf dem Fachgebiet der Herzrhythmusstörungen. Die Literatur ist kaum überschaubar. Das stetig gewachsene Interesse an malignen VTA hat unseres Erachtens mehrere Ursachen:

— Derartige Arrhythmien sind zu etwa 85% Mechanismus eines plötzlichen Herztodes (120). Das Problem des „sudden death" ist in allen hochindustrialisierten Ländern aktuell. So erleiden allein in den USA täglich etwa tausend Menschen, zumeist im Alter unter 65 Jahren, einen akuten Herztod (180).

— Der medizinische und auch medizintechnische Fortschritt der vergangenen 10 Jahre verurteilt den Kardiologen nicht mehr, weder auf diagnostischem noch auf therapeutischem Gebiet, zur Resignation.

— Der diagnostische Fortschritt wurde aus unserer Sicht eingeleitet durch den Vorschlag einer Klassifikation von VTA hinsichtlich ihres Malignitätsgrades als Vorläufer eines plötzlichen Herztodes von Lown und Wolf (98). Parallel zu diesem theoretischen, heute bisweilen umstrittenen und erweiterungsbedürftigen Konzept (9, 12, 51, 95, 102, 111, 118, 121, 124, 154, 165), entwickelte sich die Langzeit-Elektrokardiographie (Holter-Monitoring) mit der Möglichkeit einer computergestützten Auswertung zu einem klinischen Routineverfahren.

Bereits 1972 wagten Wellens et al. (169) den Zugriff zur artifiziellen Induktion und Terminierung von ventrikulären Tachykardien (VT) mittels Herzkatheterismus und programmierter Kammerstimulation. Dieses Verfahren konnte dann in den vergangenen Jahren unter maßgeblicher Beteiligung der Arbeitsgruppen um Wellens (24, 25, 170, 171, 172, 173) und Josephson (29, 31, 45, 78, 82, 85, 139, 168) erweitert und hinsichtlich des klinischen und prognostischen Wertes validiert werden. Nachdem über viele Jahre in den international führenden Zentren unterschiedliche Stimulationsprogramme zur Induktion von VT angewandt wurden (3, 13, 17, 24, 25, 31, 39, 44, 52, 74, 82, 96, 99, 112, 116, 122, 127, 131, 144, 150, 172), konnten auf der Basis dieser Befunde erst kürzlich verbindliche Richtlinien zu einem einheitlichen Untersuchungsprogramm erarbeitet werden (174). Dieses Verfahren findet ferner Anwendung zur Effektivitätsbeurteilung einer antiarrhythmischen Pharmakotherapie (10, 23, 28, 32, 44, 53, 74, 94, 104, 109, 121, 126, 131, 138, 157, 163, 168). So gelang es unter der Kontrolle der programmierten Kammerstimulation (PVS) die Rezidiv- und Sterberate von Patienten mit VT beträchtlich zu senken.

Auch zur Diagnostik der Ursachen unklarer Synkopen (2, 42, 46, 65, 71, 117, 180) und auch zur Erkennung von Risikoträgern für einen plötzlichen Herztod ohne (17, 77, 133, 159, 161, 180) und im Zusammenhang mit einem vorausgegangenen Myokardinfarkt (8, 101) hat das Verfahren der PVS einen sicheren Platz in der kardiologischen Praxis erworben.

— Im vergangenen Dezennium wurden ferner eine ganze Reihe neuer und hochwirksamer Antiarrhythmika eingeführt (11, 89, 128, 129, 130). Erinnert sei in diesem Zusammenhang an die Pharmaka Amiodarone, Encainid, Ethmozin, Disopyramid, Flecainid, Mexiletin, Lorcainid, Propafenon und Tocainid. Die stürmische Entwicklung der Schrittmacherelektronik und -konfektionierung sowie langlebige Energiequellen machten die Anwendung tachykardieterminierender Stimulatoren (23, 52, 54, 134, 135, 182) und intrakardialer Defibrillatoren (23, 47, 114, 143, 181, 182) möglich. Durch die Verfeinerung der diagnostischen Möglichkeiten und den Einsatz von Mapping-Verfahren (60, 83, 87, 88, 90, 141, 166) wurden die Voraussetzungen geschaffen, arrhythmogene Herde exakt zu lokalisieren, um sie einer transvasalen Katheterablation (5, 23) oder dem chirurgischen Zugriff zugänglich zu machen. Durch alle genannten diagnostischen und therapeutischen Verfahren gelang es, die Mortalitätsrate von Patienten mit malignen VTA von etwa 40% auf 5% pro Jahr zu senken (18, 30, 53, 126, 131).

Ungelöst sind weiterhin Probleme der Erkennung von Risikoträgern, einen plötzlichen Herztod zu erleiden. In diesem Zusammenhang wurden noch vor wenigen Jahren große Hoffnungen auf die Registrierung von Mikropotentialen gesetzt (20, 22, 89, 91, 141, 162).

— Heute wissen wir, daß das Problem des plötzlichen Herztodes komplexer Natur ist und weitere Faktoren, so die Morphologie (Aneurysma, A- und Hypokinesie, Koronarbefunde), die Stoffwechselsituation des Myokards (Ischämie) und die sich als Summe ergebende Herzfunktion, das Risiko determinieren (22, 26, 30, 101, 103, 125, 131, 142, 147, 149, 151, 155). So sind die arrhythmogenen Vorbedingungen sowohl das Ergebnis als auch Ursache einer gestörten Herzfunktion, die dann als Summe das Risiko und den Eintritt eines „sudden death" bedingen. Die Diagnostik muß alle diese Faktoren berücksichtigen und ihren pathogenetischen Stellenwert abschätzen; die Therapie hingegen sollte alle Anteile dieses multifaktoriellen Gefüges zielgerichtet beeinflussen und die Herzfunktion komplex stabilisieren.

12.1. Einteilungsprinzipien ventrikulärer Tachyarrhythmien

Zur Beschreibung und Einteilung von VTA finden sich in der Literatur zahlreiche Varianten. Dieser Sachverhalt erschwert oft eine Verständigung und einen Vergleich unterschiedlicher Studien. Zumeist werden deskriptive Einteilungen hinsichtlich des elektrokardiographischen Bildes und der Verlaufsform bevorzugt.

Kaum noch verwendet wird die Unterteilung von VT in die Typen Gallavardin (61) und Bouveret-Hoffmann (16, 73). Während es sich bei der erstgenannten Form um eine zumeist extrasystolisch induzierte und nach mehr oder weniger langen Salven spontan endende VT handelt („tachycardie en salves"), ist die zweite auch als essentielle paroxysmale Tachykardie bezeichnete VT perpetuiert. Noch häufig in Gebrauch ist die durch Dessertenne et al. (40) geprägte Bezeichnung der „torsades de pointes", insbesondere im Zusammenhang mit VT beim QT-Syndrom (6, 72, 76, 80, 113, 131, 145, 148, 158).

Einer Empfehlung der Arbeitsgruppe um Wellens (174) folgend, sollte im Hinblick auf eine Vergleichbarkeit internationaler

Studien folgende Definition benutzt werden:

1. Unter einer beständigen VT („sustained ventricular tachycardia") werden Arrhythmien mit einer Dauer von länger als 30 s verstanden, die eine artifizielle Terminierung erforderlich machen.

2. Bei spontan endenden VT („nonsustained ventricular tachycardia") unterscheidet die vorgeschlagene Einteilung zwischen Formen ohne bzw. mit artifizieller Induktion durch Elektrostimulation. Im Falle eines spontanen Beginnes genügen zu einer Zuordnung bereits drei konsekutive Aktionen sowie Phasen längerer Dauer mit Abbruch ohne Intervention. Unter einer PVS ist eine spontan endende VT charakterisiert durch minimal 6 Aktionen und eine Dauer bis zu 29 Sekunden. In eigenen Untersuchungen (131) haben wir als eine nonsustained VT unabhängig vom Entstehungsmechanismus 5 und mehr Aktionen mit spontanem Ende akzeptiert.

Unter Berücksichtigung der Konfiguration der QRS-Komplexe unterscheiden Wellens et al. (174):

— eine *monomorphe* von einer *polymorphen VT*. Monomorphe VT haben eine Frequenz von schneller als 100/min mit regelmäßiger Zyklusdauer und identischer Konfiguration der Kammerkomplexe. Die polymorphen VT sind definiert durch einen häufigen Wechsel der Morphologie der Kammerkomplexe innerhalb von 1 bis 2 Sekunden oder mindestens nach 6 Aktionen. Der Begriff der polymorphen VT wird auch dann, für uns fälschlich, angewandt, wenn zu unterschiedlichen Zeiten VT mit mehreren Konfigurationstypen von QRS beobachtet werden. Für diesen Sachverhalt prägten Josephson et al. (85) den Terminus der *Pleomorphie*.

— Ein Kammerflattern und -flimmern kann unterstellt werden, wenn eine völlig unregelmäßige und chaotische elektrische Aktivität der Kammern im EKG nachweisbar ist.

Ferner unterscheiden die genannten Autoren (174) *klinische* von *nichtklinischen* VT. Während die erstgenannte Form spontan auftritt und im Oberflächen- oder Langzeit-EKG dokumentiert sein sollte, handelt es sich bei nichtklinischen VT um Beobachtungen im Katheterlabor unter artifizieller Induktion durch Elektrostimulation, auch ohne daß eine Tachykardieanamnese bekannt ist. Unter strenger Definition müssen als nichtklinische VT auch solche Arrhythmien bezeichnet werden, die, durch PVS provoziert, eine im Vergleich zur spontan beobachteten VT differente QRS-Konfiguration zeigen. In derartig gelagerten Situationen sollten jedoch keine Aussagen zum klinischen Wert verknüpft werden, da bei einem Patienten durchaus auch alternativ mehrere Formen einer VT beobachtet werden können (Abb. 12.1.).
Unzureichend beachtet wird aus unserer Sicht die Möglichkeit zu einer Einteilung der VT entsprechend ihres elektrophysiologischen Pathomechanismus (106). Es besteht die Wahrscheinlichkeit, daß unter Berücksichtigung der pathogenetischen Mechanismen einer VT Rückschlüsse auf eine Differentialtherapie möglich werden. Wir unterscheiden folgende Mechanismen (Tab. 12.1.):

1. Die **fokale ventrikuläre Tachykardie** (FVT) ist charakterisiert durch eine pathologische Impulsbildung von Zellen des His-Purkinje-Systems oder des ventrikulären Arbeitsmyokards. Zumeist handelt es sich um monomorphe, spontan endende VT mit Frequenzen zwischen 100 und 150 Aktionen/min. Die Übergänge zwischen einem beschleunigten ventrikulären Rhythmus („accelerated ventricular rhythm" nach alter Nomenklatur idioventrikulärer Rhythmus oder Tachykar-

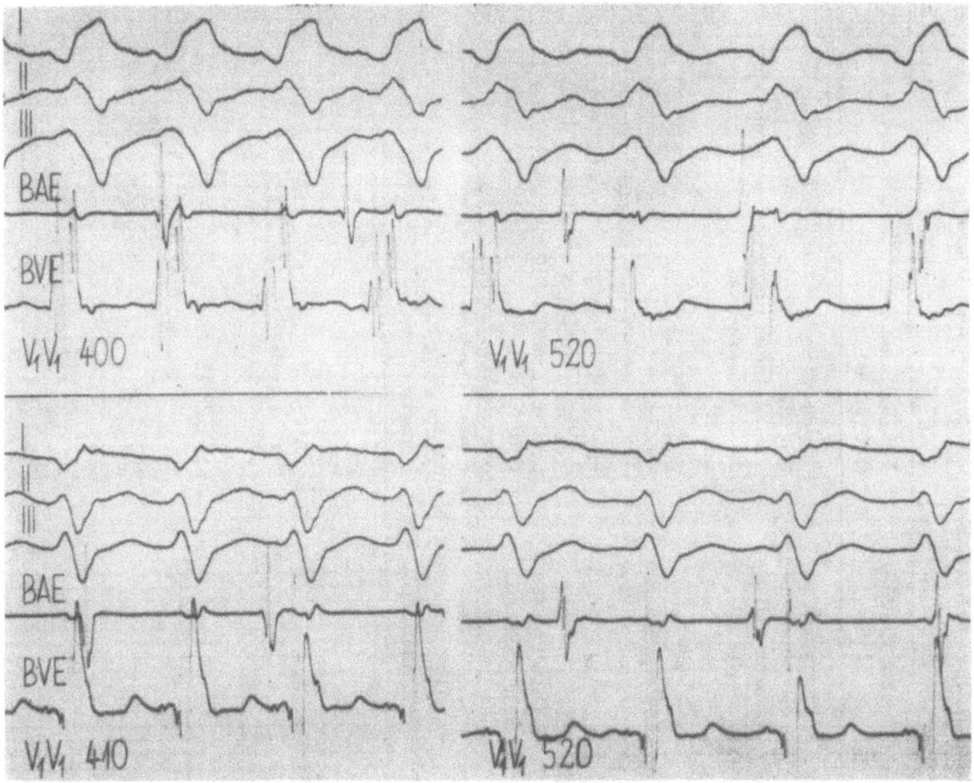

Abb. 12.1. Unterschiedliche Typen einer Kammertachykardie bei einem Patienten. Einthoven-Abl. I bis III, bipolares atriales Elektrogramm (BAE) und bipolares ventrikuläres Elektrogramm (BVE).
Es finden sich zwei differente Formen der QRS-Konfiguration (Linksschenkelblock- bzw. Rechtsschenkelblock-Typ) und des Frequenzverhaltens (400—410 ms bzw. 520 ms).

die) und einer FVT sind fließend. So können auch bei FVT mit einer Automatierate zwischen 100 und 120/min unter physischer Belastung oder nach Atropingabe typische Fusionssystolen als Zeichen einer Interferenzdissoziation zwischen Sinus- und ektopem ventrikulären Rhythmus gesehen werden (Abb. 12.2.). Sowohl beschleunigte ventrikuläre Rhythmen als auch FVT sind in der Frühphase des akuten Myokardinfarktes nicht selten (7), können dann jedoch im weiteren Verlauf schwinden, ohne erneut in Erscheinung zu treten.
FVT sind im Regelfalle durch Elektrostimulation nicht induzierbar bzw. artifiziell zu beenden (26, 52, 59, 69, 89, 131). Während ein Fokus auf eine programmierte Einzelstimulation mit einem „reset“ (Phasenverschiebung) der Automatie reagiert, kann eine FVT durch eine Reizung mit höherer Frequenz supprimiert werden. Die ektope Automatie setzt jedoch nach Abschalten der Stimulation nach einer Poststimulationspause erneut ein. Die FVT beginnt zumeist spontan ohne ersichtlichen Grund. Die erste Aktion hat im Vergleich zu allen folgenden eine identische Konfiguration der QRS-Komplexe. Oft ist unmittelbar nach dem Ein-

Tabelle 12.1. Elektrokardiographische und elektrokardiologische Charakteristika der verschiedenen Mechanismen ventrikulärer Tachykardien (siehe auch Tab. 5.3.)

Zeichen	Interventrikuläres Reentry	Intraventrikuläres Reentry	Kammerflattern	Fokale Kammertachykardie	QT-Syndrom
QRS-Konfiguration	in Übereinstimmung mit einem Faszikel- und/oder Schenkelblockbild	überwiegend Bild eines RSB, aber ansonsten unabhängig von einem Typ des Faszikel- oder Schenkelblock	„Haarnadelkurve" des EKG ohne exakt abgrenzbare QRS-Komplexe	unabhängig von einem typischen Blockbild — wird bestimmt durch die Lokalisation des Fokus	polymorphe VT, zumeist mit Spitzenumkehr
Zyklusdauer	> 350 ms	< 350 ms	160—250 ms	> 400 ms	< 200 ms
Induktion	extrasystolisch (spontan/artifiziell)	extrasystolisch (spontan/artifiziell)	extrasystolisch (spontan/artifiziell)	spontan	spontan/ extrasystolisch
Verlaufsform	beständige Form	beständige und/oder spontan endende Form	spontan endend, sudden death	häufiger Wechsel in den Sinusrhythmus	spontan endend, sudden death
intrakardiales EKG	H-Potential vor QRS retrograde 1:1 oder $n:n-1$ Leitung	kein H-Potential oder QRS folgend, Av-Dissoziation	kein H-Potential Av-Dissoziation	kein H-Potential oder QRS folgend retrograde 1:1- oder $n:n-1$-Leitung	kein H-Potential Av-Dissoziation
Terminierung	Stimulation	Stimulation	spontan, Defibrillation	spontan, medikamentös	spontan, medikamentös

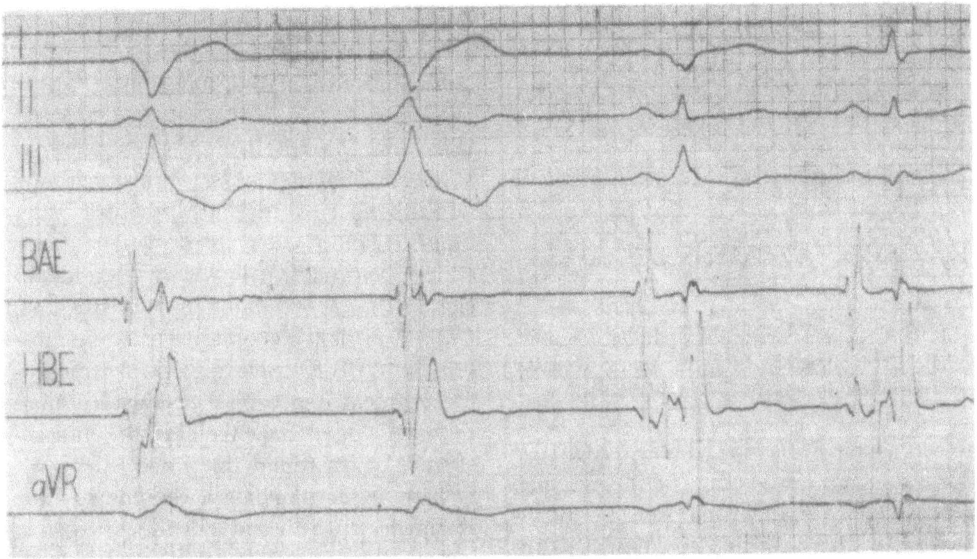

Abb. 12.2. Beschleunigter ventrikulärer Rhythmus („idioventrikuläre Tachykardie“) mit spontanem Übergang in den Sinusrhythmus nach einer Fusionssystole (3. Aktion).
Einthoven-Abl. I bis III, bipolares atriales Elektrogramm (BAE), His-Bündel-Elektrogramm (HBE) und Goldberger-Abl. aVR.

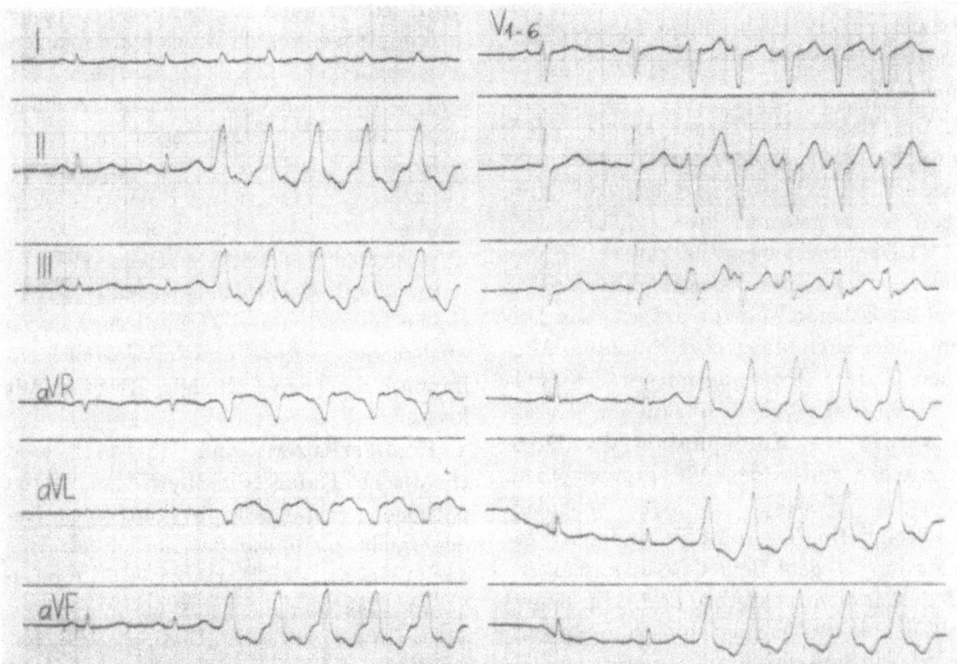

Abb. 12.3. Fokale ventrikuläre Tachykardie.
Die erste Aktion der Tachykardie ist hinsichtlich ihrer formalen Konfiguration von QRS mit allen folgenden Elektrosystolen identisch. Einthoven-, Goldberger- und Wilson-Abl.

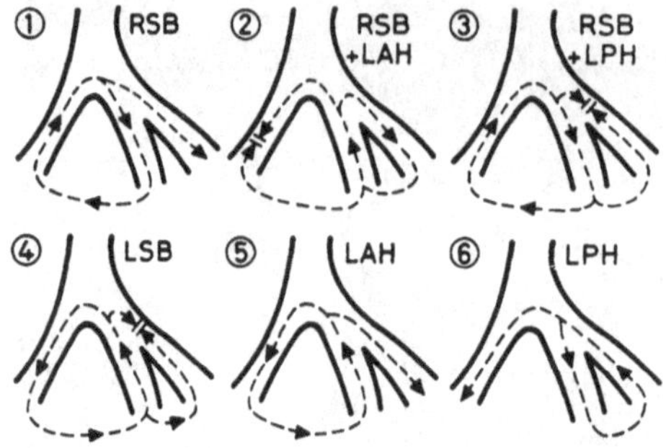

Abb. 12.4. Schematische Darstellung der möglichen Erregungsabläufe beim Makro-Reentry über das Faszikel- bzw. Schenkelsystem.

setzen einer FVT ein Kürzerwerden der Zykluslängen („warming up") und eine progressive Verlängerung der Periodendauer der Tachykardie („cool down") kurz vor Ende einer Attacke zu beobachten. Es findet sich ein häufiger Wechsel zwischen FVT und Sinusrhythmus (Abb. 12.3.).

Im Einzelfalle kann eine klinische Differenzierung zwischen einer getriggerten Automatie und einer FVT schwierig werden (179).

2. Die **Makro-Reentrytachykardie** (MRT) infolge einer Kreiserregung über das System der Schenkel und Faszikel (Abb. 12.4.) ist insgesamt selten (97, 158, 160, 171). Die Erregungswelle kann z. B. den linken Schenkel für die retrograde und den rechten Schenkel für die anterograde Leitung oder auch umgekehrt benutzen. Aber auch andere Erregungsmuster über die Faszikel sind möglich. Aus diesem Grunde entspricht die Konfiguration der QRS-Komplexe unter der VT immer einem typischen Faszikel- und/oder Schenkelblockbild. Im Gegensatz zu anderen Formen der VT geht dem QRS-Komplex ein H-Potential voraus (Abb. 12.5.). Im Regelfalle ist elektrokardiographisch auch während des Sinusrhythmus ein intraventrikulärer Leitungsblock nachweisbar.

3. Das **Mikro- oder intraventrikuläre Reentry** (IVR) ist schwer lokalisierbar. Diese häufigste Form der VT benutzt keine präformierten Strukturen, sondern läuft in individueller Variabilität innerhalb des Arbeitsmyokards beider Kammern ab. Der Quell- und Austrittspunkt sowie der Umfang der Erregungswelle sind ausschließlich durch intrakavitäre Mapping-Verfahren oder intraoperativ durch endo- oder epikardiale Ableitungen lokalisierbar (5, 57, 60, 83, 87, 88, 90, 108, 146, 166). Aus den genannten Gründen müssen die QRS-Komplexe elektrokardiographisch nicht den typischen Mustern eines Faszikel- oder Schenkelblockes entsprechen (Abb. 12.6 und 12.7.). Da jedoch zumeist eine morphologisch veränderte linke Kammer ein Substrat zur Kreiserregung bietet, finden sich überwiegend rechtsschenkelblockartig deformierte Kammerkomplexe unter der VT. Im Einzelfalle sind sogar mehrere Konfigurationstypen einer VT alternativ möglich (85). Damit kann jedoch nicht die definitive Aussage verknüpft werden, daß es sich um mehrere unterschiedliche Kreistachykardien handelt. Oft handelt es sich um unterschiedliche Ausbreitungsrichtungen der Erregungswelle oder um differente Austrittspunkte einer identischen Reentry-Tachykardie.

Typisch für das MRT und das IVR ist naturgemäß die Möglichkeit einer artifiziellen Induktion und Terminierung durch zeitlich definierte Einzel- oder Mehrfachimpulse bzw. eine schnelle Reizung mit kritischer Frequenz.

4. **Kammerflattern und -flimmern** sind chaotische Kammerdysrhythmien, deren pathogenetisch-elektrophysiologische Genese nicht eindeutig definierbar ist. Wie auch beim atrialen Flattern und Flimmern könnte das von ALLESSIE et al. für den Vorhof nachgewiesene „leading circle concept" eines Erregungskreisens unterstellt werden. Es kann aus einer Bradykardie heraus entstehen (110), aus dem Sinusrhythmus heraus durch Extrasystolen

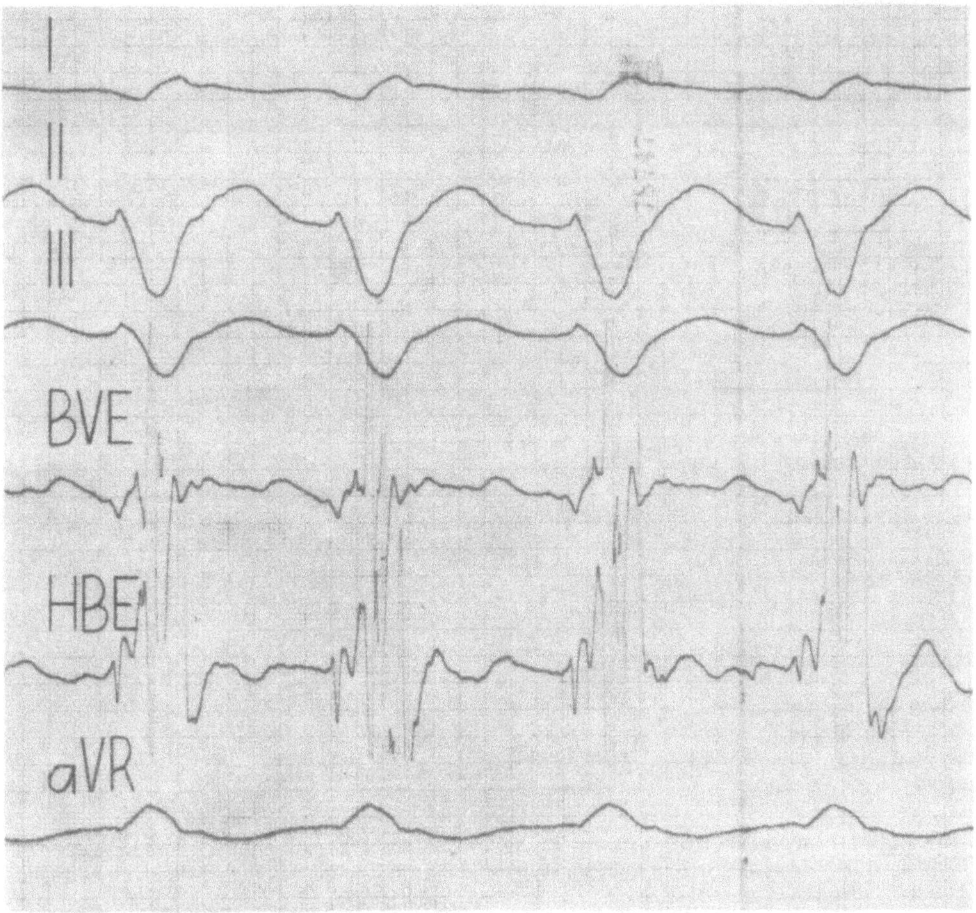

Abb. 12.5. Typisches Elektrogramm beim Makro-Reentry.
Einthoven-Abl. I bis III, bipolares ventrikuläres (BVE) und His-Bündel-Elektrogramm (HBE) sowie Goldberger-Abl. aVR.
Im HBE geht der ventrikulären Erregung der Spike eines H-Potentiales voraus.

induziert sein und aus einer VT heraus als finales Endstadium eintreten. Aufgrund der hämodynamischen Konsequenzen derartiger Arrhythmien mit einem Abfall des Herzzeitvolumens nahe Null, handelt es sich um die bösartigste Form der Kammerdysrhythmien. Sie ist häufigste Ursache (85%) des plötzlichen Herztodes und bedarf daher einer sicheren Rezidivprophylaxe.

5. Das **QT-Syndrom** (QTS) ist insgesamt selten (6, 15, 35, 72, 80, 81, 113, 115, 137, 145, 152, 158, 167). Neben dem familiären rezessiv vererbbaren JERVELL-LANGE-NIELSEN-Syndrom (81) mit Taubheit oder Innenohrschwerhörigkeit, finden sich Krankheitsbilder mit isolierten QT-Zeitverlängerungen, die nach den Erstbeschreibern ROMANO (137) und WARD (167) benannt sind. Das ROMANO-WARD-Syndrom ist autosomal dominant vererbbar. Daneben kann eine QT-Prolongierung und damit die Neigung zur malignen VTA auch erworben werden. Neben Repolarisations-

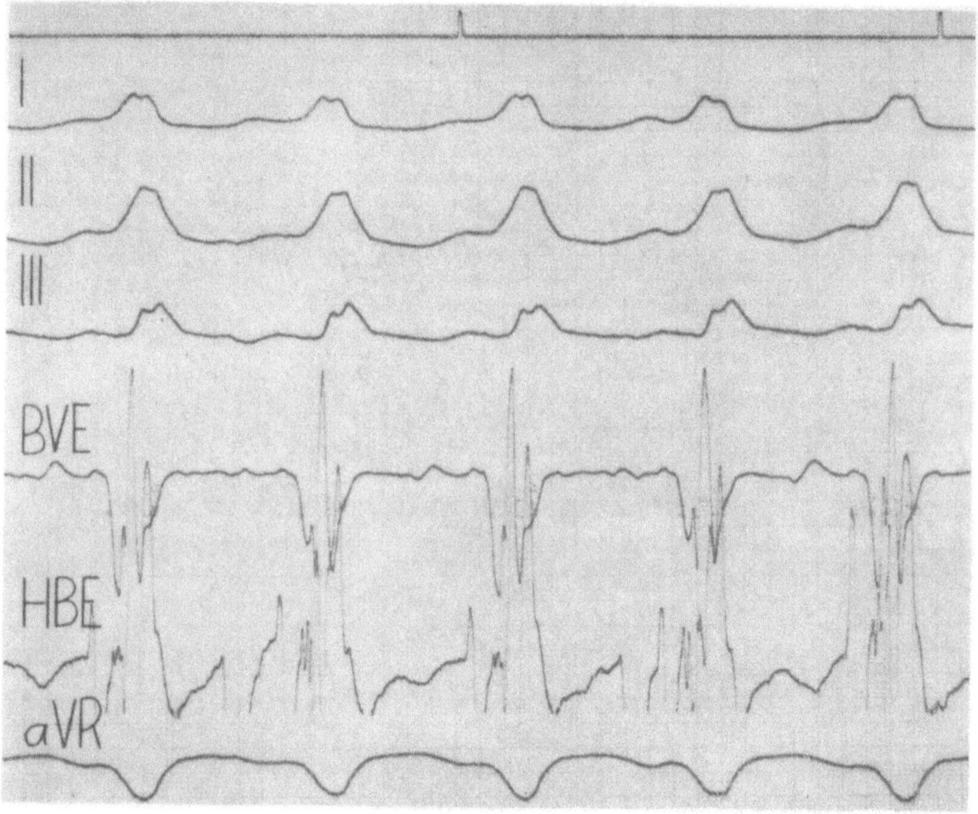

Abb. 12.6. Intraventrikuläre Reentry-Tachykardie. Ableitungsprogramm entsprechend Abbildung 12.5. Der QRS-Konfigurationstyp erlaubt keine Zuordnung zu einem typischen Faszikel- oder Schenkelblock-EKG.

störungen in der Akutphase eines Myokardinfarktes oder einer floriden Myokarditis können Elektrolytstörungen und alle Antiarrhythmika mit Ausnahme derjenigen der Klasse IB (Lidokain, Mexiletin, Tocainid, Diphenylhydantoin) und Beta-Rezeptorenblocker derartige EKG-Veränderungen bedingen. Dieser Effekt ist insbesondere beim Chinidin, Disopyramid, Procainamid und Amiodarone für schwere arrhythmogene Nebenwirkungen verantwortlich.

Bereits die atypische und mit anderen malignen VTA kaum vergleichbare Form der Arrhythmie läßt für die Torsades de pointes einen eigenständigen Pathomechanismus erwarten. Obgleich noch zahlreiche Fragen nicht beantwortet werden können (145, 152), muß eine innerhalb der verschiedenen Abschnitte des Kammermyokards desorganisierte Repolarisation unterstellt werden. Zahlreiche Untersuchungen (145) weisen auf eine besondere Bedeutung der sympathischen Innervation des Herzens hin, die zu einer Imbalance der Repolarisationsphase führt. Aufgrund der eigenständigen Ätiologie und der verschiedenen Pathomechanismen müssen die diagnostischen und therapeutischen Maßnahmen im Vergleich zu allen anderen VTA differenzierter eingeordnet werden.

Die elektrokardiologischen Charakteri-

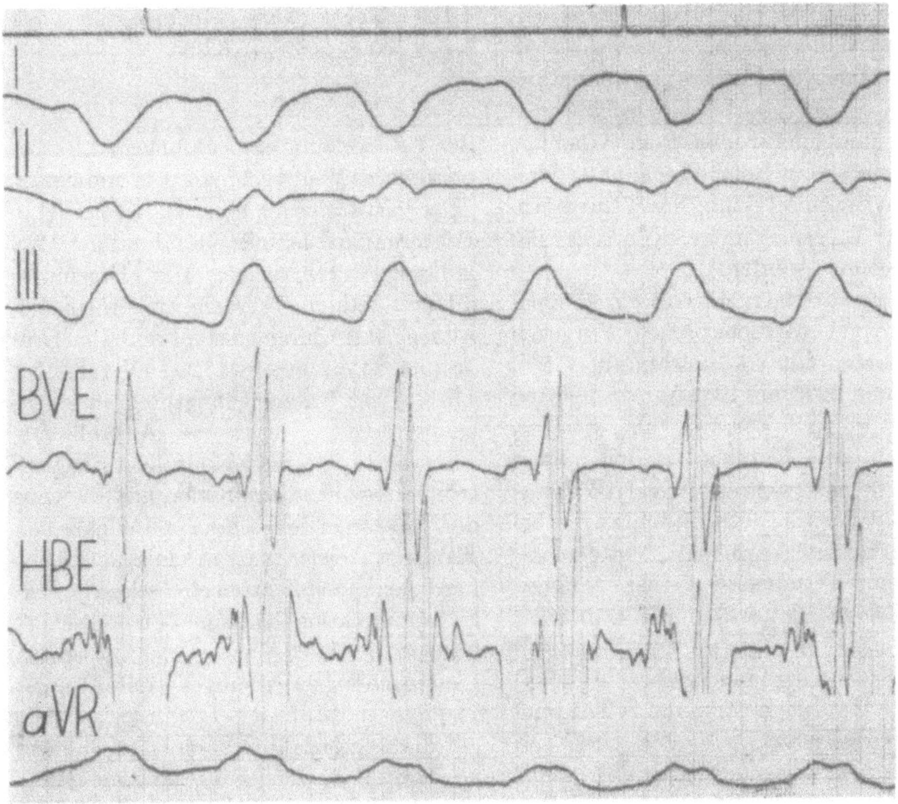

Abb. 12.7. Intraventrikuläre Reentry-Tachykardie. Ableitungsprogramm entsprechend Abbildung 12.5. Die QRS-Konfiguration der Tachykardie ähnelt dem EKG-Bild eines Rechtsschenkelblockes in Kombination mit einem links-posterioren Faszikelblock.

stika der unterschiedlichen Formen der VT sind in Tabelle 12.1. zusammengestellt. Sie bilden die Grundlage für ihre Zuordnung zu einem dieser Mechanismen. Da mit Ausnahme des QT-Syndroms (s. S. 424) in Anbetracht des Malignitätsgrades bei allen Patienten mit VTA eine Indikation zu einem invasiven Vorgehen — insbesondere in Hinblick auf eine serielle Antiarrhythmika-Testung unter PVS besteht (78) — können alle erforderlichen Daten zu einer pathogenetischen Klassifikation gewonnen werden.

12.2. Diagnostisches Vorgehen bei malignen ventrikulären Tachyarrhythmien

Patienten mit malignen VTA sind Risikoträger, einen plötzlichen Herztod zu erleiden (17, 30, 77, 180). Aus diesem Grunde würden wir die Forderung der Arbeitsgruppe um Horowitz (78) „Patients with documented recurrent sustained ventricular tachycardia should undergo electrophysiologic testing as soon as the arrhythmia is recognized and the patient stabilized" unterstreichen. Unter der elektrokardiologischen Exploration können die Auslöse- und Perpetuierungsmechanismen erkannt und unmittelbar nach Erhebung aller Daten von Reizbildung und Erregungsleitung eine Testung der antiarrhythmischen Therapie unter Kontrolle der PVS begonnen werden.

Unsere Erfahrungen mit diesem diagnostischen und therapeutischen Vorgehen bei Patienten mit VT basieren auf 155 in den Jahren 1978 bis 1985 zur dringlichen Diagnostik und Therapie überwiesenen Patienten. Alle Kranken wurden mittels His-Bündel-Elektrographie und PVS entsprechend der im Methodikteil angegebenen Verfahren (s. 5.5.6.2.) untersucht. Falls keine Terminierung einer malignen VTA (Kammerflattern) durch Defibrillation erforderlich war, erfolgte bereits in der ersten Sitzung eine Antiarrhythmikatestung. Die Diagnostik von VTA muß darauf ausgerichtet sein, den Grad der *Vulnerabilitätssteigerung* und die damit verbundenen Mechanismen zu einer *Perpetuierung* einer Tachykardie sowie die im Einzelfalle spezifischen Triggermechanismen zu erfassen. Unter dieser Zielstellung sind verschiedene Methoden einsetzbar. Während eine gesteigerte Vulnerabilität durch die programmierte ventrikuläre Stimulation (PVS) und die Erfassung von ventrikulären Spätpotentialen („ventricular late potentials" VLP) bestimmt werden kann, ist die Bedeutung der Auslöser durch Holter-Monitoring definierbar. Selbstverständlich müssen auch die Art und der Schweregrad der kardialen Grundkrankheit berücksichtigt werden. Deren Diagnostik wird jedoch erst in zweiter Instanz wichtig, wenn die maligne Arrhythmie stabilisiert ist und für den Patienten ohne Gefährdung die Frage nach Möglichkeiten einer ursächlichen Therapie (Aneurysmaresektion, Koronaroperation) beantwortet werden muß.

12.2.1. Diagnostik der gesteigerten Kammervulnerabilität

Zur Beschreibung einer gesteigerten Erregbarkeit des Ventrikelmyokards und der an einer Perpetuierung einer VTA beteiligten Faktoren hat sich das Verfahren der PVS klinisch durchgesetzt. Die Ergebnisse dieser Methode werden zu einem gewissen Teil durch das **Stimulationsprogramm** determiniert (3, 25, 50, 112, 131, 174). Das Untersuchungsprogramm ist charakterisiert durch die Anzahl vorzeitiger Stimuli, die Zyklusdauer der ventrikulären Grundstimulation und die Orte der Reizung in der rechten und/oder linken Kammer. Ferner wird in einigen elektrokardiologischen Zentren eine schnelle Ventrikelstimulation bis zum „burst-pacing" und eine Wiederholung des gesamten Untersuchungsprogrammes unter einer Isoproterenol-Infusion (58) ausgeführt. Es gilt die Regel, daß unter einer zunehmend aggressiver werdenden Reizung die Sensitivität des Verfahrens zunimmt, während die Spezifität abnimmt (3, 17, 24, 31, 43, 45, 112, 174).

Bevorzugter *Stimulationsort* ist die Spitze der rechten Kammer. Einige Autoren (3, 50) fordern zusätzlich eine Reizung in der Ausflußbahn des rechten Ventrikels oder sogar der linken Kammer (116, 136). Ferner ist bislang die *Anzahl der erforderlichen vorzeitigen Impulse* nicht eindeutig festgelegt. Einigkeit besteht darüber, daß minimal 2 vorzeitige Reize notwendig sind. Jedoch werden auch 3 (25, 29, 116) und mehr (99) aufgewandt. Auch eine schnelle Stimulation kann erforderlich werden (3, 50). Alle zusätzlichen Manöver sind mit einer sehr hohen Rate falsch positiver Befunde verknüpft und stellen daher erhebliche Fehlerquellen bei der Einschätzung der klinischen Relevanz dar. Dies ist insbesondere für die Beurteilung der Ursachen und Mechanismen unklarer Syn-

kopen bedeutungsvoll (2, 42, 46, 65, 71, 117, 180).
Aus den genannten Gründen (Spezifitätsverlust) erfolgt in unserer Arbeitsgruppe (131) eine Reizung der rechten Ventrikelspitze, der Ausflußbahn und der Septumregion rechts mit maximal zwei vorzeitigen Einzelreizen bei zwei stimulierten Grundfrequenzen (600 und 500 ms bzw. 500 und 400 ms). Eine linksventrikuläre Stimulation wird ausschließlich bei dokumentierter VT bzw. Kammerflattern und zwingendem Verdacht hyperdynamer Synkopen nach erfolgloser Provokation nach beschriebener Methodik ausgeführt. Alle weiteren offenen Fragen versuchen wir mittels Langzeit-EKG zu beantworten. Die Erfahrung lehrt, daß die Beurteilung falsch-positiver Befunde im Vergleich zu falsch-negativen Resultaten größere Interpretationsprobleme bereitet.
Der *Stimulationsort* mit der höchsten Rate einer erfolgreichen artifiziellen Induktion einer VT ist regelhaft ($n = 94$ von 98; 95,9%) die Spitze der rechten Kammer (174). Nur selten gelingt darüber hinaus eine Tachykardieauslösung im Bereich des Septums oder der Ausflußbahn ($n = 3$ von 98) bzw. im linken Ventrikel ($n = 1$ von 5).
Unter dem Versuch, eine bekannte VT artifiziell zu provozieren, können verschiedene *Stimulationsmodi* effektiv sein. In der überwiegenden Zahl der Fälle gelingt dies durch eine Doppelstimulation bei Reizung mit einer festen Grundfrequenz ($n = 82$ von 98; 83,7%). Nur in Ausnahmefällen kann eine VT bereits

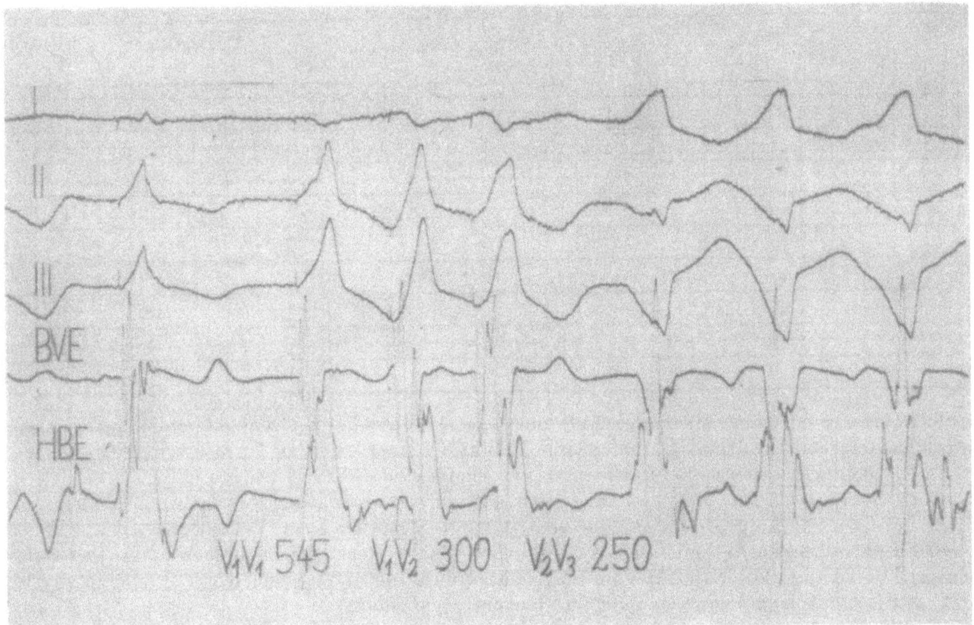

Abb. 12.8. Induktion einer intraventrikulären Reentry-Tachykardie durch zwei vorzeitige Extrareize während einer ventrikulären Basisstimulation.
Einthoven-Abl. I bis III, bipolares ventrikuläres (BVE) und His-Bündel-Elektrogramm (HBE).
Unter einer Basisstimulation mit einer Zyklusdauer von 545 ms induzieren zwei ventrikuläre Reize mit einer Vorzeitigkeit von 300 bzw. 250 ms eine Kammertachykardie. Im HBE sind vor der ventrikulären Erregung keine H-Potentiale nachweisbar; es handelt sich folglich um ein intraventrikuläres Erregungskreisen.

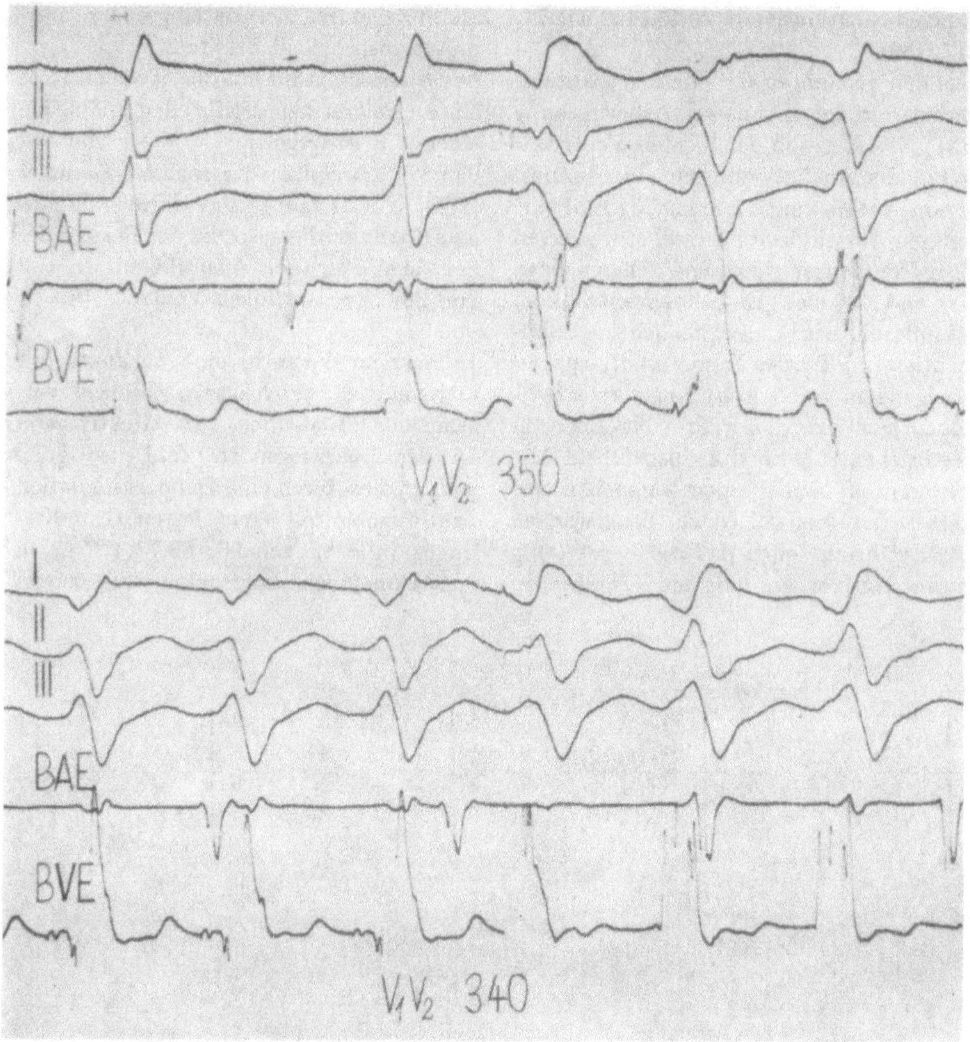

Abb. 12.9. Provokation einer Kammertachykardie durch einen vorzeitigen ventrikulären Stimulus während des Sinusrhythmus und Induktion einer zweiten Form einer ventrikulären Tachykardie durch einen weiteren Extrareiz (Kasuistik siehe Abb. 12.1.).
Einthoven-Abl. I bis III, bipolares atriales (BAE) und ventrikuläres Elektrogramm (BVE).
Während Sinusrhythmus induziert ein ventrikulärer Stimulus einer Vorzeitigkeit von 350 ms eine Kammertachykardie mit der Konfiguration eines Rechtsschenkelblocks. Ein weiterer Extrareiz mit einer Vorzeitigkeit von 340 ms überführt die erste Form der VT in eine zweite mit identischer Morphologie von QRS und längerer Zyklusdauer.

durch vorzeitige ventrikuläre ($n = 12$ von 98; 12,2%) oder sogar atriale Einzelreize ($n = 4$ von 98; 4,1%) auslösbar sein (Abb. 12.8. bis 12.10.). Es ist überraschend, daß auch eine schnelle Kammerstimulation nach erfolgloser Einzel- und Doppelstimulation nur in seltenen Fällen ($n = 4$ von 98; 4,1%) eine VT induziert (Abb. 12.11.). Es gilt die Regel (149), daß VT, die bereits mit vorzeitigen ventrikulären Einzelreizen

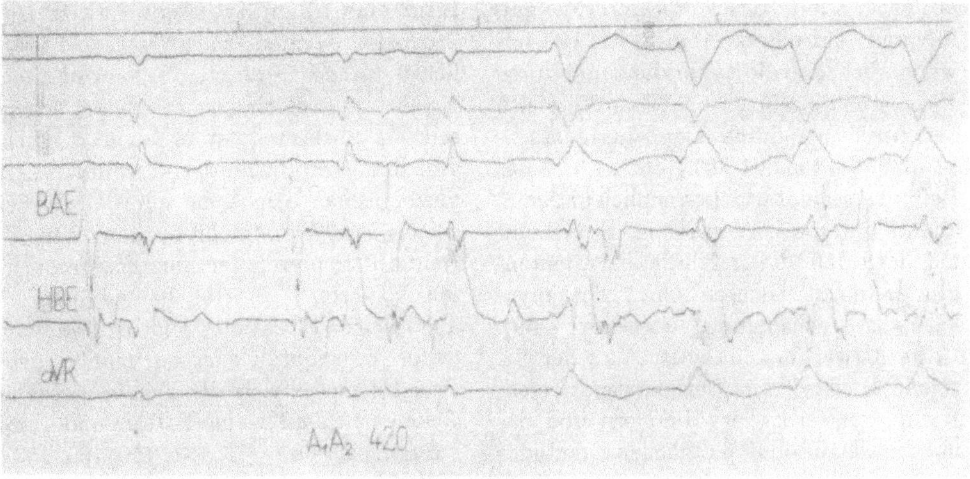

Abb. 12.10. Provokation einer Kammertachykardie durch einen vorzeitigen atrialen Extrareiz während des Sinusrhythmus. Ableitungsprogramm siehe Abbildung 12.2.

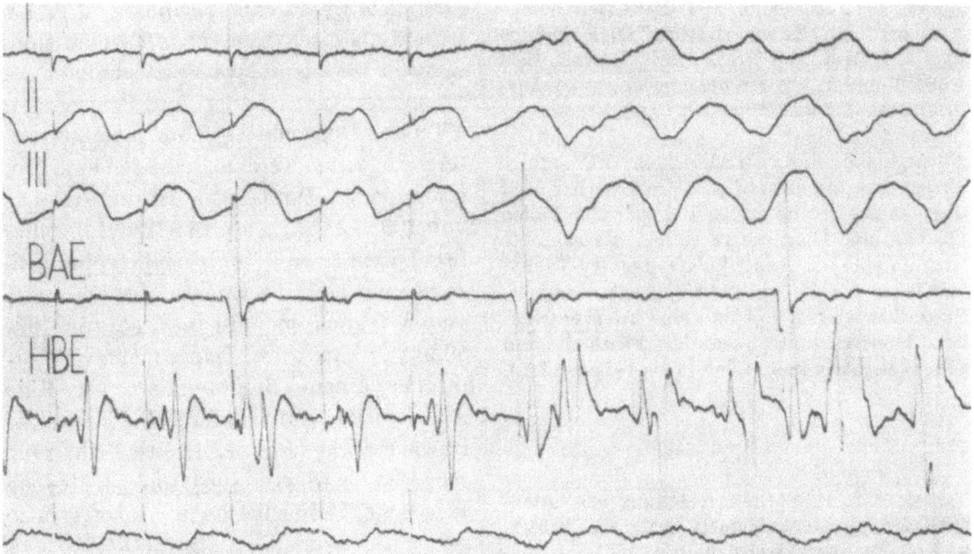

Abb. 12.11. Provokation einer ventrikulären Tachykardie durch eine schnelle Kammerstimulation.
Ableitungsprogramm siehe Abbildung 12.2.
Nach Abschalten einer schnellen ventrikulären Reizung mit einer Zyklusdauer von 250 ms resultiert eine intraventrikuläre Reentry-Tachykardie.

auslösbar sind, einen höheren Malignitätsgrad aufweisen. Daher ist es verwunderlich, daß die Zyklusdauer der durch Einzelstimuli induzierten VT im Vergleich zur Auslösung durch Doppelreize länger ist (389 ± 42 ms vs. 307 ± 62 ms). Dieser Befund erscheint widersprüchlich und muß anders interpretiert werden. Es scheint möglich, daß die gefährdete Patientengruppe einen höheren Grad der myokardialen Schädigung aufweist (149). Unter dieser Vorstellung ist das jeder VT eigene Risiko einer Degeneration in ein Kammerflattern oder -flimmern und damit die Gefahr eines plötzlichen Herztodes größer.

Durch die Methodik der PVS gelang eine Diagnose des zugrunde liegenden Mechanismus in allen Fällen. Unter 109 Patienten mit Kreiserregungen im umfassenden Sinne waren in 95 Fällen VT induzierbar, 9 Kranke kamen mit einer laufenden VT zur Terminierung zur Untersuchung, in einem weiteren Falle wurde die VT durch Kathetermanipulation ausgelöst. Bei 2 der insgesamt 109 Patienten waren Attacken von Kammerflattern ausschließlich nach Absetzen von Propranolol dokumentiert worden und bei 2 Kranken gelang eine Auslösung der VT ausschließlich unter Ergometerbelastung.
Naturgemäß sind ausschließlich VT infolge Erregungskreisens artifiziell provozierbar. Auf diese Weise gelang es, in 109 von 155 Fällen (70,3%) eine Diagnose zu stellen. Es handelte sich um eine intraventrikuläre Reentry-Tachykardie in 57 Fällen (36,8%), ein Kammerflattern in 43 (27,7%) und eine interventrikuläre Kreiserregung über das Faszikel- und Schenkelsystem in 9 Fällen (5,8%) (Tab. 12.2.).

Tabelle 12.2. Häufigkeitsverteilung der unterschiedlichen Mechanismen maligner ventrikulärer Tachyarrhythmien ($n = 155$)

Intraventrikuläres Reentry	57 (36,8%)
Kammerflattern	43 (27,7%)
interventrikuläres Reentry	9 (5,8%)
fokale Kammertachykardie	36 (23,2%)
QT-Syndrom	10 (6,5%)

Kann eine VT im Katheterlabor artifiziell provoziert werden, macht sich eine möglichst rasche Terminierung erforderlich. Neben den Mechanismen einer erfolgreichen Auslösung ist es auch möglich, auf der Grundlage der **Terminierungsmechanismen** Aussagen zum Grad der gesteigerten Vulnerabilität zu machen.
Da die Patienten unter einer hochfrequenten VT schnell in eine hämodynamisch ungünstige Situation gelangen können (142), die spontan oder auch unter dem Beendigungsversuch die Gefahr der Degeneration zum Kammerflattern und -flimmern in sich birgt (85, 131, 150, 159, 182), sollten während der Terminierung keine Risiken eingegangen werden. Aus diesem Grunde wird der zur Beendigung angewandte Stimulationsmodus in Abhängigkeit von der Zyklusdauer der VT gewählt. Ist die VT sehr schnell (Periodenlänge < 300 ms), ist eine sofortige Unterbrechung durch overdriving ($n = 22$ von 108, 20,4%) ratsam (Abb. 12.12.). Bei hämodynamisch tolerablen Formen können weniger aggressive Reiztechniken mit geringerer Quote einer Akzeleration der VT oder Degeneration zum Kammerflattern eingesetzt werden. So zeigen eine programmierte Doppelstimulation ($n = 13$ von 108; 12,0%; Abb. 12.13) und in seltenen Fällen ($n = 2$; Abb. 12.14.) eine Einzelreizung positive Effekte. Jedoch endet eine VT auch spontan ($n = 55$ von 108; 50,9%), ehe der Experimentalschrittmacher erneut programmiert ist. Eine Akzeleration von VT durch die Terminierungsversuche (Abb. 12.15.) ist nicht ganz selten ($n = 18$ von 108; 16,7%). Jedoch wird eine Defibrillation als ultima ratio nur in Ausnahmefällen erforderlich ($n = 14$ von 108; 13,0%; Abb. 12.16.). Diese kann notwendig sein, wenn die VT akzeleriert ($n = 6$) oder wenn primär eine maligne Kammerarrhythmie im Sinne eines Kammerflatterns ohne spontanes Ende ausgelöst wird ($n = 8$). In anderen Studien

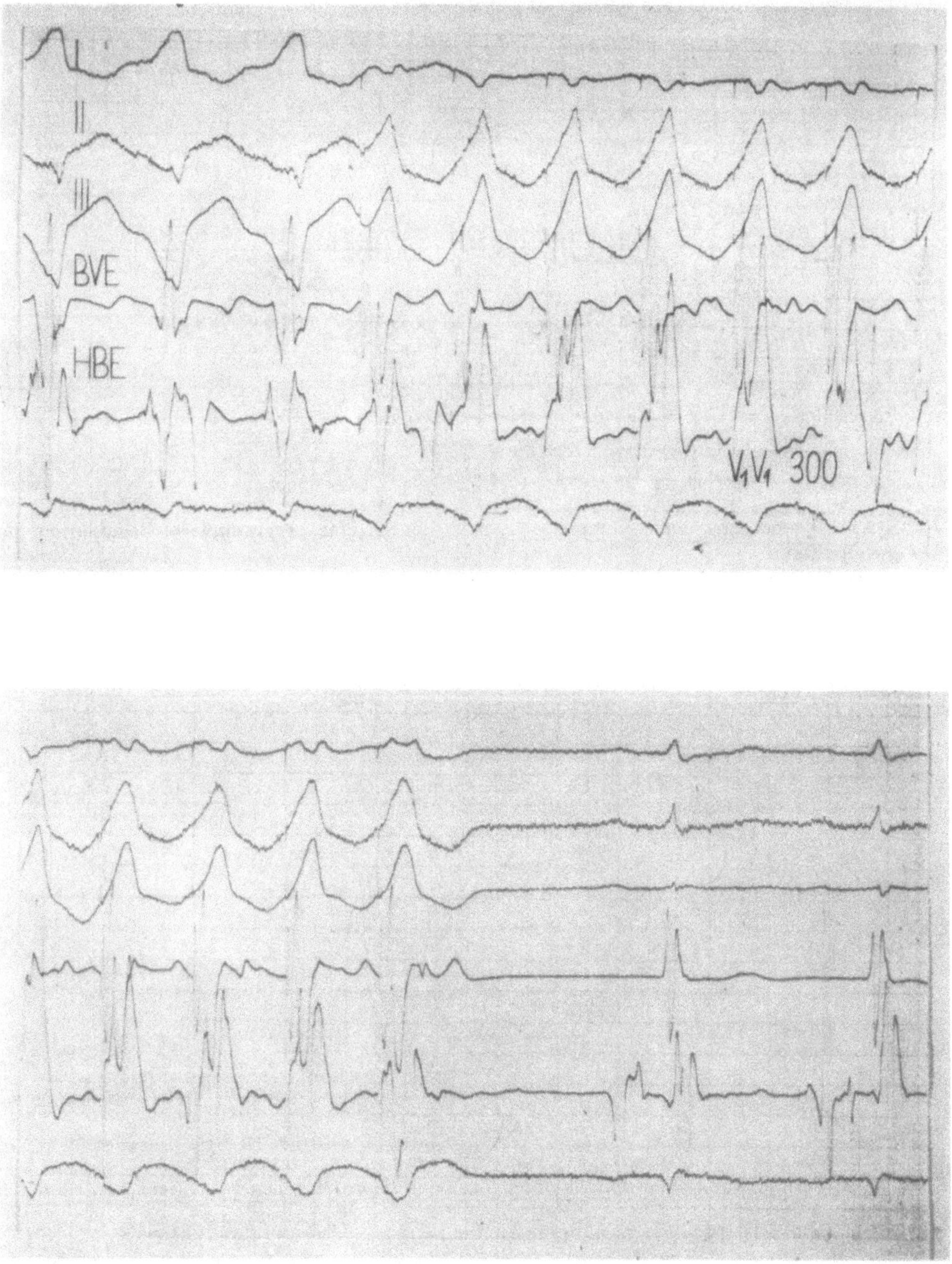

Abb. 12.12. Terminierung einer Kammertachykardie durch eine schnelle ventrikuläre Stimulation. Einthoven-Abl. I bis III, bipolares ventrikuläres (BVE) und His-Bündel-Elektrogramm (HBE) (fortlaufender Streifen).

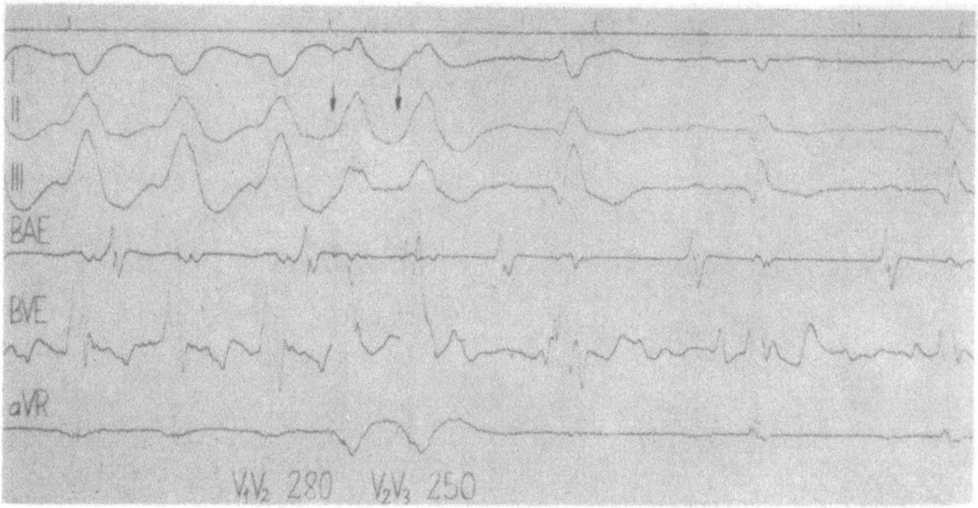

Abb. 12.13. Beendigung einer Kammertachykardie durch eine programmierte Stimulation mit Doppelimpulsen.
Ableitungsprogramm siehe Abbildung 12.9.

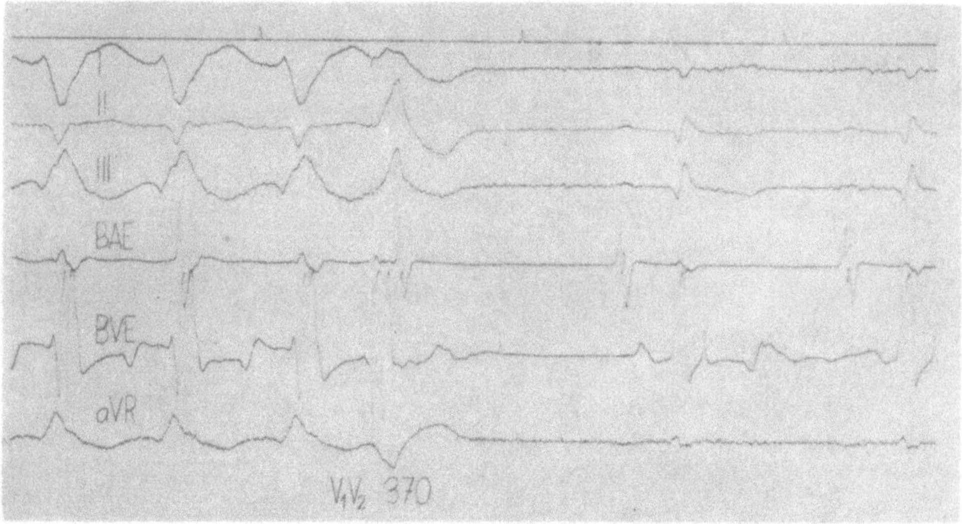

Abb. 12.14. Terminierung einer ventrikulären Tachykardie durch einen vorzeitigen ventrikulären Einzelreiz.
Ableitungsprogramm siehe Abbildung 12.9.

werden, wahrscheinlich unter Anwendung aggressiverer Reiztechniken, höhere Raten einer notwendigen Defibrillation angegeben. Die Häufigkeitsangaben schwanken zwischen 7 und 50% (99, 105, 139, 150). Von einigen Arbeitsgruppen (143, 181) wird die Kardioversion über spezielle Elektroden intrakardial ausgeführt, ein Verfahren, mit dem wir über keine eigenen Erfahrungen verfügen.

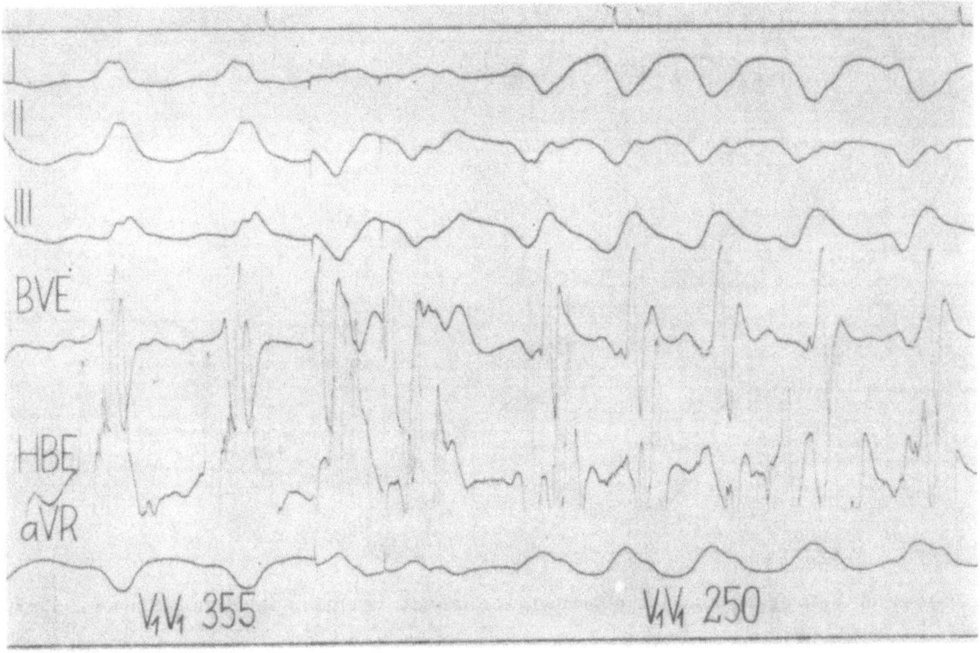

Abb. 12.15. Akzeleration einer Kammertachykardie durch einen Terminierungsversuch durch programmierte Stimulation.
Ableitprogramm siehe Abbildung 12.5.
Bei einer ventrikulären Tachykardie mit einer Zyklusdauer von 355 ms wird bei dem Versuch einer Beendigung durch Doppelreize eine Akzeleration der Tachykardie auf Periodenlängen von 250 ms provoziert.

Die Notwendigkeit zu einer Defibrillation kann unter Umständen vorherbestimmt werden. Im eigenen Patientengut zeigten ausschließlich Kranke mit hochgradigen linksventrikulären Funktionsstörungen infolge eines vorausgegangenen Myokardinfarktes ($n = 12$) oder mit dilatativer Kardiomyopathie ($n = 2$) maligne VTA.

Mit der **Ableitung ventrikulärer Spätpotentiale** von der Körperoberfläche oder über intrakavitäre Ableitungen wurden große Erwartungen verknüpft. VLP sind Ausdruck verzögerter oder fraktionierter lokaler Erregungswellen insbesondere in den Randzonen von Infarktarealen (48, 91, 141). Da sich derartige Ströme im Mikrovolt-Bereich bewegen, sind sie mit der üblichen elektrokardiographischen Ableittechnik nicht erfaßbar. Aus diesem Grunde wird das Oberflächen-EKG von der Brustwand abgeleitet und hochverstärkt (25 bis 125×10^3). Durch Averaging-Technik werden etwa 100 bis 200 Zyklen übereinander projiziert, wodurch der Rauschpegel vermindert wird, da inkonstante Signale gelöscht werden. Unter Zwischenschaltung eines Bandpass-Filters (30—300 Hz) und Begrenzung durch ein Triggerfenster (512 ms nach R-Zackenspitze) gelingt es, Mikropotentiale darzustellen.

Es wurde erwartet, daß bei Nachweis von VLP bei Patienten mit Myokardinfarkt sowohl in der Früh- als auch Spätphase prognostische Aussagen hinsichtlich des potentiellen Risikos, an malignen VTA zu erkranken oder einen plötzlichen Herztod zu erleiden, gemacht werden können (20, 91, 141). Auch Rückschlüsse zur Effek-

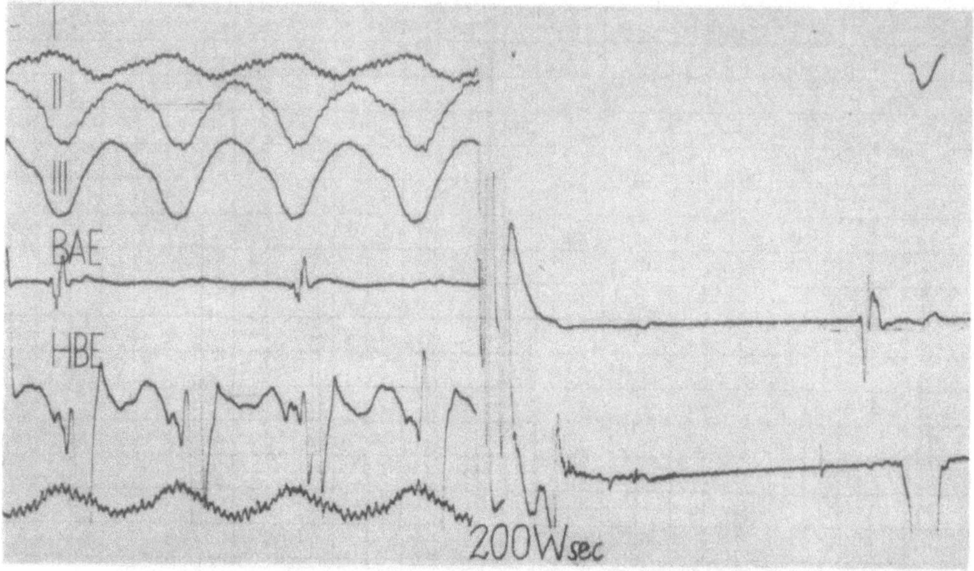

Abb. 12.16. Beendigung einer Kammertachykardie mit Übergang in Kammerflattern durch Defibrillation.
Ableitungsprogramm siehe Abbildung 12.2.

tivität einer antiarrhythmischen Therapie (18) und Aussagen zum Ort einer arrhythmogenen Zone (141) wurden erwartet. Diese optimistischen Vorstellungen wurden zum Teil enttäuscht.

Es kann jedoch als gesichert gelten, daß VLP Ausdruck lokaler Leitungsverzögerungen und fraktionierter Erregungswellen in einem morphologisch geschädigten ventrikulären Myokardareal sind und eine gewisse Neigung zu malignen VTA anzeigen (22, 91, 141). Sie sind bei Patienten mit ventrikulären Tachykardien in 70 bis 90% der Fälle nachweisbar (22) und nach erfolgreicher chirurgischer Intervention nicht mehr zu finden (162).

Die Arbeitsgruppe um Breithardt (20, 22) verfügt bereits über große Erfahrungen. Es wird mitgeteilt, daß beim Nachweis von VLP in der frühen Infarktphase ($n = 160$) das Risiko eines plötzlichen Herztodes bzw. einer VT um das drei- bis vierfache steigt. Werden auch Fälle im chronischen Stadium einer ischämischen Herzkrankheit einbezogen, steigt die Gesamtletalität von 7–8% auf 17% und die Inzidenz maligner VTA von etwa 2% auf 15% an (22). Breithardt et al. folgern, daß nachweisbaren VLP eine „Marker"-Funktion für ein potentielles Risiko zum Auftreten maligner VTA zukommt, während ihre Bedeutung im Hinblick auf die Gefahr eines plötzlichen Herztodes weiterer Untersuchungen bedarf.

•

Im eigenen Patientengut ($n = 155$) von Kranken mit malignen VTA wurden in 39 von 52 Fällen (75,0%) VLP nachgewiesen. Werden ausschließlich Patienten mit Reentry-Tachykardien berücksichtigt ($n = 43$), steigt die Inzidenzrate von VLP weiter an (86,0%). Bei Kranken mit einem fokalen Mechanismus ($n = 9$) gehört das Auftreten von VLP zu den Ausnahmen. Bei 2 dieser Kranken war ein Myokardinfarkt vorausgegangen; es fanden sich ausgeprägte linksventrikuläre Funktionsstörungen.

Bei Patienten mit Reentry-Tachykardien waren ausschließlich in 6 von 43 Fällen keine VLP meßbar. Nur bei einem Kranken waren anamnestisch perpetuierte VT dokumentiert worden;

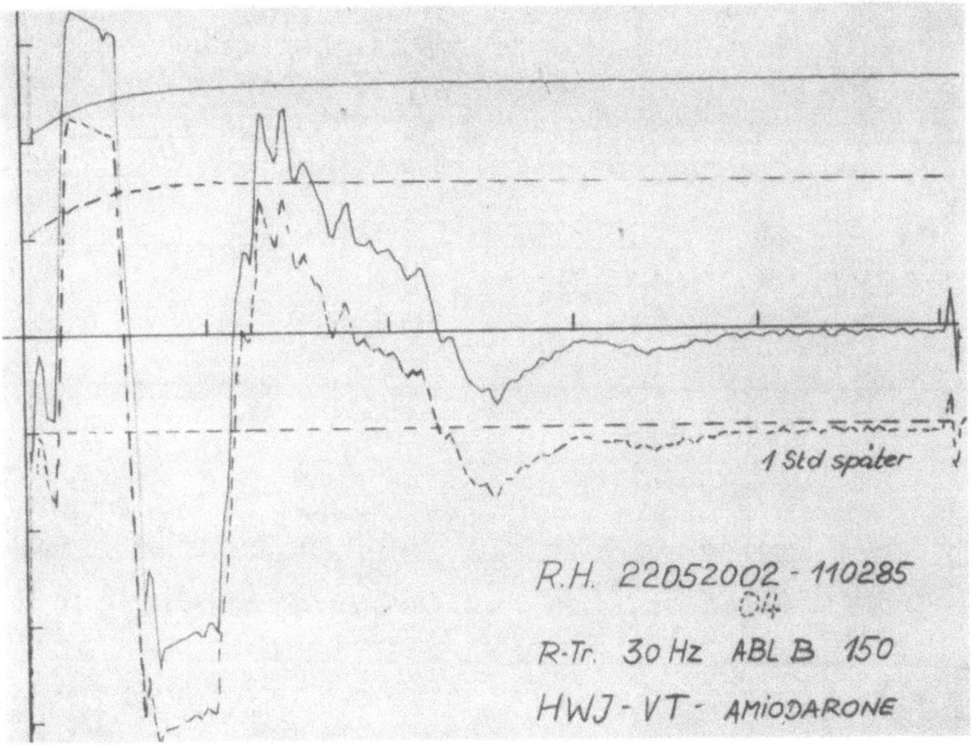

Abb. 12.17. Doppelaufzeichnung eines bipolaren signalgemittelten Elektrogrammes (50000fache Verstärkung, 150 Zyklen, Band-pass 30–300 Hz, R-Spitzentrigger) bei einem Patienten mit abgelaufenem Herzhinterwandinfarkt, Aneurysma und rezidivierenden Kammertachykardien. 59 ms nach QRS-Ende ist ein ventrikuläres Spätpotential mit einer Amplitude von 17 μV und 70 ms Dauer nachweisbar (Referenzsignal am rechten Bildrand von 10 μV). Der Befund ist nach einer Stunde reproduzierbar.

in allen verbleibenden Fällen lagen spontan endende Formen („nonsustained tachycardia“) vor. Nur 2 Patienten hatten einen Infarkt erlitten; im Mittel waren koronarographisch ein Verschluß bzw. eine kritische Stenose von 1,3 Koronargefäßen nachweisbar.
Bei 37 Patienten mit VT fanden sich VLP. Die Dauer der Spätpotentiale war bei 8 Kranken kürzer als 40 ms; die Amplitude betrug in dieser Gruppe im Mittel 6,8 μV. Nur 2 dieser 8 Patienten litten unter anhaltenden VT („sustained tachycardia“). Gleichfalls nur 2 Kranke hatten einen Myokardinfarkt und zeigten linksventrikuläre Kontraktionsstörungen; im Mittel fand sich ein Koronargefäßverschluß bzw. eine kritische Stenose von 2,5 Gefäßen. War die Dauer der VLP länger als 40 ms ($n = 29$), (Abb. 12.17. und 12.18.) überwogen anhaltende VT ($n = 24$ von 29; 82,8%), die Häufigkeit einer Infarktanamnese ($n = 11$; 37,9%) und ausgeprägte linksventrikuläre Funktionsstörungen stiegen sprunghaft an. Nur in dieser Gruppe waren Aneurysmen des linken Ventrikels ($n = 6$) nachweisbar. Die Amplitude der VLP betrug im Mittel 10,6 μV und lag damit im Vergleich zu den anderen Patientengruppen deutlich höher. Es fanden sich jedoch keine signifikanten Differenzen der Amplitude zwischen anhaltenden und spontan endenden VT (11,2 μV vs. 10,1 μV).

Die vorliegenden Ergebnisse zeigen, daß mit dem Nachweis von VLP und mit deren zunehmender Dauer und Amplitude auch die Häufigkeit anhaltender VTA („sustained tachycardia“), einer Myokardinfarktanamnese, der Schwere des Koronarbefalls und linksventrikulärer Funktionsstörungen zunimmt. Damit kann der

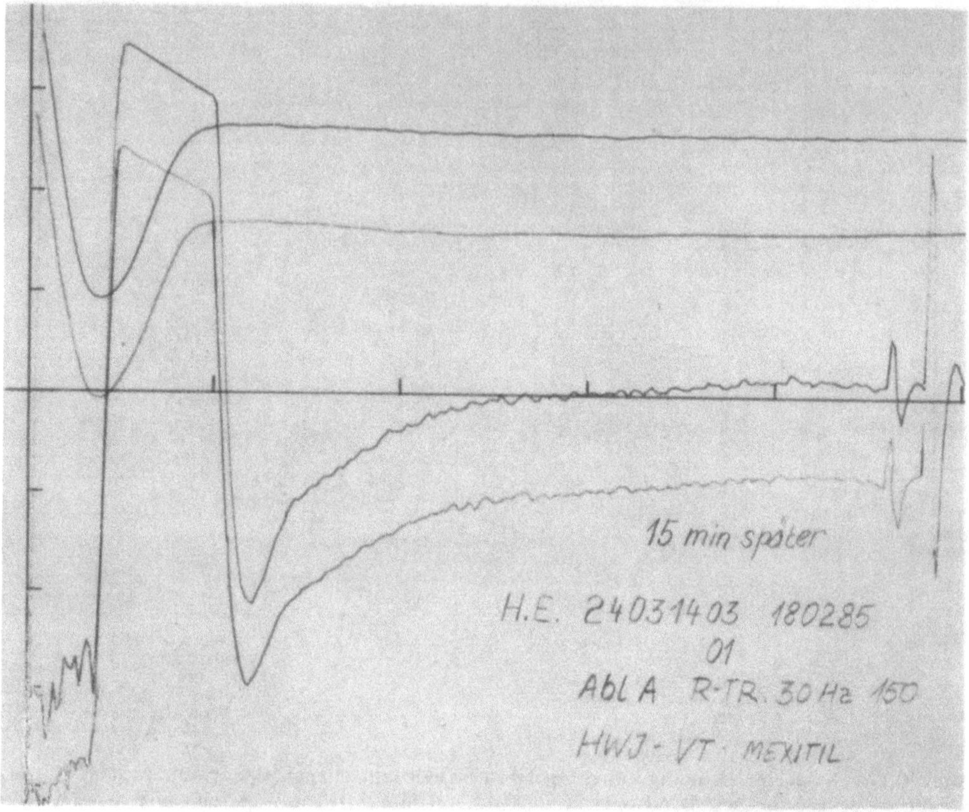

Abb. 12.18. Doppelaufzeichnung eines bipolaren signalgemittelten Elektrogrammes bei einem Patienten mit abgelaufenem Herzhinterwandinfarkt, Aneurysma und fokaler Kammertachykardie (Trigger bis S-Ende = 60 ms, rechts: Referenzsignal von 10 und 50 μV). Es kommen keine Spätpotentiale zur Darstellung.

Befund nachweisbarer VLP als ein Kriterium für den Malignitätsgrad der VTA und der kardialen Grundkrankheit betrachtet werden. Bei synoptischer Betrachtung aller elektrokardiologischen und klinischen Befunde kommt den VLP ein gewisser Wert bei der prognostischen Beurteilung zu (22, 141).

12.2.2. Diagnostik der Triggermechanismen von Kammertachykardien

Ventrikuläre Ektopien sind als Triggermechanismus von VTA seit langem bekannt. Bereits Lown und Wolf (98) erkannten diesen Zusammenhang und klassifizierten den Malignitätsgrad entsprechend der Häufigkeit einfallender ventrikulärer Extrasystolen pro Stunde, der Anzahl repetitiver Aktionen und deren Vorzeitigkeit (R auf T-Phänomen). So wird bei der Verdachtsdiagnose einer VT oder bei unklaren Synkopen die Suche nach sog. Warnarrhythmien vordringlich. Während im konventionellen Oberflächen-EKG auch bei Registrierung über mehrere Minuten unter Ruhebedingungen nur bei der Hälfte der Patienten monotope und solitäre ventrikuläre Extrasystolen und in ein Sechstel der Fälle ventrikuläre Salven erfaßt werden, steigt die Rate pathologischer Befunde unter körperlicher Belastung (Tab. 12.4.). Hinreichend abgesicherte Aussagen können jedoch ausschließlich durch eine EKG-Langzeitspeicherung über minimal 24 Stunden gemacht werden (9, 10, 27, 51, 64, 94, 102, 111, 118, 120, 124, 156, 164). Die Registrierdauer erhöht die Aussagekraft; sie wird in Verbindung mit der Häufigkeit von Extrasystolen insbesondere bei der Beurteilung von Antiarrhythmikaeffekten bedeutungsvoll (23, 64, 102, 111).

Während die absolute Zahl der ventrikulären Extrasystolen pro Zeiteinheit nicht unbedingt einen Schluß auf den Gefährdungsgrad erlaubt, ist diese Aussage bei Vorliegen multiformer Extrasystolen in Salvenform sicher. Es ist jedoch bei allen weiteren Interpretationen die Art und Schwere der kardialen Grundkrankheit zu berücksichtigen. Auch die metabolische Situation des Kammermyokards ist bedeutungsvoll. Es muß daher streng zwischen Arrhythmien in der akuten Infarktphase oder akuter Ischämie (z. B. Prinzmetal-Angina) und im chronischen Stadium einer koronaren Herzkrankheit unterschieden werden. Insbesondere dem R auf T-Phänomen kommt fast ausschließlich unter den Bedingungen der Ischämie eine Bedeutung zu. So konnte eine Induktion von VT unter Holter-Monitoring nur selten im Zusammenhang mit sehr frühzeitig einfallenden Extrasystolen registriert werden (154). Von vielen Autoren (9, 51, 95, 102, 111, 121, 155, 165) wird aus diesem Grunde die Bedeutung des R auf T-Phänomen als bedeutungsvollstes Zeichen einer Warnarrhythmie entsprechend der Klassifikation nach Lown und Wolf (98) bestritten. In einer neueren und aus unserer Sicht vollständigeren Einteilung verzichten Myerburg et al. (118) völlig auf dieses Phänomen. Wie bereits betont, kommt den komplexen Arrhythmien mit multiformen bzw. polymorphen ventrikulären Extrasystolen in Salvenform eine größere Bedeutung zu (154).

Es ist verwunderlich, daß bei Patienten mit inter- und intraventrikulären Reentry-Tachykardien auch unter den Bedingungen einer EKG-Langzeitspeicherung relativ selten häufige (mehr als 30 VES/Std.) und komplexe ventrikuläre Arrhythmien dokumentiert werden können. Oft berichten die Patienten über deren sporadisches, aber dann gehäuftes Auftreten und identifizierten diese als die Induktoren ihrer Tachykardie.

Treten jedoch komplexe ventrikuläre Extrasystolien unter physischer Belastung oder im Angina pectoris-Anfall auf, kann eine ischämiebedingte oder katecholaminsensitive Arrhythmie unterstellt werden. Jedoch ist auch dieser Zusammenhang nicht immer auf einen einheitlichen Pathomechanismus zu beziehen. Während sich belastungsabhängige Arrhythmien zumeist unter Ergometerbelastung reproduzieren lassen (27, 58, 103, 111, 124, 151), kann andererseits eine Induktion maligner Dysrhythmien in der Reperfusionsphase eintreten (100, 147). — Eine Belastungsinduktion von Extrasystolen und VT ist ferner typisch für die Torsades de pointes beim QT-Syndrom (Jervell-Lange-Nielsen- und Romano-Ward-Syndrom). In derartigen Fällen wird durch den Sympathikotonus die vegetative Imbalance (145) und damit die desorganisierte Repolarisationsphase verstärkt.

Am häufigsten werden ventrikuläre Extrasystolen und auch Salven bei Patienten mit fokalem Mechanismus einer VT gesehen. In diesen Fällen sind sie Ausdruck der pathologischen, ektopen Automatie, die dann nur intermittierend — möglicherweise infolge eines passageren Austrittsblocks — den Herzrhythmus beeinflußt. Wann und warum ein fokaler Herd durchgängig die Führung übernimmt, bleibt oftmals unklar.

Das Problem der Triggermechanismen ist

weiterhin auch unter therapeutischem Blickwinkel bedeutungsvoll. Es scheint jedoch gesichert, daß weniger der Suppression von potentiell auslösenden Arrhythmien („antiectopic therapy") durch Klasse I-Antiarrhythmika als vielmehr einer auf die Kammervulnerabilität gerichteten Behandlung der VT („antifibrillatory therapy") größere Erfolgsaussichten zukommen (4). Diese Frage soll erneut im Zusammenhang mit der Therapieüberwachung aufgegriffen werden.

Insgesamt ist bei Patienten mit VT das diagnostische Vorgehen kaum vom Behandlungsregime zu trennen. Entsprechend der bereits zitierten Horowitzschen Forderung muß unmittelbar nachdem eine VT dokumentiert ist, eine invasiv kontrollierte (PVS) Therapie einsetzen. Erst wenn eine hinreichend effektive Rezidivprophylaxe unterstellt werden kann, sollte mit allen im Einzelfalle erforderlichen Methoden (Echokardiographie, Myokardszintigraphie) bis hin zur Ventrikulographie und Koronarangiographie die Diagnostik der Grundkrankheit betrieben werden. Nur unter diesen Vorbedingungen sind auch weitere invasive Techniken ohne Risiko einsetzbar. Es sollte immer bedacht werden, daß diese Patientengruppe durch einen plötzlichen Herztod bedroht ist und daß es sich folglich um Kranke handelt, „die nichts zu verlieren, aber alles zu gewinnen haben". Diese Prognose rechtfertigt den hohen diagnostischen und therapeutischen Aufwand durch den Arzt und Patienten. Es muß ferner betont werden, daß man sich in allen nur möglichen Fällen nicht mit einer medikamentösen Rezidivprophylaxe zufrieden geben darf. Die modernen Möglichkeiten der Katheterablation und Kardiochirurgie bieten Verfahren einer kurativen Behandlung der VT.

12.3. Elektrokardiologische Befunde bei Patienten mit ventrikulären Arrhythmien

Der Weg eines Patienten zu der Diagnose der malignen Kammerarrhythmie ist sehr unterschiedlich. Nur etwa drei Viertel der Kranken ($n = 120$ von 155; 77,4%) berichten über Anfälle von Herzjagen. Die Hälfte der Patienten ($n = 76$ von 155; 49,0%) erleben die VT als Synkope. Da eine VTA nicht immer dokumentiert werden kann ($n = 106$; 68,4%), bleibt die Ursache der Synkope in zahlreichen Fällen ($n = 37$; 23,9%) ungeklärt. Unter dieser Indikation wird dann eine invasive elektrokardiologische Diagnostik erbeten. Gelingt es jedoch, eine VT elektrokardiographisch zu dokumentieren, kann diese als beständige Form ($n = 88$; 56,8%) oder spontan endend ($n = 26$; 16,8%) nachweisbar sein.

Durch Holter-Monitoring und programmierte Kammerstimulation kann in fast allen Fällen die Diagnose des Mechanismus der VT gestellt werden (Tab. 12.2.):

Fokale Tachykardien sind nicht artifiziell durch elektrische Interventionen auslösbar (Tab. 12.1.). Ihre Dokumentation hingegen gelingt im Vergleich zu den Reentry-Formen relativ leicht, da ein häufiger Wechsel zwischen Sinusrhythmus und FVT erfolgt.

In seltenen Fällen ist eine Akzeleration einer FVT durch Einzelreize oder schnelle Stimulation möglich. So konnten wir eine Patientin mit mehreren Formen einer VT beobachten, bei der bei gleichbleibender Konfiguration der QRS-Komplexe sich die Zyklusdauer unter Provokation jeweils um die Hälfte verkürzte (Abb. 12.19). So bestand während des Sinusrhythmus fast durchgängig ein beschleunigter ventrikulärer Rhythmus mit intermittierenden Fusionssystolen und einer Zyklusdauer von 720 ms. Durch atriale oder ventrikuläre Einzelstimuli wurde eine VT mit einer Periodenlänge von 360 ms ausgelöst. Unter der Annahme einer

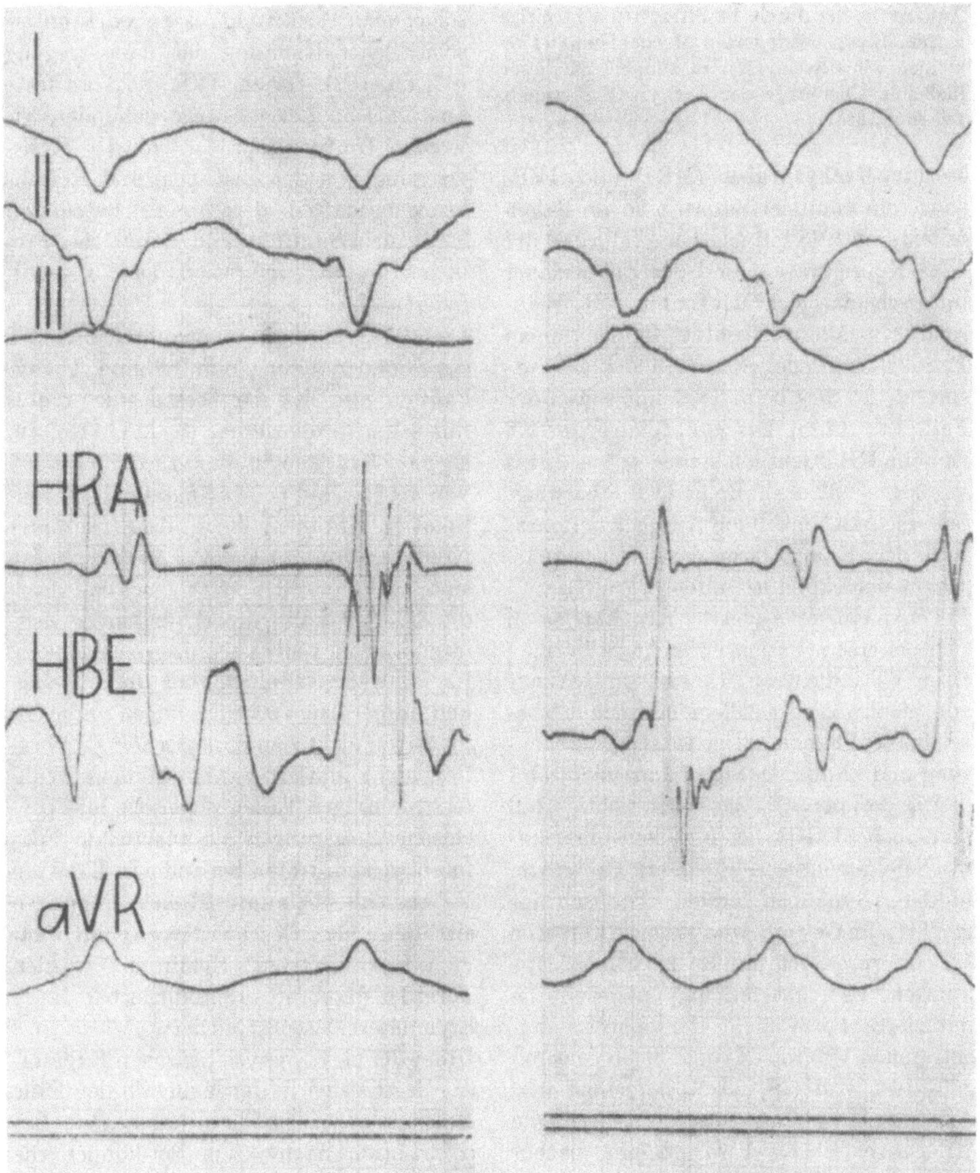

Abb. 12.19. Fokale ventrikuläre Tachykardie mit Akzeleration durch hochfrequente Kammerstimulation (Erläuterungen siehe Text).
Ableitungsprogramm siehe Abbildung 12.5.

Reentry-Tachykardie erfolgte ein vergeblicher Terminierungsversuch mit Doppelreizen, der jedoch mißlang. Nach Abschalten eines overdriving resultierte eine sehr schnelle VT mit einer Zyklusdauer von 180 ms, die dann medikamentös (Ajmalin) in den beschleunigten ventrikulären Rhythmus überführt werden konnte. Alle VT zeigten eine identische Konfiguration der Kammerkomplexe. Wir unterstellen in diesem Falle einen Austrittsblock der fokalen

Automatie, der durch die Stimulation beseitigt wurde. Einen getriggerten Mechanismus (179) meinen wir ausschließen zu können, da dieser fließende Übergänge der Tachykardiefrequenz zeigen müßte.

Reentry-Tachykardien (MRT und IVR) sowie ein **Kammerflattern** sind im Regelfalle durch PVS induzierbar. Aufgrund der QRS-Konfiguration und der Zyklusdauer unterscheiden sich MRT und IVR. Während ein Makro-Reentry immer einem Faszikel- und/oder Schenkelblockbild entspricht, ist dies beim IVR nur selten der Fall (Tab. 12.1.). Die Zyklusdauer der VT ist beim MRT deutlich länger (405 $\pm$ 32 ms vs. 304 $\pm$ 62 ms). Beim IVR überwiegt eine rechtsschenkelblockartige Konfiguration der Kammerkomplexe; ein Linksschenkelblockbild ist selten ($n = 37$).

Bei etwa einem Viertel der Kranken lassen sich bei einem Patienten mehrere Formen einer VT induzieren. Dieses von JOSEPHSON et al. (85) als „Pleomorphismus" bezeichnete Phänomen ist in seiner Bedeutung und klinischen Signifikanz nicht eindeutig definiert. Es ist sicher richtig, daß man insbesondere bei Kranken ohne klinisch dokumentierte VT und in Fällen von unklaren Synkopen derartige Beobachtungen bis zum Gegenbeweis als nichtklinische VT interpretieren muß. Ist jedoch eine klinische VT registriert und entspricht die induzierte Form nicht der spontan eingetretenen VT, wie es von einigen Autoren gefordert wird (18, 25, 45), meinen wir, daß jede zusätzlich provozierte maligne VTA gleichfalls als Ausdruck einer pathologisch gesteigerten Kammervulnerabilität zu werten ist (85, 133, 159) und damit eine klinische Bedeutung hat. Auch spontan können ohne elektrische Provokationen bei einem Patienten mehrere Formen (Abb. 12.1.) nachgewiesen werden (87). In derartigen Fällen finden sich nur selten zwei oder mehrere Ursprungspunkte der VT, sondern überwiegend nur ein interventrikulärer Erregungskreis mit verschiedenen Austrittspunkten oder unterschiedlicher Richtung der Kreiserregung (68, 85, 162). Da ein IVR nicht an feste anatomische Leitungswege gebunden ist, werden Umfang und Austritt der Kreiserregung von den Leitungs- und Refraktäreigenschaften der jeweils beteiligten Struktur beeinflußt und damit die Frequenz und Konfiguration der VT modifiziert.

Das **QT-Syndrom** nimmt unter den VT eine Sonderstellung ein. So sind Tachykardien vom Typ der Torsades de pointes nur selten provozierbar (6, 113, 115). Im eigenen Krankengut waren lediglich bei 3 von 10 Patienten 6 bis maximal 12 konsekutive Aktionen nicht klassifizierbarer Konfiguration auslösbar. Auch spontan sind maligne VTA relativ selten. Auch die QT-Zeit kann innerhalb kurzer Zeitintervalle in weiten Grenzen schwanken. Es ist wahrscheinlich, daß die nervalen und humoralen Vorbedingungen unter der invasiven elektrokardiologischen Exploration nicht imitiert werden können. Während in einigen Fällen physische und psychische Belastungen als auslösende Faktoren wirken, treten bei anderen Kranken VT ausschließlich unter Ruhebedingungen ein. Bei einem Geschwisterpaar mit JERVELL-LANGE-NIELSEN-Syndrom wurden Torsades de pointes reproduzierbar durch Ergometerbelastung initiiert.

Unter der elektrophysiologischen Exploration lassen sich in der Mehrzahl der Fälle Hinweiszeichen für eine inhomogene Repolarisation nachweisen. So können die an verschiedenen Orten beider Ventrikel bestimmten Refraktärzeiten stark differieren. Bei einer Patientin ohne QT-Zeitverlängerung zur Zeit der His-Bündel-Elektrographie wurde an mehreren Orten der linken Kammer eine ERP/V von 220 ms bestimmt, während diese im rechten Ventrikel 290 ms betrug. Auch mittels Saugelektroden-Technik sind in beiden Kammern differente monophasische Ak-

tionspotentiale hinsichtlich ihrer Amplitude und Dauer meßbar (15).
Weitere Befunde sprechen für die Annahme, daß das QT-Syndrom nicht ausschließlich auf eine vegetative Imbalance (145) unter Vermittlung des sympathischen Grenzstranges zurückgeführt werden kann.

So konnten wir bei 2 Patientinnen nach malignen ventrikulären Arrhythmien, die in einem Falle durch Defibrillation beendet wurde, eine extreme Reaktion beobachten. Nach spontanem Sistieren bzw. Terminierung durch DC-Schock folgte ein Sinusknotenstillstand mit bradykardem ventrikulärem Ersatzrhythmus. Ferner bestand eine fast komplette elektromechanische Entkopplung. Nach schnell erfolgtem Versuch einer temporären Ventrikelstimulation über eine Einschwemmelektrode war bei idealer Lage der Reizelektrode selbst mit extremen Spannungen keine Reizbeantwortung zu erzielen. Auch 80 V eines Ösophagusstimulators blieben intrakardial ohne Erfolg. In einem Falle konnte nach intraaortaler Gegenpulsation die kritische Phase bis zur effektiven Stimulation und erholten Auswurfleistung überbrückt werden, während die zweite Patientin nicht reanimiert werden konnte.

Diese Erfahrungen lassen vermuten, daß beim QT-Syndrom nicht nur die elektrophysiologischen Abläufe der Erregung, sondern auch die elektro-mechanische Kopplung gestört sein können. Dies läßt metabolische Ursachen im Kammermyokard, unter Umständen auf der Basis eines Enzymdefektes vermuten.
Im Regelfalle sehen wir bei Patienten mit QT-Syndrom keine Indikation zur His-Bündel-Elektrographie und PVS. Bei bekanntem Auslösemechanismus sollte dieser unter Sicherheitsvorkehrungen für den Patienten nachvollzogen werden. Auf diese Weise kann auch die Rezidivprophylaxe kontrolliert werden.
Die **elektrokardiologischen Befunde von Reizbildung und Erregungsleitung** sind insbesondere bei differentialtherapeutischen Erwägungen von Interesse (Tab. 12.3.). Da Patienten mit VT zumeist unter einer schweren kardialen Erkrankung leiden ist in einer gewissen Häufigkeit mit zusätzlichen Schädigungen des spezifischen Myokards zu rechnen. Damit können sich in bestimmten Fällen Kontraindikationen für eine Antiarrhythmikatherapie ergeben. Im Extremfalle ist sogar vor einer medikamentösen Rezidivprophylaxe der VT eine Schrittmachertherapie erforderlich.
Entsprechend der in Tabelle 12.3. angegebenen Häufigkeitsverteilung scheinen insbesondere Sinusknotenfunktionsstörungen bedeutungsvoll. Dies ist jedoch nur ausnahmsweise von therapeutischer Relevanz ($n = 4$ von 60), da diese zumeist klinisch asymptomatisch sind. Sehr häufig findet sich ein Av-Block 1. Grades. Die Länge der PQ-Zeit erlaubt jedoch bei Patienten mit VT nur mit großer Zurückhaltung Rückschlüsse auf die Av-Knotenfunktion. Da infolge häufig vorliegender Vorhoffunktionsstörungen und Schädigungen der distalen Erregungsleitung sowohl das PA- als auch das HV-Intervall verlängert sein können, resultiert auch bei normaler Leitungsreserve des Av-Knotens eine pathologische PQ-Zeit.
Patienten mit inter- und intraventrikulären Reentry-Tachykardien zeigen überdurchschnittlich häufig erhebliche Verzögerungen des HV-Intervalles (Tab. 12.3.). Bei gleichzeitig bestehendem sog. bifaszikulärem Block oder Linksschenkelblock kann vor einer Rezidivprophylaxe eine Schrittmacherimplantation indiziert sein ($n = 4$ von 10).
Die Therapie von Patienten mit VT ist oft durch ein intermittierendes Vorhofflimmer-flattern erschwert, mit dem in einem Viertel der Fälle zu rechnen ist (Tab. 12.4.). Infolge tachykarder Überleitungen können extrem vorzeitig einfallende Kammersystolen eine VT induzieren. Eine effektive Rezidivprophylaxe der Vorhofdysrhythmie kann in derartigen Fällen die Häufigkeit von Rezidiven einer VT senken.

Tabelle 12.3. Elektrokardiologische Befunde bei Patienten mit malignen Kammerarrhythmien in Abhängigkeit vom Mechanismus der Tachykardie

Parameter	Fokale Tachykardie ($n = 36$)	interventrikuläres Reentry ($n = 9$)	intraventrikuläres Reentry ($n = 57$)	Kammerflattern ($n = 43$)	QT-Syndrom ($n = 10$)
SINUSKNOTENFUNKTION:					
Periodendauer (ms)	823 ± 160	866 ± 77	829 ± 106	840 ± 106	780 ± 153
max. Sinusknotenerholungszeit (ms)					
— absolut	1327 ± 686	1252 ± 171	1223 ± 298	1250 ± 283	1101 ± 206
— korrigiert	504 ± 629	386 ± 123	394 ± 237	410 ± 273	321 ± 108
sinu-atriale Leitungszeit (ms)	114 ± 44	128 ± 38	124 ± 31	128 ± 49	103 ± 54
Sinusknoten-Syndrom (n)	11 (30,6%)	4 (44,4%)	27 (47,4%)	18 (41,9%)	—
VORHOFFUNKTION:					
PA-Intervall (ms)	35 ± 19	43 ± 9	35 ± 11	40 ± 10	30 ± 6
FRP/A (ms)	295 ± 59	306 ± 47	298 ± 38	299 ± 45	296 ± 44
ERP/A (ms)	244 ± 34	277 ± 43	245 ± 33	243 ± 34	246 ± 39
AV-KNOTENFUNKTION:					
AH-Intervall (ms)	94 ± 23	118 ± 30	98 ± 19	103 ± 28	88 ± 25
FRP/AVN (ms)	443 ± 80	500 ± 97	452 ± 79	459 ± 77	445 ± 66
HIS-PURKINJE-VENTRIKELFUNKTION:					
HV-Intervall (ms)	51 ± 18	67 ± 21	56 ± 18	48 ± 13	45 ± 12
QRS-Dauer (ms)	105 ± 26	123 ± 38	124 ± 33	113 ± 27	94 ± 16
ERP/V (ms)	210 ± 19	223 ± 10	218 ± 24	214 ± 29	230 ± 26
QT_c-Zeit (ms)	0,46 ± 0,03	0,48 ± 0,03	0,50 ± 0,02	0,46 ± 0,03	0,59 ± 0,06
Periodendauer der VT (ms)	407 ± 68	405 ± 32	304 ± 62	—	—

Tabelle 12.4. Elektrokardiographische Befunde bei Patienten mit malignen Kammerarrhythmien in Abhängigkeit vom Mechanismus

Befund	Fokale Tachykardie (n = 36)	interventrikuläres Reentry (n = 9)	intraventrikuläres Reentry (n = 57)	Kammerflattern (n = 43)	QT-Syndrom (n = 10)	Gesamt (n = 155)
Sinusbradykardie	9 (25,0%)	—	8 (14,0)	7 (16,3%)	3 (33,3%)	27 (17,4%)
intermittierendes Vorhofflimmern	4 (11,1%)	7 (77,8%)	18 (31,6%)	11 (25,6%)	2 (20,0%)	42 (27,1%)
Av-Block 1. Grades	9 (25,0%)	7 (77,8%)	21 (36,8%)	9 (20,9%)	2 (20,0%)	48 (31,0%)
LAH/RSB	3 (8,3%)	—	9 (15,8%)	7 (16,3%)	—	19 (12,3%)
LSB	2 (5,6%)	2 (22,2%)	6 (10,5%)	2 (4,7%)	—	12 (7,7%)
LAH + RSB; LPH + RSB	2 (5,6%)	1 (11,1%)	4 (7,0%)	1 (2,3%)	—	8 (5,2%)
solitäre VES	21 (58,3%)	4 (44,4%)	25 (43,9%)	19 (44,2%)	3 (33,3%)	72 (46,5%)
ventrikuläre Salven	11 (30,6%)	—	9 (15,8%)	4 (9,3%)	2 (20,0%)	26 (16,8%)
dokumentierte ventrikuläre Arrhythmie	30 (83,3%)	6 (66,6%)	48 (84,2%)	14 (32,6%)	9 (90,0%)	107 (69,0%)

12.4. Klinische Befunde und Symptomatik bei Patienten mit malignen ventrikulären Arrhythmien

VTA sind in der überwiegenden Zahl der Fälle Symptom einer kardialen Grundkrankheit. Nur selten ist auch nach Durchführung aller, einschließlich invasiver Untersuchungsmethoden, keine kardiale Erkrankung nachweisbar (15,5%). Der Regelfall ist dies jedoch bei Patienten mit QT-Syndrom. Nur ausnahmsweise wird eine QT-Zeitverlängerung mit malignen VTA im Zusammenhang mit einem akuten Myokardinfarkt oder einer floriden Myokarditis (Abb. 12.20.) diagnostiziert.

Unter diesen Prämissen sind alle vom Patienten angegebenen Symptome sowohl als Ausdruck der Grundkrankheit als auch der VT zu werten. Sicher ist, daß Synkopen und Schwindelzustände auf die akute hämodynamische Insuffizienz mit kritischer Verringerung der cerebralen Perfusion unter der malignen Arrhythmie zurückführbar sind. Auch Stenokardien können einerseits auf eine fortgeschrittene koronare Herzkrankheit, andererseits aber gleichfalls auf eine Verminderung der koronaren Durchblutung zur Zeit der VT hinweisen.

Es erscheint widersprüchlich, daß nur etwa drei Viertel der Patienten über tachykarde Rhythmusstörungen berichten (Tab. 12.5.). Bei sehr hoher Tachykardiefrequenz beim intraventrikulären Reentry und beim Kammerflattern werden hierfür Synkopen angegeben (2, 42, 46, 65, 71, 117, 180), die ursächlich nicht zugeordnet werden können (n = 35 von 100). Diese Patientengruppe kommt unter der Diagnose „unklare Synkope“ zur invasiven Diagnostik.

Von prognostisch und auch therapeutisch entscheidender Bedeutung ist für Patienten mit malignen VTA der morphologische Befund des Koronargefäßsystems und des

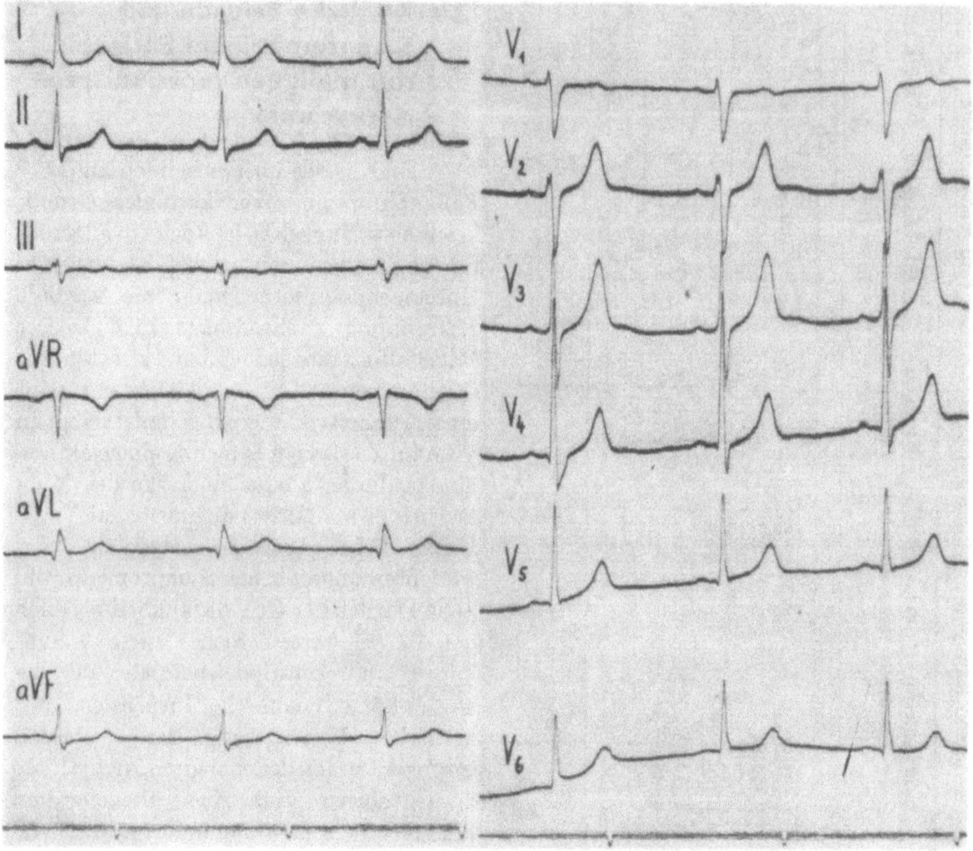

Abb. 12.20.

Ventrikelmyokards und die hieraus resultierende hämodynamische Situation (Tab. 12.6.) (26, 30, 126, 131, 142, 149, 155, 173).

Im Vergleich zu anderen Studien ist in unserem Patientengut (131) eine relativ günstige Ausgangssituation vorhanden. Wie bereits in Tabelle 12.5. ersichtlich, war lediglich in 42,6% der Fälle eine Links- und bei nur 10,3% der Patienten eine manifeste Rechtsherzinsuffizienz (entsprechend einem Stadium II bzw. III nach der NYHA) nachweisbar. Auch die in Tabelle 12.6. aufgeführten morphologischen und hämodynamischen Daten sind in dieser Richtung zu interpretieren. Während sich in dem gleichfalls großen Patientenkollektiv von SPIELMAN et al. (149) Aneurysmen in 61% der Fälle nachweisen ließen, war dies im eigenen Krankengut nur bei 11,3% der Patienten durch Ventrikulographie feststellbar. In der genannten Studie betrug die Ejektionsfraktion im Mittel 33 ± 16%. Das Krankengut der Arbeitsgruppe in Philadelphia/USA (149) besteht zu 82% aus Koronarkranken, von denen 70% zuvor einen Myokardinfarkt erlitten hatten. Dies ist im eigenen Patientengut lediglich bei 56,1 bzw. 59,8% der Kranken zu konstatieren.

Diese Diskrepanzen der Zusammensetzung eines Untersuchungskollektivs sind auch für andere Studien feststellbar. Auf diese Weise sind alle weiteren Ergebnisse nur mit großer Vorsicht vergleichbar. Diese Aussage trifft insbesondere für die Beurteilung der Therapieeffektivität und Langzeitprognose zu.

In unserem Krankengut finden sich höhere Fallzahlen mit fokaler VT und QT-Syn-

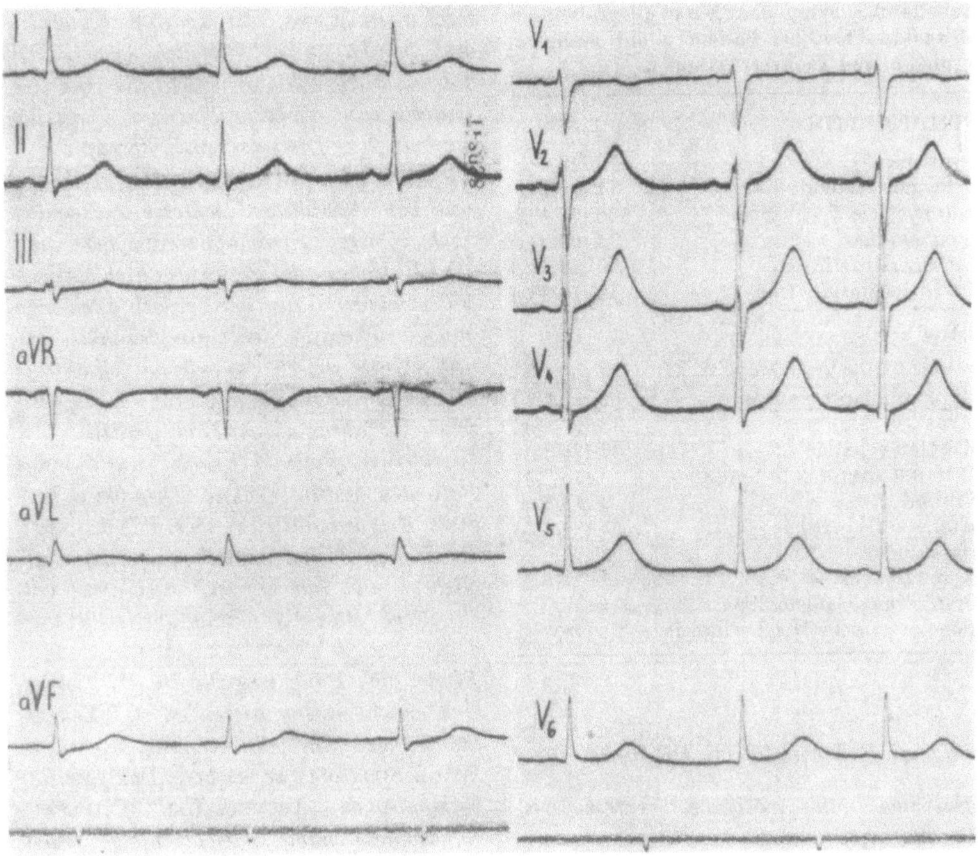

Abb. 12.20. QT-Zeitverlängerung als Folge einer akuten Myokarditis.
Einthoven-, Goldberger- und Wilson-Abl.
Während vor einer akuten Myokarditis regelrechte elektrokardiographische Zeitintervalle vorlagen (links), fand sich unter der Erkrankung eine ausgeprägte QT-Zeitverlängerung.

drom. Aber nicht nur durch diese Patientengruppen ist die Selektion zu niederen Schweregraden der Myokardfunktionsstörung bedingt. Zum Teil erscheinen die hämodynamischen Parameter nur deshalb günstiger, weil wir ausschließlich dann eine Ventrikulo- und Koronarangiographie durchführten, wenn aufgrund der konservativ erhobenen Befunde eine chirurgische Therapie möglich schien. So wurden insbesondere in der Krankengruppe mit Kammerflattern zahlreiche Patienten nicht invasiv untersucht, weil schwere Ventrikelfunktionsstörungen ein operatives Vorgehen ausschlossen. Andererseits muß man aber tatsächlich davon ausgehen, daß ein gewisser Anteil der Patienten verstarb, bevor eine Überweisung in eine spezialisierte Einrichtung erfolgte. Dies ist sicher auch darauf zurückzuführen, daß der in kleinen Einrichtungen tätige Kardiologe oder Internist noch nicht über die modernen Möglichkeiten der Diagnostik und Therapie von VT informiert ist.

Tabelle 12.5. Symptomatik und Diagnosen der Grundkrankheit bei Patienten mit malignen ventrikulären Tachyarrhythmien

SYMPTOMATIK:	
Synkopen	76 (49,0%)
Schwindelzustände	77 (49,7%)
paroxysmale Tachykardie	120 (77,4%)
Stenokardien	93 (60,0%)
Linksherzinsuffizienz	66 (42,6%)
Rechtsherzinsuffizienz	16 (10,3%)
DIAGNOSE:	
koronare Herzkrankheit	87 (56,1%)
Myokardinfarktanamnese	52 (33,5%)
Myokarditisanamnese	15 (9,7%)
Kardiomyopathie	12 (7,7%)
Mitralklappenprolaps-Syndrom	3 (1,9%)
Vitium	3 (1,9%)
arterielle Hypertonie	53 (34,2%)
Herztumor	1
Koronaranomalie	1
Grenzstrang-Ganglionitis	1
keine organische Herzkrankheit	24 (15,5%)

FÜR DIE TÄGLICHE PRAXIS

Patienten mit malignen ventrikulären Tachyarrhythmien (VTA) sind überwiegend schwer myokardial geschädigt. Häufigste Ursachen sind unter Berücksichtigung internationaler Statistiken eine ischämische Herzkrankheit und anamnestisch abgelaufene Myokardinfarkte. Das morphologische Substrat der VTA sind Koronargefäßstenosen in 2 und sogar 3 Gefäßen, Hypo- und Akinesien und Aneurysmen. In diesen Patientengruppen basieren die VT überwiegend auf einem intra- und interventrikulären Erregungskreisen sowie einem Kammerflattern.

Nicht alle Kranken berichten über Herzjagen. In etwa einem Drittel der Fälle führen ungeklärte Synkopen infolge hyperdynamer Attacken zur kardiologischen Diagnostik.

Die VT sind zumeist durch eine gezielte programmierte Kammerstimulation induzierbar und damit der Diagnostik des Pathomechanismus und einer kontrollierten Antiarrhythmikatestung zugänglich. Ist eine VT dokumentiert, sollte dringlich und in erster Instanz eine effektive Therapie eingeleitet werden. Die Diagnose und Therapie mit allen im Einzelfall erforderlichen Methoden sind von sekundärem Interesse und sollten nach sicherer Arrhythmieprophylaxe und ohne Bedrohung des Patienten durch maligne VT erfolgen. Dann wird jedoch auch eine kausale Therapie der Grundkrankheit aktuell. Unter dieser Zielstellung sollten alle invasiven diagnostischen und therapeutischen Verfahren ausgeschöpft werden.

In kleiner Fallzahl werden auch junge Patienten mitunter ohne erkennbare kardiale Erkrankung von einer VT betroffen. In einigen Fällen muß eine unerkannt gebliebene und interkurrent abgelaufene entzündliche Herzerkrankung unterstellt werden.

Findet sich keine Ursache der VT, ist gezielt nach intermittierenden QT-Zeitverlängerungen im Sinne eines Romano-Ward-*Syndroms zu suchen. Das familiär vorkommende* Jervell-Lange-Nielsen-*Syndrom ist zumeist leicht infolge gleichzeitig bestehender Taubheit oder Innenohrschwerhörigkeit erkennbar.*

Es kann folgender diagnostischer Stufenplan abgeleitet werden:

— Ist eine VT elektrokardiographisch dokumentiert, sollte der Patient unter einer vorläufigen und empirischen Therapieeinstellung (Lidokain-, Ajmalin- oder Procainamid-Infusion) einem elektrokardiologischen Zentrum überwiesen werden.

— Vordergründiges Ziel muß es sein, die Trigger- und Perpetuierungsmechanismen der VT durch EKG-Langzeitüberwachung oder computergestütztes Monitoring sowie durch programmierte Kammerstimulation zu erfassen, um auf diesen Erkenntnissen basierend, eine gezielte und mit den genannten Methoden kontrollierte Therapieeinstellung einzuleiten.

Tabelle 12.6. Morphologische und hämodynamische Befunde bei Patienten mit malignen ventrikulären Tachyarrhythmien ($n = 71$ von 155)

Befund	**Fokale Tachykardie** ($n = 11$)	**interventrikuläres Reentry** ($n = 5$)	**intraventrikuläres Reentry** ($n = 35$)	**Kammerflattern** ($n = 16$)	**QT-Syndrom** ($n = 4$)	**Gesamt** ($n = 71$)
KORONARBEFUND:						
Ein-Gefäßerkrankung	0	3	6	3	0	12 (16,7%)
Zwei-Gefäßerkrankung	1	0	8	1	0	10 (14,1%)
Drei-Gefäßerkrankung	2	0	6	3	0	11 (15,5%)
Koronarkrankheit	3	3	20	7	0	33 (46,5%)
VENTRIKULOGRAPHIE:						
A- oder Hypokinesie	6	4	22	7	0	39 (54,9%)
Aneurysma	0	1	5	2	0	8 (11,2%)
HÄMODYNAMIK:						
LVEDP (mm Hg)	15 ± 7	18 ± 10	16 ± 15	12 ± 10	8 ± 2	
Ejektionsfraktion (%)	58 ± 10	54 ± 7	49 ± 17	50 ± 23	71 ± 3	

— *Erst nach hinreichend sicherer Rezidivprophylaxe kann dann ohne Gefährdung des Patienten durch maligne VT eine Diagnostik der Grundkrankheit erfolgen. Diese sollte darauf ausgerichtet sein, in allen nur möglichen Fällen die Indikation zu einem kardiochirurgischen Eingriff zu prüfen. Alle bisherigen Erfahrungen deuten darauf hin, daß die Langzeitprognose der Patienten mit VT durch den Schweregrad der Herzkrankheit bestimmt wird. Aus diesem Grunde kann das Risiko der Patienten durch eine Operation gemindert werden.*

12.5. Therapie und Rezidivprophylaxe ventrikulärer Tachyarrhythmien

VT sind mit Ausnahme der beschleunigten ventrikulären Rhythmen („idioventrikuläre Tachykardie") aufgrund ihrer hämodynamischen Auswirkungen und der drohenden Gefahr des plötzlichen Herztodes therapiepflichtig (9). Zur Rezidivprophylaxe werden in erster Instanz Antiarrhythmika eingesetzt. Ein „ideales" Antiarrhythmikum, das eine absolute Therapieeffektivität verspricht, steht nicht zur Verfügung. Auch hat sich die rein empirische Therapie mit systematischer Austestung ohne Kontrollmöglichkeiten als unsicher erwiesen. Die mit einer jährlichen Mortalitätsrate von 20 bis 40% entmutigenden Ergebnisse zwangen zur Erarbeitung eines hinreichend sicheren Behandlungskonzepts.

Das Problem einer effektiven Therapie und Rezidivprophylaxe maligner ventrikulärer Tachyarrhythmien basiert auf der Vielzahl der ursächlich beteiligten Faktoren:

— Die prognostisch größte Bedeutung scheinen — wie bereits im diagnostischen Teil dieses Kapitels betont — der Myokardfunktion und dem Grad der morphologischen Schädigung und der daraus resultierenden Einschränkung von Kontraktilität und Pumpfunktion zuzukommen (26, 131, 149). Obgleich die morphologischen Strukturen mit elektrischer Instabilität in den Randzonen eines Infarktareals ausschließlich durch operative Maßnahmen ausgeschaltet werden können, dürfte auch eine konservative Beeinflussung der Kontraktilität eine therapeutische Funktion erfüllen.

— Die elektrische Instabilität des Herzens basiert auf spezifischen *Triggermechanismen* und einer *gesteigerten Vulnerabilität.* Es scheint offenkundig, daß beide Faktoren im Einzelfalle unterschiedlich stark beteiligt sind. Während bei einigen Patienten der elektrokardiographische Befund von massiven, auch salvenartigen ventrikulären Extrasystolen beherrscht wird, sind in anderen Fällen derartige Befunde selten, und die VT klinkt ohne bedeutsame Vorboten ein (18). Die gesteigerte ventrikuläre Vulnerabilität ist charakterisiert durch chronische als auch akute hämodynamische und metabolische Veränderungen (Ischämie), die zu pathologischen elektrophysiologischen Eigenschaften bestimmter Myokardareale führen. Diese sind mittels aufwendiger elektrokardiologischer Technik in Form von Störungen der Erregungsleitung und Refraktärität und einer ausgeprägten Inhomogenität und einem kritischen Verhältnis beider Größen zueinander nachweisbar (49, 84, 91, 93, 110, 141, 180). Diese Eigenschaften des Kammermyokards bedingen die Möglichkeit zu einer Perpetuierung einer VT infolge kreisender Erregungswellen (48, 49).

Um die Vorbedingungen einer Langzeitprophylaxe, die Differentialtherapie und die Kontrolle ihrer Effektivität abschätzen zu können, müssen alle ursächlich beteiligten Faktoren hinreichend exakt bekannt und im Verlauf kontrollierbar sein.

— Zur *Myokardfunktion* und dem *mor-*

phologischen Befund können durch echokardiographische Untersuchungen und die Herzbinnenraum-Szintigraphie mit Bestimmung der Ejektionsfraktion relevante Aussagen getroffen werden. Die Neigung zur Ischämie und der damit verbundenen Anfälligkeit zu einer gesteigerten Vulnerabilität des ventrikulären Myokards ist durch das Ausmaß der unter Ergometerbelastung provozierten ischämiebedingten ST-Streckensenkungen und die Belastungstoleranz einschätzbar (22).

Triggermechanismen in Form gehäufter ventrikulärer Salven und die absolute Zahl der ventrikulären Ektopien pro Zeiteinheit sind mittels Holter-Monotoring meßbar. Mit diesem Verfahren ist auch eine Kontrolle der Therapieeffektivität durch Reduktion der Häufigkeit von Extrasystolen und Polytopien unter Medikation mit Antiarrhythmika möglich. Es ist jedoch zu berücksichtigen, daß infolge der hohen Spontanvariabilität von Extrasystolen (9, 18, 51, 94, 111, 118) zur Sicherung eines signifikanten Antiarrhythmikaeffektes entweder eine hohe Suppressionsrate oder aber lange Speicherzeiten erforderlich sind (Tab. 12.7.). Es ist jedoch immer noch umstritten, ob eine signifikante Reduktion ventrikulärer Extrasystolen tatsächlich eine Verminderung der Rezidive von VTA. oder eine Verbesserung der Prognose der Patienten bedingt (22). Nach Befunden von Graboys et al. (64) scheint dies jedoch möglich. Es bleibt jedoch fraglich, ob diese Aussage in gleicher Weise sowohl für Patienten mit typischen Reentry-Tachykardien als auch Kammerflattern zutrifft. Unbestritten ist jedoch, daß die Methode des Holter-EKG innerhalb der Therapiekontrolle einen hohen Stellenwert besitzt, insbesondere in Fällen, bei denen weitere Verfahren versagen (10, 22, 27, 33, 41, 51, 64, 94, 98, 101, 102, 118, 120, 121, 131, 154, 165).

Tabelle 12.7. Erforderliche Reduktion der Extrasystolierate und erforderliche Speicherzeiten des Langzeit-EKG zur Sicherung eines signifikanten Antiarrhythmikaeffektes
(modifiziert nach Breithardt et al. (22))

Speicherzeit	zur Signifikanz erforderliche Reduktion der VES-Rate
8 Std.	−90,3%
12 Std.	−89,0%
24 Std.	−83,4%
36 Std.	−74,0%
72 Std.	−64,6%

— Die *elektrische Vulnerabilität* kann durch die Methode der PVS definiert werden. Dieses Verfahren hat innerhalb der Effektivitätskontrolle induzierbarer VT zu erheblichen Fortschritten geführt. So konnten die Rezidivquote und die Rate eines plötzlichen Herztodes bedeutend gesenkt werden (18, 30, 33, 53, 122, 126, 131, 140, 155). Dies wird insbesondere durch Studien von Breithardt et al. (18), Rae et al. (126) und Rathgen et al. (131) belegt, die innerhalb großer Patientenkollektive eine Senkung der Mortalitätsrate unter 5% pro Jahr erreichen konnten.

Die *Methodenkombination* von Langzeit-EKG und PVS hat sich in den vergangenen Jahren zur Prüfung der Therapieeffektivität durchgesetzt (10). Beide haben ihre Vorteile und Grenzen. Die Unsicherheiten der Holter-Technik sind auf die hohe Spontanvariabilität von Arrhythmien zurückzuführen (9, 18, 51, 94, 111, 118). Sie erschwert die klinische und prognostische Beurteilung erfaßter Dysrhythmien oft so erheblich, daß eine Selektion gefährdeter und behandlungsbedürftiger Patienten schwerfallen kann (8). Die Grenzen der Stimulationstechniken basieren auf der Erfahrung, daß klinisch bekannte und auch dokumentierte VT im Katheterlabor nicht oder nur inkonstant durch PVS induzierbar sein können (15, 104, 109) und ferner falsch-positive Stimulationsergebnisse durch Induktion nichtklinischer VT beobachtet werden (174). Letzteres ist jedoch fast ausschließlich bei sehr aggressiver Technik der PVS der Fall (96, 99, 133, 159, 162). Trotz dieser Nachteile wird der Nutzen der programmierten Kammerstimulation für die Kontrolle der Therapie von VTA höher bewertet (18, 51, 121, 133, 140).

12.5.1. Therapeutisches Vorgehen bei akuter ventrikulärer Tachyarrhythmie

Ist ein kardiologischer Notfall durch eine maligne VTA bedingt, ist die Behandlung naturgemäß von den gegebenen therapeutischen Möglichkeiten einerseits und der Kreislaufsituation des Patienten andererseits abhängig. Außerhalb medizinischer Einrichtungen, am Arbeitsplatz oder auf der Straße kann beim Kreislaufstillstand die Zeit bis zur effektiven Behandlung durch Mund-zu-Mund-Beatmung und extrathorakale Herzmassage überbrückt werden und lebensrettend sein. Wir konnten ein derartiges Ereignis bei einem Patienten mit akutem Myokardinfarkt mit erfolgreichen Wiederbelebungsmaßnahmen durch einen Rettungsschwimmer beobachten, der 45 Minuten überbrückte, ohne daß eine cerebrale Schädigung zurückblieb.

Unter klinischen Bedingungen ist im Falle eines Kreislaufstillstandes eine sofortige Defibrillation unter der Annahme (keine bradykarde Rhythmusstörung bekannt, akute Infarktphase) oder bei elektrokardiographisch dokumentiertem Kammerflattern oder -flimmern erforderlich. Bis zur weiterführenden Diagnostik und gezielten Rezidivprophylaxe sollte eine Lidokain-Infusionstherapie (2 bis 4 mg/min) erfolgen.

Liegt eine andauernde Kammertachykardie mit Frequenzen bis 200/min vor, können andere Maßnahmen eingeleitet werden. In Abhängigkeit von den Erfahrungen des behandelnden Arztes ist entweder ein Konversionsversuch mittels *Bolusgabe eines Antiarrhythmikums* oder durch Elektrostimulation möglich. Wir bevorzugen die *Terminierung der VT durch intrakardiale Reizung*, da prima vista von keinem Antiarrhythmikum mit Sicherheit ein Therapieeffekt vorausschaubar ist. Ferner kann die Gabe jeder Substanz (Lidokain, Procainamid, Ajmalin, Disopyramid, Mexiletine) infolge der negativ inotropen Nebenwirkungen die hämodynamische Situation ungünstiger gestalten. Dies ist immer dann in besonderem Maße der Fall, wenn ein erster medikamentöser Konversionsversuch fehlschlägt und sich nach Applikation weiterer Antiarrhythmika deren Effekte addieren oder potenzieren.

Falls der behandelnde Arzt in invasiven Techniken und der antitachykarden Elektrostimulation ungeübt ist oder apparativ keine Alternative neben einer Pharmakagabe zur Verfügung steht, raten wir zur Applikation von Lidokain (50—100 mg intravenös) unter laufender EKG-Kontrolle. Auch wenn es nicht gelingt, die VT zu unterbrechen, wird deren Frequenz zumeist deutlich gesenkt, so daß damit die negativ inotropen Effekte kompensiert werden. Erreicht die VT erneut ihre Ausgangsfrequenz, kann ein zweites Antiarrhythmikum appliziert werden, da man davon ausgehen kann, daß die Lidokaineffekte weitgehend abgeklungen sind. Da Procainamid ähnliche elektrophysiologische Wirkungen wie Lidokain hat, sollte bei einem zweiten Konversionsversuch ein Antiarrhythmikum mit anderem Wirkungsspektrum eingesetzt werden. Hier raten wir zu Ajmalin, da dessen Effekte gleichfalls rasch abklingen und im Falle der Erfolglosigkeit ein weiteres Pharmakon ohne erhebliche Gefahr gegeben werden kann. Jede weitere Infusion wird jedoch risikoreicher. So kann nach 2 Fehlversuchen durchaus auch eine *Elektrokonversion mittels getriggertem DC-Schock* in Kurznar-

kose oder Diazepam-Bolusgabe sinnvoller, risikoärmer und effektiver sein.
Sind alle Bedingungen für eine rasche intrakardiale Elektrodenapplikation gegeben und eine Stimulationseinheit zu schneller und programmierter Reizung mit Doppel- und Einfachimpulsen vorhanden, sollte bereits primär dieses Verfahren gewählt werden. Es können einschwemmbare Elektroden über die V. subclavia oder cubitalis in den rechten Ventrikel eingeführt werden. Bei ausschließlicher Möglichkeit zur schnellen Reizung sollte die Stimulationsfrequenz etwa 20—30 Impulse/min oberhalb der Rate der VT gewählt und über 10 bis 20 Sekunden ein overdriving ausgeführt werden. In der überwiegenden Zahl der Fälle resultiert nach Abschalten der Reizung ein Sinusrhythmus. Ist dies nicht der Fall, müssen höhere Stimulationsfrequenzen aufgewandt werden. Dann steigt jedoch sprunghaft das Risiko einer Akzeleration der VT bis zum Kammerflattern. Mit einer programmierten Reizung hingegen können weniger aggressive Stimulationstechniken ausgeführt werden. Liegt die Frequenz der VT um 150/min, können sogar Einzelimpulse und, bewegt sich diese in einem Bereich zwischen 150 und 200/min, Doppelstimuli eine VT terminieren.
Von uns wird in derartig gelagerten Situationen und wenn der Zustand des Patienten diese leichte Zeitverzögerung zuläßt, primär eine starre Elektrodensonde via V. femoralis in die Spitze der rechten Kammer vorgeführt und die Terminierung durch PVS versucht. Der Vorteil etwas starrer Katheterelektroden besteht in der Möglichkeit einer exakteren Plazierung, so daß im Falle eines Versagens der Reizung der Versuch von einem anderen Ort der rechten Kammer aus wiederholt werden kann. Diese Methode basiert auf der Vorstellung, daß die Stimulation um so effektiver ist, je näher sie am Erregungskreis erfolgt. Gelingt eine elektrische Terminierung der VT, ohne daß bereits ein Antiarrhythmikum appliziert wurde, wird der invasive therapeutische Eingriff diagnostisch als His-Bündel-Elektrographie zur Bestimmung der Leitungs- und Refraktäreigenschaften von Reizbildung und Erregungsleitung und anschließend einer ersten intravenösen Antiarrhythmika-Testung weitergeführt. Nach dem diagnostischen Teil sind die Auslöse- und Terminierungsmöglichkeiten der VT und ihr Pathomechanismus sowie mögliche Kontraindikationen für eine Antiarrhythmikatherapie (Sinusknoten-Syndrom, Länge der HV-Zeit) bekannt. Auf diesen Kenntnissen basierend, kann dann ohne Risiko für den Patienten ein Antiarrhythmikum appliziert und die erneute Auslösbarkeit durch definierte Reize und damit dessen therapeutische Effektivität geprüft werden.

12.5.2. Rezidivprophylaxe von malignen Kammerarrhythmien

Eine ungezielte und empirische Arrhythmieprophylaxe sollte aufgrund eines fast ungeminderten Risikos für den Patienten infolge einer möglichen Unwirksamkeit oder adverser Reaktionen (Chinidin, Procainamid, Disopyramid, Mexiletine, Ajmalin) der Vergangenheit angehören. Von allen genannten Pharmaka ist nur in etwa einem Drittel der Fälle eine effektive Prophylaxe zu erwarten (132). Wie bereits in der Einleitung des Therapieteils dieses Kapitels betont, sollten Patienten mit malignen VT im Intervall einem elektrokardiologischen Zentrum überwiesen werden. Auch wenn nach dem bereits diskutierten diagnostischen Vorlauf unter einer seriellen Antiarrhythmika-Testung unter Kontrolle der PVS und Holter-Monitoring eine effektive Rezidivprophylaxe zu erwarten ist, sollten diese Risikopatienten auch weiterhin in einer spezialisierten Dispensairebetreuung verbleiben.

Tabelle 12.8. Übersicht über bislang publizierte prospektive Antiarrhythmika-Langzeitstudien (Einschlußkriterien s. S. 12.32)

Autoren	Fallzahl	Art des Patientengutes	nichtmedikamentöse Therapie	Beobachtungsintervall (Monate)	Rezidive	Mortalitätsrate/Jahr
Breithardt et al. 1984 (18)	143	unselektiert	48 op. Pat.	12 ± 11	12	20 (5,6%)
Buxton et al. 1984 (30)	83	unselektiert	21 unbeh. Pat.	33	?	13 (4,4%)
Cobb et al. 1984 (33)	144	Zustand nach VT	67 unbeh. Pat.	?	20 v. 77	31 ?
Fisher et al. 1983 (53)	230	unselektiert	18 Pacemaker 18 op. Pat.	19	43	10 (2,7%)
Platia et al. 1985 (122)	50	unselektiert	–	20	20	8 (9,6%)
Rae et al. 1985 (126)	160	ischämische Herzkrankheit	–	16 ± 9	41	15 (7,0%)
Rathgen et al. (1986) (131)	155	unselektiert	2 op. Pat.	40 ± 21	28	7 (1,4%)
Roy et al. 1983 (140)	72	Zustand nach VT	–	18	?	11 (10,2%)
Swerdlow et al. 1983 (155)	239	unselektiert	–	15 ± 14	?	44 (14,9%)
Vlay et al. 1984 (165)	59	unselektiert nur Holter-EKG	–	16	41	18 (22,9%)

Für das *Vorgehen der Therapiekontrolle* durch Holter-Monitoring und PVS ist bislang keine Empfehlung international akzeptiert. Erst kürzlich wurden durch verschiedene Arbeitsgruppen Ergebnisse prospektiver Studien über einen ausreichend langen Beobachtungszeitraum (länger als 1 Jahr) an einem repräsentativen Patientengut (mehr als 50 Fälle) vorgelegt (18, 30, 33, 53, 122, 126, 131, 140, 155, 165). Trotz aller Fortschritte sind auch diese Studien (Tab. 12.8.) nur schwer miteinander vergleichbar. Sie unterscheiden sich hinsichtlich der Patientenauswahl, der Anwendung von Holter- und/oder Stimulationstechnik, aufgrund der angewandten Stimulationsprotokolle und Bewertungskriterien sowie nicht zuletzt auch hinsichtlich der vorzugsweise eingesetzten Antiarrhythmika. Es soll jedoch versucht werden, auf der Grundlage der eigenen Erfahrungen im Vergleich zu Literaturmitteilungen ein hinreichend abgesichertes Behandlungskonzept abzuleiten.

Wie bereits unter 12.5.1. dargestellt, wird von uns jeder Patient im Intervall nach einer klinischen VT oder vermutlich hyperdynamen Synkope und in Einzelfällen ($n = 9$ von 155) nach artifizieller Terminierung einer VT invasiv elektrokardiologisch untersucht. In allen Fällen ($n = 108$, 69,7%), in denen die Induktion einer VT mittels Elektrostimulation gelingt und keine Defibrillation zur Beendigung erforderlich ist, erfolgt nach intravenöser Gabe eines Antiarrhythmikums ein erneuter Induktionsversuch (Dosierung s. Tab. 12.9.).

Vorzeitiger Endpunkt der Stimulation ist eine erleichterte oder unveränderte Auslösung der VT. Als *Effektivitätskriterium* akzeptieren wir 1. eine fehlende Induzierbarkeit der VT und 2. ein spontanes Ende einer zuvor perpetuierten VT nach maximal 5 Aktionen. Einen zweifelhaften Erfolg unterstellen wir bei einem spontanen Ende nach mehr als 5 repetitiv provozier-

Tabelle 12.9. Test-Antiarrhythmika und ihre Dosierung bei intravenöser und oraler Anwendung

Pharmakon	Dosis i. v.	Dosis oral
Ajmalin	50–100 mg	4×50 mg/die
Amiodarone	—	individuell
Chinidin	—	3×125–250 mg/die
Diphenylhydantoin	—	3×100 mg/die
Disopyramid	2–3 mg/kg KM	400–600 mg/die
Mexiletin	2 mg/kg KM	3×200 mg/die
Procainamid	0,5–1,0 g	4×500 mg/die
Propafenon	2 mg/kg KM	3–4×300 mg/die
Propranolol	10 mg	3×40–120 mg/die
Tocainid	—	3×400 mg/die
Verapamil	10 mg	4×80–120 mg/die

ten Schlägen, einer erschwerten Auslösbarkeit und einer Tachykardiefrequenz von langsamer als 120/min. Alle weiteren Ergebnisse werten wir (mit Ausnahme einer Amiodarone-Therapie) als Therapieversagen. Ausschließlich bei Patienten mit ausbleibender Induzierbarkeit der VT oder spontanem Ende nach maximal 5 Aktionen erfolgte durch uns bislang eine orale Einstellung auf das getestete Antiarrhythmikum. Bei belassener Elektrodensonde (via V. subclavia oder V. cubitalis) wird nach 3 Tagen oraler Therapie unter steady-state-Bedingungen 1 Stunde nach letzter Dosierung das Stimulationsprogramm wiederholt. Ist im Vergleich zur intravenösen Testung ein identischer Effekt nachweisbar, wird der Patient nach einer Langzeit-EKG-Speicherung über 24 Stunden unter oraler Dauerprophylaxe in die ambulante Nachsorge entlassen, es sei denn, eine mögliche chirurgische Therapie der Grundkrankheit macht weitere invasive diagnostische Maßnahmen erforderlich.

Alle Patienten, bei denen unter intravenöser und/oder oraler Therapiekontrolle keine ausreichende Effektivität nachweisbar war, wurden dann mit einem weiteren Antiarrhythmikum getestet. Die Kontrolle der Wirksamkeit durch PVS erfolgte jeweils bei intravenöser Gabe der Substanz in täglichem Abstand und nach oraler Applikation über 3 Tage. Erwies sich kein Antiarrhythmikum als ausreichend wirksam, wurden die Patienten mit Amiodarone behandelt. Dazu wurde in der Einstellungsphase aufgrund des späten Wirkungseintritts von Amiodarone bis zu 3 Wochen das zuvor wirksamste Antiarrhythmikum belassen und anschließend unter Kontrolle des Holter-EKG ein Auslaßversuch durchgeführt. Wir gaben in dieser Phase 600 bis 1000 mg Amiodarone über eine Woche und anschließend im Mittel 600 mg/die. Die Dosis der Langzeitprophylaxe erfolgte in Abhängigkeit von der Effektivität (Extrasystolierate, Warnarrhythmien) und der Nebenwirkungsrate individuell. War die Amiodarone-Therapie nicht ausreichend wirksam, erfolgte eine Kombinationsbehandlung mit einem Klasse I-Antiarrhythmikum (Mexiletine, Chinidin).

Bei Patienten mit artifiziell durch Elektrostimulation nicht induzierbaren VT ($n = 47$) ist eine Therapiekontrolle ausschließlich durch *kontinuierliches Monitoring* oder *Langzeit-EKG* möglich. Als Effektivitätskriterium werten wir eine völlige Suppression anhaltender bzw. spontan endender VT, eine unvollständige Unterdrückung auf weniger als 3 konsekutive Aktionen und eine Senkung der Extrasystolierate um minimal 50% innerhalb von 24 Stunden. Die Häufigkeit der EKG-Langzeitregistrierungen ist abhängig vom Behandlungserfolg und wird über 24 bis 72 Stunden und später unter Berücksichtigung der Patientenmitteilungen (Zunahme der Extrasystolie, spontan endende VT) nach Erfordernis wiederholt.

Für die *Reihenfolge einer seriellen Antiarrhythmikatestung* gibt es bislang keine Richtlinien. In unserem Patientengut wurde sie durch folgende Gründe bestimmt:

— die Art und Schwere der kardialen Grundkrankheit (Vermeidung ausgeprägt negativ inotrop wirkender Pharmaka wie Disopyramid und Propafenon),

— den Pathomechanismus, das Frequenzverhalten und die Rezidivhäufigkeit der VT,

— die Art und Anzahl bereits als unwirksam erkannter Präparate und vorhandene Kontraindikationen und

— die Prüfung neuerer Antiarrhythmika im Rahmen klinisch-pharmakologischer Studien.

Die größten Unsicherheiten einer *Differentialtherapie* bestehen hinsichtlich einer Bevorzugung bestimmter Substanzen bei vorgegebenem Pathomechanismus. So bevorzugen wir nach bisherigen Erfahrungen Procainamid und Disopyramid bei VT mit Zykluslängen zwischen 300 und 350 ms eines *intraventrikulären Reentry* und Mexiletine und Propranolol beim Kammerflattern. Bei *fokalem Mechanismus* einer VT ist eine Vorhersage des Behandlungserfolges kaum möglich. Die bislang vorliegenden Ergebnisse sprechen für positive Wirkungen von Verapamil bei langer Zyklusdauer (> 400 ms) und Disopyramide und Mexiletine in allen weiteren Fällen. Beim *interventrikulären Reentry* ist Procainamid das Mittel der ersten Wahl.

Das *QT-Syndrom* nimmt auch therapeutisch eine Sonderstellung ein. Entsprechend allgemein akzeptierten Empfehlungen versprechen Beta-Rezeptorenblocker ohne intrinsische Eigenaktivität eine signifikante Senkung der Rezidivhäufigkeit (72, 80, 115, 145). Es wird zur Anwendung der höchsten durch den Patienten tolerablen Dosis geraten (145). Auch vom Diphenylhydantoin sind positive Effekte zu erwarten. In Einzelfällen kann durch eine permanente atriale und ventrikuläre Schrittmachertherapie mit höherfrequenter Impulsabgabe (90 bis 120/min) eine Verkürzung der QT-Zeit und eine bedeutsame Verminderung ventrikulärer Ektopien und Rezidive von Torsades de pointes erzielt werden. Einen derartig günstigen Effekt konnten wir bei einem Geschwisterpaar mit Jervell-Lange-Nielsen-Syndrom und bei einer weiteren Patientin mit intermittierendem QT-Syndrom nachweisen. Im Regelfalle ist jedoch neben der permanenten Stimulation eine Antiarrhythmikagabe erforderlich.

— Durch Schwartz (145) sehr stark propagiert wird eine chirurgische Unterbrechung des linken Ganglion stellatum. Mit diesem Verfahren soll die Inhomogenität der ventrikulären Repolarisationsphase deutlich vermindert werden. Eigene Erfahrungen mit diesem Verfahren liegen nicht vor.

Bis zur Auffindung einer effektiven antiarrhythmischen Rezidivprophylaxe werden unterschiedlich häufige Therapieversuche und damit Zeit benötigt. So waren bei unserem Patientengut unter Berücksichtigung der bereits genannten Effektivitätskriterien bei invasiver Testung bei 108 Patienten 195 Stimulationen (1,8 pro Patient) und bei Kontrolle mittels Holter-Technik in 47 Fällen 88 Tests (1,9 pro Patient) erforderlich (Tab. 12.10). Alle Patienten wurden dann ambulant überwacht. Sie wurden aufgefordert, sich im Falle eines Rezidivs, bei Bemerken einer Zunahme der Extrasystolierate oder kurzzeitiger spontan endender VT sowie auch im Falle einer zunehmenden Leistungsminderung oder drohenden Insuffizienz unmittelbar und unabhängig von der Tageszeit in unserer Einrichtung zu mel-

Tabelle 12.10. Akut- und Langzeiteffekte nach Testung der Antiarrhythmikaeffektivität mittels programmierter Kammerstimulation und Holter-Monitoring

	Anzahl der Therapie-versuche	n/Pat.	Wirksamkeit unter Akut-testung	Rezidive	sudden death
Programmierte Kammer-stimulation ($n = 108$)	195	1,8	77 von 108 (71,3%)	13 von 77 (16,9%)	2
– perpetuierte Tachykardie ($n = 53$)	121	2,3	34 von 53 (64,2%)	9 von 34 (26,5%)	2
– spontan endende Tachy-kardie ($n = 55$)	74	1,3	43 von 55 (78,2%)	4 von 43 (9,3%)	–
Holter-Monitoring	88	1,9	47 von 47 (100%)	5 von 47 (10,6%)	2
Primäre ($n = 31$) **und sekun-däre Versager** ($n = 18$) **Amiodaronetherapie**	49	–	–	10 von 49 (20,4%)	3
GESAMTKOLLEKTIV ($n = 155$) über 40 ± 21 Monate	332		124 von 155 (80,0%)	28 von 155 (18,1%)	7

den. Durch eine gründliche Aufklärung über Verhaltensweisen, mögliche Risikosituationen, warnende und potentiell gefährdende Symptome und das Behandlungsregime wurde eine hohe Compliance der Kranken induziert, die sie in die Lage versetzte, selbständig Entscheidungen zu treffen bzw. den behandelnden Arzt telefonisch oder direkt zu konsultieren. Wir meinen, daß diese Form der ambulanten Nachsorge die Gefahr von Rezidiven und damit eines plötzlichen Herztodes verringert.

Zum Zeitpunkt der Aufnahme eigener Untersuchungen zum Problem der ventrikulären Vulnerabilität und des plötzlichen Herztodes infolge maligner VTA hatten wir erwartet, nach einem ausreichend langen Zeitraum mit großem Patientengut, *Kriterien für eine Differentialtherapie* erarbeiten zu können. Eine Analyse zur Beeinflußbarkeit spezifischer Tachykardiemechanismen durch einen gezielten Einsatz von Antiarrhythmika ergibt bislang keine hinreichend abgesicherten Daten. Auch der Versuch, eigene Zahlen durch Literaturmitteilungen zu komplettieren, scheitert daran, daß die unterschiedlichen Mechanismen der VT zumeist, wie MASON (106) schreibt, einer „wide complex ignorance" unterliegen. Die eigenen Befunde in Ergänzung mit Mitteilungen des internationalen Schrifttums ergeben jedoch ein überraschend übereinstimmendes Bild über die Wirksamkeit einsetzbarer Antiarrhythmika unabhängig vom Mechanismus der VT. Die eigenen Ergebnisse sind in Tabelle 12.11. und der Vergleich mit Fremdbefunden in Tabelle 12.12. zusammengetragen. Hiernach kommt dem Amiodarone die größte antiarrhythmische Potenz zu. Es folgen Beta-Rezeptorenblocker und Propafenon. Ajmalin, Mexiletine und Disopyramide sind nur in der Hälfte bis einem Drittel der Fälle effektiv.

Um die *Langzeiteffekte* der verschiedenen Antiarrhythmika richtig einordnen zu können, sind Kenntnisse zu den spezifischen Eigenschaften der Substanzen er-

Tabelle 12.11. Effektivität der angewandten Antiarrhythmika in Abhängigkeit von der Art der Therapieüberwachung

Antiarrhythmikum	n	ohne Effekt im Akuttest	Dauer-therapie	OHNE REZIDIV			TOLERABLES REZIDIV		
				PVS	Holter	Gesamt	PVS	Holter	Gesamt
Procainamid	63	33 (52,4%)	30	24	3	27 (90,0%)	2	1	3 (10,0%)
Amiodarone	40	1 (2,5%)	39	—	33	33 (84,6%)	—	9	9 (15,4%)
Mexiletine	34	22 (64,7%)	12	8	—	8 (66,7%)	—	4	4 (33,3%)
Propafenon	32	15 (46,9%)	17	12	2	14 (82,4%)	2	1	3 (17,6%)
Beta-Blocker	31	11 (35,5%	20	5	12	17 (85,0%)	—	3	3 (15,0%)
Disopyramid	30	20 (66,7%)	10	5	5	10 (100%)	—	—	—
Ajmalin	26	15 (57,7%)	11	7	2	9 (81,8%)	2	1	3 (27,3%)
Verapamil	20	8 (40,0%)	12	2	7	9 (75,0%)	—	3	3 (25,0%)
Mexiletin + Disopyramid	15	13 (86,7%)	2	2	—	2 (100%)	—	—	—
Mexiletin + Beta-Blocker	13	7 (53,8%)	6	3	1	4 (66,6%)	—	1	1 (33,3%)
Klasse I-Med + Beta-Blocker	6	—	6	3	3	6 (100%)	—	—	—
Amiodarone + Klasse I-Med.	7	—	7	5	1	6 (85,7%)	1	—	1 (14,3%)
Chinidin	6	6 (100%)	—	—	—	—	—	—	—
Diphenylhydantoin	3	1	2	—	1	1	1	—	—
Tocainide	6	3	3	3	—	3	—	—	—
Gesamt	332	155 (46,7%)	177	79	70	149 (84,2%)	8	23	31 (17,2%)

Tabelle 12.12. Akut- und Langzeiteffektivität der angewandten Antiarrhythmika im Vergleich zu internationalen Studien (Literaturquellen siehe unter (131))

	Eigene Ergebnisse				Publizierte Studien			
	Test-anzahl	akut effektiv		chronisch effektiv	Test-anzahl	akut effektiv		chronisch effektiv
AJMALIN	26	11	42,3%	81,8%	–			
AMIODARONE	38	–		73,6%	1077	–		67,5%
BETA-BLOCKER	31	20	64,5%	85,0%	218	176	80,7%	98,2%
CHINIDIN	6	0		–	306	108	35,3%	87,8%
DIPHENYL-HYDANTOIN	3	2	66,7%	50,0%	–			
DISOPYRAMID	30	11	36,7%	90,9%	137	48	35,0%	?
MEXILETIN	34	16	47,1%	68,8%	655	217	33,1%	73,6%
PROCAINAMID	63	30	47,6%	90,0%	326	105	32,2%	90,0%
PROPAFENON	32	17	53,1%	82,4%	166	83	50,0%	73,6%
TOCAINID	4	3	75,0%	33,3%	568	323	56,9%	73,7%
VERAPAMIL	20	12	60,0%	66,7%	74	22	29,7%	73,7%

forderlich: So ist die Therapie mit *Procainamid* und *Ajmalin* infolge ihrer kurzen Halbwertszeiten und den damit einhergehenden Schwankungen des Plasmaspiegels immer mit gewissen Unsicherheiten verknüpft. Bei diesen Präparaten ist daher eine besonders zuverlässige Compliance des Patienten erforderlich, die durch eine sorgfältige Aufklärung aufgebaut werden kann. *Mexiletine* und *Verapamil* neigen mit zunehmender Dauer der Behandlung zu einer Effektivitätsabnahme, die im Falle des Verapamil zumeist durch eine Dosissteigerung abgefangen werden kann, während dies beim Mexiletin infolge der sprunghaft zunehmenden Nebenwirkungsrate kaum möglich ist. Da der Effekt nach einer Unterbrechung der Therapie für mehrere Wochen wieder vollständig ist, meinen wir, daß es sich um eine Tachyphylaxie unter Langzeittherapie handelt.

Amiodarone gilt als Antiarrhythmikum der zweiten Wahl und wird ausschließlich nach Versagen der konventionellen Pharmaka eingesetzt. Die Wirkung setzt erst sehr spät ein, da das große Verteilungsvolumen des Amiodarone zuerst abgesättigt wird. So ist eine stetige Zunahme der Effekte bis zum 120. Tag der Therapie zu erwarten. Der Eintritt einer sicheren Wirkung ist in Abhängigkeit von den Aufsättigungsdosen (1 g/die über 7 bis 10 Tage) erst ab 21. Behandlungstag zu erwarten. In diesem Zeitintervall verloren wir vor Kenntnis dieses Sachverhaltes 2 Patienten infolge eines plötzlichen Herztodes. Seither führen wir in dieser Einstellungsphase eine Kombinationstherapie mit dem zuvor effektivsten Antiarrhythmikum durch und wagen dann einen Auslaßversuch. Infolge der hohen Nebenwirkungsrate des Amiodarone sollte die Dosis so niedrig wie möglich gehalten werden. In unserem Patientengut war im Mittel eine Erhaltungsdosis von 474 mg/die erforderlich. Wird eine Amiodaronetherapie unterbrochen, ist noch über mehrere Wochen mit antiarrhythmischen Effekten zu rechnen, da sich der große Speicher aller Körperorgane nur langsam entleert.

Amiodarone ist ein Klasse III-Antiarrhythmikum. Bisherige Erfahrungen lehren (22, 66, 70, 79, 128, 152, 178), daß

trotz erneuter Auslösbarkeit von VTA unter Amiodaronetherapie durch PVS sichere Langzeiteffekte nachweisbar sind. Es ist möglich, daß dieses Pharmakon vor allem die Triggermechanismen unterdrückt (4).
Bei *Disopyramid* (129) und *Propafenon* (32) ist in besonderem Maße mit deutlichen negativ inotropen Effekten zu rechnen, die in der Langzeittherapie beachtet werden müssen. Läßt sich eine Einstellung auf diese Substanzen nicht vermeiden (11, 28, 94, 105, 138, 149, 157, 168), ist in Fällen mit latenter Herzinsuffizienz durchaus eine prophylaktische Diuretikagabe (Spironolaktone, Triamteren) indiziert.
Eine *Propranololtherapie* sollte niemals abrupt unterbrochen werden, da mit einem Rebound- oder Entzugsphänomen („withdrawal phenomenon") gerechnet werden muß (119, 151, 175). Unter diesen Umständen kamen 2 Patienten mit bedrohlichen paroxysmalen Attacken eines Kammerflatterns in unsere Behandlung.
Es ist ferner zu beachten, daß allen Antiarrhythmika im Einzelfalle die Potenz *arrhythmogener Effekte* eigen ist. Da wir derartige Wirkungen ausschließlich unter der intravenösen Testung unter Kontrolle der PVS gesehen haben, kann gefolgert werden, daß mit dieser Methode neben der Effektivität auch adverse Reaktionen vorausgesagt werden können. Diese äußern sich bei Procainamid ($n = 5$ von 63), Propafenon ($n = 4$ von 32) und Disopyramid ($n = 3$ von 30) in Form einer erleichterten Induzierbarkeit, einer Akzeleration der VT bis zum Kammerflattern und einer erschwerten Terminierbarkeit durch PVS.
Aus den Ergebnissen zahlreicher internationaler Studien und den eigenen Erfahrungen können folgende **Empfehlungen für das therapeutische Vorgehen** mit dem Ziel einer effektiven Langzeitprophylaxe maligner ventrikulärer Tachyarrhythmien abgeleitet werden:
1. Die programmierte ventrikuläre Stimulation und/oder das Holter-Monitoring sind geeignete Methoden, mit hoher Sicherheit den Langzeiteffekt einer Antiarrhythmika-Prophylaxe vorherzubestimmen und das Risiko des plötzlichen Herztodes zu senken.
2. In Fällen mit klinisch dokumentierten VT und der Möglichkeit zur artifiziellen Induktion durch PVS ist die Kontrolle der Effektivität durch PVS derjenigen durch Holter-Technik überlegen. Diese Aussage kann untermauert werden durch eine durch Vlay et al. (165) publizierte Studie (Tab. 12.8.), in der ausschließlich das Langzeit-EKG zur Therapiekontrolle angewandt wurde. Diese Studie hatte im Vergleich zu allen anderen mit 22,9% Todesfällen pro Jahr durch sudden death die ungünstigsten Ergebnisse.
3. Es ist eine Vereinheitlichung der international praktizierten Stimulationsprotokolle erforderlich, um künftig vergleichbare Ergebnisse zu erhalten. Aus Rücksicht auf eine große Zahl falsch-positiver Stimulationsergebnisse haben wir im Vergleich zu anderen Untersuchern bislang ein wenig aggressives Programm mit maximal 2 vorzeitigen Impulsen gewählt. Da aber bei klinisch dokumentierten VT der Spezifitätsverlust im Vergleich zum Sensitivitätszuwachs gering ist, würden wir der Empfehlung von Wellens et al. (174) folgen wollen und gleichfalls zur Reizung mit 3 vorzeitigen Impulsen während des Sinusrhythmus und 3 stimulierten Zykluslängen raten. Unter diesen Bedingungen konnten die genannten Autoren eine Zunahme der Auslösbarkeit von 60 auf 95% nachweisen. Mit dem durch uns geübten Verfahren war dies nur in 70% der Fälle möglich.
Da die Reizung an mehreren Orten der rechten Kammer kaum zusätzliche Erfolgschancen bietet, wird (174) zur Stimulation in der Spitze der rechten Kammer geraten. Nur in Ausnahmefällen ist eine linksventrikuläre Reizung sinnvoll.

4. In allen nur möglichen Fällen sollte die Antiarrhythmikatherapie nach intravenöser und oraler Gabe durch PVS kontrolliert werden. Da sich die Effektivität unter beiden Applikationsformen unterscheiden kann, sollte eine Testung unter oraler Medikation auch dann erfolgen, wenn die Ergebnisse nach Infusion der Substanz ungünstig waren. In der oralen Therapiephase sollte die Beeinflussung von Triggermechanismen (VES-Rate, ventrikuläre Salven) durch Holter- oder Computer-Monitoring überwacht werden.

5. Eine Therapiekontrolle durch Holter-EKG allein ist ausschließlich bei Patienten ohne artifiziell induzierbare VT indiziert. Diese sollte einen Beobachtungszeitraum von 72 Stunden umfassen und nachweisen, daß die VES-Rate um 50% gesenkt wurde und zuvor perpetuierte VT nicht eintreten und weniger als 3 repetitive Extrasystolen vorliegen.

6. Zur Beurteilung der Pharmakaeffekte sind einheitliche Kriterien erforderlich. Wellens et al. (174) schlagen folgende Wertung vor:

ausgezeichneter Effekt: fehlende Auslösbarkeit durch PVS,

zufriedenstellender Effekt: Induktion einer VT von niedriger Frequenz und spontanem Ende,

fraglicher Effekt: Induktion der VT gelingt ausschließlich durch aggressivere Manöver der PVS und

unbekannter Effekt: die VT ist unverändert induzierbar, eine Effektivität unter oraler Therapie ist jedoch trotzdem möglich.

Es besteht eine Berechtigung zur Langzeitprophylaxe mit einem Antiarrhythmikum nur dann, wenn unter oraler Therapie durch PVS ein ausgezeichneter oder zufriedenstellender Effekt nachweisbar war und/oder durch EKG-Langzeitüberwachung eine totale Suppression von Warnarrhythmien erwiesen ist.

7. Patienten mit ischämischer Herzkrankheit und abgelaufenem Myokardinfarkt sind als Krankengut mit spezifischen Eigenschaften zu betrachten. Da in diesen Fällen — wie auch bei Patienten mit ausgeprägter dilatativer Kardiomyopathie — das morphologische Substrat die Prognose wesentlich mitbestimmt, ist bei diesen Kranken die Möglichkeit einer chirurgischen Therapie intensiver und großzügiger als bisher in Erwägung zu ziehen. In prospektiven Studien sollten derartige Kollektive im Sinne der Vergleichbarkeit getrennt ausgewiesen werden.

8. Die unterschiedlichen Mechanismen von VT sollten unter differentialtherapeutischem Aspekt stärkere Beachtung finden. Hier sollten auch die auf die Trigger- („antiectopic therapy“) bzw. Vulnerabilitätsmechanismen („antifibrillatory therapy“) gerichteten antiarrhythmischen Interventionen stärker in Rechnung gestellt werden (4). Es ist zu erwarten, daß unter diesen Prämissen exaktere differentialtherapeutische Empfehlungen erarbeitet werden können.

9. Bis auf weiteres ist der Kardiologe gezwungen, die zur Verfügung stehenden Antiarrhythmika im Sinne einer seriellen Testung im Einzelfalle auf Effektivität zu prüfen. Empfehlungen zu einer gezielten Therapie können bislang nicht gegeben werden.

10. Alle Patienten mit malignen ventrikulären Tachyarrhythmien sind als Risikoträger, einen plötzlichen Herztod zu erleiden, auch nach kontrollierter Therapieeinstellung zu betrachten. Aus diesem Grunde ist eine ambulante Überwachung in speziellen Dispensaire anzuraten. Diese ambulante Nachsorge sollte die Möglichkeit zu einer unbürokratischen schnellen intensivmedizinischen Betreuung im Falle einer bedrohlichen Verschlechterung (Warnarrhythmien, Rezidive, Insuffizienz) zu jeder Tageszeit einschließen.

12.5.3. *Nichtmedikamentöse Therapie maligner ventrikulärer Tachyarrhythmien*

Da bei einem geringen Teil der Patienten mit VTA alle medikamentösen Behandlungsversuche erfolglos bleiben können, wurden Versuche unternommen, tachykardieterminierende Schrittmacher anzuwenden. Hierzu ermutigten die Erfahrungen der PVS, mit der im Katheterlabor VT reproduzierbar beendet werden können. Die Entwicklung der Schrittmacherelektronik und die Einführung langlebiger Energiequellen machte die Anwendung implantierbarer Defibrillatoren möglich.
Im Zusammenhang mit der zunehmenden Verfeinerung der operativen Techniken bei koronarer Herzkrankheit und den modernen Möglichkeiten, durch Mapping arrhythmogene Areale im Ventrikelmyokard exakt zu lokalisieren, wurden auch kardiochirurgische Methoden erfolgreich eingesetzt.
In diesem Abschnitt können ausschließlich Informationen über die Möglichkeiten und Grenzen gegeben werden. Für spezielle Fragen muß auf weiterführende Literatur verwiesen werden (146).

12.5.3.1. *Kardiochirurgische Therapie*

Der erste kardiochirurgische Eingriff aus primär rhythmogener Indikation gelang 1955 bei einem Patienten mit therapierefraktärer Kammertachykardie (36). Die mit der blinden Aneurysmaresektion gewonnenen Erfahrungen (67, 107) waren jedoch enttäuschend, da nur etwa die Hälfte der Patienten trotz verbesserter linksventrikulärer Funktion arrhythmiefrei wurden. Als ebensowenig erfolgreich hat sich die isolierte Koronarchirurgie erwiesen, da die ventrikuläre Funktion nur wenig beeinflußt wird. Erst die in den 70er Jahren eingeführten prä- (83, 87, 88, 90, 141, 146) und intraoperativen Mapping-Techniken (57, 60, 108, 166) in Form multipler endo- und epikardialer Ableitungen ermöglichten eine detaillierte Analyse des Erregungsablaufes unter einer VT und eine Identifizierung des Quellpunktes. Eine konsekutive oder auch simultane Aufzeichnung der ventrikulären Aktivierung gestattet eine hinreichend exakte Lokalisierung als Voraussetzung einer gezielten Ausschaltung arrhythmogener Areale.
Derzeit kommen in Abhängigkeit von der kardialen Grundkrankheit folgende operative Verfahren zur Anwendung:

1. Indirekte Methoden

Hierher gehören die Aneurysmaresektion mit und ohne gleichzeitig angelegten aortokoronaren Bypass (108), die Mitralklappenrekonstruktion beim Mitralklappenprolaps-Syndrom und die Stellatumblockade links oder beidseits (113, 145).

2. Direkte Methoden

Diese Technik strebt eine operative elektrische Isolierung oder Entfernung des durch Mapping-Verfahren lokalisierten für die Arrhythmieentstehung verantwortlichen Myokardareals an. Diese kann als Inzision (einfache Ventrikulotomie) oder Exzision (endokardiale oder subendokardiale Resektion) ausgeführt werden (63, 68). Unabhängig von der mittels Mapping nicht immer exakt möglichen Lokalisation des Ursprungsortes der VT, ist die zirkuläre endokardiale Ventrikulotomie durch Orientierung an makroskopisch sichtbaren anatomischen Veränderungen durchführbar (37, 63). In Ausnahmefällen kann eine extensive oder komplette endokardiale Resektion erforderlich sein (38, 67).
Mit kryochirurgischen Techniken sind insbesondere VT lokal-begrenzten oder septalen Ursprungs eliminierbar (60). Angesichts der präoperativ aussichtslosen Situation der Patienten sind die Ergebnisse der chirurgischen Therapie ermutigend und werden perspektivisch eine zunehmende Bedeutung erlangen (19, 38, 56, 57, 67,

92, 108). So ermöglicht die bisherige Entwicklung der chirurgischen Techniken bereits im frühen Postinfarktstadium eine operative Behandlung medikamentös therapierefraktärer VT (146).
Zum Verhalten ventrikulärer Tachyarrhythmien vor und nach chirurgischer Intervention liegen nur wenige Mitteilungen vor (19, 146). In der überwiegenden Zahl der Fälle sind nach direkter operativer Methodik postoperativ keine VT durch programmierte Stimulation induzierbar.
Eigene Erfahrungen liegen bislang nur bei 3 Patienten vor: In einem Fall war ventrikulographisch ein großes hämodynamisch wirksames Pseudoaneurysma und bei einem zweiten Patienten mit einer operablen Zwei-Gefäßerkrankung ein Aneurysma abgetragen worden. Beide Kranken sind seit der chirurgischen Intervention über fast 2 Jahre frei von VT. Bei einer dritten Patientin mit einem infiltrierend wachsenden, histologisch nicht sicher klassifizierbarem Herztumor konnte nur ein Palliativeingriff ausgeführt werden. Bei präoperativ schweren und lebensbedrohlichen therapierefraktären VT bestehen jetzt unter einer Amiodarone-Therapie keine malignen VTA.

12.5.3.2. Elektrotherapie maligner Kammertachykardien

Die Entwicklung implantierbarer antitachykarder Schrittmachersysteme basiert auf den durch diagnostische und therapeutische temporäre Stimulation gewonnenen Erfahrungen. Voraussetzung für eine Elektrotherapie der VTA ist neben einer nachweislichen medikamentösen Therapierefraktärität eine genaue Kenntnis des Pathomechanismus und des effektiven Terminierungsmodus der VT im Einzelfalle. Mittels elektrokardiologischer Exploration müssen individuell und reproduzierbar der Stimulationsort und -modus, die Impulsdauer und -frequenz und die Anzahl der erforderlichen Impulse ermittelt werden (3, 25, 44, 54, 55, 78, 134, 182).
Neben Standardmodellen sind multiprogrammierbare Aggregate (182), Radiofrequenzschrittmacher und implantierbare Kardioverter-Defibrillatoren mit automatischer oder externer Steuerung (114) einsetzbar. Prinzipiell sind folgende Stimulationsmodi anwendbar:

1. Präventive Elektrostimulation

Bei Patienten mit nachweislicher bradykardieinduzierter VT schützt die permanente Stimulation sowohl vor brady- als auch tachykarden Arrhythmien. Diese Methode findet auch beim QT-Syndrom Anwendung. In diesen Fällen bewirkt die höhere Frequenz eine Verkürzung der QT-Zeit und damit der inhomogenen Repolarisation (145). Dieser Effekt konnte bei 3 unserer Patienten erfolgreich genutzt werden.
Ferner ist es möglich, durch eine höherfrequente Impulsabgabe (75—110/min) im Sinne der „overdrive suppression" ektope Rhythmen und damit Triggermechanismen von VTA zu unterdrücken (52).

2. Tachykardieterminierende Systeme

Zur Beendigung einer VT sind verschiedene Stimulationsarten einsetzbar. Bereits durch Implantation eines konventionellen Ventrikel-Demandschrittmachers (VVI) kann nach Entkoppelung der Steuerung mittels Magnet eine Parasystolie zwischen VT und Schrittmachereigenfrequenz induziert werden. Auf diese Weise besteht bei einer ausreichend breiten erregbaren Lücke die Möglichkeit, daß vorzeitig einfallende Einzelreize die VT unterbrechen. Mit diesem als „*underdrive pacing*" bezeichneten Verfahren konnten wir bislang erst einen Patienten erfolgreich behandeln.
In Analogie zum Vorgehen während der Tachykardieterminierung im Katheterlabor sind programmierbare Schrittmacher implantierbar, die automatisch oder extern

initiiert durch Doppel- oder Mehrfachimpulse eine VT unterbrechen (54, 55, 134, 182). Bei allen Formen dieser Reizung ist die Gefahr einer Akzeleration der VT und der Induktion eines Kammerflatterns gegeben. Aus diesen Gründen ist das Prinzip der „overdrive“-Stimulation ausschließlich bei hämodynamisch stabilen Formen einer VT indiziert.

3. Zur Konversion sehr schneller, mit Synkopen einhergehender VT und Kammerflatterns sind automatische *Kardioverter-Defibrillatoren* geeignet. Neben dem aufwendigen Implantationsverfahren des Defibrillators, dessen großflächige Elektroden epikardial aufgenäht werden müssen, ist eine neuere Methode der transvenösen Stromapplikation in Erprobung (134, 143, 182). Die intrakardiale Kardioversion ist weniger energieaufwendig und bedarf keines kardiochirurgischen Eingriffes mit Thorakotomie.

Die Vorteile der antitachykarden Schrittmachertherapie bestehen in einer schmerzlosen und wiederholbaren Beendigung einer VT, einer Unabhängigkeit von der Compliance des Patienten und sind im Vergleich zur operativen Therapie risikoarm. Die Effektivität kann durch eine kombinierte antiarrhythmische Pharmakotherapie erhöht werden. Die Nachteile dieser Therapieform basieren auf technischen Unzulänglichkeiten der bislang verfügbaren Aggregate. Hier sind noch nicht alle Schwächen einer Fehlerkennung von VT eliminiert. Ferner besteht die Möglichkeit, daß sich eine VT im Verlauf hinsichtlich ihres Erregungsmusters und der Frequenz spontan ändert, so daß ein anfänglich effektiver Stimulationsmodus versagt. Aufgrund der zahlreichen noch ungelösten Probleme der antitachykarden Stimulation in Verbindung mit den genannten Risiken haben sich implantierbare antitachykarde Schrittmacher bislang noch keinen entscheidenden Platz innerhalb des Therapiekonzepts der VT erobert. Angesichts der enormen Entwicklung der Elektronik ist jedoch zukünftig mit weiteren Fortschritten zu rechnen (182).

12.5.3.3. Ablationstechniken zur Therapie von Kammertachykardien

Die jüngste Behandlungsmethode paroxysmaler Tachykardien ist die transvenöse Ablation erregungsleitender Strukturen oder arrhythmogener Areale mittels DC-Schock (5, 57, 69). Mit diesem Verfahren wird ein lokaler Gewebsuntergang mit dem Ergebnis der Unterbrechung eines Reentry-Kreises oder der Ausschaltung eines arrhythmogenen Areals sowie eines fokalen Automatiezentrums provoziert. Während diese zur Ablation des Hisschen Bündels eingeführte Methode heute für die Therapie refraktärer supraventrikulärer Tachykardien akzeptiert ist, finden sich erst wenige Mitteilungen über die erfolgreiche Anwendung bei Patienten mit VT (5, 69). Die Indikation zu diesem Eingriff ist identisch für die einer antitachykarden Schrittmachertherapie.

12.6. Langzeitprognose von Patienten mit malignen ventrikulären Tachyarrhythmien

Bis vor wenigen Jahren war die Prognose von Kranken mit VTA ungünstig. Mit einem gesteigerten Risiko, unerwartet einen plötzlichen Herztod zu erleiden, war bei einer jährlichen Mortalitätsrate von etwa 40% der Verlauf nach einem ersten hyperdynamen Anfall schicksalhaft. Dieser Zustand konnte durch intensive Bemühungen internationaler elektrokardiologischer Arbeitsgruppen entscheidend geändert werden (Tab. 12.8.). Unter den gegenwärtigen therapeutischen Bedingungen gelingt es, das Risiko eines sudden death auf etwa 5% pro Jahr zu senken. Mit weiteren positiven Entwicklungen ist insbesondere auf dem Sektor der antitachykarden Stimulation (182), der implantierbaren Defibrillatoren (47, 114) und der operativen Techniken (38, 56, 57, 67, 68) zu rechnen.

Der gegenwärtige Stand der medikamentösen Rezidivprophylaxe kann am eigenen Patientengut ($n = 155$) demonstriert werden: Wir überschauen jetzt einen Beobachtungszeitraum von 40 ± 21 Monaten. In dieser Zeit blieben 129 Patienten (83,2%) rezidivfrei. Dieses Behandlungsergebnis konnte für 64 von 77 Fällen (83,1%) mit invasiver (PVS) und für 62 von 78 Patienten (79,5%) mit noninvasiver Therapiekontrolle erzielt werden. 26 Kranke (16,8%) erlitten 6 bis 28 Monate nach Therapiebeginn insgesamt 31 tolerable Rezidive. Diese Rückschläge sind zum Teil erklärbar. Als Ursache konnte eine erhebliche Schweregradzunahme der Grundkrankheit ($n = 2$), ein häufiger nachweisbares sekundäres Versagen einer Mexiletine-Therapie ($n = 4$) und eine wegen Nebenwirkungen (Photosensibilisierung) reduzierte Amiodaronedosis ($n = 7$) nachgewiesen werden. In jedem Falle wurde nach einem Rezidiv die medikamentöse Behandlung korrigiert oder eine chirurgische Therapie ($n = 3$) eingeleitet. Ein Patient erhielt einen implantierbaren Defibrillator.
Im Beobachtungszeitraum verstarben 14 Patienten (9,0%), davon 4 im kongestiven Herzversagen und 3 aus nichtkardialer Ursache. 7 Kranke (4,5%) erlitten einen beobachteten plötzlichen Herztod.

Die Patienten mit Rezidiven und auch die an einem plötzlichen Herztod verstorbenen Kranken zeigen die in der Literatur beschriebenen typischen Charakteristika (41, 149): Bei einem Alter über 45 Jahren, bei Vorliegen von A- und Hypokinesien bzw. eines Aneurysma des linken Ventrikels mit verminderter Ejektionsfraktion unter 50% und einem HV-Intervall von länger als 60 ms sinken die Erfolgschancen einer dauerhaft effektiven Rezidivprophylaxe der VT. Diese Aussage kann für 10 der 21 Patienten mit koronarer Herzkrankheit bestätigt werden (Tab. 12.13.). Alle hatten einen Myokardinfarkt erlitten. Die in Tabelle 12.13. dargestellten Befunde lassen den Schluß zu, daß die kardiale Grundkrankheit und deren Schweregrad überwiegend bei Kranken mit koronarer Herzkrankheit die Prognose bestimmt, während bei anderem Grundleiden, so postmyokarditischen Zuständen, einer Kardiomyopathie (je $n = 4$), beim Mitralklappenprolaps und nicht eruierbarer Herzerkrankung die elektrische Instabilität weitgehend unabhängig von der Ursache besteht. So war auch die Anzahl der Antiarrhythmika-Testuntersuchungen unabhängig von der Art der Effektivitätskontrolle in der zweiten Gruppe (ohne IHK) im Vergleich zur ersten (koronare Herzkrankheit) und beide Kollektive mit Rezidiven bzw. einem sudden death im Vergleich zum gesamten Krankengut wesentlich größer (Tab. 12.13.).
Es kann mit gewisser Vorsicht weiterhin diskutiert werden, daß bei Patienten mit ischämischer Herzkrankheit und abgelaufenem Myokardinfarkt das Risiko vor allem durch eine Behandlung der Grundkrankheit zu mindern ist. Dazu muß wahrscheinlich, und der internationale Trend bestätigt diese Forderung, künftig in allen nur möglichen Fällen von einer operativen Therapie Gebrauch gemacht werden. Auch

Tabelle 12.13. Charakteristika von Patienten mit Rezidiven unter einer antiarrhythmischen Langzeittherapie

	koronare Herzkrankheit ($n = 10$)	**ohne koronare Herzkrankheit** ($n = 11$)
Aneurysma	6	–
A- und Hypokinesie	9	3
LVEDP (mm Hg)	$15{,}3 \pm 5{,}2$	$12{,}3 \pm 6{,}1$
Ejektionsfraktion (%)	$34{,}9 \pm 13{,}0$	$59{,}6 \pm 12{,}6$
HV-Intervall (ms)	$59{,}0 \pm 15{,}0$	$49{,}0 \pm 11{,}7$
Anzahl der Therapieversuche (n)	$4{,}0 \pm 1{,}6$	$6{,}8 \pm 3{,}0$

wenn die mitgeteilten Zahlen der Rezidiv- und Mortalitätsrate im Vergleich zur empirischen Therapie einen großen Erfolg darstellen, ist möglicherweise die Langzeitprognose über noch längere Zeiträume bei operierten Patienten günstiger.
Die Rate plötzlicher Todesfälle kann mit gewissen Einschränkungen als Kriterium zur Beurteilung der gesamten diagnostischen und therapeutischen Aktivitäten einer Studie herangezogen werden. Bei den bislang vorliegenden Ergebnissen prospektiver Untersuchungen mit unterschiedlichem Beobachtungsintervall kann zum Vergleich ausschließlich die Mortalitätsrate pro Jahr infolge eines sudden death gewertet werden. In den in Tabelle 12.8. aufgeführten Gruppen beträgt diese Rate 2,7 bis 22,9% pro Jahr. Im eigenen Patientengut wurden 1,4% akute Todesfälle pro Jahr registriert. Diese vergleichsweise günstige Statistik ist einerseits — wie bereits ausgeführt — auf das Krankengut mit im Mittel geringgradiger kardialer Funktionsstörung im Vergleich zu anderen Studien erklärbar. Andererseits meinen wir jedoch, daß das komplexe Therapiekonzept über Diagnostik, Therapiekontrolle und ambulante Nachsorge ein größeres Gewicht hat. So kann durch ärztliches Engagement das Schicksal dieser gefährdeten Patientengruppe prognostisch günstiger gestaltet werden.

FÜR DIE TÄGLICHE PRAXIS

Maligne ventrikuläre Tachyarrhythmien sind behandlungspflichtig. Im akuten Notfall muß die bedrohliche Situation durch Mund-zu-Mund-Beatmung und extrathorakale Herzmassage überbrückt werden. Die weitere Behandlung richtet sich nach der Art der VTA, den apparativen Möglichkeiten und den Erfahrungen des behandelnden Arztes:

— Besteht ein Kammerflattern oder -flimmern, ist die Defibrillation mittels DC-Schock die Therapie der Wahl.

— Im Falle einer laufenden Kammertachykardie kann eine Terminierung ohne erhebliches Risiko durch programmierte oder schnelle Kammerstimulation über einschwemmbare Elektroden erfolgen. Sind die apparativen und personellen Voraussetzungen zu diesem Vorgehen nicht erfüllt, ist ein medikamentöser Konversionsversuch indiziert. Als Mittel der ersten Wahl gilt Lidokain (50—100 mg als Bolus). Gelingt es nicht, die VT zu beenden, resultiert zumeist eine deutliche Frequenzsenkung der VT. Kehrt die Frequenz der VT zum Ausgangswert zurück, ist der Lidokaineffekt weitgehend abgeklungen. Es kann ein zweiter Versuch mit Ajmalin (50—100 mg langsam i.v.) unternommen werden. Bei Versagen sollten keine weiteren medikamentösen Konversionsversuche unternommen werden, da die adversen Reaktionen der angewandten Antiarrhythmika sich addieren oder potenzieren. Unter Kurznarkose oder Diazepam-Bolus sollte durch Kardioversion ein Sinusrhythmus erzwungen werden.

Ist eine maligne VTA dokumentiert, sollte der Risikopatient unter einer vorläufigen Rezidivprophylaxe (Lidokaininfusion 2 bis 4 mg/kg KM) einem elektrokardiologischen Zentrum zur kontrollierten Antiarrhythmika-Prophylaxe überwiesen werden. Diese erfolgt mittels programmierter Kammerstimulation und/oder Holter-Monitoring bei intravenöser und oraler Gabe der Pharmaka. Eine effektive Langzeitprophylaxe kann unterstellt werden, wenn maligne VTA durch Elektrostimulation nicht mehr induzierbar sind und/oder eine Reduktion der Extrasystolierate innerhalb von 24 Std. um 50% meßbar ist (Empfehlungen zur Therapiekontrolle s. S. 442f.).

Die Langzeitprognose der Patienten wird durch die Art und Schwere der kardialen Grundkrankheit bestimmt. Um für den Patienten in allen nur möglichen Fällen eine kausale Therapie (Kardiochirurgie) zu ermöglichen, sollten alle diagnostischen Möglichkeiten ausgeschöpft werden.

Literatur

1. Akhtar, M., C. Gilbert, F. G. Wolf u. D. H. Schmidt: Reentry within the His-Purkinje system. Elucidation of reentrant circuit using right bundle branch and His bundle recordings. Circulation **58** (1978), 295–304
2. Akhtar, M., M. Shenesa, S. Denker, C. J. Gilbert u. N. Rizwi: Role of cardiac electrophysiologic studies in patients with unexplained recurrent syncope. Pace **6** (1983), 192–201
3. Akhtar, M.: Clinical application of rapid ventricular burst pacing versus extrastimulation for induction of ventricular tachycardia. J. Amer. Coll. Cardiol. **4** (1984), 305–307
4. Anderson, J. L.: Antifibrillatory versus antiectopic therapy. Amer. J. Cardiol. **54** (1984), 7A–13A
5. Belhassen, B., H. I. Miller u. S. Laniado: Catheter ablation of incessant ventricular tachycardia refractory to external cardioversion. Amer. J. Cardiol. **55** (1985), 1637
6. Bhandari, A. K., W. A. Shapiro, F. Morady, E. N. Shen, J. Mason u. M. M. Scheinman: Electrophysiologic testing in patients with the long QT syndrome. Circulation **71** (1985), 63–71
7. Bigger, J. T., R. J. Dresdale, R. H. Heissenbuttel, F. M. Weld u. A. L. Wit: Ventricular arrhythmias in ischemic heart disease: Mechanism, prevalence, significance, and management. Prog. Cardiovasc. Dis. **14** (1977), 255–300
8. Bigger, J. T., F. M. Weld u. L. M. Rolnitzky: Prevalence, characteristics and significance of ventricular tachycardia (three and more complexes) detected with ambulatory electrocardiographic recording in the late hospital phase of acute myocardial infarction. Amer. J. Cardiol. **48** (1981), 815–823
9. Bigger, J. T.: Definition of benign versus malignant ventricular arrhythmias: Targets for treatment. Amer. J. Cardiol. **52** (1983), 47C–54C
10. Bigger, J. T., u. J. A. Reiffel: Holter versus electrophysiologic studies in the management of malignant ventricular arrhythmias. Amer. J. Cardiol. **51** (1983), 1464–1465
11. Bigger, J. T.: Antiarrhythmic treatment: An overview. Amer. J. Cardiol. **53** (1984), 8B–16B
12. Bigger, J. T.: Patients with malignant or potentially malignant ventricular arrhythmias: Opportunities and limitations of drug therapy in prevention of sudden death. J. Amer. Coll. Cardiol. **5** (1985), 23B–26B
13. Borggrefe, M., G. Breithardt, H. L. Yeh u. L. Seipel: Klinisch-elektrophysiologische Befunde bei Patienten nach Kammerflimmern. Z. Kardiol. **71** (1982), 643–648
14. Borggrefe, M., L. Seipel u. G. Breithardt: Die Wirkung von Amiodaron auf ventriculäre Tachykardien. In: (21)
15. Botti, G., u. V. Bonatti: Pathogenesis of ventricular arrhythmias in long QT syndromes. In: Masoni, A., u. P. Alboni (Hrsg.): Cardiac electrophysiology today. Academic Press, London/New York 1982
16. Bouveret, L.: De la tachycardie essentielle paroxystique. Rev. Med. **9** (1889), 752
17. Breithardt, G., L. Seipel u. F. Loogen: Der akute Herztod – Bedeutung elektrophysiologischer Stimulationsverfahren. Verh. dtsch. Ges. Herz- u. Kreislaufforschg. **46** (1980), 38–64
18. Breithardt, G., M. Borggrefe u. L. Seipel: Selection of optimal drug treatment of ventricular tachycardia by programmed electrical stimulation of the heart. Ann. N. Y. Acad. Sci. **427** (1984), 49–65
19. Breithardt, G., M. Borggrefe, J. Ostermeyer, L. Seipel u. W. Bircks: Klinische und elektrophysiologische Befunde nach operativer Therapie von ventrikulären Tachykardien. Z. Kardiol. **73** (1984), 206
20. Breithardt, G., M. Borggrefe, K. Haerten u. H. J. Trampisch: Prognostische Bedeutung der programmierten Ventrikelstimulation und der nichtinvasiven Registrierung ventrikulärer Spätpotentiale in der Postinfarktperiode. Z. Kardiol. **74** (1985), 389–396
21. Breithardt, G., u. F. Loogen (Hrsg.): Neue Aspekte in der medikamentösen Behandlung von Tachyarrhythmien. Die Bedeutung von Amiodaron. Urban & Schwarzenberg, München, Wien, Baltimore 1983
22. Breithardt, G., u. M. Borggrefe: Heutige Möglichkeiten der Diagnostik maligner ventrikulärer Herzrhythmusstörungen bei koronarer Herzkrankheit. Dt. med. Wochenschr. **110** (1985), 1983–1987

23. Breithardt, G., u. M. Borggrefe: Heutige Möglichkeiten der Therapie maligner ventrikulärer Herzrhythmusstörungen bei koronarer Herzkrankheit. Dt. med. Wochenschr. **110** (1985), 1987–1992
24. Brugada, P., H. Green, H. Abdollah u. H. J. J. Wellens: Significance of ventricular arrhythmias initiated by programmed ventricular stimulation — The importance of the type of ventricular arrhythmia induced and the number of premature stimuli required. Circulation **69** (1984), 87–93
25. Brugada, P., u. H. J. J. Wellens: Standard diagnostic programmed electrical stimulation protocols in patients with paroxysmal recurrent tachycardias. Pace **7** (1984), 1121–1128
26. Buxton, A. E., H. L. Waxman, F. E. Marchlinski u. M. E. Josephson: Electrophysiologic studies in nonsustained ventricular tachycardia: Relation to underlying heart disease. Amer. J. Cardiol. **52** (1983), 985–991
27. Buxton, A. E., u. M. E. Josephson: Ventricular tachycardia — 1983. Pace **7** (1984), 96–108
28. Buxton, A. E., H. L. Waxman, F. E. Marchlinski u. M. E. Josephson: Electropharmacology of nonsustained ventricular tachycardia: Effects of class I antiarrhythmic agents, Verapamil und Propranolol. Amer. J. Cardiol. **53** (1984), 738–744
29. Buxton, A. E., H. L. Waxman, F. E. Marchlinski, W. J. Untereker, L. E. Waspe u. M. E. Josephson: Role of triple extrastimuli during electrophysiologic study of patients with documented sustained ventricular tachyarrhythmias. Circulation **69** (1984), 532–540
30. Buxton, A. E., F. E. Marchlinski, H. L. Waxman, B. T. Flores, D. M. Cassidy u. M. E. Josephson: Prognostic factors in nonsustained ventricular tachycardia. Amer. J. Cardiol. **53** (1984), 1275–1279
31. Buxton, A. E.: The use of multiple extrastimuli during programmed ventricular stimulation — how many should be used? Int. J. Cardiol. **7** (1985), 86
32. Chilson, D. A., J. J. Heger, D. P. Zipes, K. F. Browne u. E. N. Prystowsky: Electrophysiologic effects and clinical efficacy of oral propafenone therapy in patients with ventricular tachycardia. J. Amer. Coll. Cardiol. **5** (1985), 1407–1413
33. Cobb, L. A., A. P. Hallstrom, W. D. Weaver, G. B. Trobaugh u. H. L. Greene: Consideration in the long-term management of survivors of cardiac arrest. Ann. N. Y. Acad. Sci. **432** (1984), 247–257
34. Cobb, L. A., R. S. Baum, H. Alvarez u. W. A. Schaffer: Resuscitation from out of hospital ventricular fibrillation: 4 years of follow-up. Circulation **51** (1975), Suppl. III, 223–228
35. Coumel, P., J.-F. Leclercq u. F. Dessertenne: Torsades de pointes. In: (92)
36. Couch, O. A.: Cardiac aneurysm with ventricular tachycardia and subsequent excision of aneurysm. Circulation **20** (1959), 251
37. Cox, J. L., J. J. Gallagher u. R. M. Ungerleider: Encircling endo-cardial ventriculotomy for refractory ischemic ventricular tachycardia. 4. Clinical indications, surgical technique, mechanism of action, and results. J. Thorac. Cardiovasc. Surg. **83** (1982), 865
38. Cox, J. L.: The status of surgery for cardiac arrhythmias. Circulation **71** (1985), 413–417
39. Denes, P., D. Wu, R. C. Dhingra, F. Amat-y-Leon, C. Wyndham, R. K. Mautner u. K. M. Rosen: Electrophysiological studies in patients with chronic recurrent ventricular tachycardia. Circulation **54** (1976), 229–236
40. Dessertenne, F., P. Coumel u. A. Fabiato: Fibrillation ventriculaire et „torsades de pointes". Presse Méd. **77** (1969), 193
41. Dicarlo, L. A., F. Morady, M. J. Sauve, P. Malone, J. C. Davis, T. Evans-Bell, S. A. Winston u. M. M. Scheinman: Cardiac arrest and sudden death in patients treated with amiodarone for sustained ventricular tachycardia or ventricular fibrillation: Risk stratification based on clinical variables. Amer. J. Cardiol. **55** (1985), 372–374
42. Dimarco, J. P., H. Garan, J. W. Harthorne u. J. N. Ruskin: Intracardiac electrophysiologic techniques in recurrent syncope of unknown origin. Ann. Internal Med. **95** (1981), 542–548
43. Doherty, J. U., M. G. Kienzle, H. L. Waxman, A. E. Buxton, F. E. Marchlinski u. M. E. Josephson: Relation of mode of induction and cycle length of ventricular tachycardia: Analysis of 104 patients. Amer. J. Cardiol. **52** (1983), 60–64

44. DOHERTY, J. U., u. M. E. JOSEPHSON: Role of electrophysiologic testing in the therapy of ventricular arrhythmias. Pace 6 (1983), 1070–1083

45. DOHERTY, J. U., M. G. KIENZLE, H. L. WAXMAN, A. E. BUXTON, F. E. MARCHLINSKI u. M. E. JOSEPHSON: Programmed ventricular stimulation at a second right ventricular site: An analysis of 100 patients, with special reference to sensitivity, specifity and characteristics of patients with induced ventricular tachycardia. Amer. J. Cardiol. 52 (1983), | 1184–1189

46. DOHERTY, J. U., D. PEMBROOK-ROGERS, E. W. GROGAN, R. A. FALCONE, A. E. BUXTON, F. E. MARCHLINSKI, D. M. CASSIDY, M. G. KIENZLE, J. M. ALMENDRAL u. M. E. JOSEPHSON: Electrophysiologic evaluation and follow-up characteristics of patients with recurrent unexplained syncope and presyncope. Amer. J. Cardiol. 55 (1985), 703–708

47. ECHT, D. S., K. ARMSTRONG, P. SCHMIDT, P. E. OYER, E. B. STINSON u. R. A. WINKLE: Clinical experience, complications and survival in 70 patients with the automatic implantable cardioverter-defibrillator. Circulation 71 (1985), 289

48. EL-SHERIF, N., B. J. SCHERLAG, R. LAZZARA u. R. R. HOPE: Reentrant ventricular arrhythmias in the late myocardial infarction period. 1. Conduction characteristics in the infarction zone. Circulation 55 (1977), 686–702

49. EL-SHERIF, N., R. R. HOPE, B. J. SCHERLAG u. R. LAZZARA: Reentrant ventricular arrhythmias in the late myocardial infarction period. 2. Patterns of initiation and termination of reentry. Circulation 55 (1977), 702–719

50. EL-SHERIF, N., R. MEHRA, W. B. GOUGH u. R. H. ZEILER: Reentrant ventricular arrhythmias in the late myocardial infarction period. II. Burst pacing versus multiple premature stimulation in the induction of reentry. J. Amer. Coll. Cardiol. 4 (1984), 295–304

51. EZRI, M. D., S. K. HUANG u. P. DENES: The role of Holter monitoring in patients with recurrent sustained ventricular tachycardia. An electrophysiologic correlation. Amer. Heart J. 108 (1984), 1229–1236

52. FISHER, J. D.: Role of electrophysiologic testing in the diagnosis and treatment of patients with kwon and suspected bradycardias and tachycardias. Prog. Cardiovasc. Dis. 24 (1981), 25–90

53. FISHER, J. D., D. FINK, J. A. MATOS, S. G. KIM u. L. WASPE: Programmed stimulation and ventricular tachycardia therapy: Benefits of partial as well as complete "cures" (abstr.). Pace 6 (1983), 313

54. FISHER, J. D.: Pacing for ventricular tachycardia. Pace 7 (1984), 1278

55. FISHER, J. D., J. A. MATOS u. S. G. KIM: Antitachycardia pacing and stimulation – with particular reference to ventricular arrhythmias. In: (92)

56. FONTAINE, G.: Surgery for ventricular tachycardia. The view from Paris. Int. J. Cardiol. 1 (1982), 351–359

57. FONTAINE, G., N. SHANTHA, R. FRANK, J. L. TONET, A. CANSELL u. Y. GROSGOGEAT: New approaches in the electrophysiological determination of optimal treatment of recurrent tachyarrhythmias. Ann. N. Y. Acad. Sci. 427 (1984), 67–83

58. FREEDMAN, R. A., C. D. SWERDLOW, D. S. ECHT, R. A. WINKLE, V. SODERHOLM-DIFATTE u. J. W. MASON: Facilitation of ventricular tachyarrhythmia induced by isoproterenol. Amer. J. Cardiol. 54 (1984), 765–770

59. GALLAGHER, J. J., A. N. DAMATO u. S. H. LAU: Electrophysiologic studies during accelerated idioventricular rhythms. Circulation 44 (1971), 671–677

60. GALLAGHER, J. J., J. H. KASELL, J. L. COX, W. M. SMITH u. R. E. IDEKER: Techniques of intraoperative electrophysiologic mapping. Amer. J. Cardiol. 49 (1982), 221

61. GALLAVARDIN, L.: Extrasystolie ventriculaire à paroxysmes tachycardiques prolongés. Arch. Mal. Coeur et Vaiss. 15 (1922), 298–306

62. GERMAN, L. D., D. L. PACKER, G. H. BARDY u. J. J. GALLAGHER: Ventricular tachycardia induced by atrial stimulation in patients without symptomatic cardiac disease. Amer. J. Cardiol. 52 (1983), 1202–1207

63. GUIRAUDON, G., G. FONTAINE, R. FRANK, G. ESCANDE, P. ETEVIENT u. C. CABROL: Encircling endocardial ventriculotomy: A new surgical treatment for life-threatening ventricular tachycardias resistent to medical treatment following myocardial in, farction. Ann. Thorac. Surg. 26 (1978)-438

64. GRABOYS, T. N., B. LOWN, P. J. PODRID

u. R. A. DeSilva: Long-term survival of patients with malignant ventricular arrhythmia treated with antiarrhythmic drugs. Amer. J. Cardiol. **50** (1982), 437–444

65. Gulamhusein, S., G. V. Naccarelli, P. T. Ko, E. N. Prystowsky, H. J. M. Barnett, J. J. Heger u. G. J. Klein: Value and limitations of clinical electrophysiologic study in assessment of patients with unexplained syncope. Amer. J. Med. **73** (1982), 700–705
66. Hamer, A. W., W. P. Finerman, T. Peter u. W. J. Mandel: Disparity between the clinical and electrophysiologic effects of amiodarone in the treatment of recurrent ventricular tachyarrhythmias. Amer. Heart J. **102** (1981), 992–997
67. Harken, A. H.: Surgery for ventricular tachycardia. The view from Philadelphia. Int. J. Cardiol. **1** (1982), 361
68. Harken, A. H., u. M. E. Josephson: Surgical management of ventricular tachycardia. In: (92)
69. Hartzler, G. O.: Electrode catheter ablation of refractory focal ventricular tachycardia. J. Amer. Coll. Cardiol. **2** (1983), 1107
70. Heger, J. J., E. N. Prystowsky u. D. P. Zipes: Clinical efficacy of amiodarone treatment of recurrent ventricular tachycardia and ventricular fibrillation. Amer. Heart J. **106** (1983), 887–894
71. Hess, D. S., F. Morady u. M. M. Scheinman: Electrophysiologic testing in the evaluation of patients with syncope of undetermined origin. Amer. J. Cardiol. **50** (1982), 1309–1315
72. Hiejima, K., F. Suzuki, S. Satake u. K. Ishihara: Electrophysiologic studies of Jervell-Lange-Nielsen syndrome. Chest **79** (1981), 446–448
73. Hoffmann, A.: Die paroxysmale Tachykardie, Bergmann Verlag, Wiesbaden 1900
74. Horowitz, L. N., M. E. Josephson, A. Farshidi, S. R. Spielman, E. L. Michelson u. A. M. Greenspan: Recurrent sustained ventricular tachycardia. 3. Role of the electrophysiologic study in selection of antiarrhythmic regimen. Circulation **58** (1978), 986–997
75. Horowitz, L. N., M. E. Josephson u. J. A. Kastor: Intracardiac electrophysiologic studies as a method for the optimization of drug therapy in chronic ventricular arrhythmia. Prog. Cardiovasc. Dis. **23** (1980), 81–98
76. Horowitz, L. N., A. M. Greenspan, S. R. Spielman u. M. E. Josephson: Torsades de pointes: Electrophysiologic studies in patients without transient pharmacologic or metabolic abnormalities. Circulation **63** (1981), 1120–1128
77. Horowitz, L. N., u. J. Morganroth: Can we prevent sudden cardiac death? Amer. J. Cardiol. **50** (1982), 535–538
78. Horowitz, L. N., S. R. Spielman, A. M. Greenspan u. C. R. Webb: Selection of patients with recurrence of ventricular tachyarrhythmias for electrical studies. Pace **7** (1984), 499–504
79. Horowitz, L. N., A. M. Greenspan, S. R. Spielman, C. R. Webb, J. Morganroth, H. Rothmensch, N. M. Sokoloff, A. R. Rae, B. L. Segal u. H. R. Kay: Usefulness of electrophysiologic testing in evaluation of amiodarone therapy for sustained ventricular tachyarrhythmias associated with coronary heart disease. Amer. J. Cardiol. **55** (1985), 367–371
80. Hurst, M. H., H. Löllgen, K. Nitsche, T. Bonzel, H. J. Wehrle u. H. Just: „Torsades de pointes": Ursachen, Klinik und Therapie anhand von 9 eigenen und 211 Fällen aus der Literatur. Cardiology **70** (1983), Suppl. 1, 28–36
81. Jervell, A. u. F. Lange-Nielsen: Congenital deaf-mutism, functional heart disease with prolongation of the QT interval and sudden death. Amer. Heart J. **54** (1957), 59–68
82. Josephson, M. E., L. N. Horowitz, A. Farshidi u. J. A. Kastor: Recurrent sustained ventricular tachycardia. I. Mechanisms. Circulation **57** (1978), 431–440
83. Josephson, M. E., L. N. Horowitz, A. Farshidi, J. F. Spear, J. A. Kastor u. E. N. Moore: Recurrent sustained ventricular tachycardia. 2. Endocardial mapping. Circulation **57** (1978), 440–447
84. Josephson, M. E., L. N. Horowitz, A. Farshidi, S. R. Spielman, E. L. Michelson u. A. M. Greenspan: Sustained ventricular tachycardia: Evidence for protected localized reentry. Amer. J. Cardiol. **42** (1978), 416–424
85. Josephson, M. E., L. N. Horowitz, A. Farshidi, S. R. Spielman, E. L. Michelson u. A. M. Greenspan: Recurrent sustained ventricular tachycardia. 4. Pleomorphism. Circulation **59** (1979), 459–464
86. Josephson, M. E., u. L. N. Horowitz: Electrophysiologic approach to therapy

of sustained ventricular tachycardia. Amer. J. Cardiol. **43** (1979), 631–642

87. JOSEPHSON, M. E., L. N. HOROWITZ, H. L. WAXMAN, M. E. CAIN, S. R. SPIELMAN, A. M. GREENSPAN, F. E. MARCHLINSKI u. M. D. EZRI: Sustained ventricular tachycardia: Role of the 12-lead electrocardiogram in localizing site and origin. Circulation **64** (1981), 257–272
88. JOSEPHSON, M. E., H. L. WAXMAN, M. E. CAIN, M. J. GARDNER u. A. E. BUXTON: Ventricular activation during ventricular endocardial pacing. II. Role of pace-mapping to localize origin of ventricular tachycardia. Amer. J. Cardiol. **50** (1982), 11–22
89. JOSEPHSON, M. E. (Hrsg): Ventricular tachycardia. Mechanisms and management. Futura Publishing Company. Mount Kisco, New York 1982
90. JOSEPHSON, M. E., L. N. HOROWITZ, S. R. SPIELMAN, H. L. WAXMAN u. A. M. GREENSPAN: Role of catheter mapping in the preoperative evaluation of ventricular tachycardia. Amer. J. Cardiol. **49** (1982), 207–220
91. JOSEPHSON, M. E., u. A. L. WIT: Fractionated electrical activity and continous electrical activity: Fact or artifact? Circulation **70** (1984), 529–532
92. JOSEPHSON, M. E., u. H. J. J. WELLENS (Hrsg.): Tachycardias. Mechanism diagnosis, treatment. Lea & Febiger, Philadelphia 1984
93. JOSEPHSON, M. E., F. E. MARCHLINSKI, A. E. BUXTON, H. L. WAXMAN, J. U. DOHERTY, M. G. KIENZLE u. R. FALCONE: Electrophysiologic basis for sustained ventricular tachycardia — Role of reentry. In: (92), 305–323
94. KIM, S. G., S. W. SEIDEN, J. A. MATOS, E. L. WASPE u. J. D. FISHER: Discordance between ambulatory monitoring and programmed stimulation in assessing efficacy of class IA antiarrhythmic agents in patients with ventricular tachycardia. J. Amer. Coll. Cardiol. **6** (1985), 539–544
95. KULLER, L. H.: Sudden death — Definition and epidemiologic considerations. Prog. Cardiovasc. Dis. **23** (1980), 1–12
96. LIVELLI, F. D., J. T. BIGGER, J. A. REIFFEL, E. S. GANG, J. N. PATTON, P. M. NOETHLING, L. M. ROLNITZKY u. J. I. GLIKLICH: Response to programmed ventricular stimulation: Sensitivity, specifity and relation to heart disease. Amer. J. Cardiol. **50** (1982), 452–458
97. LLOYD, E. A., D. P. ZIPES, J. J. HEGER u. E. N. PRYSTOWSKY: Sustained ventricular tachycardia due to bundle branch reentry. Amer. Heart J. **104** (1982), 1095–1097
98. LOWN, B., u. M. WOLF: Approaches to sudden death from coronary heart disease. Circulation **44** (1971), 130–142
99. MANN, D. E., J. C. LUCK, J. C. GRIFFIN, J. M. HERRE, M. C. LIMCHER, S. A. MAGRO, N. W. ROBERTSON u. C. R. C. WYNDHAM: Induction of clinical ventricular tachycardia using programmed stimulation: Value of third and fourth extrastimuli. Amer. J. Cardiol. **52** (1983), 501–506
100. MANNING, A. S., u. D. J. HEARSE: Reperfusion-induced arrhythmias: Mechanisms and prevention. J. Mol. Cell. Cardiol. **16** (1984), 497–518
101. MARCHLINSKI, F. E., A. E. BUXTON, H. L. WAXMAN u. M. E. JOSEPHSON: Identifying patients at risk of sudden death after myocardial infarction: Value of the response to programmed stimulation, degree of ventricular ectopic activity and severity of left ventricular dysfunction. Amer. J. Cardiol. **52** (1983), 1190–1196
102. MARCHLINSKI, F. E., A. E. BUXTON, B. T. FLORES, J. U. DOHERTY, H. L. WAXMAN u. M. E. JOSEPHSON: Value of Holter monitoring in identifying risk for sustained ventricular arrhythmia recurrence on amiodarone. Amer. J. Cardiol. **55** (1985), 709–712
103. MARON, B. J., W. C. ROBERTS u. S. E. EPSTEIN: Sudden death in hypertrophic cardiomyopathy: A profile of 78 patients. Circulation **65** (1982), 1388–1394
104. MASON, J. W., u. R. A. WINKLE: Electrode-catheter arrhythmia induction in the selection and assessment of antiarrhythmic drug therapy for recurrent ventricular tachycardia. Circulation **58** (1978), 971–985
105. MASON, J. W., u. R. A. WINKLE: Accuracy of the ventricular tachycardia-induction study for predicting long-term efficacy and inefficacy of antiarrhythmic drugs. New Engl. J. Med. **303** (1980), 1073–1077
106. MASON, J. W.: Mechanisms of ventricular tachycardia — wide complex ignorance. Amer. Heart J. **102** (1981), 1083–1088
107. MASON, J. W., E. B. STINSON, R. A. WINKLE, P. E. OYER, J. C. GRIFFIN u. D. L. ROSS: Relative efficacy of blind left ventricular aneurysm resection for the

treatment of recurrent ventricular tachycardia. Amer. J. Cardiol. **49** (1982), 241–247

108. Mason, J. W., E. B. Stinson, R. A. Winkle, J. C. Griffin, P. E. Oyer, D. L. Ross u. G. Derby: Surgery for ventricular tachycardia. Efficacy of left ventricular aneurysm resection compared with operation guided by electrical activation mapping. Circulation **65** (1982), 1148–1155
109. McPherson, C. A., L. E. Rosenfeld u. W. P. Batsford: Day-to-day reproducibility of response to right ventricular programmed electrical stimulation: Implications for serial drug testing. Amer. J. Cardiol. **55** (1985), 689–695
110. Merx, W., M. S. Yoon u. J. Han: The role of local disparity in conduction and recovery time on ventricular vulnerability to fibrillation. Amer. Heart J. **94** (1977), 603–610
111. Michelson, E. L., u. J. Morganroth: Spontaneous variability of complex ventricular arrhythmias detected by long-term electrocardiographic recording. Circulation **61** (1980), 690–695
112. Michelson, E. L., u. L. S. Dreifus: Present status of clinical electrophysiologic studies: Introduction – What studies are necessary. Pace **7** (1984), 421–431
113. Milne, J. R., D. E. Ward, R. A. J. Spurrell u. A. J. Camm: The long QT syndrome: Effects of drugs and left stellate ganglion block. Amer. Heart J. **104** (1982), 194–198
114. Mirowski, M., M. M. Mower, P. R. Reid, L. Watkins u. A. Langer: The automatic implantable defibrillator. New modality for treatment of life-threatening ventricular arrhythmias. Pace **5** (1982), 384–401
115. Moss, A. J., P. J. Schwartz, R. S. Crampton, E. Locati u. E. Carleen: The long QT syndrome: A prospective international study. Circulation **71** (1985), 17–21
116. Morady, F., L. DiCarlo, S. Winston, J. C. Davis u. M. M. Scheinman: A prospective comparison of triple extrastimuli and left ventricular stimulation in studies of ventricular tachycardia induction. Circulation **70** (1984), 52–57
117. Morady, F., u. M. M. Scheinman: The role and limitations of electrophysiologic testing in patients with unexplained syncope. Int. J. Cardiol. **4** (1983), 229–234
118. Myerburg, R. J., K. M. Kessler, R. M. Luceri, L. Zaman, R. G. Trohman, D. Estes u. A. Castellanos: Classification of ventricular arrhythmias based on parallel hierarchies of frequency and form. Amer. J. Cardiol. **54** (1984), 1355–1358
119. Olsen, M. G., R. R. Miller, E. Amsterdam, M. Wood, R. Brocchini u. D. Mason: The propranolol withdrawal rebound phenomenon: Acute and catastrophic exacerbation of symptoms and death following the abrupt cessation of large doses of propranolol in coronary artery disease. Amer. J. Cardiol. **35** (1975), 162–166
120. Olshausen, K. v., N. Treese, T. Pop, E. Hoberg, W. Kübler u. J. Meyer: Plötzlicher Herztod im Langzeit-EKG. Dt. med. Wochenschr. **110** (1985), 1195–1201
121. Platia, E. V., u. P. R. Reid: Comparison of programmed electrical stimulation and ambulatory electrocardiographic (Holter) monitoring in the management of ventricular tachycardias and ventricular fibrillation. J. Amer. Coll. Cardiol. **4** (1984), 493–500
122. Platia, E. V., u. P. R. Reid: Nonsustained ventricular tachycardia during programmed ventricular stimulation: Criteria for a positive test. Amer. J. Cardiol. **56** (1985), 79–83
123. Podrid, P. J.: Aggravation of ventricular arrhythmia. A drug induced complication. Drugs **29** (1985), Suppl. 4, 33–44
124. Pratt, C. M., D. J. Slymen, A. M. Wierman, J. B. Young, M. J. Francis, A. Seals, M. A. Quinones u. R. Roberts: Analysis of the spontaneous variability of ventricular arrhythmias: Consecutive ambulatory electrocardiographic recordings of ventricular tachycardia. Amer. J. Cardiol. **56** (1985), 67–72
125. Previtali, M., C. Klersky, J. A. Salerno, M. Chimienti, C. Panciroli, E. Marangoni, G. Specchia, M. Comolli u. P. Bobba: Ventricular tachyarrhythmias in Prinzmetal's variant angina: Clinical significance and relation to the degree and time course of S-T segment elevation. Amer. J. Cardiol. **52** (1983), 19–25
126. Rae, A. P., A. M. Greenspan, S. R. Spielman, N. M. Sokoloff, C. R. Webb, H. R. Kay u. L. N. Horowitz: Antiarrhythmic drug efficacy for ventricular tachyarrhythmias associated with coronary artery disease as assessed by electro-

physiologic studies. Amer. J. Cardiol. **55** (1985), 1494–1499

127. RAHILLY, G. T., E. N. PRYSTOWSKY, D. P. ZIPES, G. V. NACCARELLI, W. M. JACKMAN u. J. J. HEGER: Clinical and electrophysiologic findings in patients with repetitive monomorphic ventricular tachycardia and otherwise normal electrocardiogram. Amer. J. Cardiol. **50** (1982), 459–468
128. RATHGEN, K., K. J. ROSTOCK, D. PFEIFFER u. A. SCHIRDEWAN: Effektivität von Amiodaron bei therapierefraktären supraventrikulären und ventrikulären Tachyarrhythmien. Herz, Kreisl. **17** (1985), 671–676
129. RATHGEN, K., K. J. ROSTOCK, D. PFEIFFER u. A. SCHIRDEWAN: Effektivität einer intravenösen und oralen Therapie mit Disopyramide bei der Konversion und Prophylaxe paroxysmaler Tachyarrhythmien. Z. klin. Med. **41** (1986), 663–666
130. RATHGEN, K., K. J. ROSTOCK, D. PFEIFFER u. A. SCHIRDEWAN: Effektivität einer oralen Langzeittherapie paroxysmaler ventrikulärer Tachyarrhythmien mit Mexiletin. Z. klin. Med. **41** (1986), 1167–1169
131. RATHGEN, K., K. J. ROSTOCK, D. PFEIFFER u. A. SCHIRDEWAN: Diagnostik und Therapiekontrolle ventrikulärer Tachyarrhythmien mit programmierter Kammerstimulation und Holter-Technik. Z. Klin. Med. **42** (1987), 1235–1239 u. 1299–1303
132. REDDY, C. P., u. M. LYNCH: Abolition and modification of reentry within the His-Purkinje system by procainamide. Circulation **58** (1978), 1010–1022
133. REDDY, C. P., u. J. C. SARTINI: Nonclinical polymorphic ventricular tachycardia induced by programmed cardiac stimulation: Incidence, mechanisms and clinical significance. Circulation **62** (1980), 988–995
134. REDDY, C. P., E. P. TODD, C. S. KUO u. A. N. DEMARIA: Treatment of ventricular tachycardia using an automatic scanning extrastimulus pacemaker. J. Amer. Coll. Cardiol. **3** (1984), 225
135. REID, P. R., M. M. MOWER u. M. MIROWSKI: Pathophysiology of ventricular tachyarrhythmias amenable to electric control. Pace **7** (1984), 505–513
136. ROBERTSON, J. F., M. E. CAIN, L. N. HOROWITZ, S. R. SPIELMAN, A. M. GREENSPAN, H. L. WAXMAN u. M. E. JOSEPHSON: Anatomic and electrophysiologic correlates of ventricular tachycardia requiring left ventricular stimulation. Amer. J. Cardiol. **48** (1981), 263–267
137. ROMANO, C., G. GEMME u. R. PONGIGLIONE: Aritmie cardiache rare dell ete pediatria. Clin. Pediat. **45** (1963), 656
138. ROSS, D. L., B. S. DANIEL, Y. SZE, D. L. KEEFE, C. D. SWERDLOW, D. S. ECHT, J. C. GRIFFIN, R. A. WINKLE u. J. W. MASON: Antiarrhythmic drug combinations in the treatment of ventricular tachycardia. Efficacy and electrophysiologic effects. Circulation **66** (1982), 1205 to 1210
139. ROY, D., H. L. WAXMAN, A. E. BUXTON, F. E. MARCHLINSKI, M. E. CAIN, M. J. GARDNER u. M. E. JOSEPHSON: Termination of ventricular tachycardia: Role of tachycardia cycle length. Amer. J. Cardiol. **50** (1982), 1346–1350
140. ROY, D., H. L. WAXMAN, M. G. KIENZLE, A. E. BUXTON, F. E. MARCHLINSKI u. M. E. JOSEPHSON: Clinical characteristics and long-term follow-up in 119 survivors of cardiac arrest: Relation to inducibility at electrophysiologic testing. Amer. J. Cardiol. **52** (1983), 969–974
141. ROZANSKI, J. J., D. MORTARA, R. J. MYERBURG u. A. CASTELLANOS: Body surface detection of delayed depolarizations in patients with recurrent ventricular tachycardia and left ventricular aneurysm. Circulation **63** (1981), 1172–1178
142. SAKSENA, S., J. M. CICCONE, W. CRAELIUS, D. PANTOPOULOS, S. T. ROTHBART u. R. WERRES: Studies on left ventricular function during sustained ventricular tachycardia. J. Amer. Coll. Cardiol. **4** (1984), 501–508
143. SAKSENA, S., u. R. CALVO: Transvenous cardioversion and defibrillation of ventricular tachyarrhythmias: Current status and future directions. Pace **8** (1985), 715–731
144. SCHOENFELD, M. H., B. MCGOVERN, H. GARAN u. J. N. RUSKIN: Long-term reproducibility of responses to programmed cardiac stimulation in spontaneous ventricular tachyarrhythmias. Amer. J. Cardiol. **54** (1984), 565–568
145. SCHWARTZ, P. J.: Idiopathic long QT syndrome: Progress and questions. Circulation **109** (1985), 399–411
146. SEIPEL, L., J. OSTERMEYER u. G. BREITHARDT: Operative Therapie von Herzrhythmusstörungen. In: LÜDERITZ, B. (Hrsg.): Handbuch der Inneren Medizin,

Bd. Herzrhythmusstörungen. Springer-Verlag, Berlin, Heidelberg, New York 1983

147. SHEEHAN, F. H., u. S. E. EPSTEIN: Determinants of arrhythmic death due to coronary spasm: Effect of preexisting coronary artery stenosis on the incidence of reperfusion arrhythmia. Circulation **65** (1982), 259–264
148. SOFFER, J., L. S. DREIFUS u. E. L. MICHELSON: Polymorphous ventricular tachycardia associated with normal and long Q-T intervals. Amer. J. Cardiol. **49** (1982), 2021–2029
149. SPIELMAN, S. R., J. S. SCHWARTZ, D. M. MCCARTHY, L. N. HOROWITZ, A. M. GREENSPAN, L. M. SADOWSKI, M. E. JOSEPHSON u. H. L. WAXMAN: Predictors of the success or failure of medical therapy in patients with chronic recurrent sustained ventricular tachycardia: A discriminant analysis. J. Amer. Coll. Cardiol. **1** (1983), 401–408
150. STEINBECK, G., M. MANZ u. B. LÜDERITZ: Möglichkeiten und Risiken der programmierten Ventrikelstimulation bei Patienten mit chronisch rezidivierenden Kammertachykardien. Klin. Wochenschr. **59** (1981), 111–121
151. SUNG, R. J., E. N. SHEN, F. MORADY, M. M. SCHEINMAN, D. HESS u. E. H. BOTVINICK: Electrophysiologic mechanism of exercise-induced ventricular tachycardia. Amer. J. Cardiol. **51** (1983), 525–530
152. SURAWICZ, B., u. S. B. KNOEBEL: Long QT: Good, bad or indifferent? J. Amer. Coll. Cardiol. **4** (1984), 398–413
153. SURAWICZ, B.: Ventricular fibrillation. J. Amer. Coll. Cardiol. **5** (1985), 43B–54B
154. SWERDLOW, B., P. AXELROD, B. KOLMAN, D. PERRY u. R. MARK: Ambulatory ventricular tachycardia: Characteristics of the initiating beat. Amer. Heart J. **106** (1983), 1326–1331
155. SWERDLOW, C. D., R. A. WINKLE u. J. W. MASON: Determinants of survival in patients with ventricular tachyarrhythmias. New Engl. J. Med. **308** (1983), 1436–1442
156. SWERDLOW, C. D., u. J. PETERSON: Prospective comparison of Holter monitoring and electrophysiologic study in patients with coronary artery disease and sustained ventricular tachyarrhythmias. Amer. J. Cardiol. **56** (1985), 577–580
157. SWIRYN, S., R. A. BAUERNFEIND, B. STRASBERG, E. PALILEO, N. IVERSON, P. S. LEVY u. K. M. ROSEN: Prediction of response to class-I antiarrhythmic drugs during electrophysiologic study of ventricular tachycardia. Amer. Heart J. **104** (1982), 43–50
158. THEISEN, K., M. HAIDER u. H. JAHRMÄRKER: Untersuchungen über ventrikuläre Tachykardien durch Re-entry bei inhomogener Repolarisation. Dt. med. Wochenschr. **100** (1975), 1099–1112
159. TORRES, V., D. FLOWERS u. J. SOMBERG: The clinical significance of polymorphic ventricular tachycardia provoced at electrophysiologic testing. Amer. Heart J. **110** (1985), 17–24
160. TOUBOUL, P., G. KIRKORIAN, G. ATALLAH u. P. MOLEUR: Bundle branch reentry: A possible mechanism of ventricular tachycardia. Circulation **67** (1983), 674–680
161. VANDEPOL, C. J., A. FARSHIDI, S. R. SPIELMAN, A. M. GREENSPAN, L. N. HOROWITZ u. M. E. JOSEPHSON: Incidence and clinical significance of induced ventricular tachycardia. Amer. J. Cardiol. **45** (1980), 725–731
162. VASSALLO, J. A., D. CASSIDY, M. B. SIMSON, A. E. BUXTON, F. E. MARCHLINSKI u. M. E. JOSEPHSON: Relation of late potentials to site of origin of ventricular tachycardia associated with coronary heart disease. Amer. J. Cardiol. **55** (1985), 985–989
163. VELTRI, E. P., P. R. REID, E. V. PLATIA u. L. S. C. GRIFFITH: Results of late-programmed electrical stimulation and long-term electrophysiologic effects of amiodarone therapy in patients with refractory ventricular tachycardia. Amer. J. Cardiol. **55** (1985), 375–379
164. VLAY, S. C., u. P. R. REID: Ventricular ectopy: Etiology, evaluation and therapy. Amer. J. Med. **73** (1982), 899–913
165. VLAY, S. C., C. H. KALLMAN u. P. R. REID: Prognostic assessment of survivors of ventricular tachycardia and ventricular fibrillation with ambulatory monitoring. Amer. J. Cardiol. **54** (1984), 87–90
166. WALDO, A. L., J. G. ARCINIEGAS u. H. KLEIN: Surgical treatment of life-threatening ventricular arrhythmias: Role of intra-operative mapping and consideration of the present available surgical techniques. Prog. Cardiovasc. Dis. **23** (1981), 247
167. WARD, O. C.: New familial cardiac syndrome in children. J. Irish Med. Assoc. **54** (1964), 103
168. WAXMAN, H. L., A. E. BUXTON, L. M.

Sadowski u. M. E. Josephson: The response to procainamide during electrophysiologic study for sustained ventricular tachyarrhythmias predicts the response to other medications. Circulation **67** (1983), 30–37
169. Wellens, H. J. J., R. M. Schuilenburg u. D. Durrer: Electrical stimulation of the heart in patients with ventricular tachycardia. Circulation **46** (1972), 216–226
170. Wellens, H. J. J.: Pathophysiology of ventricular tachycardia in man. Arch. Internal Med. **135** (1975), 473–479
171. Wellens, H. J. J., D. Durrer u. K. I. Lie: Observations on mechanisms of ventricular tachycardia in man. Circulation **54** (1976), 237–244
172. Wellens, H. J. J., F. W. H. M. Bär, J. Farre, D. L. Ross, I. Wiener u. E. J. Vanagt: Initiation and termination of ventricular tachycardia by supraventricular stimuli. Incidence and electrophysiologic determinants as observed during programmed stimulation of the heart. Amer. J. Cardiol. **46** (1980), 576–582
173. Wellens, H. J. J., F. W. H. M. Bär, E. J. D. M. Vanagt u. P. Brugada: Medical treatment of ventricular tachycardia: Considerations in the selection of patients for surgical treatment. Amer. J. Cardiol. **49** (1982), 186–193
174. Wellens, H. J. J., P. Brugada u. W. G. Stevenson: Programmed electrical stimulation of the heart in patients with life-threatening ventricular arrhythmias: What is the significance of induced arrhythmias and what is the correct stimulation protocol? Circulation **72** (1985), 1–7
175. Woelfel, A., J. R. Foster, R. J. Simpson u. L. S. Gettes: Reproducibility and treatment of exercise-induced ventricular tachycardia. Amer. J. Cardiol. **53** (1984), 751–756
176. Wu, D.: What is the value of calcium antagonists for ventricular tachycardia. Int. J. Cardiol. **5** (1984), 543–547
177. Zipes, D. P., J. J. Heger u. E. N. Prystowsky: Pathophysiology of arrhythmias: Clinical electrophysiology. Amer. Heart J. **106** (1983), 812–828
178. Zipes, D. P., E. N. Prystowsky u. J. J. Heger: Amiodarone: Electrophysiologic actions, pharmakokinetics and clinical effects. J. Amer. Coll. Cardiol. **3** (1984), 1059–1071
179. Zipes, D. P., P. R. Foster, P. J. Troup u. D. H. Pedersen: Atrial induction of ventricular tachycardia: Reentry versus triggered automaticity. Amer. J. Cardiol. **44** (1979), 1–8
180. Zipes, D. P., J. J. Heger u. E. N. Prystowsky: Sudden death. Amer. J. Med. **70** (1981), 1151–1154
181. Zipes, D. P., J. J. Heger, W. M. Miles u. E. N. Prystowsky: Synchronous intracardiac cardioversion. Pace **7** (1984), 522
182. Zipes, D. P.: Future directions: Electrical therapy for cardiac tachyarrhythmias. Pace **7** (1984), 606

13. Hämodynamik bei Herzrhythmusstörungen

Die hämodynamischen Auswirkungen einer Arrhythmie werden nicht nur durch die Art der vorliegenden Herzrhythmusstörungen, sondern auch durch den Zustand des Myokards und dessen Kontraktilität und Pumpfunktion, die Funktionstüchtigkeit des Klappenapparates und den koronaren Blutfluß mitbestimmt. Diese Aussage wird gestützt durch die Beobachtung, daß Patienten mit paroxysmalen supraventrikulären Tachykardien ihre Attacken über viele Jahre tolerieren und dann im 5. Dezennium auf eine effektive Rezidivprophylaxe drängen, da der Tachykardieanfall prekäre Folgen hat (Synkope, Herzinsuffizienz).

Die Bedeutung der Myokardfunktion ist bei Patienten mit malignen ventrikulären Tachykardien, insbesondere nach abgelaufenem Herzinfarkt, besonders bedeutsam. In derartigen Fällen bestimmt dieser Faktor maßgeblich den Therapieerfolg und die Prognose (21). Für viele Arrhythmien bringt der Ausfall oder ein abnormer Einfall der Vorhofsystole während einer Arrhythmie oder auch nach Schrittmachertherapie besondere Probleme.

13.1. Die Bedeutung der Vorhofsystole

Der Anteil der Vorhofsystole an der linksventrikulären Füllung und Auswurfleistung beträgt unter physiologischen Bedingungen 15 bis 20% (12, 22). In ungünstigen Situationen kann der Abfall des Herzzeitvolumens bei Ausfall einer geordneten Vorhofkontraktion 40% und mehr betragen. Derartige Bedingungen liegen beim akuten Myokardinfarkt, bei dekompensierten Vitien mit Vorhofflimmern, bei paroxysmalen ventrikulären Tachykardien (23) und beim totalen Av-Block vor (17).

Nach Thormann und Schlepper (22) kann der Anteil der Vorhofsystole am Herzminutenvolumen in weiten Grenzen schwanken; er wird bestimmt durch die Herzfrequenz, die Dauer und Häufigkeit einer Av-Dissoziation, den zeitlichen Ablauf von Vorhof- und Kammersystole, den Zustand des Kammermyokards, das ventrikuläre Erregungsmuster (z. B. Kammertachykardie) und sekundäre Steuerungsmechanismen.

13.2. Hämodynamik bei supraventrikulärer Extrasystolie und Tachykardie

Die *supraventrikuläre Extrasystolie* geht, auch wenn sie gehäuft auftritt, nur mit einem geringen Abfall des Herzzeitvolumens einher (11). Die Vorhoffüllung ist größtenteils in Abhängigkeit von der Vorzeitigkeit der Zusatzerregung erhalten. Eine gewisse Variabilität ihres Beitrages an der Kammerfüllung entsteht durch

das veränderte Av-Delay (PQ-Zeitlänge).
Besondere Verhältnisse liegen vor, wenn eine supraventrikuläre Extrasystole im Av-Knoten blockiert wird. Tritt sie über längere Zeiten auf, entsprechen die hämodynamischen Auswirkungen denen eines Av-Blocks 2. Grades mit entsprechendem Abfall des Herzzeitvolumens.
Bei *supraventrikulären Tachykardien* liegen kompliziertere und von der Art der Arrhythmie abhängige Bedingungen vor. Während ein gesundes Herz innerhalb eines Frequenzbereiches zwischen 50 und 150/min durch die gleichzeitig einsetzende Sympathikotonie und weitere Regulationsmechanismen über lange Zeit ein konstantes Volumen transportiert, und erst bei Frequenzen von 170/min und mehr durch die verkürzte Diastolendauer ein Abfall des Herzzeitvolumens eintritt, wird die Hämodynamik der supraventrikulären Tachykardie durch die zeitlichen Beziehungen der Vorhoferregung zur Kammerkontraktion bestimmt. So erfolgen bei den AV-Tachykardien Vorhof- und Kammererregung fast gleichzeitig, was zur Folge hat, daß sich die Ventrikel zeitgleich mit den Vorhöfen kontrahieren. Es entsteht eine Vorhofpfropfung mit Rückstrom des atrialen Blutes und positivem Venenpuls. Bei Messungen hämodynamischer Parameter bei Patienten mit artifiziell induzierten Tachykardien (2, 5, 8, 20) konnte im Mittel ein Abfall des systolischen Druckes um 35% und des Herzminutenvolumens um 25% nachgewiesen werden. Gleichzeitig stiegen der Pulmonalarteriendruck und der periphere Gefäßwiderstand an.
Die Kenntnis dieser Zusammenhänge hat therapeutische Konsequenzen. So kann durch Gabe von Antiarrhythmika intravenös eine weitere Senkung des Blutdruckes eintreten, die sogar einen kardiogenen Schock einleiten kann. Derartige Beobachtungen sind insbesondere von Terminierungsversuchen durch Verapamil-Applikation bekannt.
Bei *Arrhythmien infolge Vorhofflimmerns oder -flatterns* führt der Verlust der Vorhofsystole zu einem durchschnittlichen Abfall des Herzzeitvolumens um 30% (3, 6, 11). Durch die unregelmäßige und zum Teil sehr vorzeitige bzw. schnelle Überleitungsfrequenz werden frustrane oder potenzierte Kammeraktionen ausgelöst. Diese Bedingungen können zu einem weiteren Abfall der Auswurfleistung führen. Diese ungünstigen hämodynamischen Bedingungen werden modifiziert durch eine zumeist vorbestehende Myokardschädigung oder bei Vitien durch eine veränderte Klappenfunktion. Auf diese Weise kann das Auftreten einer Flimmerarrhythmie den Patienten in eine akute oder chronische Insuffizienzkonstellation führen, insbesondere dann, wenn der Eintritt der Arrhythmie bereits Ausdruck des Schweregrades der Grundkrankheit war (Mitralvitien, Koronarkrankheit, Kardiomyopathie). Die irreguläre Schlagfolge der Kammern wird hinsichtlich ihrer hämodynamischen Folgen zum Teil durch den Frank-Starling-Mechanismus ausgeglichen (10, 22). So können ein erhöhtes Schlagvolumen und eine vermehrte zirkumferentielle Faserverkürzungsgeschwindigkeit ein konstantes Herzzeitvolumen bei chronischem Vorhofflimmern aufrechterhalten (22).

13.3. Hämodynamik bei ventrikulärer Extrasystolie und Tachykardie

Die *ventrikuläre Extrasystole* führt zu einer Verminderung des Bluttransportes, die um so ausgeprägter ist, je vorzeitiger sie einfällt. Nach der kompensierenden Pause folgt eine supernormale Kontraktion, die als postextrasystolische Potenzierung bekannt ist (1, 9, 18. 22). Sie zeigt keine Korrelation zur Zeit der diastolischen Füllung, da sie auch bei interponierten Extrasystolen nachweisbar ist.

Eine ventrikuläre Extrasystolie kann schwere hämodynamische Folgen haben, wenn sie bei kurzem Kupplungsintervall konstant als Bigeminus auftritt und dann funktionell zu einer Frequenzhalbierung führt. Bei derartig gelagerten Situationen ist eine effektive antiarrhythmische Therapie anzustreben.

Bei *ventrikulären Tachykardien* werden die hämodynamischen Auswirkungen einer Attacke in besonderem Maße vom Grad der myokardialen Vorschädigung (A- und Hypokinesie, Aneurysma) und der koronaren Perfusion bestimmt. THORMANN (22) fand bei ventrikulär stimulierten Tachykardien einen Abfall des Herzminutenvolumens um 16%, des Schlagvolumens um 50% und des systolischen Aortendruckes um 10%. Diese Veränderungen sind nicht nur durch die Frequenz der Tachykardie, sondern auch durch die eintretende Av-Dissoziation und das veränderte ventrikuläre Erregungs- und Kontraktionsmuster bedingt. Hält eine Kammertachykardie über längere Zeit an, kann die ungünstige hämodynamische Situation und der Abfall der koronaren Perfusion die Flimmerschwelle des Herzens senken und so zu einem Übergang der Tachykardie in ein Kammerflimmern führen.

Aber auch die Langzeitprognose von Patienten mit Kammertachykardie wird durch den Myokardbefund und die Hämodynamik im Intervall bestimmt. Aus diesem Grunde findet sich gegenwärtig ein deutlicher Trend in Richtung einer operativen Therapie mit dem Ziel der Verbesserung der Myokardfunktion und, falls möglich, der Ausschaltung arrhythmogener Zonen (s. S. 444f.).

13.4. Hämodynamik bei Schrittmachertherapie

Die vergangenen Jahre wurden durch Bemühungen um physiologische Stimulationsprinzipien der Schrittmachertherapie geprägt. Grund hierfür waren Beobachtungen einer erheblichen Verschlechterung der hämodynamischen Situation bei Patienten mit permanenter Ventrikelstimulation. Dies trifft besonders für Patienten mit Sinusknoten-Syndrom und intakter Funktion der ventrikulo-atrialen Leitung zu (7, 14, 15, 19). Nach eigenen Ergebnissen an einem solchen Patientenkollektiv sinkt das Herzminutenvolumen während Sinusbradykardie (50 ± 8/min) im Vergleich zur Kammerstimulation um 1,1 l/min, um im Vergleich zur Kammerstimulation bei atrialer Reizung um 1,7 l/min anzusteigen (19). Gleichzeitig werden Senkungen des arteriellen Druckes um 35% registriert.

Bei einem ständigen Wechsel zwischen Sinus- und Schrittmacherrhythmus mit Kammerstimulation können in Einzelfällen Druckänderungen bis zu 120 mm Hg beobachtet werden (22). Diese gehen dann mit Schwindelzuständen bis zur Synkope und Leistungsminderung einher. Kürzlich konnte nachgewiesen werden, daß für diese Dysregulation nicht ausschließlich die abrupte Minderung des Herzzeitvolumens, sondern auch eine ausbleibende kardiozirkulatorische Gegenregulation verantwortlich zu machen ist (13). Bei Patienten mit *Schrittmacher-Syndrom* steigt der periphere Gefäßwiderstand als Reaktion auf eine Vorhofpfropfung weniger an als bei Patienten ohne diesen Beschwerdekomplex.

Bei Patienten mit einer Prädisposition zum Schrittmacher-Syndrom und bei Kranken mit latenter Herzinsuffizienz sollte daher ein physiologisches Stimulationsprinzip bei indizierter Schrittmachertherapie zum Einsatz kommen.

Literatur

1. Beck, W., E. Chester u. V. Schrire: Post-extrasystolic ventricular responses. Circulation **44** (1971), 523–534
2. Benchimol, A.: Significance of the contribution of atrial systole to cardiac function in man. Amer. J. Cardiol. **23** (1969), 568–581
3. Benchimol, A., u. S. Matsuo: Continuous measurements of phasic aortic and coronary flow velocity during atrial fibrillation in man. Amer. J. Med. **51** (1971), 466–473
4. Benchimol, A., K. B. Desser u. P. A. Maxwell: Pulse deficit during ventricular tachycardia. Chest **67** (1975), 624–625
5. Curry, P. V. L.: The hemodynamic and electrophysiological effects of paroxysmal tachycardia. In: Narula, O. S. (Hrsg.): Cardiac arrhythmias: Electrophysiology, diagnosis and management. Williams & Wilkins, Baltimore, London 1979, 364–381
6. Erbel, R., P. Schweitzer, D. Fleischmann u. J. Meyer: Zur Bedeutung der Vorhofkontraktion für die Funktion des Herzens. Herz, Kreisl. **9** (1977), 549–554
7. Furman, S.: Cardiac pacing and pacemakers: V. Analysis of pacemaker malfunction. Amer. Heart J. **94** (1977), 378–379
8. Goldreyer, B. N., J. A. Kastor u. K. L. Kershbaum: The hemodynamic effects of induced supraventricular tachycardia in man. Circulation **54** (1976), 783–792
9. Hoffman, B. F., E. Bindler u. E. Suckling: Postextrasystolic potentiation of contraction in cardiac muscle. Amer. J. Physiol. **185** (1956), 95–102
10. Karlinger, J. S., J. H. Gault, R. J. Bouchard u. J. Holzer: Factors influencing the ejection fraction and the mean rate of circumferential fiber shortening during atrial fibrillation in man. Cardiovasc. Res. **8** (1974) 18–25
11. McIntosh, H. D., u. J. J. Morris: The hemodynamic consequences of arrhythmias. Prog. Cardiovasc. Dis. **8** (1966) 330–363
12. Mitchell, J. H., J. P. Gilmore u. S. J. Sarnoff: The transport function of the atrium. Factors influencing the relation between mean left atrial pressure and left ventricular and diastolic pressure. Amer. J. Cardiol. **9** (1962), 237–246
13. Müller, S.: Hämodynamische Untersuchungen beim Schrittmacher-Syndrom. Promotionsschrift A, Humboldt-Universität Berlin 1986
14. Nager, F., u. L. Kappenberger: Hämodynamik nach Schrittmacherimplantation. Internist **18** (1977) 14–20
15. Ogawa, S., L. S. Dreifus, P. N. Shenoy, S. K. Brockman u. B. V. Berkovits: Hemodynamic consequences of atrioventricular and ventriculoatrial pacing. Pace **1** (1978), 8–15
16. Rahimtoola, S. H., A. Ehsani u. M. Z. Sinno: Importance of atrial contraction to left ventricular function after myocardial infarction. Amer. J. Cardiol. **35** (1975), 164–171
17. Resnekov, L.: Circulatory effects of cardiac dysrhythmias. Cardiovasc. Clin. **2** (1970), 23–34
18. Ricci, D. R., A. E. Orlick, E. L. Alderman, N. B. Ingels, G. T. Daughters u. E. B. Stinson: Influence of heart rate on left ventricular ejection fraction in human beeings. Amer. J. Cardiol. **44** (1979), 447–459
19. Rostock, K. J.: Das Sinusknoten-Syndrom. Klinische und elektrophysiologische Untersuchungen zu Pathomechanismus, Schweregradbeurteilung und Therapie. Promotionsschrift B, Akademie der Wissenschaften der DDR, Berlin 1980
20. Saunders, D. E., u. J. W. Ord: The hemodynamic effect of paroxysmal supraventricular tachycardia in patients with the Wolff-Parkinson-White syndrome. Amer. J. Cardiol. **9** (1962), 223–236
21. Spielman, S. R., J. S. Schwartz, D. M. McCarthy, L. N. Horowitz, A. M. Greenspan, L. M. Sadowski, M. E. Josephson u. H. L. Waxman: Predictors of the success or failure of medical therapy in patients with chronic recurrent sustained ventricular tachycardia: A discriminant analysis. J. Amer. Coll. Cardiol. **1** (1983), 401–408
22. Thormann, J., u. M. Schlepper: Hämodynamische Auswirkungen kardialer Arrhythmien. In: Lüderitz, B. (Hrsg.): Herzrhythmusstörungen. Springer-Verlag, Berlin, Heidelberg, New York 1983, 355–421
23. Thormann, J., M. Schlepper u. H. Neuss: Coronary hemodynamics in simulated paroxysms of ventricular tachycardia: Role of myocardial impairment and of extravascular resistance. Cardiology **69** (1982), 326–342

14. Spezielle Probleme der Therapie von Herzrhythmusstörungen

14.1. Therapie von Arrhythmien in der Schwangerschaft

Kongenitale Anomalien des Reizleitungssystems prädisponieren zu tachykarden Herzrhythmusstörungen (WPW-Syndrom, funktionelle Längsdissoziation des Av-Knotens) infolge Erregungskreisens oder auch zu einer pathologischen Bradykardie (totaler Av-Block). Da sie bei kardial gesunden Frauen vorliegen können, besteht naturgemäß auch unter der Schwangerschaft nicht selten eine Indikation zur antiarrhythmischen Therapie. Ferner kann auch bei herzkranken Frauen nach einer abgelaufenen Myokarditis oder einem Herzklappenfehler eine chronische Arrhythmie bestehen und eine antiarrhythmische Behandlung erforderlich sein. Dabei ergibt sich eine Therapiebedürftigkeit nicht nur für die Mutter, sondern auch für den Fetus, wenn durch einen erheblichen Abfall des Herzzeitvolumens der plazentare Blutfluß bedrohlich absinkt.

Die Probleme der medikamentösen Therapie in der Gravidität basieren einerseits auf veränderten pharmakokinetischen Prozessen der Verteilung und Elimination bei Schwangeren und andererseits auf dem potentiellen Risiko der Schädigung des Feten, da fast alle Pharmaka plazentagängig sind. Klinisch-pharmakologische Untersuchungen sind während der Gravidität aus ethischen Gründen nicht möglich (76). Aus diesem Grunde ist der Kardiologe auf die Ergebnisse der tierexperimentellen Sicherheitspharmakologie (Embryotoxizität) und vereinzelter kasuistischer Berichte angewiesen. Daher sind Erfahrungsberichte zu einigen neuen Substanzen relativ rar und gestatten keine allgemeingültigen Verallgemeinerungen.

14.1.1. *Pharmakologische Besonderheiten während der Gravidität*

Mit Zunahme der Dauer der Schwangerschaft ändern sich zahlreiche physiologische Abläufe und Zustände sowohl der Mutter als auch des Feten progressiv (76). Durch die verminderte Motilität des Magen-Darm-Kanals kann die *Absorption* von Pharmaka reduziert sein. Dies kann bei einigen Substanzen durch die verlangsamte Passage im Verdauungskanal wieder ausgeglichen werden.

Das Plasmavolumen der Schwangeren steigt bis zum 8. Monat bis zu maximal 150% an und in gleicher Weise nimmt die Zellmasse durch das Wachstum von Uterus, Plazenta und Feten zu. Diese Vorgänge beeinflussen die *Verteilung* eines Medikamentes. Daher sind in der Einstellungsphase im Vergleich zum Normalen höhere Sättigungsdosen bis zum Erreichen eines steady state der Plasmaspiegel eines Pharmakons erforderlich. Durch den Anstieg des Plasmavolumens fällt die Plasmaproteinkonzentration ab. Dies bedingt wiederum eine Verringerung der Pharmaka-Plasmaproteinbindung und eine Steigerung des Anteils an freiem Pharmakon (25, 27). Durch diese veränderte Verteilung eines Medikamentes wird die *Elimination* erleichtert und beschleunigt. Da der freie Anteil eines Pharmakons für die Wirkung verantwortlich ist, können bei gleichbleibender Dosierung toxische Effekte eintreten. Die beschleunigte Elimination führt jedoch zu einem rascheren Abklingen therapeutischer Plasmakonzentrationen. Diese beiden entgegengesetzt wirkenden Vorgänge können dadurch ausgeglichen werden, daß bei gleichbleibender Tagesdosis häufiger appliziert wird (76).

Mit der Steigerung der Plasmavolumina ist gleichzeitig eine Erhöhung des renalen Blutflusses und der glomerulären Filtrationsrate verbunden (79). Aus diesem Grunde werden während der Schwangerschaft die meisten Pharmaka und ihre Metabolite renal eliminiert. Auch dies bedingt eine Neigung zu subtherapeutischen Pharmaka-Plasmakonzentrationen.

Ein weiterer Vorgang, der die Elimination eines Medikamentes beschleunigt, basiert auf einer Aktivierung der metabolisierenden Enzymaktivität in der Leber durch Progesteron.

Alle diese Prozesse sind im Einzelfall sowohl für die Schwangere als auch für das eingesetzte Medikament nicht überschaubar. Aus diesem Grunde wird insbesondere in der Einstellungsphase zu einer Kontrolle der Plasmaspiegel geraten (27, 76).

Fast alle Pharmaka sind *plazentagängig*. Dies trifft insbesondere für Substanzen mit einem Molekulargewicht von weniger als 600 zu, während die passive Diffusion entsprechend des Konzentrationsgradienten bei Molekulargewichten von größer als 1000 erschwert ist (78). Ein weiterer Faktor, der die Diffusion (54) einschränkt, ist die Dicke der Plazenta (2). Da ausschließlich die nicht an Plasmaproteine gebundene Fraktion einer Substanz plazentagängig ist, ist das Ausmaß der Diffusion durch die Plazenta bei Medikamenten mit hoher Plasma-Protein-Bindung gering (s. S. 89).

14.1.2. Embryotoxizität von Pharmaka

Das Risiko einer teratogenen Schädigung ist innerhalb der ersten 14 Tage der Gravidität gering, da im Falle einer Schädigung ein Abort resultiert. Die größte Rate kongenitaler Mißbildungen tritt im ersten Trimester ein. Da ein teratogener Effekt einer Medikation abhängig ist von der Empfindlichkeit des Feten, der Dauer der Behandlung und von genetischen Faktoren (76), kann eine Schädigung niemals mit Sicherheit ausgeschlossen werden. Daher sollten im ersten Trimester therapeutischer Nutzen für die Schwangere und Risiko für den Feten sehr streng abgewogen werden. Bislang kann nur für wenige Antiarrhythmika aufgrund langjähriger Erfahrungen bei Dauertherapie ein geringes Risiko unterstellt werden.

14.1.3. Antiarrhythmika-Therapie

Wie bereits einleitend ausgeführt, kann eine Medikation mit Antiarrhythmika aus mütterlicher Indikation erforderlich sein. Es ist jedoch bekannt, daß Arrhythmien bereits beim Feten auftreten können (1, 26, 47, 66, 83). Unter dieser Indikation ist sogar eine ungestörte Plazentadiffusion eines Antiarrhythmikums erwünscht.

Auch nach Geburt des Kindes ist eine antiarrhythmische Medikation sorgfältig zu planen, wenn die Mutter den Wunsch hat, zu stillen, da zahlreiche Pharmaka in der Milch erscheinen (6, 20, 46, 55, 57, 58). Aus diesem Grunde sind zu jeder Substanz Kenntnisse zur Plazentagängigkeit und Exkretion in die Muttermilch erforderlich.

Im folgenden sollen die wesentlichen Be-

Tabelle 14.1. Bekannte Daten der Anwendung von Antiarrhythmika während der Schwangerschaft (nach ROTHMENSCH et al. (76))

Pharmakon	Therapeutische Konzentration	Plazenta-gängigkeit	Exkretion in die Milch	Besonderheiten	Empfehlung
Digoxin	1–2 μg/ml	1,0	1,0		ohne Risiko
Chinidin	2–5 μg/ml	1,0	1,0	induziert vorzeitig Wehen	risikoarm
Procainamid	4–8 μg/ml	0,25	?	„lupus-like syndrome“	risikoarm
Disopyramid	3–7 μg/ml	0,4	1,0	Untergewicht und Hypoglykämie des Kindes induziert vorzeitig Wehen	risikoarm
Lidokain	2–4 μg/ml	0,5	1,0	Adverse Reaktion des ZNS und Herzens unter toxischen Dosen und Azidose	ohne Risiko
Phenytoin	10–18 μg/ml	0,9	0,5	„fetal hydantoin syndrome“ (hohe Mißbildungsrate)	kontraindiziert
Propranolol	50–100 ng/ml	1,0	4,0–5,0	Untergewicht des Kindes	risikoarm
Amiodarone	dosisabhängig	hoch	?	hohe Nebenwirkungsrate	risikoreich
Verapamil	15–30 ng/ml	0,4	?	Hypotension	risikoarm

sonderheiten antiarrhythmisch wirksamer Pharmaka dargestellt werden (Tab. 14.1.):

— **Herzglykoside** können zur Rezidivprophylaxe und Konversion des Vorhofflimmerns und -flatterns und der paroxysmalen supraventrikulären Tachykardien eingesetzt werden. Sowohl Digitoxin als auch Digoxin passieren frei die Plazenta (20, 67). Bei chronischer Anwendung sind die Plasmaspiegel bei Mutter und Feten identisch. Auch unter einer Langzeittherapie wurden keine teratogenen Wirkungen der Digitalisglykoside festgestellt (35), so daß eine Behandlung bei gegebener Indikation im Vergleich zu anderen Pharmaka als sicher gilt (13) und ohne Bedenken empfohlen werden kann. Es wird unterstellt, daß diese günstigen Eigenschaften auf einer geringen Bindung des Digitalis an fetale Zellen basieren.

Es konnte jedoch nachgewiesen werden (zit. nach 76), daß Neugeborene digitalisierter Mütter im Vergleich zu anderen ein geringeres Geburtsgewicht zeigen. Diese Tatsache wird erklärt mit einer durch Digitalis gestörten Diffusion von Aminosäuren durch die Plazenta bzw. einer verkürzten Schwangerschaftsdauer.

Digoxin wird in die Muttermilch sezerniert (13, 55) und hat dort eine identische Konzentration wie im Plasma der Mutter. Mit der aufgenommenen Digoxinmenge werden jedoch beim Säuglicg keine therapeutischen Plasmakonzentrationen erreicht.

Wie auch außerhalb einer Schwangerschaft bekannt, gelten in der Gravidität die gleichen Arzneimittelinteraktionen mit Chinidin (33) und Verapamil (48).

— **Chinidin** ist auch innerhalb der Schwangerschaft zur Prophylaxe und Therapie supraventrikulärer und ventrikulärer Extrasystolien und des paroxysmalen Vorhofflimmerns anwendbar.

Diese Substanz wird seit etwa 50 Jahren eingesetzt (76) und über diese lange Zeit, wurden keine adversen Reaktionen oder teratogenen Wirkungen beobachtet (22, 38), so daß der Einsatz als unbedenklich gilt. Unter einer Langzeitbehandlung wurden bei Mutter und Neugeborenem identische Plasmakonzentrationen gemessen.

Chinidin kann minimale Uteruskontraktionen verursachen; ein Abort wird jedoch ausschließlich unter toxischen Dosierungen gesehen. Bei der Bestimmung des Plasmaspiegels von Chinidin ist zu bedenken, daß die Substanz zu 80% an Plasmaproteine gebunden ist. So ist die Gesamtkonzentration von Chinidin im Organismus bei normalem Chinidinspiegel zumeist geringer im Vergleich zum Normalen anzusetzen.

Insgesamt gilt die Anwendung von Chinidin in der Schwangerschaft sowohl für die Mutter als auch für den Feten als unbedenklich.

— **Procainamid** ist unter identischer Indikation wie Chinidin einsetzbar. Zur Anwendung dieser Substanz in der Schwangerschaft liegen jedoch nur sehr wenige Mitteilungen vor.

Dumesic et al. (26) berichten über eine erfolgreiche Konversion einer fetalen supraventrikulären Tachykardie, deren Beendigung durch Digitoxin und Propranolol nicht gelang.

Auch vom Procainamid sind bisher keine teratogenen Wirkungen bekannt geworden (35, 63). Von einigen Autoren wird das Antiarrhythmikum sogar als eine in der Gravidität zu bevorzugende Substanz bezeichnet (5, 63). Wir meinen jedoch, daß Procainamid aufgrund seiner nicht seltenen Induktion eines lupus-ähnlichen Krankheitsbildes erst nach Versagen einer Chinidintherapie eingesetzt werden sollte.

— **Disopyramid** ist aufgrund seiner antiarrhythmischen Effekte dem Chinidin sehr ähnlich. Es hat eine geringere Rate gastrointestinaler Nebenwirkungen.

Disopyramid passiert sehr leicht die Plazenta und wird in die Milch sezerniert (46, 80). Unter einer Langzeittherapie wurden beim Neugeborenen Blutplasma-

spiegel bestimmt, die 40% der der Mutter betrugen (46).
Während sich im teratologischen Versuch bei Katzen und Ratten keine negativen Effekte fanden, wird Disopyramid in der Schwangerschaft nur sehr zurückhaltend eingesetzt. Daher finden sich nur wenige kasuistische Berichte (46, 56, 65, 80). Die Neugeborenen fielen durch ein niedriges Geburtsgewicht auf. Wir beobachteten eine Frau über zwei Schwangerschaften mit einer ununterbrochenen Therapie mit Disopyramid (400 mg/die). Das erste Kind war untergewichtig und hatte eine Hypoglykämie, die eine Infusionsbehandlung über 10 Tage erforderlich machte. Das zweite Kind war völlig normal.
Disopyramid wird in die Milch sezerniert. Wird der Säugling ausschließlich durch Muttermilch ernährt, beträgt die tägliche Aufnahme 2 mg/kg KM. Es wurden keine adversen Effekte bei den gestillten Kindern beobachtet. Aufgrund dieser Beobachtungen gilt die Anwendung von Disopyramid in der Gravidität als unbedenklich (5).
— **Lidokain** ist als Bolus- oder Infusionstherapie auch während der Schwangerschaft zur Prophylaxe und Therapie maligner ventrikulärer Arrhythmien (9, 76) anwendbar. Es passiert die Plazenta. Die Plasmaspiegel des Feten betragen 50 bis 60% der der Mutter. Der Fet ist in der Lage, das Lidokain zu metabolisieren, jedoch ist die Halbwertszeit auf fast das Doppelte verlängert (11, 49). Unter therapeutischen Plasmaspiegelwerten fanden sich keine ungünstigen Reaktionen der utero-plazentaren Perfusion (8). Auch unter einer Langzeitanwendung konnten keine adversen Reaktionen bzw. kindliche Mißbildungen nachgewiesen werden (35). Eine Ausnahme bildet lediglich der Zustand einer perinatalen fetalen Azidose, unter dem toxische Reaktionen auf das Zentralnervensystem und das Herz gesehen wurden (14).
— **Phenytoin** wird weniger häufig als Antiarrhythmikum während einer Gravidität eingesetzt. Die vorliegenden Informationen beziehen sich in erster Linie auf den Einsatz als Antikonvulsivum unter der Indikation einer Epilepsie der Mutter.
Phenytoin passiert ungehindert die Plazenta und findet sich unter einer Dauertherapie zum Zeitpunkt der Entbindung im Plasma von Mutter und Kind in identischen Konzentrationen (76). Wird das Medikament während des 1. Trimenon appliziert, können in 2 bis 6% der Fälle Mißbildungen der Kinder nachgewiesen werden (31, 39, 64), die unter der Bezeichnung „fetal hydantoin syndrome“ beschrieben wurden. Neben einer geistigen Retardierung finden sich Mißbildungen von Schädel und Gesicht, Gaumenspalten, Genitalanomalien und kardiopulmonale Anomalien (7). Als Ursache wird der Antagonismus des Diphenylhydantoin gegenüber der Folsäure gesehen (7, 82).
Das kinetische Verhalten des Phenytoin unter der Schwangerschaft ist ausreichend bekannt (21, 25). Bei gleichbleibender Dosierung findet sich ein Abfall der Plasmaspiegel infolge einer verringerten Plasma-Proteinbindung und einer beschleunigten Biotransformation.
Die Anwendung von Phenytoin in der Schwangerschaft ist als Dauertherapie abzulehnen. Eine Ausnahme bilden ausschließlich bedrohliche epileptische Anfälle oder eine Digitalisintoxikation, die eine kurzzeitige intravenöse Applikation erforderlich machen.
— **Propranolol** und andere Beta-Rezeptorenblocker werden nicht nur unter der Indikation einer Arrhythmie eingesetzt. Zahlreiche Erfahrungen mit dem Einsatz dieser Substanzgruppe während der Gravidität wurden unter der Therapie hypertoner Schwangerer gewonnen (28, 57, 58, 76, 81).
Die Beta-Blocker Propranolol, Atenolol, Metoprolol und Sotalol passieren unge-

hindert die Plazenta; die Plasmaspiegel bei Mutter und Kind sind identisch. Mißbildungen wurden auch unter einer Langzeitbehandlung nicht gesehen. Es fiel jedoch auf, daß die Neugeborenen oftmals untergewichtig waren (77). Dies wird auf eine Reduktion des transplazentaren Blutflusses zurückgeführt. Auch wurden bei zahlreichen Neugeborenen Hypoglykämien und Bradykardien nachgewiesen (76).
Probleme ergeben sich bei stillenden Müttern, da fast alle untersuchten Beta-Blocker in die Milch sezerniert werden. Ihre Konzentration ist hier im Vergleich zum Plasmaspiegel der Mutter etwa 5mal höher (58). Trotzdem wird die täglich durch die Milch aufgenommene Menge der Beta-Blocker bei gesunden Säuglingen als unbedenklich betrachtet (76).
Insgesamt wird eine Therapie von Arrhythmien während der Gravidität im Vergleich zu anderen Substanzen mit Propranolol als am wenigsten risikobehaftet vorgeschlagen.
— **Amiodarone** gilt bereits unter üblichen Bedingungen als ein Antiarrhythmikum der letzten Wahl und wird ausschließlich bei malignen Herzrhythmusstörungen eingesetzt. Aufgrund seiner Speicherung in zahlreichen Organen in sehr hoher Konzentration sind ernste Nebenwirkungen bekannt (Hornhautablagerungen, Schilddrüsenfunktionsstörungen, Lungenfibrose). Aus diesen Gründen sollte eine Therapie innerhalb der Gravidität vermieden werden. Bislang ist uns lediglich ein kasuistischer Bericht (69) bekannt; neben einer ausgeprägten Bradykardie des Neugeborenen wurden keine adversen Effekte des Amiodarone gesehen.
— **Verapamil** ist bei Schwangeren mit paroxysmalen supraventrikulären Tachykardien oder Vorhofflimmern oder -flattern einsetzbar (76). Es eignet sich ferner zur Konversion fetaler Tachykardien durch eine Bolus- oder Infusionsbehandlung der Mutter (1). — Verapamil passiert die Plazenta (83); die Plasmaspiegel der Neugeborenen betrugen etwa 40% der der Mutter. Um beim Feten therapeutische Spiegel zu erreichen, waren Gaben von 240 mg/die erforderlich. Unter der Therapie ist sorgfältig das Blutdruckverhalten der Schwangeren zu überwachen, da eine ausgeprägte Hypotonie den plazentaren Blutfluß reduziert (76). Teratogene Wirkungen des Verapamil wurden bislang nicht beobachtet (5).
— Zu den Antiarrhythmika Ajmalin, Propafenon, Mexiletine, Tocainide und Flecainide liegen uns keine Erfahrungsberichte einer Anwendung in der Schwangerschaft vor. Ihr Einsatz insbesondere im 1. Trimenon sollte unter Abwägung von Nutzen und Risiko vermieden werden.

14.1.4. Allgemeine Grundsätze der Antiarrhythmikatherapie in der Schwangerschaft

Eine Therapie mit Antiarrhythmika sollte nur dann erfolgen, wenn es die hämodynamische Situation unter einer Herzrhythmusstörung für die Mutter oder den Feten erfordert. Für die Konversion oder Rezidivprophylaxe paroxysmaler Tachykardien sind Herzglykoside, Beta-Rezeptorenblocker, Verapamil und Chinidin zu bevorzugen. Erst nach Versagen einer Behandlung kann auf die im Text genannten Antiarrhythmika ausgewichen werden.
Aufgrund der veränderten Kinetik von Pharmaka während der Schwangerschaft sollte von Möglichkeiten der Plasmaspiegel-Bestimmung Gebrauch gemacht werden.
Zur Konversion fetaler Tachykardien eignen sich Digitoxin, Propranolol, Verapamil und Procainamid.

14.2. Therapie von Herzrhythmusstörungen in der Akutphase des Myokardinfarktes

Arrhythmien in der akuten Phase des Myokardinfarktes bedürfen aus zwei Gründen einer gesonderten Betrachtung: Sie sind die häufigste Ursache plötzlicher Todesfälle. In diesem Zusammenhang kommt bereits den ersten 3 Stunden nach Infarkteintritt eine besondere Bedeutung zu, da innerhalb dieser Zeit 75% der Todesfälle auftreten (45). Die Neigung zu tachykarden und auch bradykarden Herzrhythmusstörungen nimmt dann langsam ab, so daß in den ersten 48 Stunden neben der Schmerzbehandlung und Stabilisierung der Moykardfunktion eine symptomatische Therapie der Arrhythmien ausreicht. So kann und darf eine endgültige Entscheidung zur Notwendigkeit einer Langzeittherapie oder -prophylaxe (z. B. Schrittmacherimplantation) erst nach Ablaufen eines Zeitraumes bis zu 4 Wochen getroffen werden.

14.2.1. Prophylaxe und Therapie maligner ventrikulärer Arrhythmien

In der frühen Infarktphase werden Arrhythmien nicht unwesentlich durch eine veränderte autonome Regulation des Herzens determiniert. Ein gesteigerter adrenerger Antrieb verursacht neben einer Sinustachykardie eine Senkung der Flimmerschwelle. So konnten PANTRIDGE et al. (68) innerhalb der ersten Stunde bei 70% der Patienten ventrikuläre Tachyarrhythmien nachweisen. Eine vagale Überaktivität ist seltener und findet sich deutlich häufiger beim Hinterwandinfarkt (HWI) (32, 68). Auch aus einer Bradykardie heraus kann ein Kammerflimmern einsetzen. Dies wird mit einer verminderten koronaren Perfusion und der damit einhergehenden Vergrößerung des Infarktareals erklärt (45).

Es ist bislang immer noch umstritten, ob es sinnvoll ist, sowohl eine vagale als auch adrenerge Überregulation medikamentös zu korrigieren. Das Vorliegen einer Bradykardie bis minimal 45 Aktionen/min ohne Zeichen eines kardiogenen Schocks bedarf sicher keiner Therapie. Dem Vagotonus kann sogar eine gewisse Schutzfunktion zukommen (45), da der Sauerstoffverbrauch geringer und damit die Infarktgrößenzunahme unwahrscheinlich ist. Stellt sich jedoch eine pathologische Bradykardie mit Hypotonie ein, sollte Atropin appliziert werden. Da die Vagotonie sehr rasch in das Gegenteil umschlagen kann, sollte die Atropindosis sehr vorsichtig titriert werden. So konnten unter der Gabe von 0,5 bis 1 mg i.v. Zustände von Kammerflimmern beobachtet werden (68).

Bei einer ausgeprägten Aktivierung des Sympathikus wird der myokardiale Sauerstoffverbrauch erhöht. Da es sich hierbei zumeist nicht um eine Reaktion zum Ausgleich des Kontraktilitätsverlustes handelt (45), kann die Applikation von Beta-Rezeptorenblockern sinnvoll sein. Im allgemeinen werden kardioselektive Substanzen bevorzugt. Die Dosierung sollte gleichfalls einschleichend in Abhängigkeit vom Effekt erfolgen.

Zur *Rezidivprophylaxe maligner ventrikulärer Arrhythmien* finden sich bislang keine allgemein akzeptierten Therapieempfehlungen. Während diese von einigen Autoren (50) sogar auf die prähospitale Phase ausgedehnt wird, sehen andere einen Nutzen während der ersten 48 Stunden unter Intensivstations-Bedingungen (45, 59). WENNERBLOM et al. (84) konnten keine Reduktion der Häufigkeit eines Kammerflimmerns einer mit Lidokain im Vergleich zu einer unbehandelten Patientengruppe nachweisen.

In der Prähospitalphase können, wenn die Herzfrequenz über 55/min und der systolische Blutdruck höher als 90 mm Hg liegen, entweder 100 mg Lidokain als Bolus über 2 Minuten oder 300 mg intramuskulär gegeben werden (45). Hierunter werden für etwa 20 bis 60 Minuten wirksame Plasmaspiegel von mehr als 1,8 μg/ml erreicht.

Unter Intensivstations-Bedingungen raten wir zu einer generellen Lidokain-Prophylaxe maligner ventrikulärer Arrhythmien mit 2 bis maximal 3 mg/min über die ersten 48 Stunden. — Als alternative Antiarrhythmika werden Disopyramid (42), Mexiletin (62) oder Tocainid (17) ein- eingesetzt.

Diese Arrhythmieprophylaxe als generelle Empfehlung ist nicht unwidersprochen geblieben (19). Da sich ein meßbarer Nutzen bislang nicht nachweisen ließ, raten andere Autoren ausschließlich bei Nachweis sog. Warnarrhythmien zu diesem Vorgehen. Als solche gelten ventrikuläre Extrasystolen in einer Häufigkeit von mehr als 5/min, ein Bigeminus, Salven, multifokale Formen, ventrikuläre Tachykardien und das R-auf-T-Phänomen (44, 59, 61). Es ist jedoch erwiesen, daß ein Kammerflimmern nicht nur nach den genannten Vorläufern eintreten kann, sondern sich aus dem Sinusrhythmus heraus oder als Folge einer solitären Extrasystole entwickelt (12, 29). So wird insbesondere der Wert des R-auf-T-Phänomen als Marker eines Kammerflimmerns angezweifelt.

Kalusche (45) stellt fest, daß es Warnarrhythmien als präfibrillatorisches Zeichen nicht gibt, auch wenn im Einzelfalle vermehrt dem Kammerflimmern ventrikuläre Rhythmusstörungen vorausgehen. Durch diese Meinung sehen wir unsere Ansicht bestätigt.

Eine *Therapiebedürftigkeit ventrikulärer Arrhythmien* besteht, wenn Extrasystolen auch nach Ablauf von 48 Stunden persistieren, auch wenn angenommen werden kann, daß die Flimmerbereitschaft abgenommen hat. Absolute Indikation zur Antiarrhythmikatherapie sind ventrikuläre Tachykardien (mehr als 2 konsekutive ventrikuläre Aktionen). Ihr Auftreten gilt als prognostisch besonders ungünstiges Zeichen, da sie bei ausgedehnten Infarzierungen mit erheblich eingeschränkter Funktion des linken Ventrikels häufiger sind. In dieser Patientengruppe wurde eine hospitale Mortalität von 40—50% gesehen (18).

Neben Lidokain können die bereits genannten Klasse-I-Antiarrhythmika eingesetzt werden. Ist ein Stimulationskatheter bereits appliziert oder ist dies ohne großen Zeitverlust möglich, gelingt eine Terminierung auch durch eine programmierte Kammerstimulation mit Einzel- oder Doppelimpulsen oder einer schnellen Reizung. Dieses Verfahren ist oftmals risikoärmer, da durch die Gabe der negativ inotrop wirkenden Antiarrhythmika, insbesondere im Falle der Erfolglosigkeit die hämodynamische Situation ungünstiger wird. Es ist jedoch auch zu bedenken, daß durch die Stimulation eine Akzeleration der Tachykardie oder sogar ein Kammerflattern provoziert werden kann. Aus diesem Grunde sind diese Verfahren einem erfahrenen Kardiologen vorbehalten.

Ungünstig gestaltet sich ferner die Situation, wenn ein medikamentöser Konversionsversuch mißlingt. Die Gabe weiterer Antiarrhythmika ist aus den genannten Gründen nicht ungefährlich. Dann ist eine Kardioversion mit DC-Schock vorzuziehen.

Beim elektrokardiographischen Nachweis ventrikulärer Rhythmen ist auch an eine sog. „*idioventrikuläre Tachykardie*“ (beschleunigter ventrikulärer Rhythmus) zu denken (Abb. 14.1.). Diese Arrhythmie tritt häufiger beim anterioren oder inferioren Infarkt, insbesondere am 2. Tage, auf und wird unter einer Monitorüberwachung in 40% der Fälle gesehen. Es handelt sich um einen fokalen Rhythmus, der mit Frequenzen zwischen 90 bis 130/min in Interferenz zum Sinusrhythmus einfällt. Typisch ist das Auftreten von Fusionsschlägen. Diese Rhythmusstörung ist benigne und kann durch eine Anhebung der Sinusknotenentladungsfrequenz mittels Atropin supprimiert werden (10).

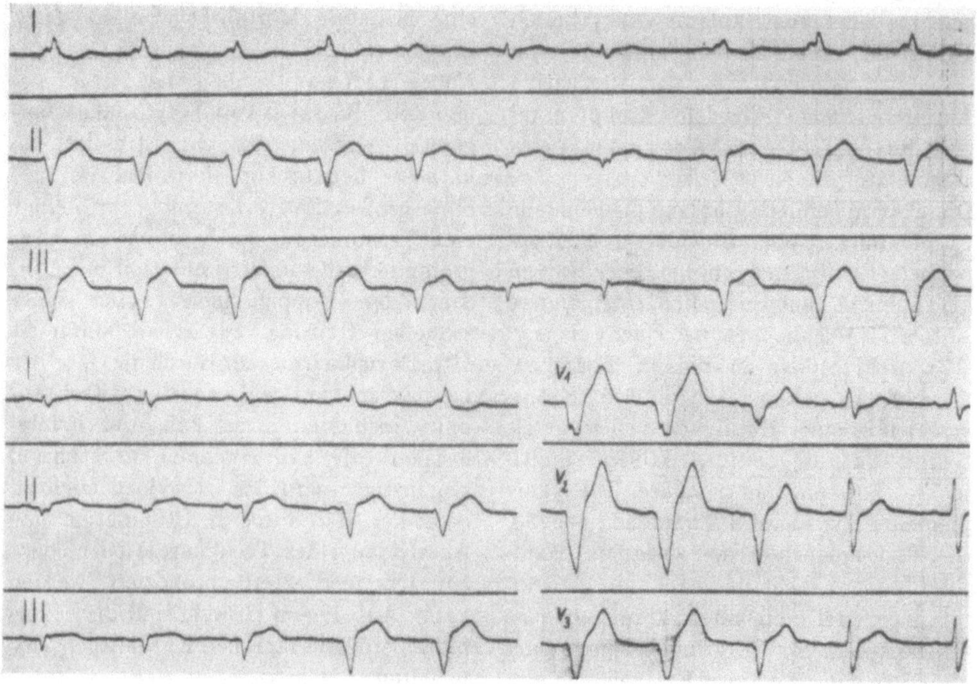

Abb. 14.1. Akzelerierter ventrikulärer Rhythmus bei einem Patienten innerhalb der Akutphase eines Hinterwandinfarktes.
Der „idioventrikuläre" Rhythmus geht jeweils über Fusionssystolen in den Sinusrhythmus über; er beginnt gleichfalls über Kombinationsschläge der Kammererregung bestehend aus atrioventrikulär übergeleiteter und ektoper ventrikulärer Erregungswelle (oben rechts; unten links).

Ein *Kammerflimmern oder -flattern* können in der frühen Phase unmittelbar nach Infarkteintritt einsetzen und sind die Ursache des plötzlichen Herztodes. Sie können durch die bereits diskutierte Prophylaxe weitgehend vermieden werden (24, 51, 52, 71). Problemreicher gestaltet sich die Situation, wenn ein Kammerflimmern in der Spätphase des Infarktes eintritt. Zu diesem Zeitpunkt ist es zumeist das terminale Ereignis einer vorbestehenden Herzinsuffizienz oder eines kardiogenen Schocks. Es kann ausschließlich durch Defibrillation beendet werden (23). Auch wenn es gelingt, erneut einen Sinusrhythmus zu erzwingen, bleibt die Prognose ernst, da eine Lidokain-Prophylaxe unwirksam ist. Erfolg versprechen ausschließlich Maßnahmen, mit denen es gelingt, die Moykardfunktion zu stabilisieren.

Ist eine Defibrillation erforderlich, sollten hohe Energien von 300 bis 400 Joule eingesetzt werden. Wiederholte vergebliche Versuche senken die Flimmerschwelle und führen durch Induktion ektoper Herde rasch zum erneuten Einsetzen des Flimmerns. Andererseits ist es auch nicht sinnvoll, höhere Energien zu applizieren, da dann ein Sinusknotenstillstand oder Av-Block resultieren können (23).

14.2.2. Prophylaxe und Therapie supraventrikulärer Arrhythmien

Supraventrikuläre Extrasystolien werden in der Akutphase in fast 50% der Fälle beobachtet. Sie sind zumeist gutartig und beeinträchtigen die Hämodynamik kaum. Führen sie jedoch zur Induktion von Salven oder spontan endenden Phasen eines Vorhofflimmerns oder -flatterns, muß eine Therapie einsetzen. Dies ist in gleicher Weise erforderlich, wenn supraventrikuläre Extrasystolen Salven von ventrikulären Aktionen, eine Kammertachykardie oder sogar Kammerflattern induzieren (29).

Therapeutisch anwendbar sind in dieser Situation Digitoxin, Verapamil, Chinidin und Disopyramid (3, 4, 60, 85).

Vorhofflimmern und -flattern sind im Vergleich zu den anderen tachykarden Arrhythmien selten (53, 61) und bei ausgedehnten Infarkten häufiger. Oft kündigt diese Arrhythmie eine Insuffizienzkonstellation an. Da das Flimmern die hämodynamische Situation weiter verschlechtert (70, 75), da die Vorhofsystole für die Füllung des infarzierten linken Ventrikels wichtig ist, besteht eine Therapieindikation. Diese muß sowohl die Pumpfunktion des Herzens als auch die Arrhythmie treffen. Aus diesem Grunde ist der Einsatz von Glykosiden, Nitraten und Diuretika angezeigt. Als Antiarrhythmikum der ersten Wahl ist Verapamil zu empfehlen; auch eine intravenöse Gabe ist unter Beachtung des Blutdruckverhaltens möglich.

14.2.3. Therapie bradykarder Herzrhythmusstörungen beim Myokardinfarkt

Bradykarde Arrhythmien sind im Vergleich zu den tachykarden Formen insgesamt seltener. Sie treten häufig nur passager auf, sind leicht und effektiv behandelbar und beeinflussen die Langzeitprognose der Patienten nur gering (43).

Eine *Sinusbradykardie* bzw. ein *höhergradiger Sa-Block* werden beim Hinterwandinfarkt häufiger beobachtet als beim Vorderwandinfarkt. Ursache hierfür ist die Gefäßversorgung des Sinusknotens, die zumeist über die rechte Koronararterie erfolgt. Aber auch eine gesteigerte Vagotonie innerhalb der ersten Stunden nach Beginn der Ischämie kann ausgeprägte Bradykardien induzieren. Diese Rhythmusstörung ist durch Atropingaben beherrschbar; nur in seltenen Fällen macht sich eine temporäre Elektrostimulation erforderlich.

Av-Knotenleitungsstörungen treten in etwa 5 bis 10% der Fälle auf (3). Sie sind beim Hinterwandinfarkt häufiger (15), da die Blutversorgung auch aus der rechten Kranzarterie erfolgt.

Beim Av-Block 1. Grades ist eine Therapie nicht unmittelbar erforderlich. Tritt ein Block 2. Grades vom Typ Wenckebach auf, ist der Rhythmus nach Atropingabe zumeist stabil. In gleicher Weise konservativ abwartend kann man einen 2:1-Block behandeln, der sich über eine Wenckebach-Periodik entwickelt und damit überwiegend in den Av-Knoten lokalisiert werden kann. Nur selten findet sich ein Übergang in einen totalen Block. In diesen Fällen ist der QRS-Komplex des Ersatzrhythmus schmal und die Frequenz liegt zwischen 40 und 60 Aktionen/min. Nach Versagen einer medikamentösen Therapie sollte dann in Abhängigkeit von der hämodynamischen Situation eine temporäre Elektrostimulation erfolgen.

Die Langzeitprognose dieser Patienten ist günstig (12, 16), da sich der Block regelhaft zurückbildet, so daß eine definitive Schrittmachertherapie zumeist nicht erforderlich wird.

Bei *distalen Erregungsleitungsstörungen* in der akuten Infarktphase verschlechtert sich sowohl die akute als auch die Langzeitprognose der Patienten (12, 16, 40, 73). So beträgt die hospitale Letalität der Kranken beim Auftreten eines linksposterioren Faszikelblockes (LPH) nach Untersuchungen von Roos und Dunning (73) 42,9%, beim Rechtsschenkelblock

(RSB) 51,5%, beim Linksschenkelblock 44,7%, bei der Kombination eines RSB + LAH 48,0% und beim LPH + RSB sogar 71,3%. Der intraventrikuläre Leitungsblock ist in diesen Fällen zugleich Ausdruck einer ausgedehnten und hämodynamisch folgenschweren Nekrose. Aus diesem Grunde ist auch die Langzeitprognose nach Überleben der Hospitalphase ungünstig und die Kranken versterben im kongestiven Herzversagen.

Der distale Leitungsblock kündigt sich im Regelfalle nicht durch eine PQ-Zeitverlängerung an. Wird aus einem ungestörten Sinusrhythmus heraus ein 2:1-Av-Block beobachtet, ist eine sofortige Elektrostimulation erforderlich. Mit Ausnahme des links-anterioren Faszikelblockes trifft dies in gleichem Maße auch für alle anderen intraventrikulären Leitungsstörungen, insbesondere jedoch für den Linksschenkelblock und die Kombination eines RSB mit einem LPH oder LAH zu. Auch das isolierte Auftreten eines LPH — er ist vergleichsweise selten (43) — gilt als prognostisch ungünstiges Zeichen.

Es gilt die Regel, daß Av-Leitungsstörungen beim Hinterwandinfarkt als benigne einzuschätzen sind, während der höhergradige Av-Block bzw. Schenkel- oder sog. bifaszikuläre Block beim Vorderwandinfarkt eine sofortige therapeutische Stimulation erforderlich machen (45). In etwa 11% der Fälle ist mit dem plötzlichen Übergang in einen totalen Block zu rechnen.

Überlebt ein Patient mit einem persistierenden intraventrikulären Leitungsblock die Hospitalphase, muß die Indikation zur Implantation eines Schrittmachers individuell geklärt werden. Das Risiko eines totalen Blockes ist dann geringer. Diese Frage kann ausschließlich durch häufige EKG-Langzeitregistrierungen oder eine His-Bündel-Elektrographie (HV-Intervall) beantwortet werden.

14.3. Herzrhythmusstörungen und Narkoserisiko

Zu diesem Problemkreis finden sich in der Literatur nur sehr wenige Beiträge. Es kann daher fast ausschließlich über eigene Erfahrungen einer engen Zusammenarbeit mit Anästhesisten über 10 Jahre berichtet werden (74).

Das Narkoserisiko von Arrhythmiepatienten ist abhängig von der Schwere und Dauer des geplanten operativen Eingriffs, vom Kompensationszustand der kardialen Grundkrankheit und vom Malignitätsgrad der vorliegenden Herzrhythmusstörung. Die Entscheidung zu einer präoperativen Behandlung und zu Sicherheitsvorkehrungen unter der Narkose kann daher nur individuell getroffen werden. Trotzdem sind für Standardzustände verallgemeinerungswürdige Empfehlungen möglich.

14.3.1. Vorgehen bei bradykarden Herzrhythmusstörungen

Eine *Sinusbradykardie bzw. -bradyarrhythmie* bedarf bei kompensierten Patienten ohne klinische Symptomatik (Schwindel, Synkopen) keiner besonderen Therapie, wenn die Herzfrequenz Werte von 50/min nicht unterschreitet. Liegt eine kardiale Insuffizienz vor, sollte diese behandelt sein. Bei Patienten mit Synkopen oder präsynkopalen Zuständen ist präoperativ eine sichere temporäre Elektrostimulation vorzubereiten.

Der *intermittierende sinu-atriale Block* 2. Grades bedarf erfahrungsgemäß einer besonderen Beachtung, da bei diesen Patienten durch Vagusstimulation unter der Intubation oder der Operation häufiger ein totaler Überleitungsblock und damit eine Synkope provoziert werden. In derartigen Fällen kann eine höherdosierte Atropingabe prophylaktisch wirksam sein. Persistiert der Sa-Block jedoch auch nach

Atropinisierung, ist eine Elektrostimulation indiziert.
Das *Karotissinus-Syndrom* ohne begleitende Sinusknotenfunktionsstörung (s. S. 213) bereitet nur selten therapeutische Probleme, da sich regelhaft eine wirksame Unterdrückung pathologischer Reflexmechanismen durch Atropin i.v. erreichen läßt. Bei Patienten mit Synkopen auch unter konservativer Therapie ist eine Schrittmacherimplantation angezeigt. Bei notwendigen Akutoperationen muß die Möglichkeit zur temporären Stimulation bestehen.
Eine *Bradyarrhythmia absoluta* infolge Vorhofflimmerns mit Kammerfrequenzen zwischen 40 und 60/min ist nicht mit einem erhöhten Narkoserisiko verknüpft. Findet sich jedoch eine manifeste Herzinsuffizienz oder eine Symptomatik mit Schwindel oder Synkopen, sollte gleichfalls eine Stimulationssonde appliziert werden. Erfahrungsgemäß wird diese jedoch nur in Ausnahmefällen benötigt, so daß alternativ vom Geübten auch eine Ösophagusstimulation ausreicht.
Bei *Av-Leitungsstörungen* kann die Entscheidungsfindung überwiegend von der Symptomatik abhängig gemacht werden. Bei Patienten mit latenter oder manifester Herzinsuffizienz und bei Koronarkranken mit Neigung zu ischämischen Attacken ist das Narkoserisiko höher. Auch durch die Art der anzuwendenden Narkosestrategie kann in diesen Fällen die Neigung zu höhergradigen Bradykardien gemindert werden.
Der Av-Block 1. Grades mit schmalem QRS-Komplex bedarf keiner besonderen Maßnahmen; dies trifft auch für einen bekannten Av-Block 2. Grades vom Typ Wenckebach zu. Beim chronischen Av-Block vom 2:1-Typ sollte jedoch eine temporäre Stimulation eingesetzt werden. In gleicher Weise ist bei Patienten mit sog. bifaszikulärem Block oder Linksschenkelblock mit verlängerter PQ-Zeit vorzugehen.
Insgesamt kann aufgrund der eigenen Erfahrungen davon ausgegangen werden, daß das Risiko einer fatalen Bradykardie, auch in der als gefährdet beschriebenen Patientengruppe, gering ist. Wir würden meinen, daß nur in etwa 10% der Fälle, in denen eine temporäre Elektrostimulation vorbereitet war, diese tatsächlich benötigt wurde. Trifft jedoch eine rhythmogene Komplikation auf ein unvorbereitetes Operations-Team, sind die Folgen schwer.

14.3.2. Vorgehen bei extrasystolischen und tachykarden Herzrhythmusstörungen

Derartige Arrhythmien werden in allen Lebensaltern angetroffen. *Paroxysmale supraventrikuläre Tachykardien* sind Patienten bekannt. Treten sie häufig auf oder führen sie zu bedrohlichen hämodynamischen Zuständen, wurde zumeist schon eine medikamentöse Rezidivprophylaxe — in der überwiegenden Zahl der Fälle mit Beta-Rezeptorenblockern, Digitoxin, Verapamil oder Ajmalin — eingeleitet. Diese Medikation kann präoperativ und während der Narkose als intravenöse Infusion fortgeführt werden. Mit diesem Vorgehen sind wir bislang in keine problematischen Situationen gekommen.
Ungünstiger gestaltet sich das Vorgehen bei Kranken mit einer *Tachyarrhythmia absoluta* infolge Vorhofflimmerns oder -flatterns. Hier kann durch die Atropinisierung und durch sympathische Gegenregulationsmechanismen, z. B. bei großen Blutverlusten, eine bedrohliche Akzeleration der Av-Überleitung mit Kammerfrequenzen über 150/min eintreten. In diesen Fällen ist grundsätzlich eine präoperative Digitalissättigung zu fordern. Ist dies nicht möglich (Notfalloperation), kann die Av-Leitung durch Gaben von Verapamil intravenös gebremst werden. Diese Therapie kann gleichfalls eingesetzt werden, wenn nach Digitalisierung kein

ausreichender Effekt nachweisbar ist. Die Verapamildosis kann nur an der Wirkung auf die Überleitungsrate titriert werden; in der Regel genügen 5 bis 10 mg.
Die *supraventrikuläre* und auch die *ventrikuläre Extrasystolie* bereiten nur selten Probleme. Derartige Arrhythmien werden nur dann bedeutungsvoll, wenn eine schwere kardiale Grundkrankheit vorliegt und die Extrasystole durch einen ausbleibenden Blutauswurf hämodynamisch ineffektiv ist. Dann führt die Extrasystolie hämodynamisch zu einer Frequenzhalbierung. Bei diesen Patienten ist präoperativ eine effektive Behandlung einzuleiten. Bei Koronarkranken mit ventrikulärer Extrasystolie müssen weitere Gesichtspunkte berücksichtigt werden: Droht unter der Narkose durch große Blutverluste oder reflektorisch eine koronare Minderperfusion, wird die Flimmerschwelle des Herzens gesenkt. Damit steigt die Gefahr einer Induktion maligner ventrikulärer Arrhythmien bis hin zum Kammerflimmern oder -flattern. Diesem Risiko ist durch eine präoperative Therapie der Arrhythmie und der Grundkrankheit und eine geeignete Narkoseführung zu begegnen.
Paroxysmale ventrikuläre Tachykardien finden sich fast ausschließlich bei Patienten mit koronarer Herzkrankheit und abgelaufenem Myokardinfarkt mit großen Myokardnarben (A- und Hypokinesie, Aneurysma) sowie bei Kranken mit Kardiomyopathien. Präoperativ sollte eine effektive Antiarrhythmikabehandlung eingeleitet sein (s. S. 435f.). Eine gegen Myokardischämien gerichtete Narkosestrategie ist erforderlich. Tritt unter der Operation eine perpetuierte maligne Kammertachykardie bzw. ein Kammerflattern ein, ist eine Kardioversion bzw. Defibrillation indiziert, da für medikamentöse Behandlungsversuche ein Zeitverlust eintritt und die hämodynamische Situation sich verschlechtert.

14.3.3. Narkosestrategie bei Herzrhythmusstörungen

Der Patient mit Arrhythmien und kardialer Grundkrankheit ist potentiell gefährdet, da die Kompensationsbreite von Herz und Kreislauf eingeschränkt sind (36, 37). Die Anästhetika wirken negativ inotrop. Dieser Effekt wird jedoch über eine Verminderung des myokardialen Sauerstoffverbrauches kompensiert (37). Die modernen Injektionsnarkotika führen zu Tachykardie, Blutdruckanstieg und Druckerhöhung im Pulmonalkreislauf. Sie sind daher für Kranke mit koronarer Herzkrankheit nicht geeignet. Aus diesem Grunde wird im Regelfalle eine Narkose durch ein Injektionsnarkotikum eingeleitet und mit einem Inhalationsnarkotikum fortgeführt. Aber auch Halothan und Lachgas besitzen kardiodepressive Eigenschaften. Insbesondere das Halothan macht das Myokard gegenüber Katecholamineinflüssen empfindlicher und kann eine Arrhythmieneigung verstärken.
Besonders geeignet für kardial geschädigte Patienten ist eine Neuroleptanästhesie. Sie besteht aus der Kombination eines stark wirkenden Analgetikums (Fentanyl), einem hochwirksamen Neuroleptikum (Droperidol), einem Myorelaxans (Pankuronium) und der Inhalation eines Sauerstoff-Lachgasgemisches. Auf diese Weise kann die Konzentration der einzelnen Anteile reduziert werden. Ein möglichst hoher Prozentsatz an Sauerstoff schützt vor Ischämien.
Bei der Notwendigkeit einer Myorelaxation sollte auf die klassischen und langwirksamen Myorelaxantien verzichtet werden, da sie über eine Histaminfreisetzung arrhythmogen wirken. Auch deren Blockade durch Parasympathikomimetika kann bei einer Neigung zur Bradykardie risikoreich sein.
Unter der Narkose ist sorgfältig auf eine Normovolämie und eine ausgeglichene

Situation des Säure-Basenhaushaltes zu achten. In besonderen Problemfällen kann der Kardiologe konsultiert werden.

Literatur

1. ADRIAN, B., J. RUDOLPH u. K. J. ROSTOCK: Erfolgreiche Behandlung einer fetalen Tachykardie mit Verapamil (Falicard) – Kasuistischer Bericht. Kinderärztl. Praxis **54** (1986), 325–328
2. AHERNE, W., u. M. S. DUNNILL: Morphometry of the human placenta. Brit. Med. Bull. **22** (1966), 5–8
3. ALPERT, J. S., u. E. BRAUNWALD: Pathological and clinical manifestations of acute myocardial infarction. In: BRAUNWALD, E. (Hrsg.): Heart disease. A textbook of cardiovascular medicine. Saunders, Philadelphia, London, Toronto 1980, 1310–1352
4. BACHOUR, G., F. BENDER u. H. HOCHREIN: Antiarrhythmische Wirkungen und hämodynamische Reaktion unter Verapamil beim akuten Myokardinfarkt. Herz, Kreisl. **9** (1977), 89–95
5. BARRILLON, A., A. GRAND u. A. GERBAUX: Treatment of the heart during pregnancy. Ann. Med. Interne **125** (1974), 437–445
6. BERLIN, C. M.: Pharmacologic considerations of drug use in the lactating mother. Obstet. Gynecol. **58** (1981), 17S–23S
7. BIALE, Y., H. LEWENTHAL u. N. B. ADERET: Congenital malformations due to anticonvulsive drugs. Obstet. Gynecol. **45** (1975), 439–442
8. BIEHL, D., S. M. SHNIDER, S. LEVINSON u. K. CALLENDER: Placenta transfer of lidocaine: effect of fetal acidosis. Anesthesiology **48** (1978), 409–412
9. BIEHL, D., S. M. SHNIDER, S. LEVINSON u. K. CALLENDER: The direct effects of circulating lidocaine on uterine blood flow and fetal well being in the pregnant ewe. Canad. Anaesth. Soc. J. **24** (1977), 445–451
10. BIGGER, J. T., R. J. DRESDALE, R. H. HEISSENBUTTEL, F. M. WELD u. A. L. WIT: Ventricular arrhythmias in ischemic heart disease: Mechanism, prevalence, significance and management. Prog. Cardiovasc. Dis. **19** (1977), 255–300
11. BLANKENBAKER, W. L., C. A. DIFAZIO u. F. A. BERRY: Lidocaine and its metabolites in the newborn. Anesthesiology **42** (1975), 325–330
12. BREITHARDT, G., L. SEIPEL u. F. LOOGEN: Prognostische Bedeutung von Arrhythmien beim akuten Myokardinfarkt. Z. Kardiol. **66** (1977), 267–272
13. BRINKMAN, C. R., u. J. R. WOODS: Effects of cardiovascular drugs during pregnancy. Cardiovasc. Med. **1** (1976), 231–251
14. BROWN, W. U., G. C. BELL u. M. H. ALPER: Acidosis, local anesthesia and the newborn. Obstet. Gynecol. **48** (1976), 27–30
15. BURKART, F.: Die Rhythmusstörungen. Schweiz. med. Wochenschr. **107** (1977), Suppl. 6, 10–17
16. BURKART, F., u. T. A. CUENI: Der klinische Verlauf des Myokardinfarktes. Internist **21** (1980), 646–651
17. CAMPBELL, R. W. F., L. G. BRYSON, B. J. BAILEY, A. MURRAY u. D. G. JULIAN: Oral tocainide in suspected acute myocardial infarction. Circulation **59** (1979), Suppl. II, 70
18. CAMPBELL, R. W. F., A. MURRAY u. D. G. JULIAN: Ventricular arrhythmias in first 12 hours of acute myocardial infarction. Natural history study. Brit. Heart J. **46** (1981), 351–357
19. CARRUTH, J. E., u. M. E. SILVERMAN: Ventricular fibrillation complicating acute myocardial infarction: Reasons against the routine use of lidocaine. Amer. Heart J. **104** (1982), 545–550
20. CHAN, V., T. F. TSE u. V. WANG: Transfer of digoxin across the placenta and into the breast milk. Brit. J. Obstet. Gynecol. **85** (1978), 605–609
21. CHEN, S. S., E. PERUCCA, J. N. LEE u. A. RICHENS: Serum protein binding and free concentration of phenytoin and phenobarbitone in pregnancy. Brit. J. Clin. Pharmacol. **13** (1982), 547–552
22. CONRADSSON, T. B., u. L. WERKÖ: Management of heart disease in pregnancy. Prog. Cardiovasc. Dis. **16** (1974), 407–419
23. DESILVA, R. A., T. B. GRABOYS, P. J. PODRID u. B. LOWN: Cardioversion and defibrillation. Amer. Heart J. **100** (1980), 881–895
24. DESILVA, R. A., B. LOWN, C. H. HENNEKENS u. W. CASSCELLS: Lignocaine prophylaxe in acute myocardial infarction: An evaluation of randomized trials. Lancet 1981, II, 855–858
25. DEAN, M., B. STOCK, R. J. PATTERSON u. G. LEVY: Serum protein binding of drugs during and after pregnancy in humans. Clin. Pharmacol. Therapeut. **28** (1980), 253–261

26. DUMESIC, D. A., N. H. SILVERMAN, S. TOBIAS u. M. S. GOLBUS: Transplacental cardioversion of fetal supraventricular tachycardia with procainamide. New Engl. J. Med. **307** (1982), 1128–1131
27. EADIE, M. J., C. M. LANDER u. J. H. TYRER: Plasma drug level monitoring in pregnancy. Clin. Pharmacokinet. **2** (1977), 427–436
28. ELIAHOU, H. E., D. S. SILVERBERG, E. REISIN, I. ROMEM, S. MASHIACH u. D. M. SERR: Propranolol for the treatment of hypertension in pregnancy. Brit. J. Obstet. Gynecol. **85** (1978), 431–436
29. EL-SHERIF, N., R. J. MYERBURG, B. J. SCHERLAG, B. BEFELER, J. M. ARANDA, A. CASTELLANOS u. R. LAZZARA: Electrocardiographic antecedents of primary ventricular fibrillation. Value of the R-on-T phenomenon in myocardial infarction. Brit. Heart J. **38** (1976), 415–422
30. GINKS, W. R., R. SUTTON, W. OH u. A. LEATHAM: Long-term prognosis after acute anterior infarction with atrioventricular block. Brit. Heart J. **39** (1977), 176–189
31. GAETTI, M. T., G. CAROTTI, P. VIANELLI, L. PELLEGRINI, P. L. BIBI u. V. SCALSEGGI: Dysmorphism and psychomotor retardation in infants of mothers treated with anticonvulsants in pregnancy. Minerva Pediat. **31** (1979), 1261–1266
32. GRAUER, L. E., B. J. GERSHEN, M. M. ORLANDO u. E. S. EPSTEIN: Bradycardia and its complications in the prehospital phase oft acute myocardial infarction. Amer. J. Cardiol. **32** (1973), 607–611
33. HAGER, W. D., P. FENSTER u. M. MAYERSOHN: Digoxin-quinidine interaction. New Engl. J. Med. **300** (1979), 1238–1241
34. HARRISON, D. C.: Should lidocaine be administered routinely to all patients after acute myocardial infarction? Circulation **58** (1978), 581–584
35. HEINONEN, O. P., D. SLONE u. S. SHAPIRO: Birth defects and drugs in pregnancy. Littleton PSG Publication, Massachusetts 1977
36. HEINRICH, H., F. W. AHNEFELD, J. KILIAN, W. NECHWATAL, W. SEELING, H. SIGEL u. M. STRAUCH: Der kardiozirkulatorische Risikopatient in der Anästhesie. II. Präoperative Vorbehandlung. Herz, Kreisl. **14** (1982), 598–610
37. HEINRICH, H., F. W. AHNEFELD, L. BINNER, J. KILIAN, W. SEELING, H. SIGEL u. D. SPILKER: Der kardiozirkulatorische Risikopatient in der Anästhesie. III. Anästhesie. Herz, Kreisl. **16** (1984), 286–291
38. HILL, L. M., u. G. D. MALKASIAN: The use of quinidine sulfate troughout pregnancy. Obstet. Gynecol. **54** (1979), 366–368
39. HILL, R. M.: Drugs ingested by pregnant women. Clin. Pharmacol. Therapeut. **14** (1973), 654–659
40. HINDMAN, M. C., G. S. WAGNER, M. JARO, J. M. ATKINS, M. M. SCHEINMAN, R. W. DESANCTIS, A. H. HUTTER, L. YEATMAN, M. RUBENFIRE, C. PUJURA, M. RUBIN u. J. J. MORRIS: The clinical significance of bundle branch block complicating acute myocardial infarction. Circulation **58** (1978), 679–688, 689–699
41. HUNT, D., G. SLOMAN u. C. PENINGTON: Effects of atrial fibrillation on prognosis of acute myocardial infarction. Brit. Heart J. **40** (1978), 303–307
42. JENNINGS, G., M. B. S. JONES, E. M. M. BESTERMAN, D. G. MODEL, P. P. TURNER u. P. H. KIDNER: Oral disopyramide in prophylaxis of arrhythmias following myocardial infarction. Lancet 1976, I, 51–54
43. JONES M. P., G. TERRY u. A. G. F. KENMURE: Frequency and significance of conduction defects in acute myocardial infarction. Amer. Heart J. **94** (1977), 163–167
44. JULIAN, D. G., P. A. VALENTINE u. G. G. MILLER: Disturbances of rate, rhythm and conduction in acute myocardial infarction. A prospective study of 100 consecutive unselected patients with the aid of electrocardiographic monitoring. Amer. J. Med. **37** (1964), 815–827
45. KALUSCHE, D.: Akuter Herzinfarkt. In: ROSKAMM, H. (Hrsg.): Handbuch der inneren Medizin, Bd. IX/3: Koronarkrankheiten, 643–754
46. KARIM, A., C. COOK u. J. CAMPION: Placental and milk transfer of disopyramide and its metabolites. Drug Metabol. Dispos. **6** (1978), 346–348
47. KERENYI, T. D., N. GLEICHER u. J. MILLER: Transplacental cardioversion of intrauterine supraventricular tachycardia with digitalis. Lancet 1980, II, 393–395
48. KLEIN, H. O., R. LANG u. E. WEISS: The influence of verapamil on serum digoxin concentration. Circulation **65** (1982), 998–1003
49. KUNERT, B. R., D. R. KNAPP, P. M. KÜHNERT u. A. L. PROCHASKA: Maternal, fetal and neonatal metabolism of lidocaine. Clin. Pharmacol. Therapeut. **26** (1979), 213–220
50. KUPPER, W., C. W. HAMM u. W. BLEIFELD:

Therapie des akuten Myokardinfarktes vor der Krankenhausaufnahme. Internist **23** (1982), 680–685

51. LAWRIE, D. M., M. R. HIGGINS, M. J. GODMAN, M. F. OLIVER, D. G. JULIAN u. K. W. DONALD: Ventricular fibrillation complicating acute myocardial infarction. Lancet 1968, II, 523–528
52. LIBERTHSON, R. R., E. L. NAGEL, J. C. HIRSCHMAN, S. R. NUSSENFELD, B. D. BLACKBOURNE u. J. H. DAVIS: Pathophysiologic observations in prehospital ventricular fibrillation and sudden cardiac death. Circulation **49** (1974), 790–798
53. LIBERTHSON, R. R., K. W. SALISBURY, A. M. HUTTER u. R. W. DESANCTIS: Atrial tachyarrhythmias in acute myocardial infarction. Amer. J. Med. **60** (1976), 956–960
54. LEVY, G.: Pharmacokinetics of fetal and neonatal exposure to drugs. Obstet. Gynecol. **58** (1981), 9S–16S
55. LEVY, M., L. GRANIT u. N. LAUFER: Excretion of drugs in human milk. New Engl. J. Med. **297** (1977), 789
56. LEONARD, R. F., T. E. BRAUN u. A. M. LEVY: Initiation of uterine contractions by disopyramide during pregnancy. New Engl. J. Med. **299** (1978), 84–85
57. LEVITAN, A. A., u. J. C. MANION: Propranolol therapy during pregnancy and lactation. Amer. J. Cardiol. **32** (1973), 247
58. LIEDHOLM, H., A. MELANDER u. P. O. BITZEN: Accumulation of atenolol and metroprolol in human breast milk. Europ. J. Clin. Pharmacol. **20** (1971), 229–231
59. LOWN, B., M. D. KLEIN u. P. I. HERSHBERG: Coronary and precoronary care. Amer. J. Med. **46** (1969), 705–723
60. LÜDERITZ, B., u. C. NAUMANN D'ALNONCOURT: Herzrhythmusstörungen bei Myokardinfarkt. Internist **21** (1980), 652–661
61. MELTZER, L. E., u. J. R. KITCHELL: The incidence of arrhythmias associated with acute myocardial infarction. Prog. Cardiovasc. Dis. **9** (1966), 50–63
62. MERX, W., B. HENNING, B. FRANKEN u. S. EFFERT: Mexiletine in acute myocardial infarction. In: SANDOE, E., D. G. JULIAN u. J. W. BELL (Hrsg.): Management of ventricular tachycardia — The role of mexiletine. Excerpta medica, Amsterdam 1978, 472–478
63. MERX, W., S. EFFERT u. K. W. HEINRICH: Heart disease in pregnancy, intra- and postpartum. Z. Geburtshilfe Perinatal. **178** (1974), 317–336
64. MONSON, P. R., L. ROSENBERG, S. C. HARTZ, S. SHAPIRO, O. P. HEINONEN u. D. SLONE: Diphenylhydantoin and selected congenital malformations. New Engl. J. Med. **289** (1973), 1049–1052
65. MÜHLEMANN, M., S. A. SEARLE: persönliche Mitteilung
66. NEWBURGER, J. W., u. J. F. KEANE: Intrauterine supraventricular tachycardia. J. Pediat. **95** (1979), 780–786
67. OKITA, G. T., E. J. PLOTZ u. M. E. DAVIS: Placental transfer of radioactive digitoxin in pregnant women and its fetal distribution. Circulat. Res. **4** (1956), 376–380
68. PANTRIDGE, J. F.: Prehospital coronary care. Brit. Heart J. **36** (1974), 233–237
69. PENN, I. M., P. A. BARRETT, V. PANNIKOTE, P. F. BARNABY, J. B. CAMPBELL u. N. R. LYONS: Amiodarone in pregnancy. Amer. J. Cardiol. **56** (1985), 196–197
70. RAHIMTOOLA, S. H., A. EHSANI, M. Z. SINNO, H. S. LOEB, K. M. ROSEN u. R. M. GUNNAR: Left atrial transport function in myocardial infarction: Importance of its booster function. Amer. J. Med. **59** (1975), 686–691
71. RESNEKOV, L., u. D. S. GUPTA: Prevention of ventricular rhythm disturbances in patients with acute myocardial infarction. Amer. Heart J. **98** (1979), 653–659
72. RIZZON, P., L. ROSSI, C. BAISSUS, J. C. DEMOULIN u. M. DIBIASE: Left posterior hemiblock in acute myocardial infarction. Brit. Heart J. **37** (1975), 711–720
73. ROOS, J. C., u. A. J. DUNNING: Bundle branch block in acute myocardial infarction. Europ. J. Cardiol. **6** (1978), 403–424
74. ROSTOCK, K. J.: unveröffentlichte Ergebnisse
75. RUSKIN, J., P. A. MCHALE, A. HARLEY u. J. C. GREENFIELD: Pressure-flow studies in man: Effect of atrial systole on left ventricular function. J. Clin. Invest. **49** (1970), 472–478
76. ROTMENSCH, H. H., U. ELKAYAM u. W. FRISHMAN: Antiarrhythmic drug therapy during pregnancy. Ann. Internal Med. **98** (1983), 487–497
77. RUBIN, P. C.: Beta-blockers in pregnancy. New Engl. J. Med. **305** (1981), 1323–1326
78. SCHANKER, L. S.: Passage of drugs across body membranes. Pharmacol. Rev. **14** (1962), 501–530
79. SIMS, E. A. H., u. K. E. KRANTZ: Serial studies of renal function during pregnancy and the puerperium in normal women: J. Clin. Invest. **37** (1958), 1764–1774

80. SHAXTED, E. J., u. P. J. MILTON: Disopyramide in pregnancy: a case report. Curr. Med. Res. Opinion **6** (1979), 70–72
81. SHAND, D. G.: Individualization of propranolol therapy. Med. Clin. North Amer. **58** (1974), 1063–1069
82. STONE, M. L.: Effect on the fetus of folic acid deficiency in pregnancy. Clin. Obstet. Gynecol. **11** (1968), 1143–1153
83. WOLFF, F., K. H. BREUKER u. A. BOLTE: Prenatal diagnosis and therapy of fetal heart rate abnormalities: with a contribution on the placental transfer of verapamil. J. Perinatal. Med. **8** (1980), 203–208
84. WENNERBLOM, B., S. HOLMBERG, L. RYDEN u. H. WEDEL: Antiarrhythmic efficacy and side-effects of lidocaine given in the prehospital phase of acute myocardial infarction. Europ. Heart J. **3** (1982), 516–524
85. YU, P. N., S. M. FOX, C. A. IMBODEN u. T. KILLIP: Coronary care unit. I. A specialized intensive care unit for acute myocardial infarction. Mod. Concepts Cardiovasc. Dis. **34** (1965), 23–28

15. Herzrhythmusstörungen und Sport

unter Mitarbeit von Karin RATHGEN

Störungen des Herzrhythmus bei Sportlern finden immer mehr Beachtung, da sie im Wettkampf zum plötzlichen Leistungsabfall führen. Ferner lösten vereinzelte Berichte plötzlicher Todesfälle (2, 3, 8) besondere Vorsichtsmaßnahmen aus. Diesem Anliegen entsprechend wurden von einem Expertengremium Richtlinien für die Beurteilung der Sporttauglichkeit bei Nachweis einer Arrhythmie erarbeitet (8).

Tachykarde Herzrhythmusstörungen bei Leistungssportlern gehören zu den Seltenheiten. Aufgrund strenger Auswahlkriterien werden Personen mit kongenitalen Anomalien des Erregungsleitungssystems (WPW-Syndrom) bzw. einer Tachykardieanamnese vom Leistungssport ausgeschlossen. Trotz dieser Selektion können potentiell Gefährdete mit einer Prädisposition zur paroxysmalen Tachykardie (PT) aufgrund der elektrokardiologischen Besonderheiten einer Anomalie des Erregungsleitungssystems mit konservativen diagnostischen Methoden unerkannt bleiben. Hierher gehören die maskierten oder verborgenen Formen des WPW-Syndroms (s. S. 344 f.) und die funktionelle Längsdissoziation des Av-Knotens (s. S. 317 f.). Ferner besteht die Möglichkeit, daß unter der sportlichen Langzeitbelastung oder aber auch ohne direkten kausalen Zusammenhang mit dem Sport eine Disposition zu tachykarden Herzrhythmusstörungen erworben wird (5).

Bradykarde Herzrhythmusstörungen sind bei Leistungssportlern hinsichtlich ihrer Wertigkeit sehr schwer beurteilbar. Hier versagen alle Regeln der Elektrokardiologie des Normalen. Durch die ausgeprägte Vagotonie liegen die Ruhefrequenzen zumeist zwischen 40 und 50 Schlägen/min und sinken des nachts nicht selten sogar auf 30—40 Aktionen/min ab. Auch typische sinu-atriale und Av-Knotenleitungsstörungen vom Typ Wenckebach und sogar 2:1-Typ werden gesehen. Alle diese Befunde können beim Leistungssportler als Normalverhalten akzeptiert werden, wenn unter adäquaten Belastungsbedingungen eine reguläre Frequenzsteigerung und Av-Überleitungsrate erreicht wird.

15.1. Diagnostik von Arrhythmien beim Sportler

Die *anamnestischen Angaben* hochtrainierter und erfolgreicher Sportler sind unsicher. Als Auswirkung des Leistungswillens und der Motivation zum Training sowie der Furcht, den Sport aufgeben zu müssen, findet sich eine hohe Tendenz zur Dissimulation (5). So werden Mißempfindungen, Tachykardieanfälle und Leistungsabfall banalisiert. Aus diesem Grunde sind objektive Befunde für die Entscheidungsfindung zur Sportfähigkeit und Therapiebedürftigkeit unerläßlich.

Das Vorliegen einer *kardialen Erkrankung*

manifestiert sich zuerst in einem akuten oder langsamen Leistungsabfall. Hierzu können vom betreuenden Trainer hinreichend exakte Angaben gemacht werden. Belastungsuntersuchungen und Befunde der Echokardiographie ergeben objektive Parameter, die insbesondere in der Verlaufsbeobachtung hilfreich sind.

Die erforderliche Dokumentation einer Arrhythmie mittels EKG-Langzeitschreibung gelingt mit hoher Sicherheit dann, wenn die auslösenden Mechanismen, wie Belastung oder Ruhe, Intervalltraining oder psychoemotionaler Stress imitiert oder nachvollzogen werden. Da tachykarde Arrhythmien den Sportler unter Höchstbelastungen in bedrohliche Zustände führen können, sollte bei erwünschter Weiterführung des Trainings zu einer abgesicherten Entscheidungsfindung auch an eine invasive elektrokardiologische Diagnostik gedacht werden.

15.2. Kongenitale Anomalien der Erregungsleitung

Wie bereits einleitend betont, können angeborene Anomalien der Erregungsleitung zu paroxysmalen Tachykardien infolge Erregungskreisen prädisponieren. Sie sind oftmals im Oberflächen-EKG nicht erkennbar. Es handelt sich um verborgene oder maskierte Formen des WPW-Syndroms oder um eine Längsdissoziation des Av-Knotens.

Unter insgesamt 45 Hochleistungssportlern mit unklaren tachykarden Attacken konnte eine derartige Konstellation in 25 Fällen nachgewiesen werden. Mittels His-Bündel-Elektrographie und programmierter Stimulation gelang es bei 6 Sportlern, Reentry-Tachykardien über verborgene atrioventrikuläre akzessorische Bahnen und bei 19 Sportlern über einen längsdissoziierten Av-Knoten auszulösen. Alle Untersuchten waren kardial gesund und im anfallsfreien Intervall sportlich zu Höchstleistungen fähig.

Von besonderer Bedeutung ist die Kenntnis der maximal unter sportlicher Belastung erreichten Herzfrequenz einer Tachykardie. Ist sie schneller als 200 Aktionen/min, sollte der Leistungssport abgebrochen werden. Unter einer medikamentösen Rezidivprophylaxe kann ein ausleitendes Training unter ärztlicher Überwachung erfolgen. Alle weiteren Sportler sollten einem erfahrenen Kardiologen vorgestellt werden. Die Entscheidung bezüglich einer Weiterführung des Trainings muß individuell erfolgen.

Angeborene bradykarde Herzrhythmusstörungen im Sinne eines kongenitalen Av-Blocks sind sicher extrem selten. Uns ist bislang kein Fall bekannt. Da die Ersatzautomatie auch unter Belastung kaum in einen für sportliche Leistungen erforderlichen Bereich ansteigt, ist selten mit einer derartigen Fragestellung zu rechnen.

15.3. Erworbene Herzrhythmusstörungen

Unter den erworbenen Arrhythmien ist als Ursache eine manifest oder auch interkurrent abgelaufene Myokarditis an erster Stelle zu nennen. Wir fanden eine derartige Erkrankung bei insgesamt 17 von 45 Sportlern. Es handelte sich in allen Fällen um Ausdauersportler, die in Training und Wettkampf ungünstigen Witterungsbedingungen ausgesetzt sind (Rudern, Wintersport, Fußball, Leichtathletik) oder bei denen die Gefahr grippaler Infekte höher ist (Schwimmen). Aufgrund ihrer Motivation zur Leistung sind die Sportler an einer Unterbrechung des Trainings nicht interessiert und werden oftmals vom Trainer darin unterstützt. Es ist inzwischen gesichert, daß das Risiko an einer Myokarditis zu erkranken, gesteigert ist, wenn während eines grippalen Infektes trainiert wird (4). Aus diesem Grunde ist bei allen risikobehafteten Sportlern auf eine peinliche Infektprophylaxe zu achten. Im Falle einer viralen Infektion sollte das Training ausreichend lange unterbrochen werden. Die Pause ist so lang zu bemessen, daß eine Normalisierung der Herz-Kreislaufregulation eintreten kann. Im Regelfalle sind dem Trainer und/oder Sportarzt die für jeden einzelnen Sportler spezifischen Kreislaufgrößen (Herzfrequenz, Blutdruck) unter einer definierten Belastung bekannt. Unter einem Infekt findet sich eine Dysregulation; der Blutdruck erreicht nicht die Belastungswerte und die Herzfrequenz steigt höher als normal. Das Training sollte erst dann aufgenommen werden, wenn die normalen Parameter wieder erreicht sind.

Als Folge und Komplikation einer entzündlichen Herzerkrankung fanden wir in 13 Fällen ein paroxysmales Vorhofflimmern bzw. -flattern und bei 5 Sportlern rezidivierende Kammertachykardien. Während die Patienten mit ventrikulärer Tachykardie aufgrund des Malignitätsgrades dieser Arrhythmie sofort aus dem sportlichen Training genommen wurden und nach den in Kapitel 12. dargestellten Prinzipien behandelt wurden, erfolgte bei Sportlern mit atrialen Arrhythmien primär eine Trainingspause. Nach einer Behandlung der Grundkrankheit und der Rhythmusstörung wurde nach einer erneuten Diagnostik über die Tauglichkeit zur Weiterführung des Trainings entschieden. Eine völlige Rezidivfreiheit konnte jedoch nur in 2 von 13 Fällen festgestellt werden.

Bradykarde Herzrhythmusstörungen als Folge einer Myokarditis sind selten. Wir stellten bislang einen Fall eines Av-Blocks 2. Grades fest.

15.4. Extrasystolie bei Sportlern

Während supraventrikuläre Extrasystolen bei Sportlern selten sind, wird eine ventrikuläre Ektopie häufiger gesehen. Dies mag auf die vermehrte Muskelmasse des hypertrophierten Herzens zurückführbar sein.

Auch bei einer ventrikulären Extrasystolie ist nach einer kardialen Grundkrankheit zu suchen (Echokardiographie). Kann diese ausgeschlossen werden, entscheidet ein Belastungstest über den klinischen Wert der Arrhythmie. Schwindet die Extrasystolie unter Leistung, ist sie mit fast an Sicherheit grenzender Wahrscheinlichkeit als gutartig anzusehen. Eine Indikation zur Behandlung besteht ausschließlich bei intolerabler Belästigung.

Finden sich jedoch polytope VES oder Salven, sollte eine weiterführende kardiale Diagnostik geplant werden. Da in derartigen Fällen, wenn auch selten, ein Übergang einer physiologischen Hypertrophie in eine Kardiomyopathie gesehen wurde (3), sollte das sportliche Training abgebrochen werden.

Literatur

1. Casta, A., G. S. Wolff, A. V. Mehta, D. Tamer, O. L. Garcia, A. S. Pickoff, P. L. Ferrer, R. J. Sung u. H. Gelband: Dual atrioventricular nodal pathways: A benign finding in arrhythmia-free children with heart disease. Amer. J. Cardiol. **46** (1980), 1013–1018
2. Jokl, E., u. T. J. McClellan: Asymptomatic cardiac disease causing sudden death in association with physical activity. Medicine and Sport **5** (1971), 1–4
3. Furanello, F., R. Bettini, F. Cozzi, A. del Favero, M. Disertori, G. Vergara, G. B. Durante, M. Guarnerio, G. Inama u. G. Thiene: Ventricular arrhythmias and sudden death in athletes. Ann. N. Y. Acad. Sci. **427** (1984), 253–279
4. Kindermann, W.: Sport bei banalen Infekten. Dt. med. Wochenschr. **109** (1984), 1172
5. Rathgen, K., K. J. Rostock u. D. Pfeiffer: Tachykarde Herzrhythmusstörungen bei Leistungssportlern. Medizin u. Sport **26** (1986), 240–243
6. Rostock, K. J.: Invasive Diagnostik supraventrikulärer Tachykardien. In: Naumann

D'ALNONCOURT, C. (Hrsg.): Herzrhythmusstörungen — Invasive Diagnostik und Elektrotherapie. Springer-Verlag, Berlin, Heidelberg, New York, London, Paris, Tokyo 1986, 71—111
7. THAPAR, M. K., u. P. C. GILLETTE: Dual atrioventricular nodal pathways: a common electrophysiologic response in children. Circulation **60** (1979), 1369—1374
8. ZIPES, D. P., L. A. COBB, A. GARSON, P. C. GILLETTE, T. N. JAMES, R. LAZZARA u. L. RINK: Task Force VI: Arrhythmias. J. Amer. Coll. Cardiol. **6** (1985), 1225—1232

16. Risikoerkennung und Prophylaxe des plötzlichen Herztodes

Der plötzliche Herztod wird definiert als natürlicher, beobachteter Tod innerhalb einer Stunde nach Beginn des akuten Ereignisses (18). Diese Definition soll unerwartete und nichttraumatische Todesfälle infolge eines fatalen rhythmogenen Ereignisses erfassen und andere Ursachen, wie die eines akuten cerebralen Todes, einer peripheren Kreislaufinsuffizienz oder eines abrupten kardialen Pumpversagens ausschließen. Hierbei kommt den Aussagen von Zeugen („witnessed sudden death") eine große Bedeutung zu, insbesondere dann, wenn sachkundige Hinweise über Herz- und Atemtätigkeit gemacht werden können. Auf diese Weise können zahlreiche nichtkardiale Ursachen ausgeschlossen und Zusammenhänge im zeitlichen Ablauf der Symptome geklärt werden. — Einer exakten Definition des „sudden death" (SD) und dessen strikter Einhaltung kommt bei der Durchführung prospektiver Interventionsstudien eine große Bedeutung zu.

Der plötzliche Herztod ist das Ergebnis eines multifaktoriellen Ursachengefüges (Abb. 16.1.). Im Einzelfalle besitzen jedoch die unterschiedlichen Faktoren eine völlig uneinheitliche Wichtung. So kann ein SD bei einem morphologisch und funktionell völlig intakten Herzen eintreten oder das Resultat einer schweren Herzerkrankung sein. Im ersten Falle sind als Ursachen eine inhomogene Repolarisation beim QT-Syndrom oder eine extrem schnelle Leitfähigkeit (kurze Refraktärzeit für die anterograde Leitung) einer akzessorischen atrioventrikulären Bahn beim WPW-Syndrom zu nennen. Diese Mechanismen können bereits im Kindesalter zum SD führen („sudden infant death syndrome"). Als bedeutsamste Ursachen eines SD sind jedoch die koronare Herzkrankheit und die verschiedenen Formen der Kardiomyopathie anzuschuldigen. Nicht selten ist der SD sogar das erste und finale Ereignis einer Koronargefäßerkrankung, wenn unter einer akuten Ischämie primär Kammerflimmern einsetzt. In besonderem Maße von einem plötzlichen Herztod bedroht sind Patienten nach einem bereits abgelaufenen Myokardinfarkt. Hier findet sich offenkundig ein morphologisches Substrat (Koronarstenosen oder -verschlüsse, Hypo- oder Akinesien, Aneurysmen), eine lokale Ischämie, eine eingeschränkte Pumpfunktion des linken Ventrikels und ein entsprechendes elektrophysiologisches Substrat. Die metabolische und elektrophysiologische Imbalanz wird durch die autonome Regulation des Herzens modifiziert und kann so zu einem fatalen rhythmogenen Ereignis führen.

Die **Erkennung von Risikoträgern** für einen plötzlichen Herztod ist oftmals problemreich und abhängig von der Ausgangssituation. Sie ist leicht bei Patienten, die bereits eine rhythmogene Synkope infolge einer ventrikulären Tachykardie

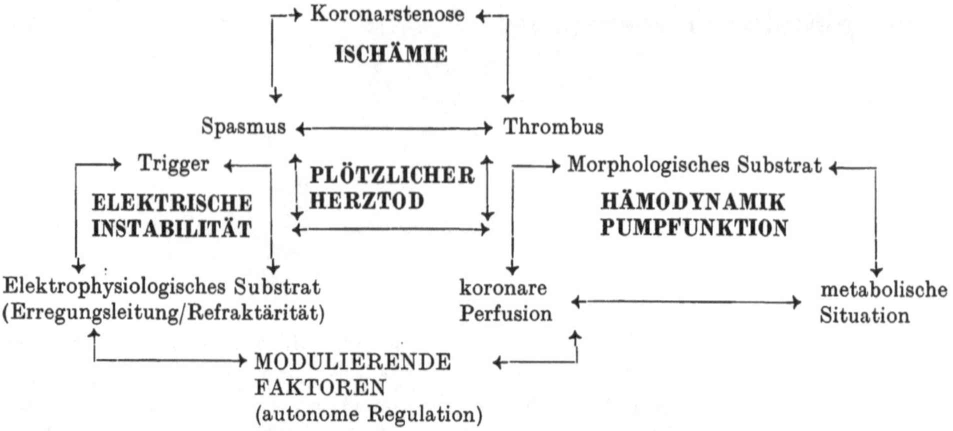

Abb. 16.1.: Einflußfaktoren innerhalb der multifaktoriellen Pathogenese des plötzlichen Herztodes (in Anlehnung an WELLENS u. BRUGADA (28))

(VT) oder eines primären Kammerflimmerns oder -flatterns überlebt haben. Da die Rezidivrate erneuter fataler Ereignisse ohne wirksame Prophylaxe sehr hoch ist und mit etwa 30% innerhalb von einem und 45% nach 2 Jahren angesetzt werden muß (18), gelten für diese Patientengruppe alle im Kapitel 12 für die Diagnostik und Therapie getroffenen Schlußfolgerungen und Empfehlungen (siehe S. 442f.). Ein potentielles Risiko für einen SD kann auch bei Kranken mit schwerer Kardiomyopathie oder nach einem abgelaufenen Myokardinfarkt und ausgeprägten A- oder Hypokinesien des linken Ventrikels, einer erheblich eingeschränkten Ejektionsfraktion mit erhöhtem LVEDP sowie malignen ventrikulären Arrhythmien der LOWN-Klassen 3 bis 5 im Holter-EKG unterstellt werden. Diese Patientengruppen müssen Zielpunkt einer engmaschigen kardiologischen Überwachung und Prophylaxe im Hinblick eines SD sein. — Schwieriger gestaltet sich die Situation bei Patienten mit koronarer Herzkrankheit und leichten bis mittelschweren Formen der Kardiomyopathie. Die Kranken leben zum Teil symptomlos oder aber es finden sich Symptome, die noch nicht an ein Risiko für einen SD denken lassen. Für diese Kranken muß es primäres Ziel sein, die Progredienz der Grundkrankheit durch medikamentöse (Nitrate, Kalziumantagonisten, Beta-Rezeptorenblocker), invasive (Koronarballondilatation) oder chirurgische Interventionen aufzuhalten und Komplikationen wie die eines Myokardinfarktes zu vermeiden. Dies trifft dringlich insbesondere für Patienten mit instabiler Angina pectoris zu.

Für die hier aufgezeigten Ziele existiert noch keine allgemein akzeptierte **Strategie**, weder für die Erkennung von Risikoträgern noch für eine gezielte Prophylaxe eines SD. Diese Probleme wurden in den vergangenen 3 Jahren intensiv bearbeitet (6). Es zeichnen sich insbesondere für die Patientengruppen nach Myokardinfarkt und mit dilatativer Kardiomyopathie Erfolge bei der Definition von Risikoträgern für einen SD ab. Das sich darauf ableitende Problem der Prophylaxe eines SD ist noch weitgehend ungelöst und umstritten. — Folglich sind für die kommenden Jahre multizentrische Interventionsstudien mit einheitlicher Definition von Gefährdeten sowie einem randomisierten Einsatz von Beta-Rezeptorenblockern, Klasse I- (Chinidin, Disopyramid, Mexiletin oder Tocainid, Flecainid oder Propafenon) und Klasse III-Antiarrhythmika (Amiodarone, Sotalol) und auch invasiven Interventionen (Ballondilatation, Koronarchirurgie) dringlich erforderlich. — An dieser Stelle soll der derzeitige Kenntnisstand für Patienten nach abgelaufenem Myokardinfarkt dargestellt werden. Für diese Krankengruppe zeichnen sich am ehesten verallgemeinerungswürdige Strategien ab, während dies für Patienten mit unkomplizierter koronarer Herzkrankheit und Kardiomyopathie noch nicht möglich ist.

16.1. Definition von Risikoträgern nach Myokardinfarkt

Als Befunde, die einen Beitrag zur Erkennung eines potentiellen Risikos erbringen können, gelten nach derzeitigem Kenntnisstand (17) die Größe des Infarktareals, die Persistenz einer anginösen Symptomatik, die Funktion des linken Ventrikels, das Vorliegen komplexer ventrikulärer Arrhythmien, der Nachweis ventrikulärer Spätpotentiale (VLP) und der Nachweis einer gesteigerten Kammervulnerabilität mittels programmierter ventrikulärer Reizung.

— Die **Größe des Infarktareals** determiniert den weiteren Verlauf nach einem Infarktereignis sowohl im Hinblick auf ein akutes oder chronisches Pumpversagen als auch auf eine elektrische Instabilität (17). Bereits in der Akutphase der Ischämie können durch serielle Bestimmungen der Aktivität des myokardialen Enzymanteils der Kreatinphosphatkinase (CPK-MB) Aussagen zum Umfang des infarzierten Myokardgewebes gemacht werden. In prospektiven Untersuchungen durch die Arbeitsgruppe um Geltman (zit. nach 17) konnte nachgewiesen werden, daß die Höhe der bestimmten CPK-MB positiv mit der Langzeitprognose korreliert. Der Mittelwert des Infarktgrößen-Index betrug in der Gruppe der Überlebenden 21,1 ± 1,4 SEM-Einheiten im Vergleich zu 46,5 ± 5,8 Einheiten in der Gruppe der Verstorbenen.

Neben dem Peak-Wert der CPK-MB scheint auch dem gesamten Verlauf der Enzymausschüttung eine prognostische Bedeutung zuzukommen. So konnte gezeigt werden (17), daß ein später oder sogar zweiter Gipfel der CPK-MB oftmals im EKG mit dem Übergang eines subepikardialen (keine Q-Zacke) in einen transmuralen Infarkt einhergeht und die hospitale Letalität von 7 auf 16% ansteigt. Gleichzeitig konnte ein Abfall der Ejektionsfraktion von im Mittel 56 ± 11% auf 34 ± 10% nach 10 Tagen gemessen werden. — Im Gegensatz hierzu wird ein rascher Abfall der CPK-MB als spontane Reperfusion infolge spontaner Thrombolyse, Rückbildung eines Spasmus oder schneller Kollateralenbildung interpretiert. Gleichartige Befunde konnten auch unter einer intrakoronaren Lysetherapie gefunden werden. Patienten mit einer schnellen Enzymausschüttung (8,8 ± 2,5 Std.) hatten im Vergleich zu Kranken mit einem protrahierten Verlauf der CPK-MB-Werte (19,0 ± 4,9 Std.) prognostisch günstigere Werte der Ejektionsfraktion (48 ± 8 vs. 38 ± 9%). Diese Ergebnisse unterstreichen die Bedeutung einer frühen Intervention in der Akutphase des Myokardinfarktes durch Thrombolyse, perkutane transvasale Angioplastie oder Bypass-Operation zur Myokardprotektion und Reduktion des Nekroseareals. Bereits in dieser Phase werden die Weichen für die Langzeitprognose gestellt.

— Die **Persistenz einer anginösen Symptomatik** kann in fast der Hälfte der Patienten nach dem akuten Infarktereignis nachgewiesen werden. In dieser Gruppe muß innerhalb des ersten Jahres mit einer 2,5mal höheren Rate an Infarktrezidiven gerechnet werden (17). Es ist aus diesem Grunde überraschend, daß bei einer prospektiven Überwachung einer derartigen Patientengruppe im Vergleich zu Kranken ohne Postinfarkt-Angina mit keiner gesteigerten Mortalität (17 vs. 16%) gerechnet werden muß. Da jedoch in beiden Gruppen unterschiedliche therapeutische Interventionen zum Einsatz kamen, ist es möglich, daß das Risiko eines SD in der symptomatischen Patientengruppe entscheidend beeinflußt wurde. — Die Bedeutung einer Angina pectoris nach Infarkt und deren Wertung als prognosebestimmender Faktor ist noch nicht zweifelsfrei geklärt. Weitere Untersuchungen an randomisierten Gruppen scheinen erforderlich.

— Die **Funktion des linken Ventrikels** beeinflußt nach bisheriger Kenntnis bedeutsam die Langzeitprognose von Patienten nach abgelaufenem Myokardinfarkt (4, 11, 14, 17). Als ein sehr aussagekräftiger Parameter hat sich hierbei die linksventrikuläre Ejektionsfraktion (EF) herausgestellt, die mittels Nuklidtechnik oder Echokardiographie bestimmt werden kann. In der Multicenter-Post-Infarct Research Group (17) konnte bei 799 Patienten nachgewiesen werden, daß die Mortalitätsrate innerhalb des ersten Jahres bei Bestimmung einer EF von weniger als 40% sprunghaft ansteigt; sie liegt bei einer EF von 40% bei etwa 10%, bei einer EF von 30% bei 13% und bei einer EF von 20% bei 20%Todesfällen pro Jahr. Wird eine EF von weniger als 40% in Verbindung mit feuchten Rasselgeräuschen über den Lungen gemeinsam angetroffen, steigt das Risiko eines SD im Vergleich zu einer Kontrollgruppe ohne diese Befunde um das 11fache an.

Gomes et al. (11) konnten bei 102 Patienten und einem Beobachtungsintervall von im Mittel 12 Monaten eine Häufigkeit plötzlicher Todesfälle von 24% bei einer Ejektionsfraktion von weniger als 40% im Vergleich zu 6% innerhalb der Kontrollgruppe nachweisen. Über ähnliche Ergebnisse berichten Kuchar et al. (14).

Aus den vorliegenden Befunden kann geschlossen werden, daß der Beurteilung der Ventrikelfunktion ein hoher Stellenwert zur Erkennung von Risikoträgern für einen SD nach abgelaufenem Myokardinfarkt zukommt. Diese Schlußfolgerung muß Rückwirkungen auf die therapeutische Strategie haben. Die Gefahr eines SD kann folglich nicht ausschließlich durch eine Therapie der gesteigerten Kammervulnerabilität und/oder der Triggermechanismen abgewendet werden. Eine wirksame Prophylaxe muß somit die Beeinflussung der Ventrikelfunktion einschließen.

— Der **Nachweis komplexer ventrikulärer Arrhythmien** wurde über viele Jahre als bedeutsamstes Zeichen einer Gefährdung durch einen SD angesehen. Diese Ansicht mußte in den vergangenen Jahren korrigiert werden und ist einer nüchternen Betrachtungsweise gewichen (3, 13, 16, 17, 23, 25).

Ventrikuläre Arrhythmien werden im 24-Stunden-EKG in den ersten Wochen nach abgelaufenem Myokardinfarkt bei 85 bis 90% der Patienten nachgewiesen; 20 bis 30% zeigen eine ventrikuläre Bigeminie, 20 bis 40% gepaarte und 11 bis 20% der Kranken haben salvenförmige Extrasystolen bzw. spontan endende Kammertachykardien.

Durch die Arbeitsgruppe um Kostis (13) wurden 3290 Patienten nach Myokardinfarkt prospektiv über im Mittel 25 Monate überwacht. Von 1640 mit Placebo behandelten Kranken erlitten 76 Patienten (4,6%) einen SD. Es war ein überraschendes Ergebnis dieser Studie, daß sich die Mortalitätsrate zwar zwischen den Gruppen mit weniger als 10 Extrasystolen pro 24 Std. und mit mehr als 10 VES/24 Std. signifikant unterscheidet, daß es dann aber ohne Bedeutung ist, ob monomorphe

VES (9,0% Mortalitätsrate), ventrikuläre Paare und spontan endende Kammertachykardien (7,9%), multiforme VES (8,7%) oder Paare und multiforme VES (7,7% Mortalitätsrate) nachgewiesen werden. Das Auftreten ventrikulärer Dysrhythmien ist jedoch im Vergleich zu anderen für ein SD-Risiko sprechenden Befunden ein unabhängiger Marker zur Vorhersage einer drohenden Gefährdung. Aufgrund aller EKG-Kriterien werden Risikopersonen mit einer hohen Sensitivität zwischen 20 und 50% erfaßt. Die Spezifität dieser Befunde ist jedoch sehr gering, so daß die Abschätzung der Gefährdung im Einzelfalle nur unter Verwendung weiterer Kriterien möglich scheint.

Weitere Probleme schränken die Aussagekraft des Holter-EKG ein: In den meisten Studien werden die Befunde nach Abschluß der hospitalen Phase zugrunde gelegt. Es ist jedoch bekannt, daß die Mortalitätsrate mit zunehmendem zeitlichem Abstand nach einer Häufung in den ersten 6 Monaten deutlich abnimmt. So konnte nachgewiesen werden (16), daß die Letalität bei gleichbleibender Häufigkeit komplexer ventrikulärer Arrhythmien 3, 6 und 12 Monate nach Infarkt von 9,6 auf 6,8 und 3,2% absinkt. Es scheint folglich erforderlich, frühzeitig erkannte Risikoträger fortlaufend zu überwachen und bei jeder Konsultation erneut die Frage einer noch bestehenden Gefährdung zu stellen.

— **Belastungsuntersuchungen** mittels Fahrradergometer oder Laufband können Aussagen zur Leistungsbreite, zur Induktion ischämischer Reaktionen sowie zum Auftreten adrenerg induzierter ventrikulärer Arrhythmien liefern (17). GRANATH et al. (zit. nach 17) konnten nachweisen, daß unter einer Belastung bis zu Erreichen von Abbruchkriterien 3 Wochen nach Myokardinfarkt in 17% der Fälle ventrikuläre Arrhythmien auftraten. Bei einem Beobachtungsintervall von 2 Jahren waren 47% dieser Patienten im Vergleich zu 24% der Kontrollgruppe verstorben. Andere Untersucher konnten nachweisen, daß einem ausbleibenden Blutdruckanstieg, einem Belastungsabbruch wegen anginöser Beschwerden oder einer pathologischen Steigerung des Pulmonalarteriendruckes eine etwa gleichartige prognostische Aussagekraft zukommt.

— Der **Nachweis ventrikulärer Spätpotentiale** gelingt bei Patienten mit manifesten anhaltenden Kammertachykardien in 80 bis 90% der Fälle (19). Somit lag die Vermutung nahe, daß ihr Nachweis auch bei Patienten mit abgelaufenem Myokardinfarkt ein Marker für eine elektrische Instabilität des Kammermyokards sein könnte. Die bisherigen Erfahrungen zeigen, daß „ventricular late potentials" (VLP) auch bei Kranken ohne manifeste maligne Kammerarrhythmien mit pathologischer Morphologie und Funktion der linken Kammer gefunden werden können. Bei Patienten nach abgelaufenem Infarkt finden sich VLP in einem Drittel der Fälle (5). Ihre Dauer ist jedoch im Vergleich zu Kranken mit anhaltendem VT kürzer.

BREITHARDT et al. (5) untersuchten insgesamt 628 Patienten. In 379 Fällen (60,4%) waren keine VLP nachweisbar; 191 Kranke (30,4%) zeigten VLP mit einer Dauer von weniger und 58 Patienten (9,2%) mit einer Dauer von mehr als 40 ms. Nach einem Beobachtungszeitraum von im Mittel 39 Monaten traten folgende Ereignisse auf: In der Gruppe ohne VLP entwickelte sich in 0,8% eine anhaltende Kammertachykardie und in 1,6% der Fälle kam es zu einem SD. Lagen VLP von kürzer als 40 ms vor, entwickelte sich in 1,6% eine Kammertachykardie und ein SD trat in 5,2% der Fälle auf. Hatten die VLP jedoch eine Dauer von länger als 40 ms, wurden VT in 13,8% und ein SD in 8,6% der Fälle beobachtet.

Der Befund von VLP nach einem Myokardinfarkt ist in Langzeit-Beobachtungen nicht immer stabil. DENNISS et al. (10) fanden bei 40 Kranken VLP; hiervon entwickelten 9 Patienten (22,5%) innerhalb eines Jahres eine VT. Während nach einem halben Jahr in der Gruppe mit VT noch in 8 Fällen VLP vorlagen, waren diese bei Patienten ohne VT nur noch in 55% der Fälle registrierbar. Ferner wurden mit zunehmendem zeitlichem Abstand vom Infarktereignis in allen Gruppen kürzere Aktivierungszeiten der VLP gemessen.

Aus mehreren Mitteilungen (5, 7, 8, 9, 10, 11, 14, 19) geht hervor, daß dem Nachweis von VLP und deren Dauer ein hoher Wert bei der Erkennung von Risikopatienten für einen SD oder eine VT zukommt. Wie auch bei allen anderen bisher behandelten Kriterien ist die Sensitivität hoch, die Spezifität jedoch gering. Somit hat die Registrierung von VLP gleichfalls nur im Rahmen einer multivariaten Risikoerkennung in Verbindung mit anderen Markern eine klinische Bedeutung.

— Die **Methode der programmierten ventrikulären Stimulation** hat sich zur Diagnostik und Therapiekontrolle von Kammertachykardien klinisch bewährt (8, 9, 15, 21, 22, 24, 27, 28). Wie bereits im Kapitel 12 ausführlich dargestellt, werden ihre Ergebnisse determiniert durch das Stimulationsprotokoll, d. h. durch die Zyklusdauer der Grundstimulation, die Zahl der vorzeitig applizierten Reize, die Ausgangsspannung und die Orte der Stimulation. Es lag daher nahe, dieses Verfahren der Kammervulnerabilitätsprüfung hinsichtlich seiner Anwendbarkeit zur Erkennung von Risikopatienten für einen SD oder eine VT nach abgelaufenem Myokardinfarkt zu prüfen. Die australische Arbeitsgruppe um RICHARDS (20) legte für diese Methode erste, sehr optimistische Ergebnisse vor: Unter 165 Patienten konnte durch Kammerstimulation zwischen dem 6. und 28. Tag nach Myokardinfarkt bei einer Basisfrequenz von 100/min und ein bis zwei vorzeitigen Reizen an 2 Orten (Spitze und Ausflußbahn der rechten Kammer) in 38 Fällen (23%) eine maligne ventrikuläre Tachykardie von mehr als 10 s Dauer provoziert werden. Innerhalb dieser Gruppe konnte innerhalb eines Jahres eine Mortalität von 26% im Vergleich zu 6% in der Kontrollgruppe registriert werden.

Diese ermutigenden Befunde wurden durch andere Untersucher (2, 8, 15, 22) nicht bestätigt. Dies mag auf unterschiedliche Stimulationsprotokolle, ein differentes Patientengut und auf den Zeitpunkt der Untersuchung im Verhältnis zum Infarktereignis zurückzuführen sein. Es zeigte sich, daß mit einem zunehmendem Abstand vom Myokardinfarkt die Zahl der positiven Stimulationsergebnisse abnimmt.

Auf der Grundlage dieser Erkenntnisse kommt eine Agreement-Konferenz im Jahre 1986 (1, 26) zu dem Schluß, die programmierte ventrikuläre Stimulation nicht als Routinemethode zur Erfassung Gefährdeter für einen SD oder eine Kammertachykardie zu empfehlen. Es steht aber außerhalb der Diskussion, daß zur Validierung des Stimulationsprotokolls und zur Festlegung des optimalen Zeitpunktes der Reizung weitere Untersuchungen erforderlich sind.

— Eine **multivariate Analyse der verschiedenen Risikokriterien** im Einzelfalle erscheint zur Erkennung gefährdeter Patienten sowohl im Hinblick auf maligne ventrikuläre Arrhythmien und einen SD als auch einen kardialen Tod infolge Pumpinsuffizienz erfolgversprechend (11, 14, 17). GOMES et al. (11) verwendeten als Kriterien zur Diskrimination Gefährdeter den Nachweis von VLP, eine Ejektionsfraktion von weniger als 40% und das Vorliegen von mehr als 10 ventrikulären Extrasystolen pro Stunde bzw.

von Salven oder spontan endenden Kammertachykardien. In einem Krankengut von 102 Patienten fanden sich VLP in 44%, eine pathologische Ejektionsfraktion in 52% und ventrikuläre Arrhythmien in 62% der Fälle. In einem Beobachtungszeitraum von im Mittel 12 Monaten wurden arrhythmogene Ereignisse oder ein SD in 14,7% der Patienten nachgewiesen. Die Häufigkeit fataler Ereignisse war bei Patienten mit VLP (29 vs. 3,5%), mit pathologischer Ejektionsfraktion (24 vs. 6%) und ventrikulären Arrhythmien (23 vs. 9%) deutlich höher. Die Ereignisrate betrug bei Kranken, bei denen alle 3 Kriterien pathologisch ausfielen, sogar 50%, während bei Patienten ohne Ereignis alle 3 Kriterien normal waren. — Kuchar et al. (14) berichten über eine ähnliche Analyse der prospektiven Signifikanz der genannten 3 Marker an 210 Patienten und einer mittleren Beobachtungszeit von 14 Monaten. Die Kombination der 3 Variablen ergab eine Sensitivität einer richtigen Vorhersage von 80% bei einer Spezifität von sogar 89%.

Bereits diese Studien lassen erwarten, daß bei einer komplexen Analyse weiterer Kriterien eine Verbesserung des Diskriminationsergebnisses zu erreichen ist. Als derartige Marker sehen wir die Ejektionsfraktion, die Infarktgrößenbestimmung innerhalb der Akutphase, den Nachweis komplexer ventrikulärer Arrhythmien im Holter-EKG und unter Ergometerbelastung, die Leistungsbreite, das Frequenz- und Blutdruckverhalten unter einer definierten Belastung, den Nachweis von ventrikulären Spätpotentialen und das Vorliegen großer hypo- oder akinetischer Zonen bzw. von Aneurysmen. — Weitere Studien sind erforderlich. Es ist zu erwarten, daß in wenigen Jahren akzeptierte Kriterien zur Vorhersage fataler Ereignisse zur Verfügung stehen, die es erlauben, therapeutische Interventionsstudien zu planen.

16.2. Prophylaxe des plötzlichen Herztodes

Die Strategie zur Bekämpfung des plötzlichen Herztodes muß sich an unterschiedlichen Graden der Gefährdung orientieren. Hierbei trifft die Gliederung in primär und sekundär präventive Maßnahmen nicht den Kern des Problems. Gesicherte Empfehlungen können bislang nur für Patienten gegeben werden, die ein rhythmogenes Ereignis überlebt haben und die im anglo-amerikanischen Schrifttum (18) paradox als „survivors of sudden cardiac death" bezeichnet werden (21). Die für diese Gruppe in den vergangenen Jahren erarbeiteten und international akzeptierten Richtlinien für Diagnostik und Therapie wurden bereits im Kapitel 12. dargestellt.

Für Patienten mit abgelaufenem **Myokardinfarkt** und den verschiedenen Formen der **Kardiomyopathie** kann bislang ausgesagt werden, daß eine effektive Therapie der Grundkrankheit auch das Risiko für einen SD senkt. Allerdings sind Schlußfolgerungen zur Wertigkeit der medikamentösen Interventionen mit Nitraten, Kalziumantagonisten, Beta-Rezeptorenblockern, Antikoagulantien, Thrombozytenaggregationshemmern und Glykosiden nicht möglich. Alle greifen an unterschiedlichen Punkten des multifaktoriellen pathogenetischen Prozesses ein und können Komplikationen der Grundkrankheit vermeiden helfen. Der Wert der perkutanen transluminären koronaren Angioplastie (PTCA) und der Bypassoperation sind sicherlich höher anzusetzen, da durch diese Interventionen das morphologische und funktionelle Substrat beeinflußt wird.

Können aufgrund der unter 16.1. vorgestellten Kriterien Risikofaktoren für einen SD erkannt werden, steht der behandelnde Kardiologe vor der Frage einer indizierten Arrhythmieprophylaxe. Zu

Tabelle 16.1: Übersicht zu Placebo-kontrollierten Interventionsstudien mit Antiarrhythmika nach Myokardinfarkt

Studie	Quelle	Pharmakon	Dauer (Monate)	Placebo-Gruppe		Pharmakon-Gruppe	
				n	Mortalität	n	Mortalität
Collaborative Group Australien/England (1971)	Lancet **2**, 1055–1057	Phenytoin	12	285	8,1%	283	9,2%
Peter et al. (1978)	Brit. Heart J. **42**, 1356–60	Phenytoin	24	76	18,4%	74	24,3%
Ryden et al. (1980)	Amer. Heart J. **100**, 1006–12	Tocainid	6	56	8,9%	56	8,9%
Bastian et al. (1980)	Amer. Heart J. **100**, 1017–22	Tocainid	6	74	4,1%	72	5,6%
Chamberlain et al. (1980)	Lancet **2**, 1324–1327	Mexiletin	4	163	11,7%	161	13,3%
Hagemeijer et al. (1983)	Europ. Heart J. **1**, 964–966	Aprinidin	12	152	12,5%	153	7,8%
IMPACT-Trial (1984)	J. Amer. Coll. Cardiol. **4**, 1148–1163	Mexiletin	12	313	4,8%	317	7,8%

diesem Problem gibt es nur wenige gesicherte Daten. Für den unkontrollierten Einsatz von Antiarrhythmika konnte bislang kein signifikanter Effekt hinsichtlich einer Senkung der Mortalität nach abgelaufenem Myokardinfarkt gesichert werden (12, 23, 24, 28). In einer jüngst publizierten Studie behandelten Gottlieb et al. (12) eine Risikogruppe (Ejektionsfraktion < 40%, Arrhythmien der Klassen 3 bis 5 nach Lown) von 143 Patienten mit Aprinidin im Vergleich zu einer Placebo-Kontrollgruppe. Innerhalb eines Jahres verstarben 12 der Behandelten und 16 der unbehandelten Patienten. Diese Differenz war statistisch nicht signifikant. Es konnte jedoch ein signifikanter Unterschied der Überlebensdauer der Verstorbenen beider Gruppen (86 vs. 21,5 Tage) gesichert werden. Die Autoren folgern, daß die Arrhythmieprophylaxe nur im 1. Monat nach Infarkt zur Prophylaxe eines SD wirksam war.

Bei einer unkontrollierten Antiarrhythmikaprophylaxe können sich in behandelten Gruppen antiarrhythmische und arrhythmogene Effekte überlagern. Auch ist daran zu erinnern, daß die meisten Substanzen negativ inotrop wirken und so die Pumpfunktion und/oder die koronare Perfusion ungünstig beeinflussen. So scheint es möglich, daß einige Patienten gerettet werden, während andere aufgrund einer ausbleibenden antiarrhythmischen Aktivität, arrhythmogener Effekte oder negativ inotroper Wirkungen einen SD erleiden. Auf diese Weise können sich erwünschte und adverse Effekte aufheben, so daß in Vergleichstudien mit Placebo keine signifikanten Unterschiede gemessen werden (Tab. 16.1.).

Zur Erarbeitung der **weiteren Strategie** erscheinen uns folgende Überlegungen sinnvoll: Unter der Voraussetzung, daß etwa 30 bis 50% der Patienten nach einem Myokardinfarkt auf der Grundlage einer multivariaten Analyse (siehe 16.1.) als Risikoträger erkannt werden, muß als notwendige Konsequenz eine Intervention erfolgen. Es scheint daher durchaus möglich, diese Gruppe potentiell Gefährdeter einer programmierten ventrikulären Stimulation zu unterziehen. Werden hierdurch maligne ventrikuläre Tachykardien induziert, könnte theoretisch wie bei manifester VT eine serielle Testung von Antiarrhythmika unter Kontrolle erneuter Stimulationen erfolgen. Auf diese Weise werden arrhythmogene Wirkungen ausgeschlossen und die Effektivität einer Substanz zur Prophylaxe nachgewiesen. — Diesem Vorgehen können jedoch zwei Argumente entgegengesetzt werden: Die artifiziell provozierte VT ist laut Definition als nichtklinisch zu deklarieren (27) und sie muß nicht mit der prospektiv zu erwartenden identisch sein. Ferner kann sich das morphologische und elektrophysiologische Substrat im weiteren Verlauf nach dem Myokardinfarkt wandeln, so daß eine Antiarrhythmika-Prophylaxe unnötig oder sogar gefährlich werden kann. — Wir meinen, daß derartig angelegte kontrollierte Interventionen zur Erarbeitung neuer Konzeptionen zahlreiche Erkenntnisse liefern können.

Im Gegensatz zur Prophylaxe und Therapie mit Antiarrhythmika ist erwiesen, daß Beta-Rezeptorenblocker das Risiko eines SD nach einem Myokardinfarkt zu senken vermögen. Dieser Effekt besteht unabhängig vom Grad der Kardioselektivität, der membranstabilisierenden chinidinartigen Wirkungen und der sympathikomimetischen Eigenaktivität und ist bei allen beta-blockierenden Substanzen etwa identisch (29). Er wird auf eine Beeinflussung der lokalen Ischämie durch Reduktion des Sauerstoffverbrauches, eine Blockade des adrenergen Antriebes und eine Änderung von Refraktärität und Repolarisationsgeschwindigkeit des Kammermyokards zurückgeführt. — In multizentrischen mit Placebo kontrollierten Studien (29) konnte eine Senkung der Mortalitätsrate um 25% innerhalb von 2 Jahren nach Infarkt nachgewiesen werden. Für die tägliche Praxis kann daher ausschließlich diese Form einer unkontrollierten Prophylaxe des SD empfohlen werden.

Bei Patienten mit bekannter **koronarer Herzkrankheit** ohne abgelaufenen Myokardinfarkt muß die Therapie auf die Prävention ischämischer Attacken gerichtet sein. In dieser Patientengruppe ist der plötzliche Herztod überwiegend an eine akute Ischämie durch Koronarspasmus oder thrombotischen Verschluß gebunden und wird durch ein primäres Kammerflimmern oder -flattern eingeleitet. So wird berichtet, daß der SD bei bis zu 50% der Patienten mit koronarer Herzkrankheit in der Akutphase des Myokardinfarktes eintritt. Besonders bedroht sind Kranke mit instabiler Angina pectoris. Wellens und Brugada (28) zeigten, daß 20% dieser Patienten unbehandelt innerhalb von 48 Stunden einen Myokardinfarkt erleiden. Es kann gefolgert werden, daß diese Fälle einer dringlichen Intervention mittels intravenöser Nitrattherapie und konsekutiver PTCA oder Bypassoperation bedürfen.

Zur medikamentösen Infarktprophylaxe müssen an dieser Stelle auch alle weiteren Möglichkeiten wie Nitrate, Kalziumantagonisten, Beta-Rezeptorenblocker, Antikoagulantien und Thrombozytenaggregationshemmer genannt werden. Alle haben ihre spezifischen Angriffspunkte und können in Abhängigkeit vom Befund im Einzelfalle und vom Auslösemechanismus anginöser Attacken differentialtherapeutisch eingesetzt werden. Den Beta-Rezeptorenblockern kommt in diesem Zusammenhang sicher auch ein antifibrillatorischer Effekt zu, so daß in Analogie zum Infarktpatienten eine direkte Beeinflussung von Arrhythmien zu unterstellen ist (29).

Neben medikamentösen und invasiven Interventionen haben auch weitere Faktoren Einfluß auf die Überlebenschance der Kranken im Falle einer akut-ischämischen Attacke mit rhythmogenem Ereignis im Sinne eines SD. Die Erfahrungen in Seattle und Miami (18) in den frühen 70iger Jahren zeigten, daß eine Verbesserung der schnellen medizinischen Hilfe durch Rettungswagen mit Defibrillator und Schulung und Training von großen Teilen der Bevölkerung in kardiopulmonaler Reanimation einen bedeutsamen Einfluß auf die Überlebensrate Betroffener hat. Eine frühzeitige Reanimation sicherte den Erhalt des Lebens in 53% der Fälle im Vergleich zu 23% mit später oder ineffektiver Wiederbelebung.

Die größten Probleme einer Prophylaxe des SD ergeben sich bei **symptomlosen Patienten.** In dieser Gruppe finden sich eine nicht geringe Zahl von Kranken mit koronarer Herzkrankheit und Kardiomyopathie. Eine gezielte Suche nach Risikoträgern innerhalb einer Population würde finanziell zu aufwendig sein. Werden jedoch Personen mit Risikofaktoren (Hypertonie, Hyperlipidämie, Streß, Bewegungsmangel, Rauchen) in einer ärztlichen Konsultation erfaßt, sollten diese behandelt werden und auf eine Änderung von Lebensgewohnheiten gedrungen werden. In einigen hochindustrialisierten Ländern konnte in den vergangenen Jahren durch eine Änderung des Gesundheitsbewußtseins eine Senkung der Infarktrate und Häufigkeit eines plötzlichen Herztodes erreicht werden.

Literatur

1. Bhandari, A. K., u. S. H. Rahimtoola: Indications for intracardiac electrophysiologic testing in survivors of acute myocardial infarction: Discussion. Circulation **75** (1987), Suppl. III, 166–168
2. Bhandari, A. K., P. K. Au, J. S. Rose, A. Kotlewski, S. Blue u. S. H. Rahimtoola: Decline in inducibility of sustained ventricular tachycardia from two to twenty weeks after acute myocardial infarction. Amer. J. Cardiol. **59** (1987), 284–290
3. Bigger, J. T., J. L. Fleiss, L. M. Rolnitzky and the Multicenter Postinfarction Research Group: Prevalence, Characteristics and significance of ventricular tachycardia detected by 24 hour continuous electrocardiographic recordings in the late hospital phase of acute myocardial infarction. Amer. J. Cardiol. **58** (1986), 1151–1160
4. Bigger, J. T.: Why patients with congestive heart failure die: arrhythmias and sudden cardiac death. Circulation **75** (1987), Suppl. IV, 28–35
5. Breithardt, G., u. M. Borggrefe: Recent advances in the identification of patients at risk of ventricular tachyarrhythmias: role of ventricular late potentials. Circulation **75** (1987), 1091–1096
6. Brugada, P., u. H. J. J. Wellens (Hrsg.): Cardiac arrhythmias: Where to go from here? Futura Publishing Company, Mount Kisco, New York 1987
7. Buckingham, T. A., S. Ghosh, S. M. Homan, C. C. Thessen, R. M. Redd, L. L. Stevens, B. R. Chaitman u. H. L. Kennedy: Independent value of signal-averaged electrocardiography and left ventricular function in identifying patients with sustained ventricular tachycardia with coronary artery disease. Amer. J. Cardiol. **59** (1987), 568–572
8. Buxton, A. E., M. B. Simson, R. A. Falcone, F. E. Marchlinski, J. U. Doherty u. M. E. Josephson: Results of signal-averaged electrocardiography and electrophysiologic study in patients with nonsustained ventricular tachycardia after healing of acute myocardial infarction. Amer. J. Cardiol. **60** (1987), 80–85
9. Denniss, A. R., D. A. Richards, D. V. Cody, P. A. Russell, A. A. Young, D. L. Ross u. J. B. Uther: Correlation between signal-averaged electrocardiogram and programmed stimulation in patients with and without spontaneous ventricular tachyarrhythmias. Amer. J. Cardiol. **59** (1987), 586–590
10. Denniss, A. R., D. L. Ross, D. A. Richards u. J. B. Uther: Changes in ventricular activation time on the signal-averaged electrocardiogram in the first

year after acute myocardial infarction. Amer. J. Cardiol. **60** (1987), 580–583

11. Gomes, J. A., S. L. Winters, D. Steward, S. Horowitz, M. Milner u. P. Barreca: A new noninvasive index to predict sustained ventricular tachycardia and sudden death in the first year after myocardial infarction: Based on signal-averaged electrocardiogram, radionuclide ejection fraction and Holter monitoring. J. Amer. Coll. Cardiol. **10** (1987), 349–357
12. Gottlieb, S. H., S. C. Achuff, D. Mellits, G. Gerstenblith, K. L. Baughman, L. Becker, N. C. Chandra, S. Henley, J. O'Neal Humphries, C. Heck, M. M. Kennedy, M. L. Weisfeldt u. P. R. Reid: Prophylactic antiarrhythmic therapy of high-risk survivors of myocardial infarction: lower mortality at 1 month but not at 1 year. Circulation **75** (1987), 792–799
13. Kostis, J. B., R. Byington, L. M. Friedman, S. Goldstein, C. Furberg: Prognostic significance of ventricular ectopic activity in survivors of acute myocardial infarction. J. Amer. Coll. Cardiol. **10** (1987), 231–242
14. Kuchar, D. L., C. W. Thorburn u. N. L. Sammel: Prediction of serious arrhythmic events after myocardial infarction: Signal-averaged electrocardiogram, Holter monitoring and radionuclide ventriculography. J. Amer. Coll. Cardiol. **9** (1987), 531–538
15. Kuck, K. H., A. Costard, M. Schlüter u. K. P. Kunze: Significance of timing programmed electrical stimulation after acute myocardial infarction. J. Amer. Coll. Cardiol. **8** (1986), 1279–1288
16. Leitner, E. R., von u. D. Andresen: Diagnostische Bedeutung des Langzeit-EKG nach Myokardinfarkt. Z. Kardiol. **28** (1987), 143–150
17. Moss, A. J., J. T. Bigger u. C. L. Odoroff: Postinfarct risk stratification. Prog. Cardiovasc. Dis. **29** (1987), 389–412
18. Myerburg, R. J., K. M. Kessler, L. Zaman, R. G. Trohman, P. Fernandez u. A. Castellanos: Factors leading to decreasing mortality among patient resuscitated from out-of-hospital cardiac arrest. In: (6), 505–525
19. Nalos, P. C., E. S. Gang, W. J. Mandel, M. L. Ladenheim, Y. Lass u. T. Peter: The signal-averaged electrocardiogram as a screening test for inducibility of sustained ventricular tachycardia in high risk patients: A prospective study. J. Amer. Coll. Cardiol. **9** (1987), 539–548
20. Richards, D., A. Taylor, P. Fahey u. L. Irwig: Identifications at risk of sudden death after myocardial infarction: The continued australian experience. In: (6), 311–328
21. Rostock, K. J., K. Rathgen, D. Pfeiffer u. A. Schirdewan: Bedeutung der programmierten Kammerstimulation für Diagnostik und Rezidivprophylaxe paroxysmaler ventrikulärer Tachykardien. Herzschrittmacher **6** (1986), 52–63
22. Roy, D., A. Arenal, D. Godin, E. Marchand, D. Cassidy, P. Theroux u. D. D. Waters: The canadian experience on the identification of candidates for sudden death after acute myocardial infarction. In: (6), 329–342
23. Scheidt, S.: Ventricular premature complexes as villains: Still an important part of the problem. J. Amer. Coll. Cardiol. **10** (1987), 243–245
24. Surawicz, B.: Prognosis of ventricular arrhythmias in relation to sudden cardiac death: Therapeutic implications. J. Amer. Coll. Cardiol. **10** (1987), 435–447
25. Trappe, H. J., H. Klein, P. Wenzlaff u. P. R. Lichtlen: Arrhythmieprofil und plötzlicher Herztod bei früh und spät nach Infarkt reanimierten Patienten. Z. Kardiol. **76** (1987), 127–136
26. Uther, J. B., D. A. B. Richards, A. R. Denniss u. D. L. Ross: The prognostic significance of programmed ventricular stimulation after myocardial infarction: a review. Circulation **75** (1987), Suppl. III, 161–165
27. Wellens, H. J. J., P. Brugada u. W. G. Stevenson: Programmed electrical stimulation: Its role in the management of ventricular arrhythmias in coronary heart disease. Prog. Cardiovasc. Dis. **29** (1987), 165–180
28. Wellens, H. J. J., u. P. Brugada: Sudden cardiac death: A multifactorial problem. In: (6), 391–400
29. Yusuf, S., R. Peto, J. Lewis, R. Collins u. P. Sleight: Beta blockade during and after myocardial infarction: An overview of the randomized trials. Prog. Cardiovasc. Dis. **27** (1985), 335–371

NACHTRAG

Neuere Antiarrhythmika

1. ENCAINID

Encainid (EN) ist ein neueres Antiarrhythmikum der Klasse IC nach VAUGHAN WILLIAMS und wurde 1985 durch das Advisory Committee der Food and Drug Administration der USA für die Anwendung bei ventrikulären Arrhythmien zugelassen. EN ist eine sehr wirksame Substanz mit geringer Nebenwirkungsrate und zeigt im Vergleich zu anderen Klasse I-Antiarrhythmika nur geringe negativ inotrope Effekte. Da die Hauptmetabolite des EN gleichfalls antiarrhythmisch aktiv sind und sich deren Wirkungen sogar von denen der Muttersubstanz unterscheiden, muß streng zwischen akuten und chronischen Wirkungen getrennt werden.

Elektrophysiologische Effekte

EN hemmt die maximale Anstiegsgeschwindigkeit der Phase 0 des Aktionspotentials, ohne dessen Amplitude zu beeinflussen. Die Dauer des Aktionspotentials wird in Purkinje-Fasern verkürzt und in atrialen und ventrikulären Muskelzellen geringfügig verlängert (4).

Im Tierexperiment wird die Flimmerschwelle des Kammermyokards (Ratte, Hund) deutlich angehoben; es supprimiert ein durch Aconitin (Vorhof) oder Chloroform provoziertes Flimmern. EN zeigt auch am HARRIS-Modell (2stufige Koronarligatur am Hund) eine ausgeprägte antifibrillatorische Wirkung und supprimiert in Dosen von 5 mg/kg KM intravenös ventrikuläre Ektopien um 86%.

Beim Menschen beeinflußt EN sowohl bei akuter als auch chronischer Anwendung nur unwesentlich die Sinusknotenfunktion. Nach intravenöser Gabe von 0,6 bis 0,9 mg/kg KM wurde die korrigierte Sinusknotenerholungszeit von 298 $\pm$ 143 auf 395 $\pm$ 114 ms nicht signifikant verlängert, die Herzfrequenz stieg leicht an (16). Unbeeinflußt bleibt gleichfalls die Av-Knotenfunktion; das AH-Intervall blieb im Mittel bei 143 $\pm$ 36 vs. 143 $\pm$ 25 ms konstant und die Refraktärzeiten zeigten keine bedeutsame Änderung. Klinisch bedeutsame Wirkungen entfaltet EN bei akuter und chronischer Anwendung auf die distale und intraventrikuläre Erregungsleitung. So wird das HV-Intervall im Mittel von 47 $\pm$ 11 auf 63 $\pm$ 12 ms und die QRS-Dauer von 88 $\pm$ 16 auf 103 $\pm$ 18 ms verzögert. Die Repolarisationsgeschwindigkeit (QT-Zeit) wird nicht beeinflußt.

Während EN bei Akutgabe keine wesentlichen Änderungen der Refraktärzeiten auf Vorhof- und Kammerebene bedingt, finden sich diese bei chronischer oraler Gabe deutlich verzögert (10, 16). Es konnte nachgewiesen werden, daß diese Effekte durch die beiden Hauptmetabolite induziert werden (4). EN verlängert konstant die Refraktärzeit akzessorischer atrio-ventrikulärer Bahnen für die anterograde und inkonstant für die retrograde Leitung. Die kürzeste Zyklusdauer mit 1:1-Leitung über den Bypass während eines artifiziell induzierten Vorhofflimmerns wird von 285 ± 62 auf 378 ± 66 ms signifikant verlängert (8).

Pharmakokinetik

Die Kinetik des EN ist äußerst kompliziert und zeigt eine ausgeprägte interindividuelle Variabilität. Diese ist einerseits bedingt durch eine hepatische Metabolisierung, an der eine genetisch determinierte Oxidase beteiligt ist. Diese besitzt eine interindividuell unterschiedliche Aktivität, so daß schnelle von langsamen Metabolisierern unterschieden werden müssen. Ferner besitzen die 3 Hauptmetabolite, das O-Desmethyl-EN (ODE), das 3-Methoxy-Desmethyl-EN (MODE) und das N-Desmethyl-EN (NDE) eine ausgeprägte antiarrhythmische Eigenaktivität. EN wird, wie bereits genannt, in der Leber metabolisiert und unterliegt einem ausgeprägten „first pass"-Effekt. Daher führen Leberfunktionsstörungen zu erheblichen Änderungen der Elimination mit Neigung zur Kumulation. Diese Determinanten bedingen erheblich abweichende Plasmaspiegel des EN, so daß eine Einstellung unter Kontrolle derselben erfolgen sollte.

Die wesentlichen Daten zur Pharmakokinetik des EN sind in Tabelle 1 zusammengetragen. Allein die Daten zu den Schwankungen der Halbwertszeit zwischen schnellen und langsamen Metabolisierern beweisen, daß die Dosierung streng individuell erfolgen muß (6, 15). Aus diesem Grunde wird eine einschleichende Dosierung mit 3 × 25 mg/die über 3 bis 5 Tage und in Abhängigkeit vom Effekt eine langsame Dosissteigerung bis zu einer Tagesmaximaldosis von 300 mg empfohlen (1). Die Effektivität des EN-Plasmaspiegels korreliert positiv mit der QRS-Breite. Bei intravenöser Anwendung sollten Einzeldosen von 2 mg/kg KM nicht überschritten werden. Bei Patienten mit Einschränkungen der Leber- oder Nierenfunktion besteht die Gefahr der Kumulation der Muttersubstanz und der Metabolite (6, 15).

Hämodynamische Wirkungen

Die hämodynamischen Effekte des EN sind im Vergleich zu anderen Antiarrhythmika der Klasse I sehr günstig. Sowohl unter akuter als auch chronischer Anwendung konnte selbst bei Patienten

Tabelle 1: Pharmakokinetik zu Encainid (nach Roden et al. (15))

	schnelle	langsame	Leberkranke	Einheit
	Metabolisierer			
Applikation	oral, intravenös			
Therapeutisch wirksame Plasmaspiegel:				
Encainid	18 ± 6	450	63 ± 9	ng/ml
ODE	115 ± 11	12	87 ± 18	ng/ml
MODE	94 ± 10	–	113 ± 81	ng/ml
NDE	10	80	–	ng/ml
Systemische Verfügbarkeit:	30 ± 7	83–88	78 ± 19	%
Clearance:	1,9 ± 0,2	0,18 ± 0,02	1,2 ± 0,2	l/min
Eliminationshalbwertszeit:	2,3 ± 0,3	11,3 ± 0,3	3,6 ± 0,5	h
Plasmaproteinbindung:	70 ± 2	78 ± 0,6	–	%
Dosierung:	individuell			

mit kongestiver Herzerkrankung der Klassen III und IV der NYHA keine Verschlechterung des Ausgangsbefundes gesehen werden (16). SAMI (16) fand bei Dosen von 75 bis 300 mg/die nach 24 Stunden und 2 Wochen, 6 Monaten und 1 Jahr keine signifikanten Unterschiede der Herzfrequenz, des systolischen und diastolischen Blutdruckes, der Ejektionsfraktion und des enddiastolischen Volumens. — Auch unter Belastungsbedingungen (Ergometer) fanden sich im Vergleich zu Placebo keine signifikanten Unterschiede der Belastbarkeit und der Ejektionsfraktion.

Aus den bislang vorliegenden hämodynamischen Untersuchungen wird die Schlußfolgerung gezogen, daß EN insbesondere bei Patienten mit malignen ventrikulären Tachyarrhythmien und gestörter linksventrikulärer Funktion bei Zustand nach Myokardinfarkt und bei dilatativer Kardiomyopathie zu bevorzugen ist und anderen Klasse I-Antiarrhythmika überlegen ist.

Nebenwirkungen

Während EN keine bedeutsamen hämodynamischen Nebenwirkungen bedingt, wurden arrhythmogene Effekte im Sinne einer bedrohlichen Zunahme ventrikulärer Extrasystolen, eines Überganges einer spontan endenden in eine anhaltende ventrikuläre Tachykardie und des erstmaligen Auftretens von VT oder Kammerflattern in 9,2% der Behandelten unter 1245 Patienten gesehen (18). Diese Ereignisse waren nicht streng dosisabhängig und korrelierten positiv mit der Schwere der kardialen Grundkrankheit und der zuvor beobachteten Arrhythmie. Unter allen Ereignissen wurde jedoch nur bei einem Patienten ein plötzlicher Tod infolge einer arrhythmogenen Wirkung des EN gesehen. Am 15. Tag der Behandlung mit 225 mg/die löste eine extrem vorzeitig einfallende ventrikuläre Extrasystole Kammerflimmern aus; eine Reanimation mißlang. — Höhergradige av-Leitungsstörungen wurden nicht gesehen (18). Nur in je 0,8% der Fälle entwickelte sich ein av-Block 1. Grades bzw. ein sog. bifaszikulärer Block oder Linksschenkelblock.

Unter den *nichtkardialen Nebenwirkungen* stehen zentralnervöse Erscheinungen im Vordergrund (12, 18). So finden sich Schwindel in 7,1%, Kopfschmerz in 5,6%, Übelkeit in 1,9%, Sehstörungen in 5,0% und Geschmacksstörungen in 0,6% der Fälle. Im Vergleich zum Chinidin ist die Nebenwirkungsrate deutlich geringer (12).

Indikationen zur Encainid-Therapie

Aufgrund der Wirkungen auf das Kammermyokard (Verlängerung der intraventrikulären Leitung und der Refraktärzeit) ist eine Therapie mit EN indiziert:

1. zur Konversion maligner ventrikulärer Tachyarrhythmien mittels intravenöser Gabe (maximal 2 mg/kg KM) und
2. zur Rezidivprophylaxe von Kammertachykardien und Kammerflattern. Mittels programmierter ventrikulärer Stimulation konnte eine Effektivität von EN in 30% der Fälle nachgewiesen werden (5).
3. EN ist im Bereich der genannten Indikationen zu bevorzugen, wenn eine kongestive Herzerkrankung mit niedriger Ejektionsfraktion vorliegt. In dieser Krankengruppe muß jedoch häufiger mit arrhythmogenen Wirkungen gerechnet werden.

Da EN die Refraktärzeiten akzessorischer Bahnen beim Präexzitations-Syndrom verlängert, sehen wir eine Indikation zur Therapie mit EN unter der Zielstellung

4. einer Terminierung einer supraventrikulären Tachykardie durch intravenöse Applikation und

5. zur Rezidivprophylaxe weiterer Attacken sowie
6. zur Senkung der Überleitungsrate über den Bypass in Fällen eines intermittierenden Vorhofflimmerns.

Eine Vorhersage des Therapieerfolges durch programmierte Stimulation ist nicht möglich. Es kann angenommen werden, daß EN vorzugsweise durch eine Suppression der Triggermechanismen eine Tachykardieprophylaxe bedingt (22).

2. SOTALOL

Sotalol (S) wurde bereits 1965 als Beta-Rezeptorenblocker in die klinische Praxis eingeführt (17). Es wurde zur Therapie der Hypertonie und der koronaren Herzkrankheit eingesetzt und konnte sich aufgrund einer ausgeprägten bradykardisierenden Wirkung im Vergleich zu anderen Beta-Blockern nicht in der Breite durchsetzen.

In den vergangenen Jahren konnte eine zusätzliche Wirkung im Sinne eines Klasse III-Antiarrhythmikums nachgewiesen werden (14, 17). Erst jüngst häufen sich die Mitteilungen über eine hohe antiarrhythmische Aktivität des S sowohl bei supraventrikulären (2, 7, 11, 20) als auch ventrikulären Tachykardien (3, 13, 19, 21). Das S ist innerhalb dieser Indikationen nach Bekanntwerden schwerer Nebenwirkungen der Amiodarone-Therapie als Klasse III-Substanz akzeptiert worden.

Tabelle 2: Elektrokardiologische Effekte von Sotalol (0,6 mg/kg KM) auf Reizbildung und Erregungsleitung (n = 12) (nach Touboul et al. (20))

	Kontrolle	Sotalol	Signifikanz
Sinusknotenfunktion:			
Periodendauer (ms)	848 ± 126	1032 ± 163	< 0,1%
maximale Sinusknotenerholungszeit (%)			
– absolut	128 ± 12	127 ± 12	n. s.
sinu-atriale Leitungszeit (ms)	165 ± 72	165 ± 60	n. s.
Vorhoffunktion:			
PA-Intervall (ms)	60 ± 18	61 ± 19	n. s.
ERP/A (ms)	243 ± 43	266 ± 44	< 0,1%
Av-Knotenfunktion:			
AH-Intervall (ms)	79 ± 17	98 ± 35	< 2,5%
FRP/AVN (ms)	413 ± 40	464 ± 47	< 0,1%
ERP/AVN (ms)	326 ± 41	378 ± 66	< 2%
Wenckebach-point (ms)	373 ± 52	427 ± 54	< 0,1%
His-Bündel-Ventrikel-Funktion:			
HV-Intervall (ms)	51 ± 4	51 ± 4	n. s.
QRS-Dauer (ms)	104 ± 23	104 ± 23	n. s.
ERP/V (ms)	249 ± 25	265 ± 30	< 0,1%
Akzessorische Bahnen:			
ERP/Kent anterograd (ms)	308 ± 77	372 ± 132	< 0,3%
ERP/Kent retrograd (ms)	275 ± 54	314 ± 95	< 0,2%
maximale 1:1-Leitung (ms)	303 ± 142	346 ± 176	< 0,2%

Elektrophysiologische Effekte

S verlängert in vitro dosisabhängig die Dauer des Aktionspotentials und damit die effektive und absolute Refraktärzeit. Es findet sich keine Beeinflussung der Phase 0 des Aktionspotentials. Diese Wirkungen sind nicht auf eine Beta-Rezeptorenblockade zu beziehen. Die Klasse III-Eigenschaften sind fast ausschließlich beim d-Isomere des S nachweisbar, das nur 1/50 der betablockierenden Effekte besitzt (9, 17). Die Wirkungen des S auf Reizbildung und Erregungsleitung sind nach Angaben von Touboul et al. (12) in Tabelle 2 zusammengestellt. Von anderen Autoren wurden ähnliche Befunde erhoben (2, 7, 9, 11, 13, 14, 19). Entsprechend der beta-adrenolytischen Aktivität wirkt S negativ chronotrop auf die Sinusknotenautomatie ohne die sinu-atriale Leitung zu beeinflussen. In gleicher Weise wird die Av-Knotenleitung und Refraktärität verzögert, während die distale Erregungsleitung nicht verändert wird. — Als Wirkungen eines Klasse-III-Antiarrhythmikums finden sich negativ bathmotrope Effekte sowohl auf Vorhof- als auch auf Kammerebene. Ferner läßt sich auch eine Verlängerung der Refraktärzeiten akzessorischer atrio-ventrikulärer Bahnen sowohl für die anterograde als auch retrograde Leitung nachweisen.
Die elektrokardiologischen Effekte deuten bereits darauf hin, daß S bei supraventrikulären und ventrikulären Arrhythmien effektiv sein kann.

Pharmakokinetik

Die kinetischen Daten zu S sind in Tabelle 3 zusammengetragen. S ist sowohl oral als auch intravenös applizierbar. Da es keinem „first pass"-Metabolismus unterliegt, ist es zu 100% bioverfügbar und wird nicht an Plasmaproteine gebunden. Bislang konnten keine Metabolite des S nachgewiesen werden. Es wird zu fast 100% unverändert mit dem Urin ausgeschieden; bei einer latenten oder manifesten Nierenfunktionsstörung besteht daher die Gefahr einer Kumulation. Die therapeutischen Plasmaspiegel liegen zwischen 1 und 3 μg/ml. Bei einer Eliminationshalbwertszeit von 10 bis 15 Stunden genügen 2 orale Dosen pro Tag (17).
Bei intravenöser Gabe werden Dosen von 1,5 mg/kg KM über eine Infusion (15 Min.) vorgeschlagen (2). Für die orale Anwendung sind Tagesdosen von 320 bis 480 mg effektiv.

Tabelle 3: Pharmakokinetik zur Sotalol

Applikation:	oral, intravenös
Therapeutisch wirksame Plasmaspiegel:	1–3 μg/ml
Systemische Verfügbarkeit:	100%
Clearance:	0,11–0,4 l/min
Eliminationshalbwertszeit:	10–15 Std.
unverändert im Urin ausgeschiedene Dosis:	> 75%
Plasma-Protein-Bindung:	0%
Dosierung:	oral: 320–480 mg/die i.v.: 1,5 mg/kg KM

Hämodynamische Wirkungen

Die hämodynamischen Wirkungen des S sind das Ergebnis der kardiodepressiven Effekte eines Beta-Rezeptorenblockers einerseits und der kontraktilitätsfördernden Effekte infolge der Verlängerung der Aktionspotentialdauer und des hierdurch verbesserten Kalziumeinstromes andererseits. So lassen sich experimentell keine negativ inotropen Wirkungen nachweisen; es ist mehrfach eine Zunahme der Kontraktilität um 13 bis 15% beschrieben worden (17).
Beim Menschen ließen sich neben einer Senkung der Herzfrequenz, einem Anstieg des peripheren Widerstandes keine

Veränderungen des linksventrikulären enddiastolischen Druckes und des Herzzeitvolumens nachweisen (17). — mit diesen Eigenschaften unterscheidet sich S von allen anderen Beta-Blockern. S ist somit auch bei Patienten mit kongestiver Herzerkrankung und malignen ventrikulären Tachyarrhythmien einsetzbar.

Nebenwirkungen

S unterscheidet sich hinsichtlich seiner Nebenwirkungen nicht von anderen Beta-Rezeptorenblockern. Es finden sich Schlafstörungen, Mattigkeit, Kopfschmerz, Impotenz und Depressionen in Abhängigkeit von der Dosis.

Als kardiale Nebenwirkungen sind eine oft ausgeprägte Bradykardie, Hypotonie und eine Verlängerung der PQ-Zeit sowie bei hohen Dosen av-Leitungsstörungen 2. Grades zu nennen. S verlängert die QT-Zeit und kann arrhythmogene Wirkungen auslösen. Maligne ventrikuläre Tachyarrhythmien im Sinne von Torsades de pointes wurden beobachtet (17). Sie wurden überwiegend bei Elektrolytstörungen in Auswirkung einer Therapie mit Hydrochlorothiazid, eine rextremen Bradykardie oder bereits vor Therapie bestehender QT-Zeitverlängerung beobachtet. In der Einstellungsphase sollte daher das Verhalten der QT-Zeit kontrolliert werden.

Indikationen zur Sotalol-Therapie

S ist ein Antiarrhythmikum mit breitem Indikationsspektrum. Es kann eingesetzt werden

1. zur Konversion paroxysmaler supraventrikulärer Tachykardien, insbesondere beim WPW-Syndrom,
2. zur Rezidivprophylaxe supraventrikulärer Tachykardien infolge funktioneller Längsdissoziation des Av-Knotens und beim WPW-Syndrom (2, 7, 11, 14). Eine Vorhersage zur Effektivität ist auf der Grundlage einer programmierten Stimulation unter intravenöser Gabe von S möglich.
3. Eine Konversion von Vorhofflimmern oder -flattern gelingt unter intravenöser oder oraler Applikation nur selten. Es ist jedoch geeignet zur Bremsung der av-Leitung, da es sowohl die nodale Leitung als auch die Überleitung über akzessorische Bahnen hemmt.
4. S ist hochwirksam bei der Prophylaxe maligner ventrikulärer Tachyarrhythmien (13, 19, 21). Es wirkt auf die Triggermechanismen (13) und auch auf das elektrophysiologische Substrat. Eine Vorhersage über die Effektivität ist gleichfalls durch programmierte Kammerstimulation möglich (21). Bei ventrikulären Dysrhythmien und Tachykardien ist bei Ineffektivität einer Monotherapie mit S eine Kombination mit einem Klasse I-Antiarrhythmikum sinnvoll (Mexiletin, Tocainid).

Kontraindikationen

Eine Therapie mit S ist aufgrund negativ chrono- bzw. dromotroper Wirkungen auf Sinus- und Av-Knoten beim Sinusknoten-Syndrom und höhergradigen av-Block, nicht jedoch beim Linksschenkel- oder sog. bifaszikulärem Block kontraindiziert. Ferner sollten Patienten mit primär verlängerter QT-Zeit von einer Behandlung mit S ausgeschlossen werden.

Ferner gelten alle Kontraindikationen für Beta-Rezeptorenblocker, so der Einsatz im Schock oder bei schweren obstruktiven Lungenkrankheiten und Asthma bronchiale.

Literatur

1. ANTONACCIO, M. J., u. S. VERJEE: Dosing recommendations for encainide. Amer. J. Cardiol. 58 (1986), 114C—116C

2. BORGGREFE, M., u. G. BREITHARDT: Elektrophysiologische Wirkung von Sotalol bei supraventrikulären Tachykardien. Z. Kardiol. **74** (1987), 506–511
3. COBBE, S. M., E. HOFFMAN, A. RITZENHOFF, J. BRACHMANN, W. KÜBLER u. J. SENGES: Action of sotalol on potential reentrant pathways and ventricular tachyarrhythmias in conscious dogs in the late postmyocardial infarction phase. Circulation **68** (1983), 865–871
4. GOMOLL, A. W., F. E. JEFFREY u. M. J. ANTONACCIO: Electrophysiology, hemodynamic and arrhythmia efficacy model studies on encainide. Amer. J. Cardiol. **58** (1986), 10C–17C
5. HOROWITZ, L. N.: Encainide in lethal ventricular arrhythmias evaluated by electrophysiologic testing and decrease in symptoms. Amer. J. Cardiol. **58** (1986), 83C – 86C
6. KATES, R. E., D. C. HARRISON u. R. A. WINKLE: Metabolic cumulation during long-term oral encainide administration. Clin. Pharmacol. Therapeut. **31** (1982), 427–432
7. KUNZE, K. P., M. SCHLÜTER u. K. H. KUCK: Sotalol in patients with Wolff-Parkinson-White syndrome. Circulation **75** (1987), 1050–1057
8. MARKEL, M. L., E. N. PRYSTOWSKY, J. J. HEGER, W. M. MILES, N. FINEBERG u. D. P. ZIPES: Encainide for treatment of supraventricular tachycardias associated with the Wolff-Parkinson-White syndrome. Amer. J. Cardiol. **58** (1986), 41C–48C
9. MCCOMB, J. M., B. MCGOVERN, J. B. MCGOWAN, J. N. RUSKIN u. H. GARAN: Electrophysiologic effects of d-sotalol in humans. J. Amer. Coll. Cardiol. **10** (1987), 211–217
10. MILES, W. M., M. S. CHANG, J. J. HEGER, R. L. RINKENBERGER, D. P. ZIPES u. E. N. PRYSTOWSKY: Electrophysiologic and antiarrhythmic effects of oral encainide in patients with atrioventricular nodal reentry or nodoventricular reentry. Amer. Heart J. **114** (1987), 26–33
11. MITCHELL, L. B., D. G. WYSE u. H. J. DUFF: Electropharmacology of sotalol in patients with Wolff-Parkinson-White syndrome. Circulation **76** (1987), 810–818
12. MORGANROTH, J.: Encainide for ventricular arrhythmias: Placebo-controlled and standard comparison trials. Amer. J. Cardiol. **58** (1986), 74C–82C
13. NADEMANEE, K., G. FELD, J. A. HENDRICKSON, P. N. SINGH u. B. N. SINGH: Electrophysiologic and antiarrhythmic effects of sotalol in patients with life-threatening ventricular tachyarrhythmias. Circulation **72** (1985), 555–564
14. NATHAN, A. W., J. K. HELLESTRAND, R. S. BEXTON, D. E. WARD, R. A. J. SPURRELL u. A. J. CAMM: Electrophysiological effects of sotalol — just another beta blocker? Brit. Heart J. **47** (1982), 515–520
15. RODEN, D. M., A. J. J. WOOD, G. R. WILKINSON u. R. L. WOOSLEY: Disposition kinetics of encainide and metabolites. Amer. J. Cardiol. **58** (1986), 4C–9C
16. SAMI, M. H.: Acute intravenous and long-term oral hemodynamic effects of encainide. Amer. J. Cardiol. **58** (1986), 25C–30C
17. SINGH, B. N., u. K. NADEMANEE: Sotalol: A beta blocker with unique antiarrhythmic properties. Amer. Heart J. **114** (1987), 121–139
18. SOYKA, L. F.: Safety of encainide for the treatment of ventricular arrhythmias. Amer. J. Cardiol. **58** (1986), 96C–103C
19. STEINBECK, G., P. BACH u. R. HABERL: Electrophysiologic and antiarrhythmic efficacy of oral sotalol for sustained ventricular tachyarrhythmias: Evaluation by programmed stimulation and ambulatory electrocardiogram. J. Amer. Coll. Cardiol. 8 (1986), 949–958
20. TOUBOUL, P., G. ATALLAH, G. KIRKORIAN, M. LAMAUD u. P. MOLEUR: Clinical electrophysiology of intravenous sotalol, a beta-blocking drug with class III antiarrhythmic properties. Amer. Heart J. **107** (1984), 888–895
21. TRAPPE, H. J., H. KLEIN u. P. R. LICHTLEN: Antiarrhythmische Wirksamkeit von oralem Sotalol bei Patienten mit koronarer Herzkrankheit und Kammertachykardie. Z. Kardiol. **76** (1987), 630–634
22. WELLENS, H. J. J., u. P. BRUGADA: Electrophysiology in assessing supraventricular arrhythmias: Value of programmed stimulation in predicting and understanding efficacy of encainide. Amer. J. Cardiol. **58** (1986), 37C–40C

SACHWORTREGISTER

Aberrierende Leitung 283, Tab. 10.3.
Ablationstechnik 4, **168**ff.
Elektrodenlage 169
Energiebedarf 169
fokale Tachykardie 73, 169, 171, **174**, 377
His-Bündel 168, 173
Indikationen **168**, 217, 290, 341, 377, **391**
Komplikationen 170
Kryotechnik 72
methodisches Vorgehen 169
mittels Laser-Technik 72, 174, 391
morphologische Befunde **170**, 446
Risiko 170
ventrikuläre Tachykardie 70, 170, **174**, 401, 422, **446**
WPW-Syndrom 169, 173, 368
Absolute Arrhythmie siehe Vorhofflimmer-flattern
Adams-Stokes-Syndrom 150, 156, 164, 210, 217, 262, 331, 375, 383, 389, 427, 458
AH-Zeit 32, **35**, **54**f., 58
Ajmalin **95**ff.
elektrophysiologische Effekte 83, **95**
hämodynamische Effekte 96
Indikationen zur Therapie **96**, 288, 342, 367, **389**f., Tab. 11.45., 434, 437
Kontraindikationen 82, **96**, 136, 269
Nebenwirkungen 96
Pharmakokinetik **96**, 391, 441
-Test 20
Aktionspotential 1, **6**f., 8, 10, 12
Effekte von Antiarrhythmika 83f.
Ionenströme 6f.
Kardioversion 166
Phasen 6, 10, 12
Akzessorische Leitungsbahnen 3, 57, 33ff., **344**ff., 495
Amiodarone 90, **122**ff.
elektrophysiologische Effekte 16, 83, **122**, Tab. 6.19., 215
hämodynamische Effekte 124
Indikationen zur Therapie 107, **125**, 308,
Amiodarone
Indikation zur Therapie 317, 376, 384, 389, 437
Kontraindikationen 125
Kornealablagerungen 124
Nebenwirkungen **124**, 408, 441, 497
Pharmakokinetik **122**f., Tab. 6.20., 441
Photosensibilisierung 124
Schwangerschaft 467
Anamnese **14**f., 290f., 331
Antiarrhythmika
arrhythmogene Effekte 96, 99, 111, 116, 125, 126, 136, 278, **408**, 442
Bioverfügbarkeit 87
Embryotoxizität 463f.
Exkretion 88
Grundlagen der Therapie mit 81ff.
Einteilungen 83ff., Tab. 6.1.
Interaktionen 90, 128, 136, 434
Kombinationstherapie 107, 121, 125, 128, 129, 136, 313, Tab. 11.8., 315, 442
Kumulation 88
Metabolisierung 88, 463
Nebenwirkungen 81f., 90, 136, 164, 196, 269, 297, 425, 442, 496
negativ-inotrope Effekte 82, 90
Pharmakokinetik 85ff., 462f.
Placentagängigkeit 463f.
Plasmakonzentration 86
Prävention des plötzlichen Herztodes 489f., Tab. 16.1.
Rezeptorhypothese 8f.
Schwangerschaft **465**f., Tab. 14.1.
Verteilung 87
Wertbestimmung 74, 85, **89**f.
Antiarrhythmikatherapie 82ff.
antiektopische 422, 443
antifibrillatorische 422, 443
Fehler 136
Risiken 82, **136**, 278, 425, **434**
Arrhythmien siehe Herzrhythmusstörungen
ASHMAN-Phänomen 284

Atriales Elektrogramm 28, 30, 31, 388
Atriales Reentry siehe sinu-atriales Reentry
ATPase 6, 134
Atropin 130f.
elektrophysiologische Effekte **130**, Tab. 6.23., 403
Indikationen zur Therapie 121, 128, 129, **131**, 221, 268, 270, 308, 468
-Test **20**, 42, **212**ff.
Vagolyse 130
Av-Block 200, 214, **230**ff., 372
Blockebene 58, **231**, **245**
Ersatzautomatie 105, 139, 231, **245**, 267
Gefährdung 230, **244**, **267**f.
Häufigkeit 195, 261
Hämodynamik 458
Herzglykoside 269
intermittierender 133, 230, 267
PQ-Zeit 230, **242**, Tab. 9.1.
QRS-Breite 245, 267
Refraktärzeiten 245
Vorhofebene 231, 374
Av-Knoten 2f.
Blutversorgung 2
AN-Region 2, 379
Anatomie **2**f., 317
Filterfunktion 2, 54, 135
N-Region 2, 379
NH-Region 2, 58, 234
Pathomorphologie 2f., **261**, 317
Av-Knotenblock 231ff.
AH-Zeit **231**, 246, Tab. 9.4.
Atropin 131, 233
Charakteristika 54, **231**f., Abb. 9.1.–9.3., **244**f.
Definition 231f.
Ersatzautomatie 54, 74, **231**, 233
totaler 74, 231, 344
Av-Knotenfunktion
normale **55**f., 57, 72, 240
pathologische **57**f., 246, Tab. 9.4.
Av-Knotenfunktionsprüfung 38, **54**ff., 152, **245**f.
retrograd 56, **57**, 317, **318**, Abb. 11.14.
Av-Knotenleitungskurve **57**, Abb. 5.23., **321**
diskontinuierliche **318**f., Abb. 11.13.
Av-Knotenlängsdissoziation 12, 15, **57**, **317**ff.
bei Kindern 317, **321**
ohne Tachykardie 317, 320f.
Av-Knotenleitungsstörung
Ätiologie **260**ff., Tab. 9.15.
Indikation zur His-Bündel-Elektrographie 267f.
klinische Befunde **260**ff., 269, 382
kongenitale 2, 54, **261**, 267, 344
konservative Therapie 132, 133, **270**
Av-Knotenleitungsstörung
latente 245
multilokulärer Befall 220, Tab. 9.1., **234**, 262
Narkoserisiko 473
plötzlicher Herztod 266f.
Prognose 245, **263**, Tab. 9.17., Tab. 9.18.
Refraktärzeiten 245f., Tab. 9.4.
Schweregrad 54, 74, **246**, 262, **265**ff.
Symptomatik 54, **262**f., Tab. 9.16.
Therapie 121, 131, 132, 164, **268**ff.
Therapieentscheidung 262, 265, **268**f.
Av-Knoten-Reentry 317ff.
Ablationstechnik 332
Ätiologie 317
Anamnese 331
artifizielle Induktion 321f., 325ff.
artifizielle Terminierung 147, Abb. 6.5., **328**, 332
Echophänomene 321, Abb. 11.15., Tab. 11.9.
EKG-Befund **291**, 317, 324
elektrokardiologische Kriterien **318**ff., 390
fast-slow-Form **324**ff., 382, Tab. 11.37., 386f.
intranodaler Bypass 324
Kardiomyopathie 317
klinische Befunde **332**, Tab. 11.14.
Konversion 130, 332
Mapping der Vorhoferregung 324
P-Welle 291, 317, 324
Perpetuierungsmechanismen 325f.
PQ-Zeit 318, **331**
Refraktäreigenschaften der Bahnen **318**ff., Tab. 11.9.
Rezidivprophylaxe **332**ff., 499
Schrittmachertherapie 147, **328**, 332
Sinusknotenfunktion 217, **329**f.
slow-fast-Form **324**ff., Abb. 11.16., Tab. Tab. 11.9., 386f.
Symptomatik **331**f., Tab. 11.13.
Tachykardieparameter **324**ff., Tab. 11.9.
Therapie 93, 121, **332**ff.
Therapieergebnisse 326, **333**ff., Tab. 11.15.
Verdachtsdiagnose 317
Vorhofflimmern 328, **330**, Tab. 11.12., 332
Av-Tachykardie 57, **382**, 385, 459
Automatie 10f.
getriggerte 11, 134, **381**, 406
Automatiefunktion
Herzzelle 11, 134, 379
Sinusknoten 10

Bachmannsches Bündel **2**, 370, 373
Bazettsche Formel 17
Beta-Rezeptorenblocker 16, 83, **118**ff., 201, 215, 269, 497
chinidinartige Wirkung 83, 119
Einteilungsprinzipien **118**, Tab. 6.17.

Beta-Rezeptorenblocker
  Indikationen zur Therapie 107, **121**, 126, 149, 288, 315, 384
  intrinische Aktivität 83, **118**, Tab. 6.17.
  Kardioselektivität 83, 118, Tab. 6.17.
  Kombinationstherapie 107, 122, 136
  Kontraindikationen 122
  Nonresponder 120
bifaszikulärer Block **251**, 329, 375, 425, 472
  Antiarrhythmika-Therapie 82, 95, 96, 99, 106, 112, 115, 118, 151, 499
  Gefährdung 82, 217, **258**ff.
  HV-Zeit 255f., 263, **266**, 270, 425
  His-Bündelstimulation **241**, Abb. 9.14.
  hyperdyname Synkopen 254, 269
  Indikationen zur His-Bündel-Elektrographie 241, 254, 270
  PQ-Zeit 20, 73, 253, 255, Tab. 9.8., 268
  Prognose 260
  QRS-Breite 256ff.
  Refraktärzeiten **258**ff., Tab. 9.13., 263
  Schrittmachertherapie 255
  Synkopen 256, Tab. 9.9., Tab. 9.11.
Bigeminus 197, 220
Bigeminusregel 280
bidirektionaler Block 127, 147, 332
binodal disease 201, **217**
Blockebene 20, 73, **242**f.
Bradyarrhythmia absoluta siehe auch Vorhofflimmer-flattern
  Narkoserisiko 473
  Schrittmachertherapie 164, 269
Bradykardie 15, 156
Bradykardie-Tachykardie-Syndrom 43, 74, 200, **215**ff., 219
  Antiarrhythmikatherapie 97, 124, 129, 215, 221, 269, 297, 301, 376
  chronisches Vorhofflimmern **317**, 223
  elektrophysiologische Befunde 215f., Tab. 8.6., 306f., **330**f.
  Mechanismen der Tachykardie **216**, 222, **304**f.
  Schrittmachertherapie 145, **217**, 269
  Sinusknotenstillstand 215
break-Phänomen 57, **318**, **337**
  mit Linksverschiebung 337
  mit Rechtsverschiebung 318
  retrograde Leitung 56
Bretylium tosylate 125f.
  elektrophysiologische Effekte 83, **126**
  hämodynamische Effekte 126
  Indikationen zur Therapie 126
  Myokardinfarkt 126
  Pharmakokinetik 126
Brustwandstimulation 142, 151
Bulbusdruckversuch 18, 291, 364

burst pacing
  supraventrikuläre Tachykardie 151, 156, **149**
  ventrikuläre Tachykardie 151, 410
  Vorhofflattern 151, **149**
  Kontraindikationen 149

Chest thumb **151**, 332
Chinidin 8, **90**ff.
  elektrophysiologische Effekte 83, **90**
  hämodynamische Wirkungen 92
  Indikationen zur Therapie **93**, 121, 129, 167, 221, 288, 308, **312**, 332, 367, 376, 384, **389**, 437
  Kontraindikationen 93
  Nebenwirkungen 91, **92**, 201, 408
  Pharmakokinetik **91**, Tab. 6.2., 316, 391
  QT-Zeit 17, 91
  Schwangerschaft 465, Tab. 14.1.
  -Synkope **92**, 312
Chirurgische Therapie 174ff.
  Av-Knoten-Reentry 175
  Indikationen 73, 311, 377
  technisches Vorgehen 176f.
  ventrikuläre Tachykardie 79, 422, **444**f.
  WPW-Syndrom **175**, 176, 368
Cinchonismus 92
concealed conduction siehe verborgene Leitung
cool-down Phänomen 379, 406
Crista terminalis 2

Defibrillation 37, 152, **165**ff.
  Definition 165
  Einflußfaktoren für Effekt 165
  Energiebedarf **166**, Tab. 6.27., 470
  Indikationen **166**f., 414, Abb. 12.16., **434**
Delta-Welle 16, 291, 296, 344
Diazepam 29
Diltiazem 129f.
Diphenylhydantoin 100ff.
  elektrophysiologische Effekte 83, **100**
  Folsäure 101
  Glykoside 100, 102
  hämodynamische Effekte 101
  Indikationen zur Therapie **102**, 104, 167, 437
  Kontraindikationen 102
  Nebenwirkungen 101
  Pharmakokinetik 89, **100**f., Tab. 6.6.
  QT-Syndrom 102, 438
  Schwangerschaft 466
Disopyramid 97ff.
  anticholinerge Effekte 99
  Atropin 97
  elektrophysiologische Effekte 83, **97**, Tab. 6.4., 215
  hämodynamische Wirkungen 98

Disopyramid
Indikationen zur Therapie **99**, 107, 121, 221, 288, 308, **315**, 332, 367, 376, 384, **389**, 437, 469
Kontraindikationen 82, **100**, 136, 269
Koronarperfusion 98
Nebenwirkungen **99**, 314, 408, 442
Pharmakokinetik 97, Tab. 6.5.
QT-Zeit 17, 99
Schwangerschaft 465, Tab. 14.1.
Vorhofflimmern 99, **313**

Echokardiographie 15, 369
Kammertachykardie 433
Vorhofflimmern 313
Echo-Phänomene
Av-Knoten-Reentry 321, Abb. 11.15., Tab. 11.9.
Vorhofvulnerabilität **54**, 370
ventrikuläre **64**ff.
effektive Refraktärzeit
Av-Knoten 55, 57
Kammer 64
His-Purkinje-System 58, 61
Sinusknoten 370, **41**, 45
Vorhof **51**, 52, 370
EKG-Kosmetik 196, 278
EKG-Diagnostik 297, 308
Elektroden
Bürsten- 158
-dislokation 153, 156, **160**
-fixation 156, 158
-fraktur 161, Abb. 6.9.
-isolationsdefekte 161f.
-plazierung 155, **159**
Saug- 170, 300
Schrauben- 158, 170
Widerhaken- 158
elektrische Instabilität 166
elektrische Intoxikation 166
elektrischer Strom 165
Elektrolyte 284, 309, 379
Elektrostimulation
atriale 156, 164, 214, 313, 332, 374f.
Ausfälle der permanenten 168
Einzelreize 40f., 53, 55, 328, 374, 411
hochfrequente 53, 55, 299, 314, 328, 332, **343**, 346, 374, 379, 412
Mehrfachimpulse 53, 374, 411, 446
Modi der Reizung 381, **411**
programmierte 40f., 301, **318**f. 346f., 370, 379, 400, **410**f., 437f., 442, 488
temporäre 30, **150**ff., 469
Indikationen **150**, 268, 308, 314, 332, **412**f., 435
transösophageal **152**, 332, 367, 375
transthorakal 151f.
transvenös 30, **152**f.
Elektrogramm
atriales **31**, 39, 297, 370
ventrikuläres 34
Encainid **494**ff.
elektrophysiologische Effekte 494
hämodynamische Wirkungen 495
Nebenwirkungen 496
Pharmakokinetik 495
Endo-EKG 155, Abb. 6.7.
Endokardsonde
Dislokation 269
Implantationstechnik 158
Penetration 162
enhanced conduction
Av-Knoten-Reentry 331
LGL-Syndrom 336
entrainment 150
Ergometrie 15, **18**, 362
Sinusknotenfunktionsprüfung 18, 212
Tachykardieinduktion 19, 69
ventrikuläre Tachykardie 19, 420, 424, 487
erregbare Lücke 147, 150, 299, 302, 315
Erregungskreisen siehe Reentry
Erregungsleitung **7**f., 16, 20, **37**ff.
Antiarrhythmika 83, 93
distale 3
Funktionsanlayse 37ff.
gestörte 10, **12**, 370
retrograde 30, 35
Ersatzautomatie 39, 165, **245**
Ethmozin 117ff.
elektrophysiologische Effekte 117
hämodynamische Wirkungen 117
Indikationen zur Therapie 118
Pharmakokinetik 117
Extrasystolie 16ff.
Anamnese 14
Definition 278
Einteilungsprinzipien 279f., Tab. 10.2., **286**
elektrokardiologische Phänomene 280f.
Grundkrankheit 19
interponierte 285
kompensierende Pause 285
Kupplungsintervall 278, **280**, 288
Malignität 286
Mechanismen 278
QRS-Komplex 282
Sport 481
supraventrikulär 136, 279, **282**f., 285, 288, 327, 375, 379, 458
Therapie 93, 100, 278, **288**f.
Ursachen 12, **278**, Tab. 10.1.
Ursprungsort 279, **287**
ventrikuläre 406, 421, 432, 459
Grundkrankheit 279
Klassifikation nach Lown 16, 286, Tab. 10.4., 400, 420

Extrasystolie
Klassifikation nach MYERBURG 286, Tab. 10.5., 421
polytope 421
verborgene Leitung 285
Vorhofflimmern 285, Tab. 10.3.
Vorzeitigkeitsindex 19, 469
Wertigkeit 19, 469

fast response 7, 122
Faszikel 3, 60
Faszikelblock **247**ff.
Fetal hydantoin Syndrom 466
first pass-Metabolismus **87**, 103, 110, 112, 115, 117, 120, 127, 498
Flecainid **114**ff.
elektrophysiologische Effekte 114, Tab. 6.15.
hämodynamische Wirkungen 116
Indikationen zur Therapie 116
Kontraindikationen 116
Nebenwirkungen 116
Pharmakokinetik 115, Tab. 6.16.
Fokale Tachykardie 11, 217, 321, **377**ff.
Ätiologie 11, **383**
Av-Tachykardie 324, **382**, Tab. 11:37.
chirurgische Therapie 377
EKG-Befund 281, 377, 382, Tab. 11.39.
elektrophysiologische Mechanismen 82
klinische Befunde 383f.
Kriterien **377**f., Tab. 11.35., 403
Sinusknotenfunktion 217, **382**, Tab. 11.38.
Tachykardieparameter 381, Tab. 11.36.
Therapie 93, 125, 174, 377, **384**
Therapieergebnisse 384
Ursprung 391f.
ventrikuläre 402f., 469
Vorhoffunktion 382, Tab. 11.38.
Foramen ovale 29, 31, 51
Fraktionierung von Erregungswellen 54
funktionelle Refraktärzeit
Av-Knoten 55, 57
His-Purkinje-System 58, 61
Vorhof 51
Fusionssystole 197, 281, 348, 403, 469

Gallopamil 83, **129**
getriggerte Arrhythmie 11, **380**f.
Glukagon 121, 128
Glukokortikoide 160
Glykoside siehe Herzglykoside

Hämodynamik 82, 196, 375, 389, **458**f.
Hemiblock siehe Faszikelblock
Herzgesunde 195, 261, 317, 341, 383, 427
Herzglykoside 133ff.
autonomes Nervensystem 133, 134
Herzglykoside
arrhythmogene Effekte 11, **102**, 122, 133, 135, 167, 379
Chinidin 93, 135
Diphenylhydantoin 100
elektrophysiologische Effekte 16, **133**, 134, Tab. 6.25.
Indikationen zur Therapie **135**, 212, 223, 310, 312, **332**f., 375
Intoxikationen 230, 269
Kontraindikationen 367
QT-Zeit 135
Schwangerschaft 465, Tab. 14.1.
Vorhofflimmern 135, 200
WPW-Syndrom 135
Herzinsuffizienz 164, 211, 218, 230, 262, 269, 279, 286, 308f., 311, 375, 428, 438, 458, 497
Herztod siehe sudden death
His-Bündel 3
His-Bündel-Elektrographie 20, **27**ff.
His-Bündel-Elektrogramm 28, **32**f.
elektrische Sicherheit 28, 152
Elektrogramme 28, **31**f.
Grenzen der Methode 37f.
Indikationen 54, 67, **73**, 147, 213, 231, **267**f., 269, 385, 410, 435
Kathetermaterial **27**f., 56
Kathetertechnik 29, 31f.
Katheterzugangswege 29, 32, 435
Komplikationen 28, 30, **36**
Lagerung der Elektroden **30**f., 67, 240, 435
Mapping-Technik 31, 35, 174
Meßfehler 35, 51
Prämedikation 29
Registriergerät 28, 35
Stimulationseinheit 28, 147
technische Voraussetzungen 27
Validierung 33, 35
Zeitintervalle 32
His-Potential 61, 231, 234
Ableitung 30, **32**f.
His-Bündelstammblock 61, 200, 231, 372, 382
Charakteristika 58, **60**f., 234ff., Abb. 9.4. bis 9.14., 244f.
His-Bündelstimulation 34, **61**, 241
HV-Zeit 33, **234**, 238, 246, Tab. 9.5.
Refraktärzeiten 59, 234, **246**, Tab. 9.5.
Schweregrad 246
Therapie 164
unklare Synkopen 60, 73, 238, **244**
His-Bündelstimulation 34, **61**, 241
His-Purkinje-System 64
normale Funktion 57, **58**ff., 72f., 342
pathologische Funktion 59, **60**f., 241
Herzrhythmusstörungen
Anamnese **14**f., 230, **290**f., 331
Einteilung 196f.

Herzrhythmusstörungen
EKG-Kosmetik 196, 278
elektrophysiologische Mechanismen **10**ff., 82
Epidemiologie 195f., 197
generalisierte Störungen 200, 217, 224
Hämodynamik 82, 196, 375, 389, **458**f.
Narkoserisiko 472
Provokation 38
Schwangerschaft 462f.
Sport 317
Wertigkeit 196
HV-Zeit 32, 34, 58, 60, 82, 117, 425
Messung 35
Verhalten unter Vorhofstimulation 58, Abb. 5.25.
Hyperkaliämie 93
Hyperthyreose 122, 125, 284, 309
Hypokaliämie 100
Idioventrikulärer Rhythmus **402**f., Abb. 12.2., 432, 469

Implantationstechnik 158f.
Impulsbildung siehe Automatie
interatriale Leitung 51, 307, 372
Bestimmung der Leitungszeit 51
Vorhofvulnerabilität **54**, 301, 370
Interaktionen 93
Interferenzdissoziation 282, 379, 403
Internodaltrakte 2, 372, 379
Intraventrikuläre Leitung 63
Anatomie **3**, 247
Blutversorgung 3
Konzept nach ROSENBAUM 3, **247**
Intraventrikuläre Leitungsstörung 73, 217, **247**ff.
Definition nach WHO und ISFC 247ff.
unspezifische 248
Ionenkanäle 8f.
-gates 8
Kinetik 8
Antiarrhythmika 8, **82**f., 90
Ionenverteilung 5
Ipratropiumbromid 131f.
Isoproterenol 20, 42, 70, 128, 132, 410

James-Bündel 2, 373
James-Faser 4, 12, 318, 363
PQ-Zeit 342
James-Faser-Reentry 336ff.
antidome Form 339, Tab. 11.18.
atriales Mapping 338
Differentialdiagnose 336, **340**f.
EKG-Befund 342, Tab. 11.20.
elektrokardiologische Kriterien **337**f., 381
klinische Befunde 342, Tab. 11.21.
orthodrome Form 339, Tab. 11.18.

James-Faser-Reentry
Refraktäreigenschaften der Av-Leitung **337**f., Tab. 11.18., 340
Sinusknotenfunktion 217, **341**, Tab. 11.19.
Tachykardieinduktion 337f., Abb. 11.23.
Tachykardieparameter 336, **339**f.
Tachykardieterminierung 343, Tab. 11.22.
Therapie 342f.
Verapamil 342, Tab. 11.23.
Vorhofflimmer-flattern 342
WPW-Syndrom 343, Abb. 11.38.
Jervell-Lange-Nielsen-Syndrom 407, 421
EKG-Befund 17
Therapie 122

Kalium-Ionen 5ff.
Äquilibriumpotential 5
-Kanäle 83
Beeinflussung durch Antiarrhythmika 83, 122, 384
Kalzium-Ionen 7
-Kanäle 7
Kalziumantagonisten 82f., **126**ff., 384
Kalziumüberladung 11
Kammerflattern siehe ventrikuläre Tachykardie 37, 70, 402, 406f., **414**, **434**
Kammerflimmern 165, 406, 414, 434, 469, 483
Kammervulnerabilität 62ff.
Katecholamine 11, 119
Kardiochirurgie 311
Kardiomyopathie 195, 179, 294, 310, 317, 417, 447, 483, 496
Kardioversion **165**ff., 311
Antikoagulantien 167, **312**, 31
Definition 165
Durchführung 167
Elektrodenlage 167, 314
Emboliegefahr 167, 310
Energiedosierung **166**, Tab. 6.27., 312
Glykoside 102
Halothan 167
intrakardiale 168, 416
Komplikationen **168**, 470
Myorelaxantien 167
Prognose 167
temporäre Elektrostimulation 150, 167
ventrikuläre Tachykardie 167, **434**f., 469
Vorhofflimmern 167
Kardioverter, implantierbare 168
Kompartment
-Modelle 86ff., Abb. 6.1.
peripheres 88
Verteilung 86f.
zentrales 88
Karotissinusmassage **17**, 42, 51, 291, 364
Kriterien 17
Technik 17

Karotissinusmassage
Wertung 212
Karotissinus-Reflex 213
Karotissinus-Syndrom 17, **213**ff., 473
Definition 200, **213**
Sinusknotenfunktion 214
Therapie 214
Kent-Faser 4, 12
Koronare Herzkrankheit 15, 121, 195, 260, 309, 375, 383, **427**f., 447, 497
Koronarographie 15, 422, 427
Kupplungsintervall 278, 280, 288

Langzeit-EGK 16, **21**, 42, 195
Extrasystolierate 64, 195, 278
Indikationen **20**, 295, 379, 421
Kammertachykardie 400, **410**, 421
Sinusknoten-Syndrom 38, 210, **211**f.
technische Anforderungen 20, 421
Therapiekontrolle 92, 111, 136, 221f., 311, **437**f.
leading circle concept 13, **300**, 372, 406
Leitungsdekrement **57**, 318, 337
Lidokain 8, **102**ff.
elektrophysiologische Effekte 83, **102**f.
hämodynamische Wirkungen 104
Indikationen zur Therapie **104**, 167, 434, **468**
Kontraindikationen 105
Nebenwirkungen **104**, 201
Prophylaxe 104, **468**f.
Pharmakokinetik 87, **103**, Tab. 6.7.
Schwangerschaft 466
links-anteriorer Faszikelblock **247**, 252, Tab. 9.7.
links-posteriorer Faszikelblock **247**, 252, Tab. 9.7.
Linksschenkelblock **247**, 329, 375, 425, 472
Antiarrhythmikatherapie 82, 95, 96, 97, 99f., 105, 112, 115, 118, 151, 499
Gefährdung 82, 160, 217, **258**ff., 270
HV-Zeit 255f., 263, **266**, 270, 425
hyperdyname Synkopen 254
Indikationen zur His-Bündel-Elektrographie 241, 254, 270
PQ-Zeit 253, **255**, Tab. 9.8., 268
Prognose 260
QRS-Breite 256ff.
Refraktärzeiten 258ff., 263, Tab. 9.13.
Schrittmachertherapie 255
Synkopen 256, Tab. 9.9., Tab. 9.11.
Lorcainid 109ff.
elektrophysiologische Effekte 109
hämodynamische Wirkungen 110
Indikationen zur Therapie 111
Nebenwirkungen 109, 111
Pharmakokinetik 89, **110**, Tab. 6.12.
Lown-Klassifikation 64
Lown-Ganong-Levine-Syndrome 336
Lupus-Syndrom 93, **95**, 101, 109

Magnetwedeln 163
Mahaim-Faser 4
Mapping-Technik 28, 174
atriales 31, 175, Abb. 6.12., 301, 318, **324**, 338, 382
intraventrikuläres 35
pace-Mapping 176, 72
supraventrikuläre Tachykardie 30, 173, **175**, 295, 324, 338, 352
ventrikuläre Tachykardie **72**, 175, 401, 406, **444**
Membranruhepotential 5f., 7, 10
Mexiletin 105ff.
elektrophysiologische Effekte 83, 105f., Tab. 6.8.
hämodynamische Wirkungen 107
Indikationen zur Therapie 107, 437, 469
Kontraindikationen 82, **107**, 136, 269
Nebenwirkungen 107
Pharmakokinetik 106, Tab. 6.9.
Mikropotentiale **23**, 401, 417
His-Potential 23
Indikationen zur Registrierung 23, 410, **487**
Signalmittelungstechnik 23, 417
Sinusknotenpotential **41**, Abb. 5.11.
ventrikuläre Spätpotentiale 401, 410, **417**f., Abb. 12.17.
Morbus Lenègre 260
Morbus Lev 260
Myokardinfarkt 15, 82, 401, **447**, 458, 483
Arrhythmieprophylaxe 97, 102, 104, 107, **468**f., 496
av-Leitungsstörungen 133, 254, 268, 471
Kammerflimmer-flattern 254, 267, 408, 417, 468, 470
Lidocain 104
Orciprenalin 133
Schenkelblock 254, 471
Sinusknotenfunktion 201, 209, 470
temporäre Stimulation 150
ventrikuläre Tachykardie 293, 403, **418**f., 427, 469
Vorhofflimmer-flattern 309, 471
Myokarditis 1, 3, 15, 140, 201, 209, 261, 268, 309, 375, 383, 408, 427, 447, **480**

N-Acetylprocainamid 83
Nachpotential **11**, 134, **379**f., Tab. 11.35.
Narkose 74, 150, 152, **472**f.
Natrium-Ionen 5
-Kanal 8, 83
Beeinflussung durch Antiarrhythmika 8, 90f.

Natrium-Kalium-Pumpe 6, 10, 134
nodale Leitung siehe Av-Knotenfunktion
Normwerte 72f.

Ösophagus-EKG **22**, 39
Elektroden 152
Indikationen 22, 213, 388
linksatriales Elektrogramm 32, 51
Möglichkeiten 22, 51
Notfallstimulation 22, **152**
Orciprenalin 69, **132**f., Tab. 6.24.
Koronarkrankheit 133
overdriving 139
overdrive excitation 13, 45, 381
overdrive suppression 43, 45, 47, 139, 379, 381, 445
overpacing 164, 224

Pacemaker siehe auch Schrittmacher
-Twiddlers-Syndrom 162
-shift 44f., 201
Palpitationen 14, 21
Parasystolie 11, 280
paroxysmale supraventrikuläre Tachykardie 290ff.
Anamnese **290**f., 458
Anfalls-EKG **291**f., Abb. 11.1., 385f.
antitachykarde Schrittmachertherapie 151
Bradykardie-Tachykardie-Syndrom 215
breiter QRS-Komplex 16, 136, **293**
Definition **290**, 336
Diagnostik 73, 294, **385**f.
Differentialdiagnose **291**ff., 336, **385**
Grundkrankheit 293
Hämodynamik 294, **458**
Häufigkeitsverteilung 195, 295f., Tab. 11.1.
His-Bündel-Elektrographie 67, 73, **295**
invasive Diagnostik 291, 295, 317
kombinierte Arrhythmien 296, 364
Konversion 128, 130, 135, 499
Langzeit-EKG 295
nicht dokumentierte 290, **295**
Ösophagus-EKG 291, 293
permanente Form 382
Prognose 294, 458
P-Welle 291, 374, **385**f.
Rezidivprophylaxe 129, 295, 389, 499
Screening zur Diagnose 317, **385**f., Abb. 11.44.
tachykardieterminierende Stimulation **145**ff., 151, 164, 290, 295
Therapiekonzept 170, **389**f.
Venenpuls 291
Vorhofflimmer-flattern 297
PA-Zeit 32, 51, 377
Messung 35
Periodendauer 38
Pharmakokinetik 85ff.
Einflußfaktoren 87, **89**, 462f.
„flip-flop"-Kinetik 96
lineare 88
nichtlineare 88
Schwangerschaft 462f.
Pharmakologische Tests **20**, 42
Pneumothorax 154, 160
Plasmaproteinbindung **89**, 92, 463
PQ-Zeit 16, 32, 54, 57, 60, 117, Tab. 9.1., **242**
Av-Knotenblock 242
His-Bündelstammblock 61, 242
kurze 336f.
Faszikelblock 248ff.
Schenkelblock 248f.
Synkopen 244, Tab. 9.2.
verlängerte 230, **242**
Präexzitations-Syndrom 336, **344**ff.
Procainamid 93ff.
elektrophysiologische Effekte 83, **93**
hämodynamische Wirkungen 94
Indikationen zur Therapie **95**, 167, 367, 437
Kontraindikationen **95**, 269
Lupus-Syndrom 95
Nebenwirkungen **94**f., 408
Pharmakokinetik **94**, Tab. 6.3., 441
Schwangerschaft **465**, Tab. 14.1.
Propafenon 111ff., 131
elektrophysiologische Effekte 83, 111, Tab. 6.13., 113, 215
hämodynamische Wirkungen 113
Indikationen zur Therapie **113**f., 332f., 342, **367**, 384, **389**, 437
Kontraindikationen 82, **114**, 136, 269
Nebenwirkungen 113, 442
Pharmakokinetik 89, **112**, Tab. 6.14.
Propranolol 131
elektrophysiologische Effekte 119, Tab. 11.17
first-pass-Metabolismus 87, 119
hämodynamische Wirkungen 120
Indikationen zur Therapie 107, 121, 126, 149, 288, 315, 332, 367, 376, 384, 437
Isomere 119
Nebenwirkungen 120
Pharmakokinetik 87, 89, **119**f., Tab. 6.18., 315
Schwangerschaft 466
Sinusknoten-Syndrom 212
withdrawal-rebound-Phänomen 121
Punktionstechnik
V. femoralis **29**, 154
V. subclavia 30, 153f., Abb. 6.6.
Purkinje-Zellen 1f., 379
P-Welle
Dauer 16, **51**, 375, 377
Erkennung 32, **386**f.
Konfiguration 16f., 369, 372, 379, 381
P- („pale") Zellen 1f.

QRS-Breite 16, **63**, 96, 100, 116, **247**ff.
QT-Syndrom 401, Tab. 12.1., **421**, 424
  Antiarrhythmika 93f., 96, 99, 113, 116, 125, 135, 499
  Ergometrie 424
  Ganglion stellatum Blockade 444
  Innervation des Herzens 408
  sudden death 483
  Therapie 102, 121, 145, **438**
QT-Zeit **17**, 64, 100, 427
  Chinidin 17, 92

Radiofrequenzspule 149
R-auf-T-Phänomen 197, 286, 288, 420f., 469
ramp-pacing **149**f., 314
Rechtsschenkelblock 247ff.
Reentry
  atriales 52, **299**, 370
  interventrikuläres 63ff., Tab. 5.3.
  intraventrikuläres 63ff., Tab. 5.3.
  Kriterien 380f., Tab. 11.35.
  Terminierung 146, 150, 380
  Vorbedingungen **12**, 52f., 66, 146, 370, 379
Refraktärzeiten 10, **37**ff., 51f., 82, 424, siehe auch effektive und funktionelle
Reizschwelle 160
Repolarisation 407
reset
  des Sinusknotens 41f., 45, 50, 370
  fokale Automatie 381, 403
Rezeptortheorie 8, 120
ROMANO-WARD-Syndrom 17, 122, **407**, 421

Schenkel 3
Schenkelblock 17, 60, 95, **247**ff.
  His-Bündel-Stimulation 241
Schrittmacher
  Adapterdiskonnektion 159
  Arrhythmieinduktion 139, 143, 144
  av-Delay 143f.
  bifokaler **143**, 150, 156, 225, 269
  -Code 138, Tab. 6.26.
  Eingangsempfindlichkeit 144
  -EKG 139, 142
  -Elektroden 142, **158**
  Elektrokauterchirurgie 142
  Energiequellen 137, 142, **158**
  Differentialtherapie 74, **164**f., 312
  Dispensairebetreuung 162f.
  Defekte 142, **162**
  Fehlsteuerung 139, 142f., **162**
  Hystereseschaltung 144, 224
  Implantationstechnik 137, **158**f.
  Impulsbreite 144, 158, 163
  Infektionen des Bettes 158, **160**f.
  Inhibition 162
  Intaktheit der Reizung 162

Schrittmacher
  Ladezustand der Batterie 144, 156, 162
  on demand- **142**, 163
  orthorhythmischer 147
  -Parasystolie 139
  physiologische 143, 164, 225, 269, 400
  programmierbare 137, **144**, 147, 150, 160, 164, 224
  Refraktärzeit 139, 143f.
  Reizschwelle **158**, 269
  Scanning- 147
  Schaltungen **138**ff., Abb. 6.2., 158
  Sensingfunktion **139**, 142, 144, 162f.
  sequentielle siehe bifokale
  stand-by- **139**, 163
  starrfrequente 138
  Steuerung durch biologische Größen 144
  Stimulationsprinzipien 138ff.
  Störbeeinflussung 138f., 142, **162**
  -Syndrom 162, **225**, 460
  Tachykardieerkennungsfrequenz 145
  -tasche 159, 160, **163**
  vorhofgesteuerte 17, 142, 156, 164, 214, 224, 307, 311
  Werkstoffe 158
  Wundheilungsstörungen 158, **161**
Schrittmachertherapie **158**ff., 196
  antibradykarde 82, 138, 142
  antitachykarde 37, **145**ff., 290, 328, 343, 361, 368, 376, 391
  Extrasystolie 143
  Hämodynamik 139, 142, 144, **460**
  Herzinsuffizienz 160
  Indikationen 15, 54, 142, **164**, 224, 376, 425
  Komplikationen 144, **159**f.
  tachykardieterminierende 137, **145**ff., 315, 469
  temporäre 30, 145, 156, 309
Schwellenpotential 6f., 10f.
Schwindel 14f.
SELDINGER-Technik **29**f., 153f.
sinu-atrialer Block 41, 136, **200**f., 309
  Narkoserisiko 472
sinu-atriale Leitung
  Funktionsprüfung **43**f., 207f.
  pathologisches Verhalten 43, **207**f., 374, 382
sinu-atriale Leitungszeit
  Bestimmungsmethoden **40**f., 43, **47**ff.
  Determinanten 41, **43**f., 46
  direkte Messung **41**, 46
  Kalkulation 41, **44**, Abb. 5.19., 207
  Methodenvergleich 45, 50
  methodische Probleme 43f.
  nach NARULA **41**, 50
  nach STRAUSS **40**, Abb. 5.10., **43**f., 208
  Normalwerte Tab. 5.1.

sinu-atriales Reentry 321, **369**ff.
Ätiologie 369, **375**
elektrokardiologische Kriterien 369, **370**f.
EKG-Befund **291**, 374f., 377, 385
klinische Bedeutung 369, **373**
klinische Befunde 321, 375, Tab. 11.34.
Konversion 93, **375**f.
Rezidivprophylaxe 93, **376**f.
Sinusknotenfunktion 217, 369, **374**, Tab. 11.31.
Tachykardieparameter 374, Tab. 11.32.
Terminierung durch pacing 374, Tab. 11.33., 375
Therapie 369, 373, **375**f.
Therapieergebnisse 376
Verapamil 376
Vorhofflimmer-flattern 374
Vorhoffunktion 369f., **374**
Sinusbradykardie, -bradyarrhythmie 16, 201, 218, 374, 308, 472
Sinusknoten 1ff.
Aktionspotential 7
Anatomie 1
Automatiefunktion 10, 20, **38**, 43, 47, 72, 212f.
Blutversorgung 1, 209
-Eintrittsblock 41, 43, 45, 370
Funktionsprüfung 20, **38**ff., **47**ff., 205f., 218, 303
-Gesamterholungszeit 207
Pathomorphologie 1, 209, 369
Refraktärzeit **41**, 45, 370
-stillstand 200, 204
Sinusknotenerholungszeit 28, 38, **46**ff.
Atropin-Test 130
Bestimmung 20, **38**, 152
Normalwerte 43, Tab. 5.1., 72
sekundäre Pausen 207
„wahre" **212**, 310
Sinusknoten-Reentry siehe sinu-atriales Reentry
Sinusknoten-Syndrom **200**ff., 330, 374
Ätiologie 47, **209**f.
Atropin-Test 206, **212**f.
Automatiestörung 205, 207
av-Leitung 204, 214, **217**, 220, Tab. 8.8., 224
Bradykardie-Tachykardie-Syndrom 200, 205, 209, **215**ff., 219, **305**
Definition 200
Diphtherie **209**, 375
elektrophysiologische Mechanismen 205ff., 213ff.
EKG-Befunde 16, **201**, 211, **218**f.
Ergometrie 212
Ersatzsystolen 47, 131, **203**f., 219
generalisierte Störungen 200, **217**, 224
Sinusknoten-Syndrom
Glykoside **134**, Tab. 6.25., 201, **221**, 223, Tab. 8.10.
Grundkrankheit **209**, Tab. 8.4., 218
Herzinsuffizienz 211, **218**, 221, Tab. 8.10., 224
Indikationen zur invasiven Diagnostik 213, 218, 220, **224**
Karotissinusmassage 208, 212
klinische Befunde **209**f., 218
klinische Diagnostik 205, **211**ff.
medikamentöse Therapie 100, 106, 110, 119, 121f., **130**, 132, **221**ff.
Prognose 211, 221
Schrittmachertherapie 139, 143, 164, 202, 204, 218, 222, **224**ff.
Schweregradbeurteilung 74, 207, 211, 213, **218**ff.
sinu-atriale Leitungszeit **205**ff., 210, 212, 220
Sinusknotenerholungszeit **205**ff., 210, 212, 220
„Spontanheilung" **223**, 311
Symptomatik 203, **210**f., Tab. 8.5., 218
Synkopen 73, 196, 203, 210, **218**, Tab. 8.9., 224
Synonyma 200
Vorhofflimmern 204, **311**
Sotalol **497**ff.
Spontanvariabilität **433**f., Tab. 12.7.
Therapiekontrolle 433
slow response 7, 12, 82, 122, 127, 129
Sportler 55
Sporttauglichkeit 201, **479**f.
Stress-Test 20
sudden cardiac death 63, 255, **266**f., 362, 400, 407, **483**ff.
Definition 483
Häufigkeit **195**, 266, 400
Mikropotentiale 487
Prophylaxe 489
programmierte Elektrostimulation 488
Risikoerkennung 485ff.
Risikopersonen 483f., 491
Ursachen 483
supraventrikuläre Extrasystolie 202
Häufigkeit 195
Therapie 121, 288
supraventrikuläre Tachykardie siehe paroxysmale
Sympathikomimetika 379
Sympathikotonie 69, 121, 379
Synkopen siehe Adams-Stokes-Syndrom
Diagnostik ungeklärter 43, 70, **73**, 400, 410, 424, 427

Tachykardie 12, 15
Induktion **68**f., 149, 380
mit breitem QRS-Komplex 16, 136, **406**f.
supraventrikuläre siehe paroxysmale supraventrikuläre
Terminierung **68**f., 139, **146**ff., 154, **380**
ventrikuläre siehe dort
Tachyphylaxie 107, 129, 384, 441
TAWARA-Schenkel 3
THORELsches Bündel 2, 373
Tocainid 108f.
elektrophysiologische Effekte 83, **108**, Tab. 6.10.
hämodynamische Wirkungen 109
Indikationen zur Therapie 437, 469
Nebenwirkungen 109
Pharmakokinetik 108, Tab. 6.11.
Torsades de pointes 92, 99, 401, 408, 421, 499
Trigeminus 197, 289
Triggermechanismen 15, 410, 432
T- (Transistorial-) Zellen 1f.

unidirektionaler Block 12, 147, 304, 321, 370, **380**
unifaszikuläre Leitungsstörungen 248f.

Vagolyse 130, 132, 222
Vagotonie 42, 130, 468
VALSALVA-Preßversuch 18, 214, 291, 364
vegetative Blockade 20
vegetative Tonuslage 35, **37**, 55, 69, 147, 211, 222, 233, **379**, 421, 468
ventrikuläre Extrasystolie
Häufigkeit 195
Therapie 95f., 107, 116, 118
Wertigkeit 433
ventrikuläre Tachykardie 17, **400**ff.
Ablationstechnik 174
Aneurysma 401, 428, 447, Tab. 12.13.
Aneurysmaresektion 444f.
Antiarrhythmikatherapie 437f., Tab. 12.9.
antiarrhythmische Kombinationstherapie 107, 122, 125, 434, 441, 446
artifizielle Akzeleration 70, 149, 414, Abb. 12.15., 422, 442
artifizielle Induktion 37, 400, 402, 406, 435
beständige Form 402, 422
Defibrillation 434
diagnostischer Stufenplan **409**f., 422, 448
Differentialtherapie 96, 113, 121, 125, 432, **434**f., 438f.
Dispensairebetreuung **439f.**, 448
Dringlichkeit der Therapie 136, **409**f., 422, 434
Effektivitätskriterien der Therapie 269, **436**f., 442f.

ventrikuläre Tachykardie
Einteilungsprinzipien 405f.
Ejektionsfraktion 428, 432, **447**
EKG-Befund **293**, 406
elektrokardiologische Befunde 422f., Tab. 12.3.
elektrophysiologische Mechanismen 73, **402**f., Tab. 12.1., **414**, 422
Ergometerbelastung 420, 424
Erregungsleitung 425, Tab. 12.3.
fokale 73, 128, **402**f., Tab. 12.1., Abb. 12.3., 421, 438
Grundkrankheit 410, 420, 427, Tab. 12.5., **447**
Hämodynamik 70, 401, 417, 428, Tab. 12.6., 432, **447**, 459
interventrikuläres Reentry 65, 95, Tab. 12.1., Abb. 12.5., 414, 438
intraventrikuläres Reentry 65, Tab. 12.1., Abb. 12.6., 414, 438
invasive Diagnostik 70, 409
Kammerflimmern siehe dort
Kammervulnerabilität 121, 414, **421**, **432**f.
katecholaminsensitive 121, 414, **421**
Kardiochirurgie 418, **444**
klinische 402
klinische Befunde 427f.
Konversion **434**f., 496
Koronarbefund **419**, **427**f., Tab. 12.6.
Langzeit-EKG 421, 433, 437
Langzeitprognose 446f.
linksventrikuläre Funktion 417f.
LOWN-Kriterien 400, **420**
Makro-Reentry **406**, Abb. 12.4., 424
maligne 125, 407, 414, 417
Mikro-Reentry **406**f., 424
monomorphe 402
morphologische Befunde 70, 418, **428**, Tab. 12.6., 433, **447**
Narkoserisiko 474
nichtklinische 402, 434
Notfalltherapie 434f.
Pleomorphie 73, **402**, 424
polymorphe 402
programmierte Kammerstimulation 400, **410**f., 424, **433**f.
Stimulationsprogramm 70ff., 410f, 434, **442**
Stimulationsmodi 70ff., **411**f., 442
Propranolol-withdrawal Syndrom **121**, 414
Prognose 401, 432f., 447
prospektive Studien 436, Tab. 12.8.
QT-Syndrom siehe dort
R-auf-T-Phänomen 420f.
Rezidivprophylaxe 93, 95f., 100, 111, 116, 118, 125, 425, **432**f., 435f., 496, 499
Risikopatienten 401

ventrikuläre Tachykardie
Schenkelblock 82, 424
serielle Antiarrhythmika-Testung 435f., 443
Sinusknotenfunktion 425, 435
spontan endende Formen 402, 422
sudden death 96, 417, 432, 442, **446**f.
Synkope 70, 73, 254, 427
Schrittmachertherapie 149, **434**, 445f.
Terminierung durch Kammerstimulation 403, **414**f., 434f.
Therapieeffektivität 422, **438**, Tab. 12.10., Tab. 12.11., **447**f., 496, 497f.
Therapiekontrolle durch Holter-EKG 111, 433f., 437f.
Therapiekontrolle durch Kammerstimulation 70, 73, 100, 106, 111, 114, **433**, 437f., 499
Therapieempfehlungen 70, 82, 104, 107, 401, **432**f., 435f., **442**f.
Triggermechanismen **420**f., 422, 432, 443
Typ Bouveret-Hoffmann 401
Typ Gallavardin 401
unklare Synkopen 400, 424
ventrikuläre Extrasystolie 133, **420**f., 432
ventrikuläre Spätpotentiale 401, 410, **417**f., Abb. 12.17.
Vorhofflimmer-flattern 425
ventrikulo-atriale Leitung 64
Bestimmung 56
Refraktärzeiten 56
Sinusknoten-Syndrom 212, 215
V. subclavia-Punktion 153f., Abb. 6.6.
Vitium 294, 309f., 458, 462
verborgene Leitung 285, 301, Abb. 10.10.
Verapamil 126ff., 131
Beta-Rezeptorenblocker 128
elektrophysiologische Effekte 11, 16, 83, **127**, Tab. 6.12., 215
hämodynamische Wirkungen **128**, 332
Indikationen zur Therapie **128**, 221, 309, 315, **332**f., Tab. 11.16., 342, 364, 376, 384, 389
Kontraindikationen 129
Nebenwirkungen 16, **128**, 201, **332**
Nonresponder 128, 334
Pharmakokinetik **127**f., Tab. 6.22.
Tachyphylaxie 129
Schwangerschaft 467
Sinusknoten-Syndrom 212, 215
Vorhofflattern 297ff.
„common type“ 297, Abb. 11.7.
decremental ramp-pacing 150, 314
hochfrequente Vorhofstimulation 151, 297, 302, 308
Klassifikation 297
Mechanismus 299ff.
medikamentöse Konversion 93, 99, 308
tune down-pacing 150, 314
Vorhofflattern
Überleitungsrate 293, 309
„uncommon type“ 297, Abb. 11.8.
Vorhofflimmer-flattern 37, **297**ff., 369, 374
Anamnese 290, **309**f.
Antikoagulantien 310, 313f.
atriale Stimulation 52, 69, 151, 297, 301, **314**
Atropin 313
Bradykardie-Tachykardie-Syndrom 125, **223**, 297, **305**ff., 312f.
burst pacing 149, 297, 314
elektrokardiologische Befunde **52**f., 297, **303**ff., Tab. 11.6., 311, 321
elektrokardiologische Grundlagen 297f.
Elektrokonversion 308, 310, **313**f.
Embolien 310
Ersatzsystolen **307**, Tab. 11.5.
Extrasystolen 121, 300, **306**, 307, Tab. 11.5.
Grundkrankheit 297, 307, **309**
Hämodynamik 311, 313, **458**f.
Herzglykoside 135, 200
Indikationen zum invasiven Vorgehen 151, **301**, 311, **314**
Initiierungsmechanismen 54, 300, **304**f.
interatriale Leitung 301, **302**ff.
klinische Befunde 52, **308**f., Tab. 11.7.
medikamentöse Konversion 93, 95, 99, 135, 308, **312**f.
Leitungszeiten 54, **299**ff.
Pseudorhythmisierung 122, 129, **317**
permanentes 310
P-Wellen-Dauer 304
Refraktärzeiten 135, **299**ff.
Rezidivprophylaxe 93, 99, 121, 125, 129, 297, 312
Schrittmacher 143, 317
Schenkelblock 293
Sinusknotenfunktion **311**, 330
Sport 480
Symptomatik 15, **319**
Therapie 93, 121, 151, 169, **309**ff., Tab. 11.8.
therapeutische Angriffspunkte 135, **307**
Vitien 310
Vorhoffunktion
elektrokardiologische Parameter **51**f., 72
Vulnerabilität **51**ff., 301, **303**ff.
Vorhofsystole 458
Vorhofpfropfung 458f.
Vorhofvulnerabilität 51, **216**, 222, **301**ff., 330, 370, 374
Vulnerabilität 62f., 410
vulnerable Phase 139, 143, 165, 330

warming up 379, 406
Warnarrhythmien 64, 420, 443, **469**
Wenckebachsches Bündel 2, 373

Wenckebach-point 55
Wiederbelebung 434
Wolff-Parkinson-White- (WPW-) Syndrom 344ff.
  Ablationstechnik 169, 368
  Ajmalin 367
  antidrome Tachykardie 136, 293, **356**ff., Abb. 11.36., 387
  atriale Einzelstimulation 346f., 361
  atriales Mapping 349
  av-Block 349, Abb. 11.27.
  Bradykardie-Tachykardie-Syndrom 366
  chirurgische Therapie 352, 363, 368
  Einteilung nach Holzmann 344
  elektrokardiologische Kriterien **344**ff., 381, 385
  HV-Zeit 33, 346, **348**
  Induktion der Tachykardie 360, Tab. 11.26.
  Insertion des Bypass **349**ff., Abb. 11.26., 352
  klinische Befunde 15, **364**, Tab. 11.30.
  Konversion der Tachykardie 96, 112, 114, 130, **364**ff., 496, 499
  Lokalisation der akzessorischen Bahn 349, **352**f., Tab. 11.24.
    Mapping-Technik 349f.
    QRS-Konfiguration 352, Tab. 11.24.
Wolff-Parkinson-White-
  nach WHO- und ISFC-Kriterien 352
  maskiertes 296, **349**, 362
  EKG-Befund 344, 352, Tab. 11.24., 362, Tab. 11.27.
  orthodrome Tachykardie 356ff., Tab. 11.25., 387
  Refraktärzeiten 73, 99, 114f., 122, 135, **349**ff., 368
  Rezidivprophylaxe 93, 96, 99, 112, 114, 116, 125, **367**f., 497f.
  Schrittmachertherapie 361
  Sinusknotenfunktion 217, **362**, Tab. 11.28., Tab. 11.29.
  Sport 479f.
  Tachykardie mit Schenkelblock 136, **352**, Abb. 11.35., 357
  Terminierung der Tachykardie 147, Abb. 6.5., **361**, Tab. 11.26.
  Therapieergebnisse 368
  verborgenes 296, 324, 338, **349**, 362
  Vorhofflimmer-flattern 73, 99, 125, 136, 169, 292, 344, **362**, 497, 499
  vulnerabler Vorhof 362f.

Zwerchfellreizung 160

HRA	hohes rechtsatriales Elektrogramm
HRA/HLA	Leitungszeit zwischen rechtem und linkem oberem Vorhof
IVR	intraventrikuläres Reentry
JFR	James-Faser-Reentry
KM	Körpermasse
KMP	Kardiomyopathie
KSM	Karotissinusmassage
KSS	Karotissinus-Syndrom
LAH	links-anteriorer Faszikelblock
LGL	Lown-Ganong-Levine-Syndrome
LPH	links-posteriorer Faszikelblock
LRA	unterer rechter Vorhof
LSB	Linksschenkelblock
MRP	Membranruhepotential
MRT	Makro-Reentry-Tachykardie
PST	paroxysmale supraventrikuläre Tachykardie
PT	paroxysmale Tachykardie
RSB	Rechtsschenkelblock
SAL	sinu-atriale Leitung
SALZ	sinu-atriale Leitungszeit
SAR	sinu-atriales Reentry
SK	Sinusknoten
SKA	Sinusknotenautomatie
SKEZ	Sinusknotenerholungszeit
SKS	Sinusknoten-Syndrom
VES	ventrikuläre Extrasystole
VF	Vorhofflimmern
VFL	Vorhofflattern
VLP	ventrikuläre Spätpotentiale („ventricular late potentials“)
VT	ventrikuläre Tachykardie
VTA	ventrikuläre Tachyarrhythmie
VWI	Vorderwandinfarkt
VZI	Vorzeitigkeitsindex
WP	Wenckebach-point
WPW	Wolff-Parkinson-White Syndrome

Abkürzungen

AP	Aktionspotential
AVLD	Av-Knotenlängs-dissoziation
AVN	Av-Knoten
AVNB	Av-Knotenblock
AVNR	Av-Knoten-Reentry
BAE	bipolares atriales Elektrogramm
BBR	interventrikuläres Reentry („bundle branch reentry“)
BTS	Bradykardie-Tachykardie-Syndrom
BVE	bipolares ventrikuläres Elektrogramm
ERP	effektive Refraktärzeit
ERP/A	ERP des Vorhofes
ERP/AVN	ERP des Av-Knotens
ERP/fast	ERP einer schnell leitfähigen Av-Knotenbahn
ERP/HPS	ERP des His-Purkinje-Systems
ERP/J	ERP einer James-Faser
ERP/K	ERP einer Kent-Faser
ERP/SK	ERP des Sinusknotens
ERP/slow	ERP einer langsam leitfähigen Av-Knotenbahn
ERP/V	ERP der Kammer
FRP	funktionelle Refraktärzeit
FRP/A	FRP des Vorhofes
FRP/AVN	FRP des Av-Knotens
FRP/fast	FRP einer schnell leitfähigen Av-Knotenbahn
FRP/HPS	FRP des His-Purkinje-Systems
FRP/slow	FRP einer langsam leitfähigen Av-Knotenbahn
FST	fokale supraventrikuläre Tachykardie
FVT	fokale ventrikuläre Tachykardie
HBB	His-Bündelstammblock
HBE	His-Bündel-Elektrogramm
HLA	hohes linksatriales Elektrogramm
HPS	His-Purkinje-System

Kolibri 360 GmbH
Ferdinand-Jühlke-Straße 7
99095 Erfurt, Deutschland
produktsicherheit@kolibri360.de